U0377076

国家出版基金项目
NATIONAL PUBLICATION FOUNDATION

SSMPF

Modern Orthopaedic Sports Medicine

现代骨科运动医学

主　编　陈世益　冯　华

副主编（按姓氏拼音字母排序）

陈疾忤　　李　箭　鲁　谊

欧阳宏伟　唐康来　滕学仁

复旦大學 出版社

主编简介

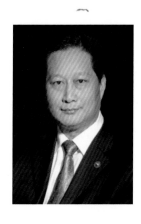

陈世益，医学博士、教授、主任医师、博士研究生和博士后导师，上海市人民政府参事。现任复旦大学运动医学研究所所长、复旦大学附属华山医院运动医学科主任。担任中华医学会运动医疗分会第1、2届副主任委员，第3届候任主任委员，第4届主任委员，以及中国骨科医师协会运动医学专委会主任委员。上海市首批医学百人计划和浦江人才成员、国家"863"高强人工韧带项目首席专家、国家科技部重点领域创新团队运动医学与创伤修复核心成员。创建并领导了华山医院运动医学与关节镜外科的快速发展，该学科是中国运动医学领头单位、国家临床重点专科、复旦大学"双一流"建设学科、上海市"重中之重"医学中心专科，为上海市运动创伤防治中心。

专业特色： 精通骨科运动医学和关节镜微创外科。擅长各种运动创伤和膝、肩、踝等骨关节病的诊治和康复，开展各种关节镜手术1万余例。对骨骼肌损伤和肌腱损伤也有深入研究。在国内率先采用新型人工韧带重建膝关节交叉韧带，手术例数和成功率居国际领先；提出的前交叉韧带（ACL）类等长重建理论与方法是确保中国人工韧带手术成功率和远期疗效遥遥领先国际的关键技术；在巨大肩袖损伤的修补方面，在国际上率先采用肱二头肌腱转位增强技术，恢复肩关节上举功能，该技术因简单、经济、有效，被国外同道誉为"Chinese way"（中国术式），在世界范围获得应用与推广；创建并推广中国的肩关节评分系统——复旦肩关节评分系统。

研究领域： 在国内较早并且系统地开展髋股关节疾病基础和临床研究、骨骼肌和韧带运动损伤后促进愈合的研究、中国人工韧带设计及材料表面改性等。作为中国人工韧带发明人，拥有发明专利27项。获"863"、"973"、国家重大科研基金、国家自然科学基金等10余项国家级基金资助。

学术成就： 获"国家科学技术进步奖二等奖""中华医学科技奖二等奖""中国康复医学会科学技术奖一等奖""国际发明展览会发明创业奖金奖"等10余奖项。担任亚太膝关节、关节镜及运动医学学会（APKASS）主席，国际关节镜、膝关节外科与骨科运动医学学会（ISAKOS）全球核心执行委员等国内外16个学术团体的主任委员或执行委员。先后荣获国际运动医学关节镜最高荣誉——"高木–渡边奖"、"2014 APKASS-AOSSM（美国骨科运动医学学会）旅行院士与教父奖"、"第九届吴阶平–保罗·杨森医学药学奖"、"国际内镜杰出领袖奖"、"第四届'国之名医：卓越建树'奖"、"华山医院首届杰出贡献奖"、"华山最高人才奖——华峰奖"等。担任全球骨科顶尖杂志 *American Journal of Sports Medicine(AJSM)* 编委，*AJSM* 和 *Arthroscopy* 两本杂志中文版主编，*Asia-Pacific Journal of Sports Medicine, Arthroscopy, Rehabilitation and Technology*（*AP-SMART*）编委，《中国运动医学杂志》等3本中文核心期刊副主编等。创建国际骨科运动医学与关节镜外科论坛（IFOSMA）17年，使之成为中国运动医学国际品牌会议，ISAKOS认证高级课程。2017年在上海成功举办第11届ISAKOS双年会，担当大会主席，100多个国家的5 000多名医生来沪参会；2018年创建"一带一路"运动医学国际联盟并担任主席。担任国际汽车联合会（简称国际汽联）F1赛车中国首席医务官17年，创建了中国赛车医疗救援体系，制定了国家赛车运动医疗保障规则与标准。担任2012年伦敦奥运会中国医务官，是刘翔、邹市明、徐莉佳、毛剑卿、董瀚麟等众多体坛名人的主诊医生，有较强的专业能力和社会影响力。多年来担任中国体育与医学相关学术团体、上海市体育总会和体育科学学会副理事长。

主要代表作： 发表学术论文330篇(SCI收录110篇)，主编（主译）、副主编（副主译）专著20余本，包括《实用骨科运动医学——高级理论与关节镜外科技术》（人民军医出版社，2008）、《骨科运动医学与运动创伤学手术图谱》（北京大学医学出版社，2016）、《肩肘运动损伤》（上海科学技术出版社，2019）、《肩关节镜手术技巧精粹》（上海科学技术出版社，2017）、《膝关节韧带损伤的修复与重建》（人民卫生出版社，2008）、《肩肘膝运动医学外科技术·肩肘分册》（人民军医出版社，2016）、《Noyes膝关节功能紊乱——手术、康复及临床疗效》（人民军医出版社，2016）等。

学术创新： 倡导运动医学"功能至上、早期康复、重返运动"的治疗理念与宗旨。

主编简介

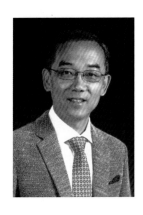

冯华，主任医师、教授、博士研究生导师，北京积水潭医院运动损伤科主任。中华医学会运动医疗分会候任主任委员、北京医学会运动医学分会候任主任委员、中国研究型医院学会运动医学委员会副主任委员、中华医学会医疗鉴定专家库成员、北京康复医学会骨科分会理事、北京医学会骨科学分会关节镜外科学组委员、中国医药生物技术协会计算机辅助外科分会委员、ISAKOS会员、亚太骨科运动医学协会（APOSSM）顾问成员、亚洲关节镜协会（AAC）教育委员会成员。担任 *AJSM*、*AP-SMART*、*JOINTS*、*KSRR* 杂志编委，《中华外科杂志》《中华创伤骨科杂志》通讯编委，《中华骨科杂志》《中国运动医学杂志》编委。2006年受聘为国家运动员医疗专家，2008年北京奥运会国家队特聘医疗专家，2012年伦敦奥运会国家队特聘医疗专家，国家体育总局膝关节运动损伤顾问专家。

研究领域： 从事骨科运动损伤临床与研究工作29年，专业理论扎实、临床经验丰富，在国内较早开展了运动医学专业临床与科学研究，带领团队获评为全国骨科运动医学重点专科。1999年开始专注于膝关节运动损伤的临床与基础研究，拥有1万余例膝关节镜手术经验。在髌骨脱位领域，率先提出了扭转畸形对于髌骨轨迹不良的作用机制，并提出去旋转截骨的治疗理念；在习惯性髌骨脱位的治疗中，创新性地提出"四合一"方案治疗成人习惯性髌骨脱位，处于世界领先水平，获得国内外同行的高度赞誉，填补了多项国内外技术空白。在膝关节多发韧带损伤领域，提出多发韧带损伤的系统化治疗，通过对膝关节后外复合体损伤进行分型，根据不同的损伤类型使用不同的重建技术；针对膝关节后外复合体损伤合并下肢力线不良进行分型，并且提出了"矫正力线优于软组织重建"的理念；针对膝关节后外复合体损伤提出了"关节镜下外侧沟通过试验"（Drive-thru），用于术中诊断膝关节后外复合体损伤，研究成果得到国内外同行专家的认同。在前交叉韧带损伤的机制研究方面，重视膝关节旋转不稳定在前交叉韧带损伤中的作用，针对膝关节前交叉韧带损伤后高度轴移的形成机制进行深入研究。在半月板修复方面，倡导"保全半月板"的理念，提出使用由内向外技术、全内缝合技术、由外向内技术进行半月板缝合修补，使用骨栓技术和骨桥技术进行同种异体半月板移植，治疗年轻的不可修复性半月板缺损，针对中老年患者提出了通过矫正下肢力线治疗中老年患者的内侧半月板退变性损伤。率先将导航和机器人手术技术引入关节镜手术，在机器人辅助微创手术技术方面进行了深入研究。

科研和论著：承担多项国家自然科学基金和省部级重大科研项目，获得北京市科学技术进步奖和多项国家专利。在国内外学术期刊发表学术论文200余篇，其中SCI收录50余篇。主编《实用骨科运动损伤的临床诊断基础》（人民军医出版社，2010）、《关节镜疑难病例精粹》（北京大学医学出版社，2011）、《关节镜微创术》（人民卫生出版社，2010）、《后交叉韧带与后外复合体损伤》（人民卫生出版社，2016）、《半月板损伤修复与重建》（人民军医出版社，2013）、《髌股关节不稳定：临床评估与治疗》（人民军医出版社，2018）、《半月板损伤与修复重建》（人民军医出版社，2013）、《膝关节运动损伤与下肢力线不良》（人民卫生出版社，2020）8部专著；参编 *Rotatory Knee Instability*（Springer出版社，2016）等14部专著。主编《前交叉韧带重建》《半月板缝合》《积水潭运动损伤手术系列》等多媒体教程。

编 委 会

主 编

陈世益　复旦大学附属华山医院
冯 华　北京积水潭医院

副主编（按姓氏拼音字母排序）

陈疾忤　复旦大学附属华山医院
李 箭　四川大学华西医院
鲁 谊　北京积水潭医院
欧阳宏伟　浙江大学医学院
唐康来　陆军军医大学第一附属医院（重庆西南医院）
滕学仁　青岛市市立医院

秘 书

尚西亮　复旦大学附属华山医院
吴 阳　复旦大学附属华山医院
张树蓉　复旦大学附属华山医院
李 宏　复旦大学附属华山医院

编写者（按姓氏拼音字母排序）

敖英芳　北京大学第三医院
蔡 斌　上海交通大学医学院附属第九人民医院
陈百成　河北医科大学第三医院
陈 刚　四川大学华西医院
陈疾忤　复旦大学附属华山医院
陈 晨　上海交通大学医学院附属第六人民医院
陈 建　武汉体育学院
陈 磊　中国人民解放军总医院第四医学中心
陈前博　陆军军医大学第一附属医院（重庆西南医院）
陈世益　复旦大学附属华山医院
陈天午　复旦大学附属华山医院
陈 万　陆军军医大学第一附属医院（重庆西南医院）
陈 晓　浙江大学医学院
邓银栓　甘肃省妇幼保健院

董 宇　复旦大学附属华山医院
范振华　复旦大学附属华山医院
冯 华　北京积水潭医院
付维力　四川大学华西医院
高 凯　复旦大学附属华山医院
戈允申　复旦大学附属华山医院
龚继承　中国人民解放军联勤保障部队第九二八医院
桂鉴超　南京市第一医院
郭 林　陆军军医大学第一附属医院（重庆西南医院）
何 勇　上海市光华中医医院
华英汇　复旦大学附属华山医院
江小成　北京大学深圳医院
赖卫国　上海利格泰生物科技有限公司
李灿锋　北京大学深圳医院
李春宝　中国人民解放军总医院
李国平　国家体育总局运动医学研究所
李 宏　复旦大学附属华山医院
李宏云　复旦大学附属华山医院
李 箭　四川大学华西医院
李 棋　四川大学华西医院
李少迪　河北医科大学第三医院
李云霞　复旦大学附属华山医院
林轩弘　上海彩虹鱼康复中心
刘玉杰　中国人民解放军总医院
鲁 谊　北京积水潭医院
陆九州　复旦大学附属华山医院
吕红斌　中南大学湘雅医院
罗 平　广东体育职业技术学院
马 林　陆军军医大学第一附属医院（重庆西南医院）
米 琨　广西中医药大学附属国际壮医医院
穆米多　陆军军医大学第一附属医院（重庆西南医院）
欧阳宏伟　浙江大学医学院
钱菁华　北京体育大学

曲　巍　大连医科大学附属第一医院

任士友　北京大学深圳医院

容树恒　香港中文大学威尔斯亲王医院

尚西亮　复旦大学附属华山医院

沈炜亮　浙江大学医学院附属第二医院

史冬泉　南京大学医学院附属鼓楼医院

孙鲁宁　江苏省中医院

谭晓康　陆军军医大学第一附属医院（重庆西南医院）

唐康来　陆军军医大学第一附属医院（重庆西南医院）

唐　新　四川大学华西医院

陶　旭　陆军军医大学第一附属医院（重庆西南医院）

滕学仁　青岛市市立医院

王雪松　北京积水潭医院

王岩峰　中国医科大学附属第一医院

吴　阳　复旦大学附属华山医院

吴子英　复旦大学附属华山医院

向　明　四川省骨科医院

熊　燕　四川大学华西医院

徐卫东　上海长海医院

徐晓君　复旦大学附属华山医院

徐一宏　上海长海医院

杨星光　上海交通大学医学院附属第六人民医院

易诚青　上海交通大学医学院附属第一人民医院

殷庆丰　山东大学第二医院

余家阔　北京大学第三医院

袁成松　陆军军医大学第一附属医院（重庆西南医院）

张　华　重庆医科大学附属第一医院

张　静　河北医科大学第三医院

张　峻　上海交通大学医学院附属第九人民医院

张树蓉　复旦大学附属华山医院

张文涛　北京大学深圳医院

张　钟　四川大学华西医院

章亚东　中国人民解放军总医院第四医学中心

周俊明　复旦大学附属华山医院

周　日　北京大学深圳医院

周　游　三峡大学附属仁和医院

朱　敏　中国人民解放军联勤保障部队第九二〇医院

朱文辉　复旦大学附属华山医院

朱以明　北京积水潭医院

审校者（按姓氏拼音字母排序）

包倪荣　中国人民解放军东部战区总医院

毕　擎　浙江省人民医院

蔡道章　南方医科大学第三附属医院

陈百成　河北医科大学第三医院

陈崇民　沈阳市骨科医院

程　飙　同济大学附属第十人民医院

崔国庆　北京大学第三医院

戴国峰　山东大学齐鲁医院

戴雪松　浙江大学医学院附属第二医院

丁少华　宁波市医疗中心李惠利医院

董启榕　苏州大学附属第二医院

段小军　陆军军医大学第一附属医院（重庆西南医院）

高晓平　安徽医科大学第一附属医院

高志增　南昌大学第一附属医院

郭秦炜　北京大学第三医院

何耀华　上海交通大学医学院附属第六人民医院

胡　勇　四川省骨科医院

黄长明　中国人民解放军第一七四医院

姜春岩　北京积水潭医院

蒋　青　南京大学医学院附属鼓楼医院

康　汇　西安交通大学医学院附属红会医院

雷光华　中南大学湘雅医院

李国平　国家体育总局运动医学研究所

李建军　中国康复研究中心北京博爱医院

李　瑾　宁波市医疗中心李惠利医院

李　强　福建医科大学附属第一医院

李卫平　中山大学孙逸仙纪念医院

李彦林　昆明医科大学第一附属医院

李众利　中国人民解放军总医院

梁军波　浙江省台州医院

刘　宁　郑州市骨科医院

刘玉杰　中国人民解放军总医院

陆　伟　深圳市第二人民医院

吕松岑　哈尔滨医科大学附属第二医院

吕　伟　黑龙江省医院

邱　冰　贵州省骨科医院

孙贵才　南昌大学第一附属医院

汪滋民　上海长海医院

王　飞　河北医科大学第三医院

王　洪　华中科技大学同济医学院附属协和医院

王健全　北京大学第三医院

王　蕾　上海交通大学医学院附属瑞金医院

王　青　江苏省人民医院

王卫明　大连大学附属中山医院

韦庆军　广西医科大学第一附属医院

温　鹏　宁夏回族自治区人民医院

夏亚一　兰州大学第二医院

邢更彦　中国人民武装警察部队总医院

徐　斌　安徽医科大学第一附属医院

徐永胜　内蒙古自治区人民医院

杨　波　北京协和医院

杨　柳　陆军军医大学第一附属医院（重庆西南医院）

杨　睿　中山大学孙逸仙纪念医院

游洪波　华中科技大学同济医学院附属同济医院

于腾波　青岛大学附属医院

张克远　新疆医科大学第一附属医院

张　磊　中国中医科学院望京医院

张晓南　吉林大学第一医院

张新涛　北京大学深圳医院

张星火　首都医科大学附属北京潞河医院

赵立连　佛山市中医院

郑　江　西安交通大学医学院附属红会医院

郑小飞　中国人民解放军南部战区总医院

周海滨　苏州大学附属第二医院

周晓波　浙江省台州医院

绘　图

刘国华　医画苑工作室

序 一

由复旦大学运动医学研究所所长、复旦大学附属华山医院运动医学科主任、中华医学会运动医疗分会主任委员、上海市人民政府参事陈世益教授领衔主编的著作《现代骨科运动医学》，是一本面向中高级运动医学专科医生的优秀著作，秉承了复旦大学现代医学系列专著的风格，组织了全国150多名运动医学领域顶级专家编写与审校，是目前国内运动医学领域内容最新的骨科运动医学专著。该书获国家出版基金和上海科技专著出版资金资助。

骨科运动医学是由骨科学、创伤学及运动学等发展起来的一门新的、快速发展的临床交叉学科，是运动医学的重要组成部分，主要侧重运动创伤的预防、治疗与康复，最大限度地恢复患者的运动功能，使其重返运动。骨科运动医学治疗方法包括关节镜、微创手术、生物技术、运动康复和非手术疗法，治疗原则是以最小创伤实现最理想的结构重建，达到最大运动功能的恢复。

现代骨科运动医学在重视解剖和结构完整的基础上，对功能提出了更高要求。美国骨科运动医学学会（AOSSM）创始主席斯图尔特（M. T. Stewart）在创会宣言中提到："我们不仅是医师和外科医生，更是所有运动员的同事，为伤者重返运动而努力。"运动医学更加注重运动功能的恢复。由陈世益教授组织牵头编写的《现代骨科运动医学》明确提出了运动医学的治疗宗旨是"功能至上、早期康复、重返运动"！该宗旨是运动医学得以不断发展和持续创新的基本动力。因此，从事骨科运动医学的医生不仅需要扎实的临床外科基础、创伤骨科和骨与关节康复医学知识，更需要具备生物力学与体育运动训练方面的知识，在临床与实践中不断积累经验，将运动创伤发生率降到最低，并在运动损伤后的最短时间内使患者恢复运动功能，达到重返运动状态。

纵览该书，各位编写专家充分结合自身理论和实践、兼顾创新与技术，从功能解剖到损伤机制，从特殊检查到诊治原则，从早期康复到重返运动，分别进行了详细阐述，为当代中国运动医学专科医生提供了一本弥足珍贵的专著，相信一定会对中国运动医学的持续发展起到良好的指导和推动作用。该书具有极高的学术和应用价值，是运动医学专科医生临床实践和指导康复的优秀参考著作。

中国工程院院士 顾玉东

2020年9月

序 二

由陈世益教授、冯华教授主编的《现代骨科运动医学》是近年来骨科运动医学图书中内容最为全面、涉及面最广、系统阐述运动创伤疾病诊治与康复的专科著作，书中明确提出了运动医学功能至上和重返运动的治疗宗旨，充分强调了康复的重要性。

中国运动医学的发展历史不长，目前骨科运动医学从业者的专业背景不同、知识参差不齐，包括传统骨科医生（脊柱、创伤、关节、足踝与显微外科等专科医生）、运动医学医生、关节镜医生、康复医生等，由不同专业背景医生组成的中国运动医学队伍，还没有形成自己的教育培训体系，也没有统一的治疗标准与宗旨。虽然经过近10年的高速发展，我国运动医学已经从专业普及进入创新提高阶段，但仍然基础知识薄弱，没有形成独特的理论体系，这对我国运动医学的持续发展产生了不利影响。

针对目前有关运动医学规范化治疗专科教材的缺乏，新一届中华医学会运动医疗分会主任委员陈世益教授和候任主任委员冯华教授主编了《现代骨科运动医学》。该书很好地填补了有关方面的空白，书中明确指出一名合格的骨科运动医学医生除了应具备坚实的临床骨科基础技能外，同时还应具备运动医学、康复医学和生物力学知识，以尽快恢复伤者的运动功能和运动能力为第一要务，并能够对创伤预后做出正确判断，在手术和非手术之间做出合理选择。因此，合格的骨科运动医学医生首先必须是一名优秀的关节镜微创外科专家，同时也是肌腱病和骨骼肌损伤的治疗能手，能熟练选择和制定运动康复程序，善于发现临床问题并开展骨关节运动损伤相关研究。

该书充分坚持并提倡运动医学"功能至上、早期康复、重返运动"的治疗宗旨，具体包括3个层次的内容：第一，功能至上，在治疗方案设计和选择时（包括手术和非手术治疗），考虑功能至上原则；第二，早期康复，将贯穿治疗全过程，开展有效的康复措施和训练；第三，重返运动，作为运动医学治疗的最终目标，也是治疗效果评价的最终指标。

相信通过该书的出版，一定会将运动医学功能至上的观念深深植入每位运动医学专科医生的心中，也必将会带来技术上新一轮的革新，使得治疗更趋合理，更倾向于满足患者的需求与实现功能目标。

北京积水潭医院创伤骨科主任 王满宜

2020年9月

前　言

　　我与运动医学结缘来自对体育运动的热爱。我曾经是浙江医科大学（现浙江大学医学院）大学生运动员，获得过大学生运动会撑杆跳冠军，经历过肌肉拉伤的痛苦与漫长恢复过程的无助。1982年，我大学毕业后幸运地留在浙江医科大学附属第二医院（现浙江大学医学院附属第二医院）骨科工作，当时浙医二院骨科与省体育工作队关系密切，经常下队服务，我对骨科运动医学的兴趣和追梦之路就是从那时开始的。当时在杭州曾接待美国希望基金会（Hope Foundation）骨科专家，听他们介绍当时美国运动医学关节镜方面的新技术，激发了我对运动医学持续一生的追求。1986年我考取上海医科大学（现复旦大学上海医学院）运动医学研究生，师从李鸿儒、范振华、许胜文教授。期间被派往北京大学第三医院运动医学研究所联合培养，在那里担任住院总医师，跟随运动医学大师曲绵域教授，耳濡目染曲先生对运动创伤适应医学的教诲，我理解其本质就是功能至上和重返运动，这对我的职业生涯影响深远。1989年毕业后，我留在华山医院运动医学与康复科工作，业余时间经常下运动队为运动员服务，深受运动队欢迎。曾受聘担任上海市体育局全运会的医疗顾问多年，多次跟队出访，诊治过许多上海市优秀运动员，有成功也有失败。

　　当时搞运动医学的医生很少，属绝对冷门，要坚持下来很不容易。我曾遭遇事业发展的瓶颈与严重困惑，后经高人指点赴瑞典和美国进修运动医学和关节镜技术。回国后入选上海市首批医学百人计划，列上海市运动医学领军人才培养。1999年我在华山医院创建了独立的运动医学科，得到时任院长张元芳和上海市体育局的支持与资助，购买了当时最先进的关节镜设备。2000年获上海市浦江人才计划资助，再度赴美国和澳大利亚进修，申请到十分难得的肩关节运动医学临床fellow训练机会。2004年回国在华山医院工作，受领导推荐，荣幸担任国际汽联F1赛车中国首席医务官至今17年，创建了中国赛车运动医疗救援体系和团队，担任过在上海举办的八大国际赛事首席医务官、鄂尔多斯国际赛车和北京鸟巢车王争霸赛医务官，参加过奥运会和全运会，还受命担任刘翔、邹市明、徐莉佳等世界顶尖运动员的主诊医生。我深知运动医学治疗的独特性与高要求，与体育运动结下不解之缘。我创建并领导了华山医院运动医学学科的发展和成长，从最初4位医生，发展到如今济济一堂60多位医生和研究生，成为国家临床重点专科，建立了复旦大学运动医学研究所。作为中国运动医学近40年发展历程的见证者和亲历者，对运动医学功能至上、重返运动有着深切体会，一直想编写一本中国人自己的"骨科运动医学"专著，用自己的文字和原创图片编撰中国经验。由此观点，我与冯华教授一拍即合，共同发起这本专著的编写。

骨科运动医学是由骨科学、创伤学、康复医学及运动学等综合发展起来的一门快速发展的新兴临床交叉学科，是骨科学最新分支，也是运动医学的重要组成部分。运动医学作为一门学科，有理论体系，也有治疗宗旨，内涵深刻，要求更高。近年来，许多运动员经过运动医学专家的成功治疗，再度重返运动并实现自我超越，向世人展示了运动医学的更高标准，展示了骨科运动医学功能至上和重返运动的独特学科魅力与巨大发展前景。

骨科运动医学与普通骨科在治疗群体、治疗目标、诊治方法与治疗理念方面有诸多不同，以功能至上、早期康复、重返运动为治疗宗旨。本书以"技术为基础、康复为必要、功能为目标"进行编著，突出运动医学特色，从运动损伤机制到功能解剖，从特殊检查到诊断，从保守治疗到微创手术，从目标康复到重返运动，还有各种"评分"提供量化功能指标，为骨科运动医学专业医生提供规范化教材和工具书，特别适合骨科医生、运动医学和关节镜专科医生、队医、研究生、运动康复师和相关医务人员。

本书的面世，历经艰难困苦，首先要感谢共同主编冯华教授给予我的巨大支持和鼓励。非常不幸的是，当这本巨著初稿进入最后审稿阶段时，冯华教授不幸逝世，我们大家深感悲痛！愿以本书的出版，作为冯华教授留给后人的最后遗著，告慰冯华教授的在天之灵！

深深感谢各位副主编、章节负责人、编委和审阅专家的倾情努力和无私奉献。对于临床照片、特殊绘图、影像学图片、手术图片、各种相关资料的收集和整理，耗时和困难程度远远超过原来的想象。我衷心感谢责任编辑肖芬老师，优秀画师刘国华先生，主编秘书团队尚西亮、李宏、吴阳、张树蓉、陈家瑞、冯莹等同道，还有我引以为傲的优秀学生们，以及其他所有帮助者！更要感谢我家人多年来在背后默默的支持与理解！

特别感谢国家出版基金和上海科技专著出版资金对本书出版的高度评价、鼓励与资助！

教授、博士研究生导师
上海市人民政府参事
中华医学会运动医疗分会第四届委员会主任委员
复旦大学运动医学研究所所长、复旦大学附属华山医院运动医学科主任
2020年9月26日，于上海

目录

第三篇　肩　关　节

第四篇　肘关节与腕关节

第五篇 髋关节与股部

第六篇　膝　关　节

第七篇 小腿部与足踝部关节

第八篇　运动康复基本技术与原理

第一篇
总　论

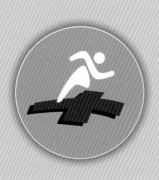

1. 运动医学概论与发展简史
2. 骨科运动医学治疗宗旨与特色

运动医学概论与发展简史

1.1 运动医学概论

运动医学(sports medicine)是医学与体育运动相结合的一门综合性多学科交叉的临床应用学科,运用现代医学的理论、方法和技术,研究与体育运动相关的医学问题及防治运动相关的创伤和疾病,使患者恢复最大运动能力,保障运动健康;同时应用科学运动方法,防治运动不足引起的慢性疾病,通过运动处方,达到防病、治病的目的。

在教育部学科划分及国家医疗卫生体系下,运动医学被定位为临床医学下的二级学科(临床医学学科分类,独立学科代码 1002,运动医学代码 100216)。运动医学的研究基于骨科学、创伤学、康复医学、药学、营养学、生物力学、解剖学、生理学、心理学、遗传学及临床各科(如心血管科、内分泌科、神经科)等诸多学科,研究内容包括运动创伤、运动康复、运动性疾病、运动促进健康、重大体育赛事医疗保障、运动营养与生理生化、兴奋剂检测与控制、运动心理及运动健康管理等。

运动创伤学(sports traumatology)也称为运动损伤学,是由骨科学、创伤学及运动学等发展起来的一门新的、快速发展的临床交叉学科,是运动医学的重要组成部分,涉及骨外科、心胸外科、普外科、神经外科、口腔颌面与五官外科等,主要侧重于运动创伤的预防、治疗与康复,最大限度地恢复患者的运动功能,达到重返运动的目的。

骨科运动医学(orthopaedic sports medicine)又称为骨科运动创伤学(orthopaedic sports traumatology),是现代骨科学的一个重要分支,是继手外科、关节外科、脊柱外科后又一门发展迅速、充满机会和挑战的专业学科,主要包括的治疗技术有关节镜微创技术、注射技术、生物治疗技术、运动康复、护具与黏胶带的选择和佩戴,以及中医药和其他非手术疗法;主要任务是研究运动过程中肌肉、肌腱、韧带、软骨、滑膜、关节囊等组织损伤的发生规律、损伤机制、防治措施、治疗手段、伤后康复和训练安排等,为改善运动条件、改进训练方法、提高运动成绩和健康水平提供科学依据。骨科运动医学的主要服务对象是运动员、演员、军人、学生及各种水平的运动爱好者;近 10 余年来,骨科运动医学飞速发展,不断拓展服务领域,如老年退行性疾病的诊治、儿童和女性参与运动的医学问题、军事训练伤的防治等。

作为骨科运动医学的一种重要诊断和治疗工具,关节镜在新产品和新技术上不断创新发展,形成了一门以关节镜为主要治疗手段、具有独特临床技术的新学科,即关节镜微创外科(arthroscopic minimal invasive surgery),其最大优点是微创、精准、治疗针对性强、疗效可靠、恢复快,是 21 世纪外科微创化的重要组成部分。

一名合格的骨科运动医学医生应具备坚实的临床骨科基础技能,同时具备运动医学、康复医学和生物力学知识,以尽快恢复患者的运动能力为第一选择,能够对创伤预后做出正确判断,并在手术和非手术之间做出合理选择。一名优秀的骨科运动医学医生,首先必须是一名优秀的关节镜微创外科专家,同时也是肌腱病和骨骼肌损伤的治疗高手;熟悉体育运动,了解运动规律,能熟练选择和制订运动康复计划;善于发现临床问题和开展骨关节运动损伤相关研究,将运动创伤发生率降到最低,并在运动损伤后的最短时间内恢复患者的运动功能,让其重返运动场。

传统骨科已不再怀疑和排斥运动医学是否有存在的必要,越来越多的骨科医生加入了运动医学行列。随着"健康中国"战略的推进和全民健身运动的广泛开展,运动医学不仅为体育运动的健康发展提供保障,同时也更多地为普通患者提供新的创伤防治方法和观点,提供更积极的健康观念和知识,以保障全民健身运动的健康发展。

运动医学的治疗目标是以最小创伤达到最大功能恢复,让患者尽早回归运动。秉承"运动,让生活更健康;医学,让运动更安全"的理念并不断完善进取,积极倡导运动医学治疗宗旨——功能至上、早期康复、重返运动,这是运动医学得以快速发展和持续创新的原动力。

1.2 运动医学发展简史

1.2.1 国际骨科运动医学发展简史

1928 年,国际运动医学联合会(International Federation of Sports Medicine,FIMS)在欧洲成立,标志着国际运动医学开始兴起。国际骨科运动医学的发展历史并不长,比较重要的国际学术组织是国际关节镜、膝关节外科与骨科运动医学学会(International Society of Arthroscopy,Knee Surgery and Orthopaedic Sports Medicine,ISAKOS)。ISAKOS 是一个主要由骨科医生组成的国际会员制组织,是目前国际上最大、最权威的骨科运动医学学术组织,有来自 98 个国家和地区的超过 5 000 名活跃会员。另外一些重要的洲际骨科运动医学学会,包括欧洲运动创伤、膝关节外科和关节镜学会(European Society of Sports Traumatology,Knee Surgery and Arthroscopy,ESSKA)、亚太膝关节、关节

镜及运动医学学会(Asia-Pacific Knee,Arthroscopy and Sports Medicine Society,APKASS)、拉丁美洲运动医学学会(Sociedad Latinoamericana de Artroscopia,Rodilla Y Deporte,SLARD)、北美关节镜学会(Arthroscopy Association of North America,AANA)、国际软骨研究会(International Cartilage Research Society,ICRS)等。骨科运动医学比较年轻,是目前骨科领域最活跃、发展最快的学科领域之一。1975 年创建的美国骨科运动医学学会(American Orthopaedic Society for Sports Medicine,AOSSM)是国际骨科运动医学的权威机构之一,其官方杂志《美国运动医学杂志》(American Journal of Sports Medicine,AJSM)是目前国际上 76 种骨科杂志中学术影响力排名第一的专业杂志。

(1)国际关节镜学会

1968 年,在美国拉斯维加斯举行的北美骨科年会期间,一批骨科医生聚集在 Robert W. Jackson 博士[最早跟日本渡边正义(Masaki Watanabe,1911—1994)教授学习关节镜技术的北美骨科医生]的酒店房间里,商议成立一个国际性关节镜学会组织。1972 年,在美国费城举行北美骨科年会期间,John J. Joyce Ⅲ 安排了一堂关节镜课程,从此诞生了国际关节镜学会(International Arthroscopy Association,IAA)(图 1-1)。参与该课程的学员包括以下关节镜先驱:Masaki Watanabe,Robert W. Jackson,Ward Casscells,John J. Joyce Ⅲ,Ralph Lidge,Allan Bass,James Guhl 和 Maurice Aignan。

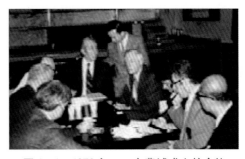

图 1-1 1972 年 IAA 在费城成立的会议

IAA 当时确定的目标是通过关节镜技术来培养、发展骨科医生和传播骨科专业知识,以提高关节疾病的诊疗水平。IAA 学术会议每 3 年举行一次[与国际矫形与创伤外科协会(Société Internationale de Chirurgie Orthopédique et de Traumatologie,SICOT)

同期],最早的 IAA 会员主要来自日本和北美。1978 年在日本京都举行第 2 届 IAA 学术会议,全球有 70 名会员参会;1981 年在巴西里约热内卢举行第 3 届 IAA 学术会议,全球会员已经超过 200 名。那时,微创内镜手术的概念刚刚被接受。1984 年第 4 届 IAA 学术会议在英国伦敦举行。1987 年第 5 届 IAA 学术会议在澳大利亚悉尼举行,会上 IAA 决定与国际膝关节学会(International Society of the Knee, ISK)合并举办,学术会议时间间隔从 3 年改为 2 年。

（2）北美关节镜学会

20 世纪 70 年代末,关节镜技术开始发展,北美医生需要一个专业的协会组织来满足关节镜医生的教育需求和快速增长。1982 年 AANA 应运而生。IAA 组织的北美会员成为 AANA 的创始会员。时至今日,AANA 每年有春、秋两届会议,讨论的议题都是关节镜领域最前沿技术。《关节镜》(Arthroscopy)杂志是 AANA 和 ISAKOS 的官方杂志,在全球 76 种骨科专业杂志中影响因子排第 5 位。

（3）欧洲运动创伤、膝关节外科和关节镜学会

1982 年,一批膝关节医生和关节镜医生在德国柏林聚在一起商讨在欧洲成立类似 AANA 的专业学术组织来服务蓬勃发展的关节镜领域。1984 年,在德国柏林成立了欧洲膝关节外科和关节镜学会(European Society of Knee Surgery and Arthroscopy, ESKA),规定每 2 年举办一次专业学术会议。到了 1992 年第 5 届会议,随着世界范围内日益增长的运动创伤(sports trauma)成为热门话题,学会决定在名称中增加了一个“S”,即运动创伤,成为 ESSKA,并一直沿用至今。ESSKA 的官方杂志《膝关节外科、运动创伤与关节镜学》(Knee Surgery, Sports Traumatology, Arthroscopy, KSSTA)在全球 76 种骨科专业杂志中影响因子排第 13 位。

（4）国际关节镜、膝关节外科与骨科运动医学学会

之前提到的 IAA 和 ISK 于 1987 年开始合并举办学术会议。ISK 是 1977 年由意大利医生 Giancarlo Puddu 在罗马成立的,致力于膝关节损伤的治疗与探讨。这两个学会联合举办了会议 8 年后,到 1997 年,在中国香港举办的 IAA/ISK 学术会议上,在香港中文大学陈启明教授的建议下,这两个学术组织正式合并成一个新的学术组织——ISAKOS。ISAKOS 总部设在美国,是目前国际上最大、最权威的骨科运动医学学术组织,其宗旨是促进关节镜、膝关节外科与骨科运动医学在教育、研究及患者护理方面开展国际交流和学术传播。ISAKOS 每 2 年举办一次学术会议,会议通常持续 5 天,通过专题报告、论文交流、手术演示、壁报展示等多种形式,探讨全球关节镜及骨科运动医学面临的热点、难点、挑战和重点问题,展示新成果、新进展和新技术。第 11 届 ISAKOS 双年会于 2017 年 6 月在中国上海举行,是 ISAKOS 历史上最大、最成功的一次大会,有 5 000 多名参会者。ISAKOS 原来与 AANA 共同创建的官方杂志是 Arthroscopy,2018 年 ISAKOS 自创杂志 Journal of ISAKOS。ISAKOS 在全球有 40 多个授权教育培训中心,中国内地的授权培训中心在复旦大学附属华山医院。

1.2.2 中国运动医学发展简史

早在约公元前 1000 年,中国运动医学就已经初现雏形。德国运动医学专家 Hoffman 教授曾经指出,中国的武术、五禽戏、八段锦、针灸、推拿、中药及拔火罐等是世界运动医学的最早形式,比古罗马角斗士医生的出现还要早约 900 年。中国古代武术骨伤治疗师是中国运动医学的最早代表。中华人民共和国成立前,我国竞技体育落后,没有系统的运动医学医疗与教育体系。

（1）早期发展阶段

现代中国运动医学的发展已经有 60 多年,运动医学伴随着我国竞技体育的发展,经历了由弱到强的发展过程。我国运动医学有两大支撑体系,即医疗卫生体系和体育教育与康复保健体系。1955 年 10 月,卫生部特邀苏联专家 Krasnocelski 教授等在北京医学院举办了首届全国医生督导和医疗体育高级师资进修班,全国 35 家医学院校共 41 名学员参加(根据周士枋教授回忆录),为新中国培养了第一批运动医学专业人才(图 1-2)。之后,相继在全国各医学院校及体育院校成立了医务监督和医疗体育教研组,后更名为运动医学教研组。当年运动医学发展比较好的有以下院校与先驱者:北京医学院(现为北京大学医学院),代表人物有曲绵域、高云秋、浦钧宗、陈吉棣等,曲绵域教授是我国运动创伤医学主要创始人之一;上海第一医学院(现为复旦大学上海医学院),代表人物有范振华、许胜文等;广州中山医学院(现为中山大学中山医学院),代表人物有卓大宏、欧阳孝;南京医学院(现为南京医科大学),代表人物有周士枋;湖南医学院(现为中南大学

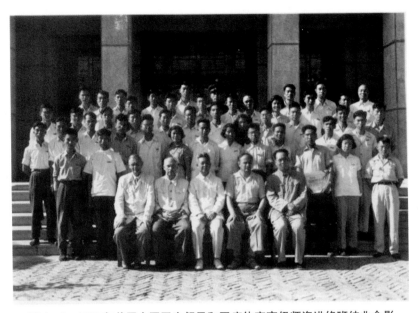

图 1-2　1955 年首届全国医生督导和医疗体育高级师资进修班结业合影

第 1 排左 2 为 Krasnocelski 教授、左 3 为北京医学院院长胡传揆教授(照片由湖北同济
医学院杨树宣教授提供)

湘雅医学院),代表人物有王嘉夫;湖北医学院(现为武汉大学医学部),代表人物有彭述武;安徽医学院(现为安徽医科大学),代表人物有赵翱;哈尔滨医学院(现为哈尔滨医科大学),代表人物有刘纪清等;还有中国人民解放军总医院黄美光、中国康复医学中心纪树荣。这些老一辈专家为中国现代运动医学事业的开拓和发展作出了重要贡献。当年体育系统运动医学教研体系主要分布在国家体育总局体育科学研究所、各省(市)体育科学研究所,部分重点体育院校等也都设置了运动医学(包括运动创伤学)教研体系,代表人物有杨天乐、崔祖义、许豪文、王义润、陈文堉、陈家琦、欧阳孝、沈步乙等。

"文化大革命"中运动医学教研组解散。1978年恢复高考后,医学院校开始恢复运动医学教研组设置,开展运动医学教学和研究生培养工作。国务院批准的第一批运动医学硕士学位授予单位有北京医学院、上海第一医学院、南京医学院、广州中山医学院、安徽医学院等。现在越来越多省、市的高等医学院校也开始招收运动医学硕士和(或)博士研究生,为中国运动医学特别是运动创伤学培养了大量师资和高级医生。北京医学院曲绵域教授是我国运动医学专业第一位博士研究生导师。

1978 年,中国为加入国际运动医学联合会(FIMS),经国务院直接批准(图 1-3),中国运动医学学会正式成立,挂靠在国家体育运动委员会(以下简称国家体委)下,首任主任委员是北京积水潭医院院长孟继懋教授,副主任委员是北京医学院运动医学研究所所长曲绵域教授,秘书长是国家体委科研所处长杨天乐教授。1980 年中国加入了 FIMS。1980 年底中国体育科学学会成立,中国运动医学学会并入中国体育科学学会,成为其二级学会,并更名为"中国体育科学学会运动医学专业委员会",曲绵域教授任主任委员,杨天乐教授任秘书长。1982 年《中国运动医学杂志》创刊,我国运动医学的论文发表有了自己的学术期刊。至此,我国初步形成了运动医学教学、科研及临床体系。

运动医学教材编写工作始于 1962 年,当时卫生部指定上海第一医学院范振华教授主编国内医学院校统编教材《运动医学讲义》。该统编教材于 1991年由上海医科大学出版社(现为复旦大学出版社医学分社)再版,书名为《运动医学》(图 1-4)。1965年,曲绵域教授主编的《实用运动医学》面世,该著作分别在 1982 年、1996 年和 2003 年经历 3 次再版,发行量大,影响面广,被誉为中国运动医学专业人员的"宝典"。1996 年陈中伟院士主编的《运动医学》专著由上海科技教育出版社出版,国家体委主任伍绍

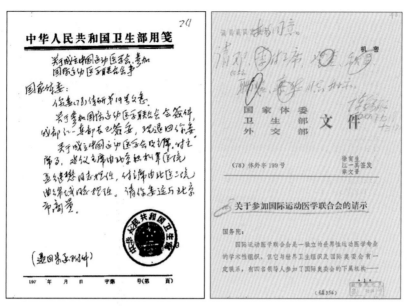

图 1-3　1978 年卫生部和国家体委上报国务院加入 FIMS 的请示及国务院领导的批示

（照片由李国平教授提供）

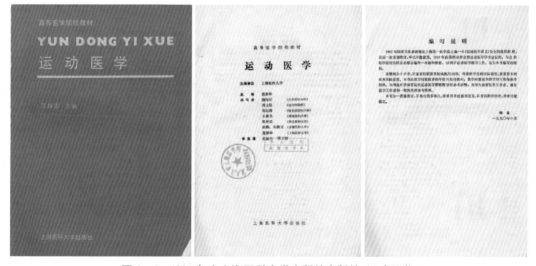

图 1-4　1991 年由上海医科大学出版社出版的《运动医学》

祖作序。2002 年 6 月,香港中文大学陈启明教授和美国匹兹堡大学 Freddie Fu 教授等合著,北京积水潭医院刘亚波等翻译的中文版《骨科运动医学的最新观点与争论》由北京医科大学出版社出版。2008 年 5 月,原 AANA 主席 Donald H. Johnson 与 Robert A. Pedwitz 著,陈世益、王予斌、李国平主译的《实用骨科运动医学——高级理论与关节镜外科》由人民军医出版社出版(图 1-5)。

（2）中国骨科运动医学关节镜事业的开创与发展

20 世纪 70 年代末至 80 年代初,国内骨科关节镜外科兴起,当时的关节镜外科代表人物有北京的翟桂华、荣国威、董天祥、杜莉茹、田得祥,上海的钱不凡、黄煌渊、侯晓魁、陈峥嵘,湖南的孙材江,河北的石奉文、陈百成,大连的王立德,四川的龚锦源,广东的徐锦森、林道贤,重庆的傅滨,福建的陈国龄等。80 年代关节镜发展初期,骨科前辈邱贵兴、王树寰、戴克戎、卢世璧、王亦聪等也积极参加并支持关节镜的学术活动。但此时期的关节镜发展受到技术与设备的影响,国内没有关节镜设备与耗材供应,临床主要开展一些检查、诊断和简单治疗。1991 年 4 月,中

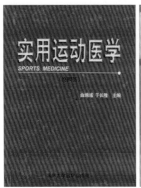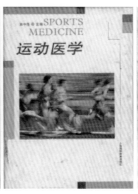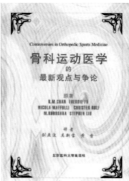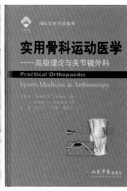

图 1-5 运动医学经典著作

左起：曲绵域、于长隆教授主编《实用运动医学》（第四版）；陈中伟教授主编《运动医学》；陈启明、Freddie Fu 教授等合著《骨科运动医学的最新观点与争论》；Donald H. Johnson 与 Robert A. Pedwitz 著、陈世益等主译《实用骨科运动医学——高级理论与关节镜外科》

华医学会骨科学分会关节镜学组在上海正式成立，钱不凡担任组长。此后在北京、上海、长沙、大连等地连续召开全国关节镜年会。90 年代中后期，新一代关节镜外科领军人物开始涌现，北京以北京大学第三医院敖英芳、崔国庆、余家阔、王健全，中国人民解放军总医院刘玉杰，中国人民解放军第 309 医院黄迅悟，中国人民解放军第 403 医院王予斌，北京大学人民医院倪磊，北京积水潭医院冯华等为代表；上海以复旦大学附属华山医院陈世益、夏军，海军军医大学附属长征医院吴海山，上海交通大学医学院附属瑞金医院何国础，上海交通大学医学院附属第九人民医院王友，上海交通大学医学院附属第六人民医院蒋垚等为代表；以及山东滕学仁，湖南陈游，四川李箭，广东李卫平、蔡道章、黄华杨，浙江夏冰、戴雪松，江苏董启荣、徐又佳，安徽徐斌等人亦为代表。

进入 21 世纪，全国各地开展膝关节镜手术的医生如雨后春笋般涌现。中国肩关节镜事业始于 21 世纪初，复旦大学附属华山医院陈世益、北京大学第三医院崔国庆、北京积水潭医院姜春岩等分别于 2001—2003 年在澳大利亚、日本和美国接受肩关节镜专科训练，开启了中国肩关节镜手术新时代。

2000 年以后，随着北京申办奥林匹克运动会（简称奥运会）成功，国际关节镜厂家进驻中国，国内建立了关节镜设备和耗材供应体系，微创手术成为潮流。另外，分子生物学、工程学、力学、电子学、材料学、运动科学、计算机科学等相关科学的发展使运动医学在关节微创技术、移植免疫学、影像医学、康复医学、生物力学等方面得到了迅速发展。现代的康复理念及康复器材的开发、生物材料的应用能够以最小的手术创伤、最短的恢复时间使运动员重返运动场，并创造出优良的运动成绩。传统的中医药在运动创伤中的应用也凸显了我国自己的学科特色，成为世界运动医学的一朵奇葩。

（3）新世纪中国骨科运动医学发展的里程碑

2000 年初中国骨科运动医学进入快速发展的历史进程中，要特别感谢 3 位杰出的华人运动医学专家，即美国匹兹堡大学骨科运动医学中心主任 Freddie Fu、Savior L-Y Woo 教授，香港中文大学矫形外科与创伤系主任陈启明教授。他们在中国运动医学的国际化与运动医学专门人才的培养方面作出了杰出贡献，很多中国骨科运动医学医生和研究人员都在这两所大学接受过培养和研究训练。其他一些国际友人在中国运动医学参与国际组织的过程中也起到了重要的桥梁作用，如美国的 Gary Poehling、Michele Johnson、John Bergfeld、Bruce Reider、Ned Amendola，法国的 Philippe Neyret，日本的 Masahiro Kurosaka，波兰的 Robert Smigielski 等。中国香港地区的容树恒教授等亦有重要贡献。

为迎接北京奥运会，中华医学会于 2005 年 2 月成立了运动医疗分会筹备组；在 2005 年 2 月 25 日召开的中华医学会第 22 届理事会常务理事会第 12 次会议上，审议同意成立"中华医学会运动医学分会"，并于 2005 年 4 月 25 日报中国科学技术协会审查。因登记分支机构名称与中国体育科学学会运动医学分会重复，中国科学技术协会建议改名后再上报，期间历经2次更名，于2005年11月2日，以"中华医学会运动医疗分会"的名称通过了中国科学技术协会的审查，并报中华人民共和国民政部登记备案。民政部于2006年7月8日正式批准成立"中华医学会运动医疗分会"，英文名称为 Chinese Society of Sports Medicine（CSSM）。

2007年4月6—9日，CSSM在北京成立，成为中华医学会旗下第84个分会，这是中国运动医学发展史上的里程碑事件。同期召开CSSM成立大会暨首届全国学术会议，有400余名代表参加。会议期间，CSSM选举产生第1届委员会，李国平担任主任委员，于长隆担任候任主任委员，敖英芳、李建军、陈世益担任副主任委员，敖英芳兼秘书长。CSSM在随后的第2、3届学会换届中，分别增加了王满宜、刘玉杰、卫小春、滕学仁担任学会副主任委员等重要职务。第3届CSSM（2014—2018年）主任委员是敖英芳（图1-6）。第4届CSSM（2019—）由陈世益担任主任委员，冯华担任候任主任委员，蒋青、余家阔、王健全、李箭担任副主任委员（图1-7）。

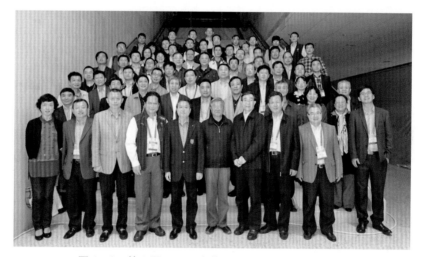

图1-6　第3届CSSM全体委员合影（2015年，北京）

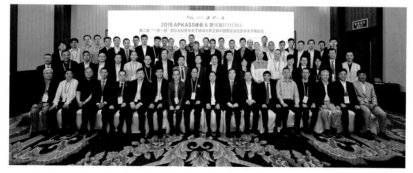

图1-7　第4届CSSM全体委员合影（2019年，成都）

CSSM的会员主要来自医院骨科和康复临床医疗工作的运动医学专家，中国骨科运动医学事业从此步入快速发展阶段。国内一些知名的三级医院相继建立了独立运行的运动医学科或中心，专门收治运动创伤患者。一些还未独立建立运动创伤学科的城市，运动医学事业也蓬勃开展，部分运动创伤患者收住到综合医院的骨外科、康复医学科进行治疗，大大促进了运动医学学科的发展。2014年，国家卫生和计划生育委员会将5家医院的运动医学专科列入国家临床重点专科建设，即北京大学第三医院运动医学研究所、复旦大学附属华山医院运动医学中心、北京积水潭医院运动损伤科、上海市第六人民医院运动医学科、中南大学湘雅医院运动医学科等,标志着中国运动医学获得国家卫生主管部门的重视。

2012 年 7 月,王满宜、李国平、陈世益 3 位主任委员在上海外滩半岛酒店共商如何促进中国运动医学事业的规范发展,增进骨科创伤医生对运动医学的了解及与其融合,并决定与中华医学会骨科学分会创伤学组合作,联合发起 CSSM 全国运动医学讲师团,开展运动医学全国巡讲,活动由王满宜和冯华负责。第 1 次巡讲在厦门举行,拉开了中国运动医学和关节镜技术全国巡讲的序幕(图 1-8)。中国广大的临床骨科医生、教练员、运动员及队医从中受益匪浅。国内举办的运动医学继续教育学习班数量剧增,每年国家级和省级学习班超过 150 余场次,中国运动医学事业获得大发展。

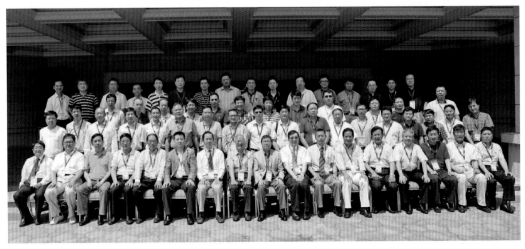

图 1-8　中国运动医学讲师团(2012 年,厦门)

2012 年以来,国家放开社团登记工作,有不下18 家全国医药学会先后成立了运动医学分会,除中国体育科学学会和中华医学会这两家创始学会外,其他还有中国医师协会、全军骨科学会、中国医药教育学会、中国国际医疗促进会、中华中医药学会、中国老年康复医学学会、中国非公立医疗机构协会、中国医疗救援学会、中国肢体残疾学会、研究型医院学会、华夏医学基金会、白求恩医疗基金会等。全国30 个省、自治区(除西藏外)、直辖市成立了省级医学会运动医学分会,中国运动医学会在短短几年内在全国各地遍地开花。但一哄而起的发展也带来了一些隐患,如规范不够,共识缺乏,治疗宗旨不明确,比规模、比手术数量和难度、比床位,放宽手术指征等,将关节镜技术当作运动医学,忽视了保守治疗和运动康复,导致部分患者治疗后无法重返运动。一些有识之士开始呼吁尽快加强运动医学规范化,加强医生教育,规范巡讲内容。

2006 年 9 月,FIMS 第 29 届世界运动医学大会在中国北京举行,共有 1 200 余名参会人员,中国香港运动医学专家陈启明教授担任大会主席,李国平教授担任执行主席。该会议充分展现了中国运动医学的发展势头。

2017 年 6 月,为期 6 天的 ISAKOS 双年会在中国上海成功举办。这是复旦大学附属华山医院陈世益教授团队在经过多轮国际竞标,战胜 9 个国家竞争对手,才最终花落上海。来自全球 100 余个国家的 5 000 余名运动医学专科医生参会,其中 1 732名中国医生注册参会,陈世益教授担任大会共同主席,著名篮球巨星姚明作为大会特邀嘉宾演讲。此大会大大提升了中国运动医学在国际学术界的影响力与地位。

进入新世纪后,中国运动医学的快速发展得益于活跃的国际交流,除了 CSSM 双年会、中华医学会骨科学分会关节镜与运动医学学组年会,其他还有北京大学第三医院与国际软骨修复学会(International Cartilage Repair Society, ICRS)合作、北京积水潭医院与韩国和欧洲合作、复旦大学附属华山医院与 ISAKOS 等国际组织合作等。华山医院运动医学中心在 2008 年被授予"ISAKOS 认证的关节镜与运动创伤教育中心"(图 1-9)。

Arthroscopy & Sports Injury Training Center

Department of Sports Medicine, Huashan Hospital

is recognized as an

ISAKOS Approved Teaching Center

This Teaching Center has been approved to offer training for the advancement of education, research and patient care, in the fields of Arthroscopy, Knee Surgery and Orthopaedic Sports Medicine.

Presented by ISAKOS at the Surgical Skills & Hands-On Cadaver Workshop

May 2008

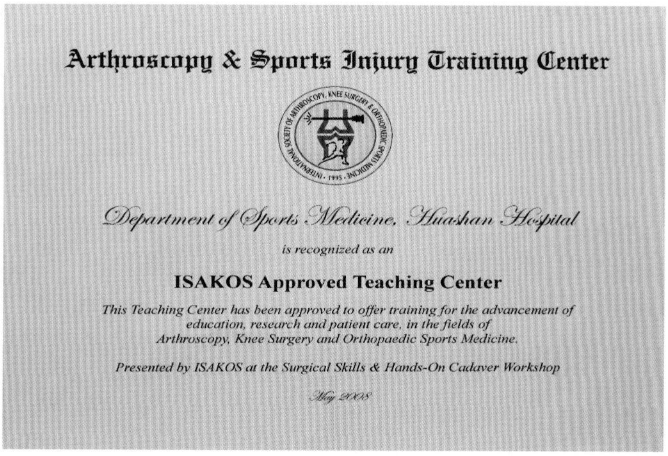

图 1-9　华山医院运动医学中心被授予“ISAKOS 认证的关节镜与运动创伤教育中心”

在中国上海创立的国际骨科运动医学与关节镜外科论坛（International Forum of Orthopaedic Sports Medicine and Arthroscopy，IFOSMA）于 2008 年被列为 ISAKOS 授权的国际认证课程。IFOSMA 的前身是华山医院 2002 年开始举办的全国运动医学关节镜学习班，每年举办 1 届，2008 年与 ISAKOS 合作后改名为 IFOSMA，至今已成功举办了 16 届。IFOSMA 分别与 ISAKOS、APKASS、FIMS 等国际学术组织和一些世界著名骨科运动医学中心合作办会，如纽约特种外科医院（Hospital for Special Surgery，HSS）、麻省总医院（Massachusetts General Hospital，MGH）、匹兹堡大学医学中心（University of Pittsburgh Medical Center，UPMC）、新南威尔士大学（The University of New South Wales，UNSW）等。360 余名世界著名运动医学大师与专家来华担任讲师，36 个国家 2.1 万人次的关节镜运动医学医生参加 IFOSMA 大会，举办尸体标本展示（cadaver workshop）280 多场，4 000 多人次医生接受关节镜训练。IFOSMA 已成为中国运动医学国际学术与技术教育的品牌与窗口之一。

中国学者也在多个国际学会担任重要学术职务，如李国平担任 FIMS 副主席并成为国际奥委会赛事医学委员会核心成员；敖英芳担任亚洲关节镜学会（Asia Arthroscopy Congress，AAC）主席；陈世益担任 APKASS 主席，获“高木-渡边奖”（Takagi-Watanabe Award），担任 ISAKOS 全球核心执行委员和 2017-ISAKOS 双年会共同主席；李箭担任 2019-APKASS 和 IFOSMA 大会共同主席。我国有不少学者如陈世益、冯华、姜春岩、华英汇、李箭、余家阔等担任国际著名杂志编委，包括《美国运动医学杂志》（*The American Journal of Sports Medicine*，*AJSM*）、《关节镜：关节镜及相关外科杂志》（*Arthroscopy：The Journal of Arthroscopic and Related Surgery*）、《骨科运动医学杂志》（*Orthopaedic Journal of Sports Medicine*，*OJSM*）、《肩肘外科杂志》（*Journal of Shoulder and Elbow Surgery*，*JSES*）等。

近 15 年来，我国的竞技体育伴随着国家经济和科技的发展而强大，极大地推动了运动医学的快速发展和对体育事业的健康保障。中国运动医学在重大体育比赛医学保障、运动创伤医生培训、开展相关科学研究等方面也发挥了重要作用，如陈世益担任国际汽车联合会 F1 中国大奖赛首席医务官（chief medical officer，CMO）17 年，创建了中国赛车运动医疗救援体系与规则。

如今，运动医学在中国大地蓬勃发展，与我国体育竞技运动和全民健身运动快速发展直接相关。随着国家全民健康和健身计划的推进，全国人民的运动健身积极性空前高涨，大中城市的各种体育场馆、运动场所及健身俱乐部大量出现，参加健身运动的人群明显增加。“运动有益于健康，运动要讲科学”“运动是良医”已成为健身人群及广大竞技运动员的共识。然而，“运动是把双刃剑”，人们在体验运动健身、运动休闲、挑战极限的同时，运动导致的各种创伤对人们的身心、生活、职业等方面造成一定的负面影响，成为运动促进健康的障碍因素，影响了各项运动健身活动的开展。据统计，我国优秀运动员运动创伤患病率高达50%～70%,严重的运动创伤使运动员被迫停止训练,甚至造成生命危险或终身残疾。因此,预防运动创伤和提高治疗水平成为运动医学工作者的主要任务。

(陈世益　李国平　冯　华　范振华)

1.3 关节镜发展简史及基本器械

1.3.1 关节镜发展简史

关节镜手术的发展被认为是20世纪骨科手术里程碑式最重要的成就之一。关节镜(arthroscopy)名字的来源是希腊文的"关节"(arthros)和"看"(scopein)。一直以来医生们都想看看人体体腔里到底发生了什么情况,这可追溯到罗马帝国时代。在庞贝古城废墟里可以找到阴道镜和直肠镜使用的证据。关节镜帮助骨科医生实现了这一愿望。

近代内镜发源自德国美因茨的Philpp Bozzini医生(1773—1809)。他首先发明了内镜(图1-10),并描述光纤可以检查体腔,如口腔、鼻腔、直肠和膀胱。他的发明发表在1806年的《罗马科学院》(*Rome Academy of Science*)杂志上,当时该发明的潜能并没有被人们所认识。

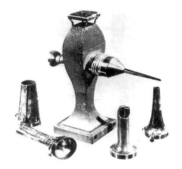

图1-10　Philpp Bozzini 发明的内镜

早期的内镜发展受到技术的极大限制,最大的限制是腔内照明。三字经云:"三光者,日月星。"在今天,我们能见到各种人造光源,这在古人是无法想象的。在爱迪生发明电灯前(1879年发明电灯照明),人造光源只能是油灯、火把等燃烧物。因此,早期的内镜器械有些是很危险的。例如,1853年法国巴黎的Antoine Desormeaux医生(1815—1882)发明了gazogene cytoscope(图1-11)。这个危险的设备是用燃烧汽油和松脂来产生光,光线在体腔里的镜子上反射而产生照明以获得可见图像。

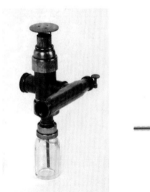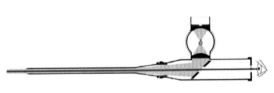

图1-11　通过燃烧汽油和松脂产生光的设备 gazogene cystoscope

1860年,德国布雷斯茨的牙科医生Julius Bruck(1840—1902)用透照镜从直肠透照膀胱取石。

1876年,德国柏林的泌尿科医生Maximilian Nitze(1848—1906)(图1-12)介绍了用加热铂金环照明的膀胱镜。1年后,他在德国的Stadtkrankenhaus病理研究所做首次公开演示。同样在这个地方,50

年后Michael Burman开展了关节镜的尸体标本研究。

爱迪生发明电灯后解决了基本照明问题。1886年,Maximilian Nitze和奥地利维也纳的器械制造商Josef Leiter(1830—1892)设计了第一个集成照明的膀胱镜。4年后,Maximilian Nitze首次拍摄了人类

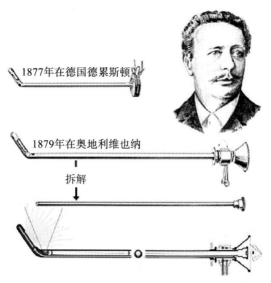

图 1-12 Maximilian Nitze 及其设计的膀胱镜

膀胱内部的照片。

最早记录用集成镜子观察膝关节内部是在1912年。丹麦医生 Severin Nordentoft（1866—1922）在柏林举行的第 41 届德国外科学术会议上介绍了用一个直径 5 mm 的镜子观察膝关节内部。Severin Nordentoft 首次使用了"arthroscopy"这个单词，同时他也被公认为第一位关节镜医生（图1-13）。他建议用关节镜诊断早期的半月板损伤。有趣的是，在那以后的数十年，其他关节镜先驱者在其论文里基本很少提及这位丹麦医生。

在同时代，日本的高木宪次（Kenji Takagi，1888—1963）于 1918 年用膀胱镜观察了膝关节标本内部。他发明了直径 7.3 mm 的器械，但这对于膝关节来说显然过大了。高木宪次持续改造膀胱镜，到 1931年，他发明了高木 1 号关节镜，这是一个直径3.5 mm 的器械（图 1-14），现在的关节镜基本是以这个版本为蓝本。高木宪次不断改进，连续发明，直到高木 12 号关节镜。这些镜子有着不同视角，器械也足够精细，从而可以做基本的类似膝关节活组织检查的手术。同时高木宪次还探索在膝关节内充盈 0.9% 氯化钠溶液（生理盐水）来扩大关节腔的视野。

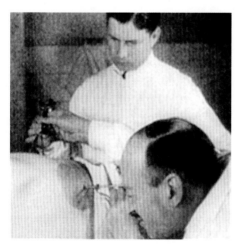

图 1-13 丹麦医生 Severin Nordentoft 在做关节镜研究

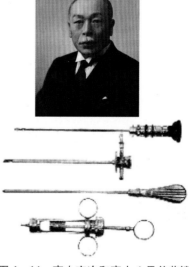

图 1-14 高木宪次和高木 1 号关节镜

同时期在西方,瑞士医生 Eugen Bircher(1882—1956)(图 1 - 15)于 1921 年用类似于 Severin Nordentoft 设计的腹腔镜做膝关节手术。Bircher 发表了他的第一篇膝关节镜文章,当时用的单词是 "arthroendoscopy"。有趣的是 Bircher 从来没有提及 Severin Nordentoft,虽然他们都在柏林外科学术年会上介绍过自己的技术。Bircher 的技术是往关节腔内充盈氮气和氧气,在关节切开手术前观察并诊断关节内部病变。到 1926 年,他差不多做了 60 例关节镜手术。

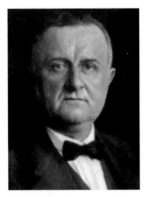

图 1 - 15　瑞士医生 Eugen Bircher

鉴于高木宪次和 Eugen Bircher 在关节镜前期的很多探索性工作,历史上他们被认为是"关节镜之父"。

Phillip Heinrich Kreuscher(1883—1943)是北美最早的关节镜医生。他是德国移民的后裔,出生于美国内布拉斯加州,毕业于西北大学医学院,在芝加哥约翰·墨菲研究所(John B. Murphy Institute)做住院医生。1912 年,他在德国海德堡大学培训外科技术。也就是这一年,丹麦医生 Severin Nordentoft 在柏林的外科学术会议上介绍了关节镜技术。1913 年 Kreuscher 医生回到芝加哥开业,1925 年发表了题为"Semilunar Cartilage Disease—A Plea for the Early Recognition by Means of the Arthroscope"的关节镜文章。这篇文章奠定了他作为北美关节镜技术先驱的地位。

1931 年,来自纽约关节外科医院(Hospital for Joint Diseases in New York)的年轻医生 Micheal Burman(1896—1974)开始在纽约大学解剖实验室使用关节镜,同时和 ACMI 公司(American Cystoscope Makers, Inc.)合作设计直径 4 mm 的关节镜器械(注:ACMI 公司之前在中国内地被称为美国顺康,专注于膀胱镜生产,先是被 Gyrus 公司收购,2008 年被 Olympus 公司收购。一直到今天,从光源到关节镜镜子的接口都有 ACMI 标准,其他几个接口标准是 Wolf、Storz 和 Olympus 标准)。Burman 医生随后发表了他的经典文章"Arthroscopy or the Direct Visualization of Joints"(*JBJS*, 1931)。1931 年,Burman 医生作为访问学者到欧洲继续他的研究,师从德国德累斯顿病理学家 George Schmorl 教授。在德国,他先后在标本和实体关节腔内注射不同染料,研究关节软骨的退行性变,并连续在 *JBJS*(1934)上发表了几篇关于膝关节镜的经典文章。同期出版了 20 幅不同关节内的水彩画(由德国德累斯顿学院医疗艺术家 Frieda Erfurt 绘制),这是公开发表的第一批关节镜图片。Burman 医生后来在纽约关节外科医院做骨科医生,一直到 20 世纪 50 年代。他整理了关节镜图谱,可惜没有出版社愿意出版。这个空缺一直等到 1957 年由另外一位现代关节镜奠基者渡边正义登上历史舞台才被填补。

渡边正义的导师是前文提到的"关节镜之父"高木宪次教授,他 1937 年毕业于日本东京帝国大学。得益于日本光学和电子工业的发展,在高木宪次之前设计的 12 号关节镜基础上,渡边正义设计了 13 号和 14 号关节镜。在 14 号关节镜的设计中,附加了单独的光源通道,这样首次获得了膝关节内的彩色影像。在 1957 年巴塞罗那第 7 届 SICOT 大会上,渡边正义展示了自制的关节镜彩色录像,当时只吸引了少数与会代表。会后,渡边正义在英国和欧洲的几个诊所展示了关节镜录像。然后渡边正义去了纽约,向 Micheal Burman 展示了录像,之后分别在费城、梅奥医学中心和洛杉矶展示。尽管没有太多的正面反馈,渡边正义回到日本后仍义无反顾地继续他的先驱工作。之后设计的 15～18 号关节镜没有进入实际应用,而 19 号关节镜也只用了很短的一段时期。

1958 年设计的 21 号关节镜具有重要的里程碑意义。21 号关节镜镜头有 101°的视野,接近于人眼睛的视野,每个镜头均由匠人 Tsunekichi Fukuyo 手工研磨。渡边正义在日本光电公司 Kamiya Tsusan Kaisha 的辅助下,将 21 号关节镜变成世界上第一个商业应用的关节镜。虽然 21 号关节镜是用热光源照明,灯泡容易发生短路,有时还会在膝关节里断裂,但其历史地位仍然极高。

在20世纪70年代冷光源和光导纤维出现前,21号关节镜在全球获得广泛的商业应用,以至于AANA标志上的镜子就是该镜的示意图(图1-16)。

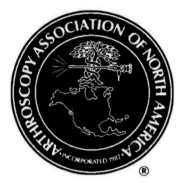

图1-16 AANA标志上用21号关节镜示意图

渡边正义是将关节镜从观察、诊断工具转化到关节镜手术治疗的第一人。1955年,渡边正义进行了第一个关节镜下膝关节巨细胞瘤手术。Burman医生未出版的关节镜图谱到了1957年由渡边正义填补了空白。渡边正义的《关节镜图谱》(*Atlas of Arthroscopy*)一书英文版于1957年出版,1969年出版了配有彩色图像的第2版。

在关节镜手术的探索上,渡边正义在1961年进行了关节镜下游离体手术,1962年做了第1例关节镜下半月板成形术。渡边正义是一位伟大的科学家和老师,他热心又无私地把关节镜知识传授给每一位感兴趣的医生。最早跟随渡边正义学习关节镜技术的北美医生是Robert W. Jackson。这位来自加拿大多伦多大学的访问学者于1964年来到东京,他的导师Ian Macnab曾在1957年巴塞罗那的SICOT学术会议上听过日本医生介绍膝关节镜(当时还不记得该医生的名字)。Robert W. Jackson费了一番周折才在东京Teishin医院找到渡边正义。因为那时,哪怕在自己国家,渡边正义的贡献也几乎无人知晓。

由此可见,不管是高木宪次还是渡边正义,他们在早期关节镜技术的探索中一直秉持着孜孜不倦的工匠精神。在之后的1974年成立的IAA组织里,渡边正义担任首届主席。

1.3.2 关节镜基本器械

完成一台关节镜手术需要大量的基础设备。一套完整的关节镜设备,基本包含摄像头、摄像主机、

冷光源、关节镜镜头、光导纤维、显示器、图像储存设备等。此外,还有电动刨削系统、低温等离子系统及篮钳等一些基本的器械。

关节镜广泛应用在膝、肩、髋、肘、踝、腕等关节的微创骨科手术中。针对每个关节的不同手术,配置的设备和器械有所差异。

(1)膝关节镜基本手术器械

一般医生学习关节镜的入门是膝关节镜,因此一套基础的关节镜设备基本是围绕着膝关节镜的常规手术来配备。一套完整的膝关节镜设备包括以下部件:关节镜镜头、镜头配套的镜鞘及穿刺锥、闭孔器、摄像头、摄像主机、光源、导光束、显示器等。此外还应该有电动刨削系统、低温等离子系统及篮钳探钩等一些基本器械。

膝关节镜常用镜头是直径4 mm 30°的,有时候还会配1根直径4 mm 70°镜子。一般配置相对应的镜鞘和钝头穿刺锥。

电动刨削系统是所有关节镜手术中必备的设备。一般刨削系统都包括主机、刨削手柄和相对应的刨削刀头、磨头。

低温等离子系统是用高频震荡使得电解液变为低温等离子态,在电极前形成等离子体薄层;强大的电场还使得等离子体薄层中的自由带电粒子获得足够动能打断分子链,使得靶组织细胞以分子为单位解体,在低温下完成对组织的切割、消融、止血、皱缩等功能。

膝关节镜最核心的配置,按照做一台膝关节半月板成形手术,需要15把器械,包括:①左弯90°篮钳;②右弯90°篮钳;③左弯前角篮钳;④右弯前角篮钳;⑤直鸭嘴篮钳;⑥左弯鸭嘴篮钳;⑦右弯鸭嘴篮钳;⑧上翘鸭嘴篮钳;⑨头翘鸭嘴篮钳;⑩勺状篮钳;⑪直剪刀;⑫头翘窄篮钳;⑬头翘后角篮钳;⑭抓钳;⑮游离体钳。

(2)膝关节镜高级手术器械

膝关节镜的高级手术包括前交叉韧带(anterior cruciate ligament,ACL)/后交叉韧带(posterior cruciate ligament,PCL)重建、内侧髌股韧带(medial patellofemoral ligament,MPFL)重建、半月板缝合等手术。各种手术都有相对应的专用工具来完成镜下韧带或者半月板的修复和重建,其中ACL/PCL重建手术的器械比较复杂。一套完整的ACL/PCL重建手术器械包括胫骨瞄准器、股骨瞄准器、胫骨钻(各种尺寸)、股骨钻(各种尺寸)、肌腱获取器械(开口或者闭口)、测深尺、韧带整理平台等。

根据半月板损伤的位置,半月板缝合分为从内到外缝合(后角和体部)、从外到内缝合(前角缝合)和全内缝合。不管哪种缝合方法,半月板缝合必须配置相关半月板新鲜化的工具。

(3) 肩关节镜手术器械

由于肩关节是人体关节中活动最为复杂的关节,肩关节镜手术器械的配置根据具体的手术有不同的需求。一般典型的肩关节镜手术器械包括组织缝线抓钳、勾线钳、交换棒、各种组织新鲜化器械、各种过线专业器械、推结器、剪线器等。针对骨性Bankart、Latajet、Hill-Sachs损伤等复杂手术,各家公司都有相应的专业手术器械。与膝关节手术不同的是,肩关节手术往往需要特定的肢体固定装置。常用的肩关节镜手术体位是侧卧位和沙滩椅位。各手术体位都有相应的专业装置来进行合理的肢体固定。

(4) 其他关节镜手术器械

其他关节的镜下手术包括腕、肘、踝关节镜手术等。这些关节的间隙相对比较狭窄,因此对应的镜子和器械直径都比较小。这些小关节镜的镜子常用直径是 2.7 mm,相对应的器械直径往往是 3 mm 左右,而且器械长度也比膝关节工具短一点,常用器械的工作长度是 60～70 mm。这些小关节手术一般最好有相对应的牵拉装置(手术架),国外一般称其为Limb Position。

髋关节镜手术比较特殊,由于髋关节比较深而且有肥厚的关节囊,使得外科医生想顺利建立一个通路到关节内有一定的困难。开展髋关节镜手术需要如同椎间孔镜一样的术中透视系统,也需要恰当的髋关节专业牵拉装置。如果没有配齐专业的器械和牵拉装置往往很难顺利地完成髋关节镜手术。髋关节镜的镜子和器械都是加长的,常规镜子的工作长度是 160 mm,有条件的医院可以配工作长度为 220 mm 的髋关节镜;同样的,一般关节镜用到的刨削刀头工作长度是 130 mm,有条件的医院可以用加长的刨削刀头和等离子刀头。

(陈世益　赖卫国　陈百成)

本章要点

1. 运动医学与骨科运动医学的定义。
2. 中国运动医学经历的重要发展阶段。
3. 运动医学的治疗宗旨与最终目标、服务对象、研究任务及内容。
4. 国际骨科运动医学的主要学术团体和刊物。
5. 骨科运动医学与运动创伤学的关系。
6. 优秀骨科运动医学专家应具备的条件。

主要参考文献

[1] 亓建洪. 运动创伤学[M]. 北京:人民军医出版社,2008.

[2] 曲绵域,于长隆. 实用运动医学[M]. 4 版. 北京:北京大学医学出版社,2003.

[3] 陈中伟. 运动医学[M]. 上海:上海科技教育出版社,1996.

[4] 陈世益. 运动医学宗旨:追求功能至上与重返运动,进一步提升我国运动医学诊疗水平[J]. 骨科,2018,9(3):1-3.

[5] 陈世益. 骨科运动医学与关节镜微创技术[J]. 国外医学·骨科学分册,2005,26(2):67-68.

[6] 陈世益. 骨科运动医学与关节镜微创技术的新进展[J]. 中国骨科,2011,4(2):12-17.

[7] 陈世益. 骨科运动医学当前观点与进展[J]. 同济大学学报(医学版),2008,29(1):1-8.

[8] 陈世益. 重视运动医学领域生物力学研究[J]. 中国运动医学杂志,2000,19(1):45.

[9] 陈世益,李国平,敖英芳,等. 功能至上、早期康复与重返运动是骨科运动医学的灵魂[J]. 中国运动医学杂志,2020,39(5):339-340.

[10] 范振华. 运动医学[M]. 上海:上海医科大学出版社,1991.

[11] 敖英芳,李国平. 运动医学进展(2015—2017)[M]. 北京:中华医学电子音像出版社,2018.

[12] CHAN K M, FU F, MAFFULLI N 等. 骨科运动医学的最新观点与争论[M]. 刘亚波,吴新宝,黄雷,主译. 北京:北京医科大学出版社,2002.

[13] PASSLER H H, YANG Y P. The past and the future of arthroscopy [J]. Sports Injuries, 2011,22:5-13.

[14] JACKSON R W. Memories of the early days of arthroscopy: 1965-1975. The formative years [J]. Arthroscopy, 1987,3(1):1-3.

[15] JOHNSON D H, PEDWITZ R A. 实用骨科运动医学——高级理论与关节镜外科[M]. 陈世益,王予彬,李国平,主译. 北京:人民军医出版社,2008.

[16] KEISER C W, JACKSON R W. Eugen Bircher (1882-1956), the first knee surgeon to use diagnostic arthroscopy [J]. Arthroscopy, 2003,19(7):771-776.

[17] KEISER C W, JACKSON R W. Severin Nordentoft: the first arthroscopist [J]. Arthroscopy, 2001,17(5):532-535.

[18] WATANABE M. Memories of the early days of arthroscopy [J]. Arthroscopy, 1986,2(4):209-214.

骨科运动医学治疗宗旨与特色

2.1 骨科运动医学功能至上与重返运动治疗宗旨

2.1.1 骨科运动医学功能至上与重返运动治疗宗旨

骨科学(orthopaedics)也称矫形外科学,国际著名的骨科医院纽约特种外科医院(HSS)在其创院宣言中称"以矫正肢体畸形和残疾为主要目标"。传统骨科医生主要重视解剖形态完整。美国骨科运动医学学会(AOSSM)成立于1972年,是全世界较早创立的专业骨科运动医学学术组织,其中有许多世界著名的骨科运动医学名家。AOSSM创始成员 M. T. Stewart 在创会宣言中提到:"我们不仅是外科医生,

更是所有运动员的同事、知己,也是神父。"中国运动创伤医学创始人曲绵域教授一直非常重视运动医学以功能至上为原则。

现代骨科运动医学在重视解剖和结构完整的基础上,对功能恢复提出了更高要求。越来越多的国际运动医学组织倡导将"功能至上和重返运动"作为运动医学治疗的最终目标。越来越多的运动医学专家在成功治疗了运动员损伤后,将运动员成功复出并超越自我,作为运动医学的最高目标——功能至上和重返运动的治疗宗旨,使得运动医学的发展前景巨大。

骨科运动医学近年飞速发展,得益于三方面的推动:①骨科运动医学和生物医学技术的发展与临床应用研究的深入大大促进了临床疗效的提高;②关节镜微创技术和手术设备的不断进步;③运动康复理论和实践的不断丰富和应用。尤其是最近

15 年以关节镜下交叉韧带重建和肩关节微创为特色的骨科运动医学所取得的成就，已经向世人展示了这个领域最具活力和令人鼓舞的成果。积极的康复措施使得前交叉韧带（ACL）重建术后重返运动的时间由 1 年缩短至 8 个月，甚至最快 3 个月。关节镜下肩袖修复和关节不稳功能重建技术也从解剖修复向非解剖功能重建转化，体现了运动医学功能至上的发展理念和趋势。

2.1.2 中国骨科运动医学快速发展所面临的问题

中国骨科运动医学近年的快速发展得益于全民健身体育运动生活化、国家大健康政策、微创技术普及和良好的治疗效果，越来越多骨科和康复科医生加入运动医学的队伍。但运动医学从业人员接受专业知识教育的水平参差不齐，专业背景不同，其中有运动医学医生、关节镜医生、关节置换专家、创伤专家、康复医生、体疗师、足踝外科和手外科医生，还有脊柱外科医生等。由不同专业背景医生组成的中国运动医学队伍还没有成型的教育培训体系，也没有统一的治疗与疗效评价标准。一些标新立异的医者为追求技术难度，忽略了功能至上原则，偏离了运动医学的治疗目的与宗旨。对一些简单的关节不稳患者采用创伤大、技术复杂的大手术进行治疗，使患者术后无法早期康复，导致关节僵硬、肌肉萎缩等并发症频发，达到基本生活需求都困难，更不用说重返运动了。

关节镜技术日新月异，不断发展，得益于其相关理念、技术和器械的不断发展。膝关节 ACL 重建已成为常见骨科手术之一，各种手术方式层出不穷，但重建韧带的远期成功率仍不理想，术后 10 年失败率依然较高。Craig Bottoni 等在为期 10 年的前瞻性随机对照研究中发现，自体移植物移植失败率为 9%，异体移植物移植失败率达 25%。在过去几十年中，大家讨论的重点是手术选择何种材料更好？何种固定方式最佳？手术体位选择过顶位还是解剖位？重建韧带单束、双束、3 束或 8 股？做了关节内稳定又开始做关节外重建，手术越做越大，运动康复与重返运动理念被严重忽略，大手术造成的关节僵硬和肌肉萎缩问题凸显，治疗初心被遗忘。

中华医学会运动医疗分会（CSSM）在过去 7 年的全国巡讲教育过程中，已经注意到这个问题。为保障中国运动医学事业持续健康发展，应强调运动医学功能至上的治疗宗旨，既需要建立与国际接轨的医生培养体系与教程，更需要创建有中国特色的治疗体系，为此 CSSM 专家编写了本书，编写理念是既适合中国发展特色，又体现功能至上，可作为相关医生的工具书，也是一本骨科运动医学的规范化教材。

骨科运动医学主要诊治与运动有关或影响运动的骨与关节、肌肉、肌腱、韧带、软骨、滑膜等伤病，包括半月板损伤、ACL 损伤、肌腱损伤与肌腱病、骨骼肌损伤、侧副韧带损伤、髌股关节损伤与不稳、软骨与骨软骨损伤、滑膜病变、肩袖损伤、肩关节不稳、盂唇损伤、踝关节扭伤和跟腱损伤等。这些也是普通老百姓的常见伤病。按体育项目相关损伤命名，俗称如足球踝、网球肘、骑马髋、跳跃膝、排球肩、击剑腕、举重肘、网球腿等。大部分运动损伤可以通过非手术治疗和康复治疗恢复伤前功能或重返运动，真正需要手术的病例只占就诊患者的 15%～20%。大多数运动创伤的治疗是为了恢复运动功能，这才是运动医学治疗的主要目标。

2.1.3 骨科运动医学发展的灵魂

坚持运动医学"功能至上、早期康复、重返运动"的宗旨，是保障中国运动医学事业持续健康发展的基础和灵魂。我们主张非手术治疗、微创手术与运动康复相结合的治疗方式，以无创或最小创伤达到最大疗效和最佳功能恢复，以尽可能早地让伤者重返运动。

（1）功能至上

功能至上（function priority）是指在治疗方案设计和选择时（包括手术和非手术治疗），以治疗后的功能为导向，用组织损伤最小、治疗效果最好、生物力学最合理、组织愈合最彻底、治疗耗时最短、康复过程最快、对周围骨与软组织影响最小的治疗方式，以使患者实现最大程度的功能恢复。

（2）早期康复

早期康复（early rehabilitation）应贯穿在损伤后手术或非手术治疗全程。根据运动创伤程度、组织修复能力、生物力学原则，在可靠的前提下，尽可能早地开展关节活动度、肌肉力量、肢体负重、本体感觉及重返运动的训练。

（3）重返运动

重返运动（return to play）作为运动医学治疗的最终目标，贯穿治疗全过程。"play"不仅指运动，也包括游玩、娱乐、工作和生活。重返运动的关键是如何科学评价治疗效果？如何确定重返运动标准？何时开始康复治疗？如何在创伤愈合过程中安全完成康复训练？如何避免再损伤？何种康复手段有利于达到目标？这种标准与手段的实施是以患者利益为最终考量指标和目标。对于不需要重返运动的患者，功能至上的治疗原则仍然是不变的。

一名优秀的骨科运动医学专家既要有扎实的骨科临床基础技术，又要具备运动医学、康复医学和生物力学知识，以恢复运动功能为出发点，在手术和非手术之间做出合理选择；运动医学专家既是关节镜微创外科专家，也是非手术治疗的能手，熟悉运动规律，能制订运动康复处方，以患者最终能否重返运动为评价标准。简单地将关节镜技术当作运动医学的认识是有害的，不利于学科健康、持续地发展。

骨科运动医学功能至上和重返运动观念的转变，必将带来技术上新一轮的革新。治疗技术将变得更理性、更合理，评价标准更客观、更倾向于患者需求与功能目标。未来我们思考更多的是 ACL 损伤或肩袖撕裂如何治疗最简单、最有效？退行性变损伤的肌腱或软骨组织修复后能否都有功能？如何增强组织自我修复能力？新材料研发、人工智能手术机器人的应用，以及生物辅助治疗技术在未来骨科运动医学发展中的作用如何？未来骨科运动医学将面临更多挑战和更具创新性。

（陈世益　刘玉杰　冯 华　容树恒　李 箭　敖英芳）

2.2　骨科运动损伤的特殊性

骨科运动损伤的发生、发展和治疗有其共性和特殊性，共性是创伤或过度使用造成解剖结构破坏和组织损伤，病史可追溯到有外伤史或过度使用史；特殊性是与项目特殊性和技术动作有关，如足球和篮球运动员的膝关节扭转或支撑转体可造成半月板损伤和交叉韧带损伤，过顶投掷运动员易发肩关节肩袖或盂唇损伤，跑跳运动员易发跟腱损伤。软骨病和肌腱病很多属于过度使用性运动损伤，与慢性劳损积累有关，如足球踝、跟腱腱病、跳跃膝、网球肘等。诊断方面，运动损伤以肌肉、肌腱、软骨、韧带等软组织损伤居多，X 线诊断价值不大，对磁共振成像（MRI）和超声检查的依赖更大；特殊功能检查在运动伤病中的诊断价值较大，因此必须认真做体格检查。治疗方面，运动损伤真正需要手术干预的比例并不高，治疗方法很多，其中关节镜微创技术、物理和运动康复、生物治疗是最重要的 3 种治疗手段，其互相结合日显重要性。治疗效果以功能恢复和重返运动为主要目标。因此，详细询问病史和了解患者诉求非常重要。

2.2.1　骨科运动损伤分类、发生方式与原因

（1）骨科运动损伤分类

运动损伤分类比较复杂，方法较多，目前尚无统一方法。根据组织受伤的时间，可分为急性损伤和慢性损伤；根据损伤部位与组织类型，可分为肌肉、肌腱、软骨、韧带、关节囊、滑膜和骨组织损伤等；根据损伤的严重程度，可分为部分撕裂与完全撕裂、单韧带损伤与多韧带损伤、关节单向不稳与关节多向不稳等。

目前比较常用的分类方法是综合分类方法，根据运动损伤发生机制、部位与时间进行分类，分为急性损伤和慢性损伤。多数运动损伤是慢性损伤，是由长期运动积累造成的组织过度使用性损伤（overuse injury），发病过程缓慢，治疗比较困难，如各种肌腱病、剥脱性骨软骨损伤、疲劳性骨折和骨膜炎、肌肉筋膜炎及关节滑膜炎等。有些运动损伤是急性损伤，如膝关节急性扭伤造成 ACL/后交叉韧带（PCL）撕裂、侧副韧带损伤、半月板撕裂及关节脱位等。对个别组织结构用损伤程度分类，如韧带、肌肉与肌腱损伤可分为部分撕裂与完全撕裂等。关节稳定性分类包括单向不稳与多向不稳等，肩关节损伤包括软组织不稳与骨性不稳。

（2）骨科运动损伤发生方式

1）急性损伤（暴力损伤方式）：此种损伤是由于在运动中，正常组织突然遭受直接或间接暴力而瞬间发生的损伤，例如 ACL 断裂、踝关节扭伤、骨骼肌拉伤、髌骨脱位、肩关节脱位等。急性损伤的症状一般立即出现，其发生机制是在受伤时施加在组织（韧带、肌肉、肌腱、软骨和骨）上的力超过了该组织可承受的量。造成急性损伤的力可以是直接的，也可以是间接的，可分为接触性损伤和非接触性损伤。接触性损伤也称为直接损伤，是由外力直接撞击所致，例如在对抗性运动时与对方发生碰撞，导致肌肉钝挫伤或者被物体（如足球）击中（如膝关节损伤）。非接触性损伤也称为间接损伤，受伤不是由于身体接触或直接碰撞引起，而是由于运动者的动作错误、身体状态不佳和疲劳造成的过度应力传导至受伤部位所致，如过度拉伸、剪切暴力，实际损伤可能发生在远离

受撞击的部位。例如,摔倒时手掌着地导致的肩关节脱位,膝关节扭伤导致的韧带撕裂或半月板损伤等。

2) 慢性损伤(过度使用损伤方式):过度使用性损伤是一种退行性变。长期运动中,组织局部过度负荷导致的损伤或者继发性损伤称为慢性损伤。慢性损伤的发病过程缓慢,例如各种肌腱组织的退化与病变(也称肌腱病)、疲劳性骨折、软骨损伤、创伤性关节炎等。过度使用性损伤在专业运动员、业余运动员和健身运动人群中均很常见。任何重复的活动都可能导致过度使用性损伤。过度使用性损伤的发生需要一定时间,其发生机制是由于组织承受过度和重复的负荷,导致组织发生微小创伤,而重复性微小创伤累积超过了组织的自身修复能力,即可发生损伤。慢性损伤的症状通常逐渐出现。在慢性损伤的早期阶段,可能没有疼痛或者疼痛轻微,因此患者往往不够重视,损伤部位继续承受过度负荷,从而使组织无法得到充足的时间愈合,最终导致损伤进一步发生与发展。

在正常的运动过程中,组织(肌肉、肌腱等)受到过度生理性应力刺激,可以逐步对这些应力产生适应,并在将来能够承受类似的应力而不受到进一步伤害。但是,当这种应力刺激超过组织的适应能力时,组织损伤就会发生。累积的组织损伤最终超过了组织修复能力,就会出现疼痛和组织功能障碍。

(3)骨科运动损伤原因

骨科运动损伤发生的原因包括内因和外因。了解运动损伤发生的原因和发生机制,对于运动损伤的诊断、治疗、康复与预防均具有重要指导意义,从而避免运动损伤再次发生,也是预防运动损伤发生的关键要素。骨科运动损伤发生的直接原因主要是组织承受了超过人体组织的耐受极限负荷和再生修复能力,其发生过程可能是长期慢性累积性的,也可能是短期的。

1) 内因:包括患者的年龄、性别、肌力、身体灵活性、疲劳程度、解剖差异、体型大小、生物力学改变等。例如,髌骨不稳在初次脱位时多见于女童,这与先天性股骨滑车和髌骨发育不良的内源性危险因素有关。再如,ACL 损伤的发生与多种内源性因素——解剖学因素和神经-肌肉生物力学因素等有关。

A. 解剖学因素:例如,ACL 损伤的解剖学危险因素包括髁间窝狭窄、胫骨平台后倾角较大、广泛性关节松弛和膝关节过伸角度大。

B. 神经-肌肉生物力学因素:神经-肌肉生物力学控制是指关节周围的动态稳定结构(肌肉)在受到感觉刺激时可通过主动收缩来维持关节的动态稳定。不同个体的神经-肌肉生物力学控制存在差异,表现为反应时间、运动单位的激活和平衡协调不同。神经-肌肉控制能力较差者易导致运动中关节的动态稳定性下降,容易发生损伤。研究表明,在运动中做跳起落地动作时,如果屈髋、屈膝角度较小,膝外翻角度较大,则 ACL 所受负荷将明显增大,发生损伤的风险显著增加。另外,肌力不平衡、对所进行的运动项目的熟练程度不高、动作错误、运动中身体过度疲劳,也是发生运动损伤的常见内因。

2) 外因:主要是错误的运动训练,包括运动量过大、运动频率过高、运动强度过大等。另外,环境因素和运动器材装备不佳、运动场地差等也属于外因。例如,运动员长期在坚硬的混凝土地面上做跑跳运动或者新兵长途行军,使下肢骨组织的负荷明显增加,易发生小腿和足部的疲劳性骨折。天气寒冷、人体的反应性下降等也会增加运动损伤发生的风险。

2.2.2 骨骼肌损伤

骨骼肌损伤是运动医学中最常见的一种伤病,也是创伤修复中一个亟待解决的问题。伴随肌肉损伤及修复过程可能产生一系列症状,如疼痛、局部出血与肿胀、早期功能障碍、反复损伤、肌肉纤维瘢痕形成、肌萎缩等。骨骼肌损伤可妨碍运动员训练,影响竞赛。因此,寻找一种治疗骨骼肌损伤快速、有效而又经济的方法,是具有挑战性的临床课题之一。

(1)骨骼肌损伤发生机制

直接或间接暴力造成骨骼肌细胞微观结构损伤与毛细血管破裂出血,损伤骨骼肌组织,造成局部充血、水肿、变性,乃至坏死。变性、坏死的骨骼肌细胞释放出活性物质、组胺等炎性介质和酸性产物,这些产物会引发损伤部位炎症细胞浸润,以清除坏死组织。损伤局部环境发生改变,引起损伤细胞代谢障碍、毛细血管通透性增加、血管张力下降、血流变慢,从而形成炎症反应及局部一系列病理改变。另外,巨噬细胞分泌一些细胞因子,促使新的毛细血管以产生肉芽组织的方式进行再生与修复。

(2)骨骼肌损伤分类与病理学

1) 骨骼肌损伤分类:骨骼肌损伤在运动损伤中非常常见。急性损伤可分为牵拉伤和钝挫伤。牵拉伤按照损伤严重程度又可分为 3 度。

1度(轻度)损伤:少量肌纤维损伤,无肌力下降,主动与被动活动均正常,疼痛及压痛通常在伤后 1 天才会出现。

2度(中度)损伤:几乎一半肌纤维发生损伤,急性期可出现明显疼痛和肿胀,组织出血、血肿,肌力轻度下降,肌肉收缩时可诱发疼痛。

3度(重度)损伤:肌纤维完全断裂,肌腹分为2段,或肌肉与肌腱的结合部完全分开。疼痛和肿胀非常明显,局部血肿形成,血液经肌间隙流注到远端,使骨骼肌功能完全丧失,多见于肌肉-肌腱结合部。

钝挫伤往往由直接钝性撞击引起,轻度的钝挫伤可引起局部血肿、皮肤青紫及局部肿胀、疼痛;严重的钝挫伤甚至可导致骨折、挤压综合征等危及生命的严重并发症。

2) 骨骼肌损伤病理学:

A. 急性损伤的病理学:在急性期肌纤维断裂处会出现出血、血肿形成、炎症反应及水肿。损伤48小时后,炎性细胞增生的同时出现成纤维细胞,以后出现新生的毛细血管与肉芽组织;第7~11天水肿与炎性反应逐渐被吸收,肌细胞再生,肌管形成伴纤维化改变(图2-1)。

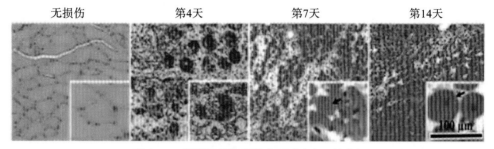

| 无损伤 | 第4天 | 第7天 | 第14天 |

图2-1 骨骼肌损伤后的病理改变(HE染色)

B. 慢性损伤的病理学:慢性骨骼肌损伤的病理变化包括程度较轻的颗粒变性和程度较重的盘状变性、玻璃样变性、蜡样变性及Zenker变性等。颗粒变性时,肌质内出现肌质蛋白凝固产生的细微颗粒;由于细胞完整,可很快恢复正常。肌肉缺血4小时后,部分肌纤维便开始出现Z线断裂,发展为盘状变性。此时由于肌纤维的结构完整,最终仍然可以恢复。若继续缺血,肌纤维则进入严重的变性及坏死阶段,但肌肉横纹仍模糊可见,称为Zenker变性。在Zenker变性的基础上,骨骼肌组织发生自溶,肌纤维呈现玻璃样变性或密度不均匀的蜡样变性。

(3)骨骼肌损伤的修复

骨骼肌损伤后具有一定的修复能力。修复时,位于肌纤维的基底板层平时处于静止期的卫星细胞被激活而进入细胞周期开始分裂增殖(图2-2)。首先分化成单核的成肌细胞,增殖到一定数量后融合成多核的肌管,此时为肌细胞的分化时期,许多收缩蛋白就在此时出现;肌管继续分化,形成新的肌纤维(为大而多核的细胞)。在卫星细胞被激活的同时,成纤维细胞在一些细胞因子[如血小板源性生长因子(platelet-derived growth factor,PDGF)、成纤维细胞生长因子(fibroblast growth factor,FGF)、转化生长因子-β(transforming growth factor,TGF-β)、白细胞介素-1(interleukin,IL-1)及肿瘤坏死因子(tumor necrosis factor,TNF)等]的刺激下,合成由3股α肽链互相扭结呈螺旋状的前胶原(procollagen)。前胶原分泌到细胞外后,部分被内切酶切去两端的球形结构而成为原胶原(tropocollagen),相邻的原胶原分子互相错开1/4平行排列交联成胶原原纤维(collagenous fibril)。胶原原纤维再聚合成较宽的胶原纤维(collagenous fiber)。间质中的胶原纤维主要由Ⅰ、Ⅲ型胶原组成。如果胶原合成过多,会形成瘢痕疙瘩,瘢痕形成的机械屏障会抑制整个损伤区域骨骼肌的完全再生。纤维瘢痕组织也会对修复后的骨骼肌功能造成一定的负面影响。因此,要促进肌肉修复,就应该促进肌肉再生,尽量减少瘢痕形成。

骨骼肌的再生可分为3个阶段。第1阶段:炎症反应阶段(受伤后2周内),表现为受伤部位肌纤维坏死及坏死组织被吞噬。此阶段的治疗目标是缩小血肿范围与限制过度的炎症反应,可采取"RICE"治疗原则来控制出血与炎症反应。第2阶段:修复或再生阶段(受伤后2周至3个月),表现为卫星细胞与成纤维细胞增殖及活跃的蛋白质合成。各种内在因素控制这些过程,其中包括细胞外基质(extracellular matrix,ECM)与质膜的分解产物及产生一些细胞因子(如PDGF、FGF、TGF-β等)。第3阶段:肌肉愈合、成熟或重塑阶段(受伤后3个

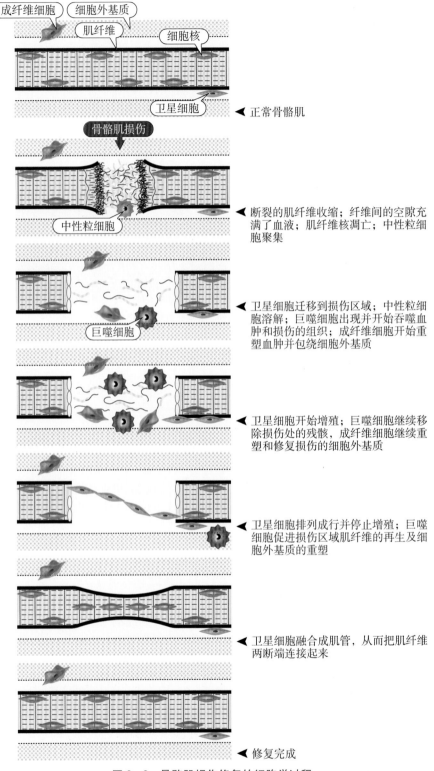

图2-2　骨骼肌损伤修复的细胞学过程

月以上），表现为肌肉功能特性的逐步恢复与肌肉连接组织张力的恢复。此阶段提倡早期、有控制的活动，如牵伸疗法、关节活动度和等长肌力练习等。

（4）骨骼肌损伤急性期的肌肉牵伸治疗原则

骨骼肌损伤急性期的肌肉牵伸治疗原则是骨骼肌急性损伤的核心治疗原则，在局部出血停止后进行。该治疗方法能预防肌肉断端血肿部位瘢痕过度增生，从而改善骨骼肌损伤后的修复质量。这一骨科运动医学观点明显不同于普通骨科的组织修复观点，即损伤急性期应该完全制动等待修复。所谓的牵伸是指使用外力（人工或器械）牵伸骨骼肌组织使其延长，做超过组织阻力和关节活动范围的轻微运动。牵伸可以防止受损骨骼肌组织发生不可逆的粘连、短缩修复和挛缩，调节肌张力，缓解局部疼痛，提高肌肉的兴奋性，防止关节活动范围下降。牵伸疗法对骨骼肌损伤的治疗机制可能是：力学因素可以刺激肌细胞的再生与新生肌纤维的形成，从而促进损伤骨骼肌结构与功能的恢复，还能减少损伤骨骼肌局部炎性细胞的聚集，减轻局部炎症反应，从而防止瘢痕过度形成，改善损伤骨骼肌的修复质量。对于血肿较大或有肌肉全断裂，或血液流注肌间隙、组织张力高的患者，应予手术引流，清除血肿。陈世益等的动物实验研究结果证实，用胰岛素样生长因子（insulin-like growth factor，IGF）- 1 和黄芪丹参注射液局部注射损伤区域，有助于肌纤维的修复并抑制瘢痕形成。

（5）延迟性肌肉酸痛

延迟性肌肉酸痛（delayed-onset muscular soreness，DOMS）作为一种特殊的骨骼肌损伤，是指机体进行大运动量训练后，特别是强度突然增加，尤其是离心运动后一段时间内所出现的肌肉酸痛现象。主要出现于大强度、持续性的离心运动（如下坡跑）或大运动量运动（马拉松）24 小时以后，是一种与运动相关的特殊类型骨骼肌损伤。

DOMS 具有两个明显特征：①一般在运动结束后 24 小时内出现，24～48 小时达到高峰，疼痛最为严重，可持续 5～7 天或更长时间，后逐渐缓解直至疼痛症状完全消失；②好发于离心运动，特别是大强度离心运动之后。

1) DOMS 的病因：①肌肉收缩时承受过大的张力和弹性，引起局部组织的物理损伤。主要造成肌肉超微结构损伤，表现为肌细胞膜破裂、细胞构架破坏及线粒体肿胀。②新陈代谢增加，乳酸大量堆积。③肌细胞 Ca^{2+} 代谢紊乱。肌细胞外的 Ca^{2+} 内流，造成细胞内代谢异常，引起细胞肿胀，肌肉内张力增大，肌腱组织周围的痛觉感受器被激活。④肌肉的神经调节发生改变，肌肉发生痉挛而导致疼痛。

2) DOMS 的发生机制：肌肉的过度使用造成 DOMS，其酸痛程度与肌肉收缩的强度、运动的持续时间及关节的运动幅度有关，其中与肌肉收缩强度的关系最为密切。DOMS 产生的确切原因和机制尚存在争议，主要有肌肉组织损伤学说和酶活性紊乱学说，其他学说有肌肉痉挛学说、代谢产物堆积学说及炎症反应学说等。

A. 肌肉组织损伤学说：运动时有两种类型的肌肉疼痛。①运动中产生的疼痛：Hough 认为运动过程中的机械作用、自由基的产生和代谢废物堆积直接刺激神经末梢或渗透造成张力增加而压迫神经末梢；②运动后继发损伤阶段的疼痛：即肌肉产生的疼痛是由于肌肉和结缔组织在恢复过程中形成的粘连被撕开，在离心收缩活动中最易发生。损伤可发生在肌纤维本身、结缔组织内或两者兼而有之。

B. 酶活性紊乱学说：肌纤维损伤的间接证据是运动后血清酶升高，其中血清肌酸激酶（creatine kinase，CK）变化最为显著。此酶广泛存在于肌肉组织（骨骼肌和心肌）内，其升高的程度、出现高峰的时间与运动方式、运动强度有关，并有个体差异。一般来说，无氧运动、运动强度大，则 CK 升高较快，程度也较高。运动时机体的缺血、缺氧、能耗增加导致腺苷三磷酸（adenosine triphosphate，ATP）供应不足，进而引起酶系统失活，ATP 依赖性离子泵功能下降，细胞内 Ca^{2+}、Na^+、K^+ 代谢异常，线粒体内 Ca^{2+} 堆积抑制线粒体呼吸，增加肌肉无效耗能，表现为无效收缩、肌肉僵硬及细胞出现变性、坏死，CK 升高，从而导致 DOMS。

（朱文辉　陈世益）

2.2.3　肌腱损伤与肌腱病

肌腱是连接骨与肌肉的结构，肉眼观察为白色发亮的纤维。此纤维的弹性结构使其具有较强的抗牵拉能力。在人体每一块肌肉的近端和远端均为肌腱组织，肌肉通过肌腱止于骨骼上，在肌肉与肌腱交界处称为肌肉-肌腱结合部，而在肌腱与骨骼交界处称为肌腱-骨骼结合部。肌腱的作用是将肌肉产生的收缩力传导至骨骼，从而引起骨骼活动。不同部位的肌腱其形态和尺寸也不相同。常见的肌腱损伤包括肌腱断裂和肌腱病。

（1）概述

肌腱病（tendinopathy）简称腱病，是骨科、运动医学科、康复科和老年医学科的常见病，主要表现为肌腱（非止点性腱病）或肌腱与骨骼连接处（止点性腱病）的疼痛、压痛，甚至断裂，大多与过度使用或组织退行性变有关。肌腱病最常见的发病部位包括髌腱、跟腱、肱骨外上髁伸肌总腱和肩袖等。尽管近年来开展了大量基础和临床研究，但遗憾的是，至今人们对肌腱病的发生与发展过程依然知之甚少，采取的治疗方法大多凭经验，缺乏可靠的科学依据。

（2）肌腱病的病理学

肌腱病是一种过度使用性损伤或退行性变。其主要的病理改变（图2-3）包括：腱纤维的玻璃样变性或脂肪变性等；病变组织中腱基质、血管和细胞成分增加；腱细胞梭形结构消失，核变圆形；异常小血管长入，纤维软骨区潮线上移或钙化。随着潮线上移，

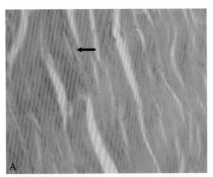

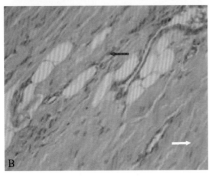

图2-3　兔跟腱腱病病理组织切片（HE染色×100）

A. 胶原纤维排列紊乱，腱细胞分布不均，可见局灶性细胞增生、密集分布（黑色箭头）；B. 腱组织内血管不规则增生（白色箭头）及脂肪变性（红色箭头）

钙化软骨区范围不断增大，同时骨髓干细胞向成骨分化而形成腱内骨赘。偏光镜下正常胶原呈黄色反光，病变胶原变成绿色、无光泽且结构无序。到目前为止，尚未有研究发现肌腱病组织内存在炎症细胞。

（3）腱止点的解剖

腱止点是指肌腱在效应骨上的附着部位，图2-4为冈上肌腱-骨止点的4层组织结构。由于效应骨的功能不同，腱止点的结构也有所不同。曲绵域等提出将腱止点结构分为主要结构和辅助结构两部分。主要结构包括腱纤维、纤维软骨、矿化软骨及骨。纤维软骨层与矿化软骨层之间以潮线相隔。腱止点的主要结构从横截面上看，越接近骨面，接触面积越大，硬度也越高。这种腱-骨移行结构使得单位面积上所承受的牵拉力从腱组织传递到骨组织的过程中逐渐变小，起到较好的应力缓冲作用。

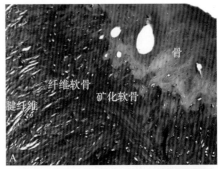

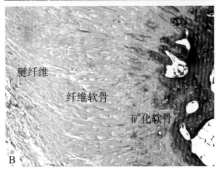

图2-4　兔冈上肌腱止点4层组织结构

A. 番红O染色（×100）；B. Masson染色（×100）。（图片由复旦大学附属华山医院运动医学科张树蓉博士提供）

1981年，曲绵域等在国内率先报道了腱止点疾病的有关实验病理学研究。他建立了实验动物病理模型，详细描述了肌腱止点的解剖和病理变化，提出用"末端病"来命名这种特殊的肌腱病，指出该病是腱止点胶原纤维与软骨的退行性变。

腱止点辅助结构包括腱周组织、纤维软骨垫、脂

肪垫等。辅助结构因止点结构所处部位和受力情况的不同而有较大区别。根据辅助结构的不同,曲绵域将止点结构分为3种类型(图2-5),分别为滑车型止点(如肩袖止点、跟腱止点)、牵拉屈曲型止点(如髌尖止点)和牵拉型止点(如跖筋膜止点、肘关节肱骨外上髁指伸肌总腱附着点)。

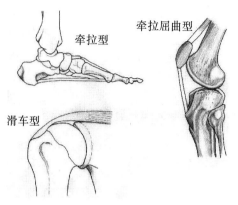

图2-5 腱止点辅助结构类型

滑车型止点以主要结构存在软骨面为主要特征;纤维软骨垫是牵拉屈曲型止点所特有的解剖特征;而牵拉型止点既没有软骨面也没有纤维软骨垫,只有一些滑囊以减少摩擦力。腱止点结构的主要功能是传递和缓冲应力,其缓冲应力的功能主要由以下几方面来完成:①止点部波浪状的胶原纤维和弹力纤维缓冲;②软骨细胞的胞囊缓冲;③腱纤维(Sharpey纤维)缓冲;④纤维软骨层含有一定量的糖胺聚糖等胶性物质,具有一定的缓冲作用;⑤舌状软骨垫、关节软骨面等腱止点辅助结构也具有一定的缓冲作用。

(4) 肌腱病病因及发病机制

肌腱及其止点结构复杂、病理表现多样,目前肌腱病的病因及发病机制尚未完全阐明。

按照来源进行分类,可将肌腱病的病因分为外源性因素和内源性因素。外源性因素是常见的致病因素,主要包括机械负荷(如类型、大小和频率)、环境(如装备、工作环境)和职业,其中又以过度机械牵拉负荷最为常见。研究表明,反复过度机械牵拉负荷可导致肌腱病的发生和发展。即使所承受的机械负荷在生理范围内,如果反复持久牵拉依然可损伤肌腱及其止点结构,最终导致肌腱变性和功能障碍。但这种损伤只在光镜下可见。内源性因素在肌腱病的发生、发展中也起重要作用。常见的内源性因素

包括年龄、性别和解剖生物力学异常等。虽然内源性因素不能独立致病,但它们可与外源性因素协同作用,加速肌腱病的发生、发展。

肌腱病的发病机制通常可归纳为以下3个主要方面:机械力学理论、血液供应理论和易感基因理论。值得注意的是,这3种因素并不是独立起作用的,而是相互交叉影响并贯穿着肌腱病的整个发病过程中。随着研究的深入,易感基因在肌腱病发病中的作用越来越受到关注。

1) 机械力学理论:多数学者认为肌腱病的发生与承受过度牵拉负荷或过度使用有关。肌腱及其止点结构在承受反复过度负荷时,其周围组织、血管也容易受到伤害,从而引起局部血运障碍,组织压力升高,营养弥散受阻。长期反复伤害可导致肌腱及其止点结构发生组织变性、水肿等病理变化。

在硬质地面上(如混凝土地面)训练,反复着地产生的反作用力和冲击力增加了跟腱腱病的发病风险。肌肉力量不平衡也可引起肌腱病。慢跑时腘绳肌和腓肠肌承受的应力高于股四头肌,造成膝关节肌肉的不平衡,最终可导致髌腱腱病的发生。因此,肌肉力量的平衡训练可减少发生肌腱病的风险。由于腓肠肌、比目鱼肌及胫前肌力量不足,跳起落地时对足旋前的控制力减弱,从而增加了跟腱止点受伤的风险。华英汇等在一项针对运动员患者的研究中发现,髌腱止点性腱病与股内斜肌/股外侧肌的肌力不平衡关系密切。

临床上,以反复过度牵拉负荷为主要病因的患者,更多见于年轻运动员,而老年人更多以应力遮挡引起的退变性损伤为主要病因。研究表明,冈上肌腱、髌腱和跟腱等承受负荷时的受力并不均匀,承受应力较大和易受到撞击的关节腔面(或跟骨面)往往是止点性腱病的好发部位。

2) 血液供应理论:有研究认为,局部微循环障碍是导致本病的关键因素之一。肌腱本身血供较差,其营养主要依靠外周血管和骨髓腔血管中血液的弥散作用。如果肌腱及其止点结构长期处于牵拉状态,肌腱及纤维软骨区压力增高,则不利于营养弥散。此外,长期过度负荷导致肌腱组织本身对血供要求增高,造成了局部相对供血不足,这进一步增加了肌腱病发生的风险。

3) 易感基因理论:目前已发现 IL-1、TNF-α、基质金属蛋白酶(matrix metalloproteinase, MMP)、胶原蛋白5A1(collagen 5A1, COL5A1)等

的基因与跟腱腱病的发病有关。明确跟腱腱病与易感基因的具体机制有利于该病的治疗和预后。

IL-1和TNF-α等促炎因子可能是跟腱退行性变的关键病因。IL-1β和TNF-α抗体可减少肌腱的机械性退化，这为促炎因子导致肌腱病提供了有效依据。IL-1是肌腱细胞分泌的一种促炎因子，它可以建立正反馈触发肌腱细胞介导的MMP，使基质被破坏。在正常肌腱中，MMP和MMP组织抑制剂（tissue inhibitors of metalloproteinase，TIMP）之间的平衡维持着基质重塑的功能。当IL-1释放增加，MMP-1、MMP-3和MMP-13基因表达上调，而TIMP维持不变，使MMP与TIMP之间不平衡，从而导致肌腱ECM退化。值得一提的是，有研究表明相较于单纯机械性负荷或IL-1的作用，两者协同作用可诱发更严重的肌腱基质破坏。胶原蛋白基因COL5A1编码Ⅴ型胶原纤维的一条链。COL5A1与MMP-3共同变异并相互作用会增加跟腱腱病发生的风险。COL5A1 rs12722 CC基因型多态性与IL-1β、IL-1RN和IL-6基因多态性相互作用可增加跟腱腱病发生的风险。TNF-α是一种多效细胞因子，它既可以促进肌腱细胞增殖，也可以诱导肌腱细胞凋亡。另外，腱糖蛋白C和解整链蛋白金属蛋白酶（a disintegrin and metalloproteinase with thrombospondin motifs，ADAMTS）也可能与跟腱腱病的发病相关。

（5）常见肌腱病临床表现及诊断要点

肌腱病的主要临床症状包括疼痛及无力，尤其是在发力时和训练后；伴随腱周组织炎症时可见局部肿胀。诊断要点包括腱体肿胀、局部止点有明确的指压痛和（或）抗阻痛，患者通常有过度使用和慢性劳损的病史。MRI、B超、X线检查可协助诊断。MRI的T_2加权图像可见肌腱及其止点病变组织呈高密度信号。另外，MRI可以协助定位和确定病变范围，还可用于排除其他临床病变，如滑囊炎或骨软骨病变。当然，MRI也有一定缺陷，如术后信号解析图像不全等。目前，尚缺乏特异性实验室检查用于鉴别运动相关性或老年性肌腱病。但现有的实验室检查可用于排除其他潜在疾病，如感染、炎症、神经及血管病变等。

常见肌腱病的临床表现及诊断要点如下。

1）跟痛症（跖筋膜炎）：

A. 病史：患者可有过度行走或跑步病史，也可能是由于风湿性疾病引起，部分患者无确切病因。

B. 临床表现：患者行走时足底内侧或足跟部疼痛，晨起疼痛明显并伴有僵硬，而在行走后可略有缓解。

C. 体格检查：可以发现跖筋膜跟骨止点处压痛，通常肿胀不明显，被动背伸足趾可加重疼痛。

D. 影像学检查：①部分患者X线片上可发现跖筋膜跟骨止点处骨赘形成；②B超可显示增粗变性的跖筋膜；③MRI片上有时可以发现跖筋膜及其止点局部水肿。

2）跟腱腱病：是足跟后方疼痛的常见原因之一。跟腱腱病的病因是过度使用性损伤，常见于运动员，尤其以田径运动员最常见。跟腱止点性腱病是发生在跟腱止点的局部肌腱退行性变，在下面3种疾病中最常见：Haglund综合征、慢性牵拉性损伤和血清反应阴性脊柱关节病。通常将跟腱在跟骨附着处近端2 cm以内的肌腱病称为跟腱止点性腱病，而将跟腱在跟骨附着处近端2~6 cm范围内的肌腱病称为跟腱非止点性腱病。

A. 病史：患者多有过度或反复跑跳的病史，少数患者可有拉伤史或运动鞋磨损史。

B. 临床表现：跟腱及其止点处疼痛和肿胀，初期跟腱多于活动开始或运动后疼痛，后期加重时可以导致行走疼痛。

C. 体格检查：可以发现跟腱变粗，被动背伸踝关节可诱发疼痛。用手固定疼痛部位，在踝关节伸屈活动时疼痛部位不移动。

D. 影像学检查：①X线片上可发现跟骨后上方Haglund畸形形成（图2-6）；②B超可发现跟腱组织内部的变性、强回声钙化灶、腱组织肿胀或局部微血管增多；③MRI可发现跟腱组织变性或增粗（图2-7）。

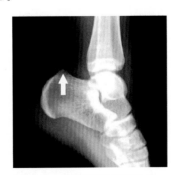

图2-6 踝关节X线侧位片

显示跟骨后上方Haglund畸形形成

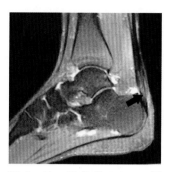

图 2-7　踝关节 MRI T_2 影像

显示跟腱腱组织内高信号（提示腱组织变性）

由于类风湿关节炎、强直性脊柱炎也可引起跟腱止点处的疼痛，因此需要注意与跟腱止点性腱病相鉴别。通常类风湿关节炎、强直性脊柱炎多为双侧、周期性发病，发作期足后跟部肿胀显著，但与运动无明显关联。

3）髌腱腱病：

A. 病史：患者多爱好打排球、篮球等需要下蹲、跑跳的运动。过度使用性损伤、髌骨下极撞击、肌力不平衡和解剖力线异常（包括高位髌骨）是常见病因。

B. 症状：跳跃痛、上下楼梯痛、半蹲痛、打软腿，重者跑步痛，甚至平地行走痛。

C. 体格检查：髌腱及其止点处有明显指压痛或指刮痛，抗阻伸膝在 90°时最痛。

D. 影像学检查：①多数患者 X 线检查无明显改变，严重者可见髌尖延长或脱钙，腱组织肿大且可见钙化或骨化块；②B 超检查可发现局灶性低回声区或弥散性低回声区；③MRI 片上常表现为髌腱信号密度增加，并伴有韧带近端的前后径增加（图 2-8）。

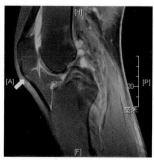

图 2-8　膝关节 MRI T_2 脂肪抑制序列影像

显示髌腱止点腱组织内高信号

E. Blazina 等将髌腱止点性腱病分为 4 期：

Ⅰ期：活动后疼痛。

Ⅱ期：活动中和活动后均有疼痛。

Ⅲ期：同Ⅱ期，但活动减少。

Ⅳ期：髌腱完全断裂。

F. 鉴别诊断：①髌股关节疼痛综合征，患者疼痛位于髌骨后方，影像学检查可发现软骨损伤退行性变和骨赘形成。②髌下脂肪垫撞击征（Hoffa 病），患者膝关节伸直时髌下脂肪垫挤压于胫股关节或髌股关节形成撞击，脂肪垫内神经末梢受刺激后出现疼痛等症状。体格检查触诊有发硬感，被动伸膝痛。③髌股关节滑膜皱襞卡压综合征（Plica 综合征），患者屈伸活动时在膝关节内侧有弹响伴疼痛，疼痛部位多在髌股关节的上端及内侧间隙处。膝关节屈伸时在髌骨内缘可触到股骨内踝上滑动的索状增生。

4）股四头肌腱髌骨止点性腱病：

A. 病史：多见于跳高、跳远、篮球及排球运动员。

B. 症状：髌骨上缘腱止点处痛，轻者仅跳跃时痛，重者上下楼梯及平地行走痛。

C. 体格检查：髌骨上缘压痛或局部有轻微肿胀、增厚；抗阻伸膝试验髌骨上极痛，但无髌骨压痛，此点可与髌骨软化症鉴别。

D. 影像学检查：①少数病例 X 线片上可见髌骨上缘有骨质增生，但多与症状不一致；②MRI 检查病变区可见局部信号增强，有助于定位及排除其他病变（图 2-9）。

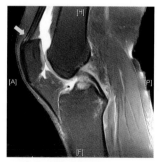

图 2-9　膝关节 MRI T_2 脂肪抑制序列影像

显示股四头肌腱髌骨上极止点处腱组织内高信号

E. 鉴别诊断：①髌股关节疼痛综合征，患者可有髌骨研磨痛和压痛，压髌屈膝时更明显。髌骨周缘任何位置均可出现压痛，这不同于止点性腱病的压痛点集中于股四头肌腱止点区。②髌上滑膜皱襞综合征,其疼痛部位也位于髌上区域,伸膝抗阻痛也存在,但痛点较深,MRI 检查可见髌上滑膜皱襞;本病痛点集中于腱止点区,肌肉收缩后腱止点区压痛加重。

5)肱骨外上髁炎(网球肘):网球肘因 1883 年 Major 在草地网球运动员中发现此病而得名。肱骨外上髁炎是前臂伸肌总腱止点性腱病,尤其是桡侧腕短伸肌腱过度使用的慢性非炎症性病变。病理表现为血管成纤维细胞增生和血管长入退行性变区域。

A. 病史:隐匿性起病,多无明显急性外伤史,可有肘部反复发力劳损史。

B. 症状:①肘外侧钝痛;②在旋转门把手、开罐头等日常活动时肘部疼痛而使活动受限。

C. 体格检查:①肱骨外上髁及肱桡关节间隙压痛。②被动屈腕时主动抗阻力伸腕或旋后出现疼痛。③Mills 征阳性,即肘关节屈曲,手握拳,然后前臂旋后,同时伸肘,类似绞毛巾动作,如肘外侧出现疼痛即为阳性。阳性率为 40% 左右。④"咖啡杯"试验(伸腕位抓或捏)阳性。

D. 影像学检查:X 线检查,20% 患者肘部外上髁出现点状的钙化影。

6)肱骨内上髁炎(高尔夫球肘):为前臂屈肌总腱止点性腱病,主要累及旋前圆肌腱和桡侧腕屈肌腱,偶尔会涉及尺侧腕屈肌腱。好发于 40~60 岁的人群,又因高尔夫球运动员易患此病,故俗称"高尔夫球肘"。

A. 病史:有肘部反复劳损史。

B. 症状:①最常见的主诉是肘内侧疼痛,偶尔伴有肿胀;②运动中投掷、正手击球等力量减弱。

C. 体格检查:①肱骨内上髁压痛,特别是内上髁稍远处、前方和外侧;②被动伸腕、抗阻力屈腕或旋前时疼痛;③60% 的患者可伴有尺神经疾病症状。

D. 影像学检查:肘部 X 线检查常无特殊发现。

(6)肌腱病的治疗

对肌腱病采用非手术治疗还是手术治疗,各国学者尚未达成共识。目前用于肌腱病的治疗方案大部分是经验性的。

非手术治疗主要包括休息、制动、冰敷、应用非甾体抗炎药、局部封闭、使用矫形器、注射硬化剂、力量训练、体外冲击波治疗、理疗、富血小板血浆(platelet rich plasma,PRP)治疗及中医药治疗等。

1)休息和制动:初次就诊时往往是最好的治疗时机,应建议患者避免剧烈运动和比赛。对于严重肌腱病患者不能正常行走时应予患肢短期制动,一般 2 周。长时间制动可导致肌肉萎缩和关节僵硬。

2)矫形护具:利用专业矫形护具可以缓解症状,为防治肌腱病提供很好的生物力学环境。以跟腱为例,对于跟腱腱病的矫形护具要在冠状面纠正后足的不良力线,应注意在足后跟处放置气垫以减少患处受压,抬高足后跟以减少患肢踝关节背伸角度,缓解跟腱张力。

3)非甾体抗炎药及糖皮质激素:尽管目前临床上口服非甾体抗炎药或局部注射糖皮质激素的应用较为广泛且有一定效果,但是这些措施仍然是经验性的,并有一定的不良反应。口服或局部外用非甾体抗炎药的确有镇痛作用,但这可能与抗炎作用无关。因为到目前为止尚未发现肌腱病存在炎症的证据。

局部注射糖皮质激素治疗肱骨外上髁炎短期内有效(2~6 周),但长期效果与对照组相比无明显区别。糖皮质激素所有常见不良反应都有可能在局部封闭治疗后发生(如皮肤萎缩、色素沉着、潮红及感染等)。肌腱内注射是禁止的,因为会导致肌腱的分解。B 超引导下的腱鞘周围注射对肌腱影响小,可以考虑使用。

近年来,多项组织病理学研究表明,肌腱病更像是退行性变,而不是炎症性病变。保守治疗的策略从抗炎治疗逐步转向了更广泛的物理治疗(更强调离心训练和冲击波治疗)。

4)局部注射硬化剂:肌腱病的疼痛可能与肌腱内新生血管和周围感觉神经的长入有关。在 B 超引导下将硬化剂注射到跟腱新血管形成处可有效减轻跟腱疼痛,这可能是因为硬化剂破坏了新生的血管和局部感觉神经。一项有 33 名运动员参与的随机对照研究,在 B 超引导下将硬化剂注射到髌腱(包括髌腱止点)新血管形成处,随访 12 个月,治疗组患者的 VISA-P 评分从 54 分增加到 77 分,膝关节疼痛和功能得到显著改善,而对照组无变化。

虽然短期随访发现注射硬化剂可缓解疼痛,但目前尚不清楚肌腱内组织发生硬化是否会对肌腱组织造成更大、更长远的损害。另外,消除疼痛是否意味着破坏了肌腱组织的保护机制,这也有待于进一步的研究。

5)离心训练:离心训练是主动拉长肌肉肌腱单

位,其治疗机制仍不甚明确,需进一步研究,以发挥更大的临床治疗作用。目前认为,离心训练一方面给肌腱受损区域施加了更多的可控制应力,维持了肌腱的机械负荷承受能力及避免损伤的进一步发展;另一方面给予应力遮挡区域,以应力刺激愈合反应。

据报道,离心训练 12 周后可以达到以下效果:①跟腱周围组织毛细血管血流量减少 45%;②减轻了患者的疼痛;③虽然腱周组织毛细血管后充盈压下降,但局部腱周组织氧供无明显变化。离心训练对肌腱的微循环没有不良效应,因为虽然跟腱毛细血管血流量和毛细血管后充盈压减小,但从止点到中段近端,肌腱组织的氧饱和度没有降低。与向心训练相比,离心训练后患者满意度更高,更多患者的跟腱厚度及腱结构得到恢复。

最初的离心训练在水平面上进行,后来发展出了主要用于治疗髌腱腱病的 25°倾斜板(提高足后跟相对于脚趾的高度,以增加离心负荷)。倾斜板离心性股四头肌训练(图 2-10)在减轻疼痛、恢复运动水平方面效果优于平板离心训练。原因可能是与水平离心训练相比,25°倾斜板离心训练增强了髌腱负荷和应变能力。

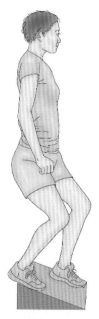

图 2-10　倾斜板离心性股四头肌训练

以往离心训练治疗跟腱止点性腱病的效果并不理想,优良率仅 32%。Jonsson 对离心训练方案做了改进,取消了踝关节背伸动作,这一改进将治疗的

优良率提高到了 67%。这主要是由于避免了踝关节背伸时跟腱止点与跟骨、滑囊之间的撞击。

针对髌腱腱病的离心训练方案如下:

A. 热身:全身热身运动,不包括膝关节伸展运动,热身至出汗为宜。

B. 伸展运动:股四头肌和腘绳肌腱的伸展运动,至少持续 30 秒,重复 3 次。

C. 离心训练:下蹲运动;在向上和向下运动过程中主要关注加、减速阶段。第 1 周,在第 1 天和第 2 天不施加阻力(慢);第 2 周,施加阻力(10%负重);第 3～6 周,逐渐增加 4.5～13.5 kg 的阻力。每天重复 10 次。6 周以后,每周 3 次 30%负重运动。

D. 降温:如第 2 步进行静态伸展运动。

E. 冰敷:运动后冰敷髌腱部位 5 分钟。

F. 随意运动:必要时应用张力支持带。

6) 体外冲击波治疗:冲击波是一种通过物理学介质传导的机械性脉冲震波,是压力急剧变化的产物。在短短的数纳秒内产生很高的和瞬间下降的压力幅度是冲击波独有的特性。体外冲击波是利用液电、压电或电磁等发生器产生的一种具有高压强性、短时性和宽频性的脉冲声波,声波的直接机械冲击效应及空化作用产生的间接机械效应,引起人体组织和细胞的变化而达到治疗作用。

放射状冲击波可以改变人体内 P 物质的释放而起到止痛效果,还可以促进血管扩张、刺激血液循环和促使新的组织形成;同时,也通过氮氧化物(NO)的血管扩张效果及在血管生成中所起的重要作用,使作用在疼痛部位的冲击波产生止痛效果,增加血液循环,促进代谢和组织再生;可以通过抑制起活化作用的介质如环氧化酶Ⅱ(cyclooxygenase Ⅱ,COX-Ⅱ)起到抗活化的效果,以减弱任何活化的过程;可促进机体释放自由基,加强机体内部细胞的防护机制;还可通过不断地刺激神经纤维增加疼痛阈值以强化镇痛效果。

香港中文大学秦岭等研究发现,冲击波主要通过加强新骨的形成、纤维软骨层的再生和髌腱胶原纤维更紧密地排列,从而促进兔髌腱-骨结合部的修复。这与低强度脉冲超声促进兔髌腱-骨结合部修复的机制并不完全相同,后者主要增强血管内皮细胞生长因子(vascular endothelial growth factor,VEGF)的表达及促进软骨的形成。

复旦大学附属华山医院运动医学科对 24 例跟腱止点性腱病患者进行体外冲击波治疗,随访 1 年后发现 VISA-A 评分显著提高,6 点 Likert 评分显示 6 例患者极度满意,14 例患者非常满意,3 例患者部分满意,1 例患者部分不满意。进一步研究发现,Haglund 畸形的存在会显著影响冲击波治疗跟腱止点性腱病的临床疗效。有报道,总共 67 例跟腱止点性腱病患者,分为畸形组(37 例,合并 Haglund 畸形)和无畸形组(30 例,不合并 Haglund 畸形)。经过 1 个疗程冲击波治疗(每周 1 次,共 5 次)后,所有患者的 VISA-A 评分及 6 点 Likert 评分较治疗前均有显著改善。但是,与合并 Haglund 畸形的患者相比,无畸形患者的 VISA-A 评分经冲击波治疗后改善更显著($P=0.005$)。表明 Haglund 畸形减弱了冲击波的治疗作用,这可能与 Haglund 畸形与跟腱反复摩擦撞击导致跟骨后滑囊炎有关。另有 35 例肩痛患者接受了冲击波治疗,其中 3 例肩袖撕裂患者因疗效不佳转关节镜手术治疗,32 例肩部肌腱软组织慢性损伤(如肩袖腱病、肩峰下滑囊炎、肱二头肌长头腱炎、钙化性冈上肌腱炎)患者完成治疗。随访 6 周后发现这些患者的复旦大学肩关节评分系统(Fudan University shoulder score,FUSS)和视觉模拟评分(visual analogue scale,VAS)均显著改善。

冲击波治疗注意事项(复旦大学附属华山医院运动医学科提供)如下:

A. 适应证:适用于肌腱病(包括止点性腱病)、肌筋膜炎、肌肉激痛点、冻结肩、腱鞘炎、滑囊炎等各类肌肉、肌腱、软组织病变。

B. 禁忌证:皮肤局部感染、损伤,神经、血管走行处,周围神经病变(糖尿病等所致),凝血功能异常,安装心脏起搏器,充血性心力衰竭,精神异常,局部过敏,皮肤病变,肿瘤,妊娠,青春期骺软骨炎,等等。

C. 治疗中注意事项:①治疗周期为每周 1 次,1 个疗程一般 3~5 次,连续不超过 5 次。②能量设置为每个点 1 次治疗冲击次数 2 000 次,频率根据不同患者耐受量调整。起始频率一般为 4~5 Hz,起始强度一般为 100~150 kPa(1.0~1.5bar)。根据治疗过程中患者疼痛程度调整手持压力。③能量调整原则为下肢能量适当高于上肢;腱腹处能量高于腱-骨结合处;深部组织、足底、钙化处能量可适当提高。④疼痛评价应用 VAS 评分(实时动态法)。

D. 治疗后注意事项:①单次治疗后,如早期局部红肿不适,先予冰敷冷疗;②治疗周期中及治疗后数周内,嘱患者减少局部发力及活动;③治疗后早期,建议局部佩戴护具,保护下进行活动。

7) PRP 治疗:由于具有自体来源、制备容易、使用安全和所含生物因子以正常的生物性比率存在等优点,PRP 已经成为运动医学领域的研究热点。PRP 是新鲜全血经离心后提取的血小板含量比正常全血高 3~5 倍的血浆,在 5 ml 血浆中血小板的浓度可达到 $1.0×10^{12}$/L 以上。PRP 通过血小板内 α 颗粒释放各种生长因子和细胞因子来提高组织愈合能力。这些生长因子包括 TGF-β、PDGF、IGF、VEGF、FGF、表皮生长因子(epidermal growth factor,EGF)和内皮细胞生长因子(endothelial cell growth factor,ECGF)等。它们在细胞增殖、细胞分化、趋化作用和血管形成方面发挥重要作用,参与愈合过程。PRP 最大的优点在于这些内在的生长因子都是以正常的生物性比率存在。Mishra 等报道,应用 PRP 治疗肱骨外上髁炎,与对照组相比,93% 的患者完全满意,94% 的患者可以恢复工作和运动,99% 的患者可以恢复日常活动,未发现并发症。

关于 PRP 的使用也存在争论。由于高浓度生长因子可引起组织细胞的突变、异常增殖和分化,所以 PRP 可能具有致癌效应。不同的设备制备出的 PRP 成分不完全相同,即便是同样的设备制备出的每批次 PRP 成分也不完全相同。不同组织对 PRP 的反应不一样,同一组织的不同疾病对 PRP 的反应也不一样。

8) 中医药治疗:目前中医药(包括针灸、推拿、中草药)已经被广泛应用于跟腱止点部位疾病(包括止点性腱病)的治疗,但其治疗机制尚未完全阐明。

已知的针灸治疗(图 2-11)作用机制包括:①促进内源性阿片肽的分泌,阿片肽可抑制神经元活性,从而抑制疼痛;②促进局部腺苷的生成,腺苷

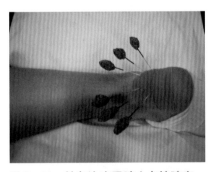

图 2-11 针灸治疗跟腱止点性腱病

针直径 0.25 mm(照片由上海市体育医院徐正安医生提供)

进一步激活神经末梢中与镇痛相关的 A_1 和 P_{2X} 受体；③促进淋巴细胞和巨噬细胞释放抗炎细胞因子；④促进对肌腱的血氧供应。

治疗跟腱止点性腱病的常用穴位包括承山穴、昆仑穴、太溪穴、申脉穴、照海穴和肾俞穴。

推拿治疗（图 2 - 12）跟腱止点部位疾病的作用机制主要包括：①通过提高局部血液供应，减轻局部炎症；②通过提高肌腱的顺应性，促进蠕变率的恢复，从而减轻肌腱组织的僵硬和痉挛，提高肌腱的最大承受负荷；③通过激活副交感神经系统，改变机体激素水平，从而改善患者的情绪；④提高局部软组织的痛阈；⑤减轻腱周组织粘连。

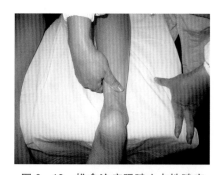

图 2 - 12　推拿治疗跟腱止点性腱病
（照片由上海交通大学附属第一人民医院张必萌医生提供）

中草药治疗主要通过促进血液循环和减轻炎症来缓解症状。虽然某些中草药局部注射可能会改善肌腱本身的质量，但尚未见到相关的临床报道。四肢洗方是治疗该病最常用的药方之一，用法是药煎熟后用药液浸泡患足，每天 20 分钟。该药方的成分包括：桑枝 9 g，肉桂 9 g，川牛膝 12 g，红花 6 g，番木瓜 6 g，蓖麻子 9 g，天胡荽 9 g，当归 9 g，补骨脂 9 g，羌活 9 g，大独活 9 g。

9）外科治疗：如果保守治疗 6～9 个月症状无改善，可以考虑外科手术治疗。手术方式包括病变组织清除、缺损肌腱修补、腱减压（包括腱成形、经皮纵向腱切开、经皮腱钻孔）、腱重建、髌骨下极钻孔、髌腱远端重排列术、屈曲-旋前肌起点松解术和跟骨成形术等。术后可能需要 6～9 个月的康复时间。但手术效果因人而异，很难脱离康复进行评价。

低温等离子（Topaz）射频消融术治疗肌腱病（包括止点性腱病）可促进 VEGF 和 α_V 整合素的表达，刺激血管再生，从而改善肌腱病变区域的血液供应，促进肌腱的愈合。

对于跟腱止点性腱病，当存在 Haglund 畸形时必须同时切除，以消除撞击因素。传统手术多采用开放方式，易损伤神经和跟腱。双入路关节镜技术减少了上述并发症的发生，但该技术很难同时获得良好的视野和操作的便利性。因此，复旦大学附属华山医院运动医学科采用了三入路技术（图 2 - 13），平均 41 个月的随访显示疗效令人满意。

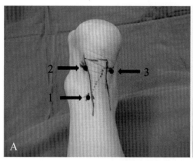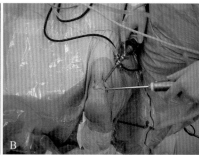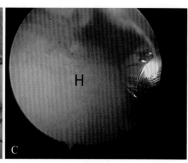

图 2 - 13　关节镜三入路技术（俯卧位）

A. 三入路点。1：近端后外侧入路；2：远端后外侧入路；3：远端后内侧入路。B. 骨性刨削器经远端后外侧入路进入跟骨后间隙。C. 关节镜直视下骨性刨削器切除 Haglund 畸形（H）

2.2.4　关节软骨损伤

有关关节软骨的发育、组织学结构与功能及软骨修复与再生内容，详见本书第 3 章。

（吴子英　华英汇　陈世益）

（1）关节软骨损伤病理分类

按照 ECM 的不同可把软骨分为 3 种，即透明软骨（关节软骨、肋软骨等）、弹性软骨（耳部软骨、会厌软骨等）和纤维软骨（椎间盘、半月板等）。

生活中,最常见的软骨损伤为关节软骨损伤。根据软骨损伤厚度,可将关节软骨损伤分为非全层软骨损伤(损伤不穿透软骨下骨,无自发修复)和全层软骨损伤(损伤穿透软骨下骨并具有部分修复潜力,修复潜力取决于缺损的大小和位置),也可将非全层软骨损伤再次细分。如图2-14所示对软骨损伤进行分类,包括:①仅限于浅表和中间区域的损伤;②损伤至软骨下骨但未穿透骨髓的损伤;③穿透骨髓的损伤。

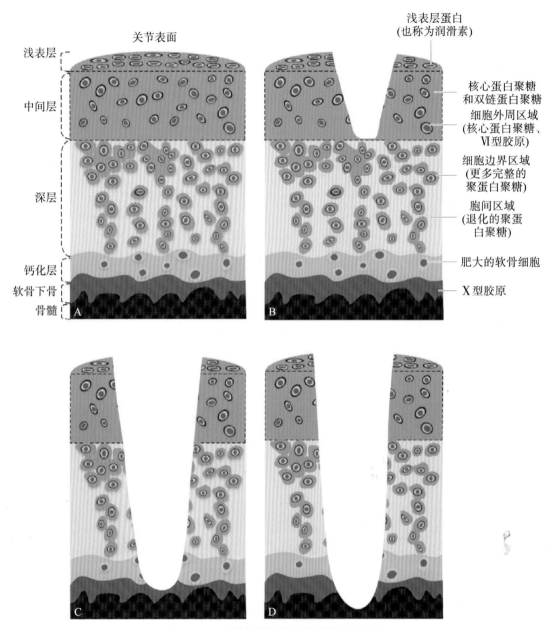

图2-14 关节软骨损伤的各种类型和深度

A. 正常关节软骨及其典型组织示意图。B. 部分厚度(浅表和中间区域)软骨损伤至关节软骨的中间区域并且与血液供应和骨髓空间隔离。这些类型的损伤通常不会引发修复反应。C. 损伤至软骨下骨,但未穿透到骨髓。如果真正在骨髓外,则软骨损伤不会修复。损伤软骨与骨髓血液供应发生的任何交流都将引起修复反应。描述为全厚度的软骨损伤通常属于这一类。D. 缺损穿透关节软骨的所有层面并进入骨髓。这些损伤通常表现出形成纤维软骨组织的修复反应

大多数分级系统将软骨损伤分为Ⅰ～Ⅳ级(表2-1)。

表2-1 各种软骨损伤分级系统

作 者	等 级	描 述
Outerbridge	Ⅰ	关节表面肿胀且柔软,可能水肿浮起
	Ⅱ	存在直径<1 cm的裂缝和裂缝
	Ⅲ	存在延伸至软骨下骨的深裂隙,直径>1 cm;还可见到松散的软骨瓣和关节碎片
	Ⅳ	软骨下骨暴露
Insall 等	Ⅰ	软化和肿胀(水肿浮起)
	Ⅱ	深至软骨下骨的深层裂隙
	Ⅲ	纤维化,"蟹肉样"
	Ⅳ	变薄,颗粒样外观,软骨下骨暴露
Hungerford 和 Ficat	Ⅰ	闭合性软骨软化,变软,水肿浮起,表面完整
	Ⅱ	开放性软骨软化
	ⅡA	裂隙至软骨下骨
	ⅡB	软骨下骨溃疡/暴露
Casscells	Ⅰ	表面侵蚀
	Ⅱ	损伤至更深的软骨层
	Ⅲ	软骨完全侵蚀,暴露软骨下骨
	Ⅳ	软骨完全破坏
Bandi	Ⅰ	软骨软化、水肿
	Ⅱ	深至软骨下骨的碎裂、裂隙
	Ⅲ	软骨下骨暴露
Beguin 和 Locker	Ⅰ	软化和肿胀
	Ⅱ	浅表纤维化
	Ⅲ	深层纤维化
	Ⅳ	软骨下骨侵蚀
Bentley 和 Dowd	Ⅰ	纤维化或裂开(损伤直径<0.5 cm)
	Ⅱ	纤维化或裂开(损伤直径0.5～1 cm)
	Ⅲ	纤维化或裂开(损伤直径1～2 cm)
	Ⅳ	纤维化和(或)软骨下骨暴露(损伤直径>2 cm)
Dandy	Ⅰ	水泡、软化、轻微纤维化(损伤直径<1 cm)
	Ⅱ	轻微纤维化(损伤直径>1 cm)
	Ⅲ	轻微纤维化,软骨下骨暴露(损伤直径1～2 cm)
	Ⅳ	软骨下骨暴露,周围组织退行性变(损伤直径>2 cm)
Noyes 和 Stabler	Ⅰ	软骨表面完整
	ⅠA	软化(损伤直径<1 cm)
	ⅠB	软化、变形(损伤直径≤1.5 cm)
	Ⅱ	裂缝、裂隙、纤维化、碎裂
	ⅡA	裂缝、裂隙、纤维化、碎裂(损伤<1/2 全层)
	ⅡB	裂缝、裂隙、纤维化、碎裂(损伤≥1/2 全层)
	Ⅲ	骨暴露
	ⅢA	骨表面完整
	ⅢB	骨表面破坏

(2)关节软骨损伤发生机制

软骨组织及其生物力学特征由其丰富的 ECM 构成所决定,它富含Ⅱ型胶原蛋白(提供抗拉强度)和高度硫酸化的蛋白聚糖(有助于抵抗压缩负荷)。

在生理条件下,ECM 非常稳定。在病理条件下,胶原蛋白被异质的蛋白酶家族(统称为胶原酶)

降解,而蛋白聚糖可被 MMP 或蛋白聚糖酶降解。ECM 的组成和结构由软骨细胞的稳态功能所保证。

软骨损伤发生的可能机制如下:

1) 软骨 ECM 重塑失衡:生理条件下,软骨细胞相对静止,但在损伤后它们会形成稳态反应。该反应的特征首先是软骨细胞死亡,然后是 ECM 的重塑。这种重塑是由蛋白聚糖和 Ⅱ 型胶原蛋白等基质分子的同时分解,以及蛋白聚糖和胶原蛋白重新合成速率增加所介导(图 2 - 15)。

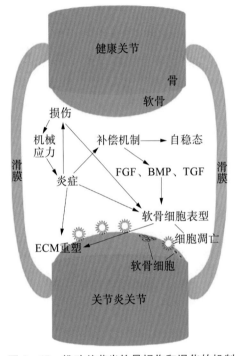

图 2 - 15　推动关节炎软骨损伤和退化的机制

ECM:细胞外基质;FGF:成纤维细胞生长因子;BMP:骨形态发生蛋白;TGF:转化生长因子

该机制是多重链接相互依赖的。在不同的病例中,一些单独的机制可以占主导优势并且作为治疗反应的条件。目前认为,软骨细胞表型、自噬和稳态反应失控是导致体内软骨修复失衡或软骨破坏的可能机制。

2) 炎症和软骨破坏:相对于少见的感染性关节炎而言,滑膜炎在骨关节炎(osteoarthritis, OA)或软骨损伤后并不罕见,其特征与感染性关节炎非常相似,包括滑膜增厚、白细胞浸润等。滑膜炎是 OA 一个非常早期的特征,通常先于疾病的临床发展。目前尚不清楚 OA 中的炎症与软骨破坏的因果关系。在感染性关节炎中,关节炎症主要由滑膜中存在的单核细胞分泌炎性细胞因子引起(包括 IL - 1、MMP、IL - 1β、TNF - α 等)。

3) 软骨补偿机制失衡:软骨细胞在损伤数小时内对伤害或负荷做出反应。有研究表明,机械损伤反应早期阶段的特征是参与胚胎骨骼发生和关节形成的信号通路被激活,这些信号分子包括 FGF、TGF - β 和 BMP。所有这些通路的开放(以某种方式)是"保护性的",但是如果过度活化、不合时宜或异位活化也可能导致软骨退化。

4) 关节软骨细胞表型:关节软骨细胞在 OA 期间会获得类似于骺板中肥大软骨细胞的表型。这种表型的变化(以 MMP - 13、VEGF 等表达为特征)对软骨细胞的破坏至关重要。

5) 软骨细胞死亡和自噬作用:软骨细胞死亡是软骨破坏的机制之一。有研究表明,正常的软骨细胞可以通过自噬(一种快速处理异常细胞质蛋白和细胞器的方式)在应激反应中避免死亡。OA 发生中软骨的自噬作用减少,而这种减少与细胞死亡增加有关。

6) 软骨-骨单元:关节软骨和软骨下骨形成一个功能单元,而对于关节软骨损伤是否驱动 OA 中的骨变化一直存在不同观点。在骨稳态中重要的分子如骨保护素(osteoprotegerin, OPG)在软骨稳态中起重要的作用。有研究表明,OPG 缺陷小鼠会发生严重的自发性软骨破坏,而 OPG 药物可保护小鼠免受实验性 OA 的影响。

骨不仅是关节软骨的机械支撑,而且还为其提供软骨形成的祖细胞。有研究发现,一种小分子化合物 kartogenin 可以通过干扰骨髓间充质干细胞中的 CBFβ - RUNX1 信号传导而诱导软骨形成分化,并保护原代软骨细胞免受 TNF - α 等的分解代谢作用。更重要的是 kartogenin 治疗可减轻两个独立的 OA 小鼠模型的试验结果,可能是通过从骨髓中募集干细胞并增强其软骨形成分化,以达到治疗方案中的关节软骨再生作用。

目前,软骨损伤可由单一因素或者多种因素所引起,这些因素包括原发性 OA、继发性 OA(如创伤后关节炎、类风湿关节炎、痛风性关节炎等)、非炎症性软骨损伤(如骨软骨损伤、剥脱性骨软骨炎等),以及其他特发性软骨损伤。在这些因素的影响下,可通过上述机制导致关节软骨损伤或一定程度的软骨自我修复。

（3）关节软骨损伤的治疗

大多数关节软骨损伤和退行性软骨病变不会引起症状或显著的功能受限。然而，一些患有软骨和骨软骨损伤的患者可能会出现疼痛、肿胀、打软腿、交锁、摩擦等症状。这些患者通常会以疼痛和功能受限后的继发症状就诊。

大多数与关节软骨损伤相关的症状可以通过药物和替代治疗（非手术治疗）方式得到有效处理。这些治疗包括患者教育，以及根据需要进行生活方式和活动水平的改变。目前各种手术治疗方法正在不断增加，特别是针对特定年龄范围和软骨损伤类型开发了新技术。

1）非手术治疗方案：非手术治疗通常用于控制症状和缓解功能受限，并且可能减缓与关节软骨破坏相关的退行性变的进展。非药物治疗包括减荷支撑的选择性使用、佩戴矫形护具、物理治疗（包括热疗和冷疗）、无刺激性有氧调节、活动改变（减轻体重，加强非负重活动并避免负重活动）和患者教育。药物治疗包括服用抗炎药和轻度镇痛药（如对乙酰氨基酚类药物），以及注射黏弹性补充剂和局部类固醇激素注射剂。

非甾体抗炎药不会改变退行性关节病的进展，但有相关的不良反应。据估计，美国每年有 16 500 人因关节炎使用非甾体抗炎药引起的消化道出血而死亡。这种并发症风险最大的人群是老年人、使用类固醇激素及有消化道出血或消化性溃疡病史的患者等。

注射黏弹性补充剂是一种治疗膝关节症状性 OA 的方法。可有不同的产品，根据产品的不同，黏弹性补充剂的治疗疗程为每周注射 1 次，共 3~5 次。对于 OA 严重的患者，这种治疗方法不适用。与黏弹性补充剂相关的问题还包括关节内注射的准确性、注射时的药物配比、炎症反应和对某些成分的敏感性等。

与药物治疗相比，运动和减肥可以提高关节活动范围和力量、增加幸福感、降低跌倒风险、保护软骨、减轻 OA 症状，并且无胃肠道、肾脏或肝脏毒性，因而最值得提倡。

2）手术治疗方案：在考虑手术治疗方案时，患者通常更倾向于接受微创手术、门诊治疗、局部麻醉（有或无镇静作用）、早期恢复日常生活和运动、不输血，以及最小可能性并发症的治疗方法。

使用软骨移植物的手术需要考虑到软骨缺损的

病因和病程、患者的一般病史和系统病史、症状控制的程度、软骨缺损的数量、韧带和半月板完整性，以及之前的治疗方法等。此外，还应考虑软骨和（或）骨病变的深度、关节内关节软骨缺损的位置、缺损的大小和形状、周围关节软骨的状态，以及患者的年龄。

目前，有许多可以用于治疗软骨和骨软骨缺损的手术方法。这些方法的成功率取决于损伤的位置、大小、形状和深度，患者年龄和活动水平。最常用于治疗软骨缺损和变性的临床技术是关节镜下清理术和骨髓刺激术，而不是关节软骨移植手术。目前，将细胞或组织直接移植到软骨缺损中和（或）用生物或合成支架（替代物）替换缺损在手术中只占相对小的比例。

A. 生物制剂软骨修复术：研究报道，类软骨组织的再生通常包括纤维软骨和类透明软骨。然而，还没有研究显示能达到与原损伤软骨完全相同的再生。

B. 骨髓刺激软骨修复术（钻孔、磨削性关节成形术和微骨折）：刺激修复的目的是诱导足够数量的潜在骨髓修复细胞迁移到软骨或骨软骨缺损中。这些方式是通过刺激骨髓，进而促进骨髓干细胞迁移的方式发挥作用。骨髓刺激技术包括微骨折、钻孔或磨削性关节成形术，手术相对容易，且不会对将来可能的手术造成任何影响。这些穿透技术的典型结果是产生纤维软骨（主要是 Ⅰ 型胶原）来部分填充关节缺损，而透明软骨主要是由软骨细胞产生的 Ⅱ 型胶原。就关节软骨修复而言，纤维软骨降低了弹性和刚度，耐磨损特性变差，可随着时间推移而发生退行性变。骨髓刺激术后填充缺损的是不同数量的纤维组织、纤维软骨组织和关节软骨样组织。

C. 自体软骨细胞移植（autologous chondrocyte implantation，ACI）：1989 年，Grande 等首先通过在移植的骨膜移植物（面向缺损的形成层）下添加培养的软骨细胞来治疗软骨损伤，与单独的骨膜移植相比可以获得更好的疗效。但该技术不适用于治疗与 OA 相关的退行性软骨损伤的关节，以及任何合并关节不稳或力线不良且需要矫正的关节损伤。目前，建议在进行移植之前先纠正关节稳定性和力线。

ACI 技术正在出现变化。其中一种技术涉及在膜支架上培养自体软骨细胞，将具有细胞的膜支架切割成缺损大小后植入软骨缺损区域，这种技术被称为基质诱导的 ACI（matrix-induced ACI，MACI）。另一种技术是自体基质诱导的软骨形成（autologous matrix-induced chondrogenesis，AMIC），用Ⅰ/Ⅲ型胶原蛋白基质覆盖软骨损伤区域。研究显示，这两种技术均已获得良好的疗效。

D. 骨膜瓣：骨膜瓣用于密封并保持移植的细胞、基质和（或）因子的位置，起到机械屏障的作用，在最初的愈合阶段和软骨形成过程中保护生物修复。修复的结果不是关节软骨，而是异质的纤维和部分类软骨组织。它或许可以作为自体细胞的来源（形成层上方）。目前，与使用骨膜瓣相关的普遍问题是在高达50％的病例中出现的肥大问题，并且在某些损伤中，骨膜瓣往往因太薄且脆弱而不足以用于移植。

E. 骨软骨柱（自体移植和同种异体移植）：骨软骨移植物在技术上具有挑战性，它具有供体部位损伤问题，适合年轻患者中相对较小的病变（面积<4 cm²）。该技术的优势是移植的软骨在特性上保持透明软骨的特性，而供体-移植物结合部位是纤维软骨充填。

有研究显示，最佳轮廓匹配及最小负重受累的供区位置是远端内侧滑车。尽管有报道称自体骨软骨移植术后短期结果令人满意，但该手术之后，受区部位失败情况及供体部位发病率尚不清楚。也有研究报道了术后移植物表面下沉和软骨下囊肿形成。因此，技术上的考虑因素包括使用手动切割器获取移植物、移植物的放置应尽可能垂直、移植物的关节面不应受到较大的应力影响等。

骨软骨同种异体移植具有与自体移植基本相同的适应证，通常是老年患者的首选。骨软骨同种异体移植具有减少自体移植需求的优点，提供可以通过修整以匹配相同解剖病变部位的移植物来源，使得更大尺寸的移植物和（或）更多数量的移植物成为可能。使用骨软骨同种异体移植时的技术考虑因素是新移植物的储存时间、软骨细胞活力和移植物的位置特异性。新鲜骨软骨同种异体移植物内的软骨细胞已被证明在植入后具有长期存活率。术中供体部位的形貌和曲率应尽可能地与植入部位匹配。另外，应注意移植物表面相对于相邻软骨的最终水平面保持一致，凸出0.5 mm的移植物比沉入0.5 mm的移植物效果更差；这一点也适用于自体移植，并且在移植物取材和（或）受体部位制备期间应注意尽可能垂直于关节表面。与大多数同种异体移植一样，骨软骨同种异体移植存在传播疾病的风险。

F. 关节软骨修复术的生物学考虑：当切碎的组织、细胞、基质和因子（单独或组合）用于刺激修复、再生或移植时，必须通过外科手术将这些组织放置在关节软骨缺损区域。此外，大约需要6周才能诱导新细胞进入软骨样基质中。在新环境中，初始阶段需要保护以增强生物结合，而这可以通过交联、有限的活动和表面张力等方式来帮助实现。对于较深的软骨缺损，病变的骨壁趋于稳定并保持修复过程，这也就是为什么有些技术可能会穿过软骨下骨并进入骨髓腔（将损伤暴露于骨髓成分）。然而，如果植入的基质或支架不具有结构或机械完整性以承受关节力，那么在损伤部位周围的组织中会观察到常见的适应性和退行性变。在软骨损伤的治疗中，对于出血的处理是需要考虑的因素，因为血液和骨髓细胞可以选择性地用于软骨组织修复，而这些宿主细胞可与所需细胞竞争以填充基质。

这些方法在技术上仍要求较高，并且可能仅适用于特定的患者群体，因此，应用前必须了解各种手术技术的目的。此外，需要进行临床随机对照的前瞻性研究，以证明某种技术在关节软骨修复中的作用。

（华英汇　陈　晨　陈世益）

2.2.5　其他损伤

骨科运动损伤包括软组织（韧带、肌肉、肌腱）损伤和硬组织（软骨和骨）损伤，其中以韧带、肌肉、肌腱等软组织损伤最为常见。

（1）韧带损伤

韧带是维持关节稳定的静力结构，关节囊组织在应力点增厚，形成韧带，韧带的两端与骨相连。常见的韧带损伤包括膝关节ACL损伤、PCL损伤、内侧副韧带损伤、外侧副韧带损伤、踝关节韧带损伤、肘关节韧带损伤等。根据韧带组织损伤程度，可分为1度、2度和3度损伤。

1度（轻度）损伤：是韧带的微小损伤，有轻度肿胀和压痛，无肉眼可见的韧带拉长，关节松弛度正常，对功能影响不大。

2度（中度）损伤：有肉眼可见的韧带拉长，相当一部分韧带纤维发生损伤，韧带整体保持完整；在应力作用下，关节松弛度增加，但有明确的终点；表现为中度肿胀、疼痛和关节不稳定，本体感觉下降。

3度（重度）损伤：韧带完全撕裂或断裂，关节松弛度明显增加,无明确的终点。表现为疼痛、肿胀严重、压痛明显、关节明显不稳定及功能明显受限。

（2）皮肤损伤

皮肤损伤常发生在对抗性运动中,其深部组织如肌腱、韧带、血管、神经等结构也可同时发生损伤。按照皮肤完整性与否可分为闭合性损伤和开放性损伤。闭合性损伤:皮肤保持完整,无裂口与外界相通。开放性损伤:皮肤破溃,受伤部位的内部组织与外界相通。开放性损伤包括擦伤、撕裂伤、切割伤及刺伤等。

（3）关节不稳

关节不稳主要是关节脱位。引起关节不稳的原因是外力作用导致关节内骨组织发生超出正常活动范围的位移。按照严重程度可分为脱位和半脱位。脱位是关节内的骨组织完全失去正常位置,骨与骨关节面之间的正常关系遭到破坏。脱位后可发生严重并发症,例如血管、神经损伤,韧带与关节囊损伤和撕裂等。较常发生关节脱位的关节包括指骨间关节、肩关节和髋股关节。半脱位是指关节内的一块骨组织在关节面发生部分位移,但未完全脱离关节面的正常关系。脱位与半脱位的主要表现包括关节丧失活动、明显畸形、肿胀及疼痛等。

（高　凯　李宏云　陈世益）

2.3　骨科运动医学检查方法

2.3.1　物理检查

骨科运动医学的物理检查有一般方法,也有特殊方法。本节只阐述一般物理检查方法和内容,特殊检查方法会在以后的相关章节进行详细描述。造成运动损伤的原因复杂多样,损伤的机制与损伤程度也不相同,因而诊断的难度较大,容易误诊。认真、仔细、全面地询问受伤史和受伤机制,系统、全面地进行体格检查显得尤为重要。

（1）物理检查的一般原则

1）循序检查:一般顺序为视诊、触诊、叩诊、听诊、动诊、量诊,然后是专科体格检查;先进行全身检查,再进行局部检查;局部先检查受伤部位,再检查受伤部位远、近两端;检查受伤部位时,先检查对侧未受伤的同一部位,以做对比。

2）双侧对比:四肢创伤时要注意双侧肢体的对比,检查时要充分暴露肢体,以便对受伤部位有全面的了解。

3）全面分析:应结合病史、受伤机制、症状、体征等资料进行全面分析,从而得出正确的诊断。

（2）物理检查的内容

检查的内容包括视诊、触诊、叩诊、听诊、动诊、量诊和专科体格检查。

1）视诊:是指通过视觉观察受伤者的一般情况,如受伤部位皮肤的完整性,患肢的体位、是否有畸形、步态等情况。

2）触诊:是通过检查者的手对肢体的触摸来获得受伤部位的信息,如确定压痛点、了解包块的情况等。

3）叩诊、听诊:多用于器官、脏器检查。四肢创伤时叩诊主要用于判断肢体局部是否有叩击痛及传导痛。肢体听诊用于了解受伤局部血管、包块杂音,关节活动时的异常响声等。

4）动诊:是指通过活动四肢与躯干,进行肌肉力量和关节活动度等方面的一般检查。

5）量诊:指通过使用相应的测量工具对四肢和躯干进行相应指标的测量。测量内容可以包括关节活动范围和松弛度、肢体的长度和周径、肌力和肌张力、感觉障碍区、腱反射等。

6）专科体格检查:如 Neer 征、Hawkins 征用于诊断肩峰下撞击征;前抽屉试验、Lachman 试验、轴移试验等用于诊断膝关节 ACL 损伤。

2.3.2　X 线检查

X 线检查对骨骼显像具有很大的优越性,这是由于 X 线不易穿透含钙量多、密度高的骨组织,使得骨组织与周围软组织能形成良好的对比条件。因此,通过 X 线检查不仅可以了解骨与关节损伤的部位、范围、性质、程度以及和周围软组织的关系,为治疗提供可靠的参考,还可以在治疗过程中指导骨折脱位的手法整复、牵引、固定,观察治疗效果、病变的发展,以及判断预后等。X 线检查也常在手术过程中被使用。然而 X 线对肌肉、肌腱、韧带、软骨等软组织的显影不是很清晰,因而在诊断软组织损伤方面存在一定的局限性。

2.3.3　超声检查

应用超声检查简便易行,可以多方向、多切面实时动态观察,了解关节囊、关节腔、滑囊、韧带及关节面的状况和病变性质。超声对骨骼、肌肉、肌腱的病变有较高的辅助诊断价值。

超声除了对运动损伤有诊断作用外，还可以对运动损伤的治疗起到辅助作用，如超声引导下进行全身各关节的穿刺及定位。

2.3.4　CT 检查

计算机体层成像（CT）于 1972 年首先由 Hounsfield 应用于头部检查，1974—1975 年 Ledly 等将该检查方法扩展到全身各个部位，从而开始了对脊柱的研究。随着 CT 机的不断改进，到目前已由第 1 代发展到第 4 代高分辨率 CT 机，以及螺旋 CT 机供临床应用。

CT 检查主要利用人体各种组织的密度差异来进行成像并协助诊断。相对于 X 线检查，CT 检查就如同将一个整体切成一片一片进行更精确的显示。对 X 线检查不能确定的骨折，CT 检查具有显著的诊断准确性。高分辨率的 CT 机能够从躯干横断面图像观察四肢关节较复杂的解剖部位和病变，还有一定分辨软组织的能力，且不受骨骼重叠及内脏器官遮盖的影响，对运动创伤的诊断、定位、区分性质及范围等提供了一种非侵入性的辅助检查手段。但是，CT 检查对软组织的成像存在欠缺。

2.3.5　MRI 检查

磁共振成像（MRI）是利用静磁场、梯度磁场与射频磁场对人体局部结构成像的一项技术。1983 年，西门子公司在德国汉诺威医学院成功安装了第 1 台临床 MRI 设备，MRI 开始应用于临床，它是继 CT 后医学影像学的又一重大进步。MRI 可显示被检查部位横断面、矢状面、冠状面以及各种斜面的图像。其原理是将置于强磁场中的被检查部位通过射频脉冲激发氢原子核，引起氢原子核共振并吸收能量；当射频脉冲停止后，氢原子核恢复到被激发前状态并释放能量，发出的无线电波被体外的接收器记录，从而形成图像。这项技术是应用非电离辐射来激发和检测信号，由于激发与恢复时间不同可获得最佳的组织对比，具有高于 CT 数倍的成像参数和高度的软组织分辨率，产生的图像比 CT 更清晰。MRI 属于无创性检查，无电离辐射，无放射性，分辨率高，无骨骼伪影，能清晰地显示软组织，尤其对氢质子含量高的物质更敏感，对钙化灶、结石、骨皮质等不含氢质子或氢质子含量少的物质不敏感。MRI 可以多方位成像，随意切取多面断层，定位准确，是目前检查软组织病变的最佳手段。体内有磁铁类物质者，如装有心脏起搏器、人工瓣膜、金属植入物或异物等，均不能做 MRI 检查，但体内植入物为非磁性金属者可行 MRI 检查。

MRI 检查对骨科运动医学领域的诊断发挥了积极的作用，如对肌肉、肌腱、韧带、软骨、滑膜、血管、神经等组织病变的显示具有独特的优越性。

2.3.6　关节动度测量仪检查

关节动度测量仪最常用的有 KT-1000 和 KT-2000 关节测量仪。这类测量仪是一种可以用来定量评估关节某一方向稳定性的仪器。以 KT-2000 关节测量仪（图 2-16）为例，它模仿屈膝 30°时的 Lachman 试验，通过测量外力作用下胫骨-股骨间的前后向移动距离，来定量评估膝关节前后向的稳定性。其主要部件包括动度仪、大腿支撑平台、足支撑平台、图像描记装置等。

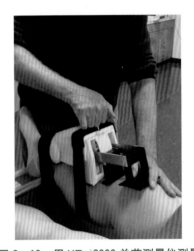

图 2-16　用 KT-2000 关节测量仪测量

对于交叉韧带损伤的患者，以往的 Lachman 试验、前抽屉试验和轴移试验都是主观性比较强的检查方法，各检查者的检查结果会有差别。KT-2000 膝关节测量仪在很大程度上避免了检查者因主观因素造成的误差，具有很高的可重复性，而且能提供定量的数据。

KT-2000 关节测量仪的测量数值需要进行双侧对比，位移差别＞3 mm 考虑 ACL 完全断裂的可能性大，差别 2～3 mm 可以考虑 ACL 部分断裂，差别<1 mm 则不考虑 ACL 断裂。

KT-2000 关节测量仪可以用于膝关节交叉韧带损伤的诊断,也可以用于对交叉韧带重建术后膝关节稳定性的评估与随访,还可以用于膝关节稳定性的科学研究。KT-2000 关节测量仪需要结合其他检查方法,如体格检查及 MRI 检查等方可对交叉韧带的功能做一个全面的判断。

2.3.7 肌电图检查

肌电图检查是通过肌电对运动系统疾病进行辅助检查的一种手段,是应用电子学仪器记录肌肉静止或收缩时的电活动,以及应用电刺激检查神经、肌肉兴奋及传导功能的方法。肌电是中枢神经发出的收缩指令,沿神经传出纤维传导到神经末梢的运动终板,引发肌细胞的动作电位,动作电位再沿肌纤维传导,从而引起肌细胞的收缩。肌电图可用来记录骨骼肌细胞所产生的动作电位。

肌电图检查通过测定骨骼肌细胞动作电位的时限、波幅,安静状态下有无自发的电活动,以及肌肉用力收缩的波形与波幅来区别神经源性损害与肌源性损害。肌电图检查可用于诊断中枢神经的急、慢性损害(如脊髓前角灰质炎、运动神经元疾病)和神经根及周围神经病变(神经病变的部位、程度、范围和预后)。另外,肌电图检查对神经嵌压性病变、神经炎、遗传代谢障碍性神经病变、各种肌病也有诊断价值。此外,肌电图还可作为临床疗效判定的手段和预后判断的依据。

肌电图可分为针极肌电图与表面肌电图。

针极肌电图是传统的肌电图,它能记录肌肉静息、随意收缩及周围神经受刺激时的生物电活动,用以判定神经-肌肉所处的功能状态。检查的主要内容包括神经传导速度测定、H 反射、F 反应、诱发电位、重复电刺激等。

表面肌电图又称为动态肌电图,是一种客观、无创的肌肉功能状况的检测方法。表面肌电图检查为临床提供了一种安全、简单、无创的有关肌肉功能状态的检查手段,可以量化评估肌肉功能和效率,用以科学指导患者进行神经、肌肉功能训练。

2.3.8 等速肌力测试

等速肌力测试是一项较新的肌肉功能评价和训练技术。它利用等速运动的工作原理,采用专业仪器对肌肉运动功能进行动态的评估。等速运动是指

肢体在运动过程中,运动速度不变而阻力可变。采用等速肌力测试仪(图 2-17)测试时,肢体运动速度可在等速仪器上预先设定。在运动过程中,不管受试者用多大的力量收缩,肢体运动速度都限制在预先设定的恒定速度,受试者肌肉力量的增高或降低,直接引起等速仪器的力矩输出相应地增高或降低,但不会产生运动加速度(运动开始或终末的瞬时加、减速度除外)。等速运动时,肌纤维的长度缩短或被拉伸,引起明显的关节活动,是一种动力性收缩,类似于等张收缩。但等速测试仪所提供的是一种顺应性阻力,阻力大小随张力大小而变化,又类似等长收缩。等速肌肉收缩兼有等张收缩和等长收缩的特点,是一种特殊的肌肉收缩形式。

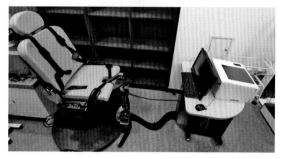

图 2-17 等速肌力测试仪

等速肌力测试既可以了解肌肉的最大力矩,也可了解关节运动过程中任何一点的力矩值。除评定肌力外,等速肌力测试还可以了解肌肉耐力、爆发力等指标。等速肌力测试是一种客观、定量的评价手段,具有较好的精确性和可重复性。

等速肌力测试主要针对人体运动系统进行相关的测试,是骨科运动医学领域非常重要的诊断手段之一。

2.3.9 步态分析

步态分析是应用三维步态分析系统采集并记录人体在步行过程中的时空参数、运动学、动力学、肌肉活动以及足底压力分布和能量消耗等量化数据,并将这些数据与正常参考数据的偏离程度、事件发生的时相及临床检查等相关数据结合,进行生物力学与医学解读,为临床诊断提供客观的数据支持。

步态分析主要针对人体运动系统进行相应的测试(图 2-18),是骨科运动医学领域中一种非常重要的诊断手段。步态分析不但对主要被测试部位进行

测试与评估,同时还对主要被测试部位的同侧相邻部位、对侧肢体以及躯干部位进行测试与评估,而且所评估的是肢体在活动过程中的三维动态情况。步态分析从肢体的功能评估出发,具有实用性、动态性、即时性及客观性等优点。

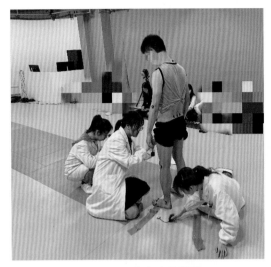

图2-18 步态分析测试

2.3.10 关节镜检查

1918年日本东京大学的高木宪次教授首次使用膀胱镜观察了尸体标本的膝关节,开创了关节镜的先河。之后他还发明了一些关节镜的专用器械,同时探索了在膝关节内注入生理盐水以增加膝关节腔的视野。关节镜最初诞生就是作为关节疾病的一种诊断手段。之后关节镜在设备、器械、耗材等方面有了不断的发展与进步。如今,关节镜已成为诊断关节疾病的"金标准",是骨科运动医学重要而又精准的诊断方法。目前,关节镜技术已发展成为一个学科领域,它不但能诊断关节疾病,同时还能治疗关节疾病,具有创伤小、术中出血少、患者术后恢复快等优点。

(朱文辉 陈 晨 陈世益)

2.4 骨科运动医学治疗方法

运动损伤的治疗有多种方法,绝大部分可以采用非手术治疗,只有20%左右的运动损伤可能要采用手术治疗。本节主要概述运动损伤发生后的常规治疗方法。

2.4.1 非手术治疗

(1) **急性期治疗**

急性运动损伤早期(24~72小时)的治疗原则简称为"PRICE",包括保护(protection,P)、休息(rest,R)、冰敷(ice,I)、加压包扎(compression,C)和抬高(elevation,E)。

1) 保护(P):在受伤早期24~48小时内采用支具或吊带固定,以保护受伤部位,避免受到继发性损伤。如果是下肢损伤,应当使用拐杖或助行器以减少负重。

2) 休息(R):损伤早期休息可减少出血、肿胀和疼痛,并促进损伤组织愈合。在此过程中,无须完全卧床休息,但应当避免对损伤部位的进一步牵拉或压迫;可进行一些无痛的被动活动和等长收缩训练,以加速损伤愈合。但是,在恢复正常运动前,必须要先恢复肌肉的柔韧性、力量和耐受性。

3) 冰敷(I):作用是减轻炎症反应、镇痛及收缩小血管以减轻出血和渗出。冰敷时,应当在受伤的部位隔一层毛巾再冰敷,10分钟后去除冰袋,避免冻伤;每隔60~90分钟重复1次,持续24~72小时。如果皮肤出现发红、斑点、皮疹等,需要立即停止冰敷。

4) 加压包扎(C):可采用弹力绷带对受伤肢体进行加压包扎,使组织间隙压力增高,减轻肿胀,同时也可起到轻度固定作用。注意应当从远心端开始包扎,绷带在远心端包扎时可紧一些,到近心端时可松一些,以利血液回流。如果包扎后出现肢体疼痛、麻木或颜色及皮温改变,应当及时松开绷带,以免发生骨筋膜室综合征。

5) 抬高患肢(E):尽可能抬高患肢超过心脏水平,以促进静脉血及淋巴液回流,减轻肿胀。

(2) **药物治疗**

口服或外用非甾体抗炎药可以减轻疼痛及炎症反应,其抗炎、镇痛作用是通过抑制环氧化酶(COX)的活性来实现的。COX可生成前列腺素,后者是引起炎症反应的主要物质。抑制前列腺素的合成可使缓激肽的生成减少,炎症反应减轻。COX包括两种同工酶,即COX-1和COX-2。COX-1主要存在于胃、肾和血小板中,催化产生生理需要量的前列腺素E_2(prostaglandin E_2,PGE_2),保护胃黏膜及调节血小板聚集。COX－2是在机体受到致炎因子刺激后所表达的酶,可促进炎性反应。目前临床上越来越多地应用选择性COX－2抑制剂非甾体抗炎药,以降低胃肠道不良反应,同时不减弱其抑制炎症反应的作用。需要注意的是,不管是非选择性COX抑制剂还是选择性COX－2抑制剂,均存在一定的心血管不良事件的发生率,在临床应用中应当引起注意。

（3）局部注射治疗

局部注射也称局部封闭或局封。可用于注射的药物有多种,如类固醇激素、局部麻醉止痛药、关节软骨润滑剂、组织修复生长因子或干细胞等。几种药物可以混合使用,以达到抑制炎症反应和减轻疼痛、肿胀及消除水肿的目的。但同时会抑制成纤维细胞的活性及胶原的沉积,使组织愈合延迟,还可以明显减少肌腱的血液供应,导致缺血性坏死,增加组织断裂的风险。因此在临床应用中,应当避免直接注射在肌腱组织内。类固醇激素直接注射的其他不良反应还包括使注射局部皮肤变薄、脂肪组织消失、感染等。

（4）物理治疗

运动损伤的急性期过去后,可采用物理治疗,包括超声、微波、激光治疗等,以增加血流、减轻局部症状、促进组织愈合,同时还具有放松肌肉、增加软组织柔韧性、松解关节周围软组织挛缩及粘连的作用,对于运动损伤后及术后恢复具有重要作用。电刺激可促进运动单位的激活,增强肌肉收缩力。按摩、手法松解可以促进血液循环、软化瘢痕组织、改善关节活动度、消除肌肉疲劳、松弛肌肉等。冲击波可治疗腱止点和肌腱的病变,如钙化与脂肪化的腱组织修复,促进腱干细胞的再生与参与修复过程。

（5）中医药治疗

1）针灸:可抑制β内啡肽的释放,以达到止痛作用;可改善血管弹性并增加毛细血管网,以消除肿胀;还能够改变细胞免疫和体液免疫活性,促进淋巴细胞和巨噬细胞释放抗炎因子,进一步促进损伤修复。

2）中药:传统活血化瘀中药应用于运动损伤的治疗有很长的历史。复旦大学附属华山医院运动医学科将中药黄芪,丹参注射液采用局部注射的方式治疗急性骨骼肌损伤,发现有促进损伤骨骼肌愈合、抑制纤维化的作用。中药的主要作用机制包括:①通过调节中枢神经系统功能来抑制疼痛;②调控

损伤局部的血液循环来促进损伤修复;③减轻损伤后的缺血再灌注损伤及氧化应激反应;④减轻慢性炎症反应;⑤增加局部生长因子释放以促进组织损伤修复。

（6）佩戴护具

在运动损伤急性期及慢性恢复期均可以应用各种规格的护具,主要作用包括稳定与支持、保护肢体、协助行走、预防及矫正畸形以及部分承重功能。传统的护具包括小夹板和石膏,目前仍应用于临床,但存在不少缺点,如:①材料较硬,患者穿戴不舒适;②固定不方便,患者无法自行解开并重新固定;③超过关节的固定,无法活动关节,容易导致关节粘连;④较为沉重,患者活动及锻炼不方便。目前市场上已经出现了各种新型材料护具,兼顾了坚固与轻便,还具备透气、可充气、可控制关节活动度等特点,更加符合人体生物力学及解剖学特点,并且佩戴方便,穿着舒适、方便拆卸,极大地满足了各类患者的需求。另外,有的护具还可在运动时佩戴,可最大限度地保护患者,减少运动损伤的发生。

按照部位分类,护具可分为脊柱护具及肢体护具两大类。其中以膝、肩、肘、腕、踝关节护具最为常用。另外,不同的护具可应用于疾病的不同阶段。以膝关节护具为例,有预防性护具、功能性护具、康复护具、减荷护具等。预防性护具于运动时佩戴,可降低韧带再次受伤的风险。功能性护具于伤后或术后早期佩戴,以保护关节的稳定性。康复性护具于术后恢复期佩戴,以减小康复阶段膝关节可能受到的伤害。减荷护具用于OA患者,以减轻关节在行走及运动时承受的压力。

（7）生物治疗

1）基因治疗:组织损伤后细胞因子和生长因子在局部分泌增多,可以调节趋化性,促进血管再生、细胞增殖与分化、基质合成及胶原重塑,从而达到促进损伤愈合的作用。细胞因子在几乎所有组织的损伤修复过程中均能发挥作用,因此具有良好的应用前景,但是它们的生理作用和治疗效果还需进一步研究。

基因治疗通过基因转导技术,在损伤部位长期、稳定、高效地释放细胞因子和生长因子,以促进损伤愈合,避免了反复注射对患者造成的痛苦,同时也能显著降低治疗费用。对于一些损伤后愈合困难的组织,基因治疗在动物实验中已经证实具有良好的促进愈合作用,同时也无明显并发症。目前基因治疗

的应用主要集中在两个方面:①利用转基因技术引入一些小分子活性物质或细胞因子,以加速及改善组织愈合;②利用基因治疗将一些有害因子的受体拮抗剂引入体内,以对抗有害因子对人体的破坏作用。但是,基因治疗目前仍然存在较多问题,包括:①基因表达的时间及表达量无法精确控制;②基因转染至体内的安全性仍无法保证,基因突变、生长因子过度表达导致的致癌、致畸作用无法控制;③各种细胞因子和生长因子在体内的相互作用未完全阐明,对人体的危害仍不可知。目前基因治疗技术还不成熟,仍在研究实验阶段,很多数据还需要大量科学实验来进行验证。

2) 干细胞治疗:干细胞存在于正常人体组织中,未充分分化,尚不成熟,是具有自我更新、增殖能力的细胞,同时具有多向分化潜能。根据干细胞所处的发育阶段,可分为胚胎干细胞和成体干细胞。根据干细胞的发育潜能,又可分为全能干细胞、多能干细胞和单能干细胞 3 种。将干细胞在体外培养增殖后,注射于损伤的关节软骨、肌腱、韧带、骨骼和肌肉部位,可以促进组织再生。对于一些遗传性疾病,如进行性肌肉营养不良症,也可应用干细胞技术进行治疗。将干细胞技术与基因治疗技术联合应用进一步拓展了组织再生与修复研究和治疗的新领域,为运动损伤中的组织再生和修复创造新的治疗方法。

但是,干细胞疗法的应用目前尚存在诸如安全性、医学伦理等方面的问题。当前全世界范围内提供的多种干细胞治疗手段成功率并不高,并且均存在一定的风险,对健康的负面影响尚不得而知。而且干细胞治疗费用高昂,较难在临床大规模应用。在相当长的一段时间内,干细胞治疗仍然需要进行严格的科学实验来验证其安全性、有效性,以获得临床应用的许可。

3) 富血小板血浆(PRP)治疗:PRP 是将动物或人的全血经过离心后得到的富含高浓度血小板的血浆,目前已广泛应用于临床。PRP 中含有高浓度的生长因子、纤维蛋白及血小板等。由于其生长因子如血小板源性生长因子(PDGF)、转化生长因子-β(TGF-β)、胰岛素样生长因子-1(IGF-1)等含量较高,可以促进损伤局部的组织愈合。另外,PRP 中的纤维蛋白也可以在组织愈合过程中充当支架的作用,进一步促进组织愈合。PRP 具有取材方便、制备简单、不良反应小、无免疫排斥反应及可吸收等特点,因而在各类组织修复方面拥有广阔的应用前景。

然而,目前 PRP 治疗仍存在很多问题有待解决:①PRP 的制备尚无统一标准,不同公司制备的PRP 浓度、成分均不相同,因此需建立一套统一、高效、稳定、标准化的制备方法,为其临床应用提供安全和质量保证;②PRP 中各种生长因子的活性、细胞分子生物学机制及相互间的作用尚不明确;③PRP 应用时的浓度、各种物质的比例与促进组织愈合之间的量效及时效关系尚未完全阐明;④局部应用 PRP 对人体全身的影响目前仍不清楚;⑤高浓度的生长因子是否会引起细胞突变、异常增殖与分化,目前仍不明确。上述问题均需高等级动物实验及临床研究来明确。

2.4.2 手术治疗

(1) 关节镜手术

关节镜手术作为微创外科的代表,目前已经在国内各大医院得以普及,技术上渐趋成熟。关节镜最早主要应用于膝关节疾病的诊断和治疗。时至今日,关节镜的发展达到了新的高度,关节镜技术也不再是单纯的辅助检查工具,而成为了一项骨科运动医学的重要治疗手段,在肩、肘、腕、髋、膝、踝等全身各大关节疾病的治疗中发挥了重要作用。同时,关节镜在关节外疾病的应用也越来越多,充分显示了关节镜蓬勃发展的生命力。关节镜手术、关节置换和切开复位内固定被称为 20 世纪骨科的三大成就。随着计算机技术、数字化、人工智能和信息化高科技技术的发展,关节镜技术将会迎来更大的发展。

关节镜技术的特点如下:

1) 较长的学习曲线:与传统的开放式手术不同,关节镜手术中,医生的双眼由内镜摄像系统所取代,对术野的三维立体感知变为二维平面图像,而医生的双手则由特殊的关节镜器械所取代,对术野器官的特殊触感也不复存在。因此,关节镜医生需要重新适应内镜图像的平面感与手术器械代替手的触感,建立"手""眼"替代机制。很多关节镜操作技术,如"三角技术",镜下定位、打结、缝合技术都与之前医生所接受的培训完全不同,需要重新进行训练。再者,关节镜手术器械均比较精细,而且必须在狭小的关节间隙内进行操作,对术者的技术要求更高。因此,与其他技术相比,关节镜技术需要一个相对漫长的学习过程。

2) 微创：小切口，小创伤，皮肤瘢痕小，炎症反应轻，恢复时间快，术后后遗症少，符合微创化发展的趋势，患者满意度高，可达到骨科运动医学"功能至上、早期康复、重返运动"的目标。

3) 适应证广，禁忌证少，手术安全性高，可重复手术，不影响关节以后进行其他手术。

4) 住院时间短，患者花费降低，减少对公共医疗资源的浪费。

5) 诊断更趋全面，可更加准确地诊断疾病和进行治疗，并可获得与开放式手术相同甚至更好的疗效。另外，有的手术在关节镜下操作比开放式手术更加容易，如半月板后角的修复和成形、肩关节上盂唇的修补、肩胛盂囊肿的切除等。

（2）开放式手术

对于一些关节镜下无法完成的手术，如胫骨高位截骨、膝关节单髁置换、反肩置换等仍然需要常规切开手术，但是目前朝着微创化、精准医疗的方向发展。另外，数字化手术、计算机导航技术以及 3D 打印技术的应用让手术操作的精确度变得越来越高，也让手术操作更加标准化、简单化、精确化。

（3）组织工程与人工移植物替代技术

组织工程技术是采用生物材料来修复或替代人体各种受伤的组织和器官的一门新兴学科。在组织工程中，可以采用自体组织、人造组织或两者结合的组织来修复或替代受损的组织。组织工程应用广泛，可用于骨、软骨、血管、肌肉、皮肤等的修复。运动损伤发病率较高的组织，如半月板、关节软骨、韧带等结构通常缺乏较好的自愈能力，组织工程技术在骨科运动医学领域具有一定的应用前景，可将生物替代材料、生长因子以及应答细胞三者结合并进行移植，以提高这些组织的愈合能力。目前在临床上应用较为成熟的是软骨损伤的治疗，包括自体骨软骨移植、自体软骨细胞移植、三维支架和自体软骨细胞培养等技术。但目前组织工程的功能替代并不理想，如内分泌功能、力学抗压和抗张力功能等，因此用于临床的产品不多。最近兴起的人工移植物（如 PET 人工韧带、单髁关节、聚合物人工半月板、聚醚醚酮同质替代挤压螺钉等）替代技术，直接将仿生材料植入人体以替代功能，让外科技术回归到"功能至上"的目标。

（李宏云　陈　晨　陈世益）

本章要点

1. 中国运动医学的治疗宗旨与最终目标。

2. 功能至上的基本原则与内容。

3. 早期康复的基本原则与内容。

4. 重返运动的基本原则与内容。

5. 骨科运动损伤发生的原因、分类及预防。

6. 关节软骨结构与损伤分级及关节软骨损伤的治疗方式。

7. 骨骼肌损伤的种类与治疗要点。

8. 肌腱损伤的种类，肌腱病的定义及病理特点；几种常见肌腱病的临床表现与诊断要点。

9. 运动损伤的检查方法、各自优缺点及治疗方法的选择。

主要参考文献

［1］王予彬，王人卫，陈佩杰. 运动创伤学[M]. 2 版. 北京：人民军医出版社，2011.

［2］曲绵域，于长隆. 实用运动医学[M]. 4 版. 北京：北京大学医学出版社，2003.

［3］华英汇，陈世益，刘广奇，等. 髌腱末端病运动员等速运动中股四头肌表面肌电研究[J]. 中国运动医学杂志，2007,26：231 - 234.

［4］李宏伟. 干细胞技术在运动医学研究中的应用进展[J]. 实用医学杂志，2011,27(16)：3075 - 3077.

［5］陈世益. 运动医学宗旨：追求功能至上与重返运动，进一步提升我国运动医学诊疗水平[J]. 骨科，2018,9(3)：1 - 3.

［6］陈世益. 骨科运动医学与关节镜微创技术[J]. 国外医学·骨科学分册，2005,26(2)：67 - 68.

［7］陈世益. 骨科运动医学与关节镜微创技术的新进展[J]. 中国骨科，2011,4(2)：12 - 17.

［8］陈世益. 骨科运动医学当前观点与进展[J]. 同济大学学报(医学版)，2008,29(1)：1 - 8.

［9］陈世益. 重视运动医学领域生物力学研究[J]. 中国运动医学杂志，2000,19(1)：45.

［10］陈世益，李国平，敖英芳，等. 功能至上、早期康复与重返运动是骨科运动医学的灵魂[J]. 中国运动医学杂志，2020,39(5)：339 - 340.

［11］范振华. 运动医学[M]. 上海：上海医科大学出版社，1991.

［12］BLAZINA M, KERLAN R, JOBE F. Jumper's knee[J]. Orhtop Clin North Am, 1973,4：665 - 678.

［13］BOTTONI C A, SMITH E L, SHAHA J, et al.

Autograft versus allograft anterior cruciate ligament reconstruction, a prospective, randomized clinical study with a minimal 10-year follow-up[J]. Am J Sports Med, 2015,43(10)：2501 – 2509.

［14］ BUCKWALTER K A. Current concepts and advances：computerized tomography in sports medicine ［J］. Sports Med Arthrosc Rev, 2009,17(1)：13 – 20.

［15］ CHEUNG K, HUME P, MAXWELL L. Delayed onset muscle soreness：treatment strategies and performance factors ［J］. Sports Med, 2003,33(2)：145 – 164.

［16］ DE ARAUJO RIBEIRO ALVARES JB, RODRIGUES R, DE AZEVEDO FRANKE R, et al. Inter-machine reliability of the Biodex and Cybex isokinetic dynamometers for knee flexor/extensor isometric, concentric and eccentric tests ［J］. Phys Ther Sport, 2015,16(1)：59 – 65.

［17］ DEL VECCHIO A, NEGRO F, FELICI F, et al. Associations between motor unit action potential parameters and surface EMG features ［J］. J Appl Physiol (1985),2017,123(4)：835 – 843.

［18］ DUEWEKE J J, AWAN T M, MENDIAS C L. Regeneration of skeletal muscle after eccentric injury ［J］. J Sport Rehabil, 2017,26(2)：171 – 179.

［19］ FRONTERA W R, OCHALA J. Skeletal muscle：a brief review of structure and function ［J］. Calcif Tissue Int, 2015,96(3)：183 – 95.

［20］ GRANDE D A, PITMAN M I, PETERSON L, et al. The repair of experimentally produced defects in rabbit articular cartilage by autologous chondrocyte transplantation ［J］. J Orthopaed Res, 1989, 7 (2)：208 – 218.

［21］ HOKSRUD A, OHBERG L, ALFREDSON H, et al. Ultrasound-guidedsclerosis of neovessels in painful chronic patellar tendinopathy：a randomized controlled trial ［J］. Am J Sports Med, 2006,34：1738 – 1746.

［22］ JOHNSON K, ZHU S, TREMBLAY M S, et al. A stem cell-based approach to cartilage repair ［J］. Science, 2012,336(6082)：717 – 721.

［23］ JONSSON P, ALFREDSON H, SUNDING K, et al. New regimen for eccentric calf-muscle training in patients with chronic insertional Achilles tendinopathy：

results of a pilot study ［J］. Br J Sports Med, 2008,42：746 – 749.

［24］ KADRI A, EA H K, BAZILLE C, et al. Osteoprotegerin inhibits cartilage degradation through an effect on trabecular bone in murine experimental osteoarthritis ［J］. Arthritis Rheum, 2008, 58 (8)：2379 – 2386.

［25］ MILLER M D. MRI in sports medicine ［J］. Clin Sports Med, 2013,32(3)：xi.

［26］ MORI T, AGATA N, ITOH Y, et al. Post-injury stretch promotes recovery in a rat model of muscle damage induced by lengthening contractions ［J］. J Physiol Sci, 2018,68(4)：483 – 492.

［27］ MYRER J W, SCHULTHIES S S, FELLINGHAM G W. Relative and absolute reliability of the KT – 2000 arthrometer for uninjured knees. Testing at 67,89,134, and 178 N and manual maximum forces ［J］. Am J Sports Med, 1996,24(1)：104 – 108.

［28］ QU M Y, YU C L. Clinical and pathological studies on enthesiopathy of athletes ［J］. China's Sports Med, 1988,28：7 – 18.

［29］ REDMAN S N, OLDFIELD S F, ARCHER C W. Current strategies for articular cartilage repair ［J］. Eur Cells Mater, 2005,9：23 – 32.

［30］ SCHUMANN S, THELEN B, BALLESTRA S, et al. X-ray image calibration and its application to clinical orthopedics ［J］. Med Eng Phys, 2014,36(7)：968 – 974.

［31］ SIMON T M, JACKSON D W. Articular cartilage：injury pathways and treatment options ［J］. Sports Med Arthros Rev, 2018,26(1)：31 – 39.

［32］ SUTHERLAND D H. The evolution of clinical gait analysis. Part II kinematics ［J］. Gait Posture, 2002, 16(2)：159 – 179.

［33］ WANG L, QIN L, LU H B, et al. Extracorporeal shockwave therapy in treatment of delayed bone-tendon healing ［J］. Am J Sports Med, 2008,36：340 – 347.

［34］ WOO S L, JIA F, ZOU L, et al. Functional tissue engineering for ligament healing：potential of antisense gene therapy ［J］. Ann Biomed Eng, 2004, 32 (3)：342 – 351.

第二篇
基础理论

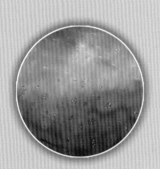

3 关 节 软 骨

关节软骨(articular cartilage)是一种透明软骨(hyaline cartilage),由软骨细胞、胶原和蛋白聚糖(proteoglycan)等细胞外基质(ECM)构成,主要起承载重量、缓冲应力和降低摩擦的作用,以维持机体骨骼间的平滑运动。急性软骨损伤和骨关节炎(OA)是造成成年人关节软骨损伤的主要原因,且软骨损伤通常难以自愈。现有治疗手段如关节清创、微骨折等方法虽然可以在一定程度上减轻患者的症状并改善关节功能,但大多数方法在关节局部产生的再生软骨仍有别于原生透明软骨,其结构与功能有一定缺陷。通过了解关节软骨的发育过程、组织结构、力学功能和损伤治疗手段的原理和方法,可以为临床医生处理关节软骨疾病提供崭新的视角,为临床关节软骨修复和再生提供新策略,最终为广大关节软骨损伤患者带来福音。

3.1 关节软骨的发育

3.1.1 软骨发育的临床意义

软骨在哺乳动物胚胎期及出生后的个体生长过程中都起着重要作用,软骨发育不良可造成软骨发育不全、内生软骨瘤病、骨骼畸形等多种骨软骨疾病。研究软骨发育的相关机制,有利于寻找促进间充质干细胞(mesenchymal stem cell, MSC)向软骨细胞分化、促进软骨细胞增殖和抑制软骨细胞肥大、骨化的新策略,以预防、缓解和治愈先天性软骨疾病及软骨急、慢性损伤。

3.1.2 软骨发育的核心问题

软骨作为肌肉-骨骼系统的重要组成部分,与其发育相关的基础研究已有数十年历史。目前学术界已对关节软骨的起源、发育过程、调节机制有了一定程度的认识,但仍有一些核心问题有待更深入地探索:①软骨发育过程中错综复杂而又高度有序的步骤是如何发生的?②发育过程受到哪些因素调节?③是什么引发了早期关节软骨在出生后的爆发性增长?④软骨内的独特结构区域是如何形成的?⑤关节软骨如何获得永久性状态并持续哺乳动物的一生?

3.1.3 软骨的起源与发育过程

软骨细胞是目前所知关节软骨组织中的唯一细胞,其来源并分化于 MSC。在人胚胎发育过程中,胚胎侧壁在第4周末出现被称为上肢芽与下肢芽的突起。肢芽中轴的 MSC 在第6周时开始增多、聚集,四肢的雏形由此形成。MSC 经分化成为软骨细胞,这些软骨细胞组成的软骨板最终发育为骨和关节软骨(图3-1)。

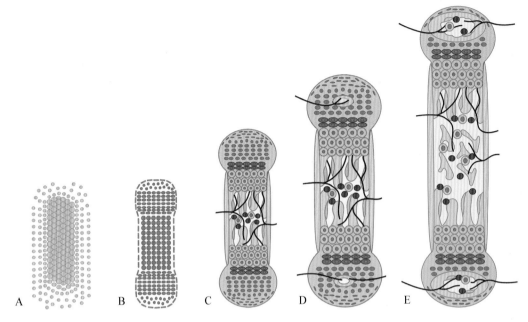

图3-1 软骨发育和软骨内骨化

A. MSC 聚集,产生原始软骨细胞;B. 原始软骨继续生长,形成由软骨膜包围的无血管软骨板,中心部分软骨细胞开始出现肥大改变;C. 肥大的软骨细胞钙化,血管长入长骨中心,初级骨化中心形成;D. 骨骺中心软骨细胞肥大钙化,血管长入骨骺,次级骨化中心形成;E. 生长板软骨内骨化使骨干生长,次级骨化中心发育成熟,关节软骨形成

在胚胎发育过程中,关节发育的第一个明显迹象是在预期形成关节的部位出现一扁平而凝聚的细胞区域,称为间带(interzone)。有研究者将间带从鸡胚中取出,发现小鸡的肢体关节形成受阻。以膝关节发育为例,间带在关节形成部位由最初的均质且紧密的细胞团逐渐分化为密集的"中间隔室"和细胞排布较为稀疏的两个侧翼"外部隔室"。基因表达方面,关节形成相关基因在中间隔室的细胞中具有更明显的表达,而与软骨成熟和肥大相关的基因则在外部隔室细胞中高表达。由此推测,中间隔室产生了关节软骨,而外部隔室中的细胞则发生软骨内骨化过程,进而形成次级骨化中心。在人体中,除股骨远端次级骨化中心在胚胎期出现外,其余次级骨化中心一般在婴儿出生后形成。另外,间带的组织学外观因发育阶段、关节位置和物种而异。

在胚胎发育期和新生儿早期阶段,关节软骨组织结构致密,具有各向同性的细胞分布结构,由少量基质和大量的小细胞构成。在出生后的生长期,关节软骨发生一系列巨大的结构和功能变化,关节软骨经历细胞聚集、体积增大等过程,最终成为各向异性的带状组织。有研究指出,成熟关节软骨中的细胞聚集可能是通过相邻细胞的互相影响而形成的,这不同于生长板中由共同的祖细胞形成的软骨细胞柱。对于软骨组织体积的增大,有学者认为浅表区域内细胞的增殖使关节面发生侧向扩张,而较深区域中更快速增殖的细胞群则可能引导组织的垂直生长。其中,关节软骨的增厚主要是通过关节软骨细胞体积增大而实现。ECM 的积累也有助于关节软骨体积的增大,基质中胶原纤维在出生时呈现各向异性分布,后经历沉积和定向的变化,最终在成熟组织中形成高度有组织的结构。

3.1.4 软骨发育的调节

新生儿早期关节软骨尚未具备成熟软骨的典型表型和组织学特征,包括:特征性的软骨厚度;丰富并具有弹性的基质;关节表面润滑剂;呈带状分布的组织结构和柱状排列的软骨细胞。在关节成熟过程中,MSC 的表型和基因表达受到复杂的调控,其调控过程包括对 MSC 干性的维持、向软骨的分化与软骨细胞的进一步成熟等。其中,Notch 信号通路在 MSC 干性维持上发挥重要作用。骨形态发生蛋白(bone morphogenetic protein,BMP)信号的激活控制着 MSC 向软骨细胞分化并维持软骨细胞的特性。β 连环蛋白(β-catenin)依赖的 Wnt 信号通路则在软骨细胞进一步分化及分化细胞的凋亡方面起着关键的促进作用。

值得注意的是,越来越多的研究表明软骨细胞的成熟分化过程受到包括 DNA 甲基化、组蛋白翻译后修饰和非编码 RNA 等表观遗传学的调控。例如,miR-574-3p 被证明可促进 MSC 向软骨的分化,而 let-7 miRNA 和 miR-140 可分别调节软骨细胞增殖和分化过程。因 miRNA 通过对转录后 mRNA 表达水平的抑制调节细胞活动,故基于 miRNA 的治疗方式可在理论上避免脱靶的副作用,这为深入开展减缓软骨细胞去分化、维持软骨细胞表型、促进干细胞向软骨细胞分化的研究提供了新的思路。

3.2 关节软骨的结构与功能

3.2.1 成熟软骨的结构

(1) 大体结构

关节软骨是一种透明软骨。成年哺乳动物健康关节软骨的表面光滑、有光泽,呈乳白色半透明状。关节软骨的厚度因物种、关节位置、软骨区域等因素而有所不同,成年人的下肢关节软骨厚度为 1～3 mm,膝关节软骨比髋关节和踝关节软骨更厚。未成熟的关节软骨偏蓝色,而老年人的关节软骨偏黄色。

(2) 组织结构

关节软骨是一种特殊的结缔组织,由细胞和 ECM 构成。软骨组织中目前所知的细胞只有 1 种,即软骨细胞,其体积约占关节软骨总体积的 2%;剩余约 98% 为多孔的 ECM。关节软骨具有一定的通透性,无血管、神经和淋巴管等,其营养来源主要是关节腔内的关节液和软骨下骨中的血液。在固体的 ECM 空隙中充满了以水为主要成分的组织间液,占

关节软骨湿重的 80%。无机离子如钠、钙、氯和钾也存在于组织间液中。

关节软骨组织有明显的分层结构(见图 2-14A),根据其组织形态和成分的不同,由浅入深分为 4 层:浅表层/切线层(superficial/tangential zone)、中间层/移行层(middle/transitional zone)、深层/辐射层(deep/radial zone)和钙化层(calcified zone)。关节软骨表面有一层胶原纤维层,可完整剥离,在相差显微镜下高亮显示,称为闪亮层(splendent lamina)。各层软骨的厚度、细胞形态、基质组成和结构及力学特性都有所不同,且各层之间除钙化层外无明确分界。

浅表层在 4 层结构中最薄,占关节软骨厚度的 5%～10%。这一层中,软骨细胞呈梭形,细胞长轴和胶原纤维均与关节软骨表面平行;在使用番红/固绿对关节软骨进行组织学染色时,浅表层仅能被固绿染色,不能被番红 O 染色。中间层占软骨厚度的 40%～45%,软骨细胞呈圆形或卵圆形,单个或成对分布;胶原纤维直径粗大,排列不规则,方向多为斜行。从中间层开始至钙化层,软骨基质可被番红 O 染成红色(图 3-2)。深层为关节软骨最厚的部分,软骨细胞直径大、数量多,呈圆形或卵圆形,柱状排列,方向与关节软骨表面垂直。钙化层位于深层和软骨下骨之间,其基质被钙化,与软骨下骨相互嵌入。在深层与钙化层之间,有一条分界线,称为潮线(tidemark)。潮线是一条嗜碱性的线,通常可以在苏木精-伊红(hematoxylin-eosin,HE)染色的切片上看到,它代表了钙化与非钙化区域的分界。

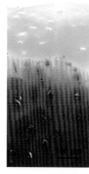

图 3-2　人关节软骨的番红/固绿染色

浅表层(切线层)

中间层(移行层)

3.2.2 软骨细胞

软骨细胞是软骨中一群特化的间质细胞,在关

节软骨的总体积中约占 2％。软骨细胞负责大量 ECM 的合成,包括胶原、糖蛋白(glycoprotein)、蛋白聚糖和透明质酸(hyaluronan)等。在浅表层和中间层的软骨细胞主要分泌由 Ⅱ 型、Ⅸ 型和 Ⅺ 型胶原及蛋白聚糖组成的 ECM。在深层的软骨细胞则会分泌 Ⅹ 型胶原。软骨细胞也合成降解 ECM 成分的酶,在生理环境下参与正常的组织重塑,维持关节软骨的稳态。在这些酶中,主要为裂解胶原和蛋白聚糖的基质金属蛋白酶(MMP)和含血小板反应蛋白基序的去整合素金属蛋白酶(a disintegrin and metalloproteinase with thrombospondin motifs, ADAMTS);其他较少的成分包括弹性蛋白酶(elastase)和组织蛋白酶(cathepsin)等。通过维持基质合成与降解的平衡,辅以生长因子、炎性介质等物质,软骨细胞能够维持软骨稳态,保持成熟关节软骨的健康。

由于成熟的关节软骨中无血管,软骨细胞在相对缺氧的环境中线粒体含量较低,细胞数量和增殖速率都较低。在大鼠关节软骨发育成熟后,软骨细胞的增殖速率显著下降;成年人的软骨细胞数量亦会随着年龄的增长而降低。当软骨受到外界刺激和组织损伤的影响后,软骨细胞亦会受影响,从而进一步加重软骨损伤。

3.2.3 细胞外基质

ECM 是关节软骨发挥力学功能的最主要成分,约占关节软骨体积的 98％。ECM 的成分主要有 3 种,即纤维(胶原纤维和弹性纤维)、蛋白聚糖和糖蛋白,它们均由软骨细胞合成和更新。其中,主要的力学承载结构成分是胶原纤维(占干重的 75％)和蛋白聚糖(占干重的 20％～30％),具体的占比随着与关节软骨表面距离的不同而不同。胶原在浅表层含量最高,而在中间层和深层的含量较浅表层少 20％。蛋白聚糖在浅表层含量最低,但在中间层和深层含量高达 50％。

胶原是 ECM 中最主要的纤维成分,在成熟关节软骨中有多种不同的胶原分子。Ⅱ 型胶原是透明软骨中最主要的胶原类型(占 90％以上),但透明软骨中同样包含 Ⅲ 型胶原(约 10％)、Ⅸ 型胶原(1％)、Ⅺ 型胶原(3％)、Ⅵ 型胶原(少于 1％,仅见于 ECM)等。Ⅵ 型胶原对软骨细胞感受机械力有重要作用。Ⅹ 型胶原仅在位于钙化层的肥大软骨中出现。

ECM 中还有糖胺聚糖(glycosaminoglycan, GAG)、蛋白聚糖和糖蛋白等非胶原成分。GAG 是由重复的二糖单元组合起来的,在关节软骨中存在的亚单位有:硫酸软骨素(chondroitin sulfate)、硫酸角质素(keratin sulfate)、硫酸皮肤素(dermatan sulfate)、硫酸乙酰肝素(heparan sulfate)和透明质酸。基质非胶原成分均带负电荷,相互排斥并吸引阳离子(如钙离子、钠离子等)和水,以保证软骨吸水和维持力学功能。

蛋白聚糖是一类具有 1 个或多个 GAG 链的亲水蛋白,这些 GAG 共价结合到 1 个蛋白核心上。在这些聚集的蛋白聚糖家族中,聚集蛋白聚糖是最大的一种,它和透明质酸一起组成了一种多分子复合物,而硫酸软骨素 GAG 与硫酸角质素 GAG 则黏附在该复合物上,并通过连接蛋白保持稳定。另一个家族成员是多能蛋白聚糖,其含量要少得多。

富含亮氨酸重复的小蛋白聚糖家族包括双糖链蛋白聚糖(biglycan)、核心蛋白聚糖(decorin)、纤调蛋白聚糖(fibromodulin)以及光蛋白聚糖(lumican)。其他蛋白聚糖还有串珠素(perlecan)和润滑素(lubricin,又称浅表层蛋白或 PRG4)。

在关节软骨 ECM 中还能够检测到许多其他的非胶原蛋白。按照功能的不同,这些蛋白被分为结构蛋白和调节蛋白。结构蛋白包括血小板反应蛋白(thrombospondin)1、3 和 5(又称为软骨寡聚蛋白),软骨基质蛋白(matrilin)1 和 3,纤连蛋白(fibronectin),腱蛋白(tenascin)C 以及软骨中间层蛋白。调节蛋白主要影响细胞代谢而不是在基质中起结构性作用,包括 gp - 39/40、基质 Gla 蛋白、软骨调节素(chondromodulin)1 和 2、软骨来源的视黄酸敏感蛋白,还有一些生长因子如 TGF - β 和 BMP 等。

3.2.4 软骨组织的力学特性

为发挥力量传递、缓冲、润滑等力学功能,关节软骨具有如下相应的力学特性。

(1) 黏弹性

关节软骨具有黏弹性的机制可能是:①组织间液在多孔的固体基质中流动产生的摩擦阻力(流体依赖机制);②胶原纤维和蛋白聚糖本身具备一定的黏弹性(非流体依赖机制)。当对关节软骨施加负载时,组织间液会流出,导致组织体积缩小,而 ECM

的低渗透性使液体很难流出软骨组织;当关节软骨压力平衡时,无液体流动或液压差存在,此时所有负载由固体基质和内部膨胀压支持;去除负载时,关节软骨利用固体基质的弹性和静水压恢复到初始状态。

（2）膨胀性

带负电荷的蛋白聚糖基团导致的软骨基质内高净负电荷密度,称为固定电荷密度(fixed charge density,FCD)。为了让软骨基质达到电荷中性,在间质中需要很多阳离子(如钠离子),造成关节软骨中的离子浓度高于关节液,在间质和外界环境中的离子根据唐南平衡(Donnan equilibrium)形成渗透压差。受该渗透压差的影响,液体会流入组织以保持渗透压平衡,使软骨基质具有吸水作用并产生膨胀。另一个原因是化学性膨胀,即邻近的带负电荷蛋白聚糖基团相互排斥。化学性膨胀也依赖于软骨内蛋白聚糖周围的高离子浓度。相应地,胶原网络则限制了软骨的膨胀。

（3）压缩性

软骨的压缩性主要与蛋白聚糖有关。当软骨受到压力时,随着组织间液的流动,体积减小,FCD、静水压和化学膨胀压力增加,组织的刚度也会增加。由于胶原网络限制了软骨组织的膨胀,使膨胀压保持在较高水平,因而胶原纤维与压缩刚度间有间接关系。

（4）拉伸性

关节软骨的拉伸模量取决于胶原纤维密度、纤维方向和胶原交联程度。当对软骨进行牵拉测试时,胶原纤维和被束缚的蛋白聚糖分子按照牵拉的方向排列并被拉伸。在形变较小时,施加的拉力较小,胶原纤维以重排替代拉伸,在应力应变曲线中能看到一个非线性的坡脚区;当形变较大时,胶原纤维重排后被拉伸,由于胶原纤维本身的刚性而产生了更大的拉伸应力。因此,关节软骨的拉伸刚度与应力大小高度相关。同时,由于蛋白聚糖造成的膨胀压对胶原网络施加了预应力,所以蛋白聚糖与拉伸刚度间接相关。

（5）剪切性

理想情况下,单纯的低剪切应力不会造成软骨的体积变化,所以也没有压力的梯度改变或组织液流动变化。软骨内部的蛋白聚糖-胶原基质剪切刚度主要与胶原纤维有关,蛋白聚糖不直接影响剪切刚度。但与拉伸刚度相同,由于蛋白聚糖参与对胶原预应力的施加,因此也可间接影响其剪切刚度。

（6）基质成分的非均一性和各向异性

关节软骨的成分和结构随着深度的变化而变化,因此,关节软骨的力学特性是非均一、各向异性的。由于蛋白聚糖的非均匀分布,FCD的分布也不均匀,造成不同深度的膨胀压差异。胶原纤维的排列会根据深度而变化,但它们又只能抵抗张力变化,所以胶原纤维也是造成关节软骨的力学非均一性、各向异性的重要原因。比如,在浅表层,胶原纤维平行于软骨表面排列,从而使该层在切线方向上有很高的拉伸刚度,而在垂直方向上刚度很低,所以这些纤维对抵抗压痕有重要作用,但对抵抗膨胀几乎没有作用;相反,胶原纤维在深层主要为垂直排列,因此是深层抵抗膨胀的主要力量。

3.2.5　关节软骨的力学功能

关节软骨的主要功能是降低关节表面的摩擦力,缓冲负载并使之顺利传导到软骨下骨。在人行走时,下肢关节软骨所受压强为 $1\sim6$ MPa,最高可承受 2.5 倍体重的接触力;而运动(如滑雪)的过程中,压强峰值可达 18 MPa,接触力可高达 7.8 倍体重。关节软骨的力学特性使其可以承受较高的接触力,缓冲并将压力分散传递给软骨下骨。据报道,人类膝关节软骨在体内的接触形变量可达 30%。

由于关节软骨组织形态和力学特性上的非均一性,使得关节软骨需要完整的组织结构来发挥功能。关节软骨损伤会影响其抗压性、通透性和电荷分布,因此即使是细微的软骨损伤也可以显著改变关节软骨的力学性能。

关节内复杂的润滑系统可以保持运动时软骨面的低剪切力。关节液中的透明质酸、润滑素和磷脂对关节软骨的润滑起到关键作用。关节液还代替血管,为关节软骨输送营养,并储存来自软骨和滑膜组织的蛋白,因此关节液的成分可以作为关节健康或疾病状态的生物标记。

3.3　关节软骨的修复与再生

3.3.1　修复规律

Brittberg 等根据软骨缺损的深度和破坏范围,提出了国际软骨修复协会(International Cartilage

Repair Society，ICRS)分级方法，以评估临床上软骨损伤的程度。内容如下：没有明显损伤的正常软骨为 ICRS 0 级；软骨表面完整但有轻微纤维化或者软化为 ICRS 1a 级，如有轻微的裂隙为 ICRS 1b 级；软骨有明显缺损，但深度小于软骨厚度的 50％为 ICRS 2 级；软骨缺损深度超过软骨厚度的 50％，深及钙化层，但不穿透软骨下骨为 ICRS 3 级；软骨缺损穿透软骨下骨为 ICRS 4 级。一般来说，未穿透软骨下骨的软骨损伤称为软骨部分损伤(partial thickness injuries)或浅层软骨损伤，穿透软骨下骨的损伤称为软骨全层损伤(full thickness injuries)(图 3-3)。

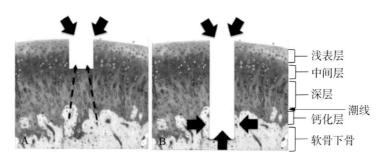

图 3-3　软骨损伤的分类
A. 软骨部分损伤；B. 软骨全层损伤

（1）软骨部分损伤

软骨部分损伤类似于 OA 初始阶段发生的软骨裂隙缺损，尚未达到软骨下骨。由于成熟软骨组织缺乏血运以及骨髓的干细胞无法达到缺损处等原因，软骨部分损伤一般不能自愈。软骨部分损伤的修复愈合依赖于关节软骨细胞，但是软骨中的细胞密度低，且软骨细胞修复损伤的能力也低，因此不能有效重构基质，实现组织再生。大多数患者的软骨损伤为软骨部分损伤，不能自我修复。

（2）软骨全层损伤

软骨全层损伤是指软骨缺损穿过潮线和软骨钙化层并且穿透软骨下骨。穿透软骨下骨的损伤使得骨髓腔内的血液和 MSC 得以进入缺损处并形成血凝块。血凝块由纤维蛋白构成，它可以"捕获"血液中的各种蛋白、脂质和血细胞等，对于软骨全层缺损的再生有重大意义。血凝块可以完全填充直径为 1~2 mm 的软骨缺损，但是不能完全填充其他相对较小或较大的缺损，一般来说被完全填充的缺损能取得较好的修复效果。软骨全层损伤数天后，骨髓来源的 MSC 开始穿透纤维蛋白组成的血凝块，而血凝块通常在数周内完全被血管化的瘢痕样组织所取代。随后在缺损处的新生组织开始发生向心性软骨内骨化。新生组织的顶部不会发生骨化，而是转变为纤维软骨。与透明软骨不同，这种纤维软骨既没有排布规律的胶原纤维，也没有带状分布的软骨细胞，并在数周至数月后开始退化。自发产生的修复组织与天然软骨的整合很差，连接处普遍存在不连续的区域。

3.3.2　影响修复的因素

（1）年龄

年龄是影响关节软骨修复效果的因素之一。有研究发现，中老年(40 岁以上)患者的软骨细胞具有衰老倾向并且增殖能力降低，这些软骨细胞的损伤修复能力要显著低于年轻患者的软骨细胞。Pestka 等评估了 252 个患者的软骨细胞质量，发现年轻患者软骨细胞特异性标志物的表达要显著高于老年患者的软骨细胞。此外，老年患者的软骨细胞具有与 OA 软骨细胞近似的基因表达，损伤修复能力降低。反之，软骨损伤也会导致软骨组织的衰老：机械性损伤会通过增加氧化应激来促进关节软骨细胞的衰老，表现为细胞周期停滞、形态衰老、SA-β-gal 活性增加等。

（2）关节局部免疫微环境

正常关节的平衡由多种因素共同维持，包括韧带维持的关节稳定性，半月板和关节软骨维持光滑的运动和非炎症的环境以保证正常的细胞活动等。在平衡状态下，ECM 的丢失很少。当平衡因素受到影响时，关节内微环境的破坏导致软骨细胞被"激活"，细胞增殖和基质降解酶水平上升，细胞因子及其受体表达上调,关节软骨基质重塑增强,关节面和软骨下骨硬化,最终导致 OA 的发生。

传统观念认为 OA 是一种非炎性疾病,但是最近有研究表明炎症因素参与了 OA 的发生和进展,是导致软骨破坏的重要因素之一。其中,白细胞介素-1β(IL-1β)和肿瘤坏死因子-α(TNF-α)是"激活"状态下的软骨细胞产生的主要炎症因子。Schmal 等发现正常关节内 IL-1β 含量较低,而在有软骨损伤的膝关节内有较高含量的 IL-1β,不利于关节软骨损伤的修复。

当发生软骨损伤时,一方面局部免疫微环境的改变使损伤进一步恶化;另一方面,IL-8 和单核细胞趋化蛋白-1(monocyte chemoattractant protein,MCP-1)等趋化因子的释放又能募集单核细胞、中性粒细胞和软骨祖细胞,诱导炎症介导的组织修复过程。

（3）关节局部干细胞

人体内的干细胞在组织受损或者疾病时会被募集参与组织修复,这些干细胞主要存在于骨髓、肌肉、脂肪组织、滑膜和结缔组织中(图3-4)。因此,通过募集干细胞并促其分化用于修复组织损伤,不仅成本低、损伤较小,且能发挥自身细胞潜能,提高修复效果。

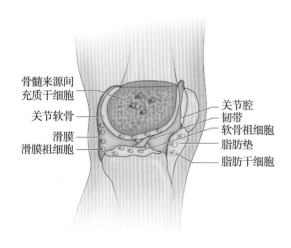

骨髓来源间充质干细胞
关节软骨
滑膜
滑膜祖细胞
关节腔
韧带
软骨祖细胞
脂肪垫
脂肪干细胞

图 3-4　膝关节的干/祖细胞

骨髓来源间充质干细胞(bone marrow-derived mesenchymal stem cell,BMSC)是软骨修复最重要的干细胞来源之一。软骨修复常用的外科手术之一是微骨折手术(microfracture),即通过在受损的关节面上钻出小孔连通骨髓腔,让骨髓中的血液和骨髓成分进入软骨缺损中;BMSC 受到趋化信号的刺激会迁移到微骨折处,增殖并分化成纤维软骨,填充缺损。另外,在滑膜组织和滑膜液中存在祖细胞群,它们也具有软骨分化潜能,在软骨损伤期间它们的数量会增加。这些滑膜祖细胞可促进关节正常微环境的维持,参与软骨损伤的内源性修复。有研究者从关节软骨的表面区域分离出一种常驻细胞,称为关节软骨祖细胞(articular cartilage progenitor cell,ACPC)。该细胞对纤连蛋白有高亲和力,具有很强的集落形成能力并且能表达 *Notch1* 基因。有研究发现 ACPC 有 MSC 群体的特征,比如较高的端粒酶活性和稳定的端粒长度。当软骨损伤时,ACPC 可以主动迁移到损伤处,在生化信号的刺激下经过适当的迁移、分化,参与软骨损伤的修复。

（4）关节局部生长因子

关节局部生长因子主要来源于关节内的滑膜组织和关节液,调节关节软骨的代谢活动。在正常条件下,胰岛素样生长因子-1(IGF-1)是维持软骨代谢稳态的主要生长因子之一,具有调控软骨细胞合成和降解 ECM 的功能。其他生长因子如转化生长因子(TGF)家族(TGF-β1、2 和 3)和部分骨形态发生蛋白(BMP)等也对软骨稳态的维持有重要作用。成纤维细胞生长因子(FGF)、TGF-β 和血小板源性生长因子(PDGF)等生长因子还可以通过加快软骨细胞的增殖来促进软骨修复。

3.3.3　修复方法

（1）常规关节软骨损伤治疗方法

1）关节冲洗清理术(lavage and debridement):一种通过关节镜清除关节腔内的软骨碎片、游离体、退行性变的软骨、骨赘及肥大的滑膜组织等的方法。它是一种姑息性治疗手段,可以在短期内减轻患者的疼痛症状并改善生活质量。一般认为,关节冲洗清理术适用于软骨损伤面积<2 cm²、症状不强烈和有低康复需求的老年患者。

2）微骨折手术:一种骨髓刺激技术,主要适用于修复局部软骨缺损。它通过在软骨面造成多个穿透软骨下骨的微孔,让血液和 BMSC 从骨髓腔迁移到软骨缺损的位置,从而促进软骨再生。微骨折手术一般仅生成纤维软骨,其力学性质不如正常的透明软骨,不能满足关节活动的需求,在手术 18～24

个月后会逐渐退化。此外,有 20%～50%的患者在病灶内有骨赘形成。

尽管美国食品药品监督管理局(Food and Drug Administration,FDA)和许多临床医生仍然认为微骨折是软骨修复的首选方法,但是有研究表明微骨折手术仅在短期内能延缓软骨发生退行性变,在术后 5 年以上时无论病变的大小,此治疗均失去疗效。

3) 自体组织移植

A. 骨膜/软骨膜移植:有学者在人和实验动物模型中应用骨膜和软骨膜移植物治疗关节软骨全层缺损。研究表明,骨膜移植物与软骨膜移植物的治疗效果没有差别,但骨膜移植物更容易获取。另外,O'Driscoll 等观察到骨膜在发育期间及骨折后重建期具有软骨形成潜力。然而,骨膜移植物在临床中尚未取得满意的治疗效果,不能实现透明软骨层的完全修复和组织修复的长期稳定性。此外,通过缝合或黏合将移植物附着到缺损上有技术性困难,且移植物的钙化可能导致移植物损失率增高。

B. 骨软骨移植:也称骨软骨镶嵌移植术(mosaicplasty),已被广泛用于治疗骨软骨缺损。一般骨软骨同种异体移植物适用于填充较大的缺损,而自体移植物用于治疗较小的全层缺损。自体骨软骨移植可通过开放式或关节镜手术来完成,首先从关节软骨的非承重区域获取圆柱形骨软骨组织,然后将其植入经过清创的软骨全层缺损处。与自体软骨细胞移植(ACI)相比,骨软骨移植通过一次手术完成治疗过程,成本较低并可避免二次手术。骨软骨移植术在治疗小尺寸软骨全层缺损时较为有效,可以改善患者关节活动能力和减轻关节疼痛。一般认为,骨软骨移植适用于直径<2.5 cm 并且周围软骨组织稳定的软骨全层缺损。

(2) 组织工程手段治疗软骨损伤

目前临床上常规的软骨损伤治疗方法仍然未取得满意的修复效果,而组织工程作为一种新兴学科,在软骨损伤修复方面展示出良好的应用前景。组织工程是应用工程科学和生命科学的原理和方法,在体外开发产生具有生物活性的组织、器官,以恢复、维持和改善组织器官功能或完全替代体内组织器官的学科。它利用种子细胞、生物材料和生长因子三要素的协同作用来促进组织修复和再生。

1) ACI:微骨折治疗效果的不稳定促进了 ACI 的发展。ACI 需要 2 次手术完成,首先通过第 1 次关节镜手术在关节非负重区收集全层软骨组织,从

提取的软骨组织中获取软骨细胞并在体外进行培养扩增,产生(1.2～4.8)×10^7 个细胞;然后通过第 2 次手术将扩增后的软骨细胞植入清创后的软骨缺损处;最后用骨膜将缺损处进行覆盖并固定。

ACI 的治疗效果在一系列临床试验中得到了证实。Bentley 等比较了 ACI 和自体骨软骨移植的效果,发现 ACI 在手术 10 年后有更好的治疗效果。随访超过 10 年的临床研究表明,ACI 是治疗大面积(>4 cm^2)膝关节软骨缺损病变的有效且持久的方法。Saris、Basad 等发现 ACI 在治疗面积>3 cm^2 的软骨缺损时与微骨折相比具有更好的修复效果。但对于较小的软骨缺损,ACI 和微骨折在临床评分和放射学评估上治疗效果相近。

ACI 有 2 个主要优点:①治疗使用患者自身细胞,可以避免免疫排斥反应和同种异体细胞或异物移植带来的病毒感染;②与自体骨软骨移植相比,ACI 只需抽取少量活体组织,可以最大限度地减少供体损伤。ACI 有 3 个主要缺点:①需要 2 次手术来完成整个治疗过程;②需要较长康复时间(6～12 个月)来确保新生组织的成熟和患者症状的改善;③ACI 是一个多阶段、复杂的操作。ACI 最常见的术后不良反应是用来封盖缺损处软骨细胞的骨膜瓣发生异常肥大,同时自体软骨细胞在体外培养过程中有可能会分化成纤维软骨细胞。

2) 基质诱导自体软骨细胞移植(MACI):目前临床最常见的基于生物材料支架和种子细胞的软骨修复方法。跟 ACI 一样,MACI 也需要 2 次手术来完成整个治疗过程:第 1 次手术收集患者的自体软骨组织,并从中分离出软骨细胞;从体内分离出的细胞经体外扩增后种植在生物材料支架上培养数天;然后再通过第 2 次手术将种植了细胞的支架植入软骨缺损处。相对于 ACI 技术,MACI 技术的优势在于可避免细胞的直接流失,且用生物材料为细胞提供了良好的生长微环境,有利于细胞的生长、分化或表型的维持,从而进行更有效的软骨修复。

MACI 在一些病例系列研究中取得了良好的临床治疗结果和组织学结果。有研究对比了 MACI 与 ACI 的治疗效果,两者有近似的临床评分、关节镜评估和组织学结果,但接受 MACI 治疗的患者发生移植物肥大等并发症的概率较低。Basad 等发现在手术 2 年后,接受 MACI 治疗的大面积(>4 cm^2)软骨缺损患者的恢复效果要优于接受微骨折的患者。

浙江大学欧阳宏伟教授团队应用分子生物学和组织工程学等手段,通过动态全过程追踪软骨组织细胞分离和传代过程中的成熟细胞及干细胞标记,揭示了成体软骨干细胞的细胞学起源和扩增分化条件,攻克了软骨细胞扩增难题,成功治疗临床膝关节软骨大面积(6～13 cm^2)缺损患者。该研究结果从机制上理清了扩增过程中软骨细胞的动态变化规律、扩增条件和移植时机,描绘了软骨组织来源干细胞的动态表型概念,推动了软骨再生技术临床转化应用工作(图 3-5)。

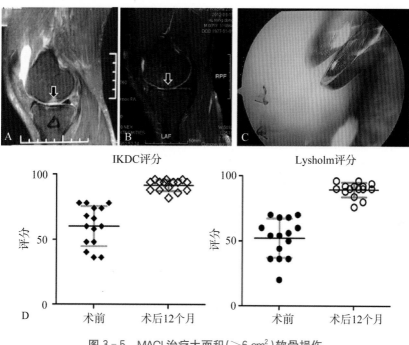

图 3-5　MACI 治疗大面积(＞6 cm^2)软骨损伤

A. 术前 MRI 检查;B. 术后 12 个月 MRI 检查;C. 术后 12 个月关节镜探查;
D. 患者 MACI 治疗前后 IKDC 评分和 Lysholm 评分(分值越高,疗效越好)

MACI 具有操作简单、损伤小、术中操作时间短等优点,但是其昂贵的费用限制了这种治疗方法的普及。

3) 基质诱导自体软骨形成(AMIC):一种无细胞技术,可以在单次手术中进行,也称"一步法"。AMIC 首先通过微创手术暴露软骨缺损部位并进行适当清理,然后进行微骨折手术释放含有 BMSC 的血液和骨髓,最后通过缝合或者用胶固定的方式将生物支架覆盖在缺损处。植入的支架可稳定微骨折术后形成的血凝块,有助于提高早期组织的机械稳定性并促进软骨再生。

一些病例系列研究发现 AMIC 在治疗软骨全层缺损方面安全有效。在一项随访长达 5 年的研究中,AMIC 术后 12 个月患者的 Tegner、Lysholm、ICRS 和 Cincinatti 等临床评分有明显的改善。与微骨折不同,在接受 AMIC 治疗的患者当中,临床的治疗结果与这些患者的年龄、体重指数(body mass index,BMI)和他们之前接受过的骨科手术数量无关。

目前对于 AMIC 仍缺乏长时间和大规模的随访研究,这种治疗方式的治疗收益、成本效益和潜在缺陷仍需要进一步的研究。

(3) 生物技术手段治疗软骨损伤

1) 生长因子治疗:生长因子在调节软骨细胞生长、代谢和分化,维持关节稳态和促进基质合成等方面发挥重要作用,在促进软骨损伤修复和改善早期退行性 OA 治疗中有很大的研究潜力。

BMP 家族是在软骨修复中最有治疗前景的生长因子之一。BMP 可以促进软骨基质的合成和降低分解代谢相关细胞因子的生成,但可能导致软骨疣形成。IGF-1 是一种安全有效的促进软骨修复的生长因子,但是在炎症环境中对软骨细胞的作用效果会降低。有研究表明 TGF-β 家族可促进软骨的修复,但是会对关节内的其他组织有副作用,因此它的应用需要结合具有靶向功能的载体。大量研究表明,单一的生长因子难以实现软骨损伤的完美再生,合理运用不同组合的生长因子协同作用或许能更有效地促进软骨损伤的修复。Loeser 等运用 IGF-1 与 BMP-7 的组合可以有效促进软骨基质的合成。目前,部分生长因子的商业产品已被批准应用于临床,其在软骨修复治疗中有广阔的应用前景。

生长因子进行组织再生有 2 个主要缺点:①可能导致体内异位组织形成;②生长因子有相对短的半衰期和较小范围的扩散能力。因此,生长因子在体内应用前,需要设计合理的载体系统来提高对生长因子的作用效率和作用剂量的精准把控。

2) 富血小板血浆(PRP)治疗:一种自体血液衍生产品,含有一系列的生物活性分子如 TGF、FGF、EGF 等。这些生物活性分子在机体炎症反应、血管生成、细胞迁移和病理代谢等生理过程中起到重要作用。目前的研究表明,PRP 治疗可以改善软骨损伤或 OA 中膝关节的微环境,使之更适合组织的自我修复。

PRP 治疗软骨损伤的应用方式非常简单,制备 PRP 制品后直接膝关节腔穿刺注射即可。一般认为 PRP 注射适用于年轻的骨软骨损伤患者和早期 OA 患者。有研究表明,PRP 的注射可以有效改善患者的运动功能和减轻疼痛症状,也可以用于提高其他手术方式的治疗效果。另有研究表明,应用 PRP 协助微骨折手术治疗可有效提高再生软骨组织的力学特性。

PRP 有 3 个优势:①易于被患者和医生接受;②制备简单,成本较低,技术操作简单;③是一种安全的治疗方式,因为使用患者自身的蛋白质并且浓度可控,从而能避免免疫排斥、异体移植传播疾病等不良反应。

3) 干细胞治疗:应用自体或者异体干细胞来促进组织修复的一种治疗方法。因为相对容易获得、扩增和储存,BMSC 和脂肪来源干细胞(adipose-derived stem cell,ADSC)是临床软骨修复应用得最多的干细胞种类。干细胞具有多向分化潜能,可分化为骨和软骨组织,替代损伤的骨软骨组织。干细胞还具有免疫调节和抑制炎症功能,同时还能通过分泌各种生长因子(如 IGF-1、TGF-β1 等)和抗氧化剂来减少创伤和氧化应激导致的细胞凋亡。

干细胞治疗在软骨损伤治疗领域最常用的方法是关节腔注射。首先从患者髂嵴获取 BMSC,然后经体外扩增后注入关节腔。有研究表明,OA 患者在接受干细胞注射治疗 1 年后关节活动能力和关节疼痛均得到了明显改善,而且没有明显的并发症发生。也有研究将生物材料支架(如胶原)和干细胞结合用于软骨损伤的修复,其中大部分研究报道在术后 1 年内取得了较好的治疗效果。

虽然干细胞治疗显现出治疗软骨损伤的潜力,但是目前仍缺乏充分证据证明其优于其他治疗手段。因为干细胞具有多向分化潜能,所以需要进行更加长期、更加深入的评估来证明其治疗的安全性。

4) 基因治疗:是将人的正常基因或有治疗作用的基因通过一定方式导入人体靶细胞以纠正基因的缺陷或者发挥治疗作用,从而达到治疗疾病目的的生物医学技术。利用基因治疗有望克服生长因子治疗的缺点,包括生长因子半衰期短和异位组织形成等。通过将基因导入目标细胞或者组织后,这些细胞可以充当工厂合成蛋白质来促进组织修复或诱导细胞和组织参与损伤修复。这种方法在软骨修复领域具有很好的前景。

在软骨损伤的基因治疗中,最常用的载体是病毒载体,包括腺病毒(adenovirus,AdV)、辅助依赖性腺病毒载体(helper-dependent adenoviral vector,HD-AdV)、腺相关病毒(adeno-associated virus,AAV)和反转录病毒(retrovirus,RV;如慢病毒)等。虽然病毒载体已经被证明可以提高转染的效率,但是会引起体内的排异反应,因而非病毒的基因载体受到了广泛关注。

多年来,基因治疗受到了广泛的关注,但是它的临床应用受到非常严格的监管,因此目前临床中的基因治疗产品仍然很少。欧盟于 2012 年 11 月批准了第 1 个基因治疗产品 Glybera(UniQure),它用于治疗脂蛋白脂肪酶缺乏症,这对于科学界特别是基因治疗领域是一个里程碑式的事件。

(欧阳宏伟)

本章要点

1. 在关节发育过程中,MSC 分化为软骨细胞,并进一步形成关节软骨和骨等组织。

2. 软骨发育和成熟过程受到多种信号的复杂调控。

3. 成熟关节软骨由软骨细胞和 ECM 构成，有明显的分层结构。

4. 成熟关节软骨具有多种力学特性，以适应其力量传递、缓冲、润滑等力学功能。

5. 关节软骨损伤可分为软骨部分损伤和软骨全层损伤，它们具有不同的修复规律。

6. 患者年龄、关节内局部免疫微环境、干细胞和生长因子等均能影响软骨损伤修复。

7. 需要根据患者的软骨缺损的面积、数量和深度等情况制订个体化的治疗方案。

主要参考文献

[1] 卫小春. 关节软骨[M]. 北京：科学出版社，2007.

[2] ACOSTA C A, IZAL I, RIPALDA P, et al. Gene expression and proliferation analysis in young, aged, and osteoarthritic sheep chondrocytes effect of growth factor treatment [J]. J Orthop Res, 2006, 24 (11): 2087 - 2094.

[3] AKKIRAJU H, NOHE A. Role of chondrocytes in cartilage formation, progression of osteoarthritis and cartilage regeneration [J]. J Dev Biol, 2015, 3 (4): 177 - 192.

[4] ARCHER C W, FRANCIS-WEST P. The chondrocyte [J]. Int J Biochem Cell Biol, 2003, 35 (4): 401 - 404.

[5] BASAD E, ISHAQUE B, BACHMANN G, et al. Matrix-induced autologous chondrocyte implantation versus microfracture in the treatment of cartilage defects of the knee: a 2-year randomised study [J]. Knee Surg Sports Traumatol Arthrosc, 2010, 18 (4): 519 - 527.

[6] BENTHIEN J P, BEHRENS P. The treatment of chondral and osteochondral defects of the knee with autologous matrix-induced chondrogenesis (AMIC): method description and recent developments [J]. Knee Surg Sports Traumatol Arthrosc, 2011, 19 (8): 1316 - 1319.

[7] BENTLEY G, BIANT L C, VIJAYAN S, et al. Minimum ten-year results of a prospective randomised study of autologous chondrocyte implantation versus mosaicplasty for symptomatic articular cartilage lesions of the knee [J]. J Bone Joint Surg Br, 2012, 94 (4): 504 - 509.

[8] BINGHAM J T, PAPANNAGARI R, VAN DE VELDE S K, et al. In vivo cartilage contact deformation in the healthy human tibiofemoral joint [J]. Rheumatology, 2008, 47 (11): 1622 - 1627.

[9] BOBACZ K, ERLACHER L, SMOLEN J, et al. Chondrocyte number and proteoglycan synthesis in the aging and osteoarthritic human articular cartilage [J]. Ann Rheum Dis, 2004, 63 (12): 1618 - 1622.

[10] BOGERT A V D, READ L, NIGG B. An analysis of hip joint loading during walking, running, and skiing [J]. Med Sci Sports Exerc, 1999, 31 (1): 131 - 142.

[11] CAPITO R M, SPECTOR M. Collagen scaffolds for nonviral IGF-1 gene delivery in articular cartilage tissue engineering [J]. Gene Ther, 2007, 14 (9): 721 - 732.

[12] CARBALLO C B, NAKAGAWA Y, SEKIYA I, et al. Basic science of articular cartilage [J]. Clin Sports Med, 2017, 36 (3): 413 - 425.

[13] CATTARUZZA S, SCHIAPPACASSI M, LJUNG-BERG-ROSE A, et al. Distribution of PG-M/versican variants in human tissues and de novo expression of isoform V3 upon endothelial cell activation, migration, and neoangiogenesis in vitro [J]. J Biol Chem, 2002, 277 (49): 47626 - 47635.

[14] CHEN A C, BAE W C, SCHINAGL R M, et al. Depth and strain-dependent mechanical and electromechanical properties of full-thickness bovine articular cartilage in confined compression [J]. J Biomech, 2001, 34 (1): 1 - 12.

[15] CHEN S, LEE B H, BAE Y. Notch signaling in skeletal stem cells [J]. Calcif Tissue Int, 2014, 94 (1): 68 - 77.

[16] DARLING E M, ATHANASIOU K A. Rapid phenotypic changes in passaged articular chondrocyte subpopulations [J]. J Orthop Res, 2005, 23 (2): 425 - 432.

[17] DECKER R S. Articular cartilage and joint development from embryogenesis to adulthood [J]. Semin Cell Dev Biol, 2017, 62: 50 - 56.

[18] DECKER R S, KOYAMA E, PACIFICI M. Articular cartilage: structural and developmental intricacies and questions [J]. Curr Osteoporos Rep, 2015, 13 (6): 407 - 414.

[19] EINHORN T A, GERSTENFELD L C. Fracture healing: mechanisms and interventions [J]. Nat Rev Rheumatol, 2015, 11 (1): 45 - 54.

[20] FORTIER L A, BARKER J U, STRAUSS E J, et al. The Role of growth factors in cartilage repair [J]. Clin Orthop Relat Res, 2011, 469 (10): 2706 - 2715.

[21] FRANCIOLI S, CAVALLO C, GRIGOLO B, et al. Engineered cartilage maturation regulates cytokine

production and interleukin-1 beta response [J]. Clin Orthop Relat Res, 2011,469(10): 2773 − 2784.

[22] FRENKEL S R, CLANCY R M, RICCI J L, et al. Effects of nitric oxide on chondrocyte migration, adhesion, and cytoskeletal assembly [J]. Arthritis Rheum, 1996,39(11): 1905 − 1912.

[23] GÓMEZ-CAMARILLO M A, KOURI J B. Ontogeny of rat chondrocyte proliferation: studies in embryo, adult and osteoarthritic (OA) cartilage [J]. Cell Res, 2005,15(2): 99 − 104.

[24] GOLDRING M B, MARCU K B. Cartilage homeostasis in health and rheumatic diseases [J]. Arthritis Res Ther, 2009,11(3): 224.

[25] GOYAL D, KEYHANI S, LEE E H, et al. Evidence-based status of microfracture technique: a systematic review of level Ⅰ and Ⅱ studies [J]. Arthroscopy, 2013,29(9): 1579 − 1588.

[26] GUDAS R, GUDAITE A, MICKEVICIUS T, et al. Comparison of osteochondral autologous transplantation, microfracture, or debridement techniques in articular cartilage lesions associated with anterior cruciate ligament injury: a prospective study with a 3-year follow-up [J]. Arthroscopy, 2013,29(1): 89 − 97.

[27] GUÉRIT D, PHILIPOT D, CHUCHANA P, et al. Sox9-regulated miRNA − 574 − 3p inhibits chondrogenic differentiation of mesenchymal stem cells [J]. PLoS One, 2013,8(4): e62582.

[28] HAUPT J L, FRISBIE D D, MCILWRAITH C W, et al. Dual transduction of insulin-like growth factor-I and interleukin-1 receptor antagonist protein controls cartilage degradation in an osteoarthritic culture model [J]. J Orthop Res, 2005,23(1): 118 − 126.

[29] JIANG Y, CAI Y, ZHANG W, et al. Human cartilage-derived progenitor cells from committed chondrocytes for efficient cartilage repair and regeneration[J]. Stem Cells Transl Med, 2016,5(6): 733 − 744.

[30] KARLSSON C, THORNEMO M, HENRIKSSON H B, et al. Identification of a stem cell niche in the zone of Ranvier within the knee joint [J]. J Anat, 2009,215(3): 355 − 363.

[31] KOELLING S, KRUEGEL J, IRMER M, et al. Migratory chondrogenic progenitor cells from repair tissue during the later stages of human osteoarthritis [J]. Cell Stem Cell, 2009,4(4): 324 − 335.

[32] KON E, MANDELBAUM B, BUDA R, et al. Platelet-rich plasma intra-articular injection versus hyaluronic acid viscosupplementation as treatments for cartilage pathology: from early degeneration to osteoarthritis [J]. Arthroscopy, 2011,27(11): 1490 − 1501.

[33] KREUZ P C, STEINWACHS M R, ERGGELET C, et al. Results after microfracture of full-thickness chondral defects in different compartments in the knee [J]. Osteoarthr Cartilage, 2006,14(11): 1119 − 1125.

[34] KUSANO T, JAKOB R P, GAUTIER E, et al. Treatment of isolated chondral and osteochondral defects in the knee by autologous matrix-induced chondrogenesis (AMIC) [J]. Knee Surg Sports Traumatol Arthrosc, 2012,20(10): 2105 − 2111.

[35] LAWLESS B M, SADEGHI H, TEMPLE D K, et al. Viscoelasticity of articular cartilage: analysing the effect of induced stress and the restraint of bone in a dynamic environment [J]. J Mech Behav Biomed Mater, 2017, 75: 293 − 301.

[36] LEE C H, COOK J L, MENDELSON A, et al. Regeneration of the articular surface of the rabbit synovial joint by cell homing: a proof of concept study [J]. Lancet, 2010,376(9739): 440 − 448.

[37] LOESER R F, GOLDRING S R, SCANZELLO C R, et al. Osteoarthritis: a disease of the joint as an organ [J]. Arthritis Rheum, 2012,64(6): 1697 − 1707.

[38] LORIES R J, LUYTEN F P. The bone-cartilage unit in osteoarthritis [J]. Nat Rev Rheumatol, 2011,7(1): 43 − 49.

[39] MAMIDI M K, DAS A K, ZAKARIA Z, et al. Mesenchymal stromal cells for cartilage repair in osteoarthritis [J]. Osteoarthr Cartil, 2016, 24 (8): 1307 − 1316.

[40] MARLOVITS S, ALDRIAN S, WONDRASCH B, et al. Clinical and radiological outcomes 5 years after matrix-induced autologous chondrocyte implantation in patients with symptomatic, traumatic chondral defects [J]. Am J Sport Med, 2012,40(10): 2273 − 2280.

[41] MARTIN J A, BROWN T A, HEINER A A, et al. Chondrocyte senescence, joint loading and osteoarthritis [J]. Clin Orthop Relat Res, 2004,4(27): S96 − S103.

[42] MEI-DAN O, CARMONT M R, LAVER L, et al. Platelet-rich plasma or hyaluronate in the management of osteochondral lesions of the talus [J]. Am J Sport Med, 2012,40(3): 534 − 541.

[43] MEN Y T, LI X, CHEN L, et al. Experimental study on the mechanical properties of porcine cartilage with microdefect under rolling load [J]. J Healthc Eng, 2017:2306160.

[44] MINAS T, VON KEUDELL A, BRYANT T, et al. The John Insall Award: a minimum 10-year outcome study of autologous chondrocyte implantation [J]. Clin Orthop Relat Res, 2014,472(1): 41 – 51.

[45] MUSGRAVE D S, PRUCHNIC R, BOSCH P, et al. Human skeletal muscle cells in ex vivo gene therapy to deliver bone morphogenetic protein-2[J]. J Bone Joint Surg Br, 2002,84b: 120 – 127.

[46] PAPAIOANNOU G, INLOES J B, NAKAMURA Y, et al. let – 7 and miR – 140 microRNAs coordinately regulate skeletal development [J]. Proc Natl Acad Sci USA, 2013,110(35): E3291 – 3300.

[47] PAZZAGLIA U E, CONGIU T, SIBILIA V, et al. Relationship between the chondrocyte maturation cycle and the endochondral ossification in the diaphyseal and epiphyseal ossification centers [J]. J Morphol, 2016, 277(9): 1187 – 1198.

[48] PELLETIER J P, MARTEL-PELLETIER J, ABRAMSON S B. Osteoarthritis, an inflammatory disease-potential implication for the selection of new therapeutic targets [J]. Arthritis Rheum, 2001,44(6): 1237 – 1247.

[49] PESTKA J M, SCHMAL H, SALZMANN G, et al. In vitro cell quality of articular chondrocytes assigned for autologous implantation in dependence of specific patient characteristics [J]. Arch Orthop Traum Surg, 2011, 131(6): 779 – 789.

[50] PITSILLIDES A A, ASHHURST D E. A critical evaluation of specific aspects of joint development [J]. Dev Dyn, 2008,237(9): 2284 – 2294.

[51] SANCHEZ M, FIZ N, AZOFRA J, et al. A randomized clinical trial evaluating plasma rich in growth factors (PRGF-endoret) versus hyaluronic acid in the short-term treatment of symptomatic knee osteoarthritis [J]. Arthroscopy, 2012,28(8): 1070 – 1078.

[52] SARIS D B F, VANLAUWE J, VICTOR J, et al. Treatment of symptomatic cartilage defects of the knee: characterized chondrocyte implantation results in better clinical outcome at 36 months in a randomized trial compared to microfracture [J]. Am J Sport Med, 2009, 37: 10s – 19s.

[53] SARIS D, PRICE A, WIDUCHOWSKI W, et al. Matrix-applied characterized autologous cultured chondrocytes versus microfracture two-year follow-up of a prospective randomized trial [J]. Am J Sport Med, 2014,42(6): 1384 – 1394.

[54] SCHMAL H, MEHLHORN A, STOFFEL F, et al. In vivo quantification of intraarticular cytokines in knees during natural and surgically induced cartilage repair [J]. Cytotherapy, 2009,11(8): 1065 – 1075.

[55] SCOTTI C, OSMOKROVIC A, WOLF F, et al. Response of human engineered cartilage based on articular or nasal chondrocytes to interleukin-1 beta and low oxygen [J]. Tissue Eng Part A, 2012,18(3 – 4): 362 – 372.

[56] SEKIYA I, OJIMA M, SUZUKI S, et al. Human mesenchymal stem cells in synovial fluid increase in the knee with degenerated cartilage and osteoarthritis [J]. J Orthop Res, 2012,30(6): 943 – 949.

[57] SHEPHERD D, SEEDHOM B. Thickness of human articular cartilage in joints of the lower limb [J]. Ann Rheum Dis, 1999,58(1): 27 – 34.

[58] STAINES K A, POLLARD A S, MCGONNELL I M, et al. Cartilage to bone transitions in health and disease [J]. J Endocrinol, 2013,219(1): R1 – R12.

[59] USAMI Y, GUNAWARDENA A T, IWAMOTO M, et al. Wnt signaling in cartilage development and diseases: lessons from animal studies [J]. Lab Invest, 2016,96(2): 186 – 196.

[60] VAN ASSCHE D, STAES F, VAN CASPEL D, et al. Autologous chondrocyte implantation versus microfracture for knee cartilage injury: a prospective randomized trial, with 2-year follow-up [J]. Knee Surg Sports Traumatal Arthrosc, 2010,18(4): 486 – 495.

[61] VARSHNEY R R, ZHOU R, HAO J, et al. Chondrogenesis of synovium-derived mesenchymal stem cells in gene-transferred co-culture system [J]. Biomaterials, 2010,31(26): 6876 – 6891.

[62] WAKITANI S, IMOTO K, YAMAMOTO T, et al. Human autologous culture expanded bone marrow mesenchymal cell transplantation for repair of cartilage defects in osteoarthritic knees [J]. Osteoarthr Cartilage, 2002,10(3): 199 – 206.

[63] WHITNEY K E, LIEBOWITZ A, BOLIA I K, et al. Current perspectives on biological approaches for osteoarthritis [J]. Ann N Y Acad Sci, 2017,1410(1): 26 – 43.

4 半 月 板

半月板是膝关节最常见的损伤区域之一,曾被认为是腿部肌肉起源的无功能残余,所以在关节外科发展的早期,一旦半月板发生撕裂产生疼痛症状,外科医生都会建议进行半月板切除术而非修补术。然而半月板切除术后的长期随访研究发现,患者骨关节炎(OA)的发生率明显增加,证明了半月板在膝关节功能中的重要性。本章将就半月板的发育、结构、功能及再生修复等方面进行介绍。

4.1　半月板的发育

膝关节半月板是位于股骨髁和胫骨平台之间内、外侧的两块楔形纤维软骨盘,是由关节囊周围的中间层间充质组织发育而来(图4-1)。从动物(大鼠)的半月板发育过程来看,其组织形态随时间发生显著变化:大鼠出生后,半月板内环中软骨结构逐渐增加,外环中胶原结构逐渐增加,细胞数量则随发育而逐渐减少(图4-2);出生后7天可以发现Ⅱ型胶原蛋白表达升高,且出现排列整齐的胶原纤维。

在人体的胚胎发育过程中,妊娠第8周和第10周之间形成内、外侧半月板的特征性"半月"形态。发育早期半月板中含有大量的细胞和血管,血液供应覆盖了整个半月板,内部的胶原纤维结构不明显。随着胎儿的继续发育,半月板内部的组织结构逐步变化:环放射状排列的胶原含量增加而细胞数量相应减少——发育过程中负重和关节运动是决定胶原纤维定向的重要因素。到成年时,只有10%～30%半月板外环的边缘尚存在血管,这也是后来半月板自我修复能力差的主要结构因素。在整个胎儿发育过程中,相应半月板覆盖的胫骨平台比例相对恒定,内侧半月板和外侧半月板分别占胫骨平台的51%～74%和75%～93%。

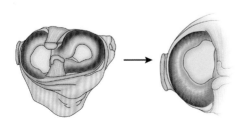

胫骨平台　　　　　　半月板大体观　　　　　半月板横截面

图4-1　半月板组织结构示意图

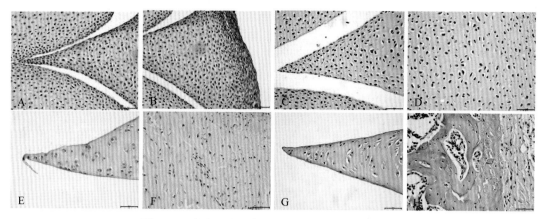

图 4-2　出生后大鼠半月板的组织学变化(HE 染色)

A、C、E、G 分别为出生后 1、7、28、56 天大鼠半月板内环的组织学表现；B、D、F、H 分别为出生后 1、7、28、56 天大鼠半月板外环的组织学表现；与人的不同，第 56 天时局部会有骨化的特色表现

4.2　半月板的结构与功能

4.2.1　半月板的复杂功能和构成与结构有密切关系

（1）半月板主要由水和胶原蛋白构成

半月板主体由致密的细胞外基质（ECM）构成。活体半月板中，含量最多的是水，达到 72%～78%。胶原蛋白虽然只占半月板湿重的 13%～23%，但却是半月板干重的主要成分，占 75%（其中最主要的是 Ⅰ 型胶原蛋白），其主要提供半月板的拉伸强度。糖蛋白和纤连蛋白占半月板干重的 8%～13%，其在组织修复、胚胎发育及细胞的迁移和黏附中发挥作用。组织优异的黏弹性有助于在承重期间维持其结构完整性和功能。蛋白聚糖占半月板干重的 1%～2%，通过与水的水合作用来对抗压缩负荷。作为人类半月板组织中的主要蛋白聚糖，聚集蛋白聚糖通过与硫酸软骨素和硫酸角质素黏多糖交联，极大地增强了黏弹和压缩力学性能。

（2）横截面为楔形的半月板中组织和血管成分分布不均

根据血管的分布从外到内可将半月板分为"红-红""红-白"和"白-白"3 区。其中外环的"红-红"区血管分布最密集，有一定的愈合能力。"红-红"区中 Ⅰ 型胶原蛋白占主导地位（半月板干重的 80% 左右），其他胶原蛋白类型（如 Ⅱ、Ⅲ、Ⅳ、Ⅵ 和 ⅩⅧ 型）的含量低于 1%。在半月板深层，Ⅰ 型胶原纤维沿圆周方向排列且与周边边界平行；而在半月板表浅区域，Ⅰ 型胶原纤维呈放射状分布。半月板的深部区域还存在着指引放射状排列的"领导"纤维，它们与呈圆周排列的纤维编织在一起，维持着组织的稳定性。"红-红"区的血管一直向内延伸到半月板的中部，使该区域半血管化成为"红-白"区。周围毛细血管网络通过以下几种途径修复外部区域：①直接输送营养物质和氧气；②撕裂局部浸润参与半月板修复的多种细胞（中性粒细胞、巨噬细胞、淋巴细胞和干细胞等）；③撕裂局部形成血凝块作为组织修复的临时支架并释放与组织重塑相关的因子。

最内侧的"白-白"区则是完全无血供的，容易发生创伤后的永久性损伤及退行性变。"白-白"区中胶原成分（约占干重 70%）更单一，仅由 Ⅱ 型（60%）和 Ⅰ 型（40%）胶原蛋白组成。胶原纤维间具有很强的交联性，是将"垂直压缩"负荷转化为"环向应力"的理想材料。软骨调节素-Ⅰ（chondromodulin，ChM-Ⅰ）是一种分子量为 25 000 的糖蛋白，能够参与抑制内皮细胞的增殖。半月板内环具有更多的 ChM-Ⅰ，提示 ChM-Ⅰ 可能是使半月板内侧保持无血管结构的一个抗血管生成关键因素。

这些成分随着内、外环解剖结构的变化，年龄的变化及损伤等病理状态而改变。笔者团队在动物（大鼠）研究中发现，在半月板发育过程中，出生 1 天的大鼠半月板中胶原分布尚均匀（图 4-3A 和图 4-4A），7 天后半月板内环中 Ⅱ 型胶原蛋白逐渐增加，而外环中 Ⅰ 型胶原蛋白逐渐增加。56 天后，半月板组织中的胶原纤维排列相对成型（图 4-3B、C 和图 4-4B）。

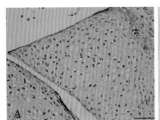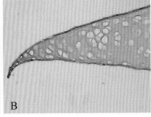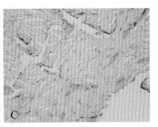

图 4-3 出生后大鼠半月板的胶原蛋白成分变化(HE 染色)

A. 出生后 1 天大鼠的半月板组织学(Ⅱ型胶原染色)表现;B. 出生后 56 天大鼠的半月板内环的组织学(Ⅱ型胶原染色)表现——表达量明显高于外环;C. 出生后 56 天大鼠的半月板外环的组织学(Ⅱ型胶原染色)表现——表达量明显低于内环

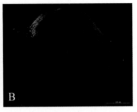

图 4-4 半月板组织中的胶原纤维排列

A. 出生后 1 天大鼠半月板的偏振光表现——未见有序的胶原纤维;B. 出生后 56 天大鼠半月板的偏振光表现——已形成较为有序的胶原纤维排列,尤其是外环的环状纤维排列

(3)半月板中的成体细胞和干细胞

组织学显示内环的"白-白"区主要为圆形细胞,其功能类似于纤维软骨细胞或软骨细胞样细胞。外环的"红-红"区主要为椭圆形或梭形纤维细胞(见图 4-1)。半月板的外侧部(大部分的细胞表现为 CD34⁻/CD31⁻)还发现了 CD34⁺、扁平梭形的第 3 类细胞,被认为是可用于治疗和再生的特殊祖细胞。CD34⁺被认为是表达平滑肌肌动蛋白(smooth muscle actin,SMA)的间充质干细胞(MSC)的标志之一。CD34⁺和 SMA⁺的半月板细胞也许参与了病理性半月板的修复。半月板损伤后 3 周 α-SMA⁺的细胞随胶原纤维排列在半月板的撕裂修复处。

笔者团队发现半月板组织中存在"第 4 类"细胞——半月板干细胞(meniscus-derived stem cell,MeSC)。MeSC 形态较均一,贴附生长,表达多种 MSC 标志物(CD44、CD90、CD73、CD105、SSEA-4、Nanog、strol-1、Sca-1 等),而很少表达造血干细胞标志物(CD34、CD45 等)(图 4-5),并具有集落生成、自我增殖、多向分化(可分化为软骨、骨、脂肪)等干细胞特性(图 4-6)。

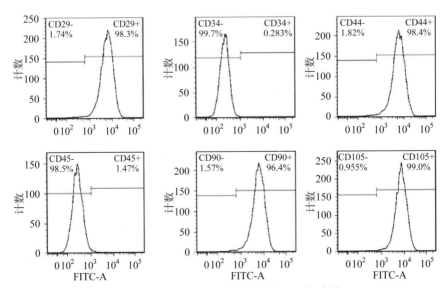

图 4-5 半月板干细胞表达多种 MSC 标志物

半月板干细胞中 CD29、CD44、CD90 和 CD105 表达阳性,而 CD34、CD45 表达阴性

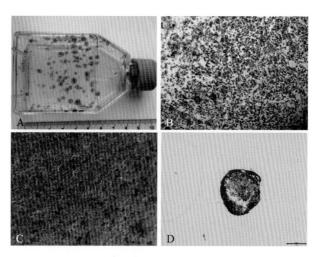

图 4-6　半月板干细胞的 3 系分化能力

A. 低密度种植半月板细胞后形成的半月板干细胞集落；B. 半月板干细胞体外分化的成脂能力；C. 半月板干细胞体外分化的成骨能力；D. 半月板干细胞体外分化的成软骨能力

4.2.2　半月板在膝关节功能中的重要作用

半月板在承受身体重力负荷的情况下从股骨髁的中间部分向外移动——楔形的结构使其可以承受很大的拉伸、压缩负荷，并可很好地传递压力。半月板的生物力学功能主要包括：负荷传递、减震、增强稳定性、润滑、营养和本体感觉。

（1）负荷传递：将轴向负荷转变成拉伸应变

Fairbank 首先通过描述半月板切除后关节的退行性变（关节间隙变窄、股骨髁变扁平和骨赘的形成）来描述半月板的直接承载功能。后续的研究证明半月板完整时载荷分布良好，能在负重过程中，将轴向力转变为环向的应力。环向应力的转变主要依赖于半月板的周向胶原纤维。外侧半月板在压缩时比内侧半月板移位更多。而半月板部分切除后股骨髁与半月板接触面积随之减少，接触应力也相应增加。外侧半月板全切除会导致外侧部分的接触应力增加至正常值的 $200\%\sim300\%$。这显著增加了单位面积的负荷，从而加速关节软骨损伤和退行性变。

生物力学研究表明，膝关节伸直时 $40\%\sim60\%$ 负荷被传递到半月板，而在屈曲时高达 90% 的负荷被传递到半月板。同样，在步行或爬楼梯时，接触应力也会发生变化。步行过程中，内侧平台的最大接触应力出现在软骨-软骨接触区域，外侧半月板的接触应力的最大值出现在半月板下。在爬楼梯过程中，内侧半月板的接触应力峰值位于平台后部半月板下方；而外侧半月板中，峰值接触应力的最大值出现在软骨-软骨接触区（楼梯爬升的后期）。

另外，半月板受到负荷时有两个反应阶段：初始机械/弹性响应阶段和液体渗出阶段（时间上这两个阶段不能完全分离）。双相固体流体模型证实，在初始力学反应过程中固体蛋白聚糖胶原网和间质流体被压缩，半月板内部的流体静压力增加——初始压缩的大小由半月板的柔韧性决定。接下来有一个时间依赖性的流体在基质中流动，即半月板的缓慢蠕变变形。流体流动降低了半月板内部的静水压力，也减少了半月板的负荷压力。液体会持续流动，直到在被施加的压力、基质静水压力和胶原纤维中的张力之间达到压力平衡。蠕变阶段的变形增加使半月板软骨接触面积增加且形态更加一致。平衡所需的时间由组织基质的渗透性控制。

（2）减震：水是不可或缺的介质

半月板的减震功能与它的黏弹性有关，其中最主要的是组织的含水量。当膝关节中股骨、胫骨与半月板发生撞击时，流体从半月板中逸出所形成的摩擦阻力会吸收冲击。通过步行引起胫骨近端振动的测量证明了半月板的减震能力。在没有半月板的情况下，膝关节的减震能力降低了约 20%。

（3）增强稳定性："半月凹形"匹配胫股关节

股骨髁的突起与胫骨平台间的不协调部分因半

月板的凹形得以改善。完整的半月板限制了膝关节各个方向的过度运动,有助于膝关节的稳定。内侧半月板与胫骨的固定有助于膝关节的前向稳定,但是由于活动性较差,较其他部分更容易被撕裂,尤其是在前交叉韧带(ACL)功能较差的个体中。与此同时,生物力学试验也证明行 ACL 和内侧半月板切除组的膝关节胫骨前移距离比单纯的 ACL 切除组的更大。外侧半月板则在旋转移位控制中起主要作用,外侧半月板切除术会显著增加膝关节的平移和旋转。

(4)关节润滑和营养:通过滑液的进出循环和交换进行

位于血管附近的半月板内的微管系统与滑膜腔相通。膝关节承受负荷时对半月板实施压缩并将滑膜液体溢出半月板循环至关节软骨,减少负重期间摩擦力的同时提供关节软骨营养。半月板切除术后膝关节摩擦系数增加 20%。

(5)本体感觉:机械感受器的运动和位置感知

在半月板前、后角发现的机械感受器(主要位于半月板的中间和外部 1/3)提示,半月板能够检测本体感受信号,从而在膝关节的感觉反馈机制中起到重要的传入作用。快速适应的机械感受器(如 Pacian 小体)可以调节关节运动的感觉,而缓慢适应的感受器(如 Ruf-Fi 末端和高尔基肌腱器官)可以调节关节位置的感觉。

4.3　半月板的修复与再生

半月板外环有血供区域具有一定的损伤后愈合能力。半月板外环的愈合反应与致密纤维连接组织的愈合很相似,大致包括出血、增生、分化和重塑 4 个阶段。如进行细分,半月板的愈合可以理解为局部细胞和分子事件相结合的复杂过程,包括局部出血、血凝块形成、肉芽组织形成、血管形成、细胞向内生长、细胞渗透、ECM 合成、瘢痕组织形成和瘢痕重塑等(图 4-7)。损伤早期,半月板边缘损伤区域填满了高度细胞化的纤维凝块,是修复细胞迁移、增生、分化以及合成修复组织的临时支架。瘢痕组织的重塑可能需要数月的时间来模仿半月板的结构和功能。

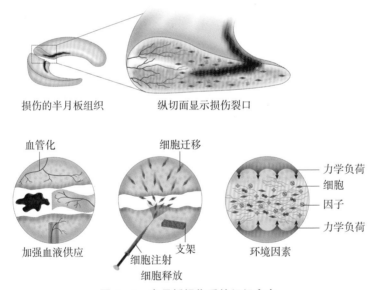

图 4-7　半月板损伤后的组织愈合

从目前的临床诊疗来看,半月板内环撕裂修复仍是一大挑战!半月板有限的血管分布导致其不良的愈合反应,尤其是半月板内环,没有血管分布的情况下依赖滑液来提供营养——类似关节软骨。然而滑液提供的营养仅够正常状态下的维持,不足以刺激内环"白-白"区的修复反应。其他方面,如整体的低细胞量(包括内源性半月板细胞和半月板祖细胞)、致密的基质、伤口部位的炎症环境和局部力学不稳定,也都是导致半月板内环愈合和再生不佳的原因。基于此,可以借鉴外环的修补模式,利用组织工程技术要素干预愈合过程中的再生要素(局部出血、血凝块形成、肉芽组织形成——支架因素;血管形成、细胞向内生长、细胞渗透——细胞因素;ECM合成、瘢痕组织形成和瘢痕重塑——生化刺激),加快半月板组织的修复,从而进一步保护软骨。

4.3.1 生物材料的选择

半月板是承受力学的组织,所以支架材料是半月板修复中首先需要考虑的因素(图4-8)。

动物研究显示:材料插入和半月板组织的界面在手术后1周尚无细胞填充,但裂隙的半月板侧可以看到含有细胞的基质,细胞表现出扁平和细长的形态,类似于半月板的股骨面处的细胞。术后6周,交界面之间有基质连接,具有更高的细胞密度和糖胺聚糖(GAG)成分。术后1年,材料与相邻半月板紧密接触。基质的结构从典型的半月板组织纤维软骨样改变为介于透明软骨和纤维软骨的形态。

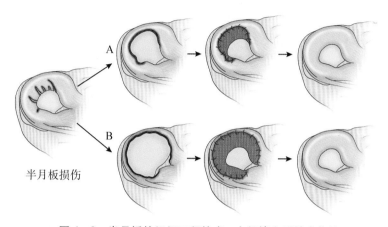

图4-8 半月板的组织工程技术:支架填充后缝合修补

A. 半月板部分切除术后支架填充修补;B. 半月板大部分切除术后支架填充修补

半月板组织工程的生物材料可以由天然或合成组分作为原料合成。早期的无细胞生物材料支架要求结构坚固,从而提供三维力学支撑,这是半月板最重要的功能。无细胞生物材料具有易于使用和保质期较长的特点,易于批量生产和控制成本。随着组织工程技术观念的推广,目前越来越倾向于生物材料和细胞的组织相容性及结构的功能重建(有细胞生物材料)。要求有细胞生物材料具备可降解性和活细胞载荷能力——载荷的活细胞随生物材料的降解逐步分泌功能性ECM进行填充。

(1) 脱细胞的同种异体半月板支架

为了预防半月板切除术后的早期软骨退行性变,半月板同种异体移植(meniscal allograft transplantation,MAT)技术被提出并在随后的动物研究中证明了其有效性。自1989年Milachowski报道MAT技术的实验和短期结果,到现在已经有30年历史,MAT是目前唯一的全半月板置换的治疗选择。在MAT移植的适应证、移植物选择和保存方法、手术技术及软骨和韧带损伤的相关性等方面已有大量文献报道(表4-1)。总体而言,MAT似乎在短期和中期表现出了良好的临床效果,膝关节功能改善,并且其并发症发生率与失败率都在可接受的范围(半月板的10年存活率为70%~75%;内侧优于外侧)。然而由于缺乏高水平的双盲研究(因伦理和患者数量等问题),目前在很多方面(如软骨的长期保护作用、不同手术技术的差异等)还是存在争议。将来需要仔细考虑与围术期有关的因素,包括移植、患者评估和正在进行的临床研究,继续完善这一手术的适应证以获得确切疗效。

尽管如此,这类支架目前在临床上仍应用最广。异体半月板的脱细胞化支架的优势在于能够保留其独特的区域性组织ECM、超微结构、低免疫原性和良好的生物力学性能。但是要成为理想的生物支架,最大的挑战是如何吸引周围的修复细胞迁移进入支架内部进行组织替换和重建;其他一些不足包括免疫反应的可能性、免疫排斥、不同植入物之间的

表4-1 同种异体半月板移植的中长期疗效研究

研究项目	平均随访（年）	疗效	影像学表现	其他发现
Saltzman 等，2012（$n=22$；12 内侧/10 外侧）	8.5	所有临床评分显著提高（$P<0.05$）	没有报道	接受内侧部分修补联合半月板移植的患者满意程度最高
Abat 等，2013（$n=88$；40 内侧/48 外侧）		Lysholm、Tegner 和 VAS 评分显著改善，骨插入与缝合及内、外侧之间没有差异	X 线：45°屈曲 Rosenberg 片未见关节间隙狭窄	只进行缝合固定者出现移植物再撕裂的数量更多，但在该样本量下未出现统计学差异
Vundelinckx 等，2010（$n=34$；13 内侧/22 外侧/1 双侧）	8.75	VAS 评分显著降低；KOOS 和 Lysholm 评分显著提高；Tegner 活动评分没有差异	X 线：Kellgren-Lawrence 评分等级，58%没有骨关节炎进展；剩余 42%轻度、中度，+1/+2	内侧和外侧同种异体移植物具有同样的结果；术前软骨等级及伴随手术对结果并不重要
Van der Wal，2009（$n=63$；23 内侧/40 外侧）	13	在长期随访中，Lysholm 评分显著提高；但整体得分仍然很低	没有报道	男性患者的临床评分明显高于女性
Hommen 等，2007（$n=22$；14 内侧/8 外侧）	11.75	Lysholm 评分显著提高	MRI：7/22 患者，撕裂与软骨退行性变和较低的 Lysholm 评分与临床得分有关 X 线：66%患者有关节间隙狭窄，80%患者有 Fairbank 进展变化	术后 Lysholm 评分可以反映术前基线分数，并未反映固定位置技术的影响
Von Lewinski 等，2007（$n=5$；5 内侧）	20	KOOS 平均得分：74；IKDC：40%正常	X 线：Kellgren-Lawrence 评分，80%最小到中等退行性变	这项研究的不足之处是样本规模小和难以去除的混杂因素
Verdonk 等，2006（$n=42$；27 内侧/15 外侧）	10	HSS 疼痛、步行和楼梯攀登评分显著提高；KOOS 评分无显著改善	MRI：41%患者信号强度正常并在随访过程中保持稳定，移植物的挤压进展；35%没有进一步的软骨退行性变（小于等级 1）X 线：没有进一步的关节间隙狭窄（41%）；Fairbank 改变保持稳定（28%）	内侧半月板移植结合胫骨高位截骨能够提高临床结局
Verdonk 等，2005（$n=100$；39 内侧/61 外侧）	7.2	HSS 疼痛和功能评分显著改善	没有报道	生存分析：① 内侧和外侧同种异体移植物平均累计存活率相同（11.6 年）；② 10 年生存率：内侧74.2%，外侧69.8%；③ 内侧同种异体移植物联合胫骨高位截骨的平均累计生存时间为 13 年
Graf 等，2004（$n=8$；8 内侧）	9.7	IKDC：射线照相分数与术前分数相关；活动水平的提升基于一般术前评估	X 线：整体上出现关节间隙狭窄	1 个同种异体移植物病例因为怀疑低度感染或者排斥反应而被移除；6~8年后关节镜检查显示半月板愈合良好，存在完整的边缘

研究项目	平均随访(年)	疗效	影像学表现	其他发现
Wirth 等,2002 (n=23;23 内侧)	14	Lysholm 和 Tegner 评分无明显改善	MRI：几乎所有移植物出现信号强度改变；形态保持：低温储存移植物优于冻干移植物	冷冻保存的移植物表现优于临床上冻干的移植物；长期结果受到术前不稳定和软骨状态的影响
Rath 等,2001 (n=22;15 内侧/7 外侧/2 双侧)	5.4	SF-36 评分显著改善；但平均 IKDC 功能评分只有 54	X 线：无明显关节间隙狭窄（45°屈曲 Rosenberg 片）	失败的残余样本检测表现出细胞凋亡和细胞因子/生长因子的减少

结构和性能变化、疾病传播、完美的移植物大小和附着点、不良的机械性能和收缩、可用性、保存和植入成本、灭菌和保存对生物力学性能的影响、修复同种异体移植物的程序、同种异体移植物失配等。目前，已有研究者通过手动细胞种植、血管通道引入或是趋化剂释放等手段来促进脱细胞组织内部细胞的长入。有人提出脱细胞支架或许可以替代冷冻保存的同种异体移植物，因为前者具有低免疫原性，去除的细胞碎片有益于新组织的再生。

（2）胶原支架

胶原半月板植入物（collagen meniscus implant，CMI）可作为半月板替代品用于临床，并在欧盟广泛使用。CMI 的主要成分来自牛的 Ⅰ 型胶原，通过半月板形状的模具制备。CMI 曾在 2008 年 12 月获得 FDA 的批准，但该批准在 2010 年 10 月被撤回。

CMI 是多孔结构，局部移植后可出现周围细胞向支架内部的浸润。然而由于组织长入的速度跟不上支架的降解，导致植入物的生物力学功能下降及明显的外形萎缩。这种尺寸的不匹配及机械环境的改变，最终无法逆转膝关节的退行性变进程。

从目前的临床结果来看，早期时间点的组织学发现 CMI 作为半月板支架提供组织重塑的结构模型。活组织检查显示出新的血管、胶原纤维及未成熟的胶原进行性替代 CMI。术后 5 年，修复局部存在纤维软骨和有组织的 ECM，没有炎症或免疫反应的迹象。在术后 10 年的随访中发现植入的半月板皱缩，但是大多数患者的疼痛和功能显著改善，没有发展或进展为膝关节退行性变。总体的临床数据显示其中长期结果令人鼓舞（表 4-2）。

表 4-2 半月板替代品的临床结局研究：CMI 的中长期结果

研究项目	伴随手术	平均随访(年)	影像学表现	临床结果	组织学结果
Monllau 等,2011 (n=25)	前交叉韧带重建（56%），微骨折（4%）	>10	植入：小，规则/不规则形态，低信号（64%）；完全再吸收，高信号（21%）；无/微小的关节线变窄	Lysholm 评分明显改善；VAS 疼痛评分显著改善	无组织学报道
Zaffagnini 等,2011 (n=33)	前交叉韧带重建（12%）	11.25	X 线：内侧关节高度保存 MRI：黏液样信号（65%）；正常半月板信号（24%）；无信号（11%）	VAS、IKDC、Tegner 和 SF-36 评分明显提升	无组织学报道
Bulgheroni 等,2010 (n=34)	前交叉韧带重建（32%），胫骨高位截骨（6%），微骨折（3%）	5	MRI：植入 2~5 年后植入物无退化，但信号强度下降	末次随访时 Lysholm 和 Tegner 评分明显提升	无组织学报道；MRI 提示再生组织成熟

研究项目	伴随手术	平均随访(年)	影像学表现	临床结果	组织学结果
Rodkey 等,2008 (n=311)	前交叉韧带重建(67%)	5.2	未提到影像学表现	Lysholm 评分明显提升；Tegner 指数 Meneflex 组活动增加；半月板切除组活动减少	二次关节镜检查：CMI 组关节面更平整,无软骨破坏
Steadman 等,2005 (n=8)	无	5.8	X线：无明显关节变窄 MRI：新组织形成及关节面保存 5 年以上；无关节软骨降解	Lysholm 和 Tegner 评分明显提升；疼痛评分改善	69% 的组织缺损被填充；活组织检查提示均衡的 ECM 和纤维软骨,无 CMI 残留

（3）聚氨酯支架

不可降解的合成固态聚氨酯支架最初被设计为全半月板替代品,然而临床前的大动物 2 年随访研究表明聚氨酯植入物并不具备软骨的保护作用。同样,合成的固态聚碳酸酯尿烷支架虽然有和半月板一样的解剖形状,但体内移植后 1 年的随访结果表明其并不能阻止软骨的退化,并不优于 MAT。

（4）聚氨酯/聚己内酯支架

Actifit 是聚氨酯支架改进后的可生物降解的复合支架［由合成的聚合物聚-ε-己内酯（polymers poly - ε - caprolactone，PCL）（80%）和聚氨酯（20%）构成］。Actifit 已在欧洲被批准使用,临床疗效与 CMI 类似(表 4-3)。2 年随访结果显示,有软骨细胞和纤维软骨细胞浸润到多孔聚合物中,并且无不良反应被报道,其中 50% 的年轻患者恢复到受伤之前的运动水平。然而 5 年随访研究报道显示其失败率和萎缩率均很高。根据系统研究的回顾,还需要进一步随访以确定移植物的临床疗效。Elsner 团队开发了一种无细胞各向异性合成生物材料（NUSurface）,并且已经开始进行 I 期临床试验,作为全半月板置换 MAT 手术的替代方案。

表4-3　半月板替代品的临床结局研究：Actifit 的短期结果

研究项目	伴随手术	平均随访(年)	影像学表现	临床结果	组织学结果
Verdonk 等,2012 (n=52)	前交叉韧带重建(4%)	2	MRI：ICRS 软骨分级稳定(92.5%)	Lysholm、KOOS、IKDC 和 VAS 评分明显提升	活组织检查提示失败的植入,无免疫反应的证据
Verdonk 等,2011 (n=52)	未注明	1	动态对比增强 MRI：植入 3 个月后可见组织长入(81.4%)	Lysholm、KOOS、IKDC 和 VAS 评分明显提升	术后 1 年活组织检查提示所有患者都有活组织；再生组织有 3 层结构
Spencer 等,2012 (n=11)	36% 有额外的手术操作(胫骨高位截骨、前交叉韧带重建或微骨折)	1.5	MRI：无软骨损伤进展；植入物中持续的水肿样信号	Lysholm、IKDC 评分明显提升；KOOS 和 Tegner 评分提升	术后 1 年,80% 患者有 50% 以上组织长入
Efe 等,2012 (n=10)	未注明	1	MRI：稳定的支架和宿主组织外观 ICRS 软骨分级稳定,6～12 个月可见改善	KOOS 和膝关节协会评分明显提升；UCLA 和 VAS 评分提升	无组织学报道

（5）聚己内酯支架

利用生物材料的 3D 打印来精准定制患者的半月板是非常引人关注的一种方式。最新的研究将 3D 打印 PCL 支架与生长因子释放的聚合物微球相结合,以促进黏附细胞的稳态和分化。体内试验能够实现支架内部区域特异性的 I 型和 II 型胶原沉积。包括 PCL 聚合物在内的纤维支架也可形成电纺丝来制造半月板组织工程可降解生物材料,并且具有良好的效果。主要优点是早期可提供机械功能且降解缓慢,为支架内部的基质再生预留了足够的重建时间窗。

（6）聚乙烯醇支架

曾有研究团队使用不可生物降解的聚乙烯醇(polyvinyl alcohol,PVA)水凝胶替代半月板组织,并在小动物兔模型中得到长期(2 年)随访的功能验证。然而进一步的大动物模型却发现 PVA 水凝胶引起的胫骨平台退行性变远甚于 MAT。这也提示临床前相关的大动物模型来测试 MAT 替代方案的重要性。

（7）蚕丝支架

蚕丝支架是可用于部分半月板再生的天然生物材料。相比胶原支架,蚕丝支架具有更好的初始力学性能和更慢的降解速率——种子细胞的复合更能增强其修复过程中的力学性能。Fibrofix 的蚕丝支架在大动物模型的修复重建中获得成功,促进半月板部分损伤重建的同时保护关节软骨。相关临床试验正在进展中。笔者团队也尝试使用蚕丝支架进行半月板的修复,但发现单纯的蚕丝海绵半月板支架的表面粗糙度大,不利于修复早期的软骨保护,甚至加快了关节软骨的磨损。通过后续表面和内部胶原海绵复合填充的改进,降低了蚕丝支架表面的摩擦系数,避免对接触软骨造成额外伤害。另外,复合的胶原材料有利于周围细胞的迁移、黏附、增殖和分化,能很好地再生重建缺失的半月板组织(图 4-9)。

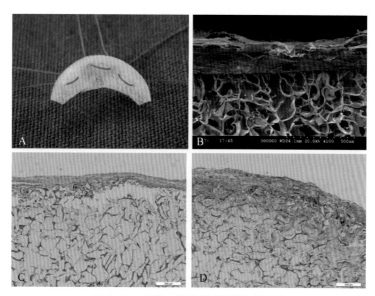

图 4-9 组织工程蚕丝/胶原海绵支架

A. 蚕丝/胶原海绵复合半月板支架的大体表现(半月形);B. 蚕丝支架表面复合摩擦系数更小/生物相容性更好的胶原海绵的扫描电镜表现(纵切面);C. 皮下异位移植 2 个月后蚕丝支架内部的 Masson 染色表现;D. 皮下异位移植 2 个月后蚕丝/胶原支架内部的 Masson 染色表现——有更多的胶原形成,支架内部组织长入也更充分

（8）装载细胞的生物材料

可装载细胞的生物材料一般没有如脱细胞支架那样强大的生物力学性能,多是可注射的水凝胶等,细胞可以很容易地嵌入水凝胶中。这一类注射形式的生物材料适合小缺损的半月板损伤修复。脱细胞半月板基质粉末可用于增强这些水凝胶的生物诱导活性和组织表现的维持。当然,也有在一些无细胞生物支架表面种植来自各个半月板区域的自组装同

种异体细胞来创建一个分区分化的组织工程结构。

（9）小结：寻找兼具生物力学和细胞长入空间的生物材料

既往生物材料的主要功能是提供三维生物力学的支撑。不可降解的材料会在相邻的软骨表面引起摩擦，暂不适合半月板移植。可降解的生物材料具有更多的半月板修复潜力，却也需要有再生策略防止支架的过早萎缩和塌陷。无论细胞性质如何，半月板修复的功能性植入物都需要使用大动物模型进行为期1年的组织结构和功能验证。

4.3.2　种子细胞的选择

利用能够黏附在半月板或者迁移到损伤区域的细胞来促进和改善半月板的修复反应是一种全新的策略。在肌肉-骨骼研究领域中研究最多的干细胞类型是MSC。迄今为止，全世界的研究人员已经探索了多种来源MSC，包括骨髓、软骨、滑膜、肌腱、韧带、髌内脂肪垫，甚至半月板本身。其中，骨髓和滑膜来源的MSC是基础研究中最常见的种子细胞来源，而半月板来源的MSC则是最新发现的理想种子细胞来源。

（1）半月板来源间充质干细胞（meniscus-derived mesenchymal stem cell，MeSC）

半月板成形术是目前临床上半月板内环撕裂最常用的治疗方式。术中，大部分的半月板组织被当作"废物"而刨削丢弃。然而，笔者团队发现人、兔和大鼠等半月板组织中均含有一类具有干细胞特性的MSC，且比骨髓来源的MSC具有更好的组织特异性，更适合半月板的组织修复（图4-10）。通过研究不同发育阶段和不同区域（内环"白-白"区和外环"红-红"区）的MeSC，发现所有MeSC均具有干细胞表面抗原特征（CD29$^+$、CD44$^+$、CD90$^+$、CD105$^+$、CD34$^-$、CD45$^-$），且都具有高集落形成和三系分化能力。其中出生后短期（7天）内环来源的MeSC具有最强的集落形成、细胞增殖、三系分化能力，以及最高的软骨相关基因、蛋白表达水平。体内试验研究也发现，关节腔内注射不同的MeSC均能促进半月板修复，减少关节软骨损伤，从而抑制OA的进展（图4-11）。对于细胞移植来说，关节腔内注射是一个非常不错的方法，包括以下优点：①操作方便，创伤小，可在门诊操作室进行；②可处理单一病变或退行性变；③注射的细胞一方面直接参与修复，一方面通过旁分泌（抗炎和营养因子）提供关节稳态；④可重复注射操作；⑤可最大限度地限制注射细胞的全身扩散。目前正在探索SDF-1/CXCR4途径参与介导MeSC向半月板损伤部位迁移的机制。未来的临床应用中，也可能存在自体MeSC来源有限的问题，所以同种异体的MeSC细胞移植也将是一种实用的方法。研究证实，MeSC与其他组织来源的MSC相似，可低表达主要组织相容性复合体（major histocompatibility complex，MHC）Ⅱ，从而最大限度地减少同种异体移植产生细胞排斥的概率。

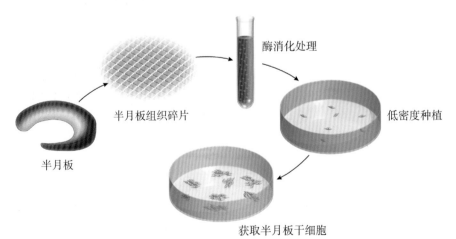

酶消化处理

半月板组织碎片

低密度种植

半月板

获取半月板干细胞

图4-10　半月板干细胞的获取

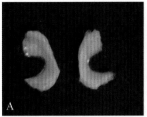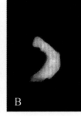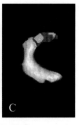

图 4-11　膝关节腔局部注射 MeSC 与否的效果观察

A. 正常半月板的外形；B. 半月板前角切除术后第 4 周（DIL 染色）小动物成像仪显示无细胞注射组的半月板前角仍有大量组织缺损；C. 半月板前角切除术后第 4 周（DIL 染色）小动物成像仪显示 MeSC 注射组的半月板前角已有大量的修复细胞聚集

（2）骨髓来源间充质干细胞（BMSC）

BMSC 可以通过微创骨髓抽吸术自体提取，是 CD34$^-$、CD44$^+$、CD45$^-$、CD54$^-$、CD90$^+$、CD105$^+$和 CD166$^+$的干细胞。1968 年 Friedenstein 等首次发现具有向软骨、成骨和脂肪组织分化能力的 BMSC，其已被用于许多临床前半月板修复的研究中；另外 BMSC 缺乏人类白细胞抗原（human leukocyte antigen，HLA）Ⅱ 的表达，可以逃避同种异体反应性淋巴细胞的有效识别，相比成熟细胞具有更低的免疫原性。BMSC 还能分泌免疫调节因子［如吲哚胺 2,3-双加氧酶和前列腺素 E$_2$（PGE$_2$）］抑制免疫细胞的活化，适合同种异体的细胞移植。

然而，BMSC 大范围多组织的临床应用因细胞本身具有肥大分化的倾向而受到一定限制，尤其是不利于作为软骨和半月板修复的细胞来源。研究者们也在尝试通过共培养的方式来降低 BMSC 在增殖培养过程中的肥大分化。如 BMSC 和半月板细胞以 3∶1 的比例共培养可显著降低 Ⅹ 型胶原（COL10A1）和基质金属蛋白酶-13（MMP-13）等肥大相关基因的表达。

（3）滑膜来源间充质干细胞（synovium-derived mesenchymal stem cell，SMSC）

聚类分析发现 SMSC 具有与半月板细胞相似的基因表达谱，在单层培养条件下可很好地形成软骨，并且相比 BMSC 能够形成更多的集落。在体外扩增培养过程中 CD271（分化潜力较强干细胞的标志）的表达比例逐步增加，是比较合适的半月板修复种子细胞来源。另外，滑膜组织取材方便也是一个非常有吸引力的特征，医生可以在关节镜检查术中获得滑膜组织，以分离得到滑膜干细胞而不会损害关节软骨和半月板组织。

（4）脂肪来源间充质干细胞（adipose-derived mesenchymal stem cell，ASC）

膝关节髌下脂肪垫来源的干细胞也被认为是半月板损伤修复的种子细胞来源之一。ASC 来自脂肪，但却能够表现出一定的软骨分化和 ECM（蛋白聚糖和 Ⅱ 型胶原蛋白）分泌能力，尤其是 CD90 和 CD49 双阳性的 ASC，能显著改善动物模型中无血供半月板内环区的愈合能力。总体来说，ASC 向软骨分化的能力不及 BMSC，这在一定程度上限制了它的应用。

（5）软骨来源软骨祖细胞（cartilage-derived chondrogenic progenitor cell，CPC）

CPC 外观上是纤维软骨细胞样的，具有较高的集落形成效率、软骨形成和抵抗终末分化/肥大的潜能。CPC 在体外培养过程中保留了分泌蛋白聚糖的能力，同时具备较高的增殖能力和三系分化能力。临床上，也可以通过类似软骨细胞移植从非负重区的软骨组织提取 CPC 用于半月板组织的修复。CPC 可以黏附并整合到半月板的无血管白区，在整合时保持软骨的形成。目前 CPC 临床应用面临的挑战是它的低生物利用度——CPC 在关节软骨所有细胞中所占的比例不到 1%，所以如何提高 CPC 的集落形成效率和高效扩增至关重要。有趣的是，衰老的 OA 软骨含有比正常健康软骨更多数量的祖细胞。当然，需要注意尽管数量多了，但其中 CPC 包括含有早衰特征的 OA-CPC 和保持正常增殖能力的 CPC 两类，前者表现出过早肥大和矿化的倾向，后者则可用于细胞再生疗法。

（6）多能血管内皮细胞

多能血管内皮细胞与脂肪细胞一样来源丰富、分离方便，且能有效促进无血管区的组织修复，因而越来越受研究者们的青睐。目前已证实 CD34$^+$/CD146$^+$ 多能血管内皮细胞能够使半月板内部纵向撕裂获得更完全地愈合。

除了干细胞,部分成熟细胞也被研究用于半月板的再生修复技术中,包括来自软骨、半月板、滑膜和脂肪组织的细胞,其中成熟脂肪细胞的效果最差。

(7) 半月板纤维软骨细胞

目前已有一些研究将半月板的纤维软骨细胞作为半月板修复和移植的细胞来源。半月板纤维软骨细胞是最常用的半月板组织工程的体细胞来源。如果其能与内皮细胞混合移植,则效果更佳。人脐静脉内皮细胞可以在全厚度圆柱形半月板缺损的离体外植体模型中调节纤维软骨细胞的区域迁移;其中内皮素-1(endothelin-1,ET-1)增加了纤维软骨细胞的增殖和向缺损界面的迁移,从而增强了圆柱形缺损组织核心与周围半月板的重新整合。

尽管半月板中的纤维软骨细胞的数量比 MeSC 更多,但是这些纤维软骨细胞的分离需要牺牲健康的半月板组织,这极大地阻碍了将自体纤维软骨细胞作为组织工程和再生医学的活细胞来源。这就是为什么要强调优化同种异体供体衍生的纤维软骨细胞/干细胞(MeSC)用于组织再生修复的原因。

(8) 软骨细胞

软骨细胞的来源有 3 种,包括关节软骨、肋软骨和耳郭软骨,其中关节软骨最常用。为了维持表型,软骨细胞一般不单独使用,而是和功能性支架结合运用。如自体关节软骨细胞与同种异体半月板切片复合可成功修复无血管区纵向的半月板撕裂。除了软骨细胞本身,通过富血小板血浆(PRP)治疗也可以增强软骨细胞在支架中的黏附和半月板的修复。

(9) 小结:寻找半月板修复的理想细胞群

虽然每年都有大量的研究者投入大量的精力和财力在半月板组织的细胞再生研究中,但不可否认的是目前仍然存在着某些困难。在有诸如半月板和软骨这种承重组织的情况下,良好的愈合反应必须要能够克服膝关节中常见的压缩和剪切运动。前文所述的干细胞/祖细胞必须能够到达损伤部位,并且能够黏附和增殖,同时保留软骨样的细胞表型。细胞自身必须要有能力通过产生细胞外胶原基质来填充和连接较大的间隙,同时修复再生的组织必须足够坚固,从而在关节负重和被加以剪切力时能够保持完整。

4.3.3 生化刺激因素的选择

(1) 生长因子是效果确切的外缘性生化刺激因素

迄今为止,已经研究了许多生长因子对半月板纤维软骨细胞或半月板外植体的影响(表4-4)。基质合成的增强和基质金属蛋白酶的抑制是半月板修复和组织工程的关键机制。

表4-4 半月板组织工程相关的生长因子

生长因子	对半月板细胞或组织的影响
FGF-2	在单层培养时能促进细胞增殖 在细胞播种的支架上能促进胶原的合成
TGF-β1	在单层培养时能促进细胞增殖 增加平滑肌肌动蛋白的表达 增加胶原和蛋白聚糖的合成 增加支架上细胞的增殖
IGF-1	主要促进合成代谢的因子 在细胞播种的支架上能促进胶原的合成
HGF	促进组织工程化组织的血管化
PDGF-BB	在体外促进细胞增殖 减少平滑肌肌动蛋白的表达
BMP-2 BMP-7 (OP-1)	增强细胞的增殖 刺激细胞的迁徙 增强蛋白聚糖的合成

1) 细胞增殖:曾有研究者分析了9种生长因子(EGF、b-FGF、TGF-α、PDGF-AB、α-FGF、TGF-β1、PDGF-AA、IGF-I 和 NGF)对半月板细胞的增殖作用,发现其中4种(b-FGF、PDGF-AB、EGF 和 TGF-α)能够促进增殖和胶原合成,而 b-FGF 的促进作用最大。来自不同区域(内部、中部、外部)的细胞对于生长因子的反应也不同,其中 BMP-2 对"红-白"区细胞有稍强的作用,而肝细胞生长因子(hepatocyte growth factor, HGF)对"白-白"区的细胞具有稍强的作用。

2) 细胞迁移:PDGF-AB 和 HGF 能够刺激所有3个区的细胞迁移,而 EGF、IGF-1、IL-1 和 BMP-2 只在特定区域促进细胞迁移(分别是外部和内部、中间和内部、外部和中部及仅中部)。

3) 基质形成:TGF-β 家族是软骨组织工程中最重要的生长因子,能显著提高半月板细胞在单层培养皿、材料表面和支架内部培养中的基质蛋白合成能力——仅在单层培养皿中观察到促进细胞增殖。

相比 IGF－1、b-FGF 和 PDGF-AB 等生长因子，TGF－β1 能刺激细胞产生更多的胶原、GAG 和润滑素，因而具有辅助润滑的作用。

4）基质收缩：生长因子的一个潜在重要功能可能是调节基质收缩。纤维细胞和关节软骨细胞都会在周围的基质上施加局部收缩力。基质收缩和排列可以形成各向异性和更大的机械性能——刺激太少影响组织力学性能，刺激太多导致组织结构错构。已有的文献显示，TGF－β1 和 PDGF 都可以促进半月板细胞、纤维细胞和关节软骨基质的收缩。FGF－2 和 IGF－1 也可以在胶原 Ⅱ/GAG 支架中诱导关节软骨细胞介导的基质收缩。

5）表型维持：纤维软骨细胞的表型维持或者细胞分化是半月板中生长因子的另一个重要应用。FGF－2 可以维持半月板细胞在单层培养中的细胞表型，同时能显著加强半月板细胞 3-D 颗粒培养胶原蛋白Ⅱ和 GAG 的表达（高 200 倍）。软骨源性形态发生蛋白－1（cartilage-derived morphogenetic protein－1，CDMP－1）可以增强真皮纤维细胞向纤维软骨的分化，从而高表达Ⅱ型胶原蛋白和蛋白聚糖。TGF－β1 也能促进半月板纤维软骨细胞向软骨细胞方向分化。

（2）复合生长因子的疗效还有待进一步证实

对血小板生理学特性的了解让研究者们产生了在自然再生疗法中利用血小板生长因子的想法。简单的离心系统可以从自体血液样品中分离和浓缩血小板，产生 PRP。通过激活和诱导血小板脱粒可以将浓缩的自体生长因子库释放到受损部位以增强其自然再生能力。释放的生长因子包括 PDGF、TGF－β、VEGF 和 EGF。PRP 中的生长因子已被证明可以增强兔半月板细胞内部无血管部分的损伤愈合，并增强用于半月板组织再生的半月板细胞生物活性。PRP 促进再生的潜在机制有：①损伤局部生长因子的刺激加快自然修复的通路和进程；②PRP 释放的生长因子对局部的干细胞具有趋化和促有丝分裂的作用；③PRP 具有促血管生成的作用；④PRP 能刺激干细胞的增殖和分化。

然而，目前临床上 PRP 用于半月板损伤修复的研究还很少，只有零星报道。Pujol 等用 PRP 来促进开放修复半月板横向损伤的愈合。发现标准半月板修复术（对照组 17 人）加局部 PRP 的应用（试验组 17 人）有轻微的临床疗效改善。而 Griffin 等在另一项研究中却发现，标准的半月板修复（对照组

20 人）和加局部 PRP 组（试验组 15 人）之间效果没有差别。这一方面将来需要更多高质量研究的证实。

（3）机械刺激是最有改进空间的外源性刺激因素

半月板细胞在接受外界刺激时有可能表现为纤维软骨 ECM 分泌的增加，或是分泌不利的基质降解因子和炎症因子。目前，研究领域涉及的机械刺激包括高/低剪切应力、流体灌注压力、静水压力、直接压缩刺激和超声波刺激等。其中，以静水压力刺激和直接压缩刺激居多。同样的刺激类型，不同的刺激强度，也可以表现出不同的细胞反应。如 1 MPa、0.5 Hz 的循环（工作 1 分钟，休息 14 分钟）静水压力会上调兔来源半月板细胞的炎症因子和基质降解蛋白的分泌，而 10 MPa 的静水压力却能有效提高细胞胶原和 GAG 的分泌及组织的压缩性能。这些在不同的加载方案下的结果突出了机械刺激后可能发生的各种生物合成反应。由于大量的可变参数（如方法、应用时间、幅度、持续时间和刺激频率），最佳的组合刺激仍然未被发现，有待研究者们进一步的研究探索。

（4）小结：寻找生化刺激的最佳方案

总的来说，组织工程的生化刺激选择并不明确。由于半月板的外侧区域是血管化的，内侧区域的特征是 ECM 与关节软骨部分相似，因此使用这两种生长因子可能是一个有前途的组合。另外，多种因素之间的联合应用（"鸡尾酒式"）还需要进一步的研究，如 PRP 可以促进培养细胞的增殖及基质形成，但是临床疗效还需要进一步多参数（使用剂量、浓度、提取工艺、频率等）的临床试验验证。

4.3.4 半月板损伤修复展望

当前半月板组织工程的策略存在相当大的差异，但有几个重要的设计原则需要把握。这些原则涉及通过重现原生半月板的生物学、结构和功能特征来生成替代半月板组织的生物学方法：①种子细胞必须具有与天然半月板组织中的细胞相似的表型，即同时存在类似成纤维细胞和软骨细胞样细胞。若希望构建完整的半月板组织，还必须有外环的血管化。②生物支架的生化成分（即胶原蛋白、GAG）应该与天然组织的区域性变化相匹配，如此才能维持不同区域细胞的正常表型。③生物支架的力学性能体现半月板的功能各向异性，可以从适当的 ECM

成分体现出机械性能的功能各向异性。总之,利用这些仿生学的组织工程原则可以指导研究者和临床医生构建完整的半月板,并成功修复再生。

(沈炜亮)

本章要点

1. 半月板的组织形态随时间发生显著变化,环放射状排列的胶原含量增加而细胞数量及血液供应覆盖则相应减少。

2. 半月板主要由水和胶原蛋白构成,从外环至内环组织、血管及细胞成分分布不均,其中存在一小群具有集落生成、自我增殖、多向分化能力的MeSC。

3. 半月板在膝关节中的生物力学功能主要包括负荷传递、减震、稳定性、营养、润滑和本体感觉。

4. 半月板外环有血供区域具有一定的愈合能力,与致密纤维连接组织的愈合相似,包括出血、增生、分化和重塑4个阶段。

5. 治疗半月板内环撕裂目前仍是一大挑战。利用组织工程技术(干细胞、支架、生长因子)干预半月板愈合过程中的再生要素显示出良好的治疗前景,能够加快半月板组织的修复,继而保护软骨。

主要参考文献

[1] AAGAARD H, VERDONK R. Function of the normal meniscus and consequences of meniscal resection [J]. Scand J Med Sci Sports, 1999,9(3): 134 – 140.

[2] BILGEN B, JAYASURIYA C T, OWENS B D. Current concepts in meniscus tissue engineering and repair [J]. Adv Healthc Mater, 2018, 7 (11): e1701407.

[3] CHEN S, FU P, WU H, et al. Meniscus, articular cartilage and nucleus pulposus: a comparative review of cartilage-like tissues in anatomy, development and function [J]. Cell Tissue Res, 2017,370(1): 53 – 70.

[4] DEPONTI D, DI GIANCAMILLO A, SCOTTI C, et al. Animal models for meniscus repair and regeneration [J]. J Tissue Eng Regen Med, 2015,9(5): 512 – 527.

[5] GHAZI Z L, CHEVRIER A, FARR J, et al. Augmentation techniques for meniscus repair [J]. J Knee Surg, 2018,31(1): 99 – 116.

[6] GUO W, LIU S, ZHU Y, et al. Advances and prospects in tissue-engineered meniscal scaffolds for meniscus regeneration [J]. Stem Cells Int, 2015,2015: 517520.

[7] HUTCHINSON I D, MORAN C J, POTTER H G, et al. Restoration of the meniscus: form and function [J]. Am J Sports Med, 2014,42(4): 987 – 998.

[8] KAMINSKI R, KULINSKI K, KOZAR-KAMINSKA K, et al. A prospective, randomized, double-blind, parallel-group, placebo-controlled study evaluating meniscal healing, clinical outcomes, and safety in patients undergoing meniscal repair of unstable, complete vertical meniscal tears (bucket handle) augmented with platelet-rich plasma [J]. Biomed Res Int, 2018,2018: 9315815.

[9] MAKRIS E A, HADIDI P, ATHANASIOU K A. The knee meniscus: structure-function, pathophysiology, current repair techniques, and prospects for regeneration [J]. Biomaterials, 2011,32(30): 7411 – 7431.

[10] PAK J, LEE J H, LEE S H. Regenerative repair of damaged meniscus with autologous adipose tissue-derived stem cells [J]. Biomed Res Int, 2014, 2014: 436029.

[11] PILLAI M M, GOPINATHAN J, SELVAKUMAR R, et al. Human knee meniscus regeneration strategies: a review on recent advances [J]. Curr Osteoporos Rep, 2018,16(3): 224 – 235.

[12] SCOTTI C, HIRSCHMANN M T, ANTINOLFI P, et al. Meniscus repair and regeneration: review on current methods and research potential [J]. Eur Cell Mater, 2013,26: 150 – 170.

[13] YU H, ADESIDA A B, JOMHA N M. Meniscus repair using mesenchymal stem cells — a comprehensive review [J]. Stem Cell Res Ther, 2015,6: 86.

5 骨骼肌与肌腱

骨骼肌组织是人体最大的器官之一,分为肌腹和肌腱两部分。肌腱连接肌肉和骨骼,主要由胶原蛋白和少数细胞构成,传递肌肉产生的拉伸负荷,以移动和稳定关节。肌肉有一定再生能力,而肌腱细胞含量少,损伤后难以再生,尤其是两端肌肉-肌腱和骨-肌腱连接处。组织工程是组织、器官损伤后再生、修复的策略之一,然而目前的研究距离实现损伤后的完美再生还有较大的差距。目前,对肌肉和肌腱的结构发育、分化与再生的基础知识尚有不少空白亟待填补,如缺乏组织与基质微结构,缺乏干细胞鉴定标准,缺乏在分子层面对特异性组织合成机制的研究,缺乏组织间相互促进合成机制的研究等。通过了解肌肉与肌腱的发育过程、组织结构、力学功能和损伤治疗手段的原理和方法,可以为临床医生处理软组织疾病提供崭新的视角,从基础知识上支撑肌肉、肌腱的再生医学技术的发展。

5.1 骨骼肌的发育

肌肉细胞主要来自轴旁中胚层和侧中胚层。轴旁中胚层形成以后随即分裂为块状细胞团,成对排列于胚胎中央神经管两侧的称为体节,其背侧部分可形成生皮肌节(dermomyotome),生皮肌节的中部又可进一步形成生肌节(myotome)。骨骼肌在体节内的生肌节区形成。生成骨骼肌的生肌节间质祖细胞呈双极形或纺锤形,为单核细胞,与其他间充质细胞如成纤维细胞从外形上难以区分,进一步分化成的单核成肌细胞(monocyte myoblast)融合形成梭形多核细胞肌管(spindle cell myotube)。肌管分化形成骨骼肌细胞或称肌纤维,肌纤维生长互相融合成为多核的肌纤维,达到成熟,形成骨骼肌最基本的结构。

肌肉发育主要受生肌调节因子（myogenic regulatory factor，MRF）家族调控，主要包括4种转录因子：生肌因子-5（myogenic factor-5，MYF-5）、肌分化因子-1（myogenic differentiation-1，MYOD-1）、肌细胞生成素（myogenin，MYOG）和生肌调节因子-4（myogenic regulatory factor-4，MRF-4）。这些转录因子是碱性螺旋-环-螺旋（basic helix-loop-helix，bHLH）家族转录因子的成员，在肌肉胚胎发育和形成过程中，调控骨骼肌干/祖细胞激活与分化。肌卫星细胞/肌肉干细胞附着在肌管表面，当肌肉受损时，该细胞增殖分化参与肌肉再生。目前通常认为脊柱动物的肌肉组织在个体成熟后，肌纤维数目不再改变，肌肉的生长大多依赖肌肉的肥大，即肌纤维长度和周径的增加，但也有研究表明肌细胞数量会经干细胞增殖分化而增加。

5.2　骨骼肌的结构与功能

骨骼肌是一种横纹肌组织，占成年人体重的 40%，由多核收缩肌细胞（也称肌纤维）组成。单个肌纤维（直径约 100 μm，长度为 1 cm）外包有一层极薄的结缔组织，称为肌内膜；肌纤维以束的形式排列，被肌束膜分隔；肌肉外包有一层较厚的结缔组织，称为肌外膜（图 5-1）。各膜的结缔组织彼此连续，分布到肌肉的血管、神经沿结缔组织膜进入。肌纤维和肌原纤维的外观呈横纹状，由明带（I 带）与暗带（A 带）交替排列而成；暗带中间有一条较明亮的 H 带，H 带的中部有 M 线。明带中间有一条较暗的线称为 Z 线。两个 Z 线之间的区段为肌节，长 1.5～2.5 μm（图 5-2）。目前被广泛接受的肌丝滑行理论认为，肌肉收缩时出现的肌肉或肌纤维缩短是由于肌小节中细肌丝（肌动蛋白）向暗带的中央（粗肌丝、肌球蛋白）滑动，使粗、细肌丝的重叠度增加所致。骨骼肌收缩受意识支配，故又称"随意肌"，收缩的特点是快而有力，但不持久；通过对运动单位激活速度和程度的自主控制，可精细调节。

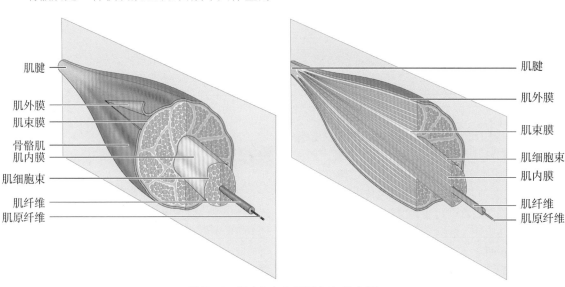

图 5-1　肌肉组织和肌腱组织示意图

肌细胞或肌纤维具有多种功能，如收缩、能量供给、蛋白质合成等，负责全身运动、呼吸和维持姿势，对维持体内生理平衡起重要作用，也是营养储存和葡萄糖处理的重要结构。肌肉收缩使骨骼运动，适应各种功能需求，并协助调节体温。肌肉具有一定的自我修复能力。肌肉组织有一个血管网，肌纤维从中获得氧气和各种产能的化学底物，并将代谢产生的热量和各种化学物质运出肌肉。这个血管网可维持静息状态下肌纤维间质内环境的稳定，使运动对内环境稳态的干扰降到最低程度。肌肉中肌纤维的排列方式、神经支配及单纤维的收缩性能决定了肌肉的运动能力。

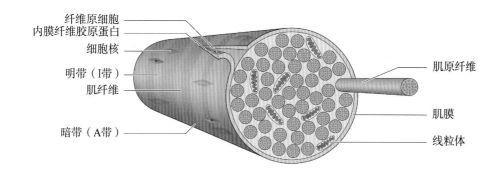

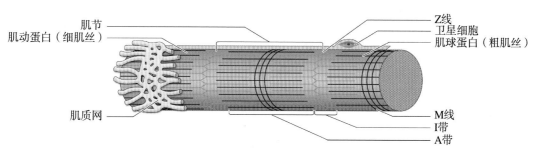

图 5-2　肌肉的内部结构

5.2.1　骨骼肌干细胞构成及功能

半个世纪前，Alexander Mauro 通过电子显微镜在成年人骨骼肌肌纤维外周观察到一组单核细胞，其与肌纤维之间有一条宽度一致的小裂隙，伴随着肌纤维，呈"卫星"关系，这些细胞被命名为卫星细胞（muscle satellite cell）。与肌纤维细胞核相比，健康、未受伤的肌肉组织中的卫星细胞表现为核质比高、细胞器含量少、异染色质数量多、转录活性低的静止细胞，在功能上被定义为为肌肉生长和再生提供成肌细胞的肌肉前体细胞。

作为骨骼肌干/祖细胞，卫星细胞与微环境动态相互作用，在骨骼肌再生中起着不可或缺的作用。卫星细胞的自我更新增殖不仅维持了干细胞的数量，而且提供了大量的肌源性细胞，这些细胞增殖、分化、融合，形成新的肌纤维卫星细胞并与微环境动态相互作用，调节其再生过程。

5.2.2　肌纤维精细结构

肌纤维在电子显微镜下的主要结构有肌原纤维、横小管和肌质网。肌原纤维（myofibril）由粗、细两种肌丝（myofilament）规律排列形成。粗肌丝由肌球蛋白构成，位于肌节的暗带，中央固定在 M 线上，两端游离。细肌丝由肌动蛋白、原肌球蛋白、肌原蛋白构成，位于肌节两端，一端附于 Z 线，另一端伸至粗肌丝间，末端游离，止于 H 带外侧。

对肌肉细胞外基质（ECM）研究相对较少，Purslow 和 Trotter 对肌内膜 ECM 定量描述为高度有序的网络围绕着非线性变形的单个肌纤维（图 5-3）。这种结构显示肌肉收缩力很可能通过内膜的剪切传递。

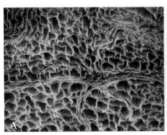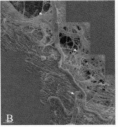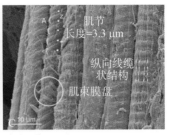

图5-3　单个肌纤维的微细结构

A. 用氢氧化钠(NaOH)消化纤维后观察到肌纤维周围的胶原性肌内膜网络的扫描电子显微照片。B. 在肌纤维的表面上可以看到以松弛构型排列的大胶原纤维并与肌纤维表面结合。胶原纤维中的线圈可以指示纤维具有应变消除功能(箭头)。这些大型纤维本质上是整体的,背景中的网格(箭头指向)被认为是肌内膜,说明肌肉的ECM有不同大小两种纤维。C. 7束相邻肌纤维的扫描电子显微照片。不同胶原纤维表面拓扑结构不同。引自GILLIES A R, et al. Structure and function of the skeletal muscle extracellular matrix[J]. Muscle Nerve, 2011,44(3):318-331.

5.2.3　骨骼肌中的细胞外基质

　　骨骼肌中的ECM主要包括Ⅰ型胶原蛋白、纤连蛋白、层粘连蛋白、生长因子和糖胺聚糖(GAG)等。Ⅳ型胶原蛋白以较小的比例存在于基底膜内,其他(如层粘连蛋白)大量存在于基底膜内。ECM中的生长因子、基质硬度和拓扑结构为内源性细胞的递送或募集提供ECM微环境,影响组织修复和再生。

　　骨骼肌中的ECM分布独特,覆盖了骨骼肌的外膜、肌纤维的肌束膜和肌内膜(见图5-3),在正常组织稳态和疾病过程中起重要作用。纤维化常见于许多肌肉疾病中,通常用ECM胶原的增加量来衡量其纤维化程度。通过使用多种成像手段和定量立体学重建,ECM中的胶原蛋白组成大束原纤维或胶原纤维,纤维数量的增加伴随着肌肉弹性的增加和胶原

产生细胞数量的增加。通过扫描电子显微镜观察并重建ECM、细胞和胶原束之间的相互结构,发现肌肉ECM具有较强的组织性,增加应力时会不断重新排列。骨骼肌纤维化的治疗策略应考虑到ECM的组织与构成,从而有助于纤维化肌肉功能的恢复。

5.3　骨骼肌的修复与再生

5.3.1　骨骼肌修复与再生过程

　　骨骼肌修复与再生过程包括3个连续但重叠的阶段:①炎症反应;②卫星细胞的激活、分化和融合;③新形成的肌纤维的成熟和重塑(图5-4)。

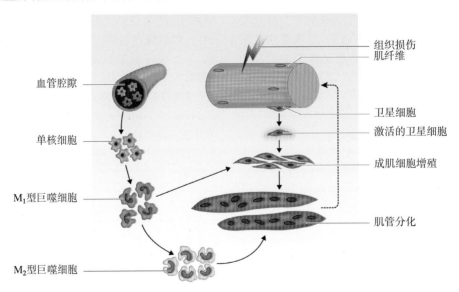

图5-4　骨骼肌损伤和修复过程

肌肉退化始于受损肌纤维的坏死,肌纤维坏死是骨骼肌再生的一个关键启动信号,会激活补体级联反应并诱导炎症反应。炎症反应后,血液循环中的白细胞会趋化性募集在局部肌肉损伤部位。中性粒细胞是第 1 种渗透受损肌肉的炎症细胞,在肌肉毒素或运动诱导的肌肉损伤后 1~6 小时,其数量显著增加。中性粒细胞浸润后,两种不同的巨噬细胞亚群依次侵入受损肌肉并成为主要的炎症细胞。

肌肉损伤后,广泛的细胞增殖是高度协调的再生过程的标志。卫星细胞及其后代肌原细胞的增殖为肌肉修复提供了足够的新生肌细胞来源。肌原细胞在增殖后分化并融合到现有的受损纤维或彼此融合形成新的肌纤维。

肌肉再生常导致再生的肌纤维结构改变,由于相同基底层内再生纤维未融合,新形成的肌管可能不会彼此融合,导致在同一基底层内形成小口径肌纤维簇。或者它们可能仅在一端融合,形成分叉肌纤维。由于卫星细胞或其他类型的肌原细胞的迁移,在间质的基底层外也可能形成小的再生肌纤维。在肌肉再生结束时,新形成的肌纤维增大,肌核移动到肌纤维的外围。在正常情况下,再生肌肉在形态和功能上与未受损的肌肉一致。

骨骼肌再生受各种因素的控制,卫星细胞在整个生命周期中维持肌肉健康,在骨骼肌再生中是必需的。随着人年龄的增长,免疫细胞和骨骼肌干细胞的生理活性都会下降,从而降低骨骼肌的再生能力,卫星细胞的减少可能伴随着年龄增长与骨骼肌功能丧失。氨基酸、n-3 多不饱和脂肪酸、多酚和维生素 D 等营养物质可以通过靶向免疫细胞、肌肉细胞来促进骨骼肌的再生,营养质量有助于保持骨骼肌随年龄增长的再生能力。一些研究发现氧水平可影响其在肌肉再生期间的活性;TGF-β1 在肌原性分化和肌肉修复中也起作用;肌肉和免疫系统之间复杂且协调的相互作用决定了组织再生的效果;PAX7 是一种重要的生肌调节因子(MRF),其缺失会导致卫星细胞在稳态和损伤后逐渐丢失。Notch 信号通路在卫星细胞的细胞间相互作用、组织发育与再生过程中起重要作用。激活 Notch 信号通路可促进卫星细胞增殖,抑制成肌细胞分化;反之,可以促进分化与肌肉再生,维持卫星细胞在肌肉中的平衡。微 RNA(microRNA,miRNA)可调控成肌细胞的增殖和分化;其中 miRNA-489 可调节卫星细胞的静止和自我更新。长链非编码 RNA(lncRNA)在正常生理、发育、胚胎干细胞维持和疾病生成中起着重要作用,并在肌原细胞分化中也起一定的作用。除了各种内源性信号,外源性信号和生物力学等因素也调节卫星细胞的再生和骨骼肌修复。

5.3.2 骨骼肌中肌膜的细胞外基质再生

ECM 蛋白是卫星细胞微环境的关键组成部分,从胚胎时期到成年阶段及在衰老期间都重塑。骨骼肌 ECM 再生的相关研究较少,但骨骼肌损伤后修复的能力在很大程度上取决于骨骼肌干细胞(或卫星细胞)。年轻健康的骨骼肌受伤后,卫星细胞被激活,增殖并融合形成肌纤维,而衰老肌肉则从功能性肌纤维修复向 ECM 沉积增多转变。

5.3.3 再生技术展望

骨骼肌损伤后的再生需要卫星细胞的参与,卫星细胞与受损的肌纤维融合,促进损伤的骨骼肌再生。卫星细胞具有双向分化能力,不仅能够分化成骨骼肌细胞,还能分化为棕色脂肪细胞。在轻微损伤(如肌肉拉伤、利器割伤等)时,卫星细胞在微环境(坏死肌纤维、ECM、间质细胞及生长因子等成分构成)调控下可以完成修复,但在肌肉严重缺损(如手术切除)即肌肉大体积缺损(volumetric muscle loss,VML)时却不能完成修复,以致形成大量的瘢痕组织。而组织工程对于 VML 的修复治疗有巨大的应用潜力。例如,种植小鼠成肌细胞的新型静电纺纤维蛋白水凝胶支架能够再生治疗 VML 中受损肌肉的结构和功能,使小鼠胫骨前肌再生。由于目前对骨骼肌干/祖细胞和微环境认识不足,体外骨骼肌组织工程技术仍面临一些难题:①如何培养体积足够大并满足临床需求的组织工程骨骼肌块;②如何为大体积组织工程骨骼肌块供给营养;③如何培养出具有收缩功能的骨骼肌块。因此,解析骨骼肌干/祖细胞及其再生微环境、优化培养条件,可望为骨骼肌再生提供相应的关键知识与技术。

研究表明成肌细胞存在不同的亚群,而不同的亚群存在不同的表面标志及功能。目前有限的细胞标志特征不能满足细胞分型的需要,也限制了组织工程种子细胞的选择。而单细胞转录组 RNA 测序(single-cell RNA sequencing,scRNA-seq)技术能够在单个细胞水平对细胞的转录组扩增并进行测序。因此,运用单细胞分析技术能够高效解析骨骼肌干细胞亚群,可为选择肌肉组织工程种子细胞提供依据。在骨骼肌再生研究中,2D培养体系经常用来扩增成肌祖细胞(myogenous progenitor cell,MPC)和诱导其分化成肌管,但是这种培养方法不能长时间维系,与天然肌肉解剖结构相差较大。类器官(organoid)技术是利用哺乳动物多能干细胞或成体干细胞自我组织的特性,在体外构建3D和类似体内微环境及具有多种细胞类型的细胞团块。模拟天然骨骼肌微环境的3D骨骼肌类器官培养技术将成为治疗骨骼肌损伤细胞来源的新方法。总之,利用单细胞技术解析骨骼肌干细胞亚群,选择合适的种子细胞,建立3D骨骼肌类器官培养技术,结合组织工程技术进行异位或原位肌肉再生,是具有相当前景的大块骨骼肌再生的有效途径。

5.4 肌腱的发育

肌腱和韧带是在肌肉和骨骼之间传递机械力的结缔组织。骨骼肌分为肌腹和肌腱两部分。肌腱是肌腹两端的索状或膜状致密结缔组织,色白、较硬,无收缩能力,将肌肉附着在骨骼上,传递肌肉产生的拉伸负荷,以移动和稳定关节。肌腱富含ECM,主要由胶原蛋白和少数细胞构成,成纤维样肌腱细胞被包裹在ECM中。胶原蛋白形成胶原原纤维,组成胶原纤维,再构成胶原纤维束,最终形成肌腱(图5-5)。腱内膜分离胶原束,是肌腱内结缔组织的一种薄网状结构。一些长肌腱被腱鞘所包裹,腱鞘结构与肌腱类似,是相对致密的胶原纤维网络。

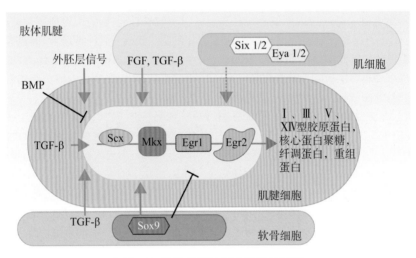

图5-5 胚胎发育过程中肌腱的发育

肌腱的发育和成熟发生在几个不同的阶段。在胚胎期,Scleraxis(Scx)阳性细胞分化和肌腱组织形成。随着骨骼肌的发育,胚胎肌腱开始承担动态拉伸负荷的功能。出生后,肌腱继续发育并开始成熟。在成人阶段,肌腱已经成熟并且功能齐全,依靠组织结构和力学性能来传递力学。在这3个阶段中,肌腱将力从肌肉传递到骨骼以实现运动并赋予机械稳定性。肌腱传递的机械力可随着身体在出生后生长而增加,并在成年期变得越来越活跃。

肌腱的发育受到多种因素和信号时序性调控,ECM的许多成分参与了肌腱胶原纤维的形成与成熟。如Ⅲ型胶原蛋白、V型胶原蛋白、非原纤维FACIT、Ⅻ型和ⅪⅤ型胶原蛋白对胶原纤维的形成、生长和肌腱完整性具有重要的作用。除此之外,富含亮氨酸的小分子蛋白聚糖(small leucine rich proteoglycan,SLRP)也参与了肌腱Ⅰ型胶原纤维的形成,主要调节侧向胶原纤维的生长。bHLH转录因子Scx、同源框蛋白Mohawk(Mkx)、转录因子Sox9和早期生长反应蛋白1/2(Egr1/2)也参与肌腱发育。这些转录因子可以调节发育中肌腱的*Col1a*基因转录和Ⅰ型胶原纤维组织的合成。另外一些转录因子,如SIX1/2、NFATC4、HOXA11和EYA1/2等也与肌腱的发生、发育有相关性。转录因子通过TGF/BMP及FGF等信号通路在肌腱发育和分化过程中起着重要作用,并促进肌腱相关ECM分子在各个发育阶段的合成。该信号通路缺失会导致肌腱发育异常，甚至完全缺失。

5.5 肌腱的结构与功能

5.5.1 肌腱细胞组成

肌腱细胞以低密度存在于肌腱内，肌腱中的细胞位于束内的胶原纤维之间（束内肌腱细胞）或集中在胶原束间的束间基质中（束间肌腱细胞）。束内肌腱细胞是长核的细胞，具有复杂的细胞质网络，其延伸穿过基质，通过间隙连接相邻细胞，而束间肌腱细胞往往更圆。肌腱细胞形态有异质性，但目前并不清楚不同形态的肌腱细胞的功能及表现差异。成人肌腱具有相对较少的细胞，ECM 主要由 I 型胶原蛋白和少量其他 ECM 蛋白，如Ⅲ、Ⅴ、Ⅸ、Ⅹ、Ⅺ、Ⅻ和ⅩⅣ型胶原蛋白及弹性蛋白和蛋白聚糖构成。

在人和动物（包括小鼠、大鼠、兔、马）的肌腱组织中存在一群具有干细胞特性（包括长期扩增后在体内外都具有克隆形成、自我更新和多向分化能力）的细胞，称为肌腱干/祖细胞（tendon stem/progenitor cell，TSPC）。这类细胞不仅具有像骨髓来源间充质干细胞（BMSC）一样的干细胞特性，而且高表达肌腱相关的基因和蛋白质，如 I 型胶原蛋白、黏蛋白 C 和纤连蛋白等，并能在体内形成肌腱样组织。且 TSPC 较 BMSC 高表达肌腱特异转录因子 SCX、tenomodulin（TNMD）和软骨寡聚基质蛋白（cartilage oligomeric matrix protein，COMP），而 BMSC 则表达更高水平的肌肉特异性蛋白 a-SMA。Schweitzer 等研究发现，TSPC 早期表达转录因子 SCX，是干细胞向 TSPC 分化的标志，且该基因特异性地表达在肌腱或韧带组织中，作为肌腱系的标志基因。国内欧阳宏伟课题组首次利用单细胞手段分析人跟腱中细胞亚群，发现肌腱中存在特殊的肌腱干细胞亚群（SCX$^+$NES$^+$，SCX$^+$NES$^-$，SCX$^-$NES$^+$）。干细胞标志蛋白巢蛋白（nestin，NES）在肌腱早期发育过程中高表达，并随着肌腱的成熟而表达水平下降。无论是成体还是胚胎来源的肌腱干细胞，Nes 表达水平显著高于成熟肌腱细胞和 MSC，并鉴定了 Nes$^+$ 的肌腱干细胞具有干细胞特性和更强的肌腱分化能力（图 5-6）。

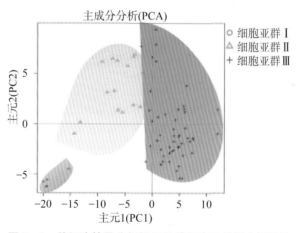

图 5-6 单细胞转录分析揭示肌腱细胞及其相应标记的不同亚群

5.5.2 肌腱的细胞外基质成分

ECM 提供细胞黏附的三维结构和微环境，调节细胞迁移、分化和生长。肌腱 ECM 主要组分是拉伸力强的胶原蛋白纤维网，还包括层粘连蛋白（laminin，LAM）和一些其他的非胶原成分等。

ECM 主要由 I 型胶原蛋白（占其干质量的 65%～80%）和小的富含亮氨酸的重复蛋白（SLRP）构成。纤维状胶原基质还包括Ⅲ型胶原蛋白，与伤口修复的早期阶段有关。Ⅲ型胶原蛋白增加是肌腱退行性变的早期标志之一，其异常增加与组织疾病和机械性能降低相关。Ⅳ型胶原蛋白以较小比例存在于基底膜内。蛋白质组学筛选研究表明，Ⅵ型胶原蛋白可能是肌腱ECM的重要组成部分，在Ⅰ型胶原蛋白自组装过程中，对Ⅰ型胶原结构的排序和稳定起着关键作用。弹性蛋白（elastin）也是一种纤维状糖蛋白，占肌腱干质量的1%～2%，在重复机械负荷后发挥基质的反冲作用。其他胶原类型，如FACIT（具有间断三螺旋的原纤维相关胶原、ⅩⅣ型胶原等），调节纤维状基质与其他ECM分子之间的相互作用。纤维状基质的周围是富含蛋白聚糖的基质，其具有良好的水合作用，有助于抵抗压缩机械应力，并促进营养和代谢物的扩散。在蛋白聚糖中，与原纤维结合的SLRP，包括核心蛋白聚糖（decorin，DCN）和双糖链蛋白聚糖（biglycan，BGN），其核心蛋白以67 nm间隔与Ⅰ型胶原纤维的D间距（D-spacing）条纹共价结合。SLRP可结合生长因子和其他基质蛋白，在原纤维、胶原纤维的形成和组装中也起着关键作用。

此外，还有其他分子（如LAM、纤连蛋白、生长因子和GAG）大量存在于ECM内。ECM结合生长因子，并与基质硬度和表面结构等共同作用于细胞的分化与再生。通过干重测量，肌腱含有86%的胶原蛋白、1%～5%的蛋白聚糖和2%的弹性蛋白，并且水占肌腱总湿质量的60%～80%。

5.5.3 肌腱胶原纤维的结构与成熟

肌腱的胶原构成胶原纤维束，每个胶原纤维束由单个胶原原纤维的聚集产生，即包含数千万个长度为数百微米的胶原原纤维。它具有独特的67 nm D-间距。使用原子力显微镜成像和二维快速傅立叶变换分析测量D-间距分布，可以提高观测尺度（图5-7）。在不同组织类型中，单束胶原纤维D-间距几乎相同，并且其值的范围相差<1 nm。周期性胶原纤维的长度为毫米级别，直径范围为数十纳米至约500 nm（取决于组织和发育阶段）。胶原原纤维通过共价分子内交联使胶原分子彼此结合而保持稳定。骨骼肌弹性和肌腱交联程度随着衰老而增加，但耐力运动可减缓这个过程。

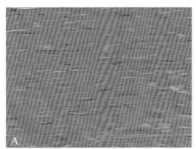
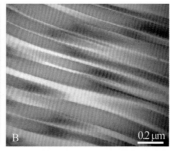
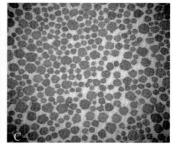

图5-7 成人肌腱组织学与透射电子显微镜图片

A. 胶原纤维由平行的胶原原纤维聚集而成；B. 具有D-间距和双峰形分布；C. 截面由大小不一的胶原纤维构成

胶原纤维形成是一种自组装过程，但对细胞介导的调节也很敏感。原纤维组装可能始于成纤维细胞的质膜分泌，但ECM中胶原纤维束的形成机制仍然是一个未解决的难题，胶原纤维的形成和生长有以下不同理论（图5-8）。

（1）成核、生长和聚结（nucleation，growth and coalescence，NGC）模型

Birk和Kadler小组的研究表明，胶原纤维和原纤维束形成过程可分为成核、生长和聚结（NGC）模型。在鸡胚肌腱发育过程中，成纤维细胞表面附近的膜突起或凹陷中发现单组或小组原纤维，称为纤维沉积物，并可见胶原纤维侧向融合以及原纤维的尖端到尖端的融合，在此基础上提出假说——单个胶原原纤维在这些纤维沉积点上沉积成核，并沿轴向生长。这可解释胶原纤维束上D-间距的形成。Ming Fang根据胶原纤维D-间距及其与束结构关系的定量数据，对NGC模型提出了两个新观点：①如果D-间距由细胞外因素决定，例如与蛋白聚糖的结合或机械应力作用，且这些因子在束内发挥均匀的作用，则束应当具有相似的D-间距。②在纤维沉积阶段确定D-间距，这意味着依赖于束的D-间距也是细胞依赖性的。虽然有明确的证据表明细胞内信息如遗传编码可以在原纤维D-间距形成中发挥重要作用，但是需要进一步的试验来阐明胶原纤维

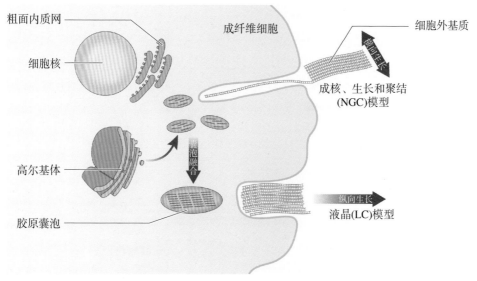

图 5-8　生成胶原纤维的两种假说

D-间距与产生胶原蛋白的细胞之间的关系。

（2）液晶（liquid crystalline，LC）模型

在体外观察 I 型胶原纤维，发现其具有液晶性质，因此 Giraud-Guille 等提出胶原前体（或原胶原）在局部环境中预先定位，这有助于胶原纤维的平行排列。值得注意的是，人体致密骨的胶原结构类似于液晶，原纤维层的方向从一层到下一层旋转一个恒定角度。这个模型为胶原结构提供了简单的物理解释，并提供了 D-间距来自液态胶原结晶片列的可能性。虽然该模型的各方面都很令人信服，但胶原的液晶结构尚未在人体直接证实。

胚胎生长主要通过细胞数量的增加而发生，但肌腱组织的生长过程尚不明确。为了解脊椎动物肌腱组织生长过程，Nicholas 等提出了一个基于 3D 电子显微镜的小鼠肌腱纤维组织生长模型。该模型显示，在胚胎发育期间胶原原纤维的数量和长度增加，在出生后生长期间数量保持恒定，原纤维长度和直径增加。在胚胎发育中胶原纤维建立了螺旋卷曲结构，并在出生后这种结构持续存在。Nicholas 等的数据支持的观点是：肌腱的形状和大小由胚胎成纤维细胞的数量和位置决定。这些细胞合成的胶原原纤维通过基于结构的基质扩增为出生后生长提供模板。该观点也可以用于解释其他纤维组织和纤维化的生长（图 5-9）。

肌腱胶原纤维在发育过程中逐渐成熟。以大鼠跟腱的发育为模型（图 5-10），肌腱成熟过程中具有 3 个特征：①随着时间的推移，新纤维的沉积，组织结构变得更致密和更规则。在第 7 天发现具有短卷曲状的明显平行且致密的胶原纤维。在第 56 天观察到具有长卷曲状的组织结构。②核的形态在第 1 天从圆形变为短纺锤形，并在第 56 天变成长梭形。③细胞数量随着发育而减少。第 56 天的肌腱组织仅含有少量细胞，被致密的胶原纤维包围。

通过偏振光显微镜观察组织切片来评估组织的成熟水平，发现在第 1 天未观察到肌腱组织，在第 4 天观察到部分肌腱组织。值得注意的是，肌腱组织的主要部分在第 7 天显示出弱的金黄色，即组织结构确定但组织成熟仍需要发展。在第 56 天肌腱组织在偏振光显微镜下可看到平行和金黄色胶原纤维。

通过生物透射电镜比较肌腱组织的横切面来评估胶原纤维直径的变化，发现新生肌腱组织由小的均匀胶原纤维构成（平均直径为 32.76 nm）。胶原纤维的直径随着时间延长而增加。在第 56 天，形成较大的异质胶原纤维（平均直径为 165.54 nm）。在第 7 天开始出现胶原纤维差异的趋势，并且在第 14 天发现了两种不同直径的胶原纤维。

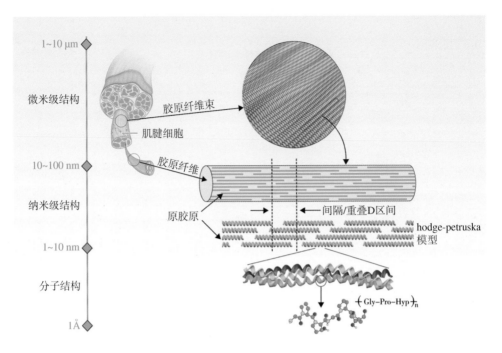

图 5-9　细胞外基质中的胶原结构

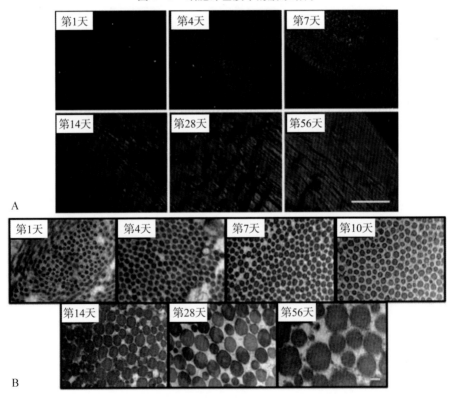

图 5-10　大鼠跟腱在不同时期的偏振光图像

A. 第 1、4、7、14、28 和 56 天的偏振光图像（比例尺＝200 μm）。B. 第 1、4、7、10、14、28 和 56 天肌腱组织的超微结构（比例尺＝0.1 μm）。引自 CHEN J L, et al. Characterization and comparison of post-natal rat Achilles tendon-derived stem cells at different development stages[J]. Sci Rep, 2016, 6：22946.

5.5.4 肌肉-肌腱连接处的结构与功能

肌肉通过肌腱固定在骨骼上,在肌肉与肌腱连接处,肌肉明显变细,这一关键点被称为肌肉-肌腱连接处(myotendinous junction,MTJ)。在电子显微镜下,肌纤膜像手指一样延伸或"折叠",肌腱纤维延伸到其中。由于表面积的增加,这种折叠减少了运动过程中对 MTJ 的应力(图 5-11)。

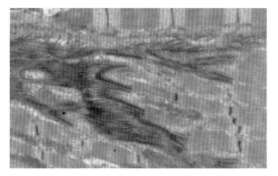

图 5-11　肌肉-肌腱连接处(MTJ)

MTJ 将肌腱与肌肉相连接,是肌腱与肌肉的 ECM 组分相互作用的一个窄小区域。在胚胎发育期间,肌腱细胞通过 ECM 连接到发育中的肌肉上,形成 MTJ。ECM 中蛋白质会引导肌纤维的连接,也会调节肌腱祖细胞与肌肉之间的信号,调节 MTJ 的成熟。在结构上,MTJ 包括了亚肌膜蛋白质复合物、跨膜蛋白质复合物和细胞外蛋白质复合物:从最后的 Z 线延伸出来的肌动蛋白纤维,将肌动蛋白纤维束合在一起的肌动蛋白结合蛋白,将肌动蛋白纤维束连接到肌膜的细胞内蛋白,将细胞骨架连接到基底膜组分的跨膜蛋白质复合物,以及将基底膜与基底膜外的胶原纤维丰富的基质连接的蛋白质。肌细胞膜折叠成指状的突出和凹陷可增加交界处面积,这一指状区域可以将肌肉收缩力传递到肌腱。MTJ 的指状结构是肌膜间交叉,从最后一条 Z 线延伸出来的肌动蛋白纤维连接亚肌膜蛋白并间接与细胞外组分相互作用(图 5-12)。MTJ 对肌肉收缩抵抗力的记录结果表明,原位的肌肉衰竭与肌肉和肌腱之间交界处的分离无关,而是发生在距离 MTJ 最近的骨骼肌细胞内。

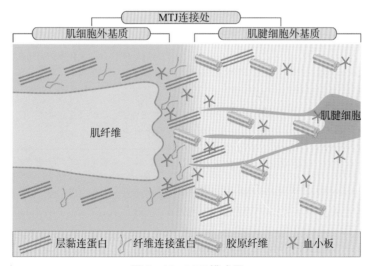

图 5-12　MTJ 模式图

5.5.5 骨-肌腱连接处的结构与功能

骨-肌腱连接处以胶原蛋白为主要成分,在组成和结构上是高度异质的组织,是一种复杂的复合生物材料结构,进行骨-肌腱之间的应力传递。骨-肌腱连接处由纵向的 4 个不同区域组成,即肌腱、未钙化纤维软骨、钙化纤维软骨和骨。Rossetti 等发现骨-跟腱连接处是约 $500~\mu m$ 的界面区域,是由独特的纤维组织和生物分子组成。富含 I 型胶原蛋白的肌腱纤维向骨骼方向延伸,并且在附着于骨骼之前经历约 $500~\mu m$ 的形状和组成的转变(图 5-13)。

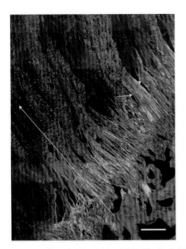

图 5-13　骨-肌腱连接处的纤维成分从肌腱到附着于骨逐渐由Ⅰ型胶原变为Ⅱ型胶原

引自 ROSSETTI L, et al. The microstructure and micromechanics of the tendon-bone insertion [J]. Nat Mater, 2017,16(6)：664-670.

5.6　肌腱的修复与再生

5.6.1　肌腱病及其发生机制

　　肌腱病(tendinopathy)是一种十分常见的运动系统疾病,症状主要表现为局部肿胀、压痛和运动相关性疼痛,以及损伤区域肌张力下降。肌腱病的病因通常认为是过度超负荷使用,但其病理生理机制并不为医生和研究者们所知悉。既往关于肌腱病的发病机制主要有两种假说——退行性变假说和炎症假说。传统观点认为肌腱病的主要病理表现为肌腱的退行性变,包括：①胶原束由正常肌腱中致密、有序、波浪状结构退化为纤细、稀疏、无序的结构；②肌腱细胞的细胞核由纺锤形变为圆形,且细胞密集程度增大；③血管增生；④异位钙化及 ECM 中的 GAG 含量上升。退行性变假说的理论依据是基于肌腱病患者在疾病终末期手术标本的组织学检查和临床征象,但最新研究表明在肌腱病发生、发展的过程中存在炎症反应要素,并密切影响着疾病的预后。过去认为肌腱病不存在炎症细胞,但新近研究表明肌腱病的炎症信号通路发生了改变,炎症信号通路阻断药物在动物实验中展示出具有促进肌腱修复和再生的潜力。炎症假说的支持者发现,虽然缺乏经典的临床"炎症"症状(如红、肿、热、痛),但是借助于现代先进的分子技术,如手段越发成熟和逐渐广泛使用的转录组学和蛋白质组学技术,研究者在肌腱病中更加明确地证实了炎症信号的存在(表 5-1),并在此基础上向肌腱病的靶点治疗跨出了重要的一步。而这也与近年来学术界对运动系统中另一重要疾病——骨关节炎(OA)的发病机制的认知改变不谋而合。

表 5-1　炎症介质和免疫细胞在肌腱病中的作用

炎症介质	作用
IL-1β	炎症介质表达升高；TSPC 表型缺失；ECM 降解；ECM 合成能力下降
IL-6	胶原蛋白表达升高
IL-10	表达升高；最大受压能力下降
IL-17A	炎症介质表达升高；Ⅲ型胶原表达升高；凋亡相关因子表达升高
IL-21	难以检测；促炎细胞因子可以促进 IL-21R 的功能
IL-33	炎症介质表达升高；胶原蛋白表达升高
TNF-α	炎症介质表达升高；TSPC 分化能力下降；细胞凋亡；ECM 合成能力下降
P 物质	肥大细胞脱颗粒；神经源性炎症
危险信号分子	炎症介质表达升高；ECM 合成增加
免疫细胞	
巨噬细胞	炎症浸润
肥大细胞	神经源性炎症
淋巴细胞	尚不明确

　　体内干细胞自我更新与分化受严格的信号转导调控,从而保持更新与分化的平衡；更新与分化调控的异常会影响特定组织的生理功能,往往是组织器官发生病理变化的根源。TSPC 处于由 ECM、生长因子、氧含量和力学等多因素构成的微环境中,其增殖、分化都受到微环境中各种信号的共同调节。研究表明,肌腱的异位骨化是由内源性 TSPC 异常分化引起的。在炎症和损伤微环境中,TSPC 呈现显著增强的骨、软骨系分化倾向,在体内模型中也验证了跟腱钙化可被小分子炎症信号通路阻断药物逆转。从人的损伤跟腱处分离得到的肌腱组织可表达更高的软骨相关基质和标志基因。因此,TSPC 的异常分化是肌腱产生异位骨化的重要原因。

5.6.2 肌腱再生过程

肌腱的修复愈合是一个比较长的过程,经过 4 个时期,包括支架形成期、结缔组织形成期、胶原纤维形成期和水肿吸收期。支架形成期一般发生在肌腱损伤后第 1 周左右,损伤的肌腱周围会有半透明的物质包绕,在其断端形成一个盖膜。在损伤后第 2 周左右,支架形成期形成的半透明物质会逐渐被增生的结缔组织替代,使损伤肌腱的断端之间及其周围被结缔组织所填充而形成连接,即结缔组织形成期。第 3 周左右,结缔组织会被胶原纤维代替,胶原纤维的增生会使新生的组织成分和结构更接近于正常组织,即胶原纤维形成期。第 4 周之后,损伤肌腱周围的渗出物会被逐渐吸收,炎症消退,肿胀也逐渐消失,即水肿吸收期。此时肌腱的损伤已经修复,纤维组织开始数月的重塑期。

受伤后,受损肌腱和邻近组织释放出大量生长因子和细胞因子,包括白细胞介素(IL)、肿瘤坏死因子(TNF)、血管内皮生长因子(VEGF)、血小板衍生生长因子(PDGF)、成纤维细胞生长因子(FGF)、转化生长因子 - β(TGF - β)、结缔组织生长因子(CTGF)、表皮生长因子(EGF)和胰岛素样生长因子 - 1(IGF - 1)等。早期炎症阶段,肌腱受伤后的即刻炎症反应与促炎性 M_1 型巨噬细胞产生的 IL 和 TNF 释放有关,而继发性炎症反应涉及抗炎 M_2 型巨噬细胞,其产生参与新血管形成的生长因子(如 VEGF、FGF、PDGF)和促纤维化因子(如 TGF - β 和 CTGF)。除生长因子外,在动物模型中肌腱损伤导致编码胶原蛋白(Col1a1、Col1a2、Col3a1、Col12a1 和 Col14a1)和肌腱相关分子 TNMD,肌腱蛋白及蛋白聚糖的基因表达水平大幅增加。在肌腱损伤动物模型中观察到 ECM 相关基因上调。编码肌腱相关转录因子 SCX、MKX 和 EGR1 的基因表达在肌腱损伤后也被上调。但这些基因的表达时间和精确的细胞来源尚未完全确认,来自外部腱鞘的成纤维细胞会产生细胞因子和生长因子,而来自肌腱的成纤维细胞可以产生Ⅰ型胶原蛋白和 ECM 成分。在肌腱损伤后基因表达上调和细胞因子释放大量增加,目前有 3 种因子被认为是完整的肌腱修复反应所必需的:SMAD3、GDF5 和 EGR1。

5.6.3 肌腱再生过程中细胞外基质的变性与成熟

受伤后,肌腱的愈合过程导致纤维化瘢痕的形成。透射电镜显示成体肌腱损伤后,大小不一的胶原纤维由均匀的瘢痕纤维所替代,数年后仍不能转变为正常肌腱纤维。因此,愈合肌腱的拉伸强度虽然随时间延长而逐渐改善,但不能达到正常组织的水平。

创伤后,ECM 降解产物可为成纤维细胞、白细胞和内皮细胞提供趋化信号,并作为细胞因子的储库,对受损肌腱的愈合至关重要。尽管损伤使细胞和 ECM 蛋白对损伤的反应变得更加活跃,但肌腱愈合能力仍不佳,由局部因素引起的使愈合环境恶化的情况,例如感染、疾病、血管缺乏引起的组织缺氧和营养不良,以及诸如刚性固定和长期固定的外部因素,导致最后难以重建胶原纤维的连续性并恢复肌腱的滑动表面。肌腱瘢痕愈合是"双刃剑",虽然粘连会有利于愈合,但过度的瘢痕会限制肌腱滑动,而缺乏瘢痕可能会导致损伤部位断裂。因此,必须同时平衡各种因素以实现肌腱的功能愈合。

有研究对前交叉韧带(ACL)的肌腱移植重塑过程进行分析,并对 8 名患者的移植物在 1～10 年的不同随访时间进行活组织检查。移植 2 年后发现,胶原的超微结构表现为,肌腱移植物原纤维的数量和直径发生明显变化,从大小不一的胶原纤维变成均一的瘢痕小纤维;在术后较长时间(2～10 年)则没有进一步改变。因此在这 10 年间,用作 ACL 移植物的肌腱胶原超微结构不断发生变化,主要是瘢痕化,不能恢复成正常肌腱/韧带的胶原纤维结构(图 5 - 14)。

虽然成体肌腱受损后不能实现完美再生,通常会形成瘢痕组织,但胚胎肌腱可能实现功能性愈合,没有瘢痕组织形成。Pedro 等利用羊的胚胎肌腱再生模型发现,胚胎肌腱具有再生愈合特性,而成体肌腱组织修复愈合则会伴有瘢痕形成。更好地理解胚胎愈合的机制可能会在临床环境中产生新的治疗策略。组织工程修复结果亦显示,胚胎来源种子细胞能更好地促进成体肌腱的愈合,降低骨化等不良反应。这些研究结果有助于制定治疗肌腱损伤的未来策略。

目前,肌腱损伤的主要治疗方式是保守治疗和外科手术治疗。保守治疗包括注射类固醇激素、应

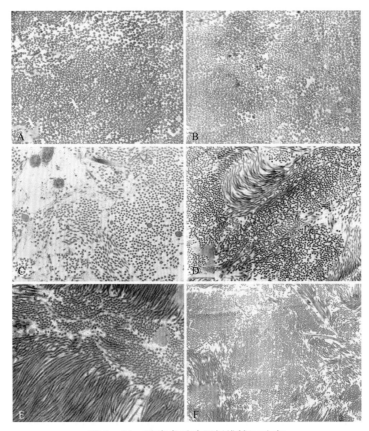

图 5-14 重建术后胶原纤维镜下改变

股薄肌(A)和半腱肌(B)肌腱的横截面显示大小不一的胶原原纤维直径。C. 重建后第 12 个月的自体移植肌腱的横截面(HE 染色,×11 500)。D. 重建术后第 24 个月的自体移植肌腱的横截面。大的胶原原纤维数量很少。胶原纤维小而均匀,多向排列(HE 染色,×11 500)。E. 重建术后第 48 个月的自体移植肌腱的横截面。大的胶原纤维消失。胶原纤维仍然很小、均匀并且多向排列(HE 染色,×11 500)。F. 重建术后第 120 个月的自体移植肌腱的横截面。胶原纤维仍小、均匀和多向排列(HE 染色,×5 200)。引自 ZAFFAGNINI S, et al. Electron microscopy of the remodelling process in hamstring tendon used as ACL graft[J]. Knee Surg Sports Traumatol Arthrosc,2010,18(8):1052-1058.

用非甾体抗炎药、物理治疗和体外冲击波治疗。然而,肌腱愈合通常很慢,受损的肌腱可能无法通过保守治疗恢复其全部功能。对于严重的急性肌腱损伤,例如断裂,经常选择手术作为治疗手段。手术修复移植物是目前肌腱断裂的标准治疗方法。这种方法存在显著的局限性,包括持续的疼痛、再次断裂风险、肌腱粘连、瘢痕组织形成、异位骨形成,以及骨-肌腱连接处纤维软骨的再生缺乏。此外,这些保守和手术治疗方法不能完全恢复肌腱的细胞及 ECM 成分、显微结构和机械性能,因此迫切需要更有效的治疗方法。

5.6.4 肌腱组织工程与再生技术

近年来,随着干细胞的应用与组织工程技术的发展,组织修复迈入"再生医学"的新阶段。肌腱组织工程成为肌腱损伤修复领域颇具前景的方法。理想的干细胞、生物活性支架及诱导分化因子是肌腱组织工程的三要素。因此,需要解码肌腱的组织、病理及再生科学,选择合适的三要素,发展肌腱组织工程技术、体内外构建肌腱组织工程以实现肌腱再生。

(1)种子细胞

间充质干细胞(MSC)、胚胎干细胞(embryonic stem cell,ESC)及肌腱干/祖细胞(TSPC)等具有自我更新能力和多向分化潜能的干细胞成为了目前肌腱组织工程广泛使用的种子细胞。MSC 可以容易地衍生并且具有在体内、外分化成各种间充质细胞类型及肌腱细胞的潜力,是一种良好的种子细胞来源,能够有效修复肌腱损伤。人 ESC 及其分化后代也是移植治疗和组织工程的有吸引力的细胞来源。但由于 ESC 增殖和分化潜能强，若不加以诱导，植入体内后容易分化成瘤，因此，将 ESC 定向诱导分化成 MSC 可减少其成瘤风险。这种 ESC 来源的 MSC 是一种良好的肌腱组织工程种子细胞，将其与支架结合，能够良好地促进肌腱损伤再生。而 TSPC 来源于肌腱组织，具有与 MSC 类似的自我更新和多系分化能力，被认为是肌腱组织工程与再生最适合的种子细胞。TSPC 是从肌腱组织中分离出来的，肌腱分为不同的部位，包括肌腱-肌肉连接处、肌腱中段及骨-肌腱连接处，不同部位存在的干细胞具有差异，但目前这些差异仍不太清楚。

欧阳宏伟课题组首次在肌腱中利用单细胞分析技术，揭示了肌腱至少由三大亚群组成，革新了目前对于肌腱组织的单一细胞组成的认知，且不同亚群的细胞对肌腱损伤的治疗效果不一样。单细胞分析发现 TSPC 中存在一个神经干细胞标志阳性（NES$^+$）的亚群（图 5-15）。该亚群高表达干细胞及肌腱相关基因（SCX），更容易形成克隆且倾向分化为肌腱表型。NES$^+$ TSPC 亚群更适合作为种子细胞用于肌腱损伤修复。因此，利用单细胞技术解析肌腱干细胞再生特异性亚群，提供肌腱干细胞生物学的新见解，为未来肌腱损伤的细胞治疗奠定了基础。

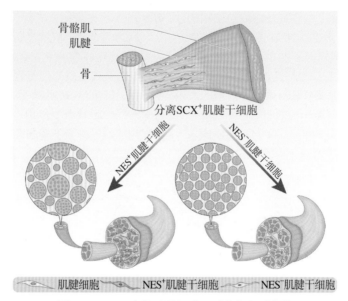

图 5-15　NES$^+$肌腱干细胞亚群修复肌腱损伤

（2）诱导因子

缺乏肌腱分化调控知识是实现肌腱再生的根本性难题。欧阳宏伟课题组根据发育生物学知识作为分化研究的线索可将肌腱发生发育分为两个阶段（图 5-16）。第 1 阶段为起始分化阶段，即从 ESC 到 TSPC。该阶段主要受生化信号（FGF4、TGF-β、GDF、BMP-2 等）的调控。然而，这些信号在体内外不足以诱导形成成熟肌腱组织，只能部分获得 TSPC。第 2 阶段为成熟分化阶段，即从 TSPC 到肌腱细胞，目前对其发生的调控因素尚无所知。针对肌腱发育不同阶段，利用单种或者多种因素（力学、基质拓扑结构、基质弹性、转录因子、生长因子等）进行阶段性诱导，获得成熟分化肌腱组织

是实现肌腱再生的关键。

1）生物因素：是调控干细胞向肌腱分化的重要因素，包括生长因子、转录因子等。生长因子作为一种信号因子，在细胞增殖、黏附、分化、胞外基质沉积等生命活动中承担重要角色。多种生长因子已经被用于肌腱再生，常见的包括血小板源性生长因子-BB（PDGF-BB）、成纤维细胞生长因子（b-FGF）、转化生长因子-β（TGF-β）、血管内皮细胞生长因子（VEGF）、生长分化因子（GDF）、胰岛素样生长因子-1（IGF-1）。它们对肌腱愈合有促进作用。例如，纳米纤维支架缓释的 b-FGF 可以减弱 BMSC 的多系分化能力，诱导 BMSC 表达腱系相关蛋白，向腱系分化，从而促进肌腱修复。TGF-β 具有 3 种亚型，

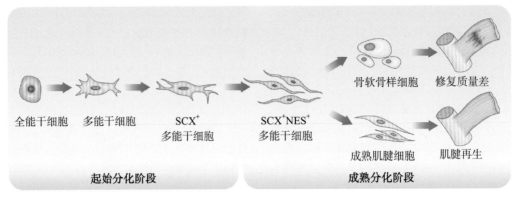

图 5 - 16　肌腱阶段性分化调控体系

能够促进肌腱细胞中Ⅰ型和Ⅲ型胶原蛋白的产生；在肌腱愈合过程中，TGF - β1 可促使瘢痕组织和粘连的形成，而 TGF - β3 则在肌腱损伤部位承担瘢痕组织和粘连形成的负调控因子的角色。合理应用 TGF - β 能够减少瘢痕组织和粘连形成，促进肌腱修复。此外，富血小板血浆（PRP）是自体浓缩的血小板产品，富含多种生长因子，可为肌腱再生创造有利的愈合环境，将其与干细胞和支架的复合体植入损伤的肌腱后能显著提高肌腱修复效果。因此，应用合适的生长因子能够有效促进组织工程肌腱再生。

2）物理因素：肌腱是运动系统中连接骨与肌肉进行力学传导的致密结缔组织。机械力刺激、基质拓扑结构和基质弹性等物理因素在肌腱微环境中承担关键角色，在肌腱干细胞分化、肌腱发育和再生过程中起着重要作用。因此，在组织工程中，运用物理因素诱导干细胞向腱系分化有利于肌腱的损伤后再生（图 5 - 17）。

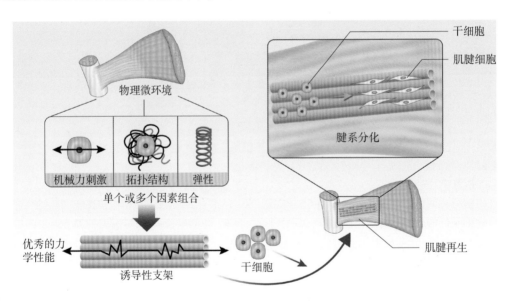

图 5 - 17　肌腱组织工程诱导性支架

A. 机械力刺激（mechanic stimulation）：对干细胞的分化起着重要作用，不同程度的机械力刺激可使干细胞向不同组织分化。在肌腱组织工程中，运用合适的机械力刺激可以提供一个诱导性环境，使得干细胞向腱系分化，促进肌腱再生。例如，张力刺激可使 MSC 和 TDSC 在支架上良好扩增，并提高Ⅰ型胶原蛋白等肌腱特异性胞外基质基因的表达，构建良好的组织工程肌腱，促进兔缺损髌腱再生。

总之,温和的机械力刺激能够为干细胞腱系分化和肌腱再生提供一个良好的物理环境。

B. 基质拓扑结构(topography):是肌腱物理微环境的另一重要因素。由于胞内信号和局部黏着斑分布主要依赖基质拓扑结构,所以基质拓扑结构能够引导细胞形貌和活动,调节细胞生长和功能,影响细胞命运。肌腱的平行纳米结构胶原纤维是仿生构建的重点。近几年来,在肌腱组织工程中,许多支架采用纳米或者微米技术制造诱导性的拓扑结构以促进肌腱再生。例如,带有表面纳米图案的支架能够控制细胞局部黏着斑的形成,从而调节 hMSC 的自组织和腱系分化;具有平行的、微槽状的表面拓扑结构的支架能够促进肌腱特异性基因 *TNMD* 和 *SCX* 的表达,从而促进 TSPC 腱系分化,抑制其向骨、软骨等分化;3D 平行胶原的支架可以增强 TSPC 的腱系分化能力,提高肌腱损伤修复效果。

C. 基质弹性或硬度(elasticity, or stiffness):弹性被认为是 ECM 或支架抵抗变形的程度。不同的组织因所承担的生理功能不同而具有不同弹性的基质,基质弹性在干细胞转化和组织发育过程中起着重要作用。利用不同弹性的基质探究弹性对 MSC 腱系分化的影响,结果发现在 40 kPa 的基质弹性下,MSC 腱系基因(*SCX*、*TNMD*、*TNC*、*COL*Ⅲ)表达达到峰值;而随着弹性的增加(50～90 kPa),骨系基因表达逐渐升高。此外,10 MPa 的基质弹性下也能够促进 MSC 表达腱系相关基因,提高Ⅰ型和Ⅲ型胶原蛋白的合成。这些结果表明,支架模拟体内肌腱组织水平的硬度(100～1 000 MPa)或者细胞水平硬度(5～108 kPa)上可以有效促进干细胞向腱系分化。因此,合适的弹性基质能为干细胞腱系分化提供诱导环境,促进受损肌腱修复。

(3) 诱导性支架

支架是肌腱组织工程的一大要素,它对保持肌腱的结构完整性和生物相容性有重要作用。在多数情况下,使用支架进行肌腱损伤治疗比自然愈合效果要好。目前用于肌腱组织工程的支架包括 4 类:自然支架(如胶原、蚕丝)、合成支架[如聚乳酸-羟基乙酸共聚体(PLGA)]、复合支架(如共聚物)和脱细胞支架(脱细胞胞外基质)。这些支架具有生物相容性、一定的机械强度、微环境生产能力、一定的生物功能、生物可降解性、可加工性等特点。诱导性支架是指本身既具有媲美原肌腱组织的优秀力学性能,可结合一种或多种生物或者物理诱导因子,又能够

诱导干细胞向肌腱分化以促进肌腱再生的支架。如平行纳米纤维结构支架,模拟肌腱组织 ECM 的结构和功能,诱导全能干细胞与肌腱干细胞向肌腱分化成熟,在体内、外能有效诱导肌腱组织的形成。探究不同的支架对干细胞腱系分化的影响和寻找合适的支架用于肌腱再生是研究者的目标。

脱细胞支架是由正常的肌腱脱细胞而来,具有天然肌腱的物理力学特征,且相比其他合成支架,其能更好地模拟原始肌腱 ECM 环境,为干细胞腱系分化和肌腱再生提供一个诱导性微环境。然而,由于目前对肌腱 ECM 生物学特点了解较少,所以目前的脱细胞 ECM 支架并不能完美地模拟天然肌腱微环境,应用于肌腱再生还存在缺陷。因此,利用蛋白质组学技术解析 ECM 中促进干细胞腱系分化和肌腱成熟的关键蛋白成分,能够设计出更适合肌腱再生的支架。

复合支架也成为当前肌腱组织工程的一种热门支架。单一材料的支架,比如胶原支架,在物理性能上存在不足,使得其不能很好地应用于体内肌腱损伤修复。因此,为克服单一材料支架的缺陷,越来越多的研究者致力于设计复合材料支架用于肌腱再生。例如,平行的聚-ε-己内酯(PCL)微纤维和甲基丙烯酸酯明胶两种材料复合能形成具有与肌腱相似结构和物理特性的支架,种植在这种支架上的干细胞可展现出天然肌腱组织的表型。此外,新型响应性支架也应用于肌腱组织工程领域。如一种带有平行表面结构的磁响应性支架,在磁刺激下,能促使干细胞向腱系分化。同时,随着 TSPC 亚群的解码,针对肌腱再生能力较强的 TSPC 亚群设计出与之相应的支架也将成为未来肌腱组织工程的研究热点。

5.6.5 展望

目前对肌肉、肌腱发育及合成的基础研究知识不足,阻碍了再生技术的发展。该领域尚有不少空白亟待填补,其中包括:缺乏干细胞鉴定标准,缺乏对分子层面时空特异性的组织合成机制研究,缺乏组织间相互促进合成机制研究。为解决这些科学问题,新的研究趋势是:①运用高通量的单细胞、单分子分析手段,在单个细胞或单个分子水平寻找发育和再生中不同细胞表面生物标志,了解干细胞的种类及来源;②对干细胞亚群进行活体示踪;③结合生化分子生物学手段和先进的荧光显微镜技术,寻找肌肉、肌腱的关键发育分子机制;④探索肌肉、

TSPC 特异性培养评估体系,如三维类器官培养体系、无血清培养体系等。只有进一步了解发育合成过程的分子机制,才能从基础知识上支撑肌肉、肌腱的组织工程再生医学,使完全再生成为可能。

(陈 晓)

本章要点

1. 骨骼肌是一种横纹肌组织,由多核收缩肌细胞(即肌纤维)组成,负责全身运动、协助调节体温,在维持体内平衡中起着重要的作用。

2. 肌肉小缺损可再生,由肌腱干/祖细胞(卫星细胞)启动,包括 3 个连续但重叠的阶段:①炎症反应;②卫星细胞的激活、分化和融合;③新形成的肌纤维的成熟和重塑。

3. 肌腱是致密的纤维结缔组织,由平行排列、大小不一的胶原纤维构成,纤维呈波浪形,连接肌肉与骨骼,传递肌肉产生的拉伸负荷,以移动和稳定关节。

4. 肌腱损伤后无法再生,由小直径胶原纤维构成的瘢痕组织修复,失去大小不一的胶原纤维结构,纤维变细。TSPC 可能是再生关键细胞,但是目前对其功能仍不太清楚。

5. 肌腱组织工程含理想的干细胞、生物活性支架及诱导分化因子 3 个要素,可促进胶原纤维变粗及成熟,是肌腱损伤修复的具有前景的方法,但目前仍与实现再生有很大差距。

主要参考文献

[1] BEREDJIKLIAN P K, FAVATA M, CARTMELL J S, et al. Regenerative versus reparative healing in tendon: a study of biomechanical and histological properties in fetal sheep[J]. Ann Biomed Eng, 2003, 31(10): 1143 - 1152.

[2] CHAILLOU T, LANNER J T. Regulation of myogenesis and skeletal muscle regeneration: effects of oxygen levels on satellite cell activity [J]. FASEB J, 2016,30(12): 3929 - 3941.

[3] CHAKKALAKAL J V, JONES K M, BASSON M A, et al. The aged niche disrupts muscle stem cell quiescence [J]. Nature, 2012,490(7420): 355 - 360.

[4] CHEN J, ZHANG W, LIU Z, et al. Characterization and comparison of post-natal rat achilles tendon-derived stem cells at different development stages[J]. Sci Rep, 2016,6: 22946.

[5] CHEUNG T H, QUACH N L, CHARVILLE G W, et al. Maintenance of muscle stem-cell quiescence by microRNA - 489[J]. Nature, 2012,482(7386): 524 - 528.

[6] CORNELISON D, PERDIGUERO E. Muscle stem cells: a model system for adult stem cell biology [J]. Methods Mol Biol, 2017,1556: 3 - 19.

[7] COSSU G, BIRCHALL M, BROWN T, et al. Lancet commission: stem cells and regenerative medicine [J]. Lancet, 2018,391(10123): 883 - 910.

[8] DAKIN S G, MARTINEZ F O, YAPP C, et al. Inflammation activation and resolution in human tendon disease [J]. Sci Transl Med, 2015,7(311): 311ra173.

[9] DELANEY K, KASPRZYCKA P, CIEMERYCH M A, et al. The role of TGF - β1 during skeletal muscle regeneration [J]. Cell Biol Int, 2017,41(7): 706 - 715.

[10] DE MOS M, KOEVOET W, VAN SCHIE H T, et al. In vitro model to study chondrogenic differentiation in tendinopathy [J]. Am J Sports Med, 2009, 37(6): 1214 - 1222.

[11] DOMINGUES-FARIA C, VASSON M P, GONCAL-VES-MENDES N, et al. Skeletal muscle regeneration and impact of aging and nutrition [J]. Ageing Res Rev, 2016,26: 22 - 36.

[12] GARDINER P F, MACINTOSH B R, MCCOMAS A J,等. 骨骼肌:结构与功能[M]. 余志斌,李全,徐彭涛,等译. 西安:第四军医大学出版社,2010.

[13] GARG K, BOPPART M D. Influence of exercise and aging on extracellular matrix composition in the skeletal muscle stem cell niche [J]. J Appl Physiol, 2016,121(5): 1053 - 1058.

[14] GAUT L, DUPREZ D. Tendon development and diseases [J]. Wiley Interdiscip Rev Dev Biol, 2016,5(1): 5 - 23.

[15] GILLIES A R, CHAPMAN M A, BUSHONG E A, et al. High resolution three-dimensional reconstruction of fibrotic skeletal muscle extracellular matrix [J]. J Physiol, 2017,595(4): 1159 - 1171.

[16] GROGAN B F, HSU J R, Skeletal Trauma Research Consortium. Volumetric muscle loss [J]. J Am Acad Orthop Surg, 2011,19 (Suppl 1): S35 - S37.

[17] GUO X, GREENE K, AKANDA N, et al. In vitro differentiation of functional human skeletal myotubes in a defined system [J]. Biomater Sci, 2014, 2(1): 131 - 138.

[18] HU J J, YIN Z, SHEN W L, et al. Pharmacological regulation of in situ tissue stem cells differentiation for soft tissue calcification treatment [J]. Stem Cells, 2016,34(4): 1083 – 1096.

[19] IANNONE M, VENTRE M, FORMISANO L, et al. Nanoengineered surfaces for focal adhesion guidance trigger mesenchymal stem cell self-organization and tenogenesis [J]. Nano Lett, 2015,15(3): 1517 – 1525.

[20] JOANISSE S, NEDERVEEN J P, SNIJDERS T, et al. Skeletal muscle regeneration, repair and remodelling in aging: the importance of muscle stem cells and vascularization [J]. Gerontology, 2017,63(1): 91 – 100.

[21] KHAN K M, COOK J L, BONAR F, et al. Histopathology of common tendinopathies. Update and implications for clinical management [J]. Sports Med, 1999,27(6): 393 – 408.

[22] KOVACEVIC D, RODEO S A. Biological augmentation of rotator cuff tendon repair [J]. J Shoulder Elbow Surg, 2007,466(3): 622 – 633.

[23] KRETZSCHMAR K, CLEVERS H. Organoids: modeling development and the stem cell niche in a dish [J]. Dev Cell, 2016,38(6): 590 – 600.

[24] LIN J, ZHOU W, HAN S, et al. Cell-material interactions in tendon tissue engineering [J]. Acta Biomater, 2018,70: 1 – 11.

[25] MARTINEZ-HUENCHULLAN S, MCLENNAN S V, VERHOEVEN A, et al. The emerging role of skeletal muscle extracellular matrix remodelling in obesity and exercise [J]. Obes Rev, 2017,18(7): 776 – 790.

[26] MAURO A. Satellite cell of skeletal muscle fibers [J]. J Biophys Biochem Cytol, 1961,9: 493 – 495.

[27] MOURIKIS P, SAMBASIVAN R, CASTEL D, et al. A critical requirement for notch signaling in maintenance of the quiescent skeletal muscle stem cell state [J]. Stem Cells, 2012,30(2): 243 – 252.

[28] NOURISSAT G, BERENBAUM F, DUPREZ D. Tendon injury: from biology to tendon repair[J]. Nat Rev Rheumatol, 2015, 11(4): 223 – 233.

[29] ROSSETTI L, KUNTZ L A, KUNOLD E, et al. The microstructure and micromechanics of the tendon-bone insertion [J]. Nat Mater, 2017,16(6): 664 – 670.

[30] SARRAFIAN T L, BODINE S C, MURPHY B, et al. Extracellular matrix scaffolds for treatment of large volume muscle injuries: a review [J]. Vet Surg, 2018, 47(4): 524 – 535.

[31] SCHNEIDER M, ANGELE P, JÄRVINEN T, et al. Rescue plan for achilles: therapeutics steering the fate and functions of stem cells in tendon wound healing [J]. Adv Drug Deliv Rev, 2018,129(April): 352 – 375.

[32] SHI Y, ZHOU K, ZHANG W, et al. Microgrooved topographical surface directs tenogenic lineage specific differentiation of mouse tendon derived stem cells [J]. Biomed Mater, 2017,12(1): 015013.

[33] SOTERIOU D, FUCHS Y. A matter of life and death: stem cell survival in tissue regeneration and tumour formation [J]. Nat Rev Cancer, 2018,18(3): 187 – 201.

[34] STEARNS-REIDER K M, D'AMORE A, BEEZHOLD K, et al. Aging of the skeletal muscle extracellular matrix drives a stem cell fibrogenic conversion [J]. Aging Cell, 2017,16(3): 518 – 528.

[35] SUBRAMANIAN A, SCHILLING T F. Tendon development and musculoskeletal assembly: emerging roles for the extracellular matrix [J]. Development, 2015,142(24): 4191 – 4204.

[36] TANG Q M, CHEN J L, SHEN W L, et al. Fetal and adult fibroblasts display intrinsic differences in tendon tissue engineering and regeneration[J]. Sci Rep, 2014, 4: 5515.

[37] TIDBALL J G. Regulation of muscle growth and regeneration by the immune system [J]. Nat Rev Immunol, 2017,17(3): 165 – 178.

[38] TIERNEY M T, GROMOVA A, SESILLO F B, et al. Autonomous extracellular matrix remodeling controls a progressive adaptation in muscle stem cell regenerative capacity during development [J]. Cell Rep, 2016, 14 (8): 1940 – 1952.

[39] XIE T, LIANG J, LIU N, et al. Transcription factor TBX4 regulates myofibroblast accumulation and lung fibrosis [J]. J Clin Invest, 2016,126(9): 3626.

[40] XU Y, DONG S, ZHOU Q, et al. The effect of mechanical stimulation on the maturation of TDSCs-poly (L-lactide-co-e-caprolactone)/collagen scaffold constructs for tendon tissue engineering [J]. Biomaterials, 2014,35(9): 2760 – 2772.

[41] YANG G, LIN H, ROTHRAUFF B B, et al. Multilayered polycaprolactone/gelatin fiber-hydrogel composite for tendon tissue engineering [J]. Acta Biomater, 2016,35: 68 – 76.

[42] YIN X, MEAD B E, SAFAEE H, et al. Engineering stem cell organoids [J]. Cell Stem Cell, 2016,18(1): 25 – 38.

[43] YIN Z, CHEN X, SONG H, et al. Electrospun

scaffolds for multiple tissues regeneration in vivo through topography dependent induction of lineage specific differentiation [J]. Biomaterials, 2015, 44: 173 – 185.

[44] ZAFFAGNINI S, DE PASQUALE V, MARCHESINI R L, et al. Electron microscopy of the remodelling process in hamstring tendon used as ACL graft [J]. Knee Surg Sports Traumatol Arthrosc, 2010, 18 (8): 1052 – 1058.

[45] ZHANG C, YUAN H, LIU H, et al. Well-aligned chitosan-based ultrafine fibers committed teno-lineage differentiation of human induced pluripotent stem cells for achilles tendon regeneration [J]. Biomaterials, 2015, 53: 716 – 730.

[46] ZHENG Z, RAN J, CHEN W, et al. Alignment of collagen fiber in knitted silk scaffold for functional massive rotator cuff repair [J]. Acta Biomater, 2017, 51: 317 – 329.

6 关节周围韧带

膝关节承载全身负重并参与运动,是人体最为复杂的结构,周围有关节囊及韧带。韧带是黏附在骨骼上的致密结缔组织,在维持肌肉-骨骼系统的稳定及功能方面贡献显著(图6-1)。以往的研究主要从韧带的结构、功能、损伤及修复等角度来讨论,其中结构从根本上影响着韧带的生化反应及机械性能。韧带的力学性能对于膝关节的功能有关键作用。在过去就有研究指出许多因素会影响韧带的力学性能,这些因素包括性别、年龄,以及韧带的含水量、纤维排列、纤维直径与密度等。

韧带通常由细胞、细胞外基质(ECM)、水等构成,其中ECM提供周围细胞支撑的支架及起润滑作用,同时能够影响韧带中的细胞生物学行为。ECM约80%由胶原蛋白组成,胶原蛋白主要分为Ⅰ型及Ⅲ型胶原蛋白,而Ⅰ型胶原蛋白占大部分。其余还有弹性蛋白、纤连蛋白及层粘连蛋白等。

韧带有两大主要功能。①提供机械性能:可以在关节被施加拉伸负荷时引导关节维持其正常的活动范围内,以被动地稳定关节。韧带在低负荷下有一定的适应性,但持续增加负荷会促使韧带持续吸收能量而增加刚度,最后拉伸失败造成断裂。②关节的本体感觉作用:即身体感知关节位置的能力,为日常生活提供基本且重要的躯体感觉输入,并可以完成简单的任务,如行走、跑步等活动。本体感觉是通过骨骼肌中的肌梭单元、纤维关节囊及肌腱和韧带中的牵拉感受器来实现。来自不同感受器的输入信号通过相关神经传导通路传送到大脑皮质,产生位置感和空间运动感,经过大脑处理后发出指令来调节整体的运动行为。

现普遍认为,韧带的修复是伤口被纤维组织填充的过程,包括早期阶段、修复阶段和重塑阶段。早期阶段:包括炎症、血肿形成及损伤部位细胞的增殖。修复阶段:损伤部位周围细胞开始增殖,并大量合成Ⅲ型胶原蛋白。重塑阶段:整体修复组织的细胞减少、糖胺聚糖(GAG)浓度降低及Ⅰ型胶原蛋

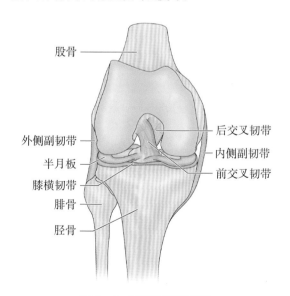

股骨

外侧副韧带
半月板
膝横韧带
腓骨
胫骨

后交叉韧带
内侧副韧带
前交叉韧带

图6-1　膝关节周围韧带

白的比例增加。目前韧带修复的具体机制还不够明确，这是一个复杂和受精密调节的过程，多种生长因子参与其中，如胰岛素样生长因子－1(IGF-1)、转化生长因子－β(TGF－β)、血管内皮细胞生长因子(VEGF)、血小板源性生长因子(PDGF)、b-成纤维细胞生长因子(b-FGF)等，对于细胞增殖及迁移、血管新生、调节其他部位的生长因子表达有着重要的作用。另外，随着生物工程技术的发展，干细胞治疗、组织工程学等方法也被应用到韧带及肌腱疾病，其与以往类固醇激素和非甾体类抗炎药的保守治疗相比，具有极大的优势。

6.1 关节周围韧带的发育

胎儿发育第4周时膝关节开始发育；第6周时出现可以识别的结构；第6～8周时，前交叉韧带(ACL)开始形成，后交叉韧带(PCL)通常情况下相对于ACL可以更早地被发现；第16周时，ACL大体解剖显示出前内侧束和后外侧束。有学说认为，ACL发自关节囊的后侧，起源于关节腔内的滑膜间叶细胞。随着髁间窝的出现，ACL逐渐从初始的位置向后移动。与ACL不同，PCL在胚胎发育的过程中并不会随着发育过程的进行改变它的位置。在胚胎发育的过程中，两条交叉韧带都呈现出沿着受力方向纵向排列的成纤维细胞。也有学说认为，膝关节的运动在最开始是由两条交叉韧带来引导，交叉韧带对于膝关节的正常发育和成熟都起着非常重要的作用。

6.2 关节周围韧带的结构与功能

6.2.1 韧带的组织学

（1）韧带与骨组织间的显微结构

Damien Subit等对人体韧带和动物肌腱/韧带进行了组织学分析、电子扫描和透射电子显微镜(transmission electron microscope，TEM)分析。通过对PCL和外侧副韧带的研究发现，在韧带与骨的连接处出现的钙化和未钙化的纤维软骨可能是维持韧带-骨连续性的重要组织学结构。在连接处的组织学切片中发现其具有与韧带纤维不同走向的胶原结构，又称正交纤维(图6-2)。这种不同的胶原结构可能使得软骨基质中的胶原纤维附着于其上，从

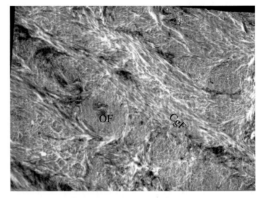

图6-2 TEM下观察到在正交纤维的周围有不同纤维走向的胶原纤维分布

CgF：正交纤维；OF：胶原纤维

而对剪切力有更强的抵抗力。

（2）韧带的细胞组成

韧带中的主要细胞类型是位于胶原原纤维平行链之间的成纤维细胞，以肌腱和韧带分类分别为腱细胞和韧带成纤维细胞。一般情况下，这些细胞处于静止状态，其增殖率较低，受外界应力负荷刺激能够促使相关基因上调而产生胶原。有研究显示，撕裂的人ACL表现出有限的再生潜力，可从中分离出具有干细胞特性的细胞。这种ACL源性间充质干细胞(MSC)在诱导培养条件下可以分化为软骨细胞、成骨细胞和脂肪细胞，并在体外实验中表现出自我更新的能力，能够为韧带修复提供良好的基础。

（3）韧带的细胞外基质组成

1）胶原蛋白：胶原蛋白(collagen)的基本结构单位是原胶原(tropocollagen)，在其N和C末端含有大量多肽延伸。原胶原由3条左手螺旋的α链组成，构成α链的基本单位为富含脯氨酸的三肽(Gly-X-Y)氨基酸重复序列，其中甘氨酸残基位于三螺旋的中心部分，以促使分子间的紧密堆积。在脊椎动物中，发现有超过40种基因编码胶原α链，并组合形成多种不同的胶原蛋白类型。尽管组织结构不同，但所有胶原蛋白类型都具有三螺旋结构。在三肽氨基酸序列中的X和Y通常为脯氨酸和羟脯氨酸残基，而三螺旋链中间区域中的脯氨酸和赖氨酸的羟基化促使分子内氢键的形成，以达到稳定整个结构的作用。简单来说，相邻的原胶原通过形成涉及赖氨酸和羟基赖氨酸残基的分子间相互作用而结合在一起，从而提供胶原原纤维拉伸强度，最后原纤维组装成更大直径的纤维(图6-3)。

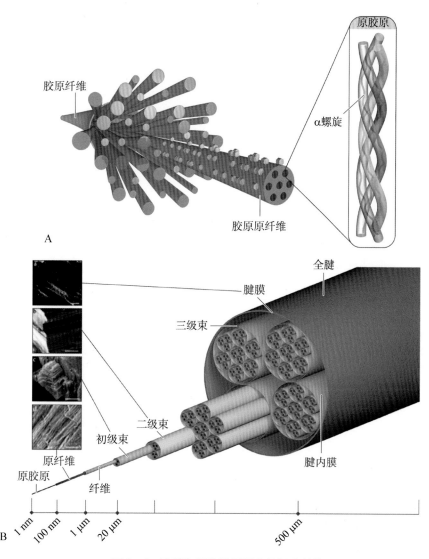

图 6-3　肌腱和韧带胶原蛋白的层次结构

A. 示意图；B. 胶原纤维扫描电镜观察

胶原被认为是韧带机械性能的主要决定因素。有研究指出,胶原类型与韧带的力学性能有关,并且已经发现在愈合的韧带中Ⅲ型胶原的占比增加会导致其机械性能降低,这提示韧带不同胶原类型和相应含量的变化可能导致其力学性能的改变。许多研究发现,韧带和肌腱中的胶原纤维直径有很大的差异,如兔内侧副韧带、大鼠内侧副韧带和兔髌腱。还有研究认为,结缔组织的机械性能与胶原纤维直径的分布密切相关,并且已经提出可以通过纤维直径预测其性能。然而其他研究指出,韧带力学性能与胶原纤维直径参数的相关性很低。所以关于胶原蛋

白纤维直径是否与机械性能相关仍然是有争议的。过去的研究显示,韧带和肌腱除了含大量胶原蛋白外,在不同组织中会有不同程度的胶原交联,胶原交联是韧带抗拉和抗化学或酶分解能力的关键,没有这些交联将会导致胶原纤维异常脆弱和易碎。有研究指出,韧带内其他成分可以稳定胶原间的交联,如吡啶酚(pyridinoline, Pyr)主要存在于皮肤和角膜以外的大多数结缔组织中,它能稳定胶原交联并且在生理上是维持胶原纤维结构所必需的,另外还有其糖基化终产物戊糖(pentosidine)。戊糖在衰老和糖尿病、尿毒症等疾病时会在体内储积,它可以让基

质蛋白(如胶原蛋白等)中的精氨酸和赖氨酸之间形成衰老交联。

2) 弹性蛋白:弹性蛋白(elastin)是韧带中的另一个主要成分,为前体弹性蛋白原不溶性聚合物,是韧带基质组织中弹性纤维的主要成分。弹性蛋白原(tropoelastin)由单一的基因编码,并由成纤维细胞、内皮细胞、平滑肌细胞和软骨细胞等多种细胞分泌,为分子量约 60 000 的非糖基化蛋白。未加工的弹性蛋白原序列是以成富含缬氨酸、脯氨酸和甘氨酸的疏水区域排列的,可以为产物弹性蛋白提供弹性特性。另外,疏水域与含有赖氨酸残基的亲水域作用,并通过交联来稳定弹性蛋白微纤维。弹性蛋白在人皮肤中的相对含量可能只有百分之几,但在动物界的某些韧带结构中可能超过 70%。在功能上弹性蛋白还对细胞黏附、迁移、存活和分化发挥作用,并且在某种程度上可以充当趋化剂。另外,弹性纤维的组合只在组织发育过程中进行,随着机体成熟而丧失,因此较老的肌腱所含的弹性蛋白要少于较年轻的肌腱。

过去为了研究弹性蛋白在组织发育和力学过程中的作用,使用弹性蛋白酶切割弹性蛋白后形成弹性蛋白的特异性水解产物锁链素(desmosine)和异锁链素(isodesmosine),以达到量化韧带中弹性蛋白的力学作用。研究显示,随着弹性蛋白降解程度的增加,弹性蛋白的机械性能随之降低(图 6 - 4)。

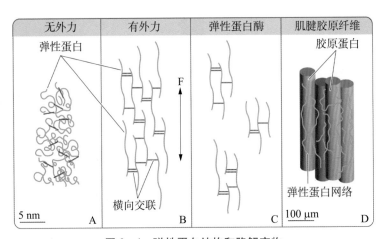

图 6 - 4　弹性蛋白结构和降解产物

A. 弹性蛋白在疏水力作用下会收缩;B. 在外力(F)作用下会扩张,并且交联可以抵抗网络变形;C. 弹性蛋白酶切割弹性蛋白并留下交联完好的碎片;D. 弹性蛋白位于韧带和肌腱的胶原纤维和束簇之间

3) 胶原纤维:当胶原的原纤维平行排列成较粗大的束时,就成为了光镜下可见的胶原纤维,韧带的成纤维细胞生长在富含有胶原纤维的 ECM 中。Strocchi 等在 ACL 中发现了两种纤维。第 1 种纤维的直径在 35～75 nm 之间,并且具有一个不规则的轮廓,这种纤维是由成纤维细胞分泌的,约占韧带 ECM 的一半,起到抵抗高拉力的作用。第 2 种纤维的直径一致为 45 nm,约占整个 ACL 的 44%,主要功能是维持韧带的三维组织结构。Baek 等发现这两种胶原纤维在韧带的不同位置,在 ACL 和 PCL 中的分布也有所不同,通常情况下从近端到远端的 ACL 的平均直径会逐渐增长,依次为近端(66 nm)到中段(75 nm)再到远端(78 nm),而 PCL 的平均直径则恰恰相反,从近端到远端的平均直径呈现逐渐减少,依次为近端(90 nm)到中段(75 nm)再到远端(60 nm)。

4) 韧带上皮:Steven 等发现,类似于肠系膜,交叉韧带被折叠的滑膜所覆盖,因此,虽然交叉韧带是关节内部结构,但实际上它们位于关节滑囊之外。滑膜囊可以在韧带表面形成网状结构,其中富含来自膝动脉的小血管,这些血管可以产生更小的分支横向穿透韧带,与韧带内的血管网络相吻合,共同维持交叉韧带的血供(图 6 - 5)。同时也有研究将韧带表面的血管层称为"韧带上皮",相对于交叉韧带组织来说,这层结构中有更多的细胞,存在着更多的本体感受器。

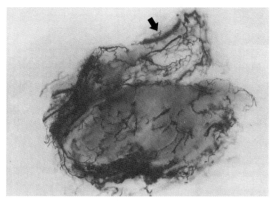

图 6-5　折叠的滑膜组织将血管供应到韧带上(箭头)

6.2.2　膝关节周围韧带的结构与功能

(1) 前交叉韧带

关于交叉韧带最早的记录可以追溯到在埃及发现的约公元前 3000 年的莎草纸上。希波克拉底(Hippocrates,公元前 460—公元前 370 年)曾描述因为交叉韧带损伤所导致的经典的膝关节脱位。关于交叉韧带最广为人知的记录是 Ivar Palmer 于他的论述中进行的交叉韧带解剖、生物力学以及损伤后行为模式的分析,并且他首次定义了在 ACL 损伤后出现的前抽屉试验的阳性特征。

ACL 是人类膝关节中 4 条最重要的韧带之一,它和 PCL 一起并称为十字韧带,因为它们组成了一个"十"字交叉的形状,共同维持膝关节的稳定。关节周围韧带富含纤维成分,可以预防过度的旋转动作。ACL 可以在膝关节屈曲 30°和 90°时为胫骨前移位提供 85% 的约束力。同时,ACL 也是膝关节周围韧带中最容易受损伤的韧带。

1) 解剖学特点:ACL 起自股骨外髁的内后侧面,向远、前、内斜行,穿过髁间窝,止于胫骨平台胫骨髁间棘内侧。血供主要来源于膝中动脉的终末分支,在发生断裂后血供差,难以愈合。

Palmer 和 Girgis 将 ACL 分为小的前内侧束和大的后外侧束,但是最近也有学者指出 ACL 可分为 3 条功能不同的束,分别为前内侧束、中间束和后外侧束。这保证了在任何的膝关节屈曲角度下都会有一部分 ACL 保持紧张的状态,进而维持膝关节运动的稳定性。但目前使用较多的 ACL 模型依旧是双束模型,并且该模型也是解剖学重建的蓝本。膝关节伸直时,前内侧束与后外侧束相互平行,前内侧束松弛,后外侧束紧张,前内侧束(34 mm)的长度明显比后外侧束(22.5 mm)长。膝关节屈曲时,前内侧束被拉长且紧张,此时伴随着后外侧束的松弛。ACL 两束之间保持着相对的平衡,共同维持着膝关节的稳定(图 6-6)。

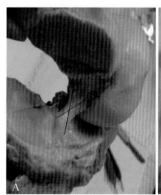

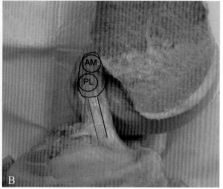

图 6-6　ACL 的解剖学图示

膝关节屈曲(A)和伸直(B)的状态下前内侧束(AM)和后外侧束(PL)的走行发生改变

2) 生理功能:交叉韧带与内侧和外侧的结构、半月板、髌骨的骨性部分以及胫骨髌骨关节保持着微妙的平衡,这保证了膝关节能够向 6 个方向运动(3 个平移运动:前后平移、内外平移和近远平移;3 个旋转运动:屈曲-伸直、向内平移-向外平移和内

收与外展)。ACL 是重要的静力与动力性稳定结构,与其他韧带共同保持胫股关节的正常运动。它能够防止胫骨前移,在不同屈膝角度时控制膝关节内、外翻,同时防止膝关节过伸(图 6-7)。有学者认为,这种功能是与内侧副韧带和膝关节的后内侧结

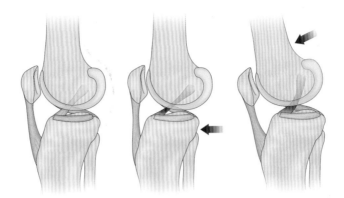

图 6-7 防止胫骨前移是 ACL 的重要功能之一

构共同完成的。也有研究表明,ACL 具有机械感受器的功能,它能够感受到运动方向、膝关节位置、加速度和速度的变化。ACL 损伤后膝关节不稳定的一个关键因素是继发于减少体感信息的神经-肌肉功能改变。

Woo 等发现,年轻人的 ACL 的张力约为 2 160 N;随着年龄的增长,ACL 的张力逐渐降低。两条交叉韧带都呈现出随着负载增加而伸长的性质。在起始时只需要很少的负载就可以拉长韧带,随着负载的增大,韧带的纤维持续募集,并且可以观察到韧带变得僵直;负荷继续增大时负载和韧带的伸长呈现出线性关系;当负载突破韧带的最大负荷量时线性关系消失,提示交叉韧带的完整性受到破坏(图 6-8)。

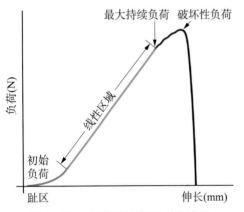

图 6-8 交叉韧带的负荷-伸长曲线

初始负荷和伸长的长度之间呈现非线性增加,而到了线性区域时符合与伸长的长度之间保持线性的改变,在达到了最大持续负荷之后,负荷-伸长的长度又重新变为非线性关系,这是由于韧带纤维的不可逆性损伤开始出现,在达到最大持续负荷之后韧带纤维完全失效

Takai 和 Hollis 等发现,前内侧束的长度在被动屈曲从 0°到 90°时增长了约 10%,而后外侧束的长度减少了 6%~32%,这提示在高度屈曲的过程中前内侧束起着更加重要的作用,而后外侧束则起到限制胫骨向前平移的作用。

(2)后交叉韧带

1)解剖学特点:PCL 起自内侧股骨髁的外侧边缘和髁间窝的顶部,以后外侧方向向胫骨的后侧延伸。因为关节周围不同韧带独特的解剖位置,在它们共同的作用下可以满足膝关节复杂的运动,并为人类膝关节提供平移和旋转的稳定性(图 6-9)。在人的膝关节中通常可以鉴别出半月板股骨韧带(简称板股韧带),前板股韧带连接在 PCL 的远端,并且在膝关节高度屈曲时出现在表面。在 PCL 重建时需要注意不能将板股韧带误认为 PCL,需对股骨隧道的位置进行正确的定位。

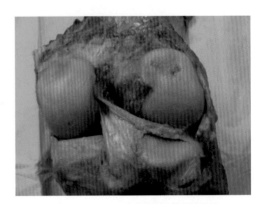

图 6-9 PCL 和板股韧带后侧观

2)生理功能:与 ACL 相似,PCL 连接在股骨和胫骨之间,基于不同的附着位置和功能也分为两个

部分,分别为前外侧束和后内侧束。膝关节屈曲时前外侧束伸展,伸直时后外侧束伸展,从而使 PCL 能够在不同的膝关节位置上起到防止胫骨向股骨后侧移位的作用(图6-10)。PCL 是阻止胫骨向后平移的主要限制因素。在膝关节屈曲 90°时,PCL 承载

95%的后向负荷,随着膝关节的伸展,该负荷减小至 83%或更低。PCL 的辅助功能是约束外旋及膝关节的内收和外展。也有学者提出,PCL 的解剖学和解剖行为学更加复杂,他们更倾向于认为 PCL 是由 4 条韧带纤维束构成的韧带。

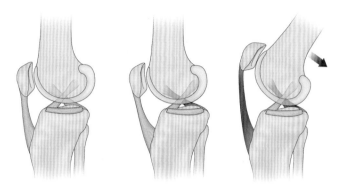

图6-10　PCL 起到防止胫骨后移的作用

(3) 半月板股骨韧带

1) 解剖学特点:板股韧带可分为前板股韧带(又称为 Humphrey 韧带)和后板股韧带(又称为 Wrisberg 韧带)。93%的膝关节中至少存在 1 条板股韧带,50%的膝关节中存在着 2 条板股韧带。前板股韧带连接在 PCL 的远端,靠近关节软骨面,后板股韧带连接在 PCL 的近端即髁间窝顶内侧,它们都同时连接在外侧半月板的后脚,在和 PCL 共同的作用下可以抵抗后抽屉试验。在一些膝关节中,PCL 的大小和形状通常会发生改变,这可能与后板股韧带相关。后板股韧带是一种相对较为重要和较大的结构,有人认为如果后板股韧带的结构完整,其功能可以单独替换 PCL 的前外侧束。

2) 生理功能:板股韧带是抵抗胫骨后移的次要结构,切断板股韧带会造成后侧松弛度的增加,屈膝位时这种现象最为明显。在屈膝 90°时,板股韧带可抵抗后抽屉力的 28%,当 PCL 缺失时,板股韧带的抗后抽屉力的作用提高到 70%。因此可以推断,在正常的情况下,板股韧带和 PCL 对于抵抗后抽屉力起到了协同的作用。当 PCL 断裂时,板股韧带发挥着类似 PCL 的功能。

板股韧带都是斜形走向,有学者认为它们可能有维持旋转稳定性的作用,但切断板股韧带之后并没有发现它们有明显的维持稳定性的作用,这可能是板股韧带位于胫骨旋转轴心,故对旋转稳定性的

影响较小。

(4) 内侧副韧带

1) 解剖学特点:膝关节内侧区域可划分为 3 层:浅层、中层和深层。浅层由缝匠肌和封套筋膜组成;中层包括半膜肌、浅层内侧副韧带、髌股内侧韧带和后斜韧带;深层包括深层内侧副韧带、后内侧囊和半月板韧带(图6-11)。

内侧副韧带(medial collateral ligament, MCL)是膝关节内侧最大的结构,为内侧关节囊膜韧带复合体的一部分,长 8~10 cm,可分为浅层 MCL(胫侧副韧带)及深层 MCL。浅层 MCL 上起自后侧内、外上股骨髁,下至近端胫骨附着处,主要是半膜肌腱前臂上的软组织;而深层 MCL 则是由内侧关节囊增厚形成,可分为半月板股骨韧带和半月板胫骨韧带两部分。半月板股骨韧带起源于浅层 MCL 远端起点,止于内侧半月板,而半月板胫骨韧带起源于内侧半月板并附着于内侧胫骨平台。

2) 生理功能:以往的生物力学研究表明,在适当的旋转及平移运动下,膝关节屈曲 25°时浅层 MCL 为主要对抗外翻力的结构;后有一个胫骨平台多平面分析研究指出,单独切除浅层 MCL 后,在膝关节屈曲 15°、30°、60°、90°的情况下会引起膝关节显著的外翻旋转。另外,几项有关浅层 MCL 的近处及远处附着点的生物力学研究发现,两处附着点的力学分析有显著不同。研究以韧带的负荷响应来评估

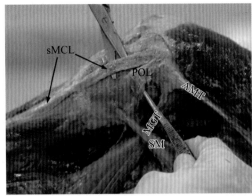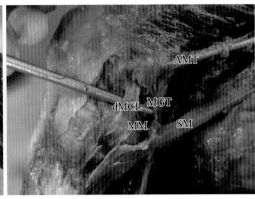

图 6‑11　内侧膝关节韧带结构

AMT：大收肌腱；MGT：腓肠肌内侧肌腱；POL：后斜韧带；SM：半膜肌；sMCL：浅层内侧副韧带；dMCL：深层内侧副韧带；MGT：内侧腓肠肌腱；MM：内侧半月板

MCL 抵抗外翻的能力，发现近端浅层 MCL 在各个角度是抵抗外翻力的主要稳定结构，而远端浅层 MCL 抵抗的能力取决于膝关节的屈曲角度，研究发现在 60°时最大。此外，远端浅层 MCL 在膝关节屈曲 30°时是抵抗外旋的主要稳定结构；在所有屈曲角度下，是抵抗内旋的主要稳定结构。而深层 MCL 在膝关节屈曲 20°、60°、90°时为主要稳定结构。另外，有项研究检测在切除 MCL 条件下膝关节对内、外翻及内、外旋的关系，发现浅层 MCL 在各个角度可以很好地对抗外翻，尤其是在膝关节屈曲 30°～90°时效果明显，并且在屈曲加上外旋时也有很好效果；而深层 MCL 主要对抗屈曲及外旋的胫骨前移，对于外翻则是次要的稳定结构。值得注意的是，从矢状面角度来说，ACL 和 PCL 是抵抗胫骨前移及后移的主要结构，而 MCL 在稳定性上也可以作为次要稳定结构。过去有学者认为，深层 MCL 损伤是造成后角内侧半月板损伤的主要因素，因为在胫骨前移期间，后角内侧半月板可以作为垫块（chock block）来避免股骨的半脱位。在 ACL 完好的情况下，缺少内侧半月板不会显著影响胫骨前移，然而在 ACL 缺损的膝关节中，内侧半月板切除后在整个膝关节屈曲范围内会显著增加胫前平移。

总的来说，膝关节运动是动态及多轴性的，运动过程中结合了静态和动态方式维持膝关节稳定。MCL 是支撑膝关节的四大韧带之一，是膝关节内侧的主要静态稳定结构，对于抵抗胫骨外翻力，内、外旋转力和前、后平移力方面贡献显著（图 6‑12）。在膝关节受到外力情况下，根据屈曲角度的不同配合

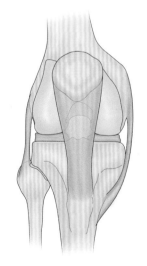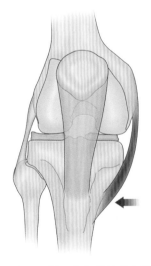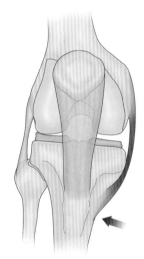

图 6‑12　MCL 防止胫骨平台向外平移和防止膝关节外翻

胫骨的旋转及平移易造成此结构损伤。对于 1 级或 2 级 MCL 撕裂可采取保守治疗,早期康复锻炼,通常预后良好,在数周内能恢复运动或工作。3 级撕裂较复杂,常与其他韧带损伤共存,如 ACL、PCL 或内侧半月板损伤,有时需要手术治疗。

(5) 外侧副韧带

1) 解剖学特点:膝关节外侧的解剖结构主要由腓神经、髂胫束、腓肠肌外侧头肌腱和由外侧副韧带(lateral collateral ligament,LCL)、腘肌和腘腓韧带组成的后外侧角组成。其中 LCL 的结构是离散和绳状的,宽度为 4～5 mm。解剖学研究显示,LCL 起点在股骨外上髁后部并且靠近腘肌止点处,止于前外侧腓骨头,厚 2.6 mm,长 69.9 mm(图 6-13)。

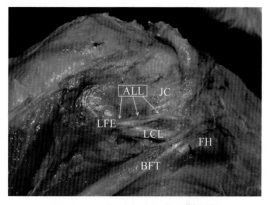

图 6-13　典型右膝关节侧位解剖

ALL:前外侧韧带;LCL:外侧副韧带;LFE:股骨外上髁;BFT:股二头肌腱;FH:腓骨头;JC:关节囊

2) 生理功能:有关生物力学的研究一致认为 LCL 是限制膝关节内翻的主要因素。在膝关节屈曲到不同角度(如 0°、15°、30°、60° 和 90°)条件下,

与完整的膝关节相比,单独切除 LCL 时会显著增加膝内翻。此外,在施加 10 NM 外力且膝关节屈曲到 30°时,可以发现膝关节内翻松弛度最大。研究发现,由于腘肌腱的关系,当膝关节伸展或大部分伸展到 0° 和 30°时,髌股韧带和 LCL 在限制胫骨外旋时同等重要。相反,当膝关节屈曲度增加时,相比髌股韧带,LCL 对控制和防止胫骨外旋的作用减小。但是,有研究显示在切除 LCL 后,可以在所有膝关节屈曲角度观察到内旋的增加。然而另一项研究显示,LCL 在较高屈曲角度下抵抗内旋转时展现最重要的作用,说明确认膝关节屈曲角度来研究 LCL 最大限度地限制内旋还是有争议的。有一项尸体研究发现,在所有屈曲角度,LCL 对膝关节内旋抵抗的贡献不到 5%,但另一项研究发现在具有交叉韧带缺陷的膝关节中应用指定大小的外翻力及胫骨内扭矩的旋转负荷时,切除 LCL 的膝关节在屈曲 0°、30° 和 60° 3 个角度时内旋会明显增加。由于 LCL 对膝关节的限制为纵向方向,所以其作为胫骨内旋稳定结构还有待进一步研究。

总的来说,LCL 与腘腓韧带、交叉韧带等其他结构构成膝外侧的主要稳定结构,通过彼此间的协同作用防止膝关节内翻,胫骨旋转及胫骨前、后移;主要功能是抵抗内翻,其次是与腘腓韧带抵抗胫骨的外旋。另外,LCL 后外侧结构与 ACL 限制胫骨前移时起辅助作用。一般情况下,LCL 损伤与其他膝关节疾病同时发生。在过去各种各样的技术已被用来作为外科干预,但是早期诊断、修复或重建这些损伤部位至关重要,因为早期干预不只影响 LCL 本身,还会增加其他韧带修复的成功率(图 6-14、图 6-15)。

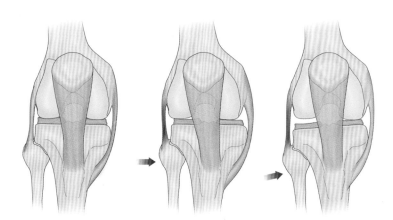

图 6-14　LCL 防止胫骨平台向内平移和防止膝关节内翻

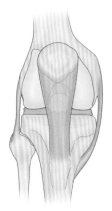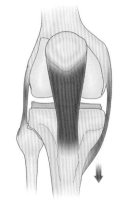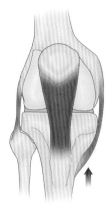

图6-15 MCL和LCL与髌股韧带共同防止胫骨向远端移动

（6）髌骨内侧支持带

1）解剖学特点：髌骨内侧支持带为髌骨内侧的静态稳定结构，可以分为浅层及深层。浅层：向上与股内斜肌腱膜相延续，向下附着于胫骨内侧缘；深层：分为内侧髌股韧带（medial patellofemoral ligament，MPFL）、内侧髌胫韧带（medial patellotibial ligament，MPTL）和内侧髌股半月板韧带（medial patellomeniscal ligament，MPML）（图6-16）。

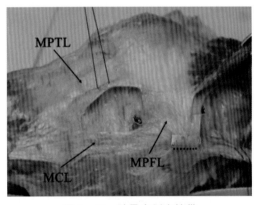

图6-16 髌骨内侧支持带

MPFL：内侧髌股韧带；MPTL：内侧髌胫韧带；MCL：内侧副韧带

2）生理功能：研究者认为，膝关节完全伸展下给予外侧力量时，MPFL是限制髌骨侧向位移的主要稳定结构，提供50%～60%的限制髌骨外移运动，而次要稳定结构方面各种研究则有不同结论，MPTL贡献0%～24%，MPML贡献8%～38%，浅层内侧支持带则是3%～25%。还有研究是在膝关节屈曲及切断内侧髌骨稳定结构后进行髌骨外侧位

移研究，紧接着再进行修复后研究髌骨外侧位移。第1次测试分离MPFL而保留MPTL完整，发现在膝关节屈曲0°～30°之间时会发生髌骨外侧半脱位；第2次测试则是分离MPFL和MPTL，可以观察到髌骨在膝关节屈曲0°～60°之间时会发生全脱位。若是只重接MPFL，则不可能发生侧向脱位，但在屈曲0°～10°之间可继续发生半脱位。最后修复MPTL后，髌骨达到稳定，但在0°～15°时可以发生明显脱位、半脱位。此研究得出结论：MPTL对外侧平移的稳定作用不如MPFL，但其缺失可能导致外侧髌骨平移增加。另外，2012年一项尸体模型研究中评估了膝关节从完全伸展到屈曲90°时的髌骨移动轨迹。研究将股内斜肌与MPFL连接处切断，然后分别切断MPFL、MPTL与MPML。MPTL和MPML作为一个单位对抗侧向位移的贡献从伸展时的26%增加到屈曲90°时的46%。此外，膝关节屈曲90°时MPTL和MPML对髌骨倾斜和旋转的影响分别为72%和92%。

总的来说，在内侧髌骨支持带中，MPFL是限制髌骨侧向位移的主要稳定结构，而浅层内侧支持带及MPML为次要稳定结构；功能上MPFL及MPML有助于防止膝关节伸直时的髌骨外侧半脱位，同时也是抑制膝关节屈曲时髌骨外侧位移的基础。

（7）髌骨外侧支持带

1）解剖学特点：研究认为，髌骨外侧支持带可分为浅、深两层。浅层纤维起自髂胫束和股外侧肌筋膜，纤维斜行向前止于髌骨和髌韧带；深层包括外侧横韧带、上髁髌韧带和外侧髌胫韧带。外侧横韧带起自髂胫束深层纤维横行至髌骨外侧缘，该韧带不远于髌骨下极。上髌髂韧带自外侧横韧带上缘起自髌骨外缘，止于股骨外上髁或外侧肌间隔。外侧髌胫韧带在外侧横韧带下缘起自髌骨，斜行向下，止于胫骨近端和外侧半月板。

2) 生理功能：有研究指出，全膝关节置换术后外侧支持带松解可影响髌骨移动轨迹及关节运动，外侧松解改变了髌骨在屈曲、旋转、倾斜和平移时的移动轨迹。在高屈曲角度下接触力及接触面积皆减小，且大部分屈曲角度下，接触区在髌骨纽扣外侧和股骨假体正中处移动。有一项研究模拟膝关节在主动及被动伸展负荷条件下，测定支持带最厚部位及外侧髌股韧带的拉伸应力，发现膝关节屈曲 30°时前应力明显增加，这有力地支持了髌骨半脱位/脱位发生在膝关节屈曲 20°～30°时的临床表现。有研究表明，外侧支持带松解术不适用于髌骨外侧不稳定的治疗，但数据显示由于外侧支持带松解的关系，在膝关节屈曲 0°、10°、20°时，使髌骨横向移位 10 mm 所需的平均力显著降低，屈曲角度越大，位移髌骨所需的平均力越小。

总的来说，髌骨外侧支持带位于髌骨外侧，是主要限制髌骨内移的纤维结缔组织。髌骨内侧稳定结构的损伤可导致髌骨向外侧脱位或半脱位，从而改变髌骨的正常移动轨迹，引起髌股关节疼痛或运动障碍。

6.3 关节周围韧带的修复与再生

6.3.1 生长因子

肌腱和韧带的愈合是一个复杂和受精密调节的过程，从开始到终止有各种各样的因素参与其中。其中生长因子是参与愈合的最重要的因素，如 IGF-1、TGF-β、VEGF、PDGF、b-FGF 等。IGF-1 在许多动物模型的早期炎症阶段已被证明高度表达，并且似乎有助于成纤维细胞的增殖和迁移，并促进胶原蛋白的产生。TGF-β 在炎症过程中具有多种作用，包括调节细胞迁移和增殖，以及与纤连蛋白的相互作用。VEGF 只有在炎症期之后才会产生最高水平，在炎症期是血管生成的强大刺激因子。PDGF 是肌腱及韧带损伤后不久产生的，可以刺激其他因子产生，并且在组织重塑中有重要作用。b-FGF 是血管生成的强大刺激因子，也是细胞迁移

和增殖的调节因子(表 6-1)。

表 6-1　生长因子在肌腱和韧带愈合中的活跃阶段及功能

生长因子	活跃阶段	功　能
IGF-1	炎症，增殖	促进细胞增殖及迁移，刺激基质产生
TGF-β	炎症	调节细胞迁移，蛋白酶表达，纤维连接蛋白相互作用，终止细胞增殖，刺激胶原产生
VEGF	增殖，重塑	促进血管新生
PDGF	增殖，重塑	调节伤口处细胞的蛋白及 DNA 合成，调节其他生长因子表达
b-FGF	增殖，重塑	促进细胞迁移和血管新生

6.3.2 韧带的损伤修复过程

肌腱和韧带的愈合过程非常复杂，目前对其了解还不够深入，并且各种韧带愈合的能力存在显著差异。例如，MCL 损伤在愈合过程中通常是非手术处理的，而 ACL 损伤通常需要手术修复，另外损伤的位置等也可能影响治疗效果。一般肌腱和韧带不是通过组织再生方式愈合，而是通过伤口愈合直到伤口被纤维组织填充，过程包括早期阶段、修复阶段和重塑阶段。早期阶段：包括炎症、血肿形成及损伤部位细胞增殖。修复阶段：损伤部位及周围细胞开始增殖，并大量合成Ⅲ型胶原纤维来修复损伤。通常修复阶段可以持续数周，但是此时愈合组织薄弱，容易再次损伤。重塑阶段：一般可以持续数月，整体修复组织的细胞减少、GAG 浓度降低、Ⅰ型胶原比例增加。最终胶原纤维和韧带细胞与应力方向相一致，进而增加修复后组织强度。

6.3.3 韧带修复再生的新技术

韧带和肌腱疾病传统上是用类固醇激素和非甾体抗炎药进行保守治疗，但并没有充分的科学证据支持它们的使用，近年来应用干细胞治疗、组织工程学等方法来改善韧带及肌腱的再生越来越受到重视。在骨科领域，目前主要有 3 种生物工程技术(图6-17)：①从患者体内获取细胞，在体外扩增及改造，然后重新种植在支架上；②将患者的干细胞和生长因子或商业生长因子直接注入患者体内；③从

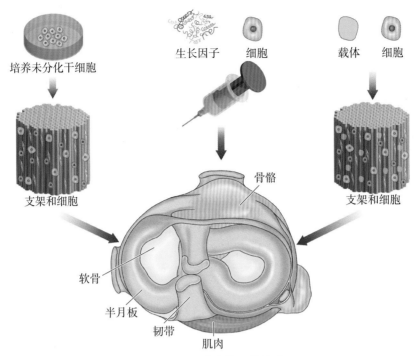

培养未分化干细胞

生长因子　细胞

载体　细胞

支架和细胞

骨骼

支架和细胞

软骨

半月板

韧带

肌肉

图6-17　3种生物工程技术

患者体内提取培养细胞,并经过转染载体及种植在支架上。这些技术都可以应用于骨骼、软骨、半月板、椎间盘、韧带和肌腱。

干细胞治疗的基本原理是利用组织特异性细胞的再生潜力加速愈合过程。利用多能祖细胞(胚胎干细胞、骨膜干细胞和间充质干细胞)在内源性和外源性因素的刺激下,激活和分化成所需要的细胞,从而达到组织再生目的。

生长因子是参与细胞趋化、增殖和分化、基质合成的信号分子。在创伤部位的血小板、多核白细胞和巨噬细胞释放生长因子,与细胞表面受体结合,介导细胞内DNA合成、诱导新血管生成、成纤维细胞增殖和胶原蛋白合成。目前的治疗手段是通过局部注射或结合支架将生长因子直接应用于损伤部位。

组织工程学支架的设计理念是制造低免疫原性、易于分离、适宜细胞种植和能够提供短期机械稳定性的载体支架,并允许传递刺激细胞分化和成熟的生长因子。另一类支架是含有可生物降解的金属材料如多孔镁或氧化镁,主要优势是蛋白质结合降解材料金属以达到改善组织整合、促进生长因子和细胞因子的释放并引导组织再生的目的。

在过去几十年中,许多技术已被用于促进软组织愈合。这些新兴技术可能发展成为临床治疗选择,目前发展的障碍主要有细胞来源、营养物质的运输受限及细胞活性降低等,因此仍需要以更科学的方式进行全面评价。

(史冬泉)

本章要点

1. 关节周围韧带的组成部分中ECM对于韧带的生物力学性能起到了关键性的作用。胶原蛋白被认为是韧带机械性能的主要决定成分,作为支架起着润滑剂的作用及影响韧带中的细胞生物学行为。

2. ECM以胶原蛋白、弹性蛋白为主,其中胶原蛋白被认为是韧带机械性能的主要决定因素。其由3条左手螺旋的α链构成。弹性蛋白为韧带中的另一主要成分,是一种非糖基化的蛋白,提供弹性特性及对细胞黏附、迁移、存活和分化发挥作用。

3. 关节周围韧带一方面可以维持关节保持在正常的活动范围内,另一方面也作为运动的本体感受器发挥作用。

4. 肌腱及韧带的愈合是一个复杂和高度调

节的过程,包括早期阶段、修复阶段和重塑阶段。早期阶段,包括炎症、血肿形成及损伤部位细胞的增殖。修复阶段,周围细胞开始增殖并大量合成Ⅲ型胶原纤维。重塑阶段,整体修复组织的细胞减少、GAG浓度降低、Ⅰ型胶原纤维比例增加。

5. 目前韧带修复的机制还不够明确,一般认为多种生长因子参与韧带细胞的增殖及迁移、血管新生、刺激基质产生等过程。

6. 韧带损伤传统上是用类固醇激素和非甾体抗炎药进行保守治疗,但随着生物工程技术的发展,干细胞治疗、组织工程学等方法也相继问世。

主要参考文献

[1] ABRAHAMSSON S O. Similar effects of recombinant human insulin-like growth factor-Ⅰ and Ⅱ on cellular activities in flexor tendons of young rabbits: experimental studies in vitro [J]. J Orthop Res, 1997, 15(2): 256 – 262.

[2] ANDERSSON C, ODENSTEN M, GOOD L, et al. Surgical or non-surgical treatment of acute rupture of the anterior cruciate ligament. A randomized study with long-term follow-up [J]. J Bone Joint Surg Am, 1989, 71(7): 965 – 974.

[3] BAEK G H, CARLIN G J, VOGRIN T M, et al. Quantitative analysis of collagen fibrils of human cruciate and meniscofemoral ligaments [J]. Clin Orthop Relat Res, 1998(357): 205 – 211.

[4] BALDWIN J L. The anatomy of the medial patellofemoral ligament [J]. Am J Sports Med, 2009, 37(12): 2355 – 2361.

[5] CHRISTOFORAKIS J, BULL A M, STRACHAN R K, et al. Effects of lateral retinacular release on the lateral stability of the patella [J]. Knee Surg Sports Traumatol Arthrosc, 2006, 14(3): 273 – 277.

[6] CLAES S, VEREECKE E, MAES M, et al. Anatomy of the anterolateral ligament of the knee [J]. J Anat, 2013, 223(4): 321 – 328.

[7] COOBS B R, LAPRADE R F, GRIFFITH C J, et al. Biomechanical analysis of an isolated fibular (lateral) collateral ligament reconstruction using an autogenous semitendinosus graft [J]. Am J Sports Med, 2007, 35(9): 1521 – 1527.

[8] COVEY D C, SAPEGA A A, MARSHALL R C. The effects of varied joint motion and loading conditions on posterior cruciate ligament fiber length behavior [J]. Am J Sports Med, 2004, 32(8): 1866 – 1872.

[9] ELLISON A E, BERG E E. Embryology, anatomy, and function of the anterior cruciate ligament [J]. Orthop Clin North Am, 1985, 16(1): 3 – 14.

[10] GIRGIS F G, MARSHALL J L, MONAJEM A. The cruciate ligaments of the knee joint. Anatomical, functional and experimental analysis [J]. Clin Orthop Relat Res, 1975(106): 216 – 231.

[11] HANSSON H A, DAHLIN L B, LUNDBORG G, et al. Transiently increased insulin-like growth factor I immunoreactivity in tendons after vibration trauma. An immunohistochemical study on rats [J]. Scand J Plast Reconstr Surg Hand Surg, 1988, 22(1): 1 – 6.

[12] HENNINGER H B, UNDERWOOD C J, ROMNEY S J, et al. Effect of elastin digestion on the quasi-static tensile response of medial collateral ligament [J]. J Orthop Res, 2013, 31(8): 1226 – 1233.

[13] JONES J I, CLEMMONS D R. Insulin-like growth factors and their binding proteins: biological actions [J]. Endocr Rev, 1995, 16(1): 3 – 34.

[14] LIM H C, BAE J H, BAE T S, et al. Relative role changing of lateral collateral ligament on the posterolateral rotatory instability according to the knee flexion angles: a biomechanical comparative study of role of lateral collateral ligament and popliteofibular ligament [J]. Arch Orthop Trauma Surg, 2012, 132(11): 1631 – 1636.

[15] LIU-AMBROSE T. The anterior cruciate ligament and functional stability of the knee joint [J]. Brit Columbia Med J, 2003, 45(10): 495 – 499.

[16] LYNCH S E, COLVIN R B, ANTONIADES H N. Growth factors in wound healing. Single and synergistic effects on partial thickness porcine skin wounds [J]. J Clin Invest, 1989, 84(2): 640 – 646.

[17] McCARTHY T L, CENTRELLA M, CANALIS E. Regulatory effects of insulin-like growth factors Ⅰ and Ⅱ on bone collagen synthesis in rat calvarial cultures [J]. Endocrinology, 1989, 124(1): 301 – 309.

[18] MERIDA-VELLASCO AJ, SANCHEZ-MONTESINO I. Development of the human knee joint ligaments [J]. Anatom Record, 1997, 248: 259 – 268.

[19] NEURATH M, STOFFT E. Fascicular and sub-fascicular architecture of the cruciate ligament [J]. Unfallchirurgie, 1992, 18(3): 125 – 132.

[20] PALMER I. On the injuries to the ligaments of the

knee joint：a clinical study．1938[J]．Clin Orthop Relat Res，2007，454：17 - 22．

[21] PHILIPPOT R，BOYER B，TESTA R，et al．The role of the medial ligamentous structures on patellar tracking during knee flexion [J]．Knee Surg Sports Traumatol Arthrosc，2012，20(2)：331 - 336．

[22] RIGOZZI S，MÜLLER R，SNEDEKER J G．Collagen fibril morphology and mechanical properties of the achilles tendon in two inbred mouse strains [J]．J Anat，2010，216(6)：724 - 731．

[23] SCIORE P，BOYKIW R，HART D A．Semiquantitative reverse transcription-polymerase chain reaction analysis of mRNA for growth factors and growth factor receptors from normal and healing rabbit medial collateral ligament tissue [J]．J Orthop Res，1998，16(4)：429 - 437．

[24] SMITH B A，LIVESAY G A，WOO S L．Biology and biomechanics of the anterior cruciate ligament [J]．Clin Sports Med，1993，12(4)：637 - 670．

[25] STEINERT A F，KUNZ M，PRAGER P，et al．Mesenchymal stem cell characteristics of human anterior cruciate ligament outgrowth cells [J]．Tissue Eng Part A，2011，17(9 - 10)：1375 - 1388．

[26] SUBIT D，MASSON C，BRUNET C，et al．Microstructure of the ligament-to-bone attachment complex in the human knee joint [J]．J Mech Behav Biomed Mater，2008，1(4)：360 - 367．

[27] WAN C，HAO Z，WEN S，et al．A quantitative study of the relationship between the distribution of different types of collagen and the mechanical behavior of rabbit medial collateral ligaments [J]．PLoS One，2014，9(7)：e103363．

[28] WODOWSKI A J，SWIGLER C W，LIU H，et al．Proprioception and knee arthroplasty：a literature review [J]．Orthop Clin North Am，2016，47(2)：301 - 309．

[29] WOO S L，VOGRIN T M，ABRAMOWITCH S D．Healing and repair of ligament injuries in the knee [J]．J Am Acad Orthop Surg，2000，8(6)：364 - 372．

第三篇
肩 关 节

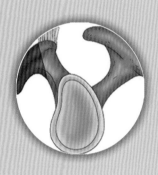

肩关节解剖与生物力学

7.1 肩关节解剖

肩关节是指上肢与躯干连接的部分,包括上肢上部、腋窝、胸前区及肩胛骨所在的背部区域等。上肢带包括锁骨和肩胛骨。锁骨近端与胸骨构成胸锁关节,可有一定的前、后、上、下及旋转活动度。锁骨远端与肩胛骨的肩峰端形成肩锁关节;肩胛骨上的肩盂与肱骨近端的肱骨头构成盂肱关节。

肩胛骨在胸壁上的运动有上提、下降、外展(指肩胛骨随胸廓远离脊柱)、内收(指肩胛骨随胸廓靠近脊柱)、旋转,还包括肩胛骨下角的内旋和外旋。肩胛骨的活动同时伴有胸锁关节和肩锁关节的活动,与上肢的活动相互配合,可协助稳定肩关节,增加上肢的活动范围。盂肱关节的活动包括前屈、后伸、内收、外展、内旋、外旋,在检查肩关节旋转活动时要注意与前臂的旋前、旋后活动区分开。肩关节所有的复杂活动都可以分解为上述活动的组合。

7.1.1 骨与关节

锁骨全长皮下可触及,呈"S"形,内侧是胸锁关节。两锁骨间是胸骨上窝,锁骨外侧端与肩峰形成关节。肩峰前角及后角可触及。喙突为三角肌前缘所覆盖,在锁骨外侧端前下约2.5 cm处。肩峰向后

与肩胛冈相连。肩胛骨内侧的脊柱缘及下角在上肢下垂时极易触及。肱骨大结节突出于肩峰之外,为肩部最外侧的骨性突起。肱骨小结节位于喙突外侧约2.5 cm处而略低。肋骨于胸前、后均可触及。第1肋为锁骨覆盖,第2肋与胸骨柄相连。胸骨全长可触及,胸骨最下方为剑突。背部中线可见脊椎棘突,屈颈时以第7颈椎棘突最明显。胸椎棘突较长尖,腰椎棘突宽钝。耳后可触及乳突。

(1) 肩胛骨

肩胛骨呈三角形,有两面,即前面(肋面)和背面;三个角,即外角、下角和上角;三个边,即上边、内侧边和外侧边。外角有一卵圆形较浅的关节盂称肩盂,其周围有盂唇以加深、加大肩盂。肩胛骨上缘有一小而深的半圆形切迹,称为肩胛上切迹,其上有肩胛上横韧带。从肩胛颈向前伸出钩状的喙突。肩胛骨的前面(肋面)光滑,称为肩胛下窝,是肩胛下肌起点;背面以肩胛冈分为冈上窝和冈下窝,分别容纳冈上肌和冈下肌。肩胛冈向外上伸展形成肩峰,构成肩关节最上缘且与锁骨相关节形成肩锁关节。肩峰与喙突间以喙肩韧带相连,形成喙肩弓,与其下方的冈上肌及肱骨头构成第2肩关节。肩胛骨与锁骨及肱骨相关节,主要以肌肉悬吊与躯干相连接。肩胛盂的上下倾斜和前后倾斜是基于肩胛骨与肩胛冈交汇的内侧缘。相对于肩胛骨平面,肩胛盂正常的后倾介于3°～11°,平均为7°。肩胛盂后倾与肩关节前

后向不稳有关;过度的肩盂前倾或后倾可能导致肩关节出现前方或后方的不稳。肩胛盂正常上下倾斜范围在 $7°\sim15.8°$ 之间,平均为上倾 $4.2°$。这种肩胛盂的上倾对防止内收的肩关节向下移位尤其重要。

(2)锁骨、胸锁关节和肩锁关节

锁骨为长骨,内 1/3 断面为锥形,中部断面为圆形,外 1/3 断面扁平。锁骨内侧与胸骨相关节,外侧与肩峰相关节。胸锁关节中间有纤维软骨盘,有 $35°$ 前后活动度,$30°\sim35°$ 上下活动度,$44°\sim50°$ 旋转活动度,其上下活动主要发生于纤维软骨盘与锁骨之间,前后向及旋转活动发生于纤维软骨盘与胸骨之间。胸锁关节周围由前后胸锁韧带加强,其中以后胸锁韧带更坚固,可防止锁骨向上移位。两锁骨间有锁骨间韧带加强,可防止锁骨向外移位。肋锁间有肋锁前、后韧带,可分别防止锁骨向外侧及内侧移位。肩锁关节对合面小,肩锁关节囊很薄弱。喙突与锁骨间有喙锁韧带相连接,喙锁韧带分为内侧的锥状韧带与外侧的斜方韧带。喙锁韧带是悬吊肩胛骨乃至上肢的主要静态稳定结构。肩锁关节有 $5°\sim8°$ 活动度,锁骨两端均为滑膜关节,使其活动度增大,肩胛骨活动时必然伴有胸锁关节及肩锁关节的活动。

(3)肱骨和盂肱关节

肱骨为长骨,近端膨大形成肱骨头,肱骨头关节面呈半圆形。肱骨头前下方为小结节,外侧为大结节,大、小结节向下延伸为大、小结节嵴,其间为结节间沟。肱骨头相对于肱骨干有 $130°\sim150°$ 的夹角;如以肱骨远端内、外上髁来确定肱骨冠状面,肱骨头相对于冠状面有 $26°\sim31°$ 的后倾。围绕肱骨头关节面与肱骨结节间有一浅沟,为肱骨解剖颈。外科颈是指大、小结节下方肱骨较狭窄的一段区域,因易发生骨折而得名。

盂肱关节由肩盂及肱骨近端组成,其关节囊在未加强处très薄。关节囊前方有喙肱韧带、盂肱韧带加强。关节囊纤维近端止于盂唇,远端止于解剖颈,于结节间沟处有滑膜鞘包绕肱二头肌腱。肱二头肌腱于肩关节腔内止于肩胛骨盂上结节。盂肱关节腔在前方与肩胛下滑囊相连。当肩关节反复脱位时,盂唇会从盂缘撕脱。在无脱位史的老年人中,盂唇也有很高的退行性变发生率。

7.1.2 肌肉

肩部的肌肉不只附着于锁骨、肩胛骨、肱骨,还与脊柱、胸廓相连。胸前方大部及后方几乎全部被肩胛带肌群所包绕。前方主要是胸大肌构成腋窝前壁,后方主要是背阔肌及大圆肌构成腋窝后壁。胸大肌在胸前区可见,在男性它是胸部轮廓的主要标志,而且是腋窝前壁的主要组成部分。在肌肉发达者胸前外侧壁可见前锯肌轮廓。在背侧可见斜方肌外缘及背阔肌下缘,背阔肌及大圆肌一起构成腋窝后壁。三角肌构成了肩关节外上角,肩关节外展时可触及冈上肌收缩,但因其上有斜方肌覆盖而边界不易确定。

(1)胸大肌

胸前区最大的肌肉为胸大肌,它覆盖胸前区的大部,按起点可分为 3 部分:①锁骨部,起于锁骨上面前部内侧 2/3,其起点上方是胸锁乳突肌止点。胸大肌锁骨头与三角肌间有一明显间隙,其间有头静脉走行。②胸肋部,起于胸骨及与其相连的上 6 肋软骨前面。③腹部,起于腹直肌鞘前层,全部肌纤维向外聚合移行于一个扁平的总腱,同时有一 $180°$ 旋转,最下部纤维转向最上部。止点分两部分:前部是锁骨部及胸肋部上部纤维;后部是胸肋部下部及腹部纤维。胸大肌血管主要来自胸肩峰动脉,部分可能来自胸外侧动脉、胸背动脉、肩胛下动脉、胸廓内动脉的胸大肌支等。神经支配有穿出锁胸筋膜的胸外侧神经及穿出胸小肌的胸内侧神经,其根部神经纤维来自臂丛所有神经根,因此胸大肌是受全臂丛支配的肌肉。胸大肌完全瘫痪是全臂丛损伤的标志。胸大肌的主要作用是使上臂内收、内旋。胸大肌锁骨部尚可使上臂外展,锁骨部与三角肌协同可屈曲肩关节;胸肋部可下压肩关节,在前臂屈曲位可协助伸肩关节,在呼吸困难时外展肩关节。止点固定,胸大肌收缩可协助上提胸廓辅助呼吸。胸大肌有时缺如,行乳腺癌根治术时可全切,此时三角肌前部纤维、喙肱肌、背阔肌等会代偿其部分功能。

(2)胸小肌

胸小肌是胸大肌下方的一三角形肌肉,起于第 $3\sim5$ 肋,止于肩胛骨喙突。锁胸筋膜分前、后两层包绕胸小肌。锁胸筋膜在胸小肌下外侧覆盖胸前外侧壁的浅层肌肉,向上包绕锁骨下肌与锁骨相连。胸小肌的神经支配为胸内侧神经。当肩胛骨回缩时,胸小肌使其前伸;当肩胛骨处于外展位时,胸小肌使其内收。胸小肌的血供主要来自胸肩峰动脉及胸外侧动脉。

（3）胸锁乳突肌和锁骨下肌

除了胸前区的 2 块肌肉，肩区的肌肉还有胸锁乳突肌，后者以腱性起自胸骨、锁骨，肌纤维斜向上止于耳后的乳突。主要作用为屈头至本侧、面部转向对侧，双侧同时收缩可使颈部伸仰头，上端固定能上提胸前壁辅助呼吸。神经支配为第 11 对脑神经——副神经，感觉支来自第 2 颈(C_2)神经根。锁骨下肌以一短腱起自第 1 肋内外上止于锁骨下缘，作用为向内下方拉锁骨，或协助上提第 1 肋辅助呼吸，由臂丛上干分支支配。

（4）斜方肌、肩胛提肌和大、小菱形肌

斜方肌起自上项线、枕外隆突、项韧带及全部胸椎棘突，止于肩胛冈，肩峰、锁骨外 1/3。副神经是其运动神经，C_3、C_4 神经根是其感觉神经。因起点广泛故其作用多样。上部纤维止于锁骨及肩峰，可上提肩胛骨外角，使肩胛骨下角外旋；下部纤维可下拉肩胛骨；中部纤维或上、下部纤维同时收缩可将肩胛骨向脊柱靠拢。斜方肌下覆盖 3 块小肌肉，上方为肩胛提肌，起于上 4 个颈椎棘突，止于肩胛骨上角及肩胛骨内侧缘上部；下方是大、小菱形肌，分别起于第 7 颈椎、第 1 腰椎及第 2～5 胸椎棘突，止于肩胛骨脊柱缘。这几块肌肉的主要作用为上提肩胛骨内侧缘使肩胛骨下角外旋，肩盂向下倾斜，同时可使肩胛骨向脊柱靠拢。肩胛提肌及大、小菱形肌均由来自 C_5 神经根的肩胛背神经支配。斜方肌血供来自颈横动脉，肩胛提肌及大、小菱形肌血供来自颈横动脉降支。

（5）背阔肌

背阔肌起自下 6 个胸椎、全部腰椎及髂嵴外缘后 1/3，止点汇成一条扁腱止于邻近小结节嵴的结节间沟，作用为后伸、内旋、内收上臂，也可下拉肩胛骨与胸大肌共同悬吊上肢。背阔肌在后伸臂及下拉肩胛骨时作用更明显，例如扶腋杖时背阔肌可稳定肱骨近端。背阔肌的神经支配为胸背神经，营养动脉为胸背动脉。

（6）前锯肌

前锯肌以锯齿形起于前外侧胸壁的上第 8 或第 9 肋，肌纤维沿胸壁向后行止于肩胛骨内侧缘前面，以下角处最坚强；主要作用是向前拉肩胛骨，外旋肩胛骨下角，将肩胛骨内侧缘向胸廓靠拢。前锯肌一度被认为是呼吸辅助肌，现认为该作用不明显。前锯肌的神经支配为胸长神经，由 C_5～C_7 神经根发出。胸长神经损伤为臂丛神经根性损伤的标志。前锯肌的血供主要来自供应肩胛骨及胸前外侧壁的胸外侧动脉。

（7）三角肌

三角肌起于锁骨外 1/3、肩峰及肩胛冈全长。它的起点与斜方肌止点相延续，止于肱骨干外侧的三角肌粗隆。因三角肌纤维分布于肩关节的前、外、后，所以有相应的功能。中部纤维主要作用为外展肩关节，前部纤维可屈曲、内旋肩关节，后部纤维可后伸、外旋肩关节，而且前、后部纤维的下部在肩关节于中立位时有一定的内收肩关节的作用。三角肌的神经支配为腋神经，腋神经从臂丛后束分出后从后下向前上方绕过肱骨外科颈进入并分支支配三角肌，在三角肌后部纤维中腋神经位置较低，而前部纤维中位置较高，因此如从前、中 1/3 纵劈三角肌时要特别注意保护腋神经。三角肌的血供为旋肱后动脉。三角肌的 3 部分纤维肉眼可分出界限；其神经支配为腋神经沿途的不同分支，功能上具有相对独立性，因此可将其分为 3 个较独立的部分。

（8）肩袖肌肉

冈上肌起于冈上窝内侧 2/3 骨面及其表面筋膜，移行为扁平短腱，止于大结节上部。冈下肌起于冈下窝及其表面筋膜；该肌较宽大，为双羽肌，肌中间可见黄色脂肪线，止于大结节冈上肌止点外侧。小圆肌起于肩胛骨外缘中 1/3 的背面，止于大结节冈下肌止点的后外侧。冈上肌主要为肩的外展肌，在肩外展 30°之内，将肱骨头向内下方拉向肩盂，起稳定肩关节的作用，协助三角肌完成肩外展动作。冈下肌、小圆肌是肩的主要外旋肌，在肩关节活动时可稳定肩关节。冈上肌、冈下肌由肩胛上神经支配，小圆肌由腋神经支配。与肩胛上神经伴行的肩胛上动脉参与构成肩胛动脉网，营养该组肌群。肩胛下肌起于肩胛骨几乎全部肋面，在肩关节前方止于小结节。在肩胛下肌与肩胛颈间有滑囊，多与肩关节腔相通。肩胛下肌由上、下支肩胛下神经支配，由肩胛下动脉分支营养，主要作用为使肩关节内收、内旋。这 4 块肌肉与肩关节囊融合构成肩袖，是肩关节的重要动力稳定结构。

大圆肌起于肩胛骨下角的背面，止于小结节嵴。走行中与小圆肌间有肱三头肌长头腱穿过。背阔肌止腱从后向前包绕大圆肌止点。大圆肌由下肩胛下神经支配，作用为使肩关节内收、内旋和背伸。

（9）肱二头肌

肱二头肌主要作用于肘关节而非肩关节。之所以在此描述，是因为其在肩关节病变中常受累。

肱二头肌在肩关节有 2 个起点。肱二头肌长头腱起自盂上结节及后、上盂唇。肱二头肌短头与喙肱肌一同起自喙突，二者共同形成联合腱。肱二头肌在肘关节有 2 个止点，外侧止点位于桡骨粗隆的后部，内侧止点为一腱膜，止于前臂掌侧的深筋膜。肱二头肌长头腱自前上关节囊的缺口处穿出盂肱关节，进入结节间沟。在结节间沟内，肱二头肌长头腱被盂肱上韧带和喙肱韧带包裹，从而使之稳定地限制于结节间沟内。肱二头肌长头腱与很多肩关节病变有密切关系。许多肱二头肌长头腱的病变与肩关节外展过程中肩峰对其摩擦和撞击有关。

正常情况下，肱二头肌的主要作用是使肘关节屈曲和旋后。但特定情况下，特别是冈上肌失效后，肱二头肌长头腱变得十分肥大，有可能此时肱二头肌长头腱会起到下压肱骨头的作用。

肱二头肌由肌皮神经支配，其营养动脉来自从肱动脉直接发出的肱二头肌动脉或从肱动脉发出的许多小动脉。

（10）肱三头肌

肱三头肌长头腱起自肩盂的盂下结节。在肱三头肌长头的外侧是四边孔，其内有腋神经及旋肱后动脉；内侧是三边孔，其内有旋肩胛动脉走行。肱三头肌由桡神经支配。其滋养动脉为肱深动脉和尺侧上副动脉，在其起点处处接受肱动脉和旋肱后动脉的血供。肱三头肌主要作用为伸直肘关节。

7.1.3 血管与神经

支配肩关节肌肉的神经大部分起于臂丛，营养血管来自锁骨下动脉或腋动脉。

（1）动脉

腋窝前壁是胸大肌、胸小肌及锁胸筋膜；内侧壁是前锯肌及胸廓；后壁是背阔肌、大圆肌及肩胛下肌；外侧壁是肱骨的内侧面及喙肱肌和肱二头肌。腋窝尖在第 1 肋、锁骨、肩胛下肌上界围成，其间有上肢的大血管和神经通过；中间是腋动脉，周围是臂丛的神经（分为 3 束，以其与腋动脉的位置关系称为内侧束、外侧束及后束）。在胸廓外侧前锯肌浅层可见胸长神经。腋动脉于第 1 肋水平续接锁骨下动脉，过大圆肌后称为肱动脉。腋动脉的分支主要营养胸壁、胸前区的肌肉、肩关节及臂上部。通常腋动

脉有 6 个主要分支：胸上动脉，营养胸壁上部；胸肩峰动脉，主要营养胸肌、三角肌、锁骨及肩锁关节、胸锁关节；胸外侧动脉，营养胸壁和胸肌，尤其是胸小肌及前锯肌；肩胛下动脉，是腋动脉的最大分支，又分为旋肩胛动脉及胸背动脉，旋肩胛动脉穿三边孔绕肩胛颈向后营养肩胛骨及其后方肌肉，胸背动脉向下营养背阔肌；其下的 2 个分支为较细的旋肱前动脉，主要营养肱骨头，而较粗的旋肱后动脉与腋神经伴行向后营养三角肌。旋肩胛动脉、肩胛背动脉及肩胛上动脉在肩胛骨后面形成肩胛动脉网，构成上肢重要的侧副循环。

静脉变化较大，尺侧的贵要静脉续接为腋静脉，头静脉穿锁胸筋膜后注入腋静脉。另外，各主要动脉均有伴行静脉，腋窝中主要神经、血管均由筋膜包绕，周围有结缔组织、脂肪等填充。腋窝中还含有大量淋巴结接收来自上肢、胸壁（包括乳腺）的淋巴回流。

（2）臂丛

臂丛由 $C_5 \sim T_1$ 神经根组成，起于颈下部，向外下走行，穿锁骨与第 1 肋间的斜角肌间隙，与锁骨下动脉、腋动脉伴行至腋窝，在腋窝外侧壁于肱骨内侧可触及臂丛。臂丛从中枢到外周可分为根、干、股、束 4 部分。$C_5 \sim T_1$ 神经根前支参与臂丛组成（后支细小，向后走行，支配脊柱周围的肌肉及皮肤）。肩胛背神经起于 C_5 神经根，胸长神经由 C_5、C_6、C_7 神经根分出；C_5、C_6 神经根合成上干，C_7 神经根单独形成中干，C_8 及 T_1 神经根合成下干。由上干分出肩胛上神经和支配锁骨下肌的细小神经；上、中、下干又分别分成前股及后股，每个神经干分为前、后股处都无分支。上干与中干的前股汇合成外侧束，下干的前股形成内侧束，上干、中干与下干的后股汇合成后束。所谓的内侧束、外侧束及后束是以神经束与腋动脉的位置关系命名的。外侧束发出胸外侧神经和肌皮神经，内侧束发出胸内侧神经与尺神经；之后内、外侧束汇合成正中神经；后束发出上肩胛下神经至肩胛下肌，胸背神经至背阔肌，下肩胛下神经至肩胛下肌和大圆肌；然后分出腋神经与桡神经，腋神经穿四边孔绕肱骨颈向后支配三角肌与小圆肌，较粗的桡神经向后绕肱骨干支配臂后肌群。

按所支配的肌肉，臂丛可分为 2 组功能单位：内、外侧束主要支配胸肌组及臂、前臂前方的肌肉，即屈肌群；后束主要支配肩胛区和臂、前臂后方的肌肉，即伸肌群。

（3）皮神经、浅静脉及筋膜

皮肤感觉：胸前区上方皮肤感觉由锁骨上神经支配，为颈丛 C_3、C_4 神经根的分支；胸部皮肤感觉由肋间神经支配。T_2 神经根支配胸骨柄水平皮肤感觉，T_4 神经根支配剑突水平皮肤感觉。背部皮肤由肋间神经支配。臂外侧上部由腋神经支配；腋窝底及臂内侧由来自 T_2 神经根区域或 T_2、T_3 神经根的肋间臂神经支配；臂内侧下方由来自内侧束的臂内侧皮神经支配。

肩部浅静脉主要可见头静脉，此静脉位于三角肌与胸大肌之间，穿锁胸筋膜汇入腋静脉。

胸前区皮下组织发达，含有大量脂肪，包含乳腺。肩部其余区域浅筋膜不明显，与深筋膜融合。肩区的深筋膜分层包绕所遇到的肌肉等结构，再与骨组织结合。在胸小肌与锁骨之间的深筋膜形成锁胸筋膜，其间有胸肩峰动脉、头静脉、胸外侧神经通过。腋窝底的筋膜称腋筋膜，中央部较薄，为众多血管、淋巴管及神经所穿通。

7.2 肩关节生物力学

肩关节是全身活动范围最大的关节，其稳定性主要依靠静态稳定结构和动态稳定结构。

7.2.1 静态稳定结构

静态稳定结构主要包括喙肱韧带、盂肱韧带、盂唇、关节囊，以及关节面的相互接触、肩胛骨的倾斜和关节内压力。

（1）关节因素

解剖学上肱骨头关节面的后倾对于平衡关节周围肌肉力量有重要意义。目前对于关节面的对应关系对关节的稳定程度影响的研究主要集中于肩盂侧。一般认为肩盂的大小、解剖形态对关节的稳定性都很有意义。这可以从肩盂发育不良的患者易出现肩关节不稳这一现象得到证实。另一方面，盂唇对于扩大肩盂的面积，增加肩盂深度很有意义。在有盂唇存在的情况下肩盂的关节面面积约占肱骨头关节面面积的 1/3，而去除盂唇这一比例后则降至 1/4。但对于盂唇组织能在多大程度上增加肩关节的稳定性仍有争议。

肩盂关节面有近 5° 的向上倾斜，与上关节囊及盂肱上韧带共同作用，对防止肱骨头向下方脱位有很大意义。

关节内压力是另一个重要的稳定因素。实验证明，正常的肩关节内总存在负压，若这种负压因关节囊被切开或空气被泵入关节内而被抵消，则肩关节极易发生向下方的半脱位。实际上关节内的负压对保持肩关节多方向的稳定性均有重要作用，绝不仅限于下方稳定。负压的大小随盂肱关节相对的位置、关节外的负荷等因素的变化而变化。研究表明，关节内负压在臂轻度上举时最小而在臂极度上举时最大。

（2）关节囊和韧带的作用

肩关节的关节囊很薄且有很大的冗余，这种关节囊的冗余程度与遗传相关，每个人各不相同，因此每个人关节的松弛程度不同。如果关节过于松弛则可能好发肩关节不稳。肩关节的韧带包括盂肱上韧带、盂肱中韧带、盂肱下韧带及喙肱韧带，这些结构由 Flood 在 1830 年首次加以详细描述。

1）喙肱韧带：起自喙突基底的前外侧部分，其向外侧走行时编入关节囊内。最终，喙肱韧带分成两束，分别止于肱骨大、小结节。关于喙肱韧带的作用目前仍有很大争议。Basmajian 等认为在肩关节外旋时，该韧带紧张；另外，喙肱韧带还有抵抗肩关节向下方脱位的作用。但 Warner 等的研究却认为喙肱韧带没有悬吊肩关节的作用。还有观点认为，喙肱韧带在肩关节外旋位时是重要的下方稳定结构，但在中立或内旋位时则不是。肩袖间隙是位于冈上肌和肩胛下肌之间的空隙，此处有关节囊覆盖并由喙肱韧带加强。Harryman 等的试验显示，将肩袖间隙关节囊及喙肱韧带一并切断后会导致肩关节出现明显的下方及后方不稳；如将肩袖间隙的关节囊紧缩，则会明显增加肱骨头向下方及后方移位时所需的应力。

2）盂肱上韧带：自肱二头肌长头在盂上结节的起点前方发起，止于肱骨小结节的基底近端。该韧带与向上倾斜的肩盂一起起到防止肱骨头向下方脱位或半脱位的作用。

3）盂肱中韧带：起自盂上结节和肩盂的上缘及前上部盂唇并向下外走行，在肩胛下肌位于小结节的止点内侧 2 cm 处编入肩胛下肌。该韧带十分粗壮，宽可达 2 cm，厚可达 4 mm，被认为是阻挡肱骨头向前方脱位的重要结构。当上肢外展、外旋时，盂肱中韧带紧张。选择性切断盂肱中韧带时的确可以增加肱骨头的移位程度，但并未导致不稳。因此盂肱中韧带对防止肩关节前向不稳起到一定作用,但其本身并不足以防止在上肢外展、外旋位时肱骨头向前方的脱位。

最近的研究表明,当上肢外展、外旋,盂肱中韧带在上肢处于较小角度的外展时比较紧张;外展90°时仍紧张;而若外展角度继续增大,则盂肱中韧带的紧张度会下降。在上肢中立位或内旋位时,不管肢体外展角度如何,其张力几乎为零。

4)盂肱下韧带:传统上认为盂肱下韧带起自前下部盂唇。该韧带自起点发出后向外下方走行,止于肱骨头关节面的下缘及解剖颈。O'Brien 经过对盂肱下韧带的仔细研究将其称为盂肱下韧带复合体。该复合体起自前下部、后下部及下部盂唇,止于肱骨解剖颈。其前方特殊增厚的部分称为前束,而后方特殊增厚的部分称为后束,两者之间是相对较薄的腋窝部(图 7 - 1)。

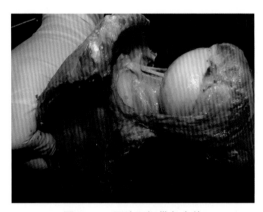

图 7 - 1　盂肱下韧带复合体

在尸体标本上可以看到,盂肱下韧带前、后束及腋窝部像吊床一样包裹着肱骨头,对其稳定性起重要作用

盂肱下韧带在上臂位于外展、外旋位时对维持肩关节前向稳定具有重要意义。另一方面,在上臂屈曲、内旋时,盂肱下韧带后束以及后、下部关节囊均为保持肩关节后向稳定的重要结构。对盂肱下韧带重要作用的认识可以帮助我们解决许多临床问题。临床上常见的复发性肩关节前向不稳的原因常是盂肱下韧带不完整所致。

总之,肩关节囊及韧带组织是肩关节周围的重要静态稳定结构,盂肱下韧带又是其中最重要的部分。整个关节囊韧带复合体作为一个整体,通过协同的作用来保持肩关节的稳定性。

7.2.2　动态稳定结构

动态稳定结构主要包括肩袖、肱二头肌及三角肌。肩关节周围的肌肉在运动过程中收缩产生动态稳定作用,其作用机制体现在 4 个方面:①肌肉本身的体积及张力;②肌肉收缩导致关节面之间压力增高;③关节的运动可以间接使周围静态稳定结构拉紧;④收缩的肌肉本身有屏障作用。

(1)肩袖

肩袖肌肉由于其本身的肌容积及张力,有助于保持肩关节的稳定。肩胛下肌是肩关节前方重要的屏障,以防止肱骨头发生向前方的脱位;而冈上肌、冈下肌及小圆肌对于维持肩关节后向稳定性亦有很重要的作用。另一方面,许多学者认为肩袖肌肉主动收缩亦有助于肩关节的稳定。有研究认为,冈上肌是重要的下方稳定结构,但也有研究强调肩胛下肌为最重要的肩关节前向稳定结构。肌电图检查显示,肩胛下肌、冈下肌在肩关节上举的中间范围内均有明显的收缩。而且对于肩关节前向不稳的患者,肌电图检查表明其冈上肌和肱二头肌收缩活动均较正常人活跃。但同时也有研究认为,肩袖肌群的主动收缩并不能对肩关节稳定性有所帮助,因此目前在这方面仍存在争议。

(2)肱二头肌

肱二头肌长头腱被认为是可使肱骨头下压的重要结构。肩关节镜下显示,当以电刺激肱二头肌长头腱时肱骨头可被压向肩盂内。在臂外旋时肱二头肌长头腱作为肩关节的稳定作用最为明显,而内旋时其稳定作用最不明显。另外有学者报道,肌电图检查表明那些存在肩关节前向不稳的投掷运动员,其肱二头肌的收缩活动明显增强,显示肱二头肌有可能有稳定肩关节的作用。Itoi 等的研究认为,肱二头肌长头腱会在下方、前方及后方对肩关节起到稳定作用,长头腱与短头腱一起起到保持肩关节前方稳定的作用。尸体研究表明,对于稳定的肩关节,肱二头肌稳定作用的重要性与冈上肌,冈下肌及小圆肌的水平相当,但对于不稳定的肩关节,肱二头肌的稳定作用则更为显著。

(3)三角肌

目前对于三角肌对肩关节稳定性的作用研究较少,有研究认为三角肌并没有明显的稳定肩关节的作用。但也有研究认为,三角肌的作用对应其不同的区域有高度的分化,其前部及后部纤维对肩关节的稳定性有一定的帮助。

7.2.3 静态稳定结构与动态稳定结构之间的相互作用

静态稳定结构与动态稳定结构的作用并不是互不相关的。Blasier 等通过尸体解剖试验研究了两者之间的关系。他认为,在静态稳定结构中盂肱韧带及喙肱韧带的作用相对更重要一些;而在动态稳定结构中肩袖肌肉和肱二头肌的作用更重要。当肱骨头移位较小时动态稳定结构的作用更重要,而当肱骨头移位较大时,静态稳定结构的稳定作用更明显。关节囊韧带组织可感知位置、运动及牵拉,这些信号经由静态稳定结构通过反射弧传至动态稳定结构,这被称为本体感觉。Smith 和 Brunolli 报道在复发性肩关节前脱位患者中这种本体感觉被破坏。Murakami 注意到当臂屈曲 90°时对其施以向后的力,这时在肌电图上冈下肌的电位明显增强。在人的喙肱韧带、肩峰下滑囊、关节囊及盂唇组织上都发现了机械活动的感受器。

从上述的各项研究中我们可以看出,静态稳定结构与动态稳定结构之间紧密相关,共同对任何不利于肩关节的运动或移位做出反应。

(朱以明)

本章要点

1. 肩关节是指上肢与躯干连接的部分,包括上肢上部、腋窝、胸前区及肩胛骨所在的背部区域等。

2. 肩关节区域的重要骨性结构包括锁骨、肩胛骨和肱骨上端。肩关节区域的重要关节结构包括肩锁关节、胸锁关节和盂肱关节。

3. 肩关节区域的重要肌肉包括胸大肌、胸小肌、胸锁乳突肌、锁骨下肌、斜方肌、肩胛提肌、大菱形肌、小菱形肌、背阔肌、前锯肌、三角肌、肩袖肌肉、肱二头肌和肱三头肌。

4. 支配肩关节肌肉的神经大部分起于臂丛,营养血管来自锁骨下动脉或腋动脉。

5. 肩关节是全身活动范围最大的关节,其稳定性主要依靠静态稳定结构和动态稳定结构。

主要参考文献

[1] ANDREWS J R, CARSON W G, ORTEGA K, et al. Arthroscopy of the shoulder: technique and normal anatomy [J]. Am J Sports Med, 1984, 12(1): 1 – 7.

[2] BASMAJIAN J V, BAZANT F J. Factors preventing downward dislocation of the adducted shoulder joint. An electromyographic and morphological study [J]. J Bone Joint Surg Am, 1959, 41-A: 1182 – 1186.

[3] BOILEAU P, WALCH G. The three-dimensional geometry of the proximal humerus. Implications for surgical technique and prosthetic design [J]. J Bone Joint Surg Br, 1997, 79(5): 857 – 865.

[4] CHURCHILL R S, BREMS J J, KOTSCHI H, et al. Glenoid size, inclination, and version: an anatomic study [J]. J Shoulder Elbow Surg, 2001, 10(4): 327 – 332.

[5] FLOOD V. Discovery of a new ligament of the shoulder joint [J]. Lancet, 1830, 13(337): 672 – 673.

[6] HARRYMAN D T, SIDLES J A, CLARK J M, et al. Translation of the humeral head on the glenoid with passive glenohumeral motion [J]. J Bone Joint Surg Am, 1990, 72(9): 1334 – 1343.

[7] INMAN V T, SAUNDERS J B, ABBOTT L C, et al. Observations of the function of the shoulder joint [J]. Clin Orthop Relat Res, 1996, (330): 3 – 12.

[8] ITOI E, MOTZKIN N E, MORREY B F, et al. Stabilizing function of the long head of the biceps in the hanging arm position [J]. J Shoulder Elbow Surg, 1994, 3(3): 135 – 142.

[9] KIKUCHI K, ITOI E, YAMAMOTO N, et al. Scapular inclination and glenohumeral joint stability: a cadaveric study [J]. J Orthop Sci, 2008, 13(1): 72 – 77.

[10] KRONBERG M, BROSTROM L A, SÖDERLUND V, et al. Retroversion of the humeral head in the normal shoulder and its relationship to the normal range of motion [J]. Clin Orthop Relat Res, 1990, 253: 113 – 117.

[11] MALICKY D M, SOSLOWSKY L J, BLASIER R B, et al. Anterior glenohumeral stabilization factors: progressive effects in a biomechanical model [J]. J Orthop Res, 1996, 14(2): 282 – 288.

[12] O'BRIEN S J, NEVES M C ARNOCZKY S P, et al. The anatomy and histology of the inferior glenohumeral ligament complex of the shoulder [J]. Am J Sports Med, 1990, 18(5): 449 – 456.

[13] PAGNANI M J, WARREN R F. Stabilizers of the glenohumeral joint [J]. J Shoulder Elbow Surg, 1994, 3(3): 173 – 190.

[14] RANDELLI M, GAMBRIOLI P L. Glenohumeral osteometry by computed tomography in normal and unstable shoulders [J]. Clin Orthop Relat Res, 1986, 208: 151 - 156.

[15] ROCKWOOD J C, GREEN D. Fractures in adults [M]. 2nd ed. Philadelphia: JB Lippincott, 1984.

[16] SAHA A K. Dynamic stability of the glenohumeral joint [J]. Acta Orthop Scand, 1971,42(6): 491 - 505.

[17] SMITH R L, BRUNOLLI J. Shoulder kinesthesia after anterior glenohumeral joint dislocation [J]. Phys Ther, 1989,69(2): 106 - 112.

[18] WARNER J J, DENG X H, WARREN R F, et al. Static capsuloligamentous restraints to superior-inferior translation of the glenohumeral joint [J]. Am J Sports Med, 1992,20(6): 675 - 685.

8 肩关节疾病基础诊疗技术

8.1　肩关节体格检查

　　肩关节体格检查主要包括视诊和触诊、关节活动度检查以及肩关节稳定性评估。临床医生应该首先全面评估被检查者的肩关节外观、活动度、肌力情况,然后再针对可疑的病变进行相应的体格检查。

8.1.1　视诊和触诊

　　肩关节体格检查从视诊和触诊开始,应同时观察双侧肩关节。肩锁关节突起常见于肩锁关节脱位或肩锁关节骨关节炎(OA),胸锁关节突起可见于胸锁关节前脱位、滑膜炎、感染或致密性骨炎。双肩不等高可能与肩胛胸壁关节、盂肱关节或脊柱疾病等有关。翼状肩胛常由于副神经或胸长神经损伤所致,在双侧肩关节同时前屈90°位时对照观察会比较明显(图8-1)。副神经损伤时肩胛骨外缘翘起,胸长神经损伤时肩胛骨内缘翘起。评估肩胛骨的运动范围对于排除其存在的运动功能障碍非常重要。肌肉的视诊需要在休息位和运动时分别进行,这样能更好地发现三角肌中、后部的病损。冈上肌和冈下肌萎

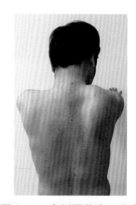

图8-1　右侧翼状肩胛患者

缩可见于慢性肩袖撕裂或长期肩关节粘连的患者。
　　触诊体格检查时要依次触诊胸锁关节、肩锁关节、肩峰、肱骨大结节、肱骨结节间沟、喙突、斜方肌、肩胛骨内上角,触摸是否有畸形或压痛。

8.1.2　关节活动度检查

　　肩胛带上的所有关节(盂肱关节、肩胛胸壁关节、肩锁关节和胸锁关节)都参与肩关节的活动。测量肩关节活动度时,要记录各个方向的活动范围。首先,检查健侧的肩关节以进行对比,同时观察和记录主要平面上的主动和被动活动度,主要包括前屈

上举、肘关节在体侧的外旋和内旋。由于体侧内旋难以用角度评估，因而常以内旋后拇指达到的棘突高度进行记录（图8-2）。对于投掷运动员，还要注意观察和肩外展90°位的外旋和内旋角度（图8-3）。单纯肩袖病变患者往往仅主动活动受影响，而肩关节粘连患者往往主动和被动活动均受限。

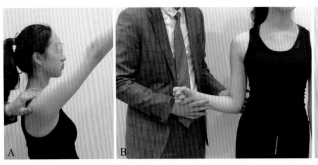

图8-2 观察患者的前屈上举和体侧外旋活动度

A. 前屈上举；B. 体侧外旋；C. 体侧内旋

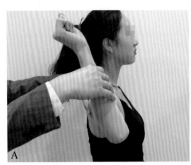
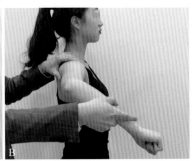

图8-3 观察患者在外展90°位的外旋和内旋角度

A. 外展90°外旋；B. 外展90°内旋

8.1.3 肩关节稳定性评估

肩关节稳定性评估主要通过一些特殊的体格检查来进行。主要包括Sulcus试验、加载移位试验、恐惧试验、复位试验和Jerk试验。

（1）Sulcus试验

Sulcus试验是下拉患者的手臂时观察肩峰和肱骨头间是否出现凹陷（图8-4），如出现凹陷提示Sulcus试验阳性；此凹陷为肱骨头和肩峰的距离，1 cm记为1＋，2 cm记为2＋。可以分别对肩关节在体侧内收位和体侧外旋位做Sulcus试验，前者阳性代表盂肱关节下方松弛，后者阳性提示可能同时存在肩袖间隙松弛。

（2）加载移位试验

患者取仰卧位，臂外展60°时进行加载移位试验（图8-5）。检查者一只手握住患者的上臂，向肩盂施加轴向作用力，使臂处于旋转中立位；另一只手前、后

向推动肱骨头。肱骨头移位达到盂唇边缘为Ⅰ度，脱位但可自行复位为Ⅱ度，脱位不能自行复位为Ⅲ度。

（3）恐惧试验和复位试验

进行恐惧试验时患者取仰卧位，肩外展90°，检查者缓慢地将其肩关节外旋至90°（图8-6），如果有任何恐惧感或疼痛出现即为阳性。在这一体位可施行复位试验，检查者向肱骨头施加向后方的作用力（图8-7），这样使得肱骨头从前方脱位处移至肩胛盂中央位，如果此操作可以减轻患者的恐惧感或疼痛，即为阳性。当这两项检查都为阳性时，提示存在盂肱关节前向不稳。

（4）Jerk试验

Jerk试验即后方应力试验，用于评估盂肱关节后向不稳。患者处于站立或者坐位，检查者一手握住患者的肘关节，另一只手稳定患者的肩胛骨。将患者的肩关节屈曲90°并内旋、内收（图8-8A），同时施加向后的作用力（图8-8B）。当肱骨头向后移位并出现弹响时，即为阳性。

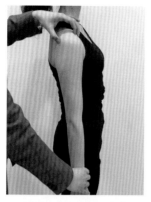

图 8-4 Sulcus 试验

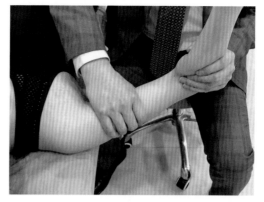

图 8-5 加载移位试验

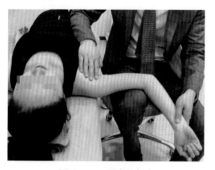

图 8-6 恐惧试验

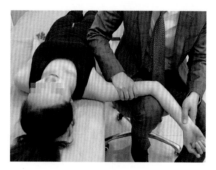

图 8-7 复位试验

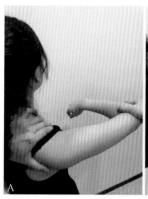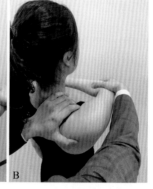

图 8-8 Jerk 试验

8.1.4 肩袖相关检查

肩袖损伤的体格检查方法很多,但一次体格检查不可能把所有试验全部做完,应根据可疑的临床诊断选择性进行。需要注意的是,几乎没有哪个检查方法同时具有很高的特异性和敏感性,因此需要将受伤机制、引起疼痛的动作、疼痛位置与影像学检查相结合。

(1) 冈上肌相关试验

冈上肌的作用是与三角肌协同外展肩关节。

1) 空罐试验:也称冈上肌试验或 Jobe 试验。肩关节在肩胛骨平面上外展 90°并使臂内旋(拇指朝下)。检查者对患者的臂施以向下的阻力,并让患者做抗阻外展的动作(图 8-9),如出现疼痛或无力感即为阳性。

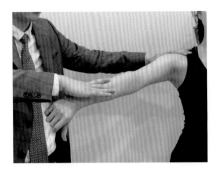

图 8－9　空罐试验

2）痛弧试验：患者站立位，臂外展外旋（掌心向上，图 8－10），如果在外展 60°～120°时感觉疼痛，即可考虑试验为阳性。

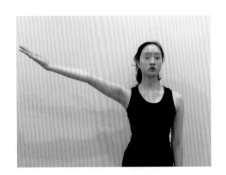

图 8－10　痛弧试验

3）落臂试验：落臂试验是检查者将患者上肢上举抬高，然后让患者主动维持肩外展的体位（图 8－11）。如果患者无法维持而出现上肢坠落则为阳性。

（2）冈下肌和小圆肌相关试验

冈下肌和小圆肌的作用是外旋肩关节。

1）外旋肌力试验：也称为 Patte 试验。患者上肢置于体侧、屈肘 90°，让患者抗阻外旋上肢（图 8－12）。如患者出现抗阻无力，即为阳性，提示冈下肌损伤。

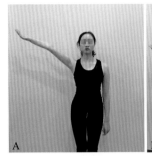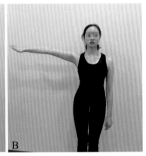

图 8－11　落臂试验

A. 将患肢极度上举抬高；B. 患肢缓慢放下

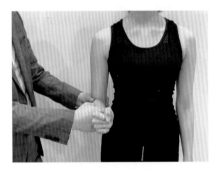

图 8－12　外旋肌力试验

2）外旋迟滞征：患者上肢置于体侧、屈肘 90°，最大限度地被动外旋患者肩关节后，嘱患者保持外旋姿势（图 8－13）。如患者不能维持外旋角度，即为阳性，提示冈下肌损伤。

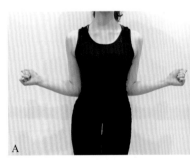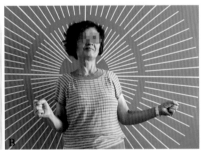

图 8－13　外旋迟滞征

A. 正常人能保持肩关节外旋姿势；B. 右侧冈下肌腱撕裂患者的患肢无法保持肩关节外旋姿势

3）吹号征：如患者肩外旋肌力明显下降，做吹号动作时（图 8－14）将不自主地抬高肘关节；如患者不能维持手高于肘部的吹号姿势，往往提示冈下肌和小圆肌均损伤。

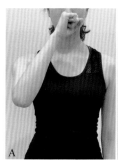
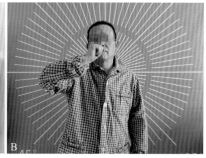

图 8-14 吹号征

A. 阴性；B. 阳性

（3）肩胛下肌相关试验

肩胛下肌具有内旋肩关节的作用。

1）抬离试验：让患者的手背贴在腰背部，然后将手向后方抬离躯干（图 8-15）。如果患者不能完成这个动作，即为阳性。但需要注意的是，临床上有些盂肱关节粘连的患者常不能将手放到背部，难以施行该检查。

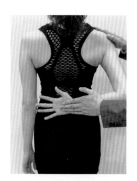

图 8-15 抬离试验

2）压腹试验：患者屈肘 90°，掌心贴在腹部。让患者抗阻力按压腹部（图 8-16）。如果出现按压无力，或者需要向后伸肘部才能发力，试验即为阳性。

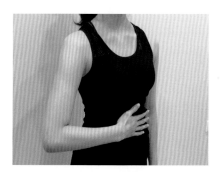

图 8-16 压腹试验

3）拿破仑试验：是由压腹试验演变而来，患者的手放于腹部，保持肩关节不动而前移肘关节。检查者还可通过对患者的肘关节施加抵抗前移的力来检查肌力（图 8-17）。如果该动作引起疼痛或无力，即为阳性。

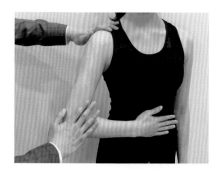

图 8-17 拿破仑试验

4）熊抱试验：患者将手放在对侧肩部，检查者一手握住患者体前的肘关节，另一手试图将患者手抬离对侧肩部，让患者进行抵抗抬离的动作（图 8-18）。如果患者无力抵抗或抵抗时出现疼痛即为阳性，提示可能存在肩胛下肌腱上部的损伤。

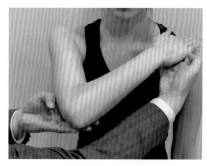

图 8-18 熊抱试验

（4）撞击相关试验

1）Neer 撞击征和试验：检查者一只手固定患者的肩胛骨，另一只手分别在内旋和外旋位在肩胛骨平面抬高患者的臂，由于内旋位可诱发肱骨大结节与喙肩弓下方的撞击，会出现疼痛，而外旋位疼痛缓解，此称为 Neer 撞击征阳性（图 8-19）。虽然该体征的敏感性较好，但特异性有限。因为其他的肩关节病变，尤其是 Bankart 损伤、上盂唇前后（superior labrum from anterior to posterior，SLAP）损伤、肩锁关节炎患者在接受该检查时也会诱发疼痛。对 Neer 撞击征阳性的患者，肩峰下注射 1% 利多卡因 5 ml 数分钟后重复上述检查，疼痛会减轻或消失，称为 Neer 撞击试验阳性。

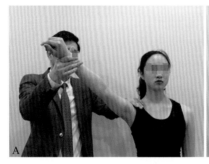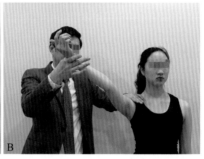

图 8-19　Neer 撞击征

A. 内旋位在肩胛骨平面抬高患者的臂；B. 外旋位在肩胛骨平面抬高患者的臂

2）Hawkins-Kennedy 撞击试验：患者的肩关节从体侧前屈至 90°、屈肘 90°（图 8-20A），然后检查者用力内旋患者肩关节（图 8-20B），诱发肱骨大结节与喙肩弓下方的撞击，如果出现疼痛则为阳性。该试验的敏感性较高，但特异性较低。

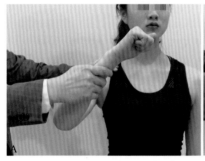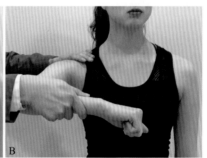

图 8-20　Hawkins-Kennedy 撞击试验

（5）肱二头肌腱相关试验

肱二头肌长头腱病变与肩袖撕裂常伴随出现。

1）Yergason 试验：患者的臂置于体侧，肘关节屈曲 90°、前臂旋前（图 8-21A），并让患者的手做抗阻旋后的动作（图 8-21B）。如果沿肱骨结节间沟前方或者肩关节前方出现疼痛，说明可能存在肱二头肌长头腱病变。

2）Speed 试验：患者的臂置于 60°~90° 前屈位，肘关节伸直，前臂完全旋后。让患者抵抗检查者的阻力做屈肘动作（图 8-22）。如果患者肩关节前方或者结节间沟出现疼痛，该试验即为阳性。

（6）上盂唇相关试验

1）O'Brien 试验：患者肩关节前屈 90°，向中线内收 15°，内旋上肢使得拇指向下，检查者下压患者的上肢（图 8-23A）；然后再让患者臂旋后和外旋，掌心向上，检查者下压患者的上肢（图 8-23B）。如果在上肢内旋下压时肩关节前方疼痛增加，在外旋后疼痛减弱，则提示上盂唇可能存在病变。

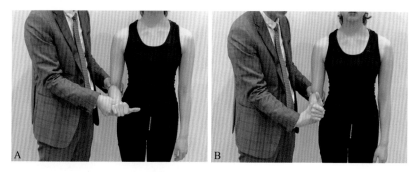

图 8 - 21　Yergason 试验

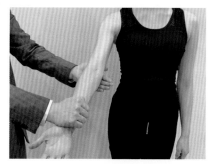

图 8 - 22　Speed 试验

2) Crank 试验：患者取仰卧位或者坐位时行该试验，在臂前屈上举 160°时，施加轴向负荷，然后内旋、外旋上肢（图 8 - 24），以研磨两个关节面之间的撕裂盂唇。如果出现疼痛、交锁或者弹响，即为阳性。

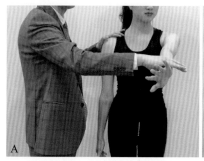
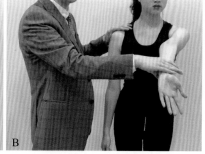

图 8 - 23　O'Brien 试验

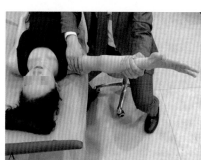
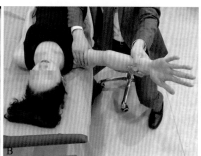

图 8 - 24　Crank 试验

A. 患者仰卧位时将臂前屈上举 160°，检查者施加轴向负荷并内旋上肢；B. 施加轴向负荷并外旋上肢

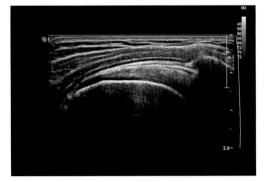

图 8-26　超声观察大结节附着处肩袖肌腱情况

8.2　肩关节影像学检查

目前临床中最常用的肩关节影像学检查包括常规 X 线、超声、计算机断层扫描(CT)和磁共振成像(MRI)检查;在部分有条件的医院,造影成像技术也是一种有效的影像学检查方法。

8.2.1　常规 X 线检查

常规 X 线检查可以帮助我们观察骨性结构的形态及软组织内的钙化灶,但当未找到病变且临床医生通过体格检查无法解释肩部疼痛症状时,就有必要结合其他相关检查来进一步评估。除了标准前后位外,根据临床实际需要,还可以使用许多辅助的投照方式来达到不同的目的,如真前后位、出口位、腋位或改良腋位、西点位、史塞克切迹位等。由于出口位投照可避开骨重叠而能更好地观察喙肩弓,还能显示肩峰前部下表面和肩锁关节可能存在的与肩峰下撞击有关的骨赘(图 8-25),因此出口位和前后位是临床最常用的 X 线检查体位。

8.2.3　CT 检查

CT 常用于观察肩部骨结构的创伤性病变。相对于 MRI 检查,CT 的对比度、分辨率较低,因而在怀疑肩袖撕裂时不需要使用该检查。但 CT 的另一个重要应用是在肩关节不稳的病例中排除肩盂骨性结构的损伤,并且通过其三维重建技术可以很好地量化关节盂(图 8-27)和肱骨头的骨性缺损(图 8-28)。

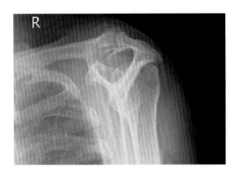

图 8-25　出口位 X 线片显示喙肩韧带牵拉骨赘

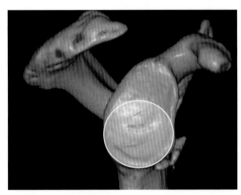

图 8-27　通过圆圈法在三维重建图像上量化观察肩胛盂骨缺损情况

8.2.2　超声检查

超声检查多用于检查肌腱和关节周围软组织并评估在附着处的腱性结构(图 8-26),检测关节及其周围是否存在积液(滑囊和滑膜隐窝)。此外,超声检查还可以帮助我们进一步明确常规 X 线无法检测到的钙化、肌腱的微小结构改变以及肌腱端的纤维软骨连接等。近年来,肩部超声检查变得越来越重要,因为它操作方便、无电离辐射,而且能随时重复检查和动态检查,对于一些不适合进行 MRI 检查的患者具有重要意义。

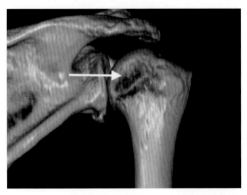

图 8-28　三维重建示肱骨头后上方骨缺损(白色箭头)

CT 扫描还可以显示关节周围骨量减少甚至侵蚀的现象,如慢性肾衰竭(继发性甲状旁腺功能亢进)中形成最具侵袭性的锁骨远端的侵蚀。骨窗可以显示肩锁关节内纤维软骨盘的钙化。CT 扫描还可以观察喙突尖端与肱骨小结节之间的距离,以帮助判断是否存在喙突撞击。

8.2.4 MRI 检查

MRI 是目前诊断肩关节疾病的一种必不可少

的技术,它在诊断复杂的肩关节疾病中的应用不断增加。由于 MRI 可以显示创伤性及非创伤性肌腱病变、关节囊韧带病变、纤维软骨病变以及其他骨周围软组织病变,因此目前已被常规用作关节镜手术的术前检查。此外,由于 MRI 无需应用电离辐射,在对儿童患者检查时有重要的价值。目前 MRI 图像多采集自 3 个解剖平面:水平面(轴位)、斜冠状面及斜矢状面(图 8 - 29)。在这 3 个平面上的检查可以评估肩部的不同结构。

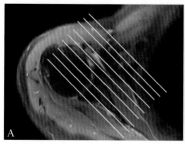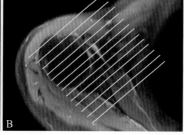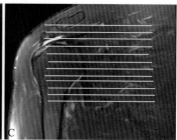

图 8 - 29 MRI 用于肩关节检查的扫描方向(黄色线)
A. 斜冠状位;B. 斜矢状位;C. 水平位

在轴位平面上,沿着肩袖肌腱的肱骨大结节止点从前向后可以依次看到冈上肌、冈下肌和小圆肌;还可以鉴别肩胛下肌腱完全或部分损伤以及它与喙突尖的关系(图 8 - 30)。在斜冠状面,可以很好地观察冈上肌腱、冈下肌腱、上盂唇、腋囊等软组织结构,以及肩峰、肩锁关节和冈上切迹等骨性结构(图 8 - 31)。在斜矢状面,尤其是 T_1 加权像,能够分别评估冈上肌、冈下肌、小圆肌和肩胛下肌的肌腹有无萎缩或脂肪浸润(图 8 - 32);也能评估肩峰形态,有助于评估与肩峰下撞击有关的肩袖撕裂。此外,在矢状面可以评估位于前方的肩袖间隙(即冈上肌和肩胛下肌腱之间的间隙),该间隙中包含盂肱上韧带、肱二头肌长头腱和喙肱韧带。

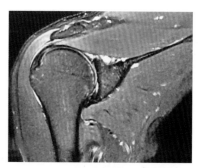

图 8 - 31 MRI 斜冠状位平面上显示冈上肌腱、肩胛上切迹以及肩锁关节等结构

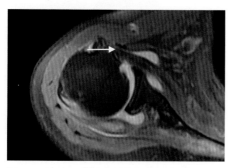

图 8 - 30 MRI 轴位平面上喙突尖与肩胛下肌腱的关系(白色箭头)

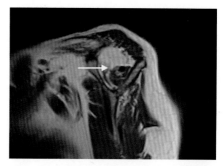

图 8 - 32 MRI 斜矢状位 T_1 加权像上示冈上肌肌腹萎缩与脂肪浸润的情况(白色箭头)

造影剂成像技术(关节造影)的目的是检查关节囊韧带和纤维软骨结构,它们尤其适用于检查盂肱关节脱位或半脱位时受损的关节软骨及盂肱韧带。有时该技术也可用来确诊小肩袖撕裂或用于肩袖修补术后的复查。此外,由于MRI关节造影能够评估关节"容积",因此可以帮助确诊冻结肩。

8.3 肩关节镜基本手术操作

关节镜检查可以帮助诊断肩关节病损,同时还可以针对病损直接进行手术治疗。成功实施肩关节镜检查或手术,除了需要对手术室、体位、手术设备和器械进行合理的设计和配置外,还需要很好的麻醉配合。肩关节镜手术常规在全身静脉麻醉下进行,术中需要麻醉医生很好地控制性降压,将收缩压控制在90~100 mmHg水平有利于控制出血,保持术野清晰。超声引导下的臂丛神经阻滞麻醉有利于术中对血压的控制及术后镇痛。

8.3.1 手术室准备和患者体位

手术室区域的合理使用与手术台的正确摆放至关重要。手术台的位置和其他设备如摄像设备、灌注泵、射频设备和关节镜显示器的位置摆放都取决于患者的体位。

沙滩椅位和侧卧位是肩关节镜手术常用的两个体位,两者的选择是根据手术医生的习惯而定,没有优劣之分。但沙滩椅位在术中较易转为开放式手术,而侧卧位在肩关节不稳手术时有手术操作和视觉上的优势。

沙滩椅位是采用沙滩椅手术床使患者躯干部与地面成45°~80°角(图8-33)。沙滩椅手术床的优势是能够充分暴露患侧肩关节的背部。如果不用沙滩椅手术床,只有将患者的手臂拉到手术台的边缘,

在肩胛骨下垫一个小枕头来轻微地旋转肩关节。

侧卧位只需要使用标准的手术床,患者侧卧位,用真空垫或腰托支撑骶骨和耻骨。使用3 kg的牵引保持肩关节外展70°、前屈20°的位置进行盂肱关节的检查(图8-34),而检查肩峰下滑囊时可能需要改变牵引角度。

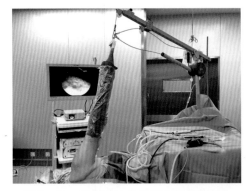

图8-34 采用侧卧位进行肩关节镜手术

这两种体位都要求将必备的手术设备放在术者的对面,呼吸机、麻醉医生位于患者头侧。

8.3.2 关节镜手术基本设备与工具

肩关节镜手术常用的基本设备与膝关节镜手术相同,主要包括摄像装置、冷光源系统、显示器、数字化录像系统、动力刨削系统、射频或等离子系统(图8-35)。而基本器械与膝关节镜手术不完全相同,主要包括关节镜镜鞘、鞘芯、30°镜头、刨刀、等离子刀、探钩、过线器、抓线钳、组织抓钳、推结器、剪线器、工作套管、标记笔、腰穿针等(图8-36)。

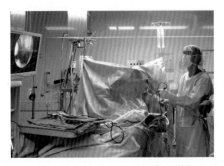

图8-33 采用沙滩椅位进行肩关节镜手术

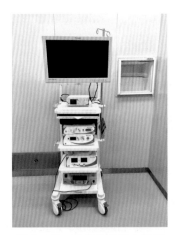

图8-35 肩关节镜基本设备

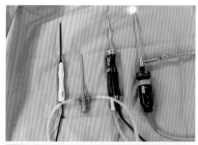

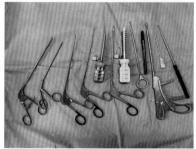

图 8-36　肩关节镜基本器械

尽管有少数医生认为灌注泵不是必需的，但它却能让医生在手术中掌握流进关节内液体的压力。肩关节的液体压力应控制在 40～50 mmHg。灌注泵还可以用来进行短时的加压以达到进一步扩张关节腔和止血的作用。

8.3.3　手术基本方法和入路

（1）体表标记

为患者选择好体位后，紧接着用标记笔画出骨性标志（图 8-37）。肩胛骨外侧肩峰端的前外侧和后外侧拐角部位标记要准确，锁骨的前、后部和肩锁关节处一定要标记好，最后是喙突的标记。这些位置标记能够帮助手术医生正确使用三角定位技术并且选取合适的入路。即便如此，在手术操作时由于

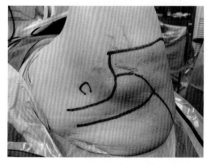

图 8-37　用标记笔画出骨性标志

灌注液会造成局部软组织肿胀，皮肤标记点可能会与初始标记有多至 2 cm 的偏差。

（2）常用入路

1）盂肱关节入路：最初肩关节镜观察入路是后侧入路，在肩峰的后外侧角下 2 cm，内 1 cm 处，切口大小应足够容纳关节镜鞘（图 8-38）。关节镜依次穿过皮肤、后侧三角肌、冈下肌和小圆肌的间隔。关节镜鞘应指向喙突方向进行穿刺，穿透后关节囊进入肱骨头和肩胛盂间隙，再进入盂肱关节。制作这个入路时手术医生要注意避免损伤局部的血管、神经。

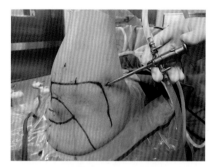

图 8-38　右肩关节镜后入路进关节镜鞘

彻底检查盂肱关节后，使用同一后方入路可以进入肩峰下间隙。进入前，应先从冈上肌和小圆肌间隙撤出关节镜鞘和钝芯，然后向稍外、上重新定向以经过肩峰下表面到达前方。常见的错误是关节镜穿刺方向偏内或偏后没有进入肩峰下滑囊，这种情况下医生将无法使肩峰下滑囊膨胀，而且视野也会被周围的软组织干扰。可以多尝试几次以确保到达正确位置，这样可以减少液体外渗和软组织肿胀。

后入路要足够低，以允许关节镜鞘自由通过，但在不同手术时可将其位置稍做调整。如需要切除锁骨远端，后入路切口可以稍偏内侧；如计划进行肩袖修补，后入路需要稍偏外侧。但需要注意寻求平衡，一个偏外侧的后入路固然更利于从滑囊侧观察肩袖损伤，但却很难观察关节侧的相同病变。

通常有两种方法可以用来建立辅助入路。"由内向外"的方法是关节内直视下把关节镜鞘放在所需空间，然后通过交换棒在皮肤上形成一个凸点，在凸点皮肤处做切口（图 8-39），其大小应足够容纳一个工作套管。这种方法降低了技术难度，但同时也局限了入口的位置和器械的操作范围。"由外向内"的方法就是直视下在选择的区域以所需要的角度向

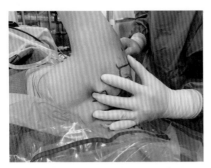

图8-39　右肩关节镜后入路进交换棒
"由内向外"制作辅助入路

关节内穿刺确立入路位置(图8-40)。选择和确认好正确的位置后,在皮肤上切一个口子,应可以容纳一个工作套管。这种方法是有经验的外科医生的首选方法。

通过肩袖间隙建立盂肱关节前方入路。肩袖间

隙上界为肱二头肌长头腱,下界为肩胛下肌腱。如果运用"由外向内"的技术,应根据术式选择恰当的内外、上下的角度。可以在辅助入路使用或不使用套管,但套管可以更好地控制液体出入量而且利于器械重复进出。而大直径的套管可能需要更长的切口而且限制器械的自由摆动。由于这些原因,有经验的肩关节医生在做肩峰下手术操作时,仅在打结时使用套管。

2) 肩峰下入路:在肩峰下间隙,沿着锁骨后缘的延长线,在肩峰端外侧2～3 cm处再次使用"由外向内"的技术制作一个外侧入路(图8-41)。根据手术计划,手术医生可将该入路稍做前、后方向的调整。对于冈上肌腱前缘的撕裂,可将该入路稍向前偏移。此外,还可以根据锚钉植入位置的需要,在肩峰前外侧角外侧1 cm处或在肩峰外缘的中、后1/3交界处外侧1 cm制作锚钉植入的入路。

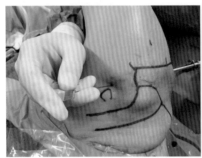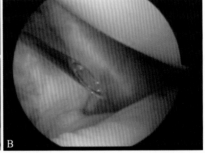

图8-40　右肩关节镜后入路监视下"由外向内"制作辅助入路

A. 体外观;B. 镜下观

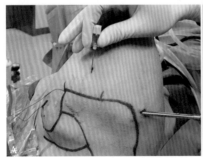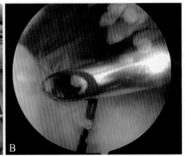

图8-41　右肩关节镜后入路监视下"由外向内"制作肩峰下间隙外侧入路

A. 体外观;B. 镜下观

8.3.4　肩关节镜检查

(1) 盂肱关节

后入路进入盂肱关节腔后,术者应该能够观察

到肱二头肌长头腱、肩袖间隙和肩胛下肌腱。诊断性关节镜手术一定要系统化,以便能看到所有结构。最初可以不用液体扩张关节腔进行观察,这样更易于评估炎性反应(图8-42),因为流体压力会改变组

织表面的血管充盈状态。通常盂肱关节观察的区域包括上方区域、前方区域、下方区域和后方区域。

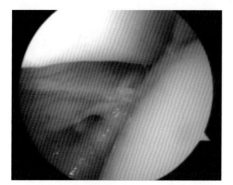

图8-42　右肩关节镜后入路不使用液体扩张关节腔观察肩袖间隙充血情况

1) 肱二头肌长头腱相关结构：首先需要观察的是肱二头肌长头腱起点。肱二头肌长头腱通常起自上盂唇,该部位有时会出现像 Snyder 所描述的几种 SLAP 损伤。为了评价这个结构,需要在前入路插入一个探钩进行触探(图8-43)。盂肱上韧带和喙肱韧带环绕肱二头肌腱,构成稳定长头腱的滑车结构(图8-44)。在观察长头腱起点后应紧接着观察该结构。然后可以自前方入路进入探钩下压肱二头肌长头腱,将其关节外的部分拉入关节内以观察磨损、部分损伤和炎症等征象(图8-45)。

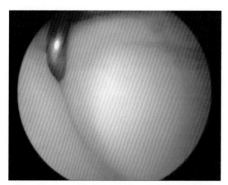

图8-43　右肩关节镜后入路观察和前入路进入探钩探查上盂唇

2) 冈上肌腱的关节面：向上观察可以看到冈上肌腱止点(图8-46)。如发现撕裂,可使用腰穿针置入标记线,有助于滑囊侧关节镜操作时找到肩袖撕裂的同一部位(图8-47)。继续向后观察肱骨头的

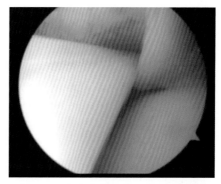

图8-44　右肩关节镜后入路观察稳定肱二头肌长头腱的滑车结构

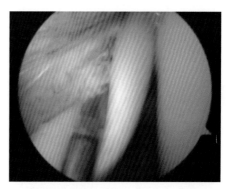

图8-45　右肩关节镜后入路观察

前入路进探钩下压肱二头肌长头腱并将关节外部分拉入关节内观察

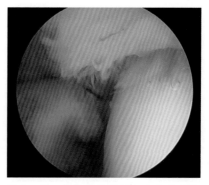

图8-46　右肩关节镜后入路向上观察见冈上肌腱下表面撕裂

裸区(无软骨,但有粉红色滋养孔),还可以观察冈下肌腱止点的情况(图8-48)。

3) 前方盂唇和肩胛下肌腱：肩盂前方"3点钟"位置下方出现任何盂唇的分离都是病理性的。但是在盂肱中韧带 Buford 复合体解剖变异时(图8-49),肩胛盂切迹上方的盂唇可能缺如。

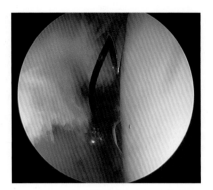

图 8-47　右肩关节镜后入路监视下前外上入路进腰穿针引入标记线标记撕裂端

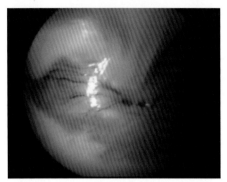

图 8-48　右肩关节镜后入路观察裸区和冈下肌腱止点区域

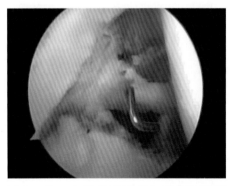

图 8-49　右肩关节镜后入路镜下观察 Buford 复合体解剖变异

肩胛下肌的关节内损伤可以在关节镜下观察到，盂肱中韧带以 60°角跨过肩胛下肌腱（图 8-50），可以由牢固的结构变异为薄纱状。它起自靠近肱骨小结节的肱骨颈，止于前上关节盂缘。

4）盂肱下韧带盂唇复合体：盂肱下韧带的前束是首先需要检查的下方结构，它起自肱骨，止于前下

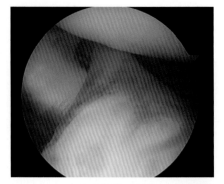

图 8-50　右肩关节镜后入路观察盂肱中韧带从肩胛下肌腱表面穿过

关节盂缘。继续向下可以检查腋囊。然后轻轻将关节镜后撤，可以观察盂肱下韧带后束。为了看到关节囊肱骨止点，要将关节镜转向腋囊（图 8-51）。应用此种检查方式盂肱韧带肱骨侧撕脱可以被诊断。

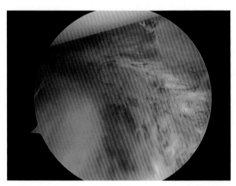

图 8-51　右肩关节镜后入路向下观察腋囊区域

5）肱骨头后方及后方盂唇：肱骨头后方的骨软骨病变（Hill-Sachs 损伤）在盂肱前向关节不稳的病例中经常可见，术中应该通过将臂外展、外旋来检测该损伤是否与前肩胛盂相啮合（图 8-52）。要注意观察后侧盂唇的分离和磨损，特别是后上盂唇的磨损伴随冈下肌关节侧撕裂时应高度怀疑后上撞击。

这个区域的检查也可以从前方入路进行，这样可以更好地观察后侧盂唇和关节囊（图 8-53），也可对前方结构进行居高临下的观察，这在后向不稳的病例中很重要。

（2）肩峰下关节镜检查

关节镜由后入路进入肩峰下，制作外侧入路。通过增加灌注压扩张滑囊，不需要进行太多的清理

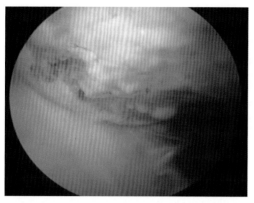

图 8-52　右肩关节镜后入路动态观察 Hill-Sachs 损伤与前肩胛盂啮合情况

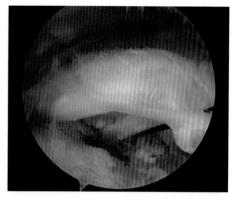

图 8-54　右肩关节镜外侧入路观察肩袖撕裂全景

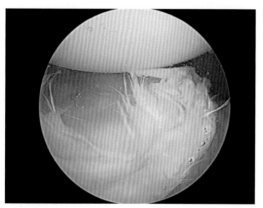

图 8-53　右肩关节镜前上入路观察后方盂唇撕裂

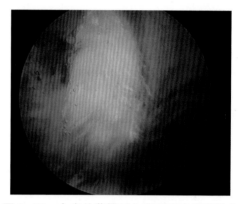

图 8-55　右肩关节镜后入路观察肩峰下撞击引起的肩峰下表面磨损

（孙鲁宁）

即可观察到肩袖肌腱。当使用刨刀清理滑囊时,需使其在视野内并且将刀锋向上以避免损伤肩袖。

　　在肩峰下操作时需要注意控制液体流出,流出过量会使膨胀的滑囊回缩,引起出血,使视野变得模糊。手术助手在术中应注意帮助用手堵住所有入路,限制液体的流出,可以减少涡流,从而减少出血。将关节镜的镜头朝下,通过旋转手臂改变视野,检查肩袖肌腱的质量以及肩袖撕裂的位置、形状、回缩程度和移动度。此时将关节镜转至外侧入路可以获得撕裂的全景(图 8-54)。将关节镜向上,可以观察到肩峰下撞击所造成的肩峰下表面和喙肩韧带的磨损情况(图 8-55)。

本章要点

　　1. 肩关节体格检查涵盖内容较多,包括视诊、触诊、关节活动度评估,以及针对撞击、肩袖损伤、盂肱关节不稳和肱二头肌长头腱损伤的特殊体格检查。全面的肩关节体格检查对于肩关节疾病的诊断和鉴别诊断具有重要意义。

　　2. 肩关节影像学检查包括X线、超声、CT和MRI检查,它们在诊断肩关节疾病中有着不同的特点和地位,可以帮助临床医生在收集病史和体格检查的基础上进一步确诊肩关节疾病,还可以为制订治疗方案甚至手术方案提供重要的依据。

　　3. 肩关节镜基本手术操作包括手术室的布置和患者体位放置、手术相关设备和器械的准备以及各种镜下操作技术,临床医生可以根据自己的习惯进行准备和操作。合适而充分的术前准备是镜下手术操作成功的前提,循序渐进的技术训练是手术获得成功的重要保证。

主要参考文献

[1] JOBE F W, JOBE C M. Painful athletic injuries of the shoulder [J]. Clin Orthop Relat Res, 1983,173:117 - 124.

[2] KIBLER W B, McMULLEN J. Scapular dyskinesis and its relation to shoulder pain [J]. J Am Acad Orthop Surg, 2003,11(2):142 - 151.

[3] KIBLER W B, UHL T L, MADDUX J W Q, et al. Qualitative clinical evaluation of scapular dysfunction: a reliability study [J]. J Shoulder Elbow Surg, 2002,11 (6):550 - 556.

[4] MARTIN R M, FISH D E. Scapular winging: anatomical review, diagnosis, and treatments [J]. Curr Rev Musculoskelet Med, 2008,1(1):1 - 11.

[5] SAFRAN M R. Nerve injury about the shoulder in athletes, part 2: long thoracic nerve, spinal accessory nerve, burners/stingers, thoracic outlet syndrome [J]. Am J Sports Med, 2004,32(4):1063 - 1076.

[6] SNYDER S J. Shoulder arthroscopy [M]. 2nd ed. Philadelphia: Lippincott Williams & Wilkins, 2003.

[7] WALCH G, BOILEAU P, NOEL E, et al. Impingement of the deep surface of the supraspinatus tendon on the posterosuperior glenoid rim: an arthroscopic study [J]. J Shoulder Elbow Surg, 1992,1 (5):238 - 245.

[8] WILLIAMS M M, SNYDER S J, BUFORD D et al. The Buford complex—the "cord-like" middle glenohumeral ligament and absent anterosuperior labrum complex: a normal anatomic capsulolabral variant [J]. Arthroscopy, 1994,10(3):241 - 247.

9 肩部撞击综合征

9.1 肩峰撞击综合征

9.1.1 解剖与生物力学

人类胚胎学研究发现,在第5~6周的胚胎中肩峰开始出现。出生后一般肩峰有2个骨化中心,这些骨化中心在18~25岁时融合、骨化。如果肩峰骨骺在成年后仍未能骨化融合,则为肩峰骨骺未闭。肩峰位于肩关节上方,由肩胛冈向外延伸形成。肩峰下间隙是指位于肩峰下表面与肱骨头之间的一个自然解剖间隙。其中肩峰、喙肩韧带及喙突构成了喙肩弓。这一结构形成了肩峰下间隙的穹顶。位于喙肩弓和肱骨大结节之间的是肩袖肌腱、肱二头肌长头腱及肩峰下滑囊。其中肩峰下滑囊位于肩袖肌腱表面,从肩峰内侧向外延伸,至三角肌深处。这一滑囊结构可以减小肩袖肌腱与肩峰及喙肩韧带下表面之间的摩擦。

9.1.2 病因与发病机制

肩峰撞击的概念最早由Meyer在20世纪30年代提出。他认为,来自肩峰下表面的摩擦是造成肩袖及肱二头肌长头腱退行性变及撕裂的原因。Neer于1972年提出,肩峰的不同形态可能与肩峰下的摩擦和撞击有关。他认为,肩峰的前部1/3而不是肩峰的外部或后部是这种摩擦发生的最重要部位。另

外,喙肩韧带及肩锁关节也会导致肩峰撞击。肩峰撞击导致的炎症主要发生在肩峰下滑囊、肩袖肌腱及肱二头肌长头腱。Neer提出了肩峰撞击综合征的分期:第1期为肩峰下水肿和出血,多发生于小于25岁的患者,病理表现为肩峰下滑膜增生,常有无菌性炎症反应;第2期为纤维化和肌腱炎,多发于25~40岁的人群,病理表现为肩峰下滑囊的纤维化和肌腱病;第3期为骨赘形成和肌腱撕裂,40岁以上患者较多,病理表现以肌腱撕裂为主。Neer认为,95%的肩袖损伤由撞击综合征逐渐进展而来,从而确立了肩袖损伤的外撞击理论(机械性因素)。Flatow等研究了肩关节上举时肩峰下间隙的变化,发现在肩胛骨平面做外展上举时,肱骨和肩峰的间隙逐渐变窄,在上举60°~120°时两者之间最接近。只有肩峰的前部会在上举过程中与肱骨发生碰撞。另外,肩峰的形态对肩峰下间隙的影响也很明显,Bigliani等研究了140例尸体标本,对肩峰的形态进行了描述,在冈上肌出口位上,可以把肩峰的形态分为3型:Ⅰ型为平坦型,占所有标本的17%;Ⅱ型为弧型,占所有标本的43%;Ⅲ型为钩型,占所有标本的40%。存在Ⅲ型肩峰的患者中70%都合并肩袖损伤。

9.1.3 临床评估

(1) 病史与临床表现

由于肩关节在外展及前屈时肩峰下间隙最为狭

窄,因此罹患肩峰撞击综合征的患者多在进行过顶活动时(如梳头、在高处放置物品等动作、自由泳等,此时肩关节常处于前屈上举 70°～100°)出现疼痛症状。疼痛多位于自肩锁关节至三角肌外侧附着点的区域之间,这可能是由于肩峰下滑囊分布于该区域。许多患者会感到夜间痛。

(2)体格检查

与所有骨科疾病的检查一样,肩峰撞击综合征的临床检查应包括视诊、触诊、动诊、量诊的基本步骤。通常肩关节的被动活动并不受限。有时患者肩关节上举或肩关节内旋使手触摸后背时有活动受限。但这种活动受限往往是由于做这些动作时患者感到疼痛,而非由于关节粘连导致的活动受限。在肩关节前屈上举超过 70°时会出现疼痛弧。许多患者会主诉,将上举的肩关节缓缓放下,当经过 70°～100°的疼痛弧范围时,也有明显疼痛。触痛点常位于冈上肌在大结节的止点,以及肱二头肌腱沟邻近肩峰前缘附近。

肩峰撞击综合征的特殊检查主要包括 Neer 撞击征、Neer 撞击试验、Hawkins-Kennedy 撞击征(详见第 8 章)。

(3)影像学检查

对于肩峰撞击综合征患者,应常规拍摄撞击系列 X 线片,包括标准的肩关节正位 X 线片(图 9-1)、冈上肌出口位 X 线片(图 9-2)以及腋位 X 线片(图 9-3)。借助 X 线片,可以明确患者的肩峰形态、肩峰外缘及大结节表面是否存在硬化、增生和骨赘,以及患者是否同时合并肩峰骨骺未闭、肩锁关节退行性变等。这些影像学表现与手术具体操作密切相关。在严重肩峰撞击综合征患者中,可以在冈上肌出口位上看到肩峰前缘沿喙肩韧带走行的牵拉骨赘,往往需要通过手术予以解决。

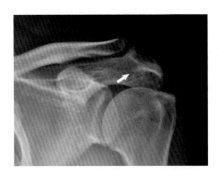

图 9-1 肩关节正位 X 线片

可见肩峰外缘硬化,骨赘形成(箭头),大结节硬化增生

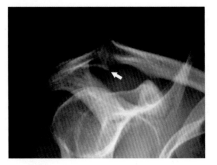

图 9-2 冈上肌出口位 X 线片

可清楚看到肩峰下缘的骨赘(箭头)

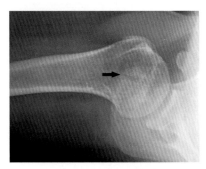

图 9-3 腋位 X 线片

箭头所指为未闭的肩峰骨骺线

由于疼痛的干扰,合并肩袖损伤的肩峰撞击综合征患者的临床体格检查有时难以明确诊断,需要 MRI 或 B 超帮助判断肩袖的情况。

(4)诊断与鉴别诊断

如患者主要症状为活动中的肩关节疼痛,体格检查中上述体征呈现阳性结果,特别是 Neer 撞击试验阳性则肩峰撞击综合征的诊断就会比较明确。

首先需要鉴别是否合并肩袖损伤。两者从症状到体格检查表现均非常相似。必须通过 MRI 或 B 超检查,明确肩袖肌腱的完整性。另外一个临床上比较常见且容易混淆的是冻结肩。典型的肩峰撞击综合征患者的肩关节活动无明显受限,但在活动过程中会出现疼痛症状。而冻结肩的典型症状是,肩关节在各个活动方向上的主动、被动活动均受限。在活动角度接近受限的极限角度时,患者感到疼痛。从 MRI 片上看,肩峰撞击综合征的炎症信号位于肩袖肌腱表面及肩袖肌腱内,而冻结肩的炎症信号常位于腋窝部关节囊及肩袖间隙内,可有喙肱韧带和盂肱下韧带增厚的表现。

9.1.4 治疗

（1）治疗原则

肩峰撞击综合征患者应首选非手术治疗，包括改变运动方式、理疗及康复治疗、非甾体抗炎药的应用以及肩峰下封闭等。当规范的非手术治疗无效时，可考虑手术治疗。

（2）非手术治疗

规范的非手术治疗应包括减少日常生活中会刺激肩关节产生疼痛的动作、非甾体抗炎药的应用、理疗及康复治疗。康复治疗中，应注意锻炼前、后部肩袖肌力以代偿冈上肌功能；锻炼肩胛带肌肉以改善肩胛骨位置；如患者存在肩关节后方或后下关节囊挛缩而导致肩关节内旋受限的情况时也应注意纠正。

肩峰下封闭注射也是一种有效的非手术治疗方式。比较常用的封闭治疗方案是：采用复方倍他米松注射液（得宝松）1 ml、1%利多卡因4 ml以及1%的罗哌卡因5 ml，由肩峰前角下2 cm处注射入肩峰下间隙，浸润肩袖肌腱及肩峰下滑囊周围。但一般认为，应该避免反复进行封闭注射，以防止肩袖肌腱脆化。

（3）手术治疗

1）适应证：在非手术治疗6个月仍未能见效或效果不理想的情况下，疼痛与力弱等症状影响患者日常生活及工作时，才考虑手术治疗。少数情况下，既往曾有大结节骨折畸形愈合（X线正位片上显示大结节上移）造成肩峰下间隙的狭窄，如果患者后期出现疼痛与力弱，可以首先考虑进行手术治疗。

2）禁忌证：①未接受过规范非手术治疗，尤其是合并肩关节活动受限而未接受过康复练习的患者；②合并不可修复性肩袖损伤和肩袖损伤修复后难以确保愈合的患者，不应实施肩峰成形术，因其会破坏阻止肱骨头向上方移位的最后一道解剖屏障——喙肩韧带，从而严重影响患者的日常生活。

3）手术方法与技术：Neer首先提出肩峰撞击综合征的病理机制及诊断方法，同时建议做肩峰成形术治疗对非手术治疗无效的肩峰撞击综合征患者。Neer所提出的肩峰成形术的方法，包括切除肩峰前部及外缘突出的骨赘，同时切除喙肩韧带，最后将三角肌止点牢固地修复至肩峰前、外缘。关节镜下肩峰成形术时可置患者于侧卧牵引体位或沙滩椅位。一般需要使用后方入路及肩峰下外侧入路。术中首先需要行彻底的滑囊清扫，清除增生的肩峰下滑囊。通常会发现喙肩韧带增厚，甚至有明显的磨损。

年轻患者有可能肩峰没有明显的骨赘，喙肩韧带也只有增生而没有明显的磨损。这种情况下，不一定需要切断喙肩韧带的止点，而仅仅做肩峰及喙肩韧带下表面软组织清理和将肩峰磨平即可。对年龄较大的患者，该手术应包括肩峰下滑囊的清扫，切断喙肩韧带以显露肩峰前角，并将肩峰前部下表面打磨成形。

行肩峰成形术时，可将关节镜镜头置于后方入路，打磨头于肩峰下外侧入路。这就要求肩峰下外侧入路的位置可以满足经其进入的器械与肩峰下表面平行（图9-4）。如肩峰前角有明显的骨赘，则应将其磨平。如没有明显的骨赘，一般可以磨去约4 mm的前角骨质。比较容易判断所需磨去肩峰骨量的方法，是采用切割模具（cutting block）法进行肩峰成形（图9-5）。这时，需将关节镜置于肩峰下外侧入路，磨钻从后方入路进入肩峰下间隙；以肩峰后缘及肩峰后部下表面为切割模具的参考平面，向前打磨，将整个肩峰下表面变为平坦的Bigliani I型肩峰。

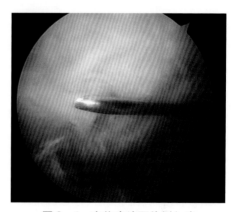

图9-4　定位肩峰下外侧入路

在做肩峰下外侧入路前，先用硬膜外针头确定合适的通道位置。针头刺入后如能与肩峰下表面平行，则为合适的位置

4）术后处理：术后患侧肩关节以颈腕吊带制动。术后第1天开始进行肩关节被动活动，在疼痛可耐受的前提下进行肩关节前屈上举及内、外旋活动；1～2周后拆除吊带，开始辅助性主动活动；3个月后开始肌力训练，并逐步恢复正常体育运动。

5）手术疗效：由于Neer认为肩峰下撞击是导致肩袖肌腱病的重要原因，因此肩峰成形术一度被作为治疗肩峰撞击综合征的标准方法。该方法要求将肩峰下间隙中的增生滑膜尽可能完全去除，并将肩峰前下角的骨性增生切除，将Ⅱ、Ⅲ型肩峰转变为

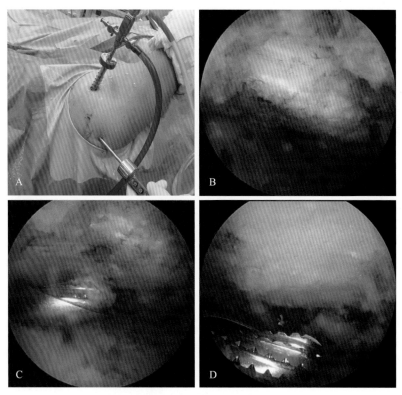

图 9 - 5　用切割模具法使肩峰成形

A. 关节镜置于肩峰下外侧入路,磨钻自后方入路进入肩峰下间隙;B. 镜下见肩峰前角的骨赘;C. 磨钻自后方入路进入,以肩峰后缘及肩峰后部下表面做切割模具;D. 肩峰成形后,可见肩峰下表面完全平坦,形成 Bigliani Ⅰ 型肩峰

Ⅰ型肩峰,以彻底消除肩袖损伤的机械性因素。肩峰成形术的临床报道成功率可达到 70%～90%,对治疗效果的客观评分和主观评分在术后 25 年时仍可达到 82% 和 90%。但肩峰切除的范围与临床结果之间一直缺乏明确的关联。

近年来肩峰成形术这一传统方法不断受到挑战。Matsen 等认为,肩峰下骨赘是肩袖出现病变的继发性表现,即是肩袖病变的结果而非原因,因此肩峰成形术无法从根本上消除肩袖损伤,而行单纯肩峰下减压就已足够。Budoff 和 Nirschl 等认为,肩峰撞击综合征只是肩袖肌腱病的临床表现,因此肩峰成形术本身无必要。Budoff 对合并肩袖肌腱病的肩峰撞击综合征患者仅做肌腱清创术而未进行肩峰成形术,平均随访 114 个月后,发现总的治疗成功率为 79%。Kolk 等报道,与单纯关节镜下清创相比,镜下清创加肩峰成形术无论在疼痛缓解还是功能恢复上均没有显示出明显差异。Ketola 也曾报道对肩峰撞击综合征患者进行肩峰成形术,术后平均 12 年的随访并未发现这一治疗方法与非手术治疗相比,在客观功能评分和经济花费上有明显的优势。

由于缺乏令人信服的大宗病例随机对照前瞻性研究,目前仍无法对肩峰成形术和肩峰减压术治疗肩峰撞击综合征做出科学的评判与比较。理论上,如果肩峰撞击综合征仅仅是由于外撞击的因素产生,行肩峰成形术可以获得较为满意的治疗效果;如果肩峰撞击综合征的发生是由于软组织病变的内在因素产生,则治疗效果往往不太满意。

9.2　喙突撞击综合征

9.2.1　解剖与生物力学

肱骨头及大、小结节表面覆盖着肩袖肌腱,在肩关节运动时,它们在肩峰下间隙内滑动。在喙突和小结节之间存在一个狭窄的间隙,在 CT 片横断面上可清楚看到这一间隙。Gerber 等报道,在肩关节处于体侧休息、前臂内旋位时,喙突尖和小结节最凸出的部位之间的平均距离为 8.7±2.4 mm。在肩关节处于前屈内旋位时,这一距离减小至 6.8±2.9 mm。在肩关节前屈内旋位时,喙突和小结节间的软组织会发生褶皱,使该间隙狭窄,特别是在钩状的喙突尖和肩胛下肌腱最厚的部位(盂肱上韧带和盂肱中韧带所在部位)。

肩胛下滑囊在肩袖间隙的部位与盂肱关节相交通。该滑囊包裹肩胛下肌腱的上缘。由于该滑囊的存在,使肩胛下肌腱看起来像关节内结构。

肩袖间隙是指冈上肌腱前缘与肩胛下肌腱上缘之间的间隙,其表面有喙肱韧带附着。该间隙内血运及神经支配丰富的脂肪及滑囊组织被认为可能产生许多病变。

9.2.2 病因与发病机制

喙突和肱骨头间隙容积减小可能是由于骨性间隙缩小或内容物体积增大。

喙肱间隙减小的常见原因有:①创伤源性,如喙突、小结节或肩胛颈的骨折;②医源性,如治疗肩关节前向不稳在肩盂前缘植入骨块。

喙肱之间内容物体积增大往往更加常见,但也更加难以诊断。临床上可以见到肩胛下肌腱撕裂后,肱二头肌长头腱向内脱位后,会明显减小该间隙;肩胛下肌内有钙化灶或囊肿。

9.2.3 临床评估

(1)病史与临床表现

患者往往感觉到肩关节前方钝痛,向臂部肱二头肌区域放射。做肩关节的前屈、内收或内旋动作时疼痛加重。

(2)体格检查

在喙突附近及喙肱间隙处软组织可有明显压痛。有时,患者会有改良 Hawkins-Kennedy 撞击征阳性的表现。做该检查时,将患者肩关节置于外展内旋位,检查者扶着患侧肘关节,将其逐渐内收。此时,如患者随着肩关节的内收出现肩关节前方疼痛则为阳性。患者常同时合并肩胛下肌肌力下降和肱二头肌长头腱病变相关体征(Speed 征和 Yergason 征)阳性。诊断性封闭是辅助诊断的有效手段。封

闭时需在喙突下间隙注入局麻药。如能在 CT 或超声引导下进行封闭注射,则能提高注射的准确性。注射时,患者取坐位,上肢置于体侧极度外旋位,以防止封闭肩胛下肌腱及肱二头肌长头腱。可由体表触及喙突尖外缘,注射器针头即刺向喙突外侧,如果推药时感到明显阻力,则稍稍退针后再注入。封闭后立即再次行体格检查,观察之前阳性的体征是否可转阴,以此判断诊断是否准确。

(3)影像学检查

Gerber 等通过 CT 检查研究发现,健康人的上肢处于体侧休息位时的喙肱间隙为 8.7 mm,而肩关节前屈时该间隙减小至 6.8 mm。Friedman 等采用动态 MRI 检查喙肱间隙,发现无喙突撞击症状的人,其喙肱间隙一般在 11 mm 左右;而有症状的人,其喙肱间隙会缩小至约 5.5 mm。进一步的形态学研究需要在 CT 轴位或 MRI 横断位上测量更多的有关喙突的参数,包括喙突指数、喙肱间隙等。喙突指数是测量喙突尖端距肩盂关节面切线的距离(图 9 - 6)。喙肱间隙是测量喙突尖和肱骨头软骨下骨之间的最小距离(图 9 - 7)。其他关于喙突撞击有意义的影像学提示包括小结节或喙突内囊肿形成或骨髓水肿。

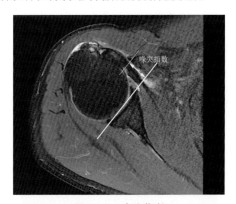

图 9 - 6 喙突指数

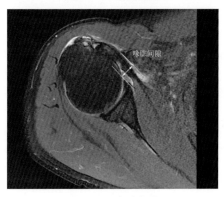

图 9 - 7 喙肱间隙

9.2.4 治疗

(1) 非手术治疗

在决定手术之前,应进行至少 3 个月的非手术治疗。目前探讨喙突撞击的非手术治疗效果的研究极少。康复治疗应注意对肩胛带肌力及肩袖肌力的练习。还需要注意评估患者姿态的异常,如胸小肌是否存在紧张,胸椎活动度是否受限。应注意避免反复的体前内收动作,以防症状加重。有研究认为,封闭治疗对缓解症状很有帮助。

(2) 手术治疗

在非手术治疗无效的情况下,可考虑进行喙突成形术治疗。该术式可切开或在关节镜下完成。目前,更多的报道集中于关节镜下喙突成形术。在关节镜下可以比较容易地将肩袖间隙及喙突下的滑囊组织清理干净,将喙突下表面打磨变薄以增宽喙肱间隙(图 9-8)。特别要注意的是,所有的操作均应在喙突内缘以外进行,以避免对血管和神经的损伤。

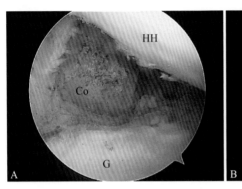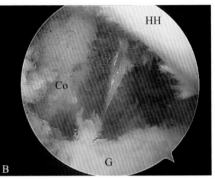

图 9-8 喙突成形术术中

A. 显露喙突下表面;B. 喙突成形术。HH:肱骨头;Co:喙突;G:肩盂

(朱以明)

本章要点

1. 肩峰下撞击和喙突撞击是肩部撞击综合征中最常见的病理因素。造成喙突撞击的主要原因是喙肱间隙的缩小或其中内容物的体积增大。

2. 肩峰撞击综合征是指肩关节活动时,肩峰与喙肩弓及其下方软组织摩擦,导致肩峰下间隙内软组织炎症,从而出现肩关节疼痛的一组临床症状。喙突撞击综合征的主要症状为肩关节前方钝痛,向肩部肱二头肌区域放射。肩关节的前屈、内收或内旋动作常会加重疼痛。

3. Neer 撞击征、Hawkins-Kennedy 撞击征和 Neer 撞击试验是诊断肩峰撞击综合征的重要体征。

4. 肩峰撞击综合征首选非手术治疗,包括改变运动方式、康复理疗、应用非甾体抗炎药以及肩峰下封闭等。对于症状明显的患者,在非手术治疗 6 个月仍未能见效的情况下,可考虑手术治疗。包括肩峰成形的肩峰下减压术,是手术治疗肩峰撞击综合征的主要方式。

5. 喙突撞击综合征患者首选非手术治疗。对 3 个月以上的非手术治疗无效、症状明显的患者,可考虑行手术治疗。

主要参考文献

[1] BIGLIANI L U, TICKER J B, FLATOW E L, et al. The relationship of acromial architecture to rotator cuff disease [J]. Clin Sports Med, 1991,10(4):823-838.

[2] BUDOFF J E, NIRSCHL R P, GUIDI E J, et al. Debridement of partial-thickness tears of the rotator cuff without acromioplasty. Long-term follow-up and review of the literature [J]. J Bone Joint Surg Am, 1998,80(5):733-748.

[3] BUDOFF J E, RODIN D, OCHIAI D, et al. Arthroscopic rotator cuff debridement without decompression for the treatment of tendinosis [J]. Arthroscopy, 2005, 21(9):1081-1089.

[4] CORDASCO F A, BACKER M, CRAIG E V, et al.

The partial-thickness rotator cuff tear：is acromioplasty without repair sufficient [J]? Am J Sports Med，2002，30(2)：257 – 260.

[5] DE BAERE T，DUBUC J E，JORIS D，et al. Results of arthroscopic acromioplasty for chronic rotator cuff lesion [J]. Acta Orthop Belg，2004，70(6)：520 – 524.

[6] DUMONTIER C，SAUTET A，GAGEY O，et al. Rotator interval lesions and their relation to coracoid impingement syndrome [J]. J Shoulder Elbow Surg，1999，8(2)：130 – 135.

[7] ELLMAN H. Arthroscopic subacromial decompression：analysis of one- to three-year results [J]. Arthroscopy，1987，3(3)：173 – 181.

[8] FLATOW E L，SOSLOWSKY L J，TICKER J B，et al. Excursion of the rotator cuff under the acromion. Patterns of subacromial contact [J]. Am J Sports Med，1994，22(6)：779 – 788.

[9] FREEHILL M Q. Coracoid impingement：diagnosis and treatment [J]. J Am Acad Orthop Surg，2011，19(4)：191 – 197.

[10] FRIEDMAN R J，BONUTTI P M，GENEZ B，et al. Cine magnetic resonance imaging of the subcoracoid region [J]. Orthopedics，1998，21(5)：545 – 548.

[11] GERBER C，TERRIER F，GANZ R，et al. The role of the coracoid process in the chronic impingement syndrome [J]. J Bone Joint Surg Br，1985，67(5)：703 – 708.

[12] HAWKINS R J，KENNEDY J C. Impingement syndrome in athletes [J]. Am J Sports Med，1980，8(3)：151 – 158.

[13] KETOLA S，LEHTINEN J T，ARNALA I，et al. Arthroscopic decompression not recommended in the treatment of rotator cuff tendinopathy：a final review of a randomised controlled trial at a minimum follow-up of ten years [J]. Bone Joint J，2017，99 – b(6)：799 – 805.

[14] KOLK A，THOMASSEN B J W，HUND H，et al. Does acromioplasty result in favorable clinical and radiologic outcomes in the management of chronic subacromial pain syndrome? A double-blinded randomized clinical trial with 9 to 14 years' follow-up [J]. J Shoulder Elbow Surg，2017，26(8)：1407 – 1415.

[15] MATSEN F A. Open rotator cuff repair without acromioplasty [J]. J Bone Joint Surg Am，2009，91(2)：487.

[16] NEER C S. Anterior acromioplasty for the chronic impingement syndrome in the shoulder：a preliminary report [J]. J Bone Joint Surg Am，1972，54(1)：41 – 50.

[17] NEER C S，2nd. Impingement lesions [J]. Clin Orthop Relat Res，1983，173：70 – 77.

10 肩袖损伤

10.1 解剖与生物力学

肩袖是由冈上肌、冈下肌、肩胛下肌和小圆肌4块肌肉的肌腱组成的一个袖套样结构，包绕肱骨头，止于肱骨的大、小结节（图10-1）。

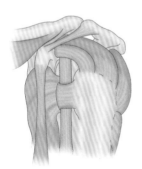

图10-1 肩袖构成

肩袖的肌肉在肩关节的正常生理活动中起重要的稳定和动力作用。稳定作用是由于肩袖对三角肌的协同作用，维持肩关节运动中心，在各项活动中盂肱关节得以保持稳定；动力作用则分别在前屈上举，外旋、内旋以及内收、外展过程中随着肩关节处于不同的位置起着不同的力作用。在肩袖肌腱止点周围有一圈增厚隆起的组织，这便是肩袖索（图10-2）。这一结构是由喙肱韧带在肩袖肌腱止点处的缺血区周围延续形成的，像吊桥一样使作用于肌腱的应力分散，从而保护肩袖止点。因此，当出现肩袖损伤时，只要范围不是很大，其所传导的应力仍能通过肩袖索传导到损伤周边完整的肌腱，从而作用于肱骨头，完成大多数活动。

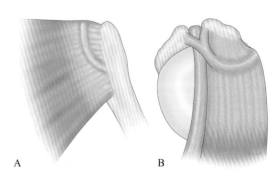

图10-2 肩袖索

A. 冠状位；B. 横断位

10.2 临床评估

10.2.1 病史与临床表现

（1）病史

导致肩袖损伤的主要因素是外伤性因素和退行性因素。外伤性因素包括急性创伤和慢性磨损。慢性磨损可能来源于肩峰下撞击、肩关节不稳等因素造成肩袖的损伤。退行性因素主要是指随着年龄增长引发的肌腱退行性变，是从腱病到肌腱完全断裂的一个过渡阶段。

（2）临床表现

肩袖损伤的主要临床表现为肩关节疼痛和活动受限。患者主诉疼痛的区域通常在肩关节前外侧或外侧。起病缓急、持续时间以及疼痛程度因人而异，差异较大。疼痛症状一般在活动时加重，尤其是做过顶动作时，休息时常减轻。肩袖损伤患者特征性表现为疼痛弧，抬肩到 60°～90°时疼痛明显，过了则不痛了。活动受限以上举和内旋摸背受限最常见。有些患者，尤其是一些巨大肩袖撕裂患者，可以出现"假性麻痹"，特征性表现为主动活动受限而被动活动受限不明显，但在肩袖损伤后继发性肩关节粘连患者中，主动和被动活动也可表现为相同程度的受限。有些患者肩关节活动时有响声及力弱的表现。

10.2.2 体格检查

（1）一般检查

体格检查应包括视诊、触诊、动诊、量诊 4 个基本步骤。在急性肩袖损伤患者中，外观并不会有明显异常，但是在病程较长患者中可以看到冈上肌或冈下肌的萎缩。触诊时将手放在患者肩关节上方，被动活动肩关节，在一些肩袖损伤患者中能触摸到捻发感。触诊需检查肩锁关节和大结节以及结节间沟的压痛，对应是否存在肩锁关节病变、撞击或肩袖损伤以及肱二头肌长头腱病变。

（2）活动度检查

肩关节活动度包括前屈上举、体侧外旋、体侧内旋，这 3 个方向的活动度能基本代表肩关节各向的活动度。活动度检查应该包括主动活动度和被动活动度检查，并将患侧和健侧进行对比（详见第 8 章）。

在巨大肩袖损伤患者中，当残留的肩袖组织无法再拮抗三角肌的收缩时，肱骨头失去固定的力偶，

当患者试图将臂前屈上举时，肱骨头会随之滑动，三角肌失去力矩作用，从而出现上举不能的"假性麻痹"现象。当患者出现此现象时，提示损伤的肩袖难以重建（图 10 - 3）。

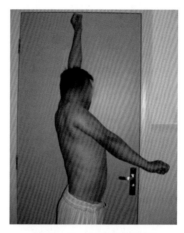

图 10 - 3 假性麻痹检查

（3）肌力检查及特殊试验

有关肩袖的肌力检查及特殊试验详见第 8 章。

10.2.3 影像学检查

（1）X 线检查

X 线检查用来评估肩峰形态、肱骨头和肩盂、肩峰的关系。在正位片上，大结节的硬化、增生及局限性骨密度降低，甚至囊肿形成，都是肩袖损伤的重要间接征象（图 10 - 4）。

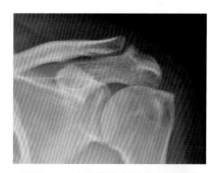

图 10 - 4 大结节增生硬化 X 线影像

有学者认为肩峰的增生、硬化以及骨赘的形成是肩袖损伤后的继发性改变。因此，如果在慢性患者冈上肌出口位 X 线片上观察到明显的肩峰下骨赘，或者弧形及钩形肩峰，是肩袖损伤的有力提示（图 10 - 5）。

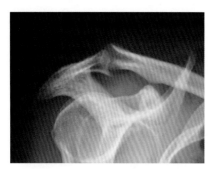

图 10-5　肩峰下骨赘 X 线影像

通过 X 线检查可以观察肩峰下间隙,正常人为 7～13 mm,如果间隙明显减小或者肱骨头相对肩盂出现明显上移,都提示巨大肩袖损伤(图 10-6)。

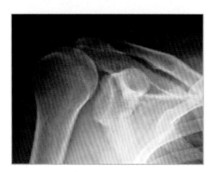

图 10-6　巨大肩袖损伤时肱骨头上移 X 线影像

巨大不可修复肩袖损伤患者会出现继发的退行性关节炎改变,在 X 线平片上不仅能看到巨大肩袖损伤的征象,如肱骨头明显上移,还可以看到关节的退行性变(图 10-7)。

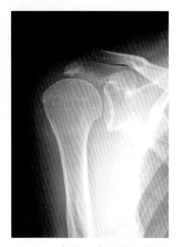

图 10-7　合并巨大肩袖损伤的退行性关节炎 X 线影像

(2) B 超检查

B 超检查是一项无创、经济、准确性较高的方法,具有能够动态观察的优势,并且可以同时检查双侧肩关节。B 超可较为敏感地显示肩袖全层断裂(图 10-8)。

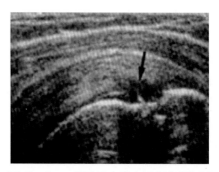

图 10-8　B 超显示肩袖全层损伤(箭头)

(3) MRI 检查

MRI 检查是目前在诊断肩袖疾病中最常用的检查方法,对全层肩袖损伤的敏感性和特异性分别高达 96% 和 98%,因此成为目前判断肩袖损伤最为有效的辅助检查方法。

斜冠状位可以很好地判断冈上肌损伤的情况,T_1 像可以显示肌腱完整性的丧失,但 T_2 像更为清晰,尤其是 T_2 压脂像,去除了脂肪组织的干扰,可以清晰显示冈上肌撕裂后在局部造成的水样高亮信号影(图 10-9)。在斜冠状位上还可以观察肌腱向内侧回缩的程度。

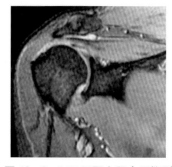

图 10-9　MRI 示冈上肌全层撕裂

横断位 MRI 可以辅助判断肩胛下肌、冈下肌及小圆肌的损伤情况。在 MRI 上观察到肱二头肌长头腱半脱位或脱位的情况,应该高度怀疑肩胛下肌腱的部分或全层撕裂。这些病变一般在 T_2 像上更容易分辨(图 10-10)。

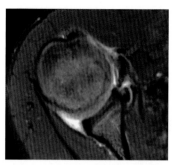

图 10 - 10 MRI 示肩胛下肌腱全层撕裂和肱二头肌长头腱脱位

Goutallier 曾发表基于 CT 检查的肩袖肌肉脂肪浸润情况的分级标准，但近年来这一分级标准更多是在肩关节 MRI 检查中。0 级：无脂肪浸润；1 级：CT 或 MRI 片上可看到肌肉内少量脂肪条带；

2 级：脂肪量少于肌肉量；3 级：脂肪量与肌肉量一样多；4 级：脂肪量多于肌肉量。3 级和 4 级提示肌肉脂肪化程度较重，肌腱质量差，手术中有缝合不上的可能。

10.2.4 肩袖损伤分型

肩袖损伤有多种分型方法，主要根据肩袖损伤的深度、撕裂的大小、肌腱的质量等因素进行分型。如根据肩袖损伤的深度，可分为肩袖部分撕裂和肩袖全层撕裂。

Ellman 曾将肩袖部分撕裂按位置和深度进行划分。目前为止，这是应用最为广泛的一种分类方法：A 型为关节面部分撕裂，B 型为滑囊面部分撕裂，C 型为肌腱内部分撕裂；Ⅰ级为厚度<3 mm 的撕裂，Ⅱ级为 3～6 mm 的撕裂，Ⅲ级为>6 mm 的撕裂（图 10 - 11）。

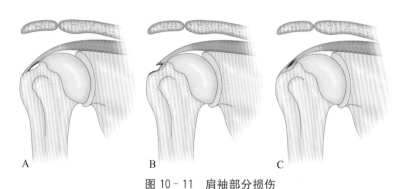

图 10 - 11 肩袖部分损伤
A. 关节面部分撕裂；B. 滑囊面部分撕裂；C. 肌腱内部分撕裂

肩袖全层撕裂又可根据两种不同方法进行分型。北美地区较多采用按损伤最大前后径的 Post 分型：①小撕裂，直径<1 cm；②中等撕裂，直径 1～3 cm；③大撕裂，直径 3～5 cm；④巨大撕裂，直径>5 cm。另一种为 Gerber 分型：①中小型撕裂，仅涉及 1 条肩袖肌腱；②巨大撕裂，涉及 2 条或以上肩袖肌腱；③不可修复性撕裂，涉及 2 条或以上肩袖撕裂，肌腱回缩明显，并且 MRI 显示肌腱内脂肪浸润，术中松解后在外展 60°时仍不能将肩袖组织拉至肌腱止点处。

10.2.5 鉴别诊断

要注意将肩袖损伤与肩关节的其他疾病相鉴别，如钙化性肩袖肌腱炎、冻结肩等。前者往往疼痛更为剧烈，X 线片即可鉴别；后者往往表现肩关节的

主动和被动活动度减少且一致，而不像肩袖损伤，主动活动度明显小于被动活动度。肩袖损伤所致的肩关节后方疼痛、斜方肌疼痛或者沿肘关节放射至手指的疼痛需注意与颈椎病及心脏病所致的疼痛相鉴别。

10.3 治疗

10.3.1 治疗方式

（1）非手术治疗适应证

1）适于所有肩袖损伤、未接受过规范的非手术治疗，尤其是合并肩关节活动受限而未进行康复练习的患者。

2) 坚持非手术治疗 3～6 个月的患者。

3) 依从性较差的患者。

4) 合并内科疾病无法耐受手术的患者。

5) 日常生活不受限制的高龄患者。

6) 巨大肩袖损伤、肌腱质量差、无法确保手术效果且对肩关节功能要求低的高龄患者。

（2）手术治疗适应证与禁忌证

1) 适应证：①急性损伤患者有明确外伤史、肩关节脱位病史，应择期手术；②慢性损伤患者有明显症状，且经过非手术治疗 3～6 个月效果不佳；③MRI 显示损伤的肌腱出现回缩，以及在斜矢状位上发现肌腹内出现脂肪浸润时，应尽早手术治疗。

2) 禁忌证：①急、慢性感染；②疼痛不明显，生活无明显受限的患者；③无法配合术后康复治疗的患者；④合并内科系统疾病、手术风险大或并发症多的患者，如难以控制的糖尿病、帕金森病等；⑤烟瘾大的患者。

10.3.2 非手术治疗

非手术治疗包括牵拉等柔韧性练习、应用非甾体抗炎药、避免刺激性动作、严格监督下的康复训练。物理治疗中冲击波、超短波对部分患者有一定的疗效，其他物理方法就目前的报道未见有明显疗效。对于肩袖损伤厚度＜50％的患者，可以尝试单次注射糖皮质激素：复方倍他米松注射液 1 ml＋1％盐酸罗哌卡因 2 ml＋2％利多卡因 2 ml＋0.9％注射用生理盐水 5 ml，肩峰下注射。但到目前为止，仍缺乏高等级的循证医学证据支持这一方法。

富血小板血浆（PRP）注射是目前生物治疗的发展之一，对肩袖部分撕裂，尤其是肌腱内部分撕裂有一定疗效。

10.3.3 手术治疗

肩袖损伤手术治疗的原则包括解剖修复，即需要尽可能将肩袖组织缝合回到原解剖止点，因此术者需要对肩袖的解剖形态与位置有深入的了解；在缝合过程中应避免肌腱承受过大的张力，影响愈合过程；同时需要处理合并损伤，如肩峰下骨赘、肱二头肌长头腱病变等。

（1）肩袖部分损伤的手术治疗

1) 滑囊面部分撕裂：绝大多数滑囊面的肩袖损伤都与撞击综合征密切相关，因此行肩峰下减压常是必要的。如果经判断肩袖损伤为 Ellman Ⅰ 级，对

肌腱进行单纯清创便已足够；如果损伤程度为 Ⅱ、Ⅲ级，则应对其进行修补。如果损伤的肩袖存在明显的分层，即上层肩袖撕裂，而下层保留完整，肌腱在大结节的止点完好，可以用高强缝合线仅对上层撕裂部分进行边边缝合。另一种方法是，将此类损伤转变为肩袖全层撕裂后进行修复，这样可以保证缝合后的肩袖处于一致的张力状态，而不会在肌腱之间存在肌纤维的扭曲。

2) 肌腱内部分撕裂：提示存在肌腱内撕裂的一个征象是"气泡征"。将长穿刺针头刺入怀疑部位的肌腱内，注入无菌生理盐水，此时肌腱如存在撕裂，会随着液体的注入出现像气泡一样的隆起，证明该部位缺乏连续的肌腱纤维。对于肌腱内的撕裂，建议将其转变为上表面或全层撕裂，彻底清创后再进行修复。

3) 关节面部分撕裂：同滑囊面撕裂一样，深度＜50％的关节面损伤，可以简单清创；深度≥50％的关节面损伤，需要进行"经肌腱"式的修复或转变为全层损伤后进行修复。

"经肌腱"的方式进行修复的具体步骤为：①在盂肱关节内对损伤部分进行清创并经过肩峰下向大结节拧入缝合锚钉，之后使用套管针从肩峰下间隙穿过分别定位损伤的内侧缘，引入导引线；②从前方通道将导引线和锚钉尾线抓出，将导引线与尾线系紧后经皮肤带出导引线与尾线；③重复以上步骤使锚钉的另一根尾线穿过关节侧损伤的外侧缘；④在肩峰下找到锚钉尾线，分别打结后关闭损伤间隙。

（2）肩袖全层损伤的手术治疗

1) 单排缝合：是在大结节顶点，即肩袖的最外缘缝合肌腱。小型和中型肩袖损伤，接受单排缝合或双排缝合的患者，在最终功能恢复上无显著性差异。

技术要点：从后外侧入路进行观察，从后、前方及前外侧入路操作。对损伤的肩袖进行彻底松解与清创后，肩关节内收位，以组织抓钳将肩袖在无张力状态下拉回到大结节原解剖止点，检查肩袖的活动度。在这一过程中如果发现肩袖组织张力较大，则需要进一步进行松解。紧贴肩峰外缘将缝合锚钉植入大结节，以与关节面呈45°为宜。如果需要1个以上的锚钉才能将肩袖的外缘完整拉回到大结节顶点上，建议可以从后向前逐个植入锚钉，并留一定间距。利用过线装置将锚钉尾线穿过肌腱组织，打结

缝合以修复肩袖。

2）双排缝合：与单排缝合的"点接触"方式不同，双排缝合是利用两组锚钉将肩袖以"面接触"的方式贴覆在大结节骨床上（图 10－12）。研究证实，这一方法可有效地降低再撕裂率，因此对于大型肩袖损伤推荐使用。

技术要点：在对肩袖松解及清创后，掀起肌腱，在大结节上紧邻关节面的偏外侧 1 mm 处植入内排锚钉。将尾线以"褥式缝合"方式全部穿过肌腱组织，然后在大结节顶点上打入外排锚钉，分别打结缝合。外排锚钉的尾线可以通过"简单缝合"方式打结。

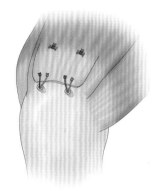

图 10－12　双排缝合

3）缝线桥技术：由于双排缝合过于繁琐，近年来越来越多的医生更愿意采用"缝线桥"技术完成改良的双排缝合。

技术要点：内排锚钉的置入与传统双排缝合一样，尾线以褥式缝合方式穿过肌腱后直接打结。内排两锚钉相距一定距离，尾线穿过肌腱组织时应尽量确保分布均匀，避免因缝线间距不均导致打结后部分肌腱形成"狗耳朵样"或"鸟嘴样"隆起。之后分别选择内排 2 个锚钉的一根尾线，从外侧入路引出。体外穿过外排专用螺钉的钉眼后一边抽紧尾线，一边将之置入大结节顶点远端 1～1.5 cm 骨皮质深处并锁紧，将肩袖通过挤压的方式覆盖在大结节表面（图 10－13）。

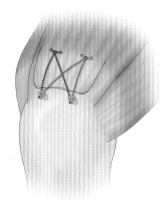

图 10－13　缝线桥技术

（3）肩胛下肌损伤的手术治疗

除去体格检查及影像学检查，关节镜下如果见到肩胛下肌上缘、盂肱上韧带和喙肱韧带一起向内侧脱垂，构成所谓的"逗号征"，即可诊断肩胛下肌撕裂（图 10－14）。

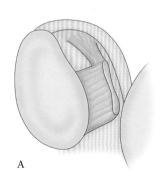
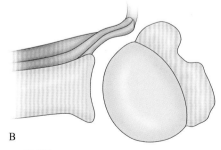

A　　　　　　　　　　　　　　B

图 10－14　逗号征

A. 关节镜下自后向前观察；B. 横断位显示逗号征原理

如果发现肩胛下肌存在损伤,可通过 CT 横断位及术中旋转活动判断是否存在喙突撞击,必要时需进行喙突成形术,扩大肩胛下肌走行中的间隙。与冈上肌损伤相同,肩胛下肌的损伤也有程度的区别,有部分撕裂和全层撕裂;对全层撕裂通常需要行积极地手术治疗。

技术要点:缝合方法分关节内缝合法及肩峰下缝合法。①关节内缝合法:常用于部分撕裂的缝合,镜头在后侧入路,最好用 70°关节镜。将肩袖间

隙打开,暴露联合腱外侧,在喙突尖下 20 mm 左右,联合腱外缘建立辅助入路等。②肩峰下缝合法:常用于全层撕裂,镜头放置在外侧入路,建立 2 个前方通路;除标准的前方入路外,也可以选择建立联合腱外缘辅助入路。打开肩袖间隙,打磨小结节骨床,使之新鲜化后,在垂直于肌腱的方向上将锚钉植入小结节。以同样方法前方入路经正常肌腱组织抓持缝线并引出体外,完成打结以缝合修复肌腱组织(图 10-15)。

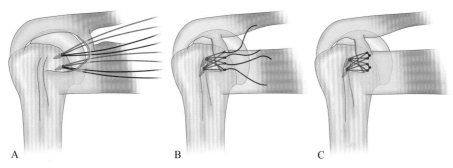

图 10-15 关节镜下修复肩胛下肌

A. 小结节拧入锚钉;B. 尾线分别穿过肩胛下肌正常肌腱组织;C. 打结缝合修复肌腱

10.3.4 巨大及不可修复肩袖损伤的治疗

(1) 部分修复

部分巨大肩袖损伤无法解剖重建时可采用部分修复的方法恢复一定的功能,并可有效缓解疼痛。对肩袖进行部分修复时,应仔细判断其张力,避免向外侧过度牵拉肌腱,造成过度的负荷。以单排缝合的方式将肌腱止点适当内移,并在骨床上做微骨折等新鲜化处理,适当缩小损伤面积,恢复肌腱的力偶作用。Burkhart 等介绍了这种术式的生物力学原理:巨大肩袖损伤的部分修复重新创建了肩袖前部和后部的力偶,就像一个"吊桥系统",让力量经过肩关节传导,并且把肱骨头稳定在肩胛盂内,从而增加三角肌提供的前屈上举的力量(图 10-16)。

(2) 完全修复

有一些巨大肩袖损伤由于损伤的时间短、肌腱质量良好,尚可完全修复。这需要彻底将粘连的肌腱组织进行松解,进一步正确判断撕裂类型,将肌腱组织在无张力的前提下缝合回原解剖止点。具体的缝合技术如前述。另一个需要提到的技巧是边缘对合技术。这项技术适合"U"形撕裂的肩袖,通过边边缝合将撕裂肌腱的前、后叶关闭,这样就将一个较大

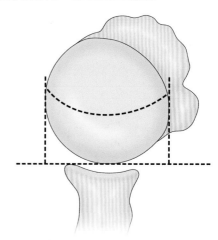

图 10-16 悬吊桥与力偶的恢复

的损伤转变为一个较小的新月形损伤,然后即可通过简单缝合进一步完全闭合损伤的肌腱(图 10-17)。

(3) 肌腱移位

对于因疼痛造成功能明显下降的肩袖损伤,以及进行初期重建成功率很低的患者,可以考虑肌腱移位术。以背阔肌代替不可修复的后上型巨大肩袖损伤,以胸大肌代替不可修复的前上型巨大肩袖损伤。但其效果并不确定,一般越年轻的患者往往效果越好。

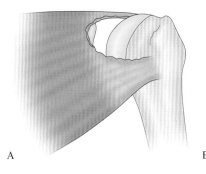
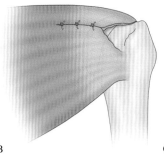
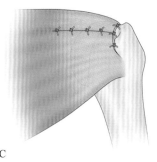

A   B   C

图 10 - 17   边边缝合

A. "U"形较大的肌腱损伤；B. 边边缝合将大的"U"形损伤转变为小的新月形损伤；C. 行简单缝合解剖修复肩袖

技术要点：背阔肌移位大多需要切开手术或者关节镜结合切开手术完成。切开手术主要用于背阔肌的安全游离。患者取侧卧位，术者沿其外缘向腋窝后缘做后方腋路切口，寻找背阔肌肌腹部分，沿其走行自远向近端小心分离，在其深面可观察到走行其间的血管和神经，充分松解并避免过度牵拉，予以妥善保护。沿背阔肌外侧缘逐步向上，可以找到其在肱骨干前内侧的肌腱附着点。沿肱骨干仔细剥离背阔肌腱，并以缝合线缝合作为牵引使用。从前外侧探查肩袖的切口，充分游离三角肌下滑囊，将背阔肌腱的牵引线带出，将背阔肌腱固定在肱骨大结节上。这一步骤也可通过关节镜完成。缝合的方式有多种，既可以做骨髓道，也可以用缝合锚钉做单排、双排重建，具体方法视术者的习惯而定(图 10 - 18)。

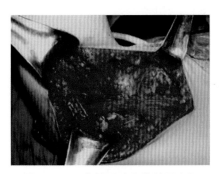

图 10 - 18   背阔肌移位代替冈上肌

（4）补片与上关节囊重建

近年来不断有报道采用多种组织移植的方法治疗巨大肩袖损伤，短期疗效较为可喜。所选择的材料包括自体组织、同种异体组织、异种组织以及人工合成组织等，但仍缺乏高等级的循证研究证实其长期效果。手术的关键是通过常规方法尽可能恢复肩袖的力偶作用，在其基础上，利用商用补片、阔筋膜、

异体肌腱组织等覆盖其上以起到加固作用(图 10 - 19)。目前，也有术者采用肱二头肌长头腱对损伤肩袖修复进行加强，在国际上被称作"Chinese Way"上关节囊重建。

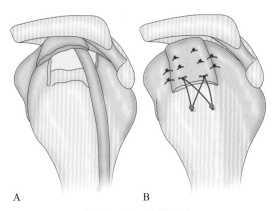

A   B

图 10 - 19   补片技术

A. 巨大肩袖损伤，肌腱无法拉回原解剖止点；B. 借助补片技术加固缝合

（5）反肩关节

反肩关节作为巨大及不可修复肩袖损伤的一种治疗方式，尤其是针对高龄患者，疗效可靠，但不在本章讨论范围之内。

10.4   肩袖修复术围术期相关问题

10.4.1   肩袖修复术后康复

肩袖修复术后用颈腕吊带保护 6 周，巨大肩袖损伤修复后可用外展包保护。如果缝合确实，可在术后第 1 天开始被动功能活动，强调前屈上举与外

旋活动;3 周后可开始加入被动内旋活动;6 周拆除吊带后开始辅助的主动活动,并辅以肌肉等长收缩训练;术后 3 个月如果活动度恢复满意,可以开始肌肉力量的训练,并逐步恢复正常生活活动。有研究表明,尽管在早期活动度恢复有所差异,但从长期看制动 3～6 周后再开始被动功能活动的患者与术后即刻活动的患者无论在功能上还是活动度上均无明显差异。肩胛下肌损伤的术后康复过程基本一致:术后 2 周开始被动功能活动,6 周开始主动活动,3 个月开始抗阻肌肉练习。

10.4.2 肩袖修复术后并发症及预防

(1) 过度治疗

不是所有的肩袖损伤都需要手术治疗!一些肩袖损伤患者经过严格的非手术治疗后可以明显改善生活质量,尤其是一些对生活质量要求不高的高龄患者。通过非手术治疗,控制疼痛即可达到较为满意的治疗效果。此外,在从事过顶运动的职业运动员这一特定人群中,如果存在部分肩袖损伤,手术治疗的效果并不理想,应尽量采用非手术治疗。

(2) 肩袖愈合不良与再撕裂

临床报道,肩袖修复术后再次撕裂的发生率,小型肩袖损伤为 25%～35%,大型肩袖损伤可达到 90%。导致修复后的肩袖再次撕裂的原因有 3 个:①患者再次遭受创伤;②生物学因素,包括年龄、初始撕裂的大小、是否存在脂肪浸润或肌肉萎缩、是否合并糖尿病、是否吸烟、术前是否存在活动度受限;③技术性因素,包括不稳定的缝合、粘连松解不足导致肌腱张力过大、过度或不足的康复治疗。对于巨大肩袖损伤,即使术者再努力,仍无法完全避免再撕裂的发生。但如果能较好地恢复力偶作用,即使出现再次断裂,对大多数患者的疗效仍然优于术前。

(3) 术后肩关节活动受限与疼痛

建议在术前与患者充分沟通,并适当进行活动度的恢复训练。在活动度良好的基础上再进行肩袖修复,可有效避免肩关节术后活动受限。此外,对于术前合并活动度受限的患者,手术中应常规松解肩袖间隙处的喙肱韧带、盂肱中韧带和盂肱下韧带,为术后活动度恢复创造机会。同时,不要忽视肩袖损伤的合并问题,无论在盂肱关节内还是肩峰下间隙,应彻底检查肩峰的形态、肩锁关节的病变、关节囊及盂唇是否存在损伤、是否合并上盂唇前后(SLAP)损伤等,以免影响治疗效果。

(4) 手术技术因素

1) 锚钉失效:主要原因是由于患者患骨质疏松症。内排锚钉可适当内移至贴近关节面的大结节处,往往骨质相对较好;外排锚钉可尽量放在大结节顶端以远。另一个办法是更换直径更大的锚钉,如以直径 6.5 mm 代替 5.0 mm 锚钉。如果在打入锚钉时出现骨床的破坏,可放弃使用锚钉改用经骨道进行缝合。

2) "狗耳朵样"或"鸟嘴样"畸形:为避免在缝合后形成肌腱隆起于骨床上,需要对肌腱损伤的形态判断清楚,力争进行解剖修复,使得肌腱恢复到原来的解剖位置上。在用刺穿器或缝合钩刺穿肌腱时,应保证每次刺入的位置适中、间距平均,这样可以使缝线穿过肌腱后平均分布。

(鲁 谊)

本章要点

1. 肩袖由冈上肌、冈下肌、肩胛下肌和小圆肌 4 块肌肉的肌腱组成,共同构成肩关节的动力结构,通过力偶机制,稳定肩关节。

2. 退行性变和创伤是导致肩袖损伤的主要原因。

3. 肩袖损伤分为部分损伤和全层损伤,前者按部位分为关节面、滑囊面和肌腱内损伤,后者按撕裂大小与涉及的肌腱数量分为小、中、大和巨大肩袖损伤。

4. 肩袖损伤的诊断应综合考虑患者主诉、体格检查和影像学检查等。

5. 肩袖损伤的治疗分为非手术治疗和手术治疗,均有其各自的适应证,应严格把握。

6. 肩袖损伤的手术修复应根据损伤的程度选择合适的手术方法,包括单排缝合、双排缝合、缝线桥技术、肌腱移位和部分修复等。

主要参考文献

[1] AMAD C S, VORYS G C, COVEY A, et al. Rotator cuff repair fluid extravasation characteristic are influenced by repair technique [J]. J Shoulder Elbow Surg, 2009,18(6): 976 - 981.

[2] APRELEVA M, OZBAYDAR M, FITZGIBBONS P G, et al. Rotaotr cuff tears [J]. Arthroscopy, 2002,18

(5)：519 - 526.

［ 3 ］ BENNETT W F. Subscapularis, medial, and lateral head coracohumeral ligament insertion anatomy. Arthroscopic appearance and incidence of "hidden" rotator interval lesions [J]. Arthroscopy, 2001,17(2)：173 - 180.

［ 4 ］ BRADY P C, ARRIGONI P, BURKHART S S. Evaluation of residual rotator cuff defects after in vivo single-versus double-row rotator cuff repairs ［J］. Arthroscopy, 2006,22(10)：1070 - 1075.

［ 5 ］ BURKHART S S, ADAMS C R, SCHOOLFIELD J D. A biomechanical comparison of 2 technique of footprint reconstruction for rotator cuff repair：the SwiveLock-FiberChain construct versus standard double-row repair ［J］. Arthroscopy, 2009, 25 (3)：274 - 281.

［ 6 ］ BURKHART S S, DANACEAU S M, PEARCE C E Jr. Arthroscopic rotator cuff repair：analysis of results by tear size and by repair technique-marginconvergence versus direct tendon-to-bone repair ［J］. Arthroscopy, 2001,17(9)：905 - 912.

［ 7 ］ BURKHART S S. Suture anchor insertion angle and the deadman theory ［J］. Arthroscopy, 2009, 25 (12)：1365 - 1366.

［ 8 ］ BURKHART S S, TEHRANY A M. Arthroscopic subscapularis tendon repair：technique and preliminary results [J]. Arthroscopy, 2002,18(5)：454 - 463.

［ 9 ］ BURKS R T, CRIM J, BROWN N, et al. A prospective randomized clinical trial comparing arthroscopic single and double row rotator cuff repair：magnetic resonance imaging and early clinical evaluation [J]. Am J Sports Med, 2009,37(4)：674 - 682.

［10］ CHAROUSSET C, GRIMBERG J, DURANTHON L D, et al. Can a double row anchorage technique improve tendon healing in arthroscopic rotator cuff repair? A prospective, nonrandomized, comparative study of double row and single row anchorage techniques with computed tomographic arthrography tendon healing assessment ［J］. Am J Sports Med, 2007, 35 (8)：1247 - 1253.

［11］ CURTIS A S, BURBANK K M, TIERNEY J J, et al. The insertional footprint of the rotator cuff：an anatomic study [J]. Arthroscopy, 2006,22(6)：603 - 609.

［12］ DUQUIN T R, BUYEA C, BISSON L J. Which method of rotator cuff repair leads to the higher rate of structural healing? A systematic review ［J］. Am J Sports Med, 2010,38(4)：835 - 841.

［13］ FERRICK M R. Coracoid impingement. A case report and review of the literature [J]. Am J Sports Med, 2000,28(1)：117 - 119.

［14］ FRANCESCHI F, RUZZINI L, LONGO U G, et al. Equivalent clinical results of arthroscopic single-row and double-row suture anchor repair for rotator cuff tears：a randomized controlled trial ［J］. Am J Sports Med, 2007,35(8)：1254 - 1260.

［15］ FRANK J B, ELATTRACGE N S, DINES J S, et al. Repair site integrity after arthroscopic "transosseous-equivalent/suture bridge" rotator cuff repair [J]. Am J Sports Med, 2008,36(8)：1496 - 1503.

［16］ GALATZ L M, BALL C M, TEEFEY S A, et al. The outcome and repair integrity of completely arthroscopically repaired large and massive rotator cuff tears [J]. J Bone Joint Surg Am, 2004,86(2)：219 - 224.

［17］ GERBER C, MEYER D C, FREY E, et al. Reversion of structural muscle changes caused by chronic rotator cuff tears using continuous musculotendinous traction. An experimental study in sheep [J]. J Shoulder Elbow Surg, 2009,18(2)：163 - 171.

［18］ GIMBEL J A, VAN KLEUNEN J P, LAKE S P, et al. The role of repair tension on tendon to bone healing in an animal model of chronic rotator cuff tears [J]. J Biomech, 2007,40(3)：561 - 568.

［19］ GRASSO A, MILANO G, SALVATORE M, et al. Single-row versus double-row arthroscopic rotator cuff repair：a prospective randomized clinical study [J]. Arthroscopy, 2009,25(1)：4 - 12.

［20］ HATAKEYAMA Y, ITOI E, PRADHAN R L, et al. Effect of arm elevation and rotation on the strain in the repaired rotator cuff tendon [J]. Am J Sports Med, 2001,29(6)：788 - 794.

［21］ HUIJSMANS P E, PRITCHARD M P, BERGHS B M, et al. Arthroscopic rotator cuff repair with double row fixation [J]. J Bone Joint Surg, 2007, 89 (6)：1248 - 1257.

［22］ KIM D H, ELATTRACHE N S, TIBONE J E, et al. A biomechanical comparison of a single-row versus double-row suture anchor technique for rotator cuff repair [J]. Am J Sports Med, 2006,34(3)：407 - 414.

［23］ KOH K H, KANG K C, LIM T K, et al. Prospective randomized controlled trial of single-versus double-row suture anchor repair in 2- to 4-cm rotator cuff tears：clinical and magnetic imaging results [J], Arthroscopy, 2011,27(4)：453 - 462.

[24] LAFOSSE L, BROZSKA R, TOUSSAINT B, et al. The outcome and structural integrity of arthroscopic rotator cuff repair with use of double row suture anchor technique [J]. J Bone Joint Surg, 2007,89(7): 1533 - 1541.

[25] LEE B G, CHO N S, RHEE Y G. Modified Mason-Allen suture bridge technique: a new suture bridge technique with improved tissue holding by the modified Mason-Allen stitch [J]. Clin Orthop Surg, 2012,4(3): 242 - 245.

[26] LO I K, BURKHART S S. Current concepts in arthroscopic rotator cuff repair [J]. Am J Sports Med, 2003,31(3): 308 - 324.

[27] LO I K, BURKHART S S. The comma sign: an arthroscopic guide to the torn subscapularis tendon [J]. Arthroscopy, 2003,19(3): 334 - 337.

[28] MEIER S W, MEIER J D. Rotator cuff repair: the effect of double row fixation on three dimensional repair site [J]. J Shoulder Elbow Surg, 2006,15(6): 691 - 696.

[29] PARK J Y, LHEE S H, CHOI J H, et al. Comparison of the clinical outcomes of single-and double-row repairs in rotator cuff tears [J]. Am J Sports Med, 2008,36(7): 1310 - 1316.

[30] PARK M C, ELATTRACHE N S, TIBONE J E, et al. Part 1: footprint contact characteristics for an arthroscopic transosseous equivalent rotator cuff repair technique [J]. J Shoulder Elbow Surg, 2007,16(4): 461 - 468.

[31] PARK M C, IDJADI J A, ELATTRACHE N S, et al. The effect of dynamic external rotation comparing 2 footprint-restoring rotator cuff repair techniques [J]. Am J Sports Med, 2008,36(5): 893 - 900.

[32] PARK M C, TIBONE J E, ELATTRACHE N S, et al. Part 2: biomechanical assessment for a footprint restoring arthroscopic transosseous-equivalent rotator cuff repair technique compare to a double-row technique [J]. J Shoulder Elbow Surg, 2007,16(4): 469 - 476.

[33] PENNINGTON W T, GIBBONS D J, BARTZ B A, et al. Comparative analysis of single-row versus double-row repair of rotator cuff tears [J]. Arthroscopy, 2010,26(11): 1496 - 1503.

[34] REILLY P, MACLEOD I, MACFARLANE R, et al. Dead men and radiologists don't lie: a review of cadaveric and radiological studies of rotator cuff tear prevalence [J]. Ann R Coll Surg Engl, 2006,88(2): 116 - 121.

[35] SUGAYA H, MAEDA K, MATSUKI K, et al. Repair integrity and functional outcome after arthroscopic double row rotator cuff repair [J]. J Bone Joint Surg Am, 2007,89(5): 953 - 960.

[36] TEEFEY S A, RUBIN D A, MIDDLETON W D, et al. Detection and quantification of rotator cuff tears. Comparison of ultrasonographic, magnetic resonance image, and arthroscopic findings in seventy-one consecutive cases [J]. J Bone Joint Surg Am, 2004,86(4): 708 - 716.

[37] VOIGT C, BOSSE C, VOSSHENRICH R, et al. Arthroscopic supraspinatus tendon repair with suture-bridging technique [J]. Am J Sports Med, 2010,38(5): 983 - 991.

[38] ZUMSTEIN M A, JOST B, HEMPEL J, et al. The clinical and structural long term results of open repair of massive tears of the rotator cuff [J]. J Bone Joint Surg, 2008,90(11): 2423 - 2431.

11 肩关节不稳

11.1 解剖与生物力学

肩关节是全身活动范围最大的关节,其稳定性主要依靠静态稳定机制和动态稳定机制来维持。

11.1.1 肩关节静态稳定机制

(1) 关节骨性结构

解剖上肱骨头关节面有 30°的后倾,这对于平衡关节周围肌肉力量显然是很有意义的。目前对于关节面的对应关系对关节的稳定程度影响的研究主要集中于肩盂侧。一般认为肩盂的大小、解剖形态对于关节的稳定性都很有意义。肩盂关节面有 5°的向上倾斜,对防止肱骨头向下方脱位很有意义。这可以从肩盂发育不良的患者易出现肩关节不稳这一现象上得到证实。

(2) 关节面几何学形态的适合性

肩关节盂只与 25%～30%的肱骨头关节面发生接触,但两者在几何学形态上却具有高度的适合性。研究发现,肱骨头凸面与关节盂凹面的曲率半径相似,并且由于关节软骨厚度的影响,使两者的关节面较 X 线所测量的骨性标志具有更好的适合性,从而保证了肩关节旋转中心与肱骨头的曲面中心相重叠。如果关节面的适合性被破坏,关节旋转中心与肱骨头的曲面中

心发生偏离,肩外展时轻度的旋转就可能造成脱位。

(3) 关节囊韧带盂唇复合体

肩关节囊的生物学组成与全身其他关节的关节囊一致。试验表明,对于小于 40 岁的年轻人若要使肩关节脱位需 2 000 N 的外力,相比之下使肘关节脱位只需 1 500 N 的外力。随着年龄的增加,脱位所需外力下降,但这种下降的趋势在肩关节更加明显。肩关节的关节囊很薄而且有很大的冗余,这种关节囊的冗余程度与遗传相关,不同人各不相同。因此,每个人的关节的松弛程度不同。如果关节过于松弛,则可能导致好发肩关节不稳。肩关节的韧带包括盂肱上韧带、盂肱中韧带、盂肱下韧带以及喙肱韧带(详见第 7 章),这些结构由 Flood 在 1829 年首次加以详细描述。

总之,肩关节囊及韧带组织是肩关节周围的重要静态稳定结构。盂肱下韧带又是其中最重要的部分。整个关节囊韧带复合体作为一个整体,通过协同的作用来保持肩关节的稳定。

(4) 关节腔内负压

盂肱关节腔内的压力为 4 mmHg,可以产生真空机制,将关节囊牵向关节腔压迫肱骨头,起稳定作用。在中等程度的活动范围内,尤其是在肩处于外展中立、关节囊韧带松弛状态时,腔内负压机制在对

抗肱骨头下方移位中起重要作用。

（5）凹面-挤压机制

肩盂边缘附着纤维软骨结构的盂唇，使关节盂窝的深度增大50%，同时增加了关节盂的面积。由于盂唇具有吸盘样作用，加上肌肉收缩产生的压力，肱骨头被压入关节盂和盂唇构成的臼窝内，这种凹凸配合的凹面-挤压机制明显提高了关节的稳定性。

（6）肩肱平衡机制

所谓肩肱平衡机制，即肱骨头在与关节盂的相对运动中，为了防止脱位，肱骨头必须始终位于关节盂的臼窝内。生物力学研究表明，完整的盂缘是肩肱平衡的基础。另外，作用于肱骨头关节应力的力线必须通过关节盂和盂唇构成的弧面，关节周围肌肉的同步收缩是达到这一要求的前提条件。

在肩关节中等活动范围内，关节囊韧带松弛，凹面-挤压机制和肩肱平衡机制是维持稳定的两个主要因素。而它们都必须以完整的关节盂和盂唇结构为基础，因此当盂唇缺损时，如前下盂唇撕脱伤（Bankart损伤）或上盂唇前后（SLAP）损伤，该稳定机制将被破坏。肩袖损伤、肩胛带肌肉疲劳后，肌肉收缩缺乏同步，会影响肩肱平衡机制的稳定作用。

11.1.2 肩关节动态稳定机制

动态稳定结构主要包括肩袖、肱二头肌及三角肌。肩关节周围的肌肉在运动过程中收缩产生动态稳定作用，其作用机制体现在4个方面：①肌肉本身的体积及张力；②肌肉收缩导致关节面之间压力增高；③关节的运动可以间接使周围静态稳定结构拉紧；④收缩的肌肉本身有屏障作用（详见第7章）。

本体感觉的感受器位于关节囊和肌腱结合部，可以传导关节的位置信息。本体感觉的信息可以反射

作用于肌肉组织，使运动处于协调状态，参与了肩关节动力性稳定和肩肱节律的维持。关节囊韧带组织可感知位置、运动及牵拉，这些信号经由静态稳定结构通过反射弧传至动态稳定结构，被称为本体感觉。在复发性肩关节前脱位患者中这种本体感觉被破坏。在人的喙肱韧带、肩峰下滑囊、关节囊及盂唇组织上都发现了机械活动的感受器。Zukerman对肩关节前向不稳患者在术前、术后6个月及12个月分别检测其双侧肩关节的本体感觉水平，结果发现术前患侧较健侧本体感觉降低而在术后最终恢复到正常水平。

从上述的各项研究可以看出，静态稳定结构和动态稳定结构之间紧密相关，共同对任何不利于肩关节的运动或移位做出反应。

11.2 肩关节前向不稳

11.2.1 病因与发病机制

肩关节是全身活动范围最大的关节，如果去掉肩盂周围的盂唇，肩盂关节面的面积约占肱骨头关节面面积的1/4，而在有盂唇存在的情况下这一比例也仅为1/3。由此可见，很小、很浅的肩盂是很难限制很大的肱骨头的移位的。对于肩关节的稳定性，关节周围的软组织起到了重要的作用。对盂肱关节前方稳定性具有重要作用的是盂肱下韧带复合体。该复合体在肩关节位于体侧内收位时很松弛；在中立位外展时就像吊床一样承托着肱骨头；而当肩关节处于外展、外旋位（最容易出现肩关节前脱位的体位）时，盂肱下韧带前束及腋窝部就转至肱骨头前下部（图11-1），此时如果受到自后向前的暴力，

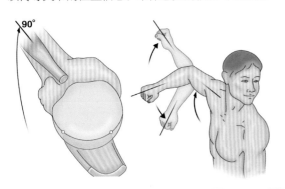
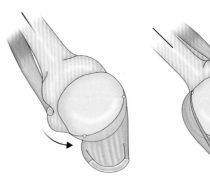

图11-1　盂肱下韧带的作用

盂肱下韧带位于盂肱关节的腋窝部。在肩关节外展、外旋时，盂肱下韧带转至肱骨头前下方，成为阻挡肱骨头向前下方脱位的重要静态稳定结构

导致该复合体断裂,则肱骨头就会出现前脱位。这种断裂最容易发生在该韧带位于前下盂唇侧的起点处,即 Bankart 损伤(图 11-2)。但也可能发生在韧带实质部,即前关节囊撕裂;还可能发生在韧带的肱骨侧止点处,即盂肱下韧带肱骨侧撕脱(humeral avulsion of glenohumeral ligament,HAGL)。

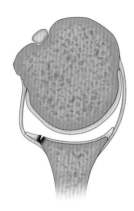

图 11-2　Bankart 损伤

Speer 等在尸体标本上复制出 Bankart 损伤,但他们发现单纯的 Bankart 损伤仅会使肱骨头的前移增加,并不能使尸体标本出现肩关节前脱位。Bigliani 等的生物力学研究发现,盂肱下韧带的断裂可发生在肩盂侧止点(40%)、韧带实质部(35%)或肱骨侧止点(25%)上。与韧带断裂同时伴随的还有明显的韧带拉伸和延长。从这些研究可以看出,单纯的 Bankart 损伤并不足以导致肩关节前脱位。Bankart 损伤和盂肱下韧带的拉伸和延长一起,是导致肩关节前向不稳的最常见病理基础。

11.2.2　临床评估

(1)病史与临床表现

肩关节前向不稳患者往往有肩关节反复前脱位或半脱位病史。初次脱位前多有外伤史。此后,每当肩关节处于外展、外旋、后伸位时,容易出现肱骨头向前方的脱位或半脱位。早期的肩关节脱位多与运动或外伤有关,但此后随着脱位次数的增多,肩关节前方骨及软组织结构损伤加重,肩关节可能极不稳定,日常生活动作即可能导致脱位。肩关节脱位发生时,患者多有明显疼痛,肩关节有空虚感,多数患者需至医院进行手法整复。患者在肩关节未脱位时症状往往不明显,但脱位次数较多的患者在上肢处于外展上举位时有明显恐惧感。

现有的研究表明,初次脱位后是否会发展成复发脱位,与初次脱位时患者的年龄有关。Hovelius 报道,初次脱位年龄小于 20 岁,复发率为 95%。Rowe 报道,初次脱位年龄 10～20 岁,复发率为 94%;20～30 岁,复发率为 79%;30～40 岁,复发率为 50%。由此可见,初次脱位时越年轻,脱位越容易复发。

在询问病史时,还需要注意询问患者既往脱位次数;每次脱位是否必须手法复位,还是可以自行复位;以及是否经常参加体育活动,爱好什么样的体育活动。这些因素都与患者肩关节骨、软组织损伤的严重程度以及治疗后复发脱位的概率紧密相关。

需要特别注意的是,癫痫患者可因癫痫发作导致肩关节出现脱位。而且患者常不愿意提及其癫痫病史。但对于这类患者,在癫痫未得到控制时进行手术是十分危险的。因而对肩关节不稳患者进行病史采集时,需要特别注意询问相关病史。

(2)体格检查

1)肩关节活动度检查:进行体格检查时,首先应对患者肩关节功能进行全面检查。了解患者肩关节活动度的情况(详见第 8 章),包括前屈上举,体侧外旋、内旋,体前内收、外展 90°内旋及外旋等各个角度的活动范围。其中,外展 90°外旋时,由于此时肩关节所处位置为较容易发生前脱位的位置,因此检查者应做好保护,防止患者出现肩关节脱位。检查关节活动度时,应首选检查患者的主动活动度,要求患者向上述各个方向主动活动并测量其活动度。如果患者活动受限,检查者可进行关节被动活动度的检查,以比较主动和被动活动度之间是否有差异,从而考虑其活动受限的原因是什么。

2)肩部肌肉力量检查:对包括三角肌、冈上肌、冈下肌、小圆肌、肩胛下肌、肱二头肌、肱三头肌在内的肌肉力量测试也是非常必要的,可以由此判断患者是否存在因肩关节脱位合并臂丛损伤或肩袖损伤的迹象。颈椎功能方面的检查也是非常必要的,因为颈椎病导致肩关节出现明显症状并不少见。

3)恐惧试验和复位试验:是诊断肩关节前向不稳最重要的体格检查方法(详见第 8 章)。

4)Gagey 试验(图 11-3):可以评估盂肱下韧带松弛程度。患者处于坐位,检查者一只手放在患者肩关节上方以稳定肩胛骨,另一只手扶住患者肘关节,使其肩关节被动上举,测量关节被动极度外展的活动范围。在固定肩胛骨的前提下,关节被动极

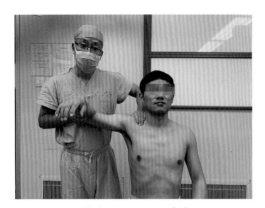

图 11 - 3　Gagey 试验

度外展活动范围超过 105°,可能提示盂肱下韧带延长和松弛。部分患者可能同时出现疼痛。

（3）影像学检查

X 线检查主要针对与肩关节不稳相伴随的骨性损伤。一些特殊的 X 线投照体位有助于医生更加清楚地观察这类患者中常见的肩盂前下缘的骨缺损或骨折,以及肱骨头的 Hill-Sachs 损伤。近年来,三维 CT 技术不断成熟及推广,目前已被越来越多地应用于相关骨性损伤的临床评估中。

对于肩关节前向不稳患者,进行三维 CT 检查时,判断肩盂骨性损伤的情况非常重要,因为这对医生选择手术方案至关重要。在 CT 上需要观察肩盂前部是否存在骨缺损或肩盂前缘骨折。对肩盂前缘的骨缺损,需测量其占肩盂的比例,如缺损超过肩盂面积的 20% 以上,则术中需考虑骨移植类手术以恢复肩盂骨性结构。

1）对肩盂缺损的评估：Sugaya 等首先提出在三维 CT 上测量肩盂骨缺损的方法,目前该方法在国际上应用比较广泛。测量时,需首先通过 CT 处理软件,将患者的肱骨头影像去除。然后旋转肩胛骨,将肩盂正对检查者,形成肩盂的 Enface-view（图 11 - 4）。依据解剖学研究,正常人的肩盂下部以关节面中央的软骨裸区为圆心,为一正圆。裸区至肩盂前缘、后缘及下缘的距离近似。因此,在肩盂前缘骨缺损患者的肩盂 Enface-view 上,可以依据仍保持完整的肩盂后缘及下缘画出一正圆,而这即为在肩盂出现缺损前其下部的正常形态。将现有肩盂的面积与之相比,就可以得出肩盂骨缺损的大小及其占正常肩盂大小的比例。

2）对肱骨头骨性缺损的评估：除了肩盂的骨性损伤,肩关节前向不稳患者还常存在不同程度的肱

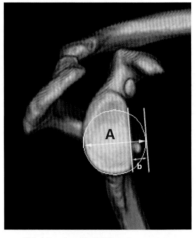

图 11 - 4　肩盂的Enface-view

术前,在患侧肩关节的 Enface-view 上,依据仍保持完整的肩盂后缘及下缘,画出拟合圆。该拟合圆即为肩盂下部完整时的形态。根据该拟合圆的直径 A 和肩盂前缘骨缺损的高度 b,计算肩盂前缘骨缺损的比例 b/A

骨头后上方凹陷性骨折（Hill-Sachs 损伤）（图 11 - 5）。但肱骨头骨性损伤的评估较肩盂的评估更加困难。因为该损伤在肱骨头上的位置、宽度、深度、方向等因素均有可能对患者术后肩关节的稳定性有明显的影响。

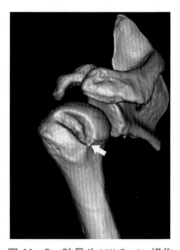

图 11 - 5　肱骨头 Hill-Sachs 损伤

箭头所指处即为肩关节脱位复位后,肱骨头后上方凹陷性骨折（Hill-Sachs 损伤）

A. 啮合型（engaging）与非啮合型（non-engaging）：早期的观点认为,导致肩关节前向不稳的主要病理基础是肩关节前方稳定结构的损伤,肱

骨头后上方由于反复脱位导致的压缩性骨折 Hill-Sachs 损伤并不会明显影响关节的稳定性。但 Burkhart 首先对这一观点提出了质疑。他在针对肩关节前向不稳术后失效的翻修手术中发现，有些患者虽然初次手术时修复的 Bankart 损伤已经愈合，但由于肱骨头后上方巨大的压缩性骨折，导致在肩关节外展、外旋时肩盂前缘仍会卡入肱骨头骨缺损内，从而出现复发脱位。根据肩外展 90°外旋时肱骨头凹陷与前方肩盂是否啮合，Burkart 将 Hill-Sachs 损伤分为啮合型和非啮合型两大类。如果在术中关节镜检查时，肩关节外展 90°逐渐外旋的过程中，肩盂前缘会卡入肱骨头压缩性骨折内，则这种 Hill-Sachs 损伤即为啮合型 Hill-Sachs 损伤，需要手术处理。

B. 在轨型（on-track）与脱轨型（off-track）：近来，比较完善的评估方法是 Yamamoto 和 E. Itoi 等提出的肩盂轨迹法（glenoid track）以及由此发展而来的在轨及脱轨概念。早在 2007 年，Yamamoto 和 E. Itoi 等在正常尸体标本上测量了在肩关节处于不同外展角度、极度外旋后伸位时，肩盂在肱骨头上的运行轨迹。他们发现，该轨迹的内缘距离肩袖止点

内缘的距离为肩盂宽度的 84%。此后，他们通过应用动态 MRI 检查，在健康志愿者中重复了该项研究，并将该距离修正为肩盂宽度的 83%。考虑到许多这样的患者肩盂均存在不同程度的骨缺损，在 2014 年，G. D. Giacomo、E. Itoi 和 S. S. Burkhart 提出了在轨及脱轨概念。他们在术前的三维 CT 上测量 Hill-Sachs 损伤内缘至肩袖止点内缘的最大距离 HSI，肩盂下部虚拟正圆的直径 D 以及肩盂前缘骨缺损高度 d（图 11 - 6）。肩盂轨迹宽度为 0.83D−d。如果 HSI<0.83D−d，则意味着 Hill-Sachs 损伤为在轨型，可行 Bankart 修复术，恢复前下方关节囊韧带的完整性，术后不会出现复发脱位。反之，如 HSI>0.83D−d，则意味着该损伤的内缘延伸至肩盂轨迹内缘以内，即使术中修复前下方软组织，且该组织恢复至正常状态，在肩关节外展、外旋时肩盂会落入 Hill-Sachs 损伤内，这样的 Hill-Sachs 损伤即为脱轨型，需要手术处理。该方法的最大优势在于将肱骨头和肩盂侧骨性损伤作为统一整体进行考虑。如果肩盂骨缺损大，会相应减小所计算出的肩盂轨迹宽度，从而使 Hill-Sachs 损伤更易变成脱轨型。

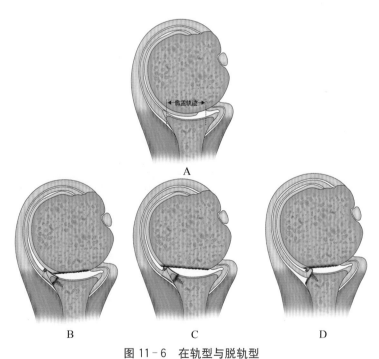

图 11 - 6　在轨型与脱轨型

A. 肩盂轨迹＝0.83D−d(D：肩盂直径；d：肩盂前缘骨缺损高度)；B. 如患者的 Hill-Sachs 内缘至肩袖止点内缘最大距离小于肩盂轨迹，则 Bankart 修复术后不会出现复发脱位；C. 如患者的 Hill-Sachs 内缘至肩袖止点内缘的最大距离大于肩盂轨迹，则 Bankart 修复术后会出现复发脱位；D. 如因肩盂前缘存在骨缺损，使肩盂轨迹变窄，从而导致患者的 Hill-Sachs 内缘至肩袖止点内缘的最大距离大于肩盂轨迹，则 Bankart 修复术后也会出现复发脱位

（4）诊断与鉴别诊断

如果患者有明确的肩关节外伤后脱位、复位以及此后多次脱位的病史，体格检查时恐惧试验呈现阳性，影像学检查有肩盂前下缘的骨折或骨缺损，以及肱骨头的 Hill-Sachs 损伤，则不难得出肩关节前向不稳的诊断。

但对于发作时无典型肩关节完全脱位的患者，常需要通过详细的病史询问、仔细的体格检查并结合影像学检查综合分析，才能得出正确的诊断。

发生在老年人中的肩关节前向不稳，还需要特别注意患者的肩袖功能状态。除了盂肱韧带以外，肩袖肌肉也是非常重要的肩关节稳定结构。在年轻患者中，由于肩袖肌肉及肌腱质量好，往往不易在肩关节前脱位时发生明显损伤。但老年人的肩袖肌肉质量较差，脱位时很容易合并明显的肩袖损伤。单纯的巨大肩袖损伤会导致患者肩关节不稳，即使此时患者的盂肱韧带并没有明显的损伤。

另外，肩关节前向不稳还需与肩关节后向不稳和肩关节多向不稳相鉴别。在进行体格检查时，需要特别注意不稳定的方向，以及是否合并多发关节松弛的情况。

11.2.3 治疗

（1）治疗原则

对于肩关节曾出现过 2 次以上的前脱位或半脱位、肩关节前向不稳诊断明确的患者，因非手术治疗很难恢复关节的稳定性，且前脱位会增加前方组织的损伤，因而建议尽早进行手术治疗。

（2）非手术治疗

多次脱位的肩关节前向不稳患者通过非手术治疗关节能够恢复稳定的概率低，而反复脱位会导致关节内软组织和骨性损伤加重，不利于手术修复，因此，这种情况下非手术治疗的价值有限。但对于初次脱位患者来说，有可能通过非手术治疗尽可能降低之后的复发脱位率。目前的研究显示，初次脱位复位后，传统的内旋位固定不会降低之后的复发脱位率。Itoi 等通过尸体标本、影像学研究以及临床研究证实，在初次脱位后，将肩关节固定在外旋 10°位 3 周，会降低之后的复发脱位率。他们推测，这是因为外旋位时，紧张的肩胛下肌腱会将撕脱的前盂唇组织压迫至肩盂前缘，从而使其有一定机会愈合。但也有一些研究者认为，外旋位制动和内旋位制动在后期的复发脱位率方面没有显著性差异。因此，

这方面还需要更多的研究验证。

（3）手术治疗

1）关节镜下 Bankart 修复术：由于导致肩关节前向不稳最常见的损伤是 Bankart 损伤，以及前关节囊和盂肱韧带的拉伸和延长，因此，直接修复撕脱的盂唇并紧缩前关节囊和盂肱韧带是处理这类损伤的解剖型修复手术的核心内容。以此为目的的 Bankart 修复术是 Bankart 在 1923 年所发表的论文中首先描述。此后，人们发现这一手术治疗肩关节前向不稳的成功率很高，且并发症较少，因而这一技术在世界范围内逐渐得到广泛应用，成为治疗肩关节前向不稳的经典术式。但经典的 Bankart 修复术是通过切开手术来完成的，对患者的损伤较大。随着关节镜的出现，许多骨科医生尝试采用微创的技术来完成 Bankart 修复术，但许多尝试并不成功，术后复发率较高。直到 1993 年，在关节镜下采用带线锚钉进行 Bankart 修复的手术技术才由 Wolf 等首次报道。此后，随着骨科医生对这一镜下 Bankart 修复的手术技术不断改进，手术指征不断优化以及更加牢固的内固定锚钉的出现，目前镜下 Bankart 修复术已成为全世界范围内被最广泛应用的治疗肩关节前向不稳的手术技术。

关节镜下 Bankart 修复术，可采用沙滩椅位或侧卧牵引体位完成。术中处理的要点是修复盂肱下韧带前束在肩盂前下缘的止点，也即修复前下盂唇。缝合时还需要收紧因反复脱位所造成的盂肱下韧带前束及前关节囊的拉伸和延长（图 11-7）。

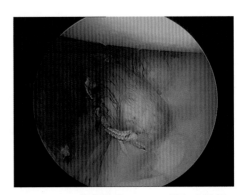

图 11-7 关节镜下 Bankart 修复术效果

手术将撕脱的盂肱下韧带前束修复回肩盂的前下缘，重建隆起的盂唇外形，同时张紧前关节囊

术后需嘱患者佩戴颈腕吊带，患肢内旋位制动 6 周。6 周后患者即可取掉颈腕吊带，以患肢做日常

活动,并开始肩关节被动及辅助的主动活动度练习。术后 3 个月,可开始关节终末牵拉及肩袖肌力练习。但术后半年内应避免参加体育活动。至患肢活动度完全恢复且在肩关节外展、外旋位无任何恐惧感时可恢复术前体育活动。

与传统的切开 Bankart 修复术相比,关节镜下 Bankart 修复术具有以下优势:①手术创伤小;②术中不需要切断肩胛下肌腱;③可发现并同时处理关节内其他病变;④手术对患者的关节活动度影响较小。但文献报道,切开 Bankart 修复术后患者肩关节复发脱位率一般均低于 10%,而关节镜下 Bankart 修复术后患者肩关节脱位的复发率为 4%~17%。许多研究证实,手术时患者年龄、性别、手术前脱位次数,患者的体育运动水平,术中用来修复盂唇损伤的锚钉数量,肩盂是否存在明显骨缺损,是否合并明显的肱骨头 Hill-Sachs 损伤,是否合并明显的韧带松弛等,均可能明显影响关节镜下 Bankart 修复术后复发脱位率。另一方面,有研究证实,比起 Bankart 损伤,前方盂唇韧带复合体骨膜下袖套状撕脱(anterior labroligamentous periosteal sleeve avulsion,ALPSA)损伤的患者,其术后复发脱位率更高。F. Balg 和 P. Boileau 总结了可能导致关节镜下 Bankart 修复术后复发脱位的风险因素:①患者手术时年龄<20 岁;②参与竞技水平的体育活动或接触性体育活动;③参与强力过顶位的体育活动;④肩关节过度松弛;⑤在 X 线正位片上,肩关节外旋位时仍可看到 Hill-Sachs 损伤;⑥在 X 线正位片上肩盂前下缘边缘消失。他们因此提出了肩关节不稳严重程度评分(instability severity index score,ISIS)系统(表 11-1)。他们发现,如果患者术前的 ISIS 评分>6 分,则患者在关节镜下 Bankart 修复术后的复发脱位率>70%。这一评分系统对在术前综合评估患者术后复发脱位的风险并选择合适的治疗方法时很有参考意义。

表 11-1 ISIS 评分标准

预后因素	评分
患者手术时年龄	
≤20 岁	2
>20 岁	0
参与体育活动水平或接触性的体育活动	

续 表

预后因素	评分
专业的	2
业余爱好	0
参与体育活动类型	
接触性或强力过顶位的体育活动	1
其他	0
肩关节松弛度	
肩关节过度松弛	1
正常松弛度	0
在 X 线正位片上 Hill-Sachs 损伤情况	
肩关节外旋位时仍可看到 Hill-Sachs 损伤	2
肩关节外旋位时看不到 Hill-Sachs 损伤	0
在 X 线正位片上肩盂形态	
肩盂前下缘边缘消失	2
肩盂形态正常	0
总分	10

2)前关节囊撕裂的关节镜下修复术:有时,对肩关节前向不稳患者进行手术治疗时,术中会发现前关节囊及盂肱韧带本身有明显的撕裂。这种关节囊的撕裂可能单独出现,也可能和盂唇撕裂同时存在。这时,在修复时需要注意,锚钉的尾线应跨越关节囊撕裂处,这样打结后可同时关闭前关节囊的裂口(图 11-8)。

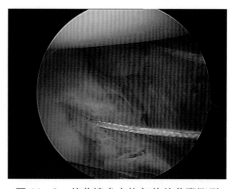

图 11-8 关节镜术中修复前关节囊撕裂

3)HAGL 损伤的关节镜下修复术:1942 年,Nicola 等首先描述了 4 例存在盂肱下韧带自肱骨侧起点处撕脱损伤的病例。1995 年,Wolf 等首先将其命名为 HAGL 损伤(图 11-9)。一般研究均认为,

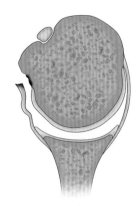

图 11-9 HAGL 损伤

在肩关节前向不稳定的患者中 HAGL 损伤的发病率很低。早期的相关文献均认为由于其所在位置较难处理,因而需采用切开手术对其进行治疗。但随着关节镜技术的不断进步,目前全关节镜下手术也可以很好地修复 HAGL 损伤。

该损伤发病率较低,但临床上遇到创伤性前脱位的患者,如果没有发现明显的 Bankart 损伤,一定要想到可能存在 HAGL 损伤。术中需在关节囊和盂肱韧带在小结节上的止点处植入缝合锚钉,修复关节囊。

4) 肩关节前方骨性 Bankart 损伤修复术:骨性 Bankart 损伤是指与肩关节前向不稳相伴随的肩盂前缘骨折。在肩关节前向不稳患者中,这类损伤的发生率很高。采用关节镜下复位,缝合锚钉固定的手术技术多数情况下可有效治疗合并骨性 Bankart 损伤的肩关节前向不稳。当肩盂前缘骨折块不大时,单排锚钉的修复就可以达到满意的生物力学强度;如果前方骨折块很大,则需要采用双排锚钉固定的技术。

采用单排缝合锚钉固定肩盂前缘骨折块时,锚钉尾线的一端应从骨块深方带过并穿过与肩盂前缘骨块相连的前关节囊组织(图 11-10)。也可以采用特殊的缝合钩刺穿骨块,带过缝线,这样能保证缝合锚钉对骨块的有效复位和固定。

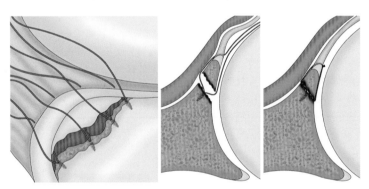

图 11-10 采用单排缝合锚钉修复骨性 Bankart 损伤

采用双滑轮(double pulley)技术固定肩盂骨折块时,需要使用双排锚钉。内排缝合锚钉应置于骨折床面内缘,其尾线需穿过与骨块相连的盂肱韧带和前关节囊。在肩盂关节面上置入普通的带线锚钉,

采用肩袖缝合常用的双滑轮技术,将内、外排锚钉的尾线之间打结,从而形成双排固定(图 11-11)。也可以将内排锚钉的尾线穿入较小直径的专用外排挤压钉中,拉紧缝线后,将其挤压固定在肩盂关节面

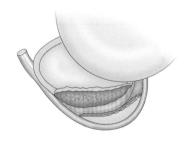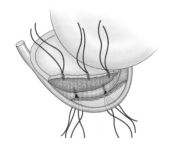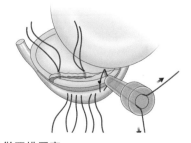

图 11-11 采用双滑轮技术对肩盂前缘骨折块做双排固定

上。两种方法相比,前者稍复杂,应用时应保证内排锚钉的尾线穿过组织后可自由滑动,而其优点是打结时可以调节线结两端缝线的张力,从而调整骨块的姿态。

目前,许多研究表明,合并骨性 Bankart 损伤的患者如在关节镜下采用缝合锚钉修复损伤,则术后复发脱位率并不会明显升高。现有报道中采用关节镜下缝合锚钉固定治疗合并骨性 Bankart 损伤的肩关节前向不稳患者,其术后复发率在 0%~8% 之间。有研究认为,这是由于修复的肩盂前缘骨折块愈合后会明显增加肩盂骨性结构面积。从我们的研究看,手术修复后肩盂面积对手术成功非常重要。若术前 CT 检查显示肩盂残留骨量小,肩盂前缘骨折块面积也小,两者相加小于肩盂下部正圆的 80%,则关节镜下骨性 Bankart 修复术后肩关节不稳的复发率仍较高,需考虑骨移植类手术。

5) Hill-Sachs 损伤的处理:对于巨大肱骨头的骨性损伤的处理也是目前临床上一个争议较大的话题。现有的治疗方法主要包括:①采用骨或骨软骨移植,甚至是假体置换的方法对缺损进行填充;②采用肱骨近端旋转截骨技术改变肩关节运动过程中肱骨头与肩盂的接触部位;③通过关节囊的紧缩限制关节活动;④通过将后方肩袖肌腱填充固定入肱骨头的骨性损伤内,从而使其变为关节外结构,防止在运动过程中出现肩盂前缘卡入肱骨头缺损内的现象。这几种处理方法中前两种手术创伤大,而第 3 种方法又会对肩关节活动造成明显影响,因此应用仍较为局限。第 4 种方法目前已形成比较成熟、微创的关节镜下操作技术,即关节镜下 Hill-Sachs Remplissage 术(图 11 - 12),且手术可和前方 Bankart 重建术同时实施,对患者影响较小,因而近

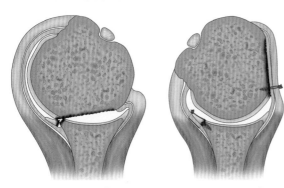

图 11 - 12　关节镜下 Hill-Sachs Remplissage 术

年来被越来越多的临床医生所采用。而且,从目前的临床报道来看,关节镜下 Bankart 修复辅助 Hill-Sachs Remplissage 术可有效地治疗合并巨大 Hill-Sachs 损伤的肩关节前向不稳患者。文献报道术后复发脱位率为 0%~15%。手术不会明显影响患者的肩关节活动度,且手术本身十分安全,并发症发生率很低。

6) 合并明显肩盂骨缺损的肩关节前向不稳的修复:大量的生物力学研究及临床研究均显示,如果肩关节前向不稳患者合并巨大的肩盂骨缺损会明显降低关节镜下 Bankart 修复术的成功率,导致患者术后复发脱位率升高。目前国际上较公认的观点是,如肩盂的骨缺损在 20%~25%,单纯的镜下 Bankart 修复术后复发率很高,此时宜选择骨移植类的手术重建肩盂的骨性结构。

治疗存在明显肩盂骨缺损的肩关节前向不稳患者时,可选择的手术方式有以下几种:①喙突尖端的截骨移植术,即 Bristow 术;②喙突主体的截骨移植术,即 Latarjet 术;③自体或异体骨移植术,即 Eden-Hybinette 术。其中,以 Latarjet 术应用最为广泛。M. Latarjet 在 1954 年首先报道了一种通过喙突截骨移位来治疗复发性肩关节前脱位的手术方法。在描述手术方法时他提到,行喙突截骨,将带有联合腱的喙突骨块穿过肩胛下肌腱后固定于肩盂前缘。此后,Patte 和 G. Walch 在 20 世纪 80 年代时,对该术式做了进一步的改良和定型,从而形成目前标准的手术步骤。术中,需在喙锁韧带止点前方、喙突弓背弯曲的最高点截断喙突(图 11 - 13A)。水平劈开肩胛下肌腱,纵行切开前关节囊,显露肩盂前下缘(图 11 - 13B)。将喙突骨块下表面紧贴在肩盂前下缘处并以 2 枚螺钉固定。喙突骨块的位置应位于肩盂前缘时钟 3~5 点间,喙突外缘与肩盂关节面平齐或可稍低于肩盂关节面,切不可突出于肩盂关节面。最后,将纵行切开的前关节囊缝合至喙肩韧带在喙突的残端上(图 11 - 13C)。

Latarjet 术是治疗复发性肩关节前脱位的有效方法,从目前的文献报道来看,其术后复发率在 0%~8% 之间。特别是患者存在明显肩盂骨缺损或前关节囊质量很差时,类似 Bankart 修复术这样的经典解剖修复手术术后的复发率很高,而 Latarjet 术则可以很有效地恢复关节的稳定性。因此,在治疗这类难治性的复发性肩关节前脱位患者时,Latarjet 术是国际上被最广泛应用的术式。国外研

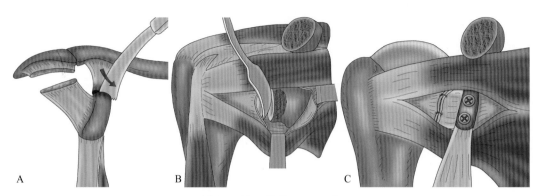

图 11 - 13　切开 Latarjet 术

A. 喙突截骨；B. 肩盂显露；C. 喙突固定及前关节囊修复

究认为,Latarjet 术对肩关节稳定性的改善来源于 "三重阻挡效果"：①移位的喙突骨块可增加肩盂的宽度；②肩关节外展、外旋时固定在肩盂前下缘的联合腱以及联合腱下方的肩胛下肌腱下半部可

起到动力阻挡的作用；③将关节囊缝合至喙肩韧带残端上,可重建前关节囊的止点,从而起到稳定作用(图 11 - 14)。

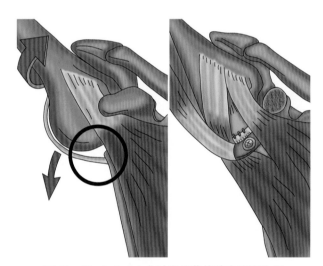

图 11 - 14　Latarjet 术对肩关节的前方稳定作用

Latarjet 术后对患者肩关节可能造成的不良影响主要体现在手术后肩关节的骨关节炎可能加重这一方面。从国际上的相关报道来看,这也是这类手术后临床随访的重点。文献报道,中长期随访中患者出现骨关节炎或原有骨关节炎明显加重的概率为 35%~71%。多数的研究认为,一些风险因素可能导致患者术后骨关节炎加重。其中包括：移位喙突骨块的位置过于偏外,骨块外缘高于肩盂关节面；患者术后运动水平较高；患者年龄较大,手术之前就有一定程度的关节退行性变；以及术中发现同时合并肩袖损伤。因此,在选择患者时,应尽可能避免在老

年患者中用该术式。另外,术中防止喙突骨块固定位置偏外及突出于肩盂关节面。

Lafosse 等于 2007 年首先描述了他们的关节镜下 Latarjet 术的专用手术器械及手术技术。此后,这一术式逐渐得到广泛的应用。目前越来越多的医生建议术中尽可能保护前关节囊完整性,并在移位固定喙突后,以缝合锚钉修复前关节囊(图 11 - 15)。

目前对于关节镜下 Latarjet 术后疗效随访的研究很少。最大宗病例系列报道来自于 G. D. Dumont 和 L. L. Lafosse 等。他们报道了 64 例术后随访超过 5 年病例的临床疗效。其中仅 1 例在随

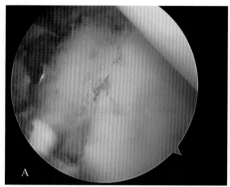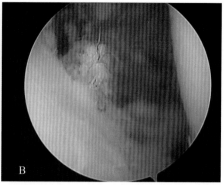

图 11‑15　关节镜下 Latarjet 术中固定喙突后修复前关节囊

A. 镜下 Latarjet 术中用 1～2 枚空心钉固定喙突骨块；B. 喙突骨块固定后，以缝合锚钉修复前关节囊

访过程中出现半脱位；手术并发症方面，3 例局部出现血肿，1 例术后发生骨块移位，8 例随访中发现固定螺钉突出后予以取出，1 例因严重的关节退行性变行人工关节置换治疗。

11.3　肩关节后向不稳

11.3.1　病因与发病机制

肩关节后向不稳可依据其发病原因和临床特点分为以下几类。

（1）肩关节自发性后向不稳

肩关节自发性后向不稳是指患者能够有意识或无意识地通过非对称性的肌肉收缩来导致肩关节出现后方半脱位。这些患者最初肩关节并无明显异常，但随着不断牵拉后方关节囊，导致其出现后方软组织结构松弛，从而使肩关节在非自主情况下也可出现半脱位。其中一些存在精神方面异常的患者，当他们学会如何使肩关节向后半脱位后，会自主反复重复这一动作。这类患者是手术治疗的禁忌人群。另外一类肩关节自发性后向不稳患者，虽然可以自主使肩关节向后半脱位，但并不愿主动做这一动作，常只是在检查者的要求下使肩关节向后方半脱位。随着半脱位的次数增多，后方软组织损伤加重，他们逐渐出现不能控制的肩关节后向不稳定，并对其产生明显的困扰。

（2）肩关节骨性结构发育异常

这类患者由于肩盂或肱骨近端骨性结构的发育异常，导致肩盂后倾过大或肱骨头后倾过大，从而出

现肩关节后向不稳。

（3）获得性肩关节后向不稳

临床上大多数单方向的肩关节后向不稳患者，是由于反复的微创伤或一次明显的外伤，导致肩关节后方软组织或骨性结构的损伤，从而出现肩关节后向不稳。这类患者中最常见的术中发现是肩关节后关节囊非常冗余，失去了维持肩关节后方稳定的作用。这往往是由于反复的微创伤导致肩关节后关节囊拉伸延长，或一次明显外伤导致肩关节后关节囊撕裂后在较伤前延长的位置上愈合。这类患者常主诉肩关节在特定位置时有疼痛或脱位的感觉。这一位置常是一定程度的前屈、内收及内旋位。患者有时能回忆起某次明确的外伤事件。随着半脱位次数的增多，很多患者可以明确在某些体位肩关节容易出现后方半脱位，但由于半脱位导致的不适症状他们并不愿意主动重复这些体位。

11.3.2　临床评估

（1）病史与临床表现

肩关节后向不稳患者典型的症状是疼痛及关节的错动感。静息时就感到疼痛者不多见，这种疼痛往往发生在关节错动时。关节的错动感发生在特定的体位，出现症状之前并不一定有明确的外伤史。

（2）体格检查

Jerk 试验是检查肩关节后向不稳的特殊方法（详见第 8 章）。检查者应在患者肩关节处于不同的前屈角度下进行该项检查，从而检视肩关节后下方或正后方的稳定性。

（3）影像学检查

应进行肩关节三维 CT 检查，以发现是否同时合并肩盂或肱骨头骨性结构的发育异常，或肩盂后缘骨折。

（4）诊断与鉴别诊断

由于肩关节后向不稳患者的肩关节后脱位或半脱位比较容易发生，也比较容易复位，因此许多肩关节后向不稳患者并不能明确地将症状描述为关节脱位，而是称其为"关节弹响"或"突然无力"等。这就要求医生在倾听患者主诉时要留意，这有可能是肩关节后向不稳所致。如有所怀疑，往往通过体格检查就能比较容易做出明确诊断。

另外，在明确了肩关节后向不稳后，还应检查患者是否存在其他方向的不稳、对侧肩关节的稳定性以及是否有多发关节松弛表现，以与肩关节多向不稳相鉴别。

11.3.3 治疗

（1）治疗原则

对明确诊断的肩关节后向不稳患者可首先尝试非手术治疗。如经长期非手术治疗无效，可以考虑手术治疗。需要注意的是，对于肩关节自发性后向不稳且患者有主动使肩关节脱位倾向的，不宜进行手术。

（2）非手术治疗

非手术治疗的内容主要包括改进患者的工作、生活方式，避免重复后关节囊牵拉的动作，以及后方肩袖及三角肌肌力的练习。

（3）手术治疗

手术应针对导致肩关节后向不稳的病损进行治疗。对于明确诊断为肩关节后向不稳且术前检查未发现肩盂或肱骨头骨性结构发育异常的患者，可以选择关节镜下后方盂唇关节囊修复紧缩术来治疗后盂唇及关节囊损伤（图 11－16）。

术后患侧肩关节应以支具制动于外旋位，这样可以放松后方紧缩的关节囊组织以利于其愈合。一般需要制动 6 周。6 周后可以用患肢进行日常生活动作，并开始辅助主动功能练习。术后 3 个月可以开始肌力练习及关节活动度的牵拉练习。从目前的文献报道来看，关节镜下后方盂唇关节囊修复紧缩术的疗效是比较令人满意的。

当肩关节后向不稳合并肩盂后方骨缺损时，可考虑进行关节镜下的肩盂后部植骨术。术中需取髂

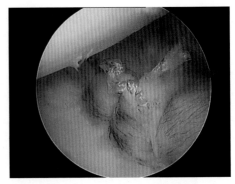

图 11－16　关节镜下后方盂唇关节囊成形术后效果

骨骨块，将其加工成合适大小后，固定在镜下 Latarjet 术所用的双管导向套筒的前端。关节镜由前方通道观察。将导向套筒自后方通道插入关节内，置于合适位置后，用空心钉固定骨块。

11.4　肩关节多向不稳

11.4.1　病因与发病机制

肩关节多向不稳是指由于关节囊的过度松弛使患者的肩关节出现多个方向的不稳定。有关肩关节多向不稳的发病机制，目前仍不十分清楚。比较公认的假说认为其与关节囊的过度冗余及肩袖间隙组织的损伤有关。但也有一些研究认为可能与结缔组织异常及神经-肌肉控制不良有关。

11.4.2　临床评估

（1）病史与临床表现

患者往往存在明显的关节松弛，其中一些人可能有多发关节松弛的表现，但并不是所有关节松弛的患者一定存在关节不稳。关节不稳均伴随有类似疼痛、麻木、无力以及脱位等症状和主诉；而关节松弛无明显临床症状及主诉。多向不稳可以是向前、向下方不稳定，或是向后、向下方不稳定，或是向前、后、下方不稳定，其中绝大多数患者均存在下方不稳定。患者在出现症状前可能有明确的外伤事件，但很多患者没有明确的外伤，而是由于反复从事一些运动或训练甚至是重体力劳动，导致关节囊在反复多次的微创伤下发生改变，从而出现不稳定的症状。在问诊时还应注意询问患者是否存在家族遗传史，

以除外 Ehlers-Danlos 综合征、马方（Marfan）综合征等遗传性结缔组织发育异常。

（2）体格检查

患者关节十分松弛，肩关节活动度非常大，如体侧外旋超过 90°以上，则意味着存在前关节囊的过度松弛。Sulcus 征是检查肩关节是否存在下方不稳定的重要体征（详见第 8 章）。在患者处于坐位，患肢位于体侧时行抽屉试验检查，以明确肱骨头在肩盂内前后向移动情况。另外，以恐惧试验或 Jerk 试验来判断患者肩关节前、后向的稳定性。

（3）影像学检查

大多数情况下，这类患者的肩关节骨性结构正常，但有时三维 CT 检查可能发现肩盂的发育异常。MRI 造影检查可能发现肩关节囊的过度冗余。

（4）诊断与鉴别诊断

通过体格检查发现肩关节存在多个方向的不稳且均可导致患者的不适症状，就可诊断肩关节多向不稳。如患者合并多发关节松弛表现，则还应排除是否存在 Ehlers-Danlos 综合征或马方综合征。

11.4.3 治疗

（1）治疗原则

对于肩关节多向不稳患者，由于其病因并不完全清楚，因此首选非手术治疗。只有当长期非手术治疗无效时，才考虑手术治疗。

（2）非手术治疗

首选的治疗方式是康复训练。非手术治疗的重点在于通过肩袖肌肉、三角肌以及肩胛带肌肉的力量练习，来增强肩关节的动态稳定机制，从而恢复关节的稳定性。

（3）手术治疗

如果患者诊断明确，且经 3～6 个月的非手术治疗无效，可考虑手术治疗。但这类患者中一部分人可自行使关节脱位，对于这样的患者，需仔细鉴别其是否存在精神问题，如有，则为手术禁忌人群。对于存在 Ehlers-Danlos 综合征、马方综合征的患者，应明确其他系统受累程度，以了解手术风险。

早期的成功手术治疗方式是 Neer 和 Foster 等提出的切开下的关节囊紧缩缝合术。随着关节镜技术的不断进步，目前，越来越多的医生选择关节镜下的关节囊紧缩术对这类患者进行治疗（图 11-17）。完成关节镜下关节囊折缝紧缩术后，还可将肩袖间隙关闭，以进一步增加关节的稳定性。

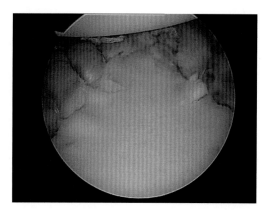

图 11-17　肩关节多向不稳关节镜下关节囊紧缩术后效果

术后患侧肩关节应以支具制动于中立位，这样可以使盂肱关节处于前后平衡的位置。一般需要制动 6 周。6 周后可以用患肢进行日常生活动作，并开始辅助主动功能练习。术后 3 个月可以开始肌力练习及关节活动度的牵拉练习。

（朱以明）

本章要点

1. 盂肱关节是由较大的肱骨头和较浅、较小的肩盂组成，这样的骨性结构决定了肩关节是人体活动度最大的关节，但同时也非常容易出现关节不稳。

2. 常见的肩关节不稳包括肩关节前向不稳、肩关节后向不稳和肩关节多向不稳。

3. 肩关节前向不稳是临床最常见的肩关节不稳类型。Bankart 损伤，即盂肱下韧带及其在前下盂唇处的起点撕脱，是导致肩关节前向不稳的最常见病理改变。

4. 除了 Bankart 损伤外，反复的肩关节前脱位还可能导致肩盂前缘骨折（骨性 Bankart 损伤）、肩盂前缘骨缺损、肱骨头压缩性骨折（Hill-Sachs 损伤）等骨性损伤。

5. 关节镜下 Bankart 修复术是目前最为常用的治疗肩关节前向不稳的术式。对于不合并严重骨性损伤的病例，该手术的术后复发脱位率较低。

6. 对合并严重骨性损伤的肩关节前向不稳患者行单纯的关节镜下 Bankart 修复术，术后复发脱位率很高。因此，术前对患者的骨性损伤进行精确评估并选择合适的手术方式进行治疗对降低术后复发脱位率很重要。

7. 对于因后方盂唇关节囊损伤导致的肩关节后向不稳,关节镜下后方盂唇关节囊修复术是目前最为常用的手术治疗方式。

8. 肩关节多向不稳多因盂肱关节过度松弛导致,应首选非手术治疗。对于非手术治疗无效的患者,可考虑行关节镜下关节囊折缝紧缩术治疗。

主要参考文献

[1] ALPERT J M, VERMA N, WYSOCKI R, et al. Arthroscopic treatment of multidirectional shoulder instability with minimum 270 degrees labral repair: minimum 2-year follow-up [J]. Arthroscopy, 2008, 24 (6): 704 – 711.

[2] BAHK M S, KARZEL R P, SNYDER S J, et al. Arthroscopic posterior stabilization and anterior capsular plication for recurrent posterior glenohumeral instability [J]. Arthroscopy, 2010, 26 (9): 1172 – 1180.

[3] BALG F, BOILEAU P. The instability severity index score. A simple pre-operative score to select patients for arthroscopic or open shoulder stabilization [J]. J Bone Joint Surg Br, 2007, 89(11): 1470 – 1477.

[4] BIGLIANI L U, POLLOCK R G, SOSLOWSKY L J, et al. Tensile properties of the inferior glenohumeral ligament [J]. J Orthopaed Res, 1992, 10(2): 187 – 197.

[5] DI GIACOMO G, ITOI E, BURKHART S S, et al. Evolving concept of bipolar bone loss and the Hill-Sachs lesion: from "engaging/non-engaging" lesion to "on-track/off-track" lesion [J]. Arthroscopy, 2014, 30(1): 90 – 98.

[6] DUMONT G D, FOGERTY S, ROSSO C, et al. The arthroscopic latarjet procedure for anterior shoulder instability: 5-year minimum follow-up [J]. Am J Sports Med, 2014, 42(11): 2560 – 2566.

[7] DUNCAN R, SAVOIE F H. Arthroscopic inferior capsular shift for multidirectional instability of the shoulder: a preliminary report [J]. Arthroscopy, 1993, 9(1): 24 – 27.

[8] GARTSMAN G M, RODDEY T S, HAMMERMAN S M, et al. Arthroscopic treatment of bidirectional glenohumeral instability: two- to five-year follow-up [J]. J Shoulder Elbow Surg, 2001, 10(1): 28 – 36.

[9] ITOI E, HATAKEYAMA Y, SATO T, et al. Immobilization in external rotation after shoulder dislocation reduces the risk of recurrence. A randomized controlled trial [J]. J Bone Joint Surg Am, 2007, 89 (10): 2124 – 2131.

[10] JIANG C Y, ZHU Y M, LIU X, et al. Do reduction and healing of the bony fragment really matter in arthroscopic bony Bankart reconstruction? A prospective study with clinical and computed tomography evaluations [J]. Am J Sports Med, 2013, 41(11): 2617 – 2623.

[11] LAFOSSE L, LEJEUNE E, BOUCHARD A, et al. The arthroscopic Latarjet procedure for the treatment of anterior shoulder instability [J]. Arthroscopy, 2007, 23 (11): 1242. e1 – 5.

[12] LENART B A, SHERMAN S L, MALL N A, et al. Arthroscopic repair for posterior shoulder instability [J]. 2012, 28(10): 1337 – 1343.

[13] MCINTYRE L F, CASPARI R B, SAVOIE F H, et al. The arthroscopic treatment of multidirectional shoulder instability: two-year results of a multiple suture technique [J]. Arthroscopy, 1997, 13(4): 418 – 425.

[14] O'BRIEN S J, NEVES M C, ARNOCZKY S P, et al. The anatomy and histology of the inferior glenohumeral ligament complex of the shoulder [J]. Am J Sports Med, 1990, 18(5): 449 – 456.

[15] OMORI Y, YAMAMOTO N, KOISHI H, et al. Measurement of the glenoid track in vivo as investigated by 3-dimensional motion analysis using open MRI [J]. Am J Sports Med, 2014, 42(6): 1290 – 1295.

[16] SAVOIE F H, HOLT M S, FIELD L D, et al. Arthroscopic management of posterior instability: evolution of technique and results [J]. Arthroscopy, 2008, 24(4): 389 – 396.

[17] SPEER K P, DENG X, BORRERO S, et al. Biomechanical evaluation of a simulated Bankart lesion [J]. J Bone Joint Surg Am, 1994, 76 (12): 1819 – 1826.

[18] SUGAYA H, MORIISHI J, DOHI M, et al. Glenoid rim morphology in recurrent anterior glenohumeral instability [J]. J Bone Joint Surg Am, 2003, 85(5): 878 – 884.

[19] YAMAMOTO N, ITOI E, ABE H, et al. Contact between the glenoid and the humeral head in abduction,

external rotation, and horizontal extension: a new concept of glenoid track [J]. J Shoulder Elbow Surg, 2007,16(5):649 - 656.

[20] ZHANG J, JIANG C. A new "double-pulley" dual-row technique for arthroscopic fixation of bony Bankart lesion [J]. Knee Surg Sports Traumat Arthrosc, 2011, 19(9): 1558 - 1562.

[21] ZHU Y M, JIANG C, SONG G, et al. Arthroscopic latarjet procedure with anterior capsular reconstruction: clinical outcome and radiologic evaluation with a minimum 2-year follow-up [J]. Arthroscopy, 2017,33 (12): 2128 - 2135.

[22] ZUCKERMAN J D, GALLAGHER M A, CUOMO F, et al. The effect of instability and subsequent anterior shoulder repair on proprioceptive ability [J]. J Shoulder Elbow Surg, 2003,12(2): 105 - 109.

12 肱二头肌腱及 SLAP 损伤

12.1　解剖与生物力学

肱二头肌长头腱近端起自盂上结节和上盂唇，其关节内部分经肩袖间隙穿出盂肱关节；在走行出盂肱关节时，肌腱被肱二头肌长头腱滑车稳定在结节间沟内。此滑车是由肌腱和韧带组成的吊索样结构，由盂肱上韧带、喙肱韧带以及冈上肌腱和肩胛下肌腱组成。滑车的内侧壁由盂肱上韧带和喙肱韧带深层组成，外侧壁由冈上肌腱下缘与喙肱韧带浅层组成。肱二头肌长头在盂肱关节外与肱二头肌短头汇合移行为一块肌腹，远端止于桡骨结节。肱二头肌长头腱性部分长约 9 cm，直径为 5～6 mm，近端血供来自旋肱动脉的分支。肱二头肌长头腱受交感神经网络的支配，这可能是肱二头肌长头腱病变引起肩痛的重要原因。

肱二头肌长头腱的主要功能是屈肘和使前臂旋后，而其在肩部的功能尚存在争议。有学者通过尸体研究认为，肱二头肌长头腱能够下压肱骨头部，是前向、前下方重要的稳定结构。也有学者认为，肱二

头肌长头腱是一个退化结构，对于盂肱关节没有任何功能。

12.2　病因与发病机制

肱二头肌长头腱病变或损伤大致可分为上盂唇前后（SLAP）损伤、肌腱炎或腱鞘炎、肱二头肌长头腱不稳和肱二头肌长头腱断裂。

12.2.1　SLAP 损伤

（1）损伤机制

SLAP 损伤的形成机制可能包括：①投掷运动员投球后的减速阶段对肱二头肌腱造成了离心负荷，使得长头腱止点反复的牵拉损伤；②跌倒时臂外展，肩胛盂上关节面受到压力以及肱骨头近侧半脱位；③肩关节外展、外旋时产生的扭转力，即"回剥"（peel-back）机制。而投掷运动员肩关节后下关节囊挛缩造成肱骨头向后上方的移位，对后上盂唇附着部位产生向后上方的剪切应力，最终也会导致

168

盂唇后上方的Ⅱ型 SLAP 损伤。因此,牵拉、压缩、扭转和剪切均与 SLAP 损伤的产生密切相关。多变的解剖结构和多种外力的共同作用造成了运动员肩关节上盂唇的不同损伤类型。

（2）分型

Snyder 等首先将 SLAP 损伤分为 4 种类型(图 12-1)：Ⅰ型,表现为完整的长头腱起点伴盂唇磨损；Ⅱ型,表现为长头腱上盂唇止点分离；Ⅲ型,表现为完整的长头腱止点伴上盂唇桶柄样撕裂；Ⅳ型,表现为上盂唇桶柄样撕裂延伸入长头腱。随后,其他学者进一步将 SLAP 损伤的分型扩展至目前的 10 种类型之多。

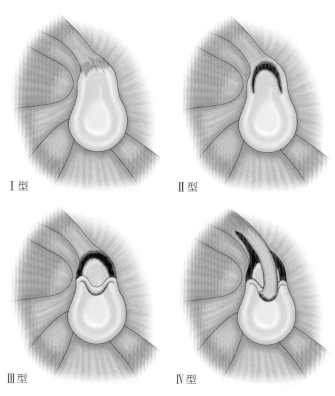

Ⅰ型

Ⅱ型

Ⅲ型

Ⅳ型

图 12-1 SLAP 损伤分型

12.2.2 肱二头肌长头肌腱炎或腱鞘炎

肱二头肌长头肌腱炎或腱鞘炎是由于肱二头肌长头腱过度使用及退化造成的。肱二头肌长头腱在结节间沟中走行的解剖结构会在过度使用时与结节间沟骨质摩擦后出现肌腱炎或腱鞘炎。肱二头肌长头肌腱炎或腱鞘炎的疼痛多位于肩关节前方的结节间沟附近。当考虑肱二头肌长头肌腱炎时,要明确是否继发于肩袖损伤、肩关节不稳等情况,因为只有 5% 的肱二头肌长头肌腱炎是原发的。沙漏样肱二头肌长头腱是一种特殊的病变,是指肱二头肌长头腱近端关节内部分在结节间沟处反复摩擦增生肥大,而不能滑入关节内的病变,往往会导致关节内肌腱的机械嵌顿。患者的临床症状往往是失去 10°～

20°的主动和被动抬高角度而没有旋转活动角度的丢失,是一种肩部的真性机械交锁,应注意不要与冻结肩相混淆。

12.2.3 肱二头肌长头腱不稳

滑车病损是导致肱二头肌长头腱不稳的主要原因,病变可能由退行性变或创伤性因素引起。导致肱二头肌长头腱不稳的主要创伤动作包括臂外展、内旋或外旋时摔倒,手或肘部向后时摔倒,或过顶投掷动作的减速动作等。Gerber 和 Sebesta 提出的肩关节前上方撞击概念,即肩胛下肌腱上缘、滑车和肱二头肌长头腱与关节盂前上方发生撞击,这可能是导致滑车反折退行性损伤的原因。肱二头肌长头腱不稳的疼痛通常为弥漫性和非特异性,或位于肩部的前侧或前外侧,有些患者可能会描述为肩前"深部"的疼痛。也有患者会出现肩部的弹响感。Habermeyer等描述了肱二头肌长头腱滑车病变导致的肱二头肌长头腱的前内侧不稳,并将其分为4型:1型为单纯盂肱上韧带损伤;2型为盂肱上韧带

和冈上肌腱的关节侧部分撕裂;3型为涉及盂肱上韧带和肩胛下肌腱的关节侧部分撕裂;4型为同时涉及盂肱上韧带、肩胛下肌腱和冈上肌腱的关节侧部分撕裂(图12-2)。

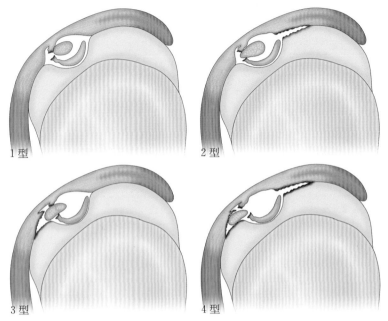

图 12-2 Habermeyer 的肌二头肌长头腱滑车损伤分型

12.2.4 肱二头肌长头腱断裂

　　肱二头肌长头腱断裂常是由于退行性变的肌腱受到外伤而导致。肱二头肌长头腱断裂的病理机制较为简单,患者年龄通常在40~60岁,原本已伴有肱二头肌腱近端的慢性退行性变,在进行举重物或肱二头肌腱近端肌腹快速收缩时,退化的肌腱就会发生断裂。单纯近端肱二头肌长头腱断裂很少造成功能障碍,肘部和肩部运动的范围通常不受影响,并且肘关节屈曲、旋后力量和肌肉耐力的下降也仅为8%~25%。但部分肱二头肌长头腱断裂的患者会出现臂前部的鼓眼(Popeye)征(又称大力水手征)。

12.3　临床评估

12.3.1　病史

　　SLAP损伤的临床表现因人而异。年轻运动员

多在外伤后产生症状,而老年患者则多隐匿起病。疼痛常是最初、最主要的临床表现,但是疼痛部位和性质不尽相同,易与其他肩关节病变相混淆。有些患者会伴随有弹响声和束缚感,或在肩关节过顶、旋转活动时出现无力感。投掷运动员可能表现为挥臂和早期加速期的速度和控制丢失,并伴随疼痛感。年纪较大的运动员则可能表现为与疼痛相关的无力感,这可能与肩峰撞击或继发的肩袖损伤相关。主诉为肩关节不稳的患者多为年轻运动员,他们往往有创伤性肩关节脱位病史,这很可能会掩盖伴随的SLAP损伤。腱鞘炎患者多表现为肩关节前方结节间沟区域的疼痛,肱二头肌长头腱不稳患者可能会出现交锁感,肱二头肌长头腱断裂患者则可能出现屈肘时臂前部鼓眼征、主动屈肘乏力及前臂旋后力量下降等症状。

12.3.2　体格检查

　　文献中已经描述了许多肱二头肌长头腱的体格检查方法,但到目前为止还没有一种检查被公认为

"金标准"。肱二头肌长头腱很少单独发病,因此体格检查也应做到全面,尤其要注重对肩袖撕裂和盂肱关节不稳的专项检查。

肱二头肌长头腱撕裂时由于肌腱的回缩,有时能见到典型的鼓眼征(图 12-3)。体侧盂肱关节内旋 10°位时肩关节正前方的压痛(结节间沟区域)也提示可能存在肱二头肌长头腱病变。在肱二头肌长头腱的半脱位或脱位时,压痛可能出现在小结节上或其内侧,并且有时能感觉到肌腱在手指下滑动。Speed 试验和 Yergason 试验(详见第 8 章)是最常用的针对肱二头肌长头腱病变的专项检查方法;O'Brien 试验(详见第 8 章)也被报道用于诊断 SLAP 损伤和其他肱二头肌长头腱病变。但是上述试验均没有很高的敏感性和特异性。

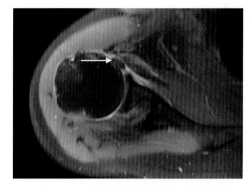

图 12-4　水平位 MRI 检查见肱二头肌长头腱脱位至肱骨头软骨面前方(白色箭头)

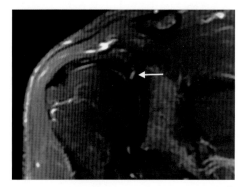

图 12-5　斜冠状位 MRI 检查见上盂唇内高信号(白色箭头)

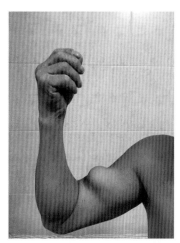

图 12-3　肱二头肌长头腱断裂所致的鼓眼征

12.3.3　影像学检查

肩关节常规 X 线检查对于诊断肱二头肌长头腱病变的作用很小,很少能观察到结节间沟有无骨质增生,仅用于排除创伤导致的骨折等。CT 造影可以帮助发现肱二头肌长头腱的半脱位或脱位,但目前临床很少使用。MRI 对于肱二头肌长头腱病变的诊断具有十分重要的意义。水平位 MRI 图像能够显示肱二头肌长头腱的结节间沟区域撕裂、水肿,结节间沟中如果找不到肱二头肌长头腱,常表明其完全断裂或脱位(图 12-4),斜冠状位 MRI 尤其是MRI 造影技术对于 SLAP 损伤的诊断有帮助(图12-5),同时还可以在 MRI 上观察有无合并的肩袖

损伤等。但也有学者质疑 MRI 检查的精准性,并指出其在诊断 SLAP 损伤方面可能存在较高的假阳性率。值得一提的是,超声是一种简单、快捷并可以广泛应用的影像学检查方法,对于肩部软组织损伤,它还具有可动态检查的优点,是观察肱二头肌长头腱半脱位和脱位最理想的影像学检查方法。

12.3.4　关节镜检查

关节镜检查被誉为诊断 SLAP 损伤和关节内肱二头肌长头腱损伤的"金标准",可以在后入路进行观察,前方入路进探钩探查上盂唇,然后使用探钩将肱二头肌长头腱下压拉入关节腔内,观察结节间沟区域内的肱二头肌长头腱病变(图 12-6)。

12.3.5　诊断与鉴别诊断

肱二头肌长头腱的损伤常伴随肩关节的其他疾病,明确诊断具有一定难度,需要结合病史、体格检查和影像学检查。当然,关节镜探查仍是肱二头肌

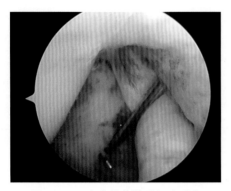

图 12-6　右肩关节镜后入路观察

前入路使用探钩将肱二头肌长头腱下压拉
入关节腔内观察到结节间沟区域充血

长头腱在关节内和结节间沟区域病损诊断的"金标
准"。需要注意的是,肱二头肌长头腱的初始评估应
该在没有液体的情况下进行,因为泵压可以压迫腱
鞘周围血管,导致发炎的滑膜出现褪色。而Ⅱ型
SLAP 损伤,常难以与正常解剖变异相区别,镜下诊
断时需要通过出血点、5 mm 以上移位、上盂唇移位
伴下方软骨异常、上盂唇下方粗糙组织(图 12-7)以
及 peel-back 现象来帮助鉴别诊断。如临床上遇到
疑似肱二头肌长头腱病变的患者,还可以选择进行
1%利多卡因诊断性结节间沟注射,观察患者疼痛缓
解的情况,作为一种辅助诊断的手段。

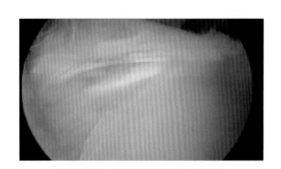

图 12-7　右肩关节镜后入路观察

前方入路进探钩将肱二头肌长头腱上挑,见上盂唇
移位伴下方粗糙组织

12.4　治疗

12.4.1　非手术治疗

　　肱二头肌长头腱的损伤对肩关节的稳定性影响

较小,很少引起肩关节功能障碍,对外形和肌力要求
不高、疼痛不严重的中老年患者可采用非手术治疗。
非手术治疗通常包括口服非甾体抗炎药、物理治疗
等。由于近期一项研究显示,对患有Ⅱ型 SLAP 损
伤的投掷运动员采取非手术治疗不仅有更高的回归
投掷竞赛的可能,而且有更高的概率回归相同竞赛
水平,因此建议对于肱二头肌长头腱病变患者先尝
试 3 个月以上的正规非手术治疗。有研究显示,对
于年龄>40 岁的患者,长期随访显示手术治疗与非
手术治疗在肘关节屈曲及旋后功能上效果无差异,
但少数肱二头肌长头腱断裂选择非手术治疗的患者
可能会出现臂部痉挛性疼痛。

12.4.2　手术治疗

　　对于肱二头肌长头腱病变导致疼痛、肩袖撕裂
的肱二头肌长头腱不稳患者,如年轻、对上肢肌力要
求高、职业要求屈肘及前臂旋转,以及臂部有难以缓
解的痉挛痛、难以接受臂外观异常和力量减弱者,一
般建议采取手术治疗。

　　肱二头肌长头腱病变手术治疗有 3 种常用
术式。

　　(1)上盂唇清理术或修补术

　　上盂唇清理术或修补术均在关节镜下进行,Ⅰ
型 SLAP 损伤的治疗目前已有共识,通常不需手术
治疗或仅在少数情况下进行清理术(图 12-8)。同
样,对于不累及肱二头肌长头腱止点的较大移位碎
片,关节清理术可适当去除机械瓣和非结构性盂唇
碎片。Ⅲ型或Ⅳ型 SLAP 损伤伴关节不稳时,偶尔
需行修补术(图 12-9)。其他伴有向下方延伸的盂
唇不稳的 SLAP 损伤,如Ⅴ型、Ⅷ型或Ⅸ型,一般需
行修补术来恢复盂肱关节稳定性并减轻运动时的疼
痛症状。需要注意的是,有研究显示,Ⅱ型 SLAP 损

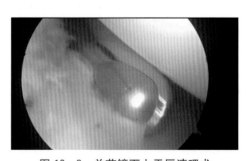

图 12-8　关节镜下上盂唇清理术

右肩关节镜后入路观察,前方入路进刨削刀清
理上盂唇

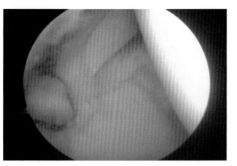

图 12-9　关节镜下上盂唇修补术

右肩关节镜后入路观察 SLAP 损伤修补情况

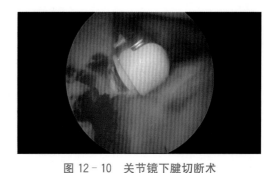

图 12-10　关节镜下腱切断术

右肩关节镜后入路观察，前方入路进等离子刀将肱二头肌长头腱在起点处切断

伤患者经过治疗后，约 90% 的患者疼痛明显缓解，但对于运动回归率，特别是对于投掷运动员而言，差别较大。值得一提的是，腱切断术和固定术作为上盂唇修补之外的治疗选择，已被越来越多的临床医生所接受。

（2）腱切断术

腱切断术可在关节镜下进行。手术时首先从近端开始观察上盂唇有无 SLAP 损伤，然后观察肌腱的主体是否有炎症充血、毛糙、撕裂，有无沙漏样改变，重要的是将结节间沟部分的肌腱尽力拉进关节腔内，观察有无肌腱的充血、撕裂、半脱位和脱位。然后使用篮钳或等离子刀切断肱二头肌长头腱止点部分（图 12-10），任其回缩至结节间沟内。腱切断术具有操作简单、费用低、康复快的优势，缺点在于有术后发生鼓眼征、痉挛性疼痛以及屈肘和前臂旋后力量减弱的可能性，但总体来说患者的满意度高。

（3）腱固定术

腱固定术可以维持肌腱的张力，避免痉挛、肌力减退及鼓眼征的发生，适用于肱二头肌长头腱病变的年轻患者、对外观要求较高者及非手术治疗失败者等。腱固定术可行开放式手术或在关节镜下完成（图 12-11），固定的位置可在关节内、结节间沟内、胸大肌腱上或下。关节内或结节间沟内的高位固定方式操作简单，但可能由于结节间沟内或结节间沟以远存在的隐匿性损伤而导致术后疼痛缓解不彻底。固定在胸大肌腱下的低位固定方式可完全暴露并切除结节间沟内肌腱，术后遗留疼痛少。因此，对于固定的位置选择，目前多认为位置越低，固定术后翻修的概率越低，效果越满意。就固定的方式而言，主要有挤压螺钉、带线锚钉、微型钢板、钥匙孔技术等。有研究表明，挤压螺钉的固定强度最可靠。也有研究提示，在胸肌下固定时皮质内纽扣固定与挤压螺钉固定效果相当，但挤压螺钉有 30% 的失败率。

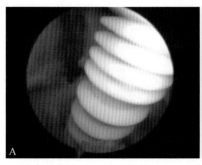
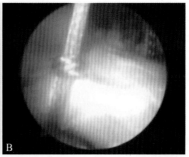

图 12-11　关节镜下腱固定术

带线锚钉固定肱二头肌长头腱。A. 在结节间沟拧入 1 枚直径 4.5 mm 带双线的生物型锚钉；B. 将锚钉尾线套索式穿越肱二头肌长头腱后打结固定

12.5 康复原则及要点

对于行上盂唇清理和单纯腱切断术患者而言，仅需在术后1周内使用吊带制动，被动活动范围不受限制，第2周即可进行主动辅助运动和主动运动。需要注意的是，对于行腱切断术患者而言，在术后4～6周内应避免针对肱二头肌的负荷训练，包括肘关节屈曲或臂前屈上举等。对于行上盂唇修补和腱固定术患者而言，术后可使用支具外展20°旋转中立位制动3～4周，4周内从被动运动训练开始逐步进展到主动运动，但肘关节抵抗性负荷训练要在6周后逐渐开始。对于合并进行肩袖修补及涉及前下或后下盂唇修补等手术的患者，康复方案应基于其采用的术式制订。

（孙鲁宁）

本章要点

1. 肱二头肌长头腱起自上盂唇和盂上结节，经结间沟穿出关节外，可分为关节内和关节外两部分。

2. 肱二头肌长头腱滑车是由盂肱上韧带、喙肱韧带以及冈上肌腱和肩胛下肌腱组成的吊索样结构，滑车受损后易引起肱二头肌长头腱不稳。

3. 肱二头肌长头腱的功能颇具争议，有人认为其无任何生物学功能，也有人认为其是肩关节重要的前向和前下方的稳定结构。

4. 肱二头肌长头腱病变可大致分为上盂唇损伤（SLAP损伤）、肌腱炎或腱鞘炎、肌腱不稳和肌腱断裂。

5. 对于大多数肱二头肌长头腱病变患者，可以先尝试3个月以上的正规非手术治疗。

6. 肱二头肌长头腱病变的手术治疗主要分为盂唇清理术、盂唇修补术、腱切断术和腱固定术。

主要参考文献

[1] ANTHONY S G, MCCORMICK F, GROSS D J, et al. Biceps tenodesis for long head of the biceps after auto-rupture or failed surgical tenotomy: results in an active population [J]. J Shoulder Elbow Surg, 2015, 24 (2): e36 – 40.

[2] BENNETT W F. Arthroscopic repair of anterosuperior (supraspinatus/subscapularis) rotator cuff tears: a prospective cohort with 2- to 4-year follow-up. Classification of biceps subluxation/instability [J]. Arthroscopy, 2003, 19(1): 21 – 33.

[3] BROCKMEIER S F, VOOS J E, WILLIAMS R J, et al. Outcomes after arthroscopic repair of type-II SLAP lesions [J]. J Bone Joint Surg, 2009, 91(7): 1595 – 1603.

[4] BUCHHOLZ A, MARTETSCHLÄGER F, SIEBENLIST S, et al. Biomechanical comparison of intramedullary cortical button fixation and interference screw technique for subpectoral biceps tenodesis [J]. Arthroscopy, 2013, 29(5): 845 – 853.

[5] CHENG N M, PAN W R, VALLY F, et al. The arterial supply of the long head of biceps tendon: anatomical study with implications for tendon rupture [J]. Clin Anat, 2010, 23(6): 683 – 692.

[6] CREECH M J, YEUNG M, DENKERS M, et al. Surgical indications for long head biceps tenodesis: a systematic review [J]. Knee Surg Sports Traumatol Arthrosc, 2016, 24(7): 2156 – 2166.

[7] GERBER C, SEBESTA A. Impingement of the deep surface of the subscapularis tendon and the reflection pulley on the anterosuperior glenoid rim: a preliminary report [J]. J Shoulder Elbow Surg, 2000, 9(6): 483 – 490.

[8] GLEASON P D, BEALL D P, SANDERS T G, et al. The transverse humeral ligament: a separate anatomical structure or a continuation of the osseous attachment of the rotator cuff [J]? Am J Sports Med, 2006, 34(1): 72 – 77.

[9] HABERMEYER P, MAGOSCH P, PRITSCH M, et al. Anterosuperior impingement of the shoulder as a result of pulley lesions: a prospective arthroscopic study [J]. J Shoulder Elbow Surg, 2004, 13(1): 5 – 12.

[10] IDE J, MAEDA S, TAKAGI K, et al. Sports activity after arthroscopic superior labral repair using suture anchors in overhead-throwing athletes [J]. Am J Sports Med, 2005, 33(4): 507 – 514.

[11] JEE W H, MCCAULEY T R, KATZ L D, et al. Superior labral anterior posterior (SLAP) lesions of the glenoid labrum: reliability and accuracy of MR arthrography for diagnosis [J]. Radiology, 2001, 218 (1): 127 – 132.

[12] KIM S H, HA K I, KIM S H, et al. Results of

arthroscopic treatment of superior labral lesions [J]. J Bone Joint Surg, 2002,84(6): 981 – 985.

[13] MILESKI R A, SNYDER S J. Superior labral lesions in the shoulder: pathoanatomy and surgical management [J]. J Am Acad Orthop Surg, 1998,6(2): 121 – 131.

[14] NHO S J, STRAUSS E J, LENART B A, et al. Long head of the biceps tendinopathy: diagnosis and management [J]. J Am Acad Orthop Surg, 2010,18 (11): 645 – 656.

[15] PFAHLER M, BRANNER S, REFIOR H J, et al. The role of the bicipital groove in tendinopathy of the long biceps tendon [J]. J Shoulder Elbow Surg, 1999,8 (5): 419 – 424.

[16] PHILLIPS B B, CANALE S T, SISK T D, et al. Ruptures of the proximal biceps tendon in middle-aged patients [J]. Orthop Rev, 1993,22(3): 349 – 353.

[17] RHEE Y G, LEE D H, LIM C T, et al. Unstable isolated SLAP lesion: clinical presentation and outcome of arthroscopic fixation [J]. Arthroscopy, 2005,21(9): 1099.

[18] SAMANI J E, MARSTON S B, BUSS D D, et al. Arthroscopic stabilization of type Ⅱ SLAP lesions using an absorbable tack [J]. Arthroscopy, 2001,17(1): 19 – 24.

[19] SNYDER S J, KARZEL R P, DEL PIZZO W, et al. SLAP lesions of the shoulder [J]. Arthroscopy, 1990,6 (4): 274 – 279.

 **冻结肩与继发性肩关节僵硬**

原发性肩关节僵硬又称"冻结肩"，J. S. Neviaser 医生于 1945 年使用"粘连性关节囊炎"作为该病的病理诊断。目前关于冻结肩的定义是无明确原因导致肩关节主动和被动活动度明显降低的一种疾病。

13.1　解剖与生物力学

盂肱关节囊的各个部分在肩关节活动的不同方位中发挥稳定功能。肩袖间隙和上盂肱韧带在肩内收外旋时紧张；中盂肱韧带在肩中度外展位外旋时起限制作用；下盂肱韧带前束在完全外展位外旋时紧张；下盂肱韧带的腋袋部分主要限制肩外展；下盂肱韧带后束在肩外展位内旋时紧张；后上方关节囊限制肩内收位内旋。关节囊、肩峰下滑囊和肩胛骨胸壁间滑囊的粘连或挛缩也可能导致肩关节僵硬。

13.2　病理生理

有研究证明，冻结肩是起源于肩袖间隙处的炎性增生，继而发展成为全关节囊炎症。因此病变早期最主要表现为肩内收位外旋活动度下降和被动外旋疼痛。

冻结肩是一种自限性疾病，不治疗的情况下通常 1～3 年缓解。冻结肩具有 3 个典型临床病程：①疼痛期，6～9 个月。开始表现为休息时自发性疼痛和活动时疼痛加重，随后活动受限逐步发展。②增生期，或称"冰冻期"，通常持续 3～12 个月。这个阶段患肩静息痛开始缓解，表现为肩关节活动度进行性全面丧失。③"解冻期"，以痛性挛缩的缓解为特征，这个过程通常很慢，而且在完全恢复前可能存在恢复停滞不前的平台期。

继发性肩关节僵硬的临床病程没有冻结肩的分期明显，而且在关节僵硬出现后很难自行恢复。

13.3　临床评估

肩关节僵硬的诊断主要依靠病史、症状和体征。

13.3.1　病史

冻结肩通常无明显诱因，好发于 50～60 岁，发病率为 2％～5％，女性多于男性，且容易发生于患有闭合性颅脑损伤、帕金森病、上肢自主运动障碍、糖尿病、甲状腺疾病、心肺疾病、颈椎退行性变等疾病的人群。

继发性肩关节僵硬一般有外伤史，甚至仅有过度剧烈的肩部活动，或者有局部手术、外固定、脑卒中等病史。继发性肩关节僵硬常继发于肩关节外伤、手术或外固定。

13.3.2　症状和体征

冻结肩早期主要表现为疼痛,最早出现的是肩内收位外旋活动度下降;随着僵硬的发展,疼痛往往有所缓解。

对于肩关节僵硬患者,主要是检查单纯盂肱关节活动度(仰卧位固定肩胛骨后测量)和总的肩胛带活动度(盂肱关节加肩胛胸壁活动度)。肩关节僵硬者的患肩活动度比健肩降低至少20％。

13.3.3　影像学检查

盂肱关节前后位、腋间位、冈上肌出口位和肩锁关节 X 线片有助于排除其他引起疼痛和僵硬的肩部疾病。冻结肩的 MRI 检查显示肩下方关节囊增厚。MRI 关节造影显示关节内容积减小且通常伴下关节囊隐窝缩小。目前尚没有哪种检查能够用来确诊冻结肩。

13.4　治疗

13.4.1　非手术治疗

对于以疼痛为主要表现的肩关节僵硬患者,首选非手术治疗,包括口服非甾体抗炎药、外用药、理疗、局部注射等。但上述治疗对于冻结肩的疗效仍然存在争议。有研究表明,早期局部注射糖皮质激素,尤其是肩袖间隙和关节囊内的注射,有利于病情的控制或缩短病程。通常可能需要注射1～3次。

对于以僵硬为主要表现的肩关节僵硬患者,非手术治疗的主要方法是按摩和手法松动术,包括麻醉下手法治疗(manipulation under anesthesia,MUA)。

MUA 被广泛应用于治疗肩关节僵硬患者,在国内通常由康复科、中医骨伤科、推拿科、疼痛科医生进行。这种治疗方式对医生或治疗师的经验要求很高。用力过度的 MUA 可能造成下盂肱韧带盂唇复合体的撕裂、肩关节脱位、肱骨或关节盂骨折、臂丛损伤等。MUA 治疗冻结肩患者随访3～6个月的有效率平均为70％,满意率为30％～97％,复发率平均为8％。对于患有糖尿病的肩关节僵硬患者,MUA 疗效较差。

13.4.2　手术治疗

手术治疗包括开放式手术和关节镜下手术两种方式。目前随着肩关节镜技术的发展,关节镜下肩关节粘连松解术成为治疗肩关节僵硬的主要手段。

(1) 适应证

1)肩关节活动度下降并严重影响功能的继发性肩关节僵硬患者。

2)希望尽快恢复肩关节活动度的增生期冻结肩患者。

(2) 相对禁忌证

1)处于炎症期的冻结肩患者。

2)血糖未得到良好控制的糖尿病患者。

(3) 手术步骤

1)麻醉下检查肩关节活动度:通常在患者麻醉后再次检查肩关节活动度,了解活动度下降是不是因为患者清醒时的疼痛所限制。

2)麻醉下手法松解:对于准备进行关节镜手术松解的患者,可以在麻醉下通过轻柔的手法进行适当松解粘连,但这一步尚有争论。先试行松解的好处是一定程度地改善了挛缩的关节间隙,有利于将关节镜置入盂肱关节中。但先行手法松解的弊端是关节腔会有出血,影响关节镜下视野;另外,不熟练的手法松解可能造成副损伤。麻醉下手法松解的方法是固定肩胛骨的同时逐步外展臂部。手法一定要柔和,并且只能施加中度的力量,切忌扭转臂部,以免造成骨折。手法松解的要点是逐步抬起上肢,以获得充分的过顶活动度,一般先前屈、再外展;此后适当尝试体侧外旋和内旋的被动松解。切记动作轻柔,如遇明显阻力应停止进一步松解。

3)盂肱关节囊松解:首先,通过关节镜在后方观察,前方入路松解肩袖间隙处的上盂肱韧带和喙肱韧带、中盂肱韧带、下盂肱韧带前束;进而,将关节镜从前方观察、后方入路松解下盂肱韧带后束及腋袋部分。可以使用射频刀头或篮钳松解(图13-1)。为了避免损伤腋神经,建议使用篮钳松解下盂肱韧带。注意所有的松解均需离开盂唇5 mm,避免损伤盂唇,以免增加术后关节脱位的风险(图13-2)。

4)肩峰下清理:肩峰下滑囊的炎症也可能加重肩关节僵硬。因此,在盂肱关节囊松解后,常规将关节镜置入肩峰下间隙,如发现明显炎症增生的滑囊,需要同时进行清理。

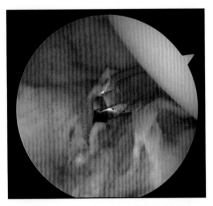

图 13-1 篮钳关节囊粘连松解

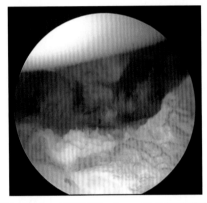

图 13-2 距离盂唇＞5 mm 处松解关节囊

5) 再次评估肩关节活动度：术中再次检查肩关节前屈、外展、内收位外旋、外展 90°位外旋、内收位内旋和外展 90°位外旋的活动度。

（4）并发症

相关并发症有医源性的关节面损伤、腋神经损伤、术后盂肱关节不稳、肩关节僵硬复发等。

腋神经在盂唇水平位于肩胛下肌的前下缘，在下盂唇外侧大约 17 mm 处紧贴下关节囊在肩胛下肌的下方向外下走行。使用射频松解有可能导致腋神经热灼伤。用篮钳紧贴关节囊外层的松解较为安全。

虽然理论上盂肱韧带松解可能会导致肩关节不稳，但临床上极少出现。

13.4.3 术后康复

肩关节僵硬患者术后应尽快开始活动度的康复训练，通常术后第 1 天就可以进行。早期最重要的是肩关节内收位被动外旋，以及爬墙等方法获得前屈活动度的改善和维持。术后活动度和关节功能的

恢复通常要依靠患者术后锻炼，很多患者在术后 2～3 个月能够恢复到正常活动的 90%。

（陈疾忤）

本章要点

1. 肩关节僵硬是指肩关节被动活动度丧失，根据病因分为原发性和继发性两种。

2. 原发性肩关节僵硬又称为粘连性关节囊炎，俗称"冻结肩"，好发于 50～60 岁人群，是病因不明的自限性疾病。可能与甲状腺疾病、糖尿病、帕金森病及颅脑损伤有关。

3. 继发性肩关节僵硬是指继发于肩部手术、外伤、外固定等情况后出现的肩关节被动活动度下降。

4. 冻结肩的病程通常分为 3 个时期，包括以疼痛为主的炎症期、关节活动度下降的"冰冻期"、关节活动度逐渐恢复的"解冻期"。继发性肩关节粘连的关节活动度的自行恢复较为困难。

5. 诊断冻结肩或继发性肩关节僵硬主要依靠病史、症状和体征，影像学检查中 MRI 显示下方关节囊水肿增厚。

6. 大多数冻结肩患者通过非手术治疗和等待可以获得康复。继发性肩关节僵硬自行缓解往往较为困难，手术治疗用于严重而病情顽固的患者，术后康复 2～3 个月后通常可以达到临床治愈。

7. 非手术治疗早期主要是缓解疼痛和减轻炎症反应，后期通过理疗和康复促进关节活动度的恢复。

8. 对于肩关节活动度明显下降并严重影响功能者，可以考虑行肩关节镜下粘连松解术。

主要参考文献

[1] ANDERSEN N H, SOJBJERG J O, JOHANNSEN H V, et al. Frozen shoulder: arthroscopy and manipulation under general anesthesia and early passive motion [J]. J Shoulder Elbow Surg, 1998, 7: 218-222.

[2] BALCI N, BALCI M K, TÜZÜNER S. Shoulder adhesive capsulitis and shoulder range of motion in type Ⅱ diabetes mellitus: association with diabetic complications [J]. J Diabetes Complications, 1999, 13:

135 - 140.

［3］ BEAUFILS P, PREVOT N, BOYER T, et al. Arthroscopic release of the glenohumeral joint in shoulder stiffness: a review of 26 cases ［J］. Arthroscopy, 1999,15: 49 - 55.

［4］ BENNETT W F. Addressing glenohumeral stiffness while treating the painful and stiff shoulder arthroscopically ［J］. Arthroscopy, 2000,126: 142 - 150.

［5］ BERGHS B M, SOLE-MOLINS X, BUNKER T D, et al. Arthroscopic release of adhesive capsulitis ［J］. J Shoulder Elbow Surg, 2004,13: 180 - 185.

［6］ BUNKER T D, REILLY J, BAIRD K S, et al. Expression of growth factors, cytokines and matrix metalloproteinases in frozen shoulder ［J］. J Bone Joint Surg Br, 2000,82: 768 - 773.

［7］ CARETTE S, MOFFET H, TARDIF J, et al. Intraarticular corticosteroids, supervised physiotherapy, or a combination of the two in the treatment of adhesive capsulitis of the shoulder: a placebo-controlled trial ［J］. Arthritis-Rheum, 2003,48: 829 - 838.

［8］ DEPALMA A F. Loss of scapulohumeral motion (frozen shoulder) ［J］. Ann Surg, 1952,135(2): 194 - 204.

［9］ DODENHOFF R M, LEVY O, WILSON A, et al. Manipulation under anesthesia for primary frozen shoulder: effect on early recovery and return to activity ［J］. J Shoulder Elbow Surg, 2000,9: 23 - 26.

［10］ GOLDBERG B A, SCARLAT M M, HARRYMAN D T. Management of the stiff shoulder ［J］. J Orthop Sci, 1999,4: 462 - 471.

［11］ GREY R. The natural history of "idiopathic" frozen shoulder ［J］. J Bone Joint Surg, 1978,60: 564.

［12］ GRIGGS S M, AHN A, GREEN A. Idiopathic adhesive capsulitis ［J］. J Bone Joint Surg Am, 2000, 82: 1398 - 1407.

［13］ HANNAFIN J A, CHIAIA T A. Adhesive capsulitis ［J］. Clin Orthop, 2000,372: 95 - 109.

［14］ HARRYMAN D T Ⅱ, MATSEN F A Ⅲ, SIDLES J A, et al. Arthroscopic management of refractory shoulder stiffness ［J］. Arthroscopy, 1997,13: 133 - 47.

［15］ HAWKINS R J, ANGELO R L. Glenohumeral osteoarthritis: a late complication of the Putti-Platt repair ［J］. J Bone Joint Surg Am, 1990,72: 1193 - 1197.

［16］ HOLLOWAY G B, SCHENK T, WILLIAMS G R, et al. Arthroscopic capsular release for the treatment of refractory postoperative or post-fracture shoulder stiffness ［J］. J Bone Joint Surg Am, 2001,83: 1682 - 1687.

［17］ IDE J, KATSUMASA T. Early and long-term results of arthroscopic treatment for shoulder stiffness ［J］. J Shoulder Elbow Surg, 2004,13: 174 - 179.

［18］ MASSOUD S N, PEARSE E O, LEVY O, et al. Operative management of the frozen shoulder in patients with diabetes ［J］. J Shoulder Elbow Surg, 2002,11: 609 - 613.

［19］ MILLER M D, WIRTH M A, ROCKWOOD C A. Thawing the frozen shoulder: the "patient" patient ［J］. Orthopedics, 1996,19: 849 - 853.

［20］ MOSKAL M J, HARRYMAN D T, ROMEO A A, et al. Glenohumeral motion after complete capsular release ［J］. Arthroscopy, 1999,15: 408 - 416.

［21］ NEVIASIER J S. Adhesive capsulitis of the shoulder. A study of the pathological findings in periarthritis of the shoulder ［J］. J Bone Joint Surg Am, 1945, 27: 211 - 222.

［22］ NICHOLSON G P. Arthroscopic capsular release for stiff shoulders: effect of etiology on outcomes ［J］. Arthroscopy, 2003,19: 40 - 49.

［23］ NOBUHARA K, SUGIYAMA D, IKEDA H, et al. Contracture of the shoulder ［J］. Clin Orthop, 1990, 254: 105 - 110.

［24］ OGILVIE-HARRIS D J, BIGGS D J, FITSIALOS D P, et al. The resistant frozen shoulder. Manipulation versus arthroscopic release ［J］. Clin Orthop, 1995, 319: 238 - 248.

［25］ OGILVIE-HARRIS D J, MYERTHALL S. The diabetic frozen shoulder: arthroscopic release ［J］. Arthroscopy, 1997,13: 1 - 8.

［26］ OMARI A, BUNKER T D. Open surgical release for frozen shoulder: surgical findings and results of the release ［J］. J Shoulder Elbow Surg, 2001, 10: 353 - 357.

［27］ OZAKI J, NAKAGAWA Y, SAKURAI G, et al. Recalcitrant chronic adhesive capsulitis of the shoulder. Role of contracture of the coracohumeral ligament and rotator interval in pathogenesis and treatment ［J］. J Bone Joint Surg, 1989,71: 1511 - 1515.

［28］ PEARSALL A W, HOLOVACS T F, SPEER K P. The intra-articular component of the subscapularis tendon: anatomic and histological correlation in reference to surgical release in patients with frozen-shoulder syndrome ［J］. Arthroscopy, 2000, 3: 236 -

242.

[29] PEARSALL A W, OSBAHR D C, SPEER K P. An arthroscopic technique for treating patients with frozen shoulder [J]. Arthroscopy, 1999,15: 2－11.

[30] REEVES B. The natural history of the frozen shoulder syndrome [J]. Scand J Rheumatol, 1975,4: 193－196.

[31] SHAFFER B, TIBONE J E, KERLAN R K. Frozen shoulder [J]. J Bone Joint Surg Am, 1992,74: 738－740.

[32] SIMMONDS F A. Shoulder pain: with particular reference to the frozen shoulder [J]. J Bone Joint Surg Br, 1949,31: 426－432.

[33] SMITH S P, DEVARAJ V S, BUNKER T D. The association between frozen shoulder and Dupuytren's disease [J]. J Shoulder Elbow Surg, 2001,10: 149－151.

[34] TETRO A M, BAUER G, HOLLSTIEN S B, et al. Arthroscopic release of the rotator interval and the coracohumeral ligament: an anatomic study in cadavers [J]. Arthroscopy, 2002,18: 145－150.

[35] WARNER J P, ANSWORTH A, MARKS P H, et al. Arthroscopic release for chronic refractory adhesive capsulitis of the shoulder [J]. J Bone Joint Surg, 1996, 78: 1808－1816.

[36] WATSON L, DALZIEL R, STORY I. Frozen shoulder: a 12-month clinical outcome trial [J]. J Shoulder Elbow Surg, 2000,9: 16－22.

[37] ZANOTTI R M, KUHN J E. Arthroscopic capsular release for the stiff shoulder. Description of technique and anatomic considerations [J]. Am J Sports Med, 1997,25: 294－298.

肩锁关节损伤

14.1　解剖与生物力学

　　肩锁关节由锁骨远端与肩峰内缘组成,其稳定性主要由肩锁韧带和喙锁韧带维持。肩锁韧带自前、后、上、下包裹关节囊,是维护肩锁关节前后向稳定性的初级结构。其中,后方及上方韧带最为强壮,对维护肩锁关节稳定性的作用也较大。喙锁韧带由锥状韧带和斜方韧带组成,锥状韧带附着于喙突基底的后内侧,斜方韧带位于其前外侧。在较小应力下,肩锁关节韧带维持肩锁关节垂直方向的稳定性;在较大应力下,锥状韧带成为维护肩锁关节垂直方向稳定性的主要结构。斜方韧带主要是维护肩锁关节的轴向稳定性。

14.2　损伤机制与分型

14.2.1　损伤机制

　　直接暴力导致肩锁关节损伤:上肢内收位摔倒,外力使肩峰向下方移位,肩锁关节扭伤,进而发生肩锁韧带撕裂;外力进一步作用传导至喙锁韧带,撕裂三角肌和斜方肌在锁骨上的附着点,最终使得喙锁韧带断裂(图 14-1)。

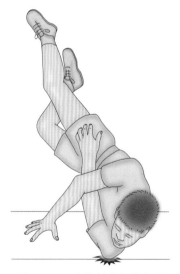

图 14-1　肩锁关节损伤机制

14.2.2　损伤分型

　　肩锁关节损伤的分型方法很多,推荐采用 Rockwood 分型方法(图 14-2)。

　　Ⅰ型损伤:肩锁韧带扭伤,肩锁关节、喙锁韧带、三角肌、斜方肌未受损伤。

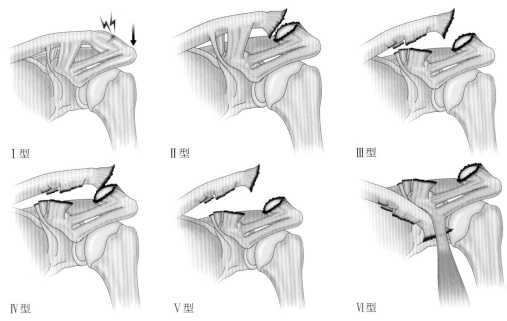

Ⅰ型　　　　Ⅱ型　　　　Ⅲ型

Ⅳ型　　　　Ⅴ型　　　　Ⅵ型

图 14 - 2　肩锁关节损伤的 Rockwood 分型

Ⅱ型损伤：肩锁关节遭到破坏，肩锁间隙增宽，喙锁韧带扭伤，三角肌、斜方肌未受损伤。

Ⅲ型损伤：肩锁韧带与喙锁韧带均断裂，喙锁间隙较健侧增加 25%～100%。

Ⅳ型损伤：在Ⅲ型损伤基础上锁骨向后方移位刺入斜方肌。

Ⅴ型损伤：肩锁韧带与喙锁韧带断裂，喙锁间隙较健侧显著增加 100%～300%。

Ⅵ型损伤：肩锁关节脱位，锁骨下移至喙突下或肩峰下。该分型方法提示损伤从轻到重，损伤涉及的范围与程度逐渐增加。

14.3　临床评估

14.3.1　症状

肩锁关节损伤的临床表现为外伤后肩部疼痛，运动时加剧，肩部活动受限。

Ⅰ型损伤：肩活动时仅有轻微疼痛。

Ⅱ型损伤：锁骨远端轻度向上，肩关节活动时疼痛。

Ⅲ型损伤：患者常表现为患肢内收，被迫抬高患肢以缓解肩锁关节的疼痛；肩部下降，锁骨远端向上将皮肤顶起。上肢的活动，尤其是外展活动，可以使疼痛明显加剧。

Ⅳ型及以上的损伤：疼痛剧烈，活动度严重受限。

14.3.2　体格检查

Ⅰ型损伤：体格检查仅出现肩锁关节存在轻度至中度的触压痛和肿胀，患者在上肢活动时会感到疼痛，其余无明显异常。

Ⅱ型损伤：体格检查可发现锁骨远端不稳，有"漂浮感"，肩锁关节在水平方向上存在不稳定，喙锁间隙有压痛。

Ⅲ型损伤：视诊与健侧相比可发现患肩下沉，锁骨远端向上顶起于皮下；在肩锁关节、喙锁关节及锁骨外 1/4 均有触压痛。

琴键征是指按压锁骨远端，可以使翘起的锁骨下沉，但松手后即可弹起，犹如弹琴时手指触及琴键（图 14 - 3）。

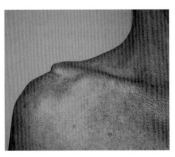

图 14 - 3　琴键征

Ⅳ型损伤：包括Ⅲ型损伤的所有症状和体征，但疼痛更为明显，触诊可发现锁骨远端向后方移位并将皮肤顶起。

Ⅴ型损伤：体格检查与Ⅲ型损伤类似，只是锁骨远端上抬更为明显，局部触压痛及活动受限也更为严重。

Ⅵ型损伤：肩失去圆滑外形，肩峰突出，可触及喙突基底的台阶感。由于此型损伤为严重暴力所致，常合并其他损伤如臂丛损伤、肺挫伤、肩胛骨骨折等，需注意排查。

14.3.3 影像学检查

（1）X线检查

怀疑肩锁关节损伤时，应拍摄创伤系列X线片。拍摄正位X线片时要包括健侧，以利于双侧对比。拍摄改良腋位X线片，可以发现锁骨向后移位。既往建议加照负重位应力像，但目前在临床并不必需。为了准确观察喙锁间隙，可拍摄Zanca位片，即投照正位X线片时，将球管向尾侧倾斜10°～15°（图14-4）。

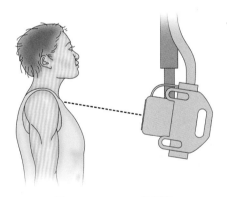

图 14-4　Zanca 位摄片

Ⅰ型损伤：除了软组织肿胀外，关节X线检查正常。

Ⅱ型损伤：锁骨外端轻度上移；肩锁关节间隙与健侧相比轻度增宽（图14-5）。

Ⅲ型损伤：锁骨远端抬高，喙锁间隙增大，喙锁间隙较健侧增加25%～100%（图14-6）。

Ⅳ型损伤：X线片上有时可以发现锁骨相对上移及喙锁间隙增宽。但Ⅳ型损伤最大的特点是在腋位X线片上可显示锁骨远端向后脱位（图14-7）。

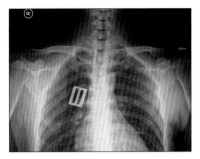

图 14-5　Ⅱ型肩锁关节损伤 X 线影像

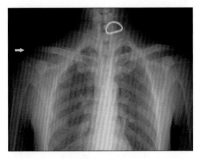

图 14-6　Ⅲ型肩锁关节损伤 X 线影像

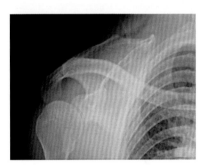

图 14-7　Ⅳ型肩锁关节损伤 X 线影像

Ⅴ型损伤：最大的特点是喙锁间隙显著增宽，可以达正常的2～3倍（图14-8）。

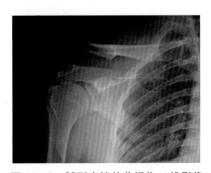

图 14-8　Ⅴ型肩锁关节损伤 X 线影像

Ⅵ型损伤：此型损伤常合并多发性损伤。肩峰下型，表现为喙锁间隙缩小，锁骨远端位于肩峰下方；喙突下型，表现为喙锁位置反向，锁骨在喙突下方。

（2）CT检查

CT并不作为肩锁关节损伤的常规检查，但当疑有肩锁关节损伤合并喙突骨折时，在普通X线片上很难发现，此时可行CT检查（图14-9）。

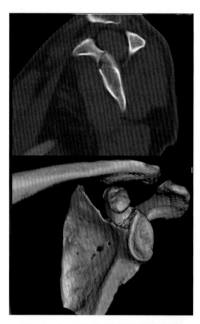

图14-9 CT检查发现喙突骨折

（3）MRI检查

当怀疑患者存在Ⅰ型或Ⅱ型损伤而不能确诊时，可通过MRI进行诊断（图14-10），但对治疗并无决定性影响。Ⅲ型及以上损伤，不需要MRI检查。

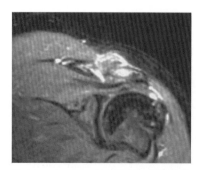

图14-10 MRI检查显示肩锁关节存在韧带、关节囊损伤

14.4 治疗

14.4.1 非手术治疗

（1）适应证

对于Ⅰ、Ⅱ型肩锁关节损伤，由于维持纵向稳定性的主要韧带结构喙锁韧带保持完整，采取非手术治疗可获得良好的效果。对于Ⅲ型肩锁关节损伤是否应进行手术目前仍存有争议。大多数学者倾向于采取非手术治疗可获得较满意的结果，虽然有美观上的问题，但对于肩关节的功能来说并无任何明显的影响。这种情况特别适用于有身体对抗的职业运动员，由于经常受伤，进行手术治疗并不合适。国际上建议对急性Ⅲ型肩锁关节损伤的患者先行非手术治疗6周，之后检查稳定性的恢复情况，嘱患者体侧内收肩关节，同时触摸肩锁关节。如果在内收过程中患者既无明显不适，肩锁关节也未发生明显的移位，则认为此时肩锁关节较为稳定，可继续非手术治疗，否则可以考虑手术。

（2）方法

以颈腕吊带悬吊1～2周，辅以止痛、消肿等对症治疗大多预后良好。2周后应在理疗师的指导下逐步开始功能锻炼，鼓励患者以患肢进行日常生活，但不要持重物。12周后可进行剧烈的体育活动。

14.4.2 手术治疗

（1）适应证

1）Ⅳ、Ⅴ、Ⅵ型肩锁关节损伤。这3种类型喙锁韧带完整性丧失，纵向稳定性无法有效维持，只有通过手术（修复/重建）才能恢复喙锁韧带的功能。

2）经过至少3个月的非手术治疗后仍有明显的肩关节疼痛或功能受限的Ⅲ型肩锁关节损伤。对于年轻、有重体力活动的患者，可以在肩前屈90°上肢极度旋前位做体侧内收动作，此时医生触及肩锁关节，如在动作进行过程中患者出现明显不适，或者肩锁关节异常活动显示不稳定，则建议患者进行手术治疗。

（2）手术技术

1）开放式手术：肩锁关节损伤的手术概括起来有4种基本方式。①肩锁关节切开复位内固定，韧带修复或重建；②喙突锁骨间内固定，韧带修复或重建；③锁骨远端切除术；④肌肉动力移位。在这 4 种基本手术的基础上，又有很多的改良方法。

A. 肩锁关节切开复位内固定，韧带修复或重建：该方法是复位肩锁关节，用克氏针或螺钉固定肩峰与锁骨，再行肩锁韧带的修复。因为肩锁关节的关节面较小，螺钉固定对关节面损伤大，易产生创伤性关节炎，因此用钢针固定较为合适。

B. 喙突锁骨间固定，韧带修复或重建：该方法用 Bosworth 螺钉固定锁骨与喙突，并修复三角肌和斜方肌。许多医生建议术中同时修复喙锁韧带。

C. 锁骨远端切除术：只有在有症状的、慢性的肩锁关节损伤以及锁骨远端关节面受到严重损伤时，方可切除锁骨远端。

D. 改良 Weaver‐Dunn 术：目前该术式已成为应用最为广泛的治疗移位显著的肩锁关节损伤的手术方法之一，并有可靠的病例报道证实其疗效。这种方法包括锁骨远端切除并将喙肩韧带转移至锁骨远端的髓腔中。其好处在于首先避免了经肩锁关节固定而防止出现有症状的肩锁关节炎，其次通过转移喙肩韧带手术成功地重建了喙锁韧带（图 14‐11）。

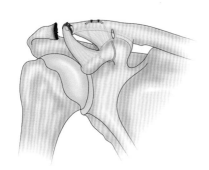

图 14‐11　Weaver‐Dunn 术

考虑到国人喙肩韧带较为菲薄，一种改良的方法为缝合锚钉固定术＋联合腱外侧半反折术。皮肤切口自肩锁关节后沿 Langer 线行向喙突，深方沿锁骨长轴切开致密的三角肌、斜方肌筋膜。骨膜下剥离显露约 4 cm 的锁骨远端及已被外伤破坏的肩锁关节，去除损伤的纤维软骨盘，切除 5 mm 的锁骨远端。之后纵劈部分前部三角肌纤维，显露联合腱，分离外侧半，然后将所取肌腱的游离端用高强度缝线编织后，在三角肌下向上方反转至肩锁关节水平。在喙突基底植入 2 枚带双线的直径 5.0 或 5.5 mm

缝合锚钉，在喙突上方的锁骨前 1/3 处依据喙锁韧带止点位置钻孔，将锚钉的线和编织肌腱的牵引线穿过骨孔。复位肩锁关节后将锚钉缝线在锁骨上方抽紧并打结固定，再将所取联合腱缝合固定于锁骨远端髓腔内（图 14‐12）。仔细修补三角肌斜方肌筋膜，常规关闭切口并留置负压引流管，术后 24～48 小时拔除。

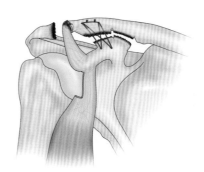

图 14‐12　缝合锚钉固定术加联合
腱外侧半反折术

也有用 LARS 人工韧带重建喙锁韧带的方法

2）关节镜手术：借助微创工具，目前可以通过全镜下进行喙锁韧带的重建。通常采用肩峰前外端入路、前方入路、锁骨上入路及喙突内侧入路。镜下定位喙锁韧带残端，于前外侧入路置入导向器，导向器顶部勾住喙突下表面，在锁骨上方相应位置做小切口，沿导向器自上而下钻孔经过锁骨和喙突。将高强度缝线引入骨孔，一端固定在喙突下方的纽扣钢板上，另一端穿过锁骨上方的纽扣钢板，复位肩锁关节后打结固定。目前市场上有多种产品，在 2 枚纽扣钢板间预装高强度线环，且线环可以通过牵拉调节长度，使得操作更简便（图 14‐13）。

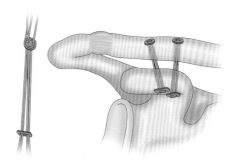

图 14‐13　肩锁关节损伤的关节镜手术

由于上述方法有时会出现喙突钻孔处骨折或线环断裂等导致钢板滑脱于肩峰下间隙内难以取出，为避免上述情况的发生，一个改良的方法是在锁骨的相应位置钻2个骨孔，将高强度缝线绕过喙突下方后，两端从下往上自2个锁骨骨孔拉出，于锁骨上方以2枚纽扣钢板固定。这样，位于锁骨上方的纽扣钢板即使二期失效，也可以方便取出(图14-14)。

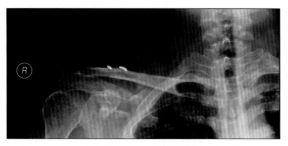

图14-14 改良的关节镜带襻钢板复位X线影像

（3）术后康复

术后患者以颈腕吊带保护患肢6周。术后即刻活动肘关节及腕关节，第2周时开始练习肩关节被动活动锻炼，6~8周后开始进行肩关节的主动及抗阻肌力练习。建议患者术后6个月内避免从事接触性体育活动。

（4）手术并发症及预防

1）持续疼痛与不适：主要的原因可能是损伤肩锁关节周围关节囊、韧带结构及关节软骨盘后未能很好地愈合，部分患者还会出现继发创伤性关节炎。对于已影响生活的患者，可考虑利用关节镜进行清创，切除退行性变的锁骨远端，清除关节软骨盘及瘢痕组织。

2）功能受限：如果是由于肩锁关节不稳导致的功能受限，则一般需要切开复位，喙锁韧带重建；如果仅为关节退行性变，可通过关节镜进行局部处理。对于Ⅳ型及以上损伤的患者，由于特殊情况未接受一期手术治疗，疼痛、畸形、力弱、功能受限会长期存在。如果患者后期感到难以接受，并具备手术条件，可以进行二期手术治疗。

3）内固定失效：一旦发生固定锚钉或带襻钢板脱落失效，则需要再次手术取出，重新对喙锁韧带进行重建。如肩锁关节稳定性恢复，则可逐步康复训练。

4）骨折：骨折包括两种，即喙突骨折和锁骨骨折，均好发于手术中。前者常发生在喙突较小的患者，在使用缝合锚钉、带襻钢板等内固定材料时，钻孔应尽量小，一般采用直径为2.0~2.5 mm，且2个骨孔尽量分开。出现喙突骨折常不需进一步处理。但由于联合腱的强力牵拉，喙突骨折后部分患者难以愈合。锁骨骨折也与钻孔有关，对于国人，尽量不使用直径4.5 mm以上的骨孔。

5）复发脱位、半脱位与不稳：在各种喙锁韧带重建手术中均有复位丢失的报道，甚至有复位丢失高达20%的临床结果。除去内固定失效导致脱位外，选用移植肌腱在愈合过程中的适应性松弛、过早开始主动活动造成的过度应力，均是造成复发脱位或者半脱位的原因；而术中切除锁骨过多、未仔细修复三角肌、斜方肌筋膜，是导致术后不稳定的原因。

（鲁 谊）

本章要点

1. 肩锁关节由锁骨远端与肩峰内缘组成，其稳定性主要由肩锁韧带和喙锁韧带维持。

2. 根据损伤的程度、韧带涉及的范围，将外伤造成的肩锁关节损伤分为不同类型。

3. 根据肩锁关节损伤的类型选择治疗方案。

主要参考文献

［1］ BOILEAU P, OLD J, GASTAUD O, et al. All-arthroscopic Weaver-Dunn-Chuinard procedure with double-button fixation for chronic acromioclavicular joint dislocation [J]. Arthroscopy, 2010,26(2)：149-160.

［2］ BOSTRÖM WINDHAMRE H A, VON HEIDEKEN J P, UNE-LARSSON V E, et al. Surgical treatment of chronic acromioclavicular dislocations：a comparative study of Weaver-Dunn augmented with PDS-braid or hook plate [J]. J Shoulder Elbow Surg, 2010,19(7)：1040-1048.

［3］ CAROFINO B C, MAZZOCCA A D. The anatomic coracoclavicular ligament reconstruction：surgical technique and indications [J]. J Shoulder Elbow Surg, 2010,19(2 suppl)：37-46.

［4］ COSTIC R S, LABRIOLA J E, RODOSKY M W, et al. Biomechanical rationale for development of anatomical reconstructions of coracoclavicular ligaments after complete acromioclavicular joint dislocations [J]. Am J Sports Med, 2004,32(8)：1929-1936.

［5］ DEBSKI R E, PARSONS I M 4th, WOO S L, et al. Effect of capsular injury on acromioclavicular joint mechanics ［J］. J Bone Joint Surg Am, 2001,83(9): 1344-1351.

［6］ EJAM S, LIND T, FALKENBERG B. Surgical treatment of acute and chronic acromioclavicular dislocation Tossy type Ⅲ and Ⅴ using the Hook plate ［J］. Acta Orthop Belg, 2008,74(4): 441-445.

［7］ GRUTTER P W, PETERSEN S A. Anatomical acromioclavicular ligament reconstruction: a biomechanical comparison of reconstructive techniques of the acromioclavicular joint［J］. Am J Sports Med, 2005,33(11): 1723-1728.

［8］ JARI R, COSTIC R S, RODOSKY M W, et al. Biomechanical function of surgical procedures for acromioclavicular joint dislocations ［J］. Arthroscopy, 2004,20(3): 237-245.

［9］ JIANG C, WANG M, RONG G. Proximally based conjoined tendon transfer for coracoclavicular reconstruction in the treatment of acromioclavicular dislocation. Surgical technique ［J］. J Bone Joint Surg Am, 2007,89(11): 2408-2412.

［10］ KORSTEN K, GUNNING A C, LEENEN L P. Operative or conservative treatment in patients with Rockwood type Ⅲ acromioclavicular dislocation: a systematic review and update of current literature ［J］. Int Orthop, 2014,38(4): 831-838.

［11］ LEE S J, NICHOLAS S J, AKIZUKI K H, et al. Reconstruction of the coracoclavicular ligaments with tendon grafts: a comparative biomechanical study ［J］. Am J Sports Med, 2003,36(10): 648-655.

［12］ LUIS G E, YONG C K, SINGH D A, et al. Acromioclavicular joint dislocation: a comparative biomechanical study of the palmaris-longus tendon graft reconstruction with other augmentative methods in cadaveric models ［J］. J Orthop Surg Res, 2007,27(2): 22.

［13］ MICHLITSCH M G, ADAMSON G J, PINK M, et al. Biomechanical comparison of a modified Weaver-Dunn and a free-tissue graft reconstruction of the acromioclavicular joint complex. ［J］ Am J Sports Med, 2010,38(6): 1196-1203.

［14］ MILLETT P J, BRAUN S, GOBEZIE R, et al. Acromioclavicular joint reconstruction with coracoacromial ligament transfer using the docking technique ［J］. BMC Musculoskelet Disord, 2009,14(1): 10-16.

［15］ NÜCHTERN J V, SELLENSCHLOH K, BISHOP N, et al. Biomechanical evaluation of 3 stabilization methods on acromioclavicular joint dislocations ［J］. Am J Sports Med, 2013,41(6): 1387-1394.

［16］ NICHOLAS S J, LEE S J, MULLANEY M J, et al. Clinical outcomes of coracoclavicular ligament reconstructions using tendon grafts ［J］. Am J Sports Med, 2007,35(11): 1912-1917.

［17］ SALEM K H, SCHMELZ A. Treatment of Tossy Ⅲ acromioclavicular joint injuries using hook plates and ligament suture ［J］. J Orthop Trauma, 2009,23(8): 565-569.

［18］ SHAW M B, MCINERNEY J J, DIAS J J, et al. Acromioclavicular joint sprains: the post-injury recovery interval ［J］. Injury, 2003,34(6): 438-442.

［19］ SPENCER E E Jr. Treatment of grade Ⅲ acromioclavicular joint injuries: a systematic review ［J］. Clin Orthop Relat Res, 2007,455: 38-44.

［20］ TIENEN T G, OYEN J F, EGGEN P. A modified technique of reconstruction for complete acromioclavicular dislocation: a prospective study ［J］. Am J Sports Med, 2003,31(5): 655-659.

15 胸大肌腱断裂

15.1 解剖与生物力学

根据起点不同,胸大肌分为锁骨头和胸骨头两部分。胸骨头起自胸骨、第2～6肋及腹外斜肌腱膜,构成约80%的胸大肌;锁骨头起自锁骨内1/3和胸骨上端(图15-1)。胸骨头和锁骨头均止于肱二头肌长头腱的外侧,锁骨头肌腱止于远端和浅层,胸骨头向后上折叠,止点偏近端和深层。胸大肌胸骨头主要由胸内侧神经($C_8 \sim T_1$)的内侧束支配,由胸肩峰动脉胸肌支、胸外侧动脉、乳内动脉供血。胸大肌的锁骨头主要由胸外侧神经外侧束支配($C_{5\sim7}$),由胸肩峰动脉的三角肌支供血。胸大肌的主要作用

是肩关节的内收和内旋,锁骨头还有辅助肩关节前屈的作用。

15.2 病因与发病机制

随着健身运动的兴起,胸大肌腱损伤在20～40岁男性人群中越来越常见。可能是与男性的胸大肌腱/肌肉直径比低、肌腱弹性较低、参与高强度运动较多有关。老年人因为存在肌肉僵硬、萎缩,在这样的肌肉条件下从事强度较大的活动可能发生并不常见的老年性胸大肌损伤。长期使用类固醇激素的人群,由于类固醇激素可导致胶原纤维微损伤,使胸大肌腱更易断裂。

典型的胸大肌腱损伤最常发生在向心性收缩运动中,如举重及卧推训练。Wolfe等研究发现,肩关节前屈时,各胸大肌长度变化基本保持一致,平均约19%。然而,当肩关节外展30°到中立位时,胸大肌下半部分纤维的延展率达到40%,是上半部分的2倍。这就是卧推时容易发生胸大肌腱断裂的生物力学基础。

研究发现55%的胸大肌腱断裂同时涉及胸骨头和锁骨头,单纯的胸骨头断裂占44%,而单纯的锁骨头断裂只占1%。47%的胸大肌腱断裂发生在肱骨止点处,41%的断裂发生在腱腹交界处,8%的

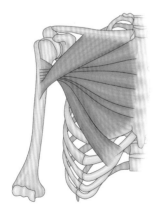

图 15-1 胸大肌起点

断裂发生在肌腱，3%的断裂发生在肌腹，少于1%的断裂发生在胸骨起点，少于1%的损伤为腱止点撕脱性骨折。

15.3　临床评估

15.3.1　病史与体征

患者常主诉锻炼中突然听到"啪"的声响，然后出现疼痛、血肿、关节活动受限等典型症状。

急性损伤患者的肩关节活动常受限，外侧胸壁部可出现大面积瘀斑，并向臂部延伸（图15-2）。如果不仔细检查，胸大肌腱断裂可能被误诊为肱二头肌腱损伤。

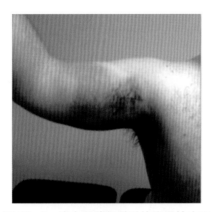

图15-2　胸大肌腱断裂后的弥漫性瘀斑

胸大肌腱完全断裂的慢性期患者最典型的体征是腋前襞和外侧胸部界限消失（图15-3）。在外侧胸部，通常可以触摸到断裂的肌腱。

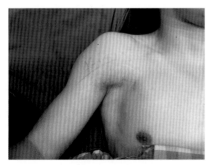

图15-3　典型的胸大肌腱断裂后表现

体格检查可以鉴别胸大肌锁骨头和胸骨头断裂。患者臂前举时，可以看到胸大肌锁骨头并触摸到。表现为祈祷征（Prayer sign）阳性，即两手掌相对，并持续用力合掌，抵抗内收和内旋时局部凹陷，提示锁骨头断裂（图15-4）。

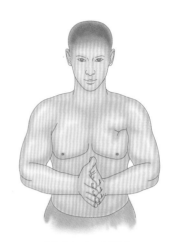

图15-4　祈祷征

15.3.2　影像学检查

超声检查可显示肌肉内部损伤，或者肌腱连续性丧失。MRI检查可以确认胸大肌及远端肌腱的损伤（图15-5）。急性损伤期，由于胸大肌肿胀，要确诊完全断裂比较困难。

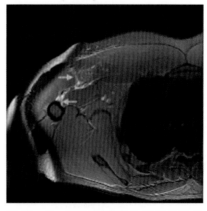

图15-5　胸大肌胸骨头断裂的轴位
　　　　　MRI影像

箭头所指为胸大肌两断端

15.4 治疗

15.4.1 治疗原则

根据病理解剖,胸大肌腱损伤可分为 6 种类型,对指导临床治疗有一定意义(图 15-6)。胸大肌腱断裂的治疗原则是在恢复患肢功能的基础上,尽可能恢复患肢结构的完整及美观。年轻患者或运动员中不能忍受持续的无力及外观畸形者可考虑手术治疗;老年或要求较低的患者推荐非手术治疗。

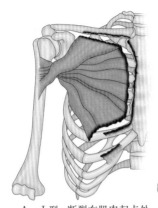 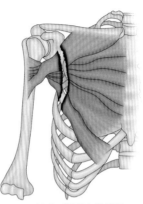

A Ⅰ型:断裂在肌肉起点处　　Ⅱ型:断裂在肌腹处

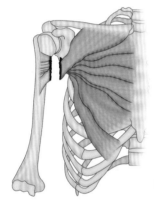 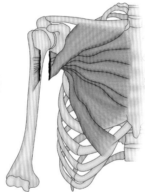 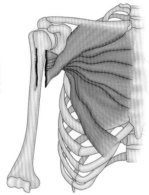

B Ⅲ型:断裂在腱腹交接处　　Ⅳ型:断裂在腱体内部　　Ⅴ型:断裂在肱骨附着点

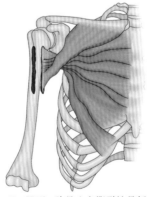

C Ⅵ型:肱骨止点撕脱性骨折

图 15-6　胸大肌腱损伤分型及基本处理原则

A. 非手术治疗;B. 手术治疗(直接缝合、穿骨隧道、骨锚钉固定);C. 手术治疗(内固定)

15.4.2 非手术治疗

非手术治疗主要进行对症支持治疗,如早期冰敷制动,悬吊内收、内旋位固定。在有效控制疼痛的基础上,尽早开始被动和主动关节活动度训练;关节活动度恢复后可进行抗阻训练。通常 8~12 周可以完全恢复关节活动度。非手术治疗后大部分患者可以恢复日常生活,仅局部遗留外观畸形。

15.4.3 手术治疗

患肢力量下降明显,对于外观要求较高的患者,应积极进行手术治疗。外科修复的主要目的是将肌腱断端与肱骨牢固固定,恢复肌腱的连续性及张力。Flint 将 6 周以内的损伤定义为急性损伤,通常可以直接缝合修复,包括使用带倒钩的骑缝钉、螺钉和垫圈、缝合锚钉、骨槽和隧道等;然而对于一些慢性损伤,由于肌腱的质量及回缩等因素的影响,较难实现直接缝合固定,而需要相应移植物进行桥接固定。

常用的缝合方法包括使用缝线锚钉修复和穿骨隧道缝合。缝线锚钉法简单,但只是组织和骨面之间的点固定;穿骨隧道缝合强度高,固定有效,能为组织和骨面之间提供较大的固定面,但操作相对复杂。

(1)手术切口与断端松解

患者取仰卧位,沿三角肌-胸大肌间隙的远端做 1 个长 3~4 cm 切口(图 15-7)。对于急性损伤者,很容易发现断裂的肌腱。对于慢性损伤者,局部会发现一个含有滑液的通道,可帮助找到肌腱断端;由于肌腱常回缩,因此必须进行充分松解。

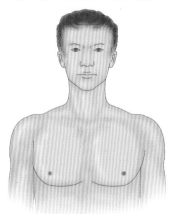

图 15-7 胸大肌腱断裂修复的典型切口

慢性损伤的肌腱断端常蜷缩并且被瘢痕包裹,需通过松解瘢痕暴露肌腱断端,进一步松解周围的粘连组织,使肌腱断端可以被拉回到肱骨止点。松解时需注意胸骨头走行方向为从下内至上外,锁骨头为从内上至外下。松解后向外尝试牵拉肌腱,必须使胸大肌的外下缘复位以恢复腋前襞的形态。

(2)缝合方法

1)锚钉缝合法:向外侧牵拉三角肌,暴露肱骨上端及肱二头肌长头腱,于长头腱外缘暴露胸大肌腱撕裂缘,清除止点残余的肌腱组织,用刮匙使骨面粗糙化。于胸大肌肱骨足印区植入 2~3 枚直径 4.5~5.5 mm 的缝线锚钉,使之轻度内收、内旋,锁边缝合撕裂的胸大肌腱后打结固定(图 15-8)。

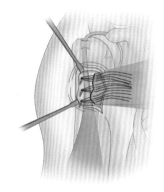

图 15-8 锚钉缝合肌腱

2)穿骨隧道缝合法:在胸大肌腱足印区钻骨隧道,胸大肌腱断端使用高强度缝线编织后,将缝线穿过骨隧道,轻度内收和内旋位打结固定(图 15-9)。有研究表明,穿骨隧道缝合技术相较锚钉缝合固定虽然力学强度更高,但存在更高的肱骨干骨折风险。

(3)术后并发症

文献报道 18%~23% 的患者出现术后并发症,包括伤口感染、肌腱再断裂、肱骨干骨折、血肿、尺神经及桡神经麻痹等,其中较为常见的是伤口感染和肌腱再断裂。有研究证明即使行翻修手术,效果依然满意。

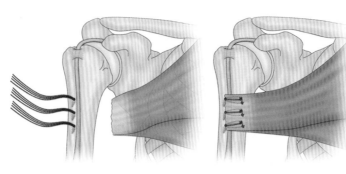

图 15 - 9 穿骨隧道缝合肌腱

15.5 术后康复

术后康复计划遵循的原则和目标：①恢复关节的活动度，避免粘连；②增强肌肉力量和关节的本体感觉及稳定性；③逐渐恢复到伤前的工作和运动水平。

术后 6 周内悬吊固定患肢。术后 2～4 周，仰卧位臂紧贴胸壁进行屈伸肘关节练习；5～6 周进行钟摆练习；7～11 周开始爬墙练习外展，完全恢复关节活动度，同时可以开始轻度的抗阻练习；12 周开始正常活动。大多数胸大肌损伤患者能在术后半年左右恢复到术前运动水平。相较于急性损伤的治疗，大多数胸大肌慢性损伤患者在手术修复后，疼痛有明显缓解，肌力及外形可以得到很好的恢复。

（吴　阳　陈疾忤）

本章要点

1. 随着健身运动的兴起，胸大肌腱损伤在 20～40 岁男性人群中越来越常见。

2. 根据起点位置不同胸大肌分为胸骨头和锁骨头两部分。胸骨头起自胸骨、第 2～6 肋及腹外斜肌腱膜，约占整个胸大肌的 80%；锁骨头起自锁骨内侧 1/3 和胸骨上端。胸骨头和锁骨头止于肱二头肌长头腱的外侧，两者在止点处发生交叉。锁骨头肌腱止点位于远端和浅层；胸骨头肌腱止点位于近端和深层。

3. 典型的胸大肌腱损伤在向心性收缩运动中最常见，较常发生在胸骨头。以患者在进行肩关节运动中突然出现胸肩部的疼痛为典型症状。急性期局部有血肿及淤血；大多数患者在损伤局部有明显的凹陷性畸形，肩关节抗阻内收时更加明显。

4. 胸大肌腱断裂大部分通过体格检查进行诊断。超声检查可以显示肌肉内部损伤及肌腱连续性的丧失。

5. 除了爱好健身的患者，大部分患者没有明显的功能障碍。希望恢复力量和外观的年轻患者或运动员，可以考虑手术治疗。

6. 手术目的是将肌腱断端牢固地固定于肱骨止点上，恢复胸大肌腱的连续性及张力。胸大肌腱断裂患者一般在术后 6 个月可以完全恢复活动。

主要参考文献

[1] AARIMAA V, RANTANEN J, HEIKKILA J, et al. Rupture of the pectoralis major muscle [J]. Am J Sports Med, 2004,32(5)：1256 - 1262.

[2] BELOOSESKY Y, GRINBLAT J, WEISS A, et al. Pectoralis major rupture in elderly patients：a clinical study of 13 patients [J]. Clin Orthop Relat Res, 2003 (413)：164 - 169.

[3] BUTT U, MEHTA S, FUNK L, et al. Pectoralis major ruptures：a review of current management [J]. J Shoulder Elbow Surg, 2015,24(4)：655 - 662.

[4] CARNEY B, PORRINO J, MARX R. Complete rupture of the pectoralis major tendon：comparison of magnetic resonance imaging and intraoperative images [J]. PM R, 2015,7(6)：671 - 673.

[5] EDGAR C M, SINGH H, OBOPILWE E, et al. Pectoralis major repair：a biomechanical analysis of modern repair configurations versus traditional repair configuration [J]. Am J Sports Med, 2017,45(12)：2858 - 2863.

［6］ ELMARAGHY A W, DEVEREAUX M W. A systematic review and comprehensive classification of pectoralis major tears ［J］. J Shoulder Elbow Surg, 2012,21(3): 412 – 422.

［7］ FLINT J H, WADE A M, GIULIANI J, et al. Defining the terms acute and chronic in orthopaedic sports injuries: a systematic review ［J］. Am J Sports Med, 2014,42(1): 235 – 241.

［8］ KAKWANI R G, MATTHEWS J J, KUMAR K M. Rupture of the pectoralis major muscle: surgical treatment in athletes ［J］. Int Orthop, 2007,31(2): 159 – 163.

［9］ MEROLLA G, PALADINI P, ARTIACO S, et al. Surgical repair of acute and chronic pectoralis major tendon rupture: clinical and ultrasound outcomes at a mean follow-up of 5 years ［J］. Eur J Orthop Surg Traumatol, 2015,25(1): 91 – 98.

［10］ MEROLLA G, PALADINI P, CAMPI F. Pectoralis major tendon rupture. Surgical procedures review ［J］. Muscles Ligaments Tendons J, 2012,2(2): 96 – 103.

［11］ NEUMANN J A, KLEIN C M, VAN ECK C F, et al. Outcomes after dermal allograft reconstruction of chronic or subacute pectoralis major tendon ruptures ［J］. Orthop J Sports Med, 2018, 6 (1): 2325967117745834.

［12］ PROVENCHER M T, HANDFIELD K, BONIQUIT N T, et al. Injuries to the pectoralis major muscle: diagnosis and management ［J］. Am J Sports Med, 2010,38(8): 1693 – 1705.

［13］ SHERMAN S L, LIN E C, VERMA N N, et al. Biomechanical analysis of the pectoralis major tendon and comparison of techniques for tendo-osseous repair ［J］. Am J Sports Med, 2012,40(8): 1887 – 1894.

［14］ VASILIADIS A V, LAMPRIDIS V, GEORGIANNOS D, et al. Rehabilitation exercise program after surgical treatment of pectoralis major rupture. A case report ［J］. Phys Ther Sport, 2016,20: 32 – 39.

［15］ WILSON D J, MILAM B P, SCULLY W F, et al. Biomechanical evaluation of unicortical stress risers of the proximal humerus associated with pectoralis major repair ［J］. Orthopedics, 2017,40(5): e801 – e805.

［16］ WOLFE S W, WICKIEWICZ T L, CAVANAUGH J T. Ruptures of the pectoralis major muscle. An anatomic and clinical analysis ［J］. Am J Sports Med, 1992,20(5): 587 – 593.

［17］ YU J, ZHANG C, HORNER, N, et al. Outcomes and return to sport after pectoralis major tendon repair: a systematic review ［J］. Sports Health, 2019, 11(2): 134 – 141.

16 肩关节康复原则与技术

16.1 肩关节康复原则

16.1.1 重塑肩胛动力及恢复肩肱节律

（1）临床意义

肩胛骨的运动包括上抬-下降、前倾-后倾、上回旋-下回旋、前伸-后缩等。由于参与形成肩锁关节、盂肱关节、肩胛胸壁关节等结构，肩胛骨的静态位置和动态控制的变化在肩关节功能中处于重要地位。肩胛骨的稳定性需要通过斜方肌上、中、下束，前锯肌，肩胛提肌，菱形肌，胸小肌等肩胛周围附着的肌肉来维系，与肩袖肌群、背阔肌、胸大肌、三角肌一起，为肩关节的活动提供稳定基础和动力支持。

肩胛骨动力障碍（scapular dyskinesis, SD）是指在静息位或运动过程中肩胛骨的位置或运动轨迹存在异常。临床上较常见的 SD 分型为：下角型、内侧缘型、上缘型和对称型。表现为肩胛骨的过度上抬、前倾，肩胛骨的前伸、上回旋和后倾不足，以及肩胛骨下回旋过慢等。SD 的原因分为以下两类：①软组织挛缩及弹性减弱，主要包括软组织缺乏弹性及僵硬，如肩胛骨周围肌群紧张、关节囊僵硬，以及软组织挛缩变形等。②神经-肌肉功能变化，主要表现为神经-肌肉控制力减弱及肌肉力量的改变，前者表现为缺乏同步收缩及力偶异常，如颈神经根、胸长神经和副神经麻痹，假性肌肥大、肌肉变形、肌肉挛缩等病理状态；后者包括肌肉力量减弱或过度活跃，导致肩胛周围肌肉在三维方向的肌力平衡丧失，主要表现为前锯肌，斜方肌中束和下束激活不足，而斜方肌上束过度激活。

在肩关节运动过程中，肩胛骨与肱骨以一定比率相互协作、规律性完成动作所表现出的运动学特征称为肩肱节律。即在肩关节屈曲 60°和外展 30°范围内，运动主要发生在盂肱关节，肩胛骨的运动非常小。此后，肩胛骨发生上回旋，但主要运动幅度仍由盂肱关节控制，肩胛骨发生轻微的后倾和前伸，肩胛骨相对于肱骨保持稳定状态，使附着在肩胛骨上的肌肉能够充分收缩，防止肩胛骨失稳使肌肉失衡、代偿及肩峰下间隙减小。随着屈曲和外展角度的增加，肩胛骨逐渐增加运动，肩胛骨的后倾和前伸在肩上抬>90°后产生非线性的运动，直至运动的终末端。在上肢运动中，肩胛骨需要足够的上回旋但仍需保持动态的稳定性。因此，当肩胛骨的动态运动异常影响了肩肱节律时，就可能发生疼痛、肩关节活动受限、肩峰下撞击等功能障碍。

临床上,在肩峰下撞击综合征、盂唇损伤、肩袖损伤、肩锁关节脱位、肩关节多向不稳的患者中,均发现存在肩胛骨运动异常和肩肱节律改变,说明 SD 或肩肱节律改变可能是肩部损伤病理的组成部分或引起病变的潜在因素。因此,重塑肩胛动力和肩肱节律在肩部康复中具有重要意义。

(2) 原则与方法

在肩关节损伤的康复中,不论是非手术治疗还是术后康复训练,应首先建立正确的肩胛骨协调运动模式,当肩胛骨的运动正常后,才能为强化肩周其他组织的功能提供稳定的基础。肩胛骨康复方案如图 16-1 所示。

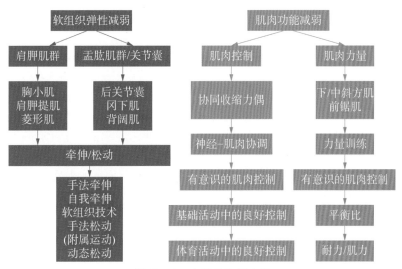

图 16-1 肩胛骨康复方案

首先,对肩胛骨及肩关节周围过紧的软组织进行处理。肌肉过紧会产生代偿并抑制其他肌肉的激活。SD 患者往往呈现出胸小肌、肩胛提肌紧张或短缩,肩后关节囊紧张,斜方肌上束过度紧张等问题,应用手法松解、牵伸、关节松动等方法,改善软组织柔韧性,为纠正肩胛骨的位置奠定基础。

其次,针对功能不足的肌肉,让患者在治疗师的口令和手法提示下有意识地进行肩胛带控制练习,增加本体感觉,激活稳定肌,提升肩胛带肌肉的神经控制能力,纠正动力学改变,有助于维持肩胛骨正确的位置。肩胛骨控制训练的常用方法:肩胛骨位置控制训练、肩胛骨"时钟"练习、肩胛骨本体感觉神经-肌肉促进技术(proprioceptive neuromuscular facilitation,PNF)练习、上肢 PNF 练习,以及患者教育等。

最后,进行肩胛带肌群的肌力强化练习。选择激活斜方肌中、下束和前锯肌,较少激活斜方肌上束的训练动作,如侧卧外旋、侧卧前屈、俯卧伸展练习等能有效刺激斜方肌中束;侧卧外旋、侧卧前屈、俯卧水平外展外旋等练习对斜方肌下束有较好的针对

性;推肩俯卧撑、出拳动作及抵墙滑行运动能有效刺激前锯肌。常见的"T""Y""W"形练习等也是肩胛带肌群的有效练习动作,可改善肩胛带肌肉间的平衡。

16.1.2 肱骨头中心化及盂肱关节稳定

(1) 临床意义

正常的肩关节运动时,肱骨头维持在关节盂和喙肩弓中心位置,增加关节活动范围和关节面偏移时关节功能未受影响。在关节失稳患者中,异常的肱骨头位移在主动运动和被动运动中均有可能发生,并且常伴随疼痛和"惊惧"症状。

盂肱关节是人体活动范围最大的关节,其关节失稳的发生率较高。良好的盂肱关节稳定性依赖于静态稳定结构和动态稳定结构的共同作用。静态稳定结构不具有收缩性,无法主动改变其自身张力来维持稳定性,包括关节盂、肱骨头、关节盂唇、韧带、关节囊等结构;动态稳定结构在关节运动过程中能主动收缩产生张力,维持关节稳定性,包括肌肉-肌腱复合体、肌肉结构。动态稳定结构在盂肱关节运

动中维持其稳定性,运动至极限范围时静态稳定结构起主要作用。

盂肱关节的关节面之间的面积差大,关节盂面积仅为肱骨头面积的 1/4～1/3,且关节盂较浅,这种特性导致盂肱关节稳定性低于其他关节;盂唇可加深关节盂大约 50%,以减少关节面积差异过大。盂肱关节的关节囊从盂唇延伸至肱骨解剖颈,包绕整个肱骨头,形成一个密闭的负压空间,对肱骨头产生一定的吸附作用,来提高盂肱关节稳定性;同时,盂肱韧带覆盖于关节囊表面,加厚关节囊,进一步提高肩关节稳定性。盂唇、关节囊和韧带共同作用,保证运动时肱骨头中心化和限制极限运动范围时肱骨头的过度位移,维持盂肱关节的稳定性。当盂肱关节运动中肱骨头不能维持中心位置时,关节盂和肱骨头接触面会更加减少;韧带和关节囊受到异常挤压,产生异常的生物力学改变,肩袖肌群受到肱骨头的挤压力发生改变,出现异常的张力模式,最终导致盂肱关节稳定性下降,即发生盂肱关节失稳。

盂肱关节不稳常见于从事上肢过顶运动或对抗性运动项目人群。上肢过顶运动由于长期过劳损伤易引起盂肱关节周围结构失衡,例如游泳、标枪、棒球等项目;对抗性运动则由于急性关节脱位易引起继发性关节不稳,例如柔道、摔跤等项目。因此,可将盂肱关节不稳看作是骨、软组织和关节内部结构的一系列病理变化的过程。上肢过顶运动项目的特点是肢体远端速度极快,且完成运动时需要盂肱关节大范围的活动。例如:棒球运动员投掷时,盂肱关节的转动速度大约为 7 000°/s,旋转扭矩>70 N·m,关节剪切力为 300～400 N,运动时关节压力>1 000 N。统计显示,优秀的游泳运动员每年训练 10～12 个月,每天训练 1～2 次,每周训练 5～7 天,每天游动距离为 7 315～18 288 m,每天盂肱关节转动次数超过 16 000 次。长期从事这种大强度、高频率运动的人常发生盂肱关节对位对线偏移、关节周围软组织过劳损伤和疲劳等问题,神经-肌肉控制降低,进而损害盂肱关节稳定性。此外,运动员为完成运动项目还会以"丢失"稳定性来获得灵活性。对抗项目的特点是运动员在训练或比赛中,上肢承受着很强的外力,一旦外力超过运动员承受极限,易导致急性损伤发生,盂肱关节脱位是最常见的急性损伤之一。发生盂肱关节脱位后如果不接受康复训练,盂肱关节脱位的复发率为 100%,而盂肱关节不稳往往是导致盂肱关节脱位的原因,两者相互影响。因此,对盂肱关节进行稳定性训练,对其损伤的预防和康复治疗均十分重要。

(2)原则与方法

运动时肱骨头应位于关节盂的中心以保障盂肱关节的动态稳定性。通过体格检查明确肱骨头是否处于中心化位置,明确非中心化的原因并加以纠正。

盂肱关节由关节盂和肱骨头构成,关节盂位于肩胛骨上,当肩胛骨位置发生改变时,相应的关节盂的位置亦会发生改变,例如肩胛骨处于过度前倾和前伸位时,关节盂会向上方偏移,肱骨头偏离中心位置,影响盂肱关节稳定性。临床上常用侧向位移试验、肩胛骨平衡角和肩胛骨系数等评估肩胛骨位置。

盂肱关节旋转活动度出现不平衡也会影响肱骨头的位置,例如当盂肱关节外旋受限时,肩胛骨代偿部分外旋的功能,肱骨头位置必然受到影响。临床常见的评估方法是比较左、右侧的内、外旋活动,旋转范围受限最常见的是内旋受限,原因是后侧盂肱关节囊紧张,外旋肌紧张,内旋肌无力。

肩袖肌群包括冈上肌、冈下肌、小圆肌和肩胛下肌,在肱骨大结节周围包绕整个肱骨头,是维持盂肱关节的主要动态稳定结构。盂肱关节处于中立位时,肩袖肌群产生的肌张力维持肱骨头位置;运动时,肩袖肌群收缩产生的张力,在盂肱关节运动时会加强肌腱的约束作用。两者共同作用引导肱骨头趋于关节盂中心,例如上肢上抬 20°～90°时,肱骨头会平均向上偏移 9 mm,向前偏移 4.4 mm,而肩袖肌群的协同收缩会将肱骨头的偏移降至最低。因此,当肩袖肌群失衡时,会导致肱骨头偏离中心位置。

上肢运动时,如果肩胛骨周围肌群失衡,肩胛骨的运动必然受到影响,进而影响盂肱关节的运动和肱骨头的位置。例如,盂肱关节外展过程中,肩胛骨上回旋不足时,肱骨头会过度地向上滚动,从而偏离中心位置。临床上常把肩胛骨位置和运动轨迹的异常称为肩胛骨动力异常,可通过对肩胛骨周围肌群进行针对性训练来改善。

运动中肱骨头的中心化对于盂肱关节稳定性十分重要,通过训练可以改善动态稳定结构的功能来提高盂肱关节的稳定性(图 16-2)。肩胛骨在盂肱关节的运动中扮演重要角色,肩胛骨周围肌群的干预也非常重要。通过训练改善肩袖肌群、三角肌、肱二头肌、斜方肌、前锯肌等肌肉的功能,促进运动中肱骨头的中心化,可提高运动中盂肱关节的稳定性。

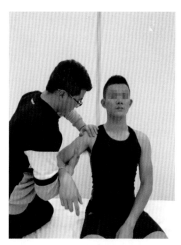

图 16-2 肱骨头中心化手法训练

16.1.3 活动范围渐进及肌肉功能平衡

（1）临床意义

肩关节是典型的球窝关节，可进行屈伸、内收外展、内旋外旋、水平屈伸及环转运动，活动范围较大。当肩关节损伤或肩部手术后，常见关节活动范围受限，需要分析原因并采取针对性的治疗措施。例如，骨、关节囊、韧带、软骨等原因导致的关节源性活动受限，通常选择手术治疗、软骨应力刺激或关节囊牵拉等治疗方式；肌肉源性活动受限包括肌力不足、肌肉过紧或肌筋膜的紧张影响关节活动，应用增强肌力、放松肌肉或筋膜的方法改善；神经源性结构改变引起的牵涉痛或放射痛，进而影响关节活动范围，可选用神经松动技术。此外，生物力学因素，如术后疼痛、粘连或心理因素也会影响患者肢体活动，或长期制动后对动作模式的遗忘、不适应等，则需要进行疼痛控制、手法干预、心理介入或运动模式再学习等治疗。以上关节活动度的影响因素，通常在实际临床中不是单独存在的，可能是以某种因素为主、多种因素共存，因而活动范围的解决应主次分明、循序渐进，注意疼痛控制，避免二次损伤。

（2）原则与方法

渐进性活动范围训练是肩关节康复的重要内容，肩部手术后制动期康复需要在安全前提下尽可能维持和改善关节活动范围，防止关节的挛缩、畸形的发生，增强本体感觉意识，维持肌肉的伸展性。方法包括：牵拉肩关节周围紧张组织，应用徒手或器械被动或主动活动肩关节，受限肩关节进行钟摆训

练、悬吊训练、肩梯训练等。注意循序渐进增加关节角度。术后康复应注意不增加损伤组织张力，以免造成二次损伤。

肩关节功能兼顾灵活性与稳定性。肩关节活动范围改善的同时，应加强肌肉功能平衡化的练习，对肩胛骨稳定性、肩袖稳定性进行强化，奠定好基础；接下来各活动肌之间的力量应合理配比，共同良好协作完成动作；在康复的后期对肌肉进行离心收缩、等速收缩、超等长训练以及与专项性运动结合的训练等，助力患者重返运动生活。

16.2 肩关节康复技术

16.2.1 肩关节松动技术

肩关节松动技术用于增加关节的附属运动和生理运动，旨在减轻疼痛，改善肩关节活动度。实施前，先对患者肩关节进行评估，根据功能障碍与治疗目的，选择具体的松动技术，确定患者与治疗师的体位、施力的位置与方向、持续的时间与幅度。肩部损伤术后的关节松动技术以主动或被动的关节活动范围练习为主要手段，辅以手法治疗。

（1）肩胛骨松动技术

患者取侧卧位，屈膝、屈髋保持躯干稳定，治疗侧在上，上肢放松置于身体前方。治疗师面对患者站立，一手固定在肩胛冈上，另一手从患者腋下绕过，以虎口固定住肩胛下角。两手一起用力松动肩胛骨，分别完成向头端、足端、内侧、外侧及旋转、分离等各方向的全范围活动（图 16-3）。在肩关节术

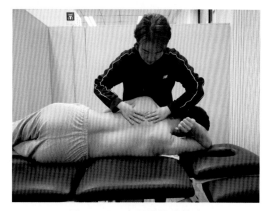

图 16-3 肩胛骨松动技术

后早期盂肱关节制动时,肩胛骨松动技术能够维持肩胛骨各方向活动,有利于制动后期进一步改善肩关节的活动范围。

(2)改善肩关节前屈的松动技术

患者取仰卧位,治疗师一手握住患者肱骨头,一手握住前臂(图16-4)。在患者主动行肩关节前屈时,治疗师沿着肱骨骨干向下推,使肱骨头相对关节盂向后滑动,同时在前屈超过90°时,施加肱骨头向下滑动的力量。前屈至最大角度时,治疗师一手抓握患者的手臂,另一手内侧缘将肱骨头相对关节盂向后复位。

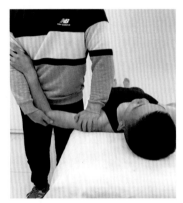

图16-4　改善肩关节前屈的松动技术

(3)改善肩关节外旋的松动技术

患者取仰卧位,肩关节轻微外展,屈肘90°,同时用健侧手借助一根短棒将患侧手向外推,做被动肩关节外旋动作(图16-5)。治疗师可辅助将患者的肘部保持在体侧,一手固定在肱骨头前方维持向后的松动力,直到患者手臂回到中立位。

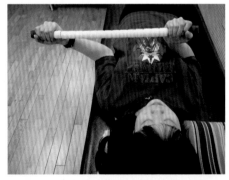

图16-5　改善肩关节外旋的松动技术

(4)改善肩关节内旋的松动技术

最有效的方法是睡姿牵拉,如图16-6所示。患者取侧卧位,肩关节前屈90°,肘关节屈曲90°,另一手抓握牵拉患侧腕关节,顺重力作用方向用力促进肩关节内旋。该方法适用于肩关节外旋肌紧张或后关节囊紧张,尤其对于手举过头运动员的肩部损伤的预防有重要作用。还可以通过健侧手拉动使患侧手在背后移动,或两手抓握毛巾并相互靠近的方法,改善肩关节内旋活动范围(图16-7)。

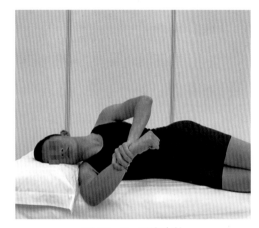

图16-6　睡姿牵拉

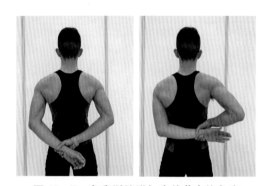

图16-7　自我训练增加肩关节内旋角度

(5)钟摆式练习

患者身体前倾,健侧上肢支撑在台面,将患侧上肢置于完全放松位置,手握小哑铃,身体前后或左右有规律地摆动,带动患侧肩关节向前后、左右或环形方向摆动(图16-8)。适用于肩关节活动度受限比较严重的情况,如肩周炎、肩部损伤术后康复早期。

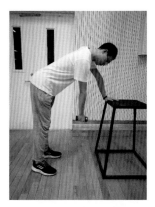

图 16-8 钟摆式练习

16.2.2 肩袖肌力训练

肩袖是肩关节动态稳定结构的重要组成部分，由冈上肌、冈下肌、小圆肌、肩胛下肌 4 块肌肉及其肌腱组成，与肱二头肌长头腱、肱三头肌长头腱、三角肌、胸小肌等共同维持肩关节的动态稳定。增强肩袖的肌肉力量，有利于维持肩关节的稳定性，预防损伤的发生；在损伤后的不同时期进行相应干预，能够促进组织愈合，帮助运动功能恢复。

肩关节损伤或肩部术后，在康复早期可以进行等长肌力训练，减少活动受限期间肌肉萎缩的程度。如患者取仰卧位，肩关节中立位，肘关节屈曲 90°位下向各个方向抵抗治疗师徒手施加的轻度阻力，并在无痛的情况下逐步增加静力负荷；每次保持 5～10 秒，重复 10 次，逐渐增加至肌肉的最大收缩力量。每天的训练次数可以根据患者情况增减。康复中后期进行等张肌力训练，推荐每组训练中增加力量的重复次数为 1～6 次，增加肌肉体积的重复次数为 6～12 次，增加肌耐力的重复次数为 12～15 次，并根据再次评估患者的恢复情况进行渐进性功能训练和专项练习，为普通人回归正常生活、运动员回归赛场做准备。

（1）冈上肌的力量训练

冈上肌和三角肌前、中束是肩关节外展的主要发力肌肉，冈上肌还有使肩关节外旋和维持稳定的作用。早期可以进行徒手抗阻等长收缩练习。如图 16-9 所示，患者保持坐位、仰卧位或站立位，斜方肌上束等颈部肌肉放松，以满罐试验的姿态进行抗阻练习，即双臂伸直，拇指指向天花板，在肩胛平面抬高 90°。治疗师在其手臂远端施加垂直向下的阻力，

使患者保持抗阻 5～10 秒。难度逐步增加，可进展到保持肩关节内旋位外展的空罐训练。

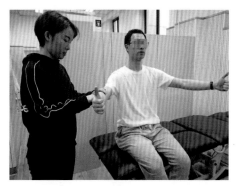

图 16-9 满罐徒手抗阻练习

随着患者疼痛的减轻、活动范围增加以及损伤组织的恢复，可以逐步进行抗阻等张训练。训练初期患者可以手持哑铃做较小关节活动范围的运动，并逐步增大活动幅度至全范围活动，也可用弹力带进行抗阻外展训练，在肩胛骨平面或身体冠状面进行（图 16-10）。此外，俯卧位或站立位外展外旋哑铃抗阻练习也是常用的冈上肌练习法。如图 16-11，患者俯卧于治疗床，手持哑铃，手臂从身体两侧向水平 90°方向外展伴外旋；若颈部肌群能够充分放松，患者能较好地控制斜方肌上束等肌肉的激活水平。

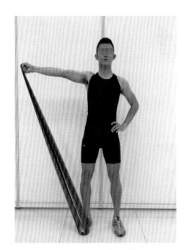

图 16-10 肩外展弹力带抗阻训练

（2）冈下肌和小圆肌的力量训练

冈下肌是盂肱关节中立位和 90°外展位下肩关节外旋的主要作用肌肉，并与三角肌后束共同发挥

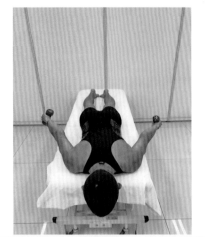

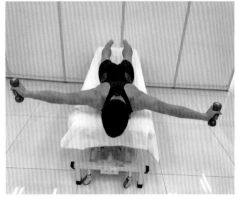

图 16-11　俯卧位水平 90°抗阻外展外旋练习

水平外展的功能;小圆肌协助冈下肌使肩关节外旋,同时两者在手臂上抬时维持肩关节的稳定。

在康复的早期阶段,可以在患者无痛的情况下进行徒手抗阻等长肌力训练(图 16-12)。患者取坐位或仰卧位,上臂与躯干贴紧,肘关节屈曲 90°,手心朝内,治疗师施以水平向内的阻力,每次使患者保持抗阻 5～10 秒。

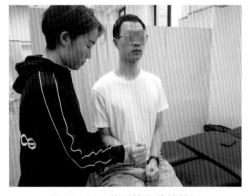

图 16-12　徒手抗阻外旋练习

到了中后期再根据患者的康复情况,逐步加入肩关节中立位的开链抗阻等张训练,使用哑铃或弹力带进行抗阻练习。如图 16-13 所示,患者取健侧卧位,臂与躯干之间放置毛巾卷以使肩关节处于中立位,屈肘 90°,手持哑铃或弹力带,从中立位外旋至最大范围。

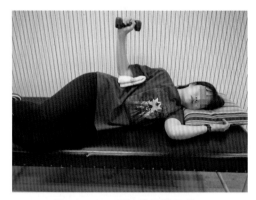

图 16-13　侧卧外旋抗阻练习

如果患者对肌肉激活达到了较好的控制,可以进行如图 16-14 站立位的外旋抗阻练习。从内旋位置起始,外旋活动到最大范围。注意患者的躯干应保持稳定,且颈肩上部肌肉不应过度激活,臂部与躯干之间垫毛巾卷以使肩关节处于中立位。

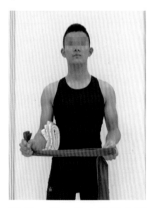

图 16-14　站立位弹力带
外旋抗阻练习

此外,还可以选择肩关节外展 90°位下的外旋抗阻训练。患者可以采取俯卧位、仰卧位、坐位或站立位,肩关节外展、肘关节屈曲各 90°,掌心朝前,手持哑铃或以弹力带施加相反方向的阻力,进行外旋抗阻练习。如图 16-15,肘关节支撑于瑞士球上可促

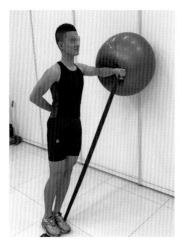

图 16－15　站立位外旋抗阻练习

进肱骨头中心化,在稳定体位下完成肩关节外旋抗阻闭链训练。肩关节外展 90° 下外旋会降低三角肌后束的激活比率,对冈下肌和小圆肌的刺激更具有针对性。

（3）肩胛下肌力量训练

在冈上肌、三角肌中束协助稳定的情况下,肩胛下肌收缩使肩关节在中立位下旋内,并与三角肌前束、胸大肌共同作用使肩关节水平内收。康复的早期阶段,如图 16－16 所示,行坐位徒手抗阻等长训练,一手置于腹部肩关节内旋压腹,另一手触肩部,在浅层肌群不收缩情况下肩内旋激活肩胛下肌;或患者手持沙袋或小重量哑铃,背手在身后,将手从腰部抬离,每次保持 5～10 秒。

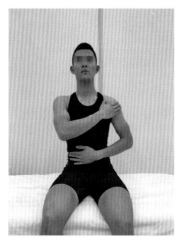

图 16－16　肩内旋激活训练

当患者恢复到一定程度,可进行等张抗阻练习。如图 16－17 所示,患者取侧卧位,肢位摆放与外旋抗阻时一致,臂部与躯干之间放置毛巾卷以使肩关节处于中立位。需要强调的是,活动从外旋位开始,进行肩胛下肌的离心控制训练。

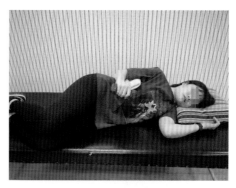

图 16－17　侧卧位肩内旋练习

中立位内旋会受到躯干阻挡,因此多选择外展位进行内旋抗阻练习。肩旋转训练的难度进阶方法是从肩中立位开始,过渡到肩外展 45°位,再进阶至肩外展 90°位练习。患者可采取仰卧位、坐位或站立位进行训练,肩关节外展 90°伴外旋,屈肘 90°,做外展内旋方向的抗阻练习(图 16－18)。

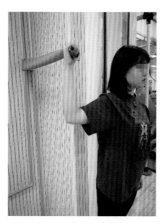

图 16－18　站立位肩关节外
　　　　　　展 90°内旋抗阻
　　　　　　练习

有研究发现,渐进性的高负荷训练对肩袖肌群的作用不大,而简单的肩关节力量练习能够很大程度上缓解疼痛。因此,对包括肩袖肌群在内的肩部稳定肌进行训练时,应遵循高重复、低负荷和循序渐进的原则,不应在短期内期待运动模式、激活程度的大幅改善,而且在训练期间还要注意康复的"红旗征"——肿胀、疼痛、力量丧失等的出现以及活动范围、功能、特殊试验检查等方面的改变,应稳中求进,恢复稳定肌的力量与功能。

16.2.3 肩胛骨稳定性训练

肩胛肌群对肩胛骨稳定性的维持起到至关重要的作用,稳定的肩胛骨是整个上肢活动的基础。主要的肩胛骨稳定肌有斜方肌、菱形肌、前锯肌、肩胛提肌以及胸小肌。这些肌肉使肩胛骨产生上提、下降,前伸、外展,上、下回旋等运动。

（1）肩胛骨整体激活动作

常用方法包括抵墙滑行、肩胛骨时钟练习等。如图16-19所示的抵墙滑行练习,患者站立位背靠墙面,双臂打开贴紧墙面,双手背贴墙,做上、下滑动,肩胛骨始终保持下沉后缩,激活肩胛肌群,减少上斜方肌的激活。肩胛骨时钟滑行是患者取站立位,一侧上肢外展90°,手放置于一个垂直固定面上,肩胛骨做向上、向下、向内、向外4个方向的运动,训练肩胛骨控制能力,激活肩胛肌群。图16-20所示是患者取站立位保持肩胛骨良好控制下,带动球向左、右、上、下各方向移动,进行肩胛骨稳定性训练。如果肩胛骨整体激活动作控制不佳,应先独立进行肩胛肌的激活训练。

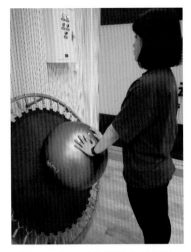

图16-20 肩胛骨稳定性训练

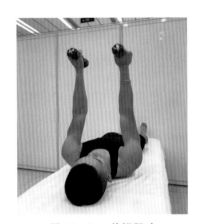

图16-21 前锯肌冲

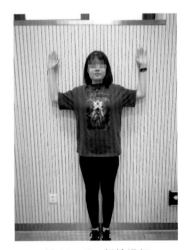

图16-19 抵墙滑行

（2）前锯肌激活动作

如图16-21所示的前锯肌冲,患者取仰卧位,肩关节屈曲90°,手持哑铃,肘关节保持伸直,通过前伸肩胛骨向上推哑铃,保持最大前伸终末位片刻,然后回到起始位。站立位保持躯干稳定,弹力带固定在远端,双侧肩关节同时抗阻前伸以激活前锯肌(图16-22)。推肩俯卧撑,膝位推肩俯卧撑即双膝双手撑地,大腿、上肢均与地面垂直,做肩胛骨前伸和回缩的动作,可通过双手双脚撑地即标准俯卧撑姿势来进阶(图16-23);或站立位在墙面上支撑的方法来降低难度,目的是锻炼前锯肌,同时增加核心稳定性。

（3）斜方肌激活动作

站立位"I""Y""T""W"形激活练习,起始姿势相同,以基本姿势站立,挺胸直背,双臂自然垂于体侧,注意拇指向上,肩胛骨收紧后抬起手臂。两侧肩胛骨向内、向下收紧,双臂贴近耳侧伸直向前上方抬起,与躯干成180°夹角,形成"I"形;双臂伸直外展向

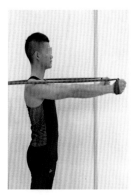

图 16 - 22 站立位弹力带抗阻肩关节前伸

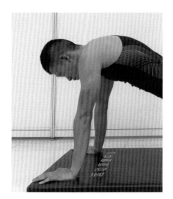

图 16 - 23 推肩俯卧撑

上方抬起,与躯干成 135°夹角,形成"Y"形(图 16 - 24);双臂伸直外展向两侧上方抬起,与躯干成 90°夹角,形成"T"形;双臂屈肘成 90°夹角外展,两侧肩胛骨向内、向下收紧,双臂屈肘向上抬起,与躯干形成"W"形(图 16 - 25)。

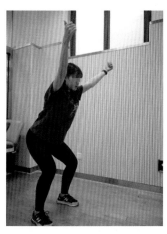

图 16 - 24 站立位"Y"形练习

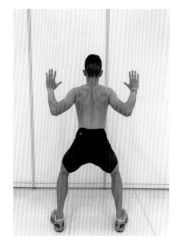

图 16 - 25 站立位"W"形练习

俯卧位"Y""T""W"形激活练习:俯卧位,双手负重,两侧肩胛骨向内、向下收紧,双臂抬起保持;双臂伸直外展与躯干成 135°夹角,形成"Y"形;双臂伸直外展与躯干成 90°夹角,形成"T"形(图 16 - 26);双臂屈肘成 90°夹角外展,与躯干形成"W"形。

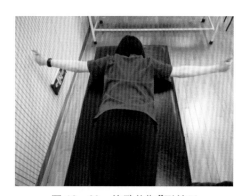

图 16 - 26 俯卧位"T"形练习

(4)结合核心区抗阻训练

站立位是功能训练体位,需要在躯干核心肌群保持稳定性收缩的基础上,有针对性地进行肩胛带肌群及上肢肌群的协同收缩练习。如图 16 - 27 所示,激活斜方肌中、下束,放松斜方肌上束,维持肩胛骨稳定。

图 16 - 28 的划船训练方法是:面向门、柱子或稳定物,坐在瑜伽球上,弹力带固定在稳定物上,两手分别抓握弹力带的一头,开始时双手向前伸以使弹力带有轻微张力。向身体两侧回拉手臂,往回带手臂时,有力地将肩胛骨回缩,同时将胸部向外推,

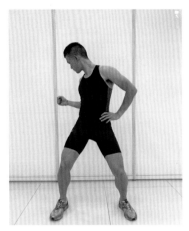

图 16-27 站立位斜方肌协同训练

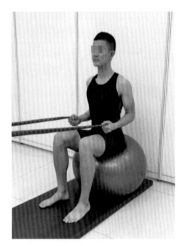

图 16-28 划船训练

保持该姿势。不要向后拉手臂使肘关节超出身体，慢慢返回起始位，重复。可锻炼斜方肌中束、前锯肌、菱形肌，维持肩胛骨稳定。

（5）震动棒训练

在康复训练的中后期可以加入震动棒练习来强化肩关节稳定肌的功能，如图 16-29 所示。震动棒在额状面的震动方向为由中间向外震动，在矢状面为背腹侧来回震动，在水平面为上下震动。研究证明，肩关节前屈、外展体位下使用震动棒练习相比于弹力带或哑铃等的抗阻训练能够更好地激活肩关节稳定肌。目前也有很多研究趋向于使用内、外旋方向的屈肘震动棒训练。通过震动训练，激活肩袖肌群、斜方肌下束、前锯肌、菱形肌等稳定肌群，有助于这些肌肉力量的增强和激活程度的提高，从而促进

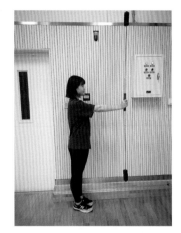

图 16-29 震动棒练习

肩关节功能的恢复。

16.2.4 运动模式训练

运动是由一些基本的动作模式整合而成，运动模式训练应当促进大脑整合能力、肌肉协同收缩能力和运动中各环节协调配合的能力，是一种功能性、整体性训练，强调纠正和优化运动中的动作模式。上肢运动模式的发育具有规律性：对称性动作发育—非对称性动作发育—双侧交叉模式—单侧运动模式。可以利用这一特点制订训练计划。进行运动模式训练时应当注意以下几点。

（1）全范围、多平面的综合性训练

无论是在体育运动或日常生活中，绝大多数运动都是由 3 个运动平面的动作组合，包括矢状面的屈曲和伸展、冠状面的内收和外展、水平面的内旋和外旋，且运动具有螺旋对角线的特征。例如，乒乓球运动员正手击球时，上肢的运动是伸展-外展-内旋和屈曲-内收-外旋模式；棒球投手在掷球时，上肢进行的运动是屈曲-外展-外旋和伸展-内收-内旋模式。日常生活中的梳头、洗脸、伸手取物等活动也具备多平面的螺旋对角运动特点。因此，肩关节康复训练过程中的动作模式训练对于患者真正重返运动生活意义重大。

本体感觉神经-肌肉促进技术（PNF）是运动康复训练中重要的动作模式训练方法。PNF 模式是根据运动时肢体近端环节来命名的，每个运动环节有 2 条对角线模式，称为 D_1 和 D_2 模式。在每条对角线上近端运动环节有 2 个相对方向的运动，分别是屈曲模式和伸展模式，因此上肢 PNF 模式具有 4

种模式,分别为 D_1 屈曲模式(屈曲-内收-外旋)、D_1 伸展模式(伸展-外旋-内旋)、D_2 屈曲模式(屈曲-外展-外旋)和 D_2 伸展模式(伸展-内收-内旋)。根据运动时上肢特点选择合理的 PNF 模式进行训练,可以有效提高运动表现能力。如图 16 - 30 所示动作练习时,要求肩胛带运动、肩关节伸展-内收-内旋运动及躯干稳定运动和头部视觉追踪相互协调配合,才能保证动作完成的质量。

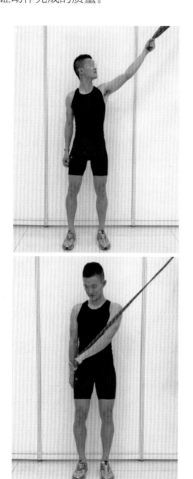

图 16 - 30　上肢 PNF 技术 D_2 伸展模式

（2）肌肉功能平衡

进行运动模式训练时,应当注意肌肉功能平衡问题,如主动肌与拮抗肌平衡,向心力量与离心力量平衡。运动是主动肌和拮抗肌协同作用的结果,主动肌提供运动环节运动的原动力,拮抗肌防止运动环节出现超过运动极限范围的运动,维持运动时关节的稳定性。当主动肌力量不足时,关节达不到全范围的运动而影响运动表现;当拮抗肌力量不足时,运动末端肢体控制能力下降,损伤发生率增高。运动过程中,随着运动方向的改变,主动肌和拮抗肌会发生改变,向心力量和离心力量的平衡是保证运动表现质量的重要部分。除力量平衡之外,肌肉柔韧性平衡也应当注意,如果肌肉紧张,那么运动时肌肉产生的肌张力会异常增大,异常增大的力会使关节产生异常的运动,从而影响运动效率。

（3）神经-肌肉动员的顺序

当肌肉激活顺序发生改变时,会产生异常的运动模式,因此也有学者认为动作模式是运动过程中神经-肌肉动员的顺序。肩胛骨动力异常的主要原因是运动过程中斜方肌上束激活过度或激活过早,斜方肌下束、中束和前锯肌激活不足或激活过晚。异常肌肉激活时序导致肩胛骨运动时,上回旋过多或过快,影响肩肱节律和盂肱关节功能。因此,在肩胛骨动力异常的康复过程中,除肌力训练外,肌肉激活模式的再教育也是十分重要的一部分。治疗师通常在康复早期通过手法、语言刺激和视觉反馈等方法,对患者肩胛骨运动模式进行再教育,来纠正异常的肌肉激活模式,提高和稳定训练效果。异常的肌肉激活顺序会导致异常的运动,运动时需要产生额外的力来综合或代偿异常运动,运动效率低,影响运动成绩,严重时出现损伤。

（4）重视运动链

运动需要整个身体各个运动环节参与,而不是某一环节单一进行。功能性训练时,强调运动链是十分重要的部分。运动时力从运动环节远端向近端传递,需要整个身体去参与。例如,标枪运动员投掷时,脚蹬地产生的力沿着下肢传递至骨盆,与骨盆带动躯干旋转产生的力结合继续向上传递至肩部,结合肩部肌肉收缩产生的力形成运动员投掷标枪时的动力。标枪运动员如果膝关节、髋关节、核心部位或肩关节出现异常均会影响其运动表现。对运动员进行运动模式训练时,需要对整个身体运动环节进行训练,例如核心稳定训练、下肢功能训练等,提高整体功能,从而提高专项性运动表现。

运动模式训练是一种功能性、专项化训练,训练强调整体性,侧重于发展肌肉协同收缩能力和大脑对运动的整合能力,对身体基本素质要求高,应当在康复后期进行训练。进行运动模式训练时,应该根据运动特点制订具有专项性、针对性的训练计划,以便更好地提高运动表现,实现重返运动生活的目标。

（钱菁华）

本章要点

1. 肩胛骨的静态位置和动态控制在肩关节功能中处于重要地位。

2. 肩胛骨动力障碍常见于肩峰下撞击综合征、盂唇损伤、肩袖损伤、肩锁关节脱位、肩关节多向不稳的患者。

3. 肩部手术后，在不增加损伤组织张力的安全前提下，应尽早开始维持和改善关节活动范围的训练，循序渐进地增加关节活动角度，减少因制动引起的关节挛缩和畸形，增强本体感觉，维持肌肉的延展性。

4. 肩关节功能康复兼顾灵活性与稳定性，在改善肩关节活动范围的同时，应加强肌肉功能平衡化的练习，恢复正常运动模式，最终实现患者重返运动生活的目标。

5. 肌力训练有利于维持肩关节的稳定性，预防损伤的发生；在肩关节损伤或术后的不同时期进行相应的肌力康复训练，能够促进组织愈合，帮助运动功能恢复。

6. 损伤后对肩部稳定肌进行运动康复时，应遵循高重复、低负荷和循序渐进的原则，注意避免肿胀、疼痛、力量丧失等"红旗征"的出现，逐渐恢复稳定肌的力量与功能。

主要参考文献

［1］钱菁华. 运动康复治疗学［M］. 北京：北京体育大学出版社，2017.

［2］REINOLD M M，WILK K E，REED J，et al. Interval sport programs：guidelines for baseball，tennis，and golf［J］. J Orthop Sports Phys Ther，2002，32（6）：293-298.

［3］BORSA P A，LAUDNER K G，SAUERS E L. Mobility and stability adaptations in the shoulder of the overhead athlete［J］. Sports Med，2008，38（1）：17-36.

［4］BORSA P A，SCIBEK J S，JACOBSON J A，et al. Sonographic stress measurement of glenohumeral joint laxity in collegiate swimmers and age-matched controls［J］. Am J Sports Med，2005，33（7）：1077-1084.

［5］CHO J，LEE K. The effects of double oscillation exercise combined with elastic band exercise on scapular stabilizing muscle strength and thickness in healthy young individuals：a randomized controlled pilot trial［J］. J Sports Science Med，2018，17：7-16.

［6］CLAUSEN M，BANDHOLM T，RATHLEFF M S，et al. The strengthening exercises in shoulder impingement trial（the SExSI-trial）investigating the effectiveness of a simple add-on shoulder strengthening exercise programme in patients with long-lasting subacromial impingement syndrome：study protocol for a pragmatic，assessor blinded，parallel-group，randomised，controlled trial［J］. Trials，2018，19：154.

［7］DONATELLI R A. 肩关节物理治疗［M］. 张安仁，金荣疆，罗绯，译. 北京：人民军医出版社，2015.

［8］FEMÁNDEZ-DE-LAS-PAÑAS C，CLELAND J，DOMMERHOLT J. Manual therapy for musculoskeletal pain syndromes［M］. New York：Churchill Livingstone，2015.

［9］GRIFFITHS E. Scapular dyskinesis［M］. //MONGA P，FUNK L，eds. Physical examination of the shoulder. New York：Springer，2017：189-196.

［10］HODHODY G，MACKENZIE T A，FUNK L. Shoulder injuries in adolescent rugby players［J］. Shoulder Elbow，2016，8（3）：159.

［11］KIBLER W B. Shoulder rehabilitation：principles and practice［J］. Med Sci Sports Exerc，1998，30（4）：40-50.

［12］LARSSON B，SØGAARD K，ROSENDAL L. Work related neck-shoulder pain：a review on magnitude，risk factors，biochemical characteristics，clinical picture and preventive interventions［J］. Best Pract Res Clin Rheumatol，2007，21（3）：447-463.

［13］MICHENER L A，MCCLURE P W，KADUNA A R. Anatomical and biomechanical mechanisms of subacromial impingement syndrome［J］. Clin Biomechan，2003，18（5）：158-163.

［14］MULLIGAN B R. MULLIGAN 手法治疗脊柱、四肢动态关节松动术［M］. 徐建武，李宏图，译. 沈阳：辽宁科学技术出版社，2017.

［15］MURRAY I R，AHMED I，WHITE N J，et al. Traumatic anterior shoulder instability in the athlete［J］. Scand J Med Sci Sports，2013，23（4）：387-405.

［16］MURRAY I R，GOUDIE E B，PETRIGLIANO F A，et al. Functional anatomy and biomechanics of shoulder stability in the athlete［J］. Clin Sports Med，2013，32（4）：607-624.

［17］PAGE P，FRANK C C，LARDNER R．Assessment and treatment of muscle imbalance：the Janda approach ［M］．Illinois：Human Kinetics，2009．

［18］PINK M M，TIBONE J E．The Painful shoulder in the swimming athlete ［J］．Orthop Clin North Am，2000，31(2)：247 – 261．

［19］PROKOPY M P，INGERSOLL C D，NORDENSCHILD E，et al．Closed-kinetic chain upper-body training improves throwing performance of NCAA division I softball players ［J］．J Strength Condit Res，2008，22（6）：1790 – 1798．

［20］ROBINSON T W，CORLETTE J，COLLINS C L，et al．Shoulder injuries among US high school athletes，2005/2006 – 2011/2012．［J］．Pediatrics，2014，133（2）：272．

第四篇
肘关节与腕关节

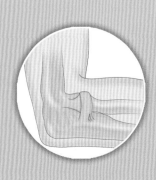

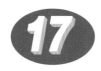

肘关节基础知识

17.1 肘关节解剖

17.1.1 体表解剖

在肘前侧,肱二头肌的轮廓很容易观察到,肱动、静脉和正中神经位于肌腱内侧。肱骨内、外上髁连线远端的倒三角形凹陷称为肘窝。肘窝的外侧壁由伸肌群内侧缘构成,内侧壁由屈肌群外侧缘构成,基底为肘前的屈曲皱褶。该皱褶线与肱骨内、外上髁连线一致,实际上反映肘关节屈伸轴,当肘伸展时,在关节线近端1~2 cm处。在肘外侧,肱桡肌和肱三头肌之间可以触及肱骨外侧柱,此是肘关节手术外侧入路的重要体表标志。肱骨外上髁、桡骨头和鹰嘴尖形成的等边三角形为关节腔抽吸和肘关节镜检查提供了重要的标志。在肘内侧,可见肱骨内上髁,可触及肱骨内侧柱、内侧肌间隔及尺神经。

17.1.2 关节骨性结构

(1)肱尺关节

肱尺关节是高度对合的屈戌关节,是肘关节稳定的主要骨性结构。肱骨远端从骨干中扩张出来由内、外侧柱组成,包括内、外上髁,是肘部韧带稳定结构的重要起源点。位于两柱之间的是外侧的半球形肱骨小头和内侧的滑车,滑车由300°~330°弧形软骨覆盖。肱骨滑车与尺骨近端半月切迹180°对合相关节,屈伸旋转轴内旋约5°、外翻约6°。肱骨远端前倾30°,半月切迹向后倾斜30°,这种关系增加了冠突的前突性,抵抗肱二头肌和肱三头肌的后向力矩。此外,当肘关节伸直、前臂处于旋后位时,前臂和臂不在一条直线上,前臂的远侧端偏向外侧,两者之间形成一个平均10°~15°的生理角度,称为提携角。

(2)肱桡关节和桡尺近侧关节

肱桡关节由肱骨外侧柱远端肱骨小头与桡骨头近端相关节,肱骨小头呈半球形,与肱骨干相比前倾

30°,相对的桡骨头近端关节盘弧度约40°。桡尺近侧关节由桡骨头与尺骨外侧小半月切迹构成,桡骨头呈椭圆形,边缘关节软骨面弧度为240°,小半月切迹关节面弧度为60°~80°,关节前后旋转弧度可达180°。前臂中立位时桡骨头前外侧部分约110°为非关节面,大致是与桡骨茎突和Lister结节相对的区域。桡骨头颈与桡骨干成15°角。桡尺近侧关节的稳定结构除环状韧带外,还有方形韧带和近端骨间膜。

17.1.3 关节囊、韧带结构

前方关节囊近端起点在肱骨冠突窝和桡骨头窝近端周围,远端止点位于冠状突的下缘。后方关节囊近端起点正好位于鹰嘴窝近端,沿着髁上骨柱远端包绕。在远端,附着于"S"形切口的内侧和外侧关节边缘。肘关节屈曲80°左右时关节囊内的容量最大,为25~30 ml。前囊通常是薄而透明结构,关节囊对关节稳定的贡献较小,而横向和斜向纤维带提供了一定的强度。肘部创伤或术后,关节囊常瘢痕化挛缩,是肘关节僵硬最常见的病理因素。

滑膜皱褶是前关节囊的正常结构,总是存在,且不同程度地突入关节。它从近到远在桡骨头和颈部上斜行穿过,并汇入小半月切迹附近的前关节囊。虽然是一个正常的结构,但它可以变厚,会产生弹响,也与网球肘的症状有关。

内侧副韧带复合体和外侧副韧带复合体是肘关节的主要韧带稳定结构。内侧副韧带由前束、后束和横束组成。后束和横束是关节囊的增厚,而前束是一个坚韧的、可识别的结构,起源于内上髁前下方,止于冠突基底部结节上,是抵抗肘部外翻应力最重要的结构(图17-1)。

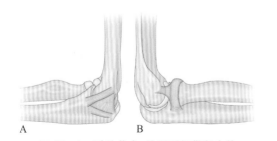

图 17-1 肘关节内、外侧副韧带复合体

A. 肘关节内侧副韧带复合体;B. 肘关节外侧副韧带复合体

外侧副韧带复合体由桡侧副韧带、环形韧带、外侧尺副韧带组成。后者起源于外上髁,止于尺骨近

端的旋后肌嵴。环状韧带起源于尺骨小半月切迹的前后边缘,环绕桡骨头颈部但不附着,是桡尺近侧关节的重要稳定结构。桡侧副韧带起源于外上髁表面,止于环状韧带。

17.1.4 肌肉与神经

肱二头肌覆盖远端肱肌,其远端为肱二头肌腱进入肘窝,附着于桡骨结节。肱二头肌扩张部是一个宽而薄的筋膜组织带,它斜行覆盖正中神经和肱动脉,止于前臂的深筋膜。肱二头肌是肘部的主要屈肌;在前臂旋前位,肱二头肌也是一块强大的旋后肌。肱肌起源于肱骨的前方下半部分,并且在内侧和外侧延伸到相应的肌间隔,主要附着在距离关节缘约2 mm的冠突。肱肌虽在屈肘肌中横断面积最大,但由于其跨肘关节时更接近旋转轴而具有较差的力学性能。肱三头肌占据整个臂后侧间室,肱三头肌腱止于鹰嘴近端后缘,主要起伸肘作用。

肘外侧伸肌群起源于外侧髁突,形成了肘前窝的外侧缘和前臂的外侧轮廓,包括肱桡肌和桡侧腕伸肌,背部伸肌群由指总伸肌、尺侧腕伸肌和肘肌组成。肘内侧为旋前屈肌群,包括旋前肌、桡侧腕屈肌、掌长肌、尺侧腕屈肌及屈指肌。

骨骼和韧带均为肘关节的静态稳定结构,而跨过肘关节的肌肉是肘关节的动态稳定结构。

17.2 肘关节生物力学

肘关节作为上肢运动链系统的连杆,其活动度在很大程度上控制了手部活动的空间范围,同时作为前臂的支点,其稳定性和力量决定了前臂能承载多少负荷。上肢的基本功能在很大程度上取决于肘关节功能,肘部功能丧失对个体自理能力的影响可能比任何其他关节更大。

研究肘部生物力学非常重要,为临床实践提供科学依据。从临床医生的角度,本节根据临床功能将肘关节的生物力学分为3个方面介绍:关节活动(运动学)、关节稳定性和关节力量(力传递)。

17.2.1 关节活动

肘关节是一个复合关节,由3个关节组成:肱尺关节、肱桡关节和桡尺关节。肘关节被描述为一个轮状屈戌关节,其运动具有2个自由度(运动）：屈伸运动（屈曲-伸展）和前臂旋转（旋后-旋前）。

（1）屈伸运动

正常肘部运动范围从完全伸展到极度屈曲为 $0°\sim140°$，日常生活需要的功能活动范围为 $30°\sim130°$。由于肱尺关节的高度对合性和周围软组织的约束，肘关节屈伸运动主要被认为是铰链型。然而研究表明，肘关节不是简单的铰链关节，已经证明其关节轴呈螺旋运动，这归因于尺骨近端沿着有倾度的滑车槽移动。在肘屈伸期间，屈曲轴的内、外翻和轴向松弛度平均为 $3°\sim4°$。报道中，肘关节屈曲轴的变化相当小，因此，肱尺关节可看作是单轴关节运动，但极度屈曲和极度伸展除外。旋转轴穿过由滑车和肱骨小头组成的弧度中心，在矢状面上，与肱骨远端的前皮质共线。在冠状面上，肘关节屈曲轴定义为肱骨小头中心和内上髁前下方对应于滑车的中心连线。关节轴向近侧、远侧、前侧或后侧的移位变化<5 mm，对肘部生物力学影响轻微，这对假体置换的设计和置入及关节外固定装置的放置方面具有很重要的临床意义。

（2）前臂旋转

桡骨保持以肱骨小头为中心围绕尺骨旋转，允许前臂旋前 $75°$ 或旋后 $85°$，而日常生活活动范围需要旋前 $50°$ 和旋后 $50°$。前臂的旋转轴被认为穿过桡尺近侧关节的桡骨头凹面中心和桡尺远侧关节的尺骨头凹陷。桡骨或尺骨成角<10%不会引起前臂旋转功能明显损失。旋前时桡骨可向近端移动 $1\sim2$ mm，这种生理性松弛具有很大的临床意义，特别是对桡骨头置换技术而言。

17.2.2 关节稳定性

肘关节是肌肉-骨骼系统对合度最高的关节之一，因此关节本身具有内源性稳定，软组织限制和骨关节面对稳定的贡献几乎相等。肘部稳定结构可分为静态稳定结构和动态稳定结构。其中 3 个主要的静态稳定结构是肱尺关节、内侧副韧带前束和外侧副韧带复合体，次要静态结构包括肱桡关节、屈肌总腱、伸肌总腱和关节囊。跨肘部的肌肉提供动态稳定。

肱尺关节是维持肘关节稳定最重要的结构，冠突是对抗肘关节后倾合力的主要结构，内侧副韧带前束止点位于冠突基底部的隆突上，而内侧副韧带是外翻力矩的主要稳定结构；冠突的前内侧面被认

为是对抗内翻力矩的重要结构，该特点使其成为肱尺关节的关键稳定结构。鹰嘴作为骨性稳定结构相对次要，但完整的鹰嘴对于抵抗外翻力矩是重要的。有研究显示，肱尺关节对肘关节稳定的作用在抗内翻应力时主要靠肱尺关节远侧部分承担，尤其是冠突表面（伸肘时 67%，屈肘时 60%）；而在抗外翻应力时，伸肘和屈肘 $90°$ 时负荷主要由肱尺关节近侧承担（75%~85%）。

两侧副韧带起点均位于旋转轴上，外侧副韧带位于肱骨小头的中心，内侧副韧带起点在滑车中心，因此，外侧副韧带和内侧副韧带复合体的一些组成部分在肘关节任何的屈曲位置都处于拉紧状态。外侧尺副韧带在整个屈伸弧内保持张力一致。研究表明，外侧尺副韧带不仅对抗内翻应力，还对抗旋转应力。在内侧，肘屈伸过程中主要靠内侧副韧带前束的前部和后部稳定关节，但当肘屈曲位时，后束也起稳定作用。

内侧副韧带的主要功能是对抗外翻应力和后内侧旋转不稳。在外翻应力下，伸肘位时，关节面与内侧副韧带承受负荷大致相同；在屈肘时，内侧副韧带成为主要承受负荷的结构，其中前束起主要作用。在内侧副韧带完好时，桡骨头承受很少的外翻应力，而在内侧副韧带损伤时，桡骨头成为对抗外翻负荷的主要结构。内侧副韧带后束损伤可能是后内侧旋转不稳的原因之一。前臂屈肌群是对抗外翻应力的动态稳定结构。

外侧副韧带的主要功能是对抗后外侧旋转不稳定，相对次要的功能是对抗内翻应力。其中外侧尺副韧带是外侧韧带复合体中最重要的稳定结构，O'Driscoll 阐述了外侧副韧带在对抗后外侧旋转不稳定中的作用。然而近期有报道，外侧副韧带复合体可作为一功能整体对抗后外侧旋转不稳定，以及稳定肱桡关节、肱尺关节和桡尺近侧关节。

17.2.3 关节力量

近年来对肘各个关节面上合力压力分布的研究显示，肘伸直并处于前臂中立位时，轴向负荷在关节的应力分布：肱尺关节约 40%，肱桡关节为 60%。然而，外翻时，只有 12% 的轴向负荷通过尺骨的近端传递；内翻时，可达 93% 的轴向力通过肱尺关节传递。关节表面接触应力分布有待进一步阐明。

17.3 肘关节影像学检查

17.3.1 X线平片

虽然影像学发展多元而快速,但普通的X线平片仍是肘关节标准的评估方法,最常用的是正位、侧位和斜位,为骨关节和软组织评估提供重要信息,并指导进一步检查。

(1) 前、后(正)位片

标准的前、后位投照方式是患者取坐位,上肢置于桌上,肘关节伸直位,前臂旋后位,射线垂直由前向后穿过肘部。肘关节前后位可以清晰显示肱骨内和外侧髁、滑车、鹰嘴窝和肱桡关节,同时可以测量提携角。

(2) 侧位片

标准的侧位投照方式是患者取坐位,肘关节屈曲90°,臂、前臂中立位置于桌面,射线垂直穿过肘部。侧位片可以良好地显示肱桡关节、肱尺关节,特别是冠突和鹰嘴。标准的侧位片在肱骨远端可以见到3个同心圆。最大的圆是滑车内侧缘,最小的圆是滑车沟,中间圆是肱骨小头。在侧位片上应注意评价关节的对位情况。桡骨颈中心线穿过肱骨小头中心,称为肱桡线。在肘关节任何X线平片中,肱桡线都应穿过肱骨小头中心。沿着肱骨前侧皮质画的线通过肱骨小头中部1/3,称为肱骨前皮质线。

(3) 内侧斜位片

臂的位置与拍正位片时一样置于桌面,但肘关节内旋45°。内斜位可以较好地显示鹰嘴、冠突和滑车。

(4) 外侧斜位片

臂的位置同拍正位片时,但肘关节外旋45°。外斜位可以较好地显示肱桡关节和桡骨粗隆。

(5) 外翻应力位片

患者体位同拍正位片时,但肘关节微屈(15°～30°),臂外旋,并给肘关节外翻应力下拍摄。此有利于评估由于内侧副韧带损伤引起的外翻不稳定。肱尺关节内侧间隙较健侧增宽,可能存在内侧副韧带部分或完全撕裂。

17.3.2 CT平扫及三维重建

对于复杂性肘关节骨折和脱位,肘部CT平扫及三维重建可清晰显示各骨折块间的关系及移位情况,利于术前手术计划的制订,或术后评估。对于肘关节僵硬伴异位骨化,骨关节炎伴骨赘形成以及存在肘部骨性结构畸形的患者,术前CT评估也十分重要(图17-2)。

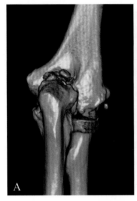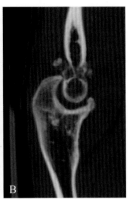

图 17-2　肘关节骨关节炎的CT影像

A. 三维CT示肘关节后方骨性异常,包括鹰嘴骨赘增生及鹰嘴窝游离体形成;B. 矢状位CT清晰显示尺肱关节骨赘、游离体及其对活动的干扰

17.3.3 MRI检查

由于MRI对软组织损伤有良好的判断,其在肘部的应用越来越广泛,主要表现在以下几个方面:①肌肉、肌腱损害,如外上髁炎(网球肘、高尔夫球肘)、肱二头肌腱和肱三头肌腱损伤;②肘关节内、外侧副韧带损伤(图17-3);③肘部隐匿性骨折、软骨损伤;④关节炎及肘部肿瘤等。

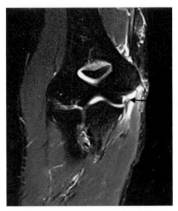

图 17-3　肘关节MRI影像

示肘关节内侧副韧带自起点处撕裂

17.3.4 超声检查

超声检查十分便利、无害而且经济,对探测肘部

软组织病理损伤(如肌腱、韧带及神经损伤)十分有用。随着骨骼-肌肉系统超声影像学的发展,超声检查已经成为关节内滑膜炎、化脓性炎、关节积液、外上髁炎、肘部神经卡压综合征的重要检查方法之一。但肘部超声诊断很大程度上依赖于操作者的能力和经验,需要较长的学习曲线。

(1) 超声检查评估外侧副韧带损伤

与 CT 和 MRI 等静态检查不同,超声检查可以动态探测组织结构状态,如应力下韧带、关节结构变化。近年来报道超声检查在诊断肘关节后外侧旋转不稳定中的应用,通过探测肘关节在后外侧应力下肱尺关节间隙的变化,来判断有无肘关节后外侧旋转不稳定及其程度。Camp 等通过尸体标本研究,正常肘关节肱尺关节间隙松弛度平均为 1 mm,间隙增宽超过 4 mm 提示存在不稳定,而且间隙宽度大小反映不稳定程度。该检查已在临床应用,有待临床数据进一步验证。

(2) 超声检查评估肱骨外上髁炎

近年来报道难治性网球肘与同时合并外侧尺副韧带损伤及存在后外侧旋转不稳定有关,也可能与桡管综合征相关,超声评估伸肌起点时可以同时评估桡神经、桡侧韧带及关节稳定性,对难治性网球肘的病理诊断十分有帮助。

对于肘部投掷性损伤,超声检查可评估肘内侧副韧带有无损伤,同时动态评估肘关节内侧关节间隙变化,以判断关节稳定性。

17.4 肘关节镜基础知识

17.4.1 相关解剖

肘关节解剖结构复杂,周围血管、神经的位置与手术入路关系紧密,不恰当的手术入路容易导致肘部血管、神经损伤。外科医生在开展肘关节镜手术前,必须熟悉肘关节解剖结构和体表标记。肘部重要的骨性和软组织体表标记包括内上髁、外上髁、桡骨头、鹰嘴、内侧肌间隔等。在肘关节外侧,外上髁、鹰嘴和桡骨头构成一个三角形,称为"肘肌三角"。该三角中心是一软点,是关节穿刺注入点,也是关节镜直接外侧入路定位点。在肘关节后方可触及肱三头肌及肌腱;桡神经螺旋绕过肱骨干中段后方,穿过外侧肌间隔,位于肱桡肌和肱肌间隙,于外侧髁前方通过并

分为浅支和深支。在肘前方,肘窝由肱桡肌内侧缘、旋前圆肌外侧缘和上方肱二头肌构成,其内有肱动、静脉和正中神经通过。在肘关节内侧,尺神经于内侧肌间隔和内侧髁后方通过,穿尺侧腕屈肌两头间进入前臂。此外,肘关节周围还有一些皮神经通过,包括前臂内侧皮神经、前臂外侧皮神经和前臂后侧皮神经等。

许多学者都研究了肘关节周围血管、神经的位置与各个关节镜入路之间的距离关系,这有助于在建立入路过程中减少血管、神经的损伤风险。一般前外侧入路与桡神经的关系比较紧密,而前内侧入路则可能会损伤正中神经和肱动脉。正常情况下尺神经周围不做关节镜入路,但在进行肘后方镜下操作,特别是后内侧清理、松解时,也非常容易伤及尺神经。对于已经有过尺神经前置的病例,其损伤风险更大(在进行前方肘关节镜操作时,常规建议显露并游离尺神经)。

17.4.2 设备与器械

开展肘关节镜手术所需的基本配置包括:4.0 mm 或者 2.7 mm 的 30°关节镜及鞘管,摄像系统,光源系统,射频汽化系统,动力系统(刨刀、磨头),交换棒、探针、镜下拉钩、骨刀、抓钳、咬钳、髓核钳等。

肩关节镜手术中所用的 4.0 mm 的 30°关节镜头在肘关节内一样可以获得很好的视野,也是目前肘关节镜手术中最常用的镜头。而肘关节镜专用的 2.7 mm 关节镜头则不仅可获得 4.0 mm 镜头所需的视野,更便于在较小的关节间隙切换使用,如软点入路及桡尺近侧关节间隙等,也可直接用于儿童肘关节镜手术中。鞘管的使用避免了器械或镜头交换过程中重复穿刺关节囊,减少了损伤血管、神经的概率,并减少液体渗入组织引起水肿和骨筋膜室综合征的可能。要尽量避免使用有侧孔的鞘管,侧方入水口易脱出关节囊外,会导致液体外渗进入周围组织中,从而引起组织肿胀,不利于镜下操作。一般使用钝性套管针,以免在穿刺过程中损伤血管、神经及关节软骨。如果能熟练掌握交换棒技术,则鞘管并不必要。一般不需要通过水泵加压来增加视野,过高的压力虽然会在短时间内改善视野,但也会因为使周围的组织快速肿胀而影响之后的操作。多数情况下通过调整输液袋的高度即可达到所需的水压,有效扩张关节囊。镜下拉钩非常重要,不仅可以明显改善镜下视野,还大大提高了镜下操作的安全性。如果没有专用的肘关节镜拉钩,也可用大小适合的骨膜或神经剥离子替代,可起到很好的作用。可根

据患者的血压调整充气止血带,压力一般230 mmHg已足够。由于肘关节镜手术时间一般较长,一旦松开止血带,后面的操作就会非常困难,因此使用第一次止血带的时间可以适当延长,所有复杂关键的操作争取在一个止血带时间内全部完成。

17.4.3 麻醉与体位

肘关节镜手术可选择全身麻醉或臂丛神经阻滞麻醉。全身麻醉时患者不会感到不适,肌肉也更放松,便于手术操作。对于简单的肘关节镜手术,如单纯游离体取出、治疗网球肘等,由于手术时间很短,也可以选择臂丛麻醉。手术的体位可采用仰卧位、俯卧位或侧卧位。仰卧位最早在1985年由Andrews报道,即患者仰卧手术台上,消毒患侧整个上肢,肩关节位于手术台边缘外展90°,肘关节屈曲90°。后改良为仰卧悬吊位,使肩关节前屈90°并内收,肘关节屈曲45°,手腕部用悬吊牵引装置固定。仰卧位的优点是便于患者护理,特别是全身麻醉后呼吸道管理,肘关节可以进行较大范围的活动,术中如需转换开放式手术也十分方便;缺点是需要专用的牵引装置,操作中有可能感到肘关节固定不够稳定,肘关节后侧间室操作相对困难。俯卧位最早在1989年由Poehling报道,即患者俯卧于手术台上,胸、膝部加垫保护,消毒患侧整个上肢,肩关节位于手术台边缘外展90°,臂部置于有衬垫的隔板上,肘关节屈曲90°,前臂自然悬垂。俯卧位的优点是不需要牵引,关节后侧间室操作方便,操作中关节稳定,而且肘关节可以做全幅屈伸活动;缺点是不利于麻醉后的呼吸

道管理,如需改开放式手术,特别是关节前方结构的处理十分困难时需要更换体位。侧卧位是1993年由O'Driscoll和Morrey报道,即患者侧卧于手术台上,腋部加垫保护,患侧肩关节位于手术台边缘外展90°并内旋,上臂置于有衬垫的隔板上,肘关节屈曲90°,前臂自然悬垂。侧卧位有俯卧位的优点,且体位摆放容易、快捷,同时利于呼吸道管理,渐取代俯卧位;其缺点同样是改开放式手术时,可能需要变换体位。

17.4.4 常用入路

文献报道的肘关节入路很多,被广泛接受的入路有以下10个。①由内侧进入前间室的3个:前内侧入路、中前内侧入路、近前内侧入路;②由外侧进入前间室的3个:前外侧入路、中外侧入路、近外侧入路;③进入后间室的入路4个:直接后侧入路、后外侧入路、直接外侧入路、远尺侧入路。其中最常用的入路是近前外侧入路、中前外侧入路、前内侧入路、后外侧入路和直接后侧入路(图17-4)。目前对于进入肘关节的第一个入路的选择还存在一些争议,多数医生喜欢先进入前间室,并首选前内侧入路。对于简单的肘关节镜手术病例,从哪个入路开始并不重要;而对于多数复杂的病例,笔者更倾向于从后方开始,然后直接外侧(软点)入路,最后进入前间室。不管采用何种顺序,术者都应该养成自己固定的习惯及步骤。总体而言,推荐在特殊病例中应首先进入未受创伤手术干预的自然解剖区域的间室,最后进入经历创伤手术处理后的间室,这样更有利于手术的顺利进行。

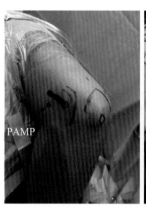
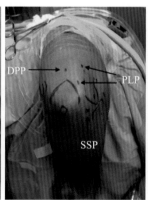
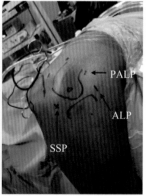

图 17-4　肘关节镜常用手术入路

PAMP:近前内侧入路,经常作为前间室的起始入路;ALP:前外侧入路,常用的操作入路;PALP:近前外侧入路,通常用作拉钩的入路;DPP:直接后侧入路,后间室的主要操作入路;PLP:后外侧入路,远近各一,分别用作操作及拉钩入路;SSP:软点入路,也称为直接外侧入路(DLP),是进行肱桡关节及桡尺近侧关节后方操作的主要入路

（1）前间室入路

1）近前内侧入路（PAMP）：是最常用的内侧入路，位于内上髁近侧 2 cm，鞘管紧贴内侧肌间隔前方，向桡骨头方向穿刺。鞘管与正中神经和肱动脉距离分别为 12.4 mm 和 18.0 mm。

2）前内侧入路（AMP）：该入路位于内上髁前方 2 cm，远侧 2 cm。AMP 入路穿过屈肌群起始部，与正中神经和前臂内侧皮神经十分接近。报道的正中神经与该入路距离 5.0～12.0 mm，与前臂内侧皮神经距离 1.0～8.9 mm，与肱动脉距离 15.2～16.6 mm。

3）中前内侧入路（MAMP）：该入路位于内上髁近侧 1 cm、前侧 1 cm。入路距正中神经 13.8 mm，与前臂内侧皮神经距离 7.0 mm，与肱动脉距离 17.6 mm。

4）中外侧入路（MALP）：位于肱桡关节前方，外上髁前侧 1 cm。MALP 与桡神经距离 9.8 mm 左右。多作为操作入路使用。

5）近前外侧入路（PALP）：位于肱骨外上髁近端 1～2 cm，肱骨外侧柱前缘。PALP 是相对最安全的外侧入路，距桡神经较远（9.9～13.7 mm），距前臂后侧皮神经 6.1 cm，一般用作镜下拉钩的入路。

6）前外侧入路（ALP）：该入路是最早报道的外侧入路，早期被描述为"标准外侧入路"。它位于外上髁以远 3 cm、前侧 1 cm，桡骨头颈前侧。由于距桡神经很近，报道距离为 4.0～7.2 mm，距前臂后侧皮神经 7.6～12.6 mm，易损伤神经。因此，一些学者建议将外侧入路向近端迁移。现在 ALP 一般被称为远侧前外侧入路。

（2）后间室入路

1）直接后侧入路（DPP）：也被称为后正中入路，位于鹰嘴近侧 3 cm，穿肱三头肌腱进入肘关节后间室。通过 DPP 几乎可以观察整个后间室结构。由于该入路穿肌腱，周围没有重要血管、神经，是较安全的入路。

2）后外侧入路（PLP）：一般包括 2 个入路，一个在鹰嘴与外上髁连线中点以近 1 cm 处；另一个位于鹰嘴近侧 3 cm，肱三头肌腱外侧缘。一般用作镜下拉钩的入路。这 2 个入路距主要血管、神经较远，相对安全。

3）直接外侧入路（DLP）：也称为软点入路（SSP），正好位于肘肌三角中心，距前臂后侧皮神经 9.6 mm，是相对安全的入路。DLP 直接进入肱桡关节间隙，用于观察并处理肱桡关节及桡尺近侧关节的病变。

随着肘关节镜技术的发展，其应用越来越广泛。虽然它被认为是较安全和可靠的技术，但一些并发症如血管、神经损伤仍然不能完全避免。外科医生对肘关节解剖的熟悉程度、镜下操作技巧和对手术适应证的把握是成功开展肘关节镜手术和避免并发症的重要因素。

（陆九州）

17.5 肘关节功能评估方法

肘关节是一个重要的功能单位，在上肢功能中处于重要地位。肘关节术后的功能恢复情况不仅与原始损伤情况相关，更与手术方式的选择以及手术操作的精细程度相关，因此准确评价患者手术后功能的恢复情况对指导医生手术方式和时机的选择以及患者术后康复都具有重要意义。作为肩和手的连结，肘关节不但可拓展手的活动空间，也为手的运动提供动力、稳定性和准确性。因此，其功能评价常与肩关节和腕关节纳入统一的评价体系，如臂肩手残疾问卷（disabilities of arm，shoulder and hand questionnaire，DASH）评分和美国肩肘外科医师评估表（American shoulder and elbow surgeons' assessment form，ASES）评分，但是由于这两种评分兼顾到上肢整体功能评价，故特异性较差。

现有的各种评估方法根据多项主、客观参数进行，主要包括疼痛评估、关节活动度评估、肌力及稳定性评估、日常生活能力评估等。

17.5.1 疼痛评估

（1）世界卫生组织（WHO）标准

0度：不痛。

Ⅰ度：轻度痛，为间歇痛，可不用药。

Ⅱ度：中度痛，为持续痛，影响休息，需用止痛药。

Ⅲ度：重度痛，为持续痛，不用药不能缓解疼痛。

Ⅳ度：严重痛，为持续剧痛伴血压、脉搏等变化。

（2）视觉模拟评分

视觉模拟评分（VAS）比较灵敏，有可比性。具体做法是：在纸上划 1 条 10 cm 的横线，横线的一端为 0，表示无痛；另一端为 10，表示剧痛；中间部分表示不同程度的疼痛。让患者根据自我感觉在横线上划一记号，该记号即表示疼痛的程度(图17-5)。

VAS评分标准(0～10分)：

0分：无痛。

1～3分：有轻微疼痛，能忍受。

4～6分：中度疼痛，并影响睡眠，尚能忍受。

7～10分：重度疼痛，疼痛难忍，影响食欲和睡眠。

17.5.2 肘关节活动度评估

肘关节活动度评估的主要目的有：确定是否有肘关节活动受限，发现影响肘关节活动度的原因；确定肘关节活动受限的程度；确定治疗目标，判定可能达到的康复程度；为选择适当的治疗方式、方法提供客观依据。常需要测量关节主动与被动2种活动度的范围。

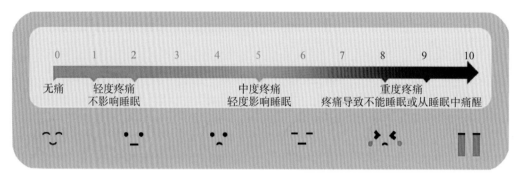

图17-5 VAS评分

国际上测量关节活动度通常采用中立位零度法，一般以关节活动的起始位作为中立位零度计算。

（1）屈伸活动度

以肘关节伸直位作为0°计算，臂固定，前臂做屈肘及伸肘动作，用量角器测量肘关节屈曲和过伸的最大角度(图17-6A)。肘关节的屈伸活动度因人而异，通常为屈曲(flexion)135°～150°，过伸(hyperextension)0°～10°。

（2）旋转活动度

肘关节屈曲90°，紧贴胸腹壁，双手掌心相对为0°，肘关节固定，患侧前臂做旋前、旋后动作，并用量角器准确计量前臂旋前、旋后的最大角度(图17-6B)。肘关节正常旋转范围：旋前(pronation)80°～90°，旋后(supination)80°～90°。

17.5.3 常用功能评分系统

理想的肘关节评分系统要可靠性与简便性兼顾，同时评分系统内部各组成部分相对独立且操作具有可重复性。评估方法中的主、客观参数是指在术后的评价过程中医生和患者持有各自的标准。患者根据自我感觉来判断，主要以疼痛和对肘关节恢复的满意程度为主，属于主观评价。医生根据临床症状、体征和有关的医学检查来判断，属于客观评

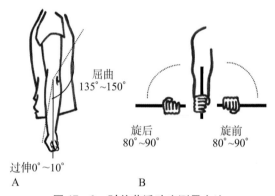

图17-6 肘关节活动度测量方法

A. 测量屈伸活动度；B. 测量旋转活动度

价，但即使这样也难以避免医生的主观倾向。在肘关节的功能评价时由于医生尺度与患者尺度使用的权重不同，所以出现了多个记录和评价系统，而且每一个评价标准侧重点不同。

（1）肘关节功能评分

由Morrey等制定的Mayo肘关节功能评分(Mayo elbow-performance score, MEPS)及其改良标准包括：① MEPS也称为Morrey和Bryan评分(表17-1)；②改良An和Morrey肘关节功能评分(modified An and Morrey functional rating index, AM)(表17-2)；③改良Broberg-Morrey肘关节功能评分

（表17-3）。其中MEPS更加侧重反映患者术后肘关节的疼痛情况，疼痛在整个评分系统中比重占45%。而AM更加侧重于客观检查，肘关节活动度占比重较大，其中屈曲占30分，伸直占20分，旋前、旋后分别占16分。改良Broberg-Morrey肘关节功能评分应用于桡骨头骨折的临床评估，活动度占40分，力量占20分，稳定性占5分，疼痛占35分，相对均衡。

表 17-1　Mayo 肘关节功能评分(MEPS)

功　能	评分
疼痛(45 分)	
无疼痛	45
轻度疼痛(偶尔疼痛)	30
中度疼痛(偶尔疼痛，需要止痛药，活动受限)	15
严重疼痛(丧失活动能力)	0
运动(20 分)	
运动弧>100°	20
运动弧 50°~100°	15
运动弧<50°	5
稳定性(10 分)	
稳定(无明显内外翻松弛)	10
中度不稳(内外翻不稳<10°)	5
明显不稳(内外翻不稳≥10°)	0
日常生活功能(25 分)	
可以梳头	5
可以自己吃饭	5
可以完成个人卫生	5
可以穿衣	5
可以穿鞋	5

评分 90~100 分表示优，75~89 分表示良，60~74 分表示可，<60 分表示差

表 17-2　改良 An 和 Morrey 肘关节功能评分(AM)

功　能	评分
活动度(每度 0.2 分，64 分)	
屈曲(150°)	30
伸直(10°)	2
旋前(80°)	16
旋后(80°)	16
力量(12 分)	
正常	12
轻度损失(对侧的 60%~80%)	8
中度损失(对侧的 40%~59%)	4
重度损失(日常活动受限，残疾)	0
稳定性(12 分)	
正常	12

续　表	
功　能	评分
轻度不稳定	6
明显不稳定	0
疼痛(12 分)	
无	12
轻微(活动正常，不服药)	8
中度(活动时或活动后疼痛)	4
重度(休息时也出现，长期服药)	0

评分 90~100 分表示优，80~89 分表示良，70~79 分表示可，<70 分表示差

表 17-3　改良 Broberg-Morrey 肘关节功能评分

功　能	评分
运动(每个平面上的最大幅度)(40 分)	
屈曲(0.2×活动弧度)	27*
旋前(0.1×活动弧度)	6*
旋后(0.1×活动弧度)	7*
力量(20 分)	
正常	20
轻微减弱(可以感觉到但不受限制，力量达到对侧的 80%)	13
中度减弱(活动有些受限，力量达到对侧的 50%)	5
严重减弱(日常活动受限，肢体残疾)	0
稳定性(5 分)	
正常	5
轻微不稳定(仅患者能感受到)	4
中度不稳定(部分活动受限)	2
严重不稳定(日常活动受限)	0
疼痛(35 分)	
无	35
轻微#	
影响运动或用力活动，不需要服用止痛药	30
影响日常活动，不需要服用止痛药	25
中度(活动时或活动后，有时需服用止痛药)	15
严重(休息时出现，长时间服用止痛药，肢体残疾)	0

评分 95~100 分为优，80~94 分为良，60~79 分为可，0~59 分为差

* 表示可能达到的最大分值

♯原评分系统中轻微疼痛为 28 分，在改良评分系统中根据表现分为两种情况

（2）HSS 肘关节功能评分

美国纽约特种外科医院（the Hospital for Special Surgery，HSS)肘关节评分系统及其改良标准包括肘关节 HSS 评分（表17-4）、肘关节 HSS2 评分（表17-5）。其中 HSS 评分更注重临床客观检查，在检查患者肘关节功能方面要优于其他评分，而 HSS2 不需要做临床检查，以患者的自我感受为评判依据，属于患者自我报道式的评分，而且可以直观地反映患者对肘关节功能恢复情况的满意程度，所以可作为患者对肘关节进行自我评估的首选方法。

表17-4 肘关节 HSS 评分

功 能	评分
Ⅰ. 疼痛（30分）	
从不疼痛	30
弯曲时不疼痛	15
弯曲时稍疼痛	10
弯曲时中度疼痛	5
弯曲时严重疼痛	0
休息时不疼痛	15
休息时稍疼痛	10
休息时中度疼痛	5
休息时严重疼痛	0
Ⅱ. 功能（20分）	
A.	
能做屈曲肘关节活动30分钟	8
能做屈曲肘关节活动15分钟	6
能做屈曲肘关节活动5分钟	4
不能活动肘关节	0
B.	
肘关节活动不受限制	12
仅娱乐活动时受限	10
能做家务活动和工作	8
生活可自理	6
病废	0
Ⅲ. 矢状面活动范围（20分）	
活动度每7°折合为1分	
Ⅳ. 肌力（10分）	
可提2.3 kg(5 lb)重物屈90°	10
可提0.9 kg(2 lb)重物屈90°	8
可抗重力屈曲	5
不能屈曲	0
Ⅴ. 屈曲挛缩（6分）	
可完全伸直	6
≤15°	5
>15°，≤45°	4

续 表

功 能	评分
>45°，≤90°	2
>90°	0
Ⅵ. 伸直挛缩（6分）	
<135°	6
<125°	4
<100°	2
<80°	0
Ⅶ. 旋前（4分）	
>60°*	4
>30°，≤60°	3
>15°，≤30°	2
<0°	0
Ⅷ. 旋后（4分）	
>60°	4
>45°，≤60°	3
>15°，≤45°	2
<0°	0
手术满意程度	
非常满意 □	
满意 □	
不满意 □	
恢复时间	
日常生活恢复时间：_____	
工作恢复时间：_____	
训练恢复时间：_____	
竞技比赛恢复时间：_____	

评分 90～100 分为优，80～89 分为良，70～79 分为可，60～69 分为差。不论何种原因导致假体翻修都属于差。＊参考文献出自 JBJS，原文为>90°，可能有误，此处改为>60°

表17-5 肘关节 HSS2 评分

功 能	评分
疼痛（50分）	
无或可以忽略不计	50
轻微，偶尔需要止痛药	45
中度，每天需要止痛药	35
中度，有休息痛和夜间痛	15
严重，不能活动	0
功能（30分）	
无限制	30
轻微，日常生活无限制	25
举重物不能超过 4.5 kg(10 lb)	20
日常活动中度受限	10
不能梳头或够到头部	5
不能自己进餐	0

续 表

功　能	评分
活动(20 分)	
屈曲活动	
30 分钟	8
15 分钟	6
5 分钟	4
不能屈肘	0
活动是否受限制	
不受限制	12
娱乐活动受限制	10
家务劳动和工作受限制	8
能自理	6
不能自理	0

评分 90~100 分为优,80~89 分为良,70~79 分为可,60~69 分为差

(3) De Boer YA 肘关节功能评分

De Boer YA 肘关节功能评分(表 17-6)是以 HSS 和 MEPS 评分为基础制定的评分系统,最初是针对类风湿关节炎成年患者,结合了医生的客观检查和患者的主观感受,是一种相对均衡的评价标准。

表 17-6　De Boer YA 肘关节功能评分系统

项　目	评分
Ⅰ. 疼痛(30 分)	
休息时有疼痛感: 10 cm 长的疼痛 VAS 尺上,无疼痛	10
运动时有疼痛: 20 cm 长的疼痛 VAS 尺上,无疼痛	20
Ⅱ. 日常生活*(35 分)	
举杯饮水	5
用汤勺进餐	5
举起一罐 1 L 的水	5
把水壶里的水倒在玻璃杯里	5
用同侧的耳朵听电话	5
用力切东西	5
在桌子上推东西	5
Ⅲ. 活动(35 分)	
活动度(25 分)	
主动屈曲	
≥125°	15
≥100°,<125°	10
≥75°,<100°	5
<75°	0
屈曲挛缩	
≤20°	10

续 表

项　目	评分
>20°,<40°	5
≥40°	0
综合活动度(10 分)	
用手经过身体前侧捏对侧的耳垂	
无困难	10
困难	5
不能做	0

* 同侧手臂可实现的日常生活能力,没有困难为 5 分,较小困难为 3 分,较大困难为 2 分,需要帮助为 1 分,完全不能为 0 分

(曲　巍)

本章要点

1. 肘关节由尺肱关节、肱桡关节和桡尺近侧关节组成,其软组织稳定结构主要为内、外侧副韧带复合体。

2. 肘关节生物力学主要包括运动学、稳定机制和应力传导,对其深入了解有助于更好地认识相关疾病并指导治疗。

3. 影像学检查对肘关节损伤与疾病的诊断非常重要,一般骨性结构选择 X 线平片和 CT 检查,软组织可选择 MRI 或 B 超检查。

4. 肘关节镜手术入路的选择主要根据体表解剖及神经走向,熟悉肘关节周围神经解剖是避免手术风险的关键。

5. 现有的肘关节功能评估方法主要包括疼痛评估、关节活动度评估、肌力及稳定性评估、日常生活能力评估等。

6. 肘关节功能评估应包括疼痛、活动度及功能评分。

7. 常用的肘关节功能评分包括 MEPS、HSS 和 De Boer YA。

主要参考文献

[1] 张殿英,王艳华,王天兵,等.肘关节术后 6 种不同功能评分标准的比较[J].中华手外科杂志,2008,24(4): 243-246.

[2] 蒋协远,王大伟.骨科临床疗效评价标准[M].北京:人民卫生出版社,2005: 50-61.

［3］ AN K N, JACOBSEN M C, BERGLUND L J, et al. Application of a magnetic tracking device to kinesiologic studies[M]. J Biomech, 1988,21: 613.

［4］ AN K N, MORREY B F. Biomechanics of the elbow [M]//MORREY B F, ed. The elbow and its disorders. Philadephia: WB Saunders, 1985: 43 - 61.

［5］ AN K N, MORREY B F, CHAO E Y. Carrying angle of human elbow joint[J]. J Orthop Res, 1984,1: 369 - 378.

［6］ BALLINGER P W, FRANK E D. Merrill's atlas of radiographic positions and radiologic procedures[M]. 10th ed. London: C. V. Mosby, 2003: 89.

［7］ BOZKURT M, ACAR H I, APAYDIN N, et al. The annular ligament: an anatomical study[J]. Am J Sports Med, 2005,33: 114.

［8］ BROBERG M A, MORREY B F. Results of delayed excision of the radial head after fracture[J]. J Bone Joint Surg Am, 1986, 68(5): 669 - 674.

［9］ COHEN M S, HASTINGS H J R. Rotatory instability of the elbow. The anatomy and role of the lateral stabilizers[J]. J Bone Joint Surg, 1997,79: 225.

［10］ CUNNINGHAM D J. Textbook of anatomy[M]. 12th ed. New York: Oxford University Press, 1981.

［11］ DE BOER Y A, VAN DEN ENDE C H, EYGENDAAL D, et al. Clinical reliability and validity of elbow functional assessment in rheumatoid arthritis [J]. J Rheumatol, 1999, 26(9): 1909 - 1917.

［12］ DE MAESENEER M, BRIGIDO M K, ANTIC M, et al. Ultrasound of the elbow with emphasis on detailed assessment of ligaments, tendons, and nerves[J]. Eur J Radiol, 2015,84: 671.

［13］ DE MAESENEER M, MARCELIS S, CATTRYSSE E, et al. Ultrasound of the elbow: a systematic approach using bony landmarks[J]. Eur J Radiol, 2012,81: 919.

［14］ FERREIRA F B, FERNANDES E D, SILVA F D, et al. A sonographic technique to evaluate the anterior bundle of the ulnar collateral ligament of the elbow: imaging features and anatomic correlation[J]. J Ultrasound Med, 2015,34: 377.

［15］ FIGGIE M P, INGLIS A E, MOW C S, et al. Results of reconstruction for failed total elbow arthroplasty[J]. Clin Orthopaed Relat Res, 1990, 253: 123 - 132.

［16］ FIGGIE M P, INGLIS A E, MOW C S, et al. Total elbow arthroplasty for complete ankylosis of the elbow [J]. J Bone Joint Surg Am, 1989, 71(4): 514.

［17］ HAYTER C L, ADLER R S. Injuries of the elbow and the current treatment of tendon disease[J]. AJR Am J Roentgenol, 2012,199[September (3)]: 546 - 557.

［18］ HUSARIK D B, SAUPE N, PFIRRMANN C W, et al. Ligaments and plicae of the elbow: normal MR imaging variability in 60 asymptomatic subjects[J]. Radiology, 2010,257(1): 185 - 194.

［19］ JACOBSON J A, VAN HOLSBEECK M I. Musculoskeletal ultrasonography[J]. Orthop Clin North Am, 1998,29: 135.

［20］ KIJOWSKI R, TUITE M, SANFORD M. Magnetic resonance imaging of the elbow. Part Ⅱ: abnormalities of the ligaments, tendons, and nerves[J]. Skeletal Radiol, 2004,34: 1 - 18.

［21］ KIJOWSKI R, TUITE M, SANFORD M. Magnetic resonance imaging of the elbow. Part Ⅰ: normal anatomy, imaging technique, and osseous abnormalities [J]. Skeletal Radiol, 2004,33: 685 - 697.

［22］ KONIN G P, NAZARIAN L N, WALZ D M. US of the elbow: indications, technique, normal anatomy, and pathologic conditions[J]. Radiographics, 2013,33: E125 - 147.

［23］ MELLONI P, VALLS R. The use of MRI scanning for investigating soft-tissue abnormalities in the elbow[J]. Eur J Radiol, 2005,54: 303 - 313.

［24］ MORREY B F, AN K N. Functional anatomy of the ligaments of the elbow[J]. Clin Orthop, 1985,201: 84.

［25］ MORREY B F, AN K N, STORMONT T J. Force transmission through the radial head[J]. J Bone Joint Surg Am, 1988,70: 250 - 256.

［26］ MORREY B F, ASKEW L J, AN K N, et al. A biomechanical study of normal functional elbow motion [J]. J Bone Joint Surg Am, 1981,63: 872 - 877.

［27］ MORREY B F, BRYAN R S, DOBYNS J H, et al. Total elbow arthroplasty. A 5-year experience at the Mayo Clinic[J]. J Bone Joint Surg Am, 1981, 63(7): 1050 - 1063.

［28］ MORREY B F, CHAO E Y. Passive motion of the elbow joint[J]. J Bone Joint Surg Am, 1976,58: 501 - 508.

［29］ MORREY B F. The elbow and its disorders[M]. Philadelphia: WB Saunders, 2000.

［30］ NAZARIAN L N, MCSHANE J M, CICCOTTI M G, et al. Dynamic US of the anterior band of the ulnar collateral ligament of the elbow in asymptomatic major league baseball pitchers[J]. Radiology, 2003, 227: 149.

［31］ O'DRISCOLL S W, HORII E, MORREY B F.

Anatomy of the attachment of the medial ulnar collateral ligament[J]. J Hand Surg, 1992,17: 164.

[32] O'DRISCOLL S W, JALOSZYNSKI R, MORREY B F, et al. Origin of the medial ulnar collateral ligament [J]. J Hand Surg, 1992,17: 164 – 168.

[33] SEKI A, OLSEN B S, JENSEN S L, et al. Functional anatomy of the lateral collateral ligament complex of the elbow: configuration of Y and its role[J]. J Shoulder Elbow Surg, 2002,11: 53.

[34] TAGLIAFICO A S, BIGNOTTI B, MARTINOLI C. Elbow US: anatomy, variants, and scanning technique [J]. Radiology, 2015,275: 636.

[35] TEIXEIRA P A, OMOUMI P, TRUDELL D J, et al. Ultra-sound assessment of the lateral collateral ligamentous complex of the elbow: imaging aspects in cadavers and normal volunteers[J]. Eur Radiol, 2011, 21: 1492 – 1498.

[36] WADIA F, KAMINENI S, DHOTARE S, et al. Radiographic measurements of normal elbows: clinical relevance to olecranon fractures[J]. Clin Anat, 2007, 20: 407.

[37] WADIA F, KAMINENI S, DHOTARE S, et al. Radiographic measurements of normal elbows: clinical relevance to olecranon fractures[J]. Clin Anat, 2007, 20: 407.

[38] ZIMMERMAN N B. Clinical application of advances in elbow and forearm anatomy and biomechanics[J]. Hand Clin, 2002,18: 1 – 19.

[39] ZONER C S, BUCK F M, CARDOSO F N, et al. Detailed MRI-anatomic study of the lateral epicondyle of the elbow and its tendinous and ligamentous attachments in cadavers[J]. AJR Am J Roentgenol, 2010,195: 629 – 636.

18

腕关节基础知识

18.1 腕关节解剖

18.1.1 骨骼解剖

腕关节是一个复杂的复合关节,它由 15 块骨(桡骨、尺骨、8 块腕骨以及 5 个掌骨基底部)及它们构成的 20 个关节面所组成(图 18-1)。在冠状面,腕骨成两排分布(近排和远排)。远排腕骨由 4 块紧密结合的骨骼(即大多角骨、小多角骨、头状骨和钩骨)组成,它们之间的移动性很小。相反,近排腕骨间的移动性较大,它由 3 块骨(即手舟骨、月骨和三角骨)组成,两两骨之间相互形成关节,即舟月(SL)关节和月三角(LTq)关节。通常被认为是近排腕骨的豌豆骨实际上是一种增加尺侧腕屈肌(FCU)腱杠杆臂的籽骨。

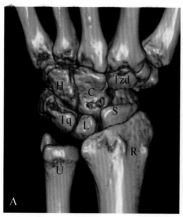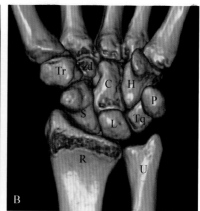

图 18-1 三维 CT 上显示腕关节的骨性结构

A. 背面;B. 掌面。R: 桡骨远端;U: 尺骨远端;S: 手舟骨;L: 月骨;Tq: 三角骨;Tr: 大多角骨;Tzd: 小多角骨;C: 头状骨;H: 钩骨;P: 豌豆骨

桡腕关节是一个椭圆形的关节盂关节，它由手舟骨、月骨及三角骨的近端凸起与桡骨远端和三角纤维软骨复合体（triangular fibrocartilage complex，TFCC）的浅层凹陷组成。桡骨远端有 2 个倾斜角：在矢状面，桡骨远端向掌侧平均倾斜 10°；在冠状面，桡骨远端向尺骨平均倾斜 24°。手舟骨的近端关节表面比月骨的近端关节表面更弯曲。为了确保关节的一致性，桡骨远端具有 2 个关节面（即手舟骨窝和月骨窝），通常由软骨矢状脊（即界面突出部分）分开。

腕中关节是 3 种关节的组合。在桡侧，手舟骨的远端和大、小多角骨形成舟大小多角骨（STT）关节，也称为桡侧柱。腕中关节的中央部分向近侧凹入并向远侧凸出，包含舟头（SC）关节和月头（LC）关节，由月骨和头状骨形成的 LC 关节也称为中央柱。月骨只有 1 个与头状骨连接的关节面为月骨Ⅰ型，有 2 个关节面分别与头状骨和钩骨相连为月骨Ⅱ型。在尺侧，三角骨通过螺旋形的三角钩关节（TqH）与钩骨相连，被称为尺侧柱。

仅 30% 人群中央柱的骨骼在矢状面上是共线的，另有 30% 人群月骨相对于前臂的纵轴略微屈曲，而在剩余的 40% 人群中月骨略微背伸。手舟骨相对于桡骨倾斜约 45°，为拇指掌骨提供支撑。在横断面中，腕骨形成腕管，是由腕横韧带（也称为屈肌支持带）包围的一个向掌侧的凹陷结构。腕管的最窄处位于远排腕骨水平。

18.1.2 韧带解剖

腕骨通过复杂的韧带相互连接。部分起重要作用的韧带由紧密的胶原纤维和极少量的感觉小体组成；另一部分具有感觉作用的结构是由丰富的 Ruffini、Pacini 或高尔基体细胞群以及较不致密的胶原纤维结构组成。前者维持腕骨的静态结构，后者提供必要的本体感受信息来保证关节的稳定性。

腕关节韧带可分为囊外韧带和囊内韧带。囊外韧带有横向腕骨间韧带以及将豌豆骨连接到钩骨和第 5 掌骨基底部的 2 条韧带。其他韧带都位于关节囊的深处，被疏松结缔组织所包围。

囊内韧带又可以分为两类：外部韧带和内部韧带。外部韧带连接前臂和腕骨，而内部韧带的起止都位于腕骨。两种类型之间存在组织学和生物力学差异。外部韧带大部分止于骨，而内部韧带主要止于软骨。外部韧带比大多数内部韧带更具弹性并且对牵引力的抵抗力更低。外部韧带更倾向于破裂，而内部韧带更容易被撕脱。评估囊内韧带的最佳方法是使用关节镜。在关节内部，大多数外部韧带可以在薄的滑膜鞘下识别。

外部韧带包含 4 个掌侧桡腕关节韧带、3 个掌侧尺腕韧带和 1 个背侧外部韧带。

4 个掌侧桡腕关节韧带分别是桡舟（RS）韧带、桡舟头（RSC）韧带、长桡月（长 RL）和短桡月（短 RL）韧带。前 3 个起源于桡骨远端的前外缘，斜向止于舟骨结节的近端边缘（RS 韧带）、头状骨的掌侧（RSC 韧带）以及月骨的掌侧表面（长 RL 韧带）。短 RL 韧带起源于远端桡骨的前内侧边缘，沿垂直方向走行直到与长 RL 韧带的纤维合并。RSC 韧带围绕手舟骨的掌侧凹陷，形成手舟骨旋转的吊带结构。在 RSC 和长 RL 韧带之间是"韧带间沟"（即 Poirier 间隙），这里是月骨周围脱位发生的薄弱区域。3 个掌侧尺腕韧带分别是浅层的尺头（UC）韧带和深层的尺三角（UTq）韧带、尺月（UL）韧带。UC 韧带起自尺骨茎突底部的粗糙表面，向远端延伸附着在头状骨的颈部。UTq 和 UL 韧带是从 TFCC 的掌侧缘发出的深支，向远端延伸，止于三角骨和月骨的前部。UC 韧带的远端部分移行为三角头（TqC）韧带，和 RSC 韧带一起组成"远端 V 韧带"，也称为弓状韧带。背侧外部韧带连接桡骨与腕骨，即背侧桡三角（RTq）韧带，也称为背侧桡腕韧带。它从桡骨远端的背侧缘发出，倾斜延伸止于三角骨上，可能有部分纤维止于月骨，但极少止于手舟骨。尺骨和腕骨之间没有背侧韧带。

因为腕部不是铰链关节，所以在桡骨和尺骨茎突之间以及腕骨的内侧髁和外侧髁之间没有纵向韧带，这个缺失分别由尺侧腕伸肌腱和拇长展肌腱的活动替代。虽然 Testut-Kuentz 的桡舟月（RSL）韧带长期以来被认为是外部韧带，但它其实是一束疏松的结缔组织，其中包含供应手舟骨近端的血管。

内部韧带有两种类型：第 1 种互相连接同一排的腕骨，第 2 种跨过腕中关节连接腕骨。舟月关节的连接由 3 部分组成：舟月骨间韧带的掌侧部分和背侧部分，以及近端的纤维软骨膜。后者从背侧到掌侧，沿手舟骨、月骨近端的互免分部将桡腕关节和腕中关节隔开。舟月骨间韧带背侧部分位于背侧关节囊深面，连接背侧远端骨间角。舟月骨间韧带背侧部分由一束强韧的纤维组成，轻度斜行，是维持手舟骨和月骨稳定的关键结构。舟月骨间韧带掌侧部分的纤维较长,斜向走行,这个结构的特点是允许手舟骨相对于月骨在矢状面上做最大幅度的旋转,但其对于稳定手舟骨、月骨仅起到次要的作用。舟月骨间韧带背侧部分屈服强度最大(平均 260 N),掌侧部分次之(118 N),近端膜部再次之(63 N)。近端膜部在老年人中常出现穿孔,但这不能说明不稳定性增加。月三角(LTq)韧带同样有两部分骨间韧带(掌侧和背侧),这两部分骨间韧带由短纤维构成,分别在掌侧和背侧连接月骨和三角骨的关节面,两部分韧带之间为封闭 LTq 关节近端的纤维软骨膜结构。与 SL 骨间韧带相反,LTq 骨间韧带掌侧部较背侧部粗大且强韧(平均屈服强度分别为 301 N 和 121 N),近端膜部薄弱(64 N)。近端膜部可以隔开桡腕关节和腕中关节。LTq 骨间韧带掌侧部分在各种形式活动时较 SL 骨间韧带更加紧张,因此使月骨

及三角骨的运动学关系更加密切。LTq 骨间韧带掌侧、背侧部分的远端常与舟月关节远端的纤维连接,构成舟三角(STq)韧带掌、背侧部分。远排腕骨通过粗壮的横向腕骨间韧带(即背侧、掌侧、关节内韧带)相互连接,对于确保横向腕骨的强度和保护腕管内容物至关重要。

腕中关节通过 3 个掌侧韧带(即三角钩韧带、三角头韧带和舟头韧带)、1 个背外侧 STT 韧带和 1 个背侧腕韧带连接。三角钩和三角头韧带是较厚的韧带结构,大小和形状差异较大,对稳定腕中关节起重要作用。它们的解剖结构根据月骨的类型(I 或 II型)而有所不同。三角头韧带也被称为弓状韧带的尺骨臂。在侧面,手舟骨结节通过前内侧舟头韧带和背外侧舟大小多角骨韧带与远排腕骨连接。这 2 条韧带共同组成舟大小多角骨关节的侧支韧带(图 18-2)。

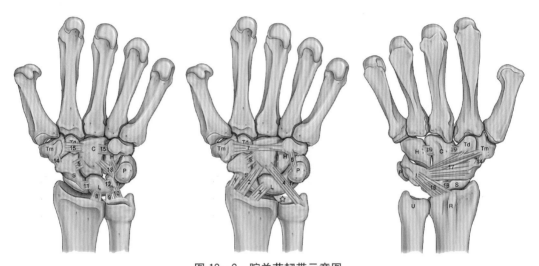

图 18-2　腕关节韧带示意图

1:桡舟韧带;2:桡舟头韧带;3:长桡月韧带;4:尺头韧带;5:舟头韧带;6:豆钩韧带;7:腕横韧带;8:短桡月韧带;9:尺月韧带;10:尺三角韧带;11:舟月韧带掌侧部;12:月三角韧带掌侧部;13:三角钩头韧带;14:背外侧 STT韧带;15:远排腕骨掌侧横行骨间韧带;16:背侧桡腕韧带;17:背侧腕骨间韧带;18:舟月韧带背侧部;19:远排腕骨背侧横行骨间韧带;五角星:三角纤维软骨盘

18.2　腕关节生物力学

腕关节是一个复合运动关节,腕关节肌腱、关节面以及软组织的完美相互作用可以使它承受巨大的应力而不发生变形。腕关节运动的内在机制可以理解为腕关节如何运动(腕关节运动学)和腕关节如何承受应力负荷而不变形(腕关节动力学)。

18.2.1　腕关节运动学

腕关节的主动活动是某块肌肉收缩导致的运动学结果,它取决于腕关节处于特定体位时旋转中心与肌腱位置和走行的相互关系。

近排腕骨无肌腱止点,因此肌肉收缩产生的旋转活动起自远排腕骨,当腕中关节囊张力达到一定程度时,近排腕骨开始产生运动。因此,当腕关节运动自中立位迅速启动时,大多数活动发生在舟月-头

关节。在正常腕关节中,远排腕骨间的活动很少,因此远排腕骨可以被认为是一个固定的功能单元。近排腕骨间的相互连接没有远排腕骨间牢固,因此尽管协同运动(相同方向),但手舟骨、月骨和三角骨在运动方向及旋转幅度方面存在明显差异。当腕关节在矢状面做屈伸运动时,手舟骨的旋转幅度最大(平均90%运动幅度),月骨最小(50%),三角骨居中(65%)。腕关节最大屈曲时,舟月角76°;最大背伸时,舟月角35°。腕关节做桡尺偏运动时,3块近排腕骨协同运动,从桡偏的屈曲位至尺偏的背伸位。这种多平面运动存在个体差异,大多数人在进行桡尺偏运动时,近排腕骨会出现屈伸运动(柱状关节);少数人在桡尺偏运动时,内、外侧移位的程度大于屈伸活动(排状关节)。在上述两种情况之间,个体间差异包括腕关节松弛程度、头钩骨近端关节面形状及月骨类型等。桡尺偏运动时,会产生一定程度的复合运动,这种复合运动是为了保持腕关节在不同体位时桡骨和远排腕骨关节面的匹配。

18.2.2 腕关节动力学

腕关节动力学是指在运动过程中,腕关节承受了巨大的压力和剪切应力。一方面由于所施加的外力,另一方面是为了维持手部的稳定,需多块肌肉收缩而对腕关节产生的压力。人体试验证实,当腕关节不受限制主动屈伸时,通过桡腕关节传导的应力达25 kg。当对捏时,第1腕掌关节所承受的应力是其产生捏力的1.5~4.2倍。相应地,当指端施力时,所有腕掌关节所承受的应力是指端所施加力量的10倍以上。因而当男性最大平均握力为52 kg、女性为31 kg时,相应腕关节承受的负荷分别为520 kg和310 kg。

在腕关节内,应力的分布模式取决于多种因素。目前体外研究结果表明,在腕中关节,60%远排腕骨应力通过舟月-头关节传递。进一步向近端应力分布如下:桡关节占全部应力的50%~56%,桡月关节29%~35%,尺月关节10%~21%。当腕尺偏时,月骨窝压力增大;而桡偏时,手舟骨压力增大。在轻度背伸桡偏的功能位,通过月骨的应力负荷增加。

18.2.3 腕关节稳定机制

在应力作用下,所有的腕骨按照特定的方向旋转取决于多种因素,包括应力作用时腕骨的位置、应力的方向、应力传导时关节面的匹配、关节囊和相关韧带的状态以及应力的范围。腕骨附近走行的肌腱也可以调控腕骨的运动。这种反应性的移位一直持续到应力终止,此时最初的力量平衡重新建立,腕骨恢复至原先的位置和方向。任何外伤或疾病引起的腕骨结构改变、关节面倾斜、韧带完整性破坏或肌肉的功能障碍,均可导致腕关节运动程度的改变或影响其恢复至平衡状态,这种情况称为腕关节不稳。

(1) 远排腕骨稳定机制

腕管中的肌腱在进入手掌后分散到不同的方向。当相应的肌肉收缩,例如小指屈肌腱会对钩骨钩产生尺侧的压力,而拇长屈肌收缩时会对大多角骨内侧面产生向桡侧的压力。若没有屈肌支持带和坚韧紧张的横向腕骨间韧带,上述相反方向的应力将破坏腕骨掌面的凹形结构(大多角骨向桡侧偏移,钩骨向尺侧偏移)。屈肌支持带及横向腕骨间韧带处于中立位时能够维持腕横弓的稳定性。当这些腕部内源性韧带失效后,可产生特定的腕关节不稳,称为轴向或纵向腕关节不稳,这时腕管被分为2~3个不稳定柱,并向不同方向移位。

(2) 腕中关节稳定机制

在轴向应力作用下,远排腕骨向近排腕骨施加轴向压力。由于近排腕骨关节面方向与前臂长轴存在夹角,手舟骨在应力作用下屈曲旋前,若月骨间韧带与月三角骨间韧带完整,由手舟骨所产生的屈曲运动会传递给月骨和三角骨。因此,如果没有跨越腕中关节的韧带,近排腕骨将会发生屈曲。对于腕中关节稳定尤其重要的是外侧的舟大小多角骨间韧带、舟头骨间韧带以及内侧的三角钩头骨间韧带。这些韧带的失效将导致不受约束的近排腕骨异常屈曲,产生典型的腕关节排列异常,称为掌侧镶嵌节段不稳。

(3) 近排腕骨稳定机制

当轴向应力作用时,腕中关节掌侧韧带对3块近排腕骨的限制作用并不相同。由于结构独特的舟大小多角骨间韧带和舟头韧带,手舟骨较月骨可做更大幅度的掌屈和旋前,而三角骨则与远排腕骨牢牢固定。当舟月骨间韧带和月三角骨间韧带掌、背侧部分均完整时,这种旋转角度的不同很可能增加舟月及月三角关节间的扭矩以及腕骨间的接合,从而利于其整体的稳定。当舟月骨间韧带完全撕裂,手舟骨不再受限于近排腕骨,将产生异常的屈曲和旋前(也称为手舟骨旋转半脱位),而月骨和三角骨由于远排腕骨的作用,表现为异常背伸,称为背侧镶嵌节段不稳。当月三角韧带失效,手舟骨和月骨呈异常的屈曲状态,而三角骨仍和远排腕骨牢固连接。

(4)桡腕关节稳定机制

近排腕骨的凸起是由手舟骨、月骨和三角骨骨间纤维软骨结构连接(舟月、月三角骨间韧带的膜部)构成腕关节髁。这种双凸面结构并不是和一个水平面组成关节。由桡骨远端和 TFCC 构成的前臂关节窝表现为尺侧偏斜和掌侧倾斜。在这种情况下,受应力负荷的腕关节髁有掌尺侧移位的趋势。这种趋势被掌、背侧斜行的桡腕韧带限制,这些韧带可防止桡腕关节发生半脱位。当这些斜行韧带失去限制功能后,将使腕骨相对桡骨产生掌尺侧偏移,从而导致明显的功能障碍。

18.3 腕关节影像学检查

18.3.1 X线检查

(1)X线常规体位

怀疑腕关节损伤的患者基本常规影像学检查至少应包括腕关节的 4 种体位:后前位、侧位、手舟骨位(尺偏后前位)以及 45°旋前斜位。

拍摄后前位片时,患者肩外展 90°,屈肘 90°,前臂旋转中立位。拍摄侧位片时,患者肘内收至身体侧方,腕关节旋转中立位,掌骨、桡骨、尺骨背侧表面呈直线,从而便于观察腕骨排列的改变。在标准侧位片中,豌豆骨掌侧面应位于手舟骨结节掌侧面和头状骨头部掌侧面之间(等距离)。拍摄尺偏后前位片时,投照中心应当位于手舟骨。45°旋前斜位片上,应当可以显示尺骨背侧和腕骨桡掌侧的轮廓。后前位片上,当看到 3 条光滑的弧线(Gilula 线),则可判定腕骨排列正常(图 18-3)。任何一条弧线不连续,说明在弧线中断处发生了腕骨脱位。正常情况下,构成关节的骨面间距≤2 mm。腕骨间轮廓的重叠或腕骨间距明显大于健侧,强烈提示腕骨间结构异常。

腕关节中立位的后前位片上,正常月骨轮廓为梯形。当月骨轮廓为三角形或钩形可诊断为月骨脱位。当月骨发生任何方向的异常倾斜(屈曲或背伸)时,将出现异常外形。从月骨在后前位片上的

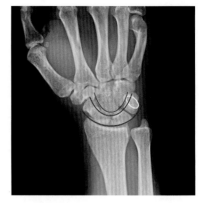

图 18-3 腕关节 Gilula 线

正常情况下 3 根弧线都是光滑的,发生中断或出现台阶提示腕骨间关系异常

形状可以判断出月骨的位置为屈曲或背伸。在月骨向背侧倾斜(DISI)时,月骨为三角楔形;在月骨向掌侧倾斜(VISI)时,其轮廓为典型的月状。在评估腕关节损伤时,关节周围软组织的改变非常重要。位于手舟骨桡侧面的脂肪纹消失或局部膨隆,提示手舟骨损伤。

(2)X线补充体位

当怀疑有腕关节功能障碍的患者不能通过常规影像学检查确诊时,应当拍摄补充体位片。常用的补充体位如下。

1)握拳前后位(掌侧向上):握拳作用于腕关节的纵向应力所导致的对腕关节的轴向压力,可使舟月关节分离的间隙更加显著。由于舟月关节背侧和掌侧部较中间部宽,因此最好在没有腕关节屈伸的情况下通过该体位拍片来测量舟月关节中间部。通过观察第 3 腕掌关节可以客观判断腕关节体位是否正确。当腕关节无屈伸时,第 3 腕掌关节轮廓清晰。

2)球管尺偏 10°后前位(掌侧向下):该体位能够很好地显示舟月间隙。测量舟月间隙应于舟月关节的中间部,该部的解剖结构较恒定。但仅测量舟月间隙是不准确的,应当与对侧腕关节以及周围的关节作比较。

3)侧位 20°旋前斜位:该体位可以检查易发生撕脱性骨折的三角骨背侧,以及手舟骨的远极和腰部。该体位也可显示第 5 腕掌关节的骨折半脱位。

4)侧位 30°旋后斜位:该体位可观察三角骨、豌豆骨及钩骨钩。

5)腕桡偏侧位:钩骨钩在腕桡偏侧位时轮廓清晰,并且掌骨与虎口间隙展开,第 1 掌骨相对其他掌

骨向掌侧移位。取该体位时,钩骨钩位于第 1 掌骨基底和其他掌骨基底之间。

6) 腕管切线位:通过显示腕管凹面轮廓,能够获得钩骨钩、豌豆骨以及大多角骨掌侧缘的清晰影像。然而畸形外伤患者由于腕关节背伸疼痛而无法进行该体位拍摄。

7) 静态动力位:对腕关节不稳的患者,建议常规拍摄一系列动力位片。该系列包括腕关节桡偏和尺偏时的后前位和前后位以及腕关节背伸和屈曲时的侧位。

8) 牵拉位:腕关节急性脱位时,前述的几种常规体位 X 线片足以确诊。然而有时由于脱位的腕骨相互重叠导致诊断困难,为了进一步明确诊断,建议用指套将手部悬吊拍摄前后位及侧位片。在牵拉位片上发现的新损伤以及较常规 X 线片更大范围的骨破坏并不少见。牵拉位对一些不严重的病例也有帮助,例如诊断动态型舟月分离及月三角分离,因为只有在牵引状态下才能观察到不同部位的畸形。然而对于关节过于松弛的个体也会出现上述关节 Gilula 线的移位和中断。

9) 压力位:在某些病例中,动态不稳定通过动力位片能够明确诊断,需在不同方向对腕关节施加压力从而显示异常。检查者向远排腕骨施加相对于桡骨掌侧或背侧移位的力量(抽屉试验)是诊断腕中关节不稳定的常用方法。最大桡偏和最大尺偏位虽然不常应用,但却是诊断腕关节桡侧柱异常的有效体位。屈曲侧位对于发现动态型的手舟骨近端从桡骨手舟骨窝半脱位非常有效。若舟月韧带断裂,月骨保持中立或过伸位,则舟月角明显增大。

(3) X 线测量

腕关节排列异常经常通过测量后前位和侧位特定的距离和角度来明确。常用角度有头月角、舟月角和桡月角,这些角度的测量基于侧位片上腕骨的轴线。常用的距离有尺骨变异、腕高比、头桡指数以及尺侧偏移比,这些距离均在腕关节中立后前位片上测量。当说明这些数据时,必须知道这些参数的正常范围较大、测量数据的重复率低,在拍片时手部摆放位置的很小偏差都可以导致测量结果的明显异常。

1) 头月角:理论上,桡骨长轴、月骨、头状骨和第 3 掌骨应在同一条直线上。但实际上,这种位置在正常人群中的比例小于 11%。尽管如此,为了获得标准的侧位,应当保证第 3 掌骨和桡骨的长轴尽

可能平行,并且通过豌豆骨和手舟骨结节共线可获取旋转中立位。当手部位置摆放正确,头月角有助于确定腕中关节是否排列异常。定义月骨轴线的标准方法是做一条垂直于月骨掌侧和背侧极连线的垂线。头状骨轴线为头状骨凸头部的中心与其远端腕掌关节面中心的连线。

腕关节中立位时,头月轴线的夹角为 0°,正常活动范围为 ±15°。Loewen 及其同事建议采用另一种方法来评估头月关节的排列。依据该方法,分别测量月骨掌侧极和背侧极与第 3 掌骨轴线和腕掌关节交点的距离,这两个距离的比值在正常关节为 0.74±0.07。

2) 舟月角:手舟骨轴线为其掌侧凹面远、近极的切线。由该线和月骨轴线构成的夹角在文献中被广泛引用作为判断舟月分离的主要标准。舟月角正常范围为 30°~60°(平均 47°)。尽管舟月角 ≥80° 表示舟月骨间韧带断裂,但舟月角 <80° 并不能排除这种病理情况。舟月角 <30° 在舟大小多角骨骨性关节炎患者中并不少见。

3) 桡月角:桡月角大于或小于 15° 是判断月骨掌侧或背侧倾斜的客观依据。该角度最适用于评估月骨向背侧倾斜或月骨向掌侧倾斜畸形,但若手、腕未置于真正的中立位,则桡月角的评估作用将减弱。

4) 尺骨变异:桡骨和尺骨的相对长度也称为尺骨变异。尺骨变异应在标准后前位片上测量。拍 X 线片时,肩外展 90°,屈肘 90°,腕关节中立位,投照中心位于腕关节。当尺侧腕伸肌腱腱沟位于尺骨茎突中线的桡侧时,可客观判定为正确的后前位。一些研究认为,在腕关节不稳患者中,尺骨负向变异的发生率高于正常人群,但目前还没有这种差异的结论性解释。

5) 腕高比(腕高除以第 3 掌骨长度):为有助于判断进行性腕关节塌陷的参数。腕高是指在第 3 掌骨长轴近端延长线上,第 3 掌骨基底与桡骨远端关节面间的距离。腕高比在正常腕关节为 0.54±0.03。由于腕关节片常不能完整包括第 3 掌骨,一些研究者建议用头状骨长度代替第 3 掌骨(腕高除以头状骨长度,正常值为 1.57±0.05)。这种测量方法较文献中最初应用的测量第 3 掌骨的方法更准确。

6) 头桡指数:当腕关节塌陷仅累及一侧,可测量患侧与健侧头状骨与桡骨茎突间的最短距离进行对比。Zdravkovic 和 Sennwald 认为,在测量腕高比

的所有方法中,左/右头桡指数的诊断准确率最高。

7) 尺侧偏移比:在部分腕关节不稳病例中,腕骨向尺侧偏移。一些方法可用来量化移位的程度。最常用的方法是测量自头状骨头部中心至桡骨茎突平行于桡骨长轴的远端延长线的垂直距离。桡骨移位比(上述距离与第3掌骨长度的比值)在正常腕关节为0.28±0.03。其他类似的方法是利用尺骨或桡骨的轴线作为参考,但这些方法的准确率不如前述方法。

(4) X线摄影或透视

痛性"弹响"腕关节的动态不稳定在常规及补充X线检查中均不能发现潜在病变。而腕关节电影X线摄影能够提供许多有用信息。一些患者异常的关节半脱位只有在特定的应力作用下才能表现出来。应用透视技术可研究腕关节的主动活动情况。使用影像记录透视结果,这样便于对腕关节运动进行细节研究。通常,电影X线摄影包括观察腕关节主动的于后前位由桡偏转向尺偏,于侧位由屈曲至背伸,以及于侧位由桡偏转向尺偏。如果患者腕关节存在

痛性"弹响",在检查中让其再度出现十分重要。有时患者在主动活动中可以使其再度出现,有时需放射科医生对其施加刺激性应力(被动)。

18.3.2　CT 检查

腕关节 CT 扫描间隔为 2 mm,可沿轴面、矢状面、冠状面或其他能够更好显示目标结构的平面进行扫描。沿手舟骨真正轴线(即大约与桡骨长轴呈 45°的轴线)进行 CT 扫描,对于显示手舟骨在"驼背"畸形中的塌陷程度非常理想。尽管在许多病例中,体内的金属内固定物对图像产生影响,但 CT 有助于判断骨折及关节融合的愈合情况。CT 还能够通过计算机处理合成腕骨的三维图像,有助于显示目标结构。当准备对畸形愈合的手舟骨或复杂的腕关节脱位进行手术时,三维重建将提供有关移位程度及方向的丰富视觉信息。由于三维图像重建了平滑的腕骨表面,因此可以发现细微损伤。由三维重建提供的信息必须在原始的 CT 图像中存在(图 18-4)。

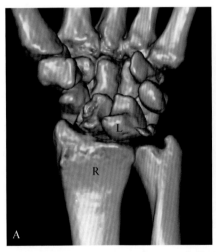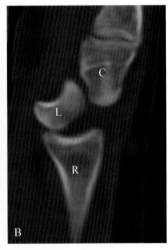

图 18-4　经手舟骨、月骨周围脱位

通过腕关节 CT 检查可以准确判断骨折的位置和腕骨脱位的移位程度及方向。
A. 三维 CT;B. 矢状位二维 CT。R:桡骨远端;L:月骨;C:头状骨

18.3.3　关节造影检查

长期以来,腕关节造影被认为是诊断腕关节排列紊乱的"金标准",然而该技术目前很少单独应用。腕关节造影技术最初基于如下推测:当对比造影剂能够从桡腕关节流入腕中关节或反之亦然,则表明存在病变。但随着时间推移,人们逐渐发现

舟月或月三角近端膜部无症状的撕裂并不少见,尤其在老年人群中。症状部位与造影显示的病变部位常不吻合。随着技术的改进,腕关节造影仍发挥一定作用,特别是在与高清晰度体层摄影或腕关节 CT 联合应用时,对软骨及韧带损伤的诊断比MRI准确度更高。当注入造影剂后,观察造影剂流动方式和部位非常重要,这将提供更多的信息,

一方面有助于发现和判断病损范围,另一方面有助于观察由于残存韧带的瓣膜效应而导致的单向流动。

18.3.4 MRI 检查

以前的 MRI 检查很难清晰显示细微的韧带损伤。与腕关节造影相比,无专用腕关节线圈的 MRI 诊断舟月韧带损伤的敏感度和特异度分别为 63% 和 86%,即使应用静脉造影剂也无明显提高。目前 MRI 联合关节内造影应用广泛,一些专家认为,该

技术显示韧带断裂优于应用静脉造影剂的 MRI 检查。随着硬件与软件、成像序列、腕关节成像算法的改进,可以高清晰度地显示关节软骨、内源性和外源性韧带以及软骨盘的细节影像。由于其良好的软组织对比度、直接获取多维图像以及不产生电离辐射,MRI 检查是判断腕关节是否稳定的有效方法。无对比的高清晰度技术已经证实能够有效评估 TFCC 及内源性韧带(图 18-5),但需要专用的腕关节线圈、<200 pm 的空间解析度,以及<1 mm 的薄层扫描。

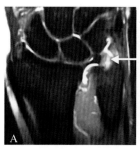 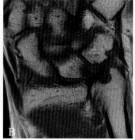 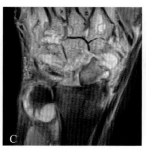 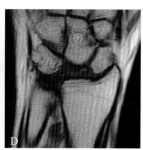

图 18-5 不同腕关节疾病与损伤的 MRI 影像
A. IB 型 TFCC 损伤;B. 尺骨撞击综合征;C. 类风湿关节炎;D. 月骨无菌性坏死

18.3.5 关节镜检查

腕关节镜技术在骨科领域是革命性的实践,该技术无须进行关节开放式手术便能够对关节内疾病进行检查和治疗。除了能够直接观察关节面、滑膜以及腕骨间韧带,腕关节镜已经成为各种急性和慢性腕关节损伤的有效治疗手段。腕关节镜是目前腕关节手术方法中最重要的一种。

18.4 腕关节镜基础知识

18.4.1 相关解剖

标准腕关节镜入路大多通过背侧进入,这样能够最大限度地减少神经和血管的损伤。根据有关的伸肌间室命名,分别为 3-4 入路、4-5 入路、6R 入路、6U 入路以及 2 个腕中入路。桡神经的背侧支和尺神经感觉支可能从入路中穿过,所以操作必须小心,避免损伤神经。

18.4.2 手术准备

患者取平卧位,全麻或臂丛麻醉,上肢外展,手指 2.27~4.5 kg(5~10 lb)的垂直悬吊牵引。于臂部放置止血带,背侧入路。标准器械包括 2.7 mm 30°内镜、3 mm 探钩、温度探针、创削头、持物钳以及头侧牵引器。腕关节镜系统检查包括腕关节关节面、腕骨韧带、舟月韧带、月三角韧带及 TFCC。腕中部关节镜用于评估和检查腕骨间韧带、软骨是否完整,有无缺失及游离体。

18.4.3 常用入路

(1) 3-4 入路

这一入路位于拇长伸肌腱和指伸肌腱之间,Lister 结节远端的月骨上方凹陷。用 22 号针头穿刺定位,按照关节面掌倾角应将进针方向朝头侧偏斜 10°。关节内注射 5 ml 生理盐水,用 15 号刀片行一纵向表浅切口(避免神经、肌腱的损伤),用剪刀分离软组织并刺入关节囊,置入套管针和关节镜。以此方法建立各个入路。按医生的习惯将液体沿套管由重力作用进入或者泵入。

此入路与桡舟月韧带的血管蒂相平行。桡舟头韧带的浅面是舟月骨间韧带膜部。向远端旋转关节镜可看到尺侧的背侧关节囊附着处。桡舟头韧带和长桡月韧带位于此入路桡侧,可于4-5入路插入探钩进行探查。舟月骨间韧带、TFCC、尺月韧带和尺三角韧带均位于此入路尺侧。

（2）4-5入路

4-5入路距3-4入路尺侧1 cm。从此入路可见一半月骨、TFCC以及尺腕韧带。掌侧及背侧桡尺韧带微微弯向TFCC。三角豌豆骨孔隙位于基突前凹陷,尺三角韧带实质部内。

（3）6R和6U入路

6R入路位于尺侧腕伸肌腱的桡侧,尺骨头远端。入口正对TFCC。月三角韧带在入口桡侧浅面。6U入路在尺侧腕伸肌腱的尺侧,可以看见TFCC背侧缘,并可对舟月骨间韧带掌侧缘进行清理。

（4）1-2入路

这一入路位于第1、2伸肌间室之间的鼻烟窝处。与前臂外侧皮神经平行或重叠的桡动脉及桡神经浅支距此入路3 mm之内。由于邻近鼻烟窝内的桡动脉和桡神经浅支,使此入路有误伤这些结构的风险。为了减少误伤,入路位于第1伸肌间室背侧≤4.5 mm及距离桡骨茎突4.5 mm之内。此入路可直接见桡骨茎突和手舟骨腰部,可间接见掌侧桡腕韧带及背侧关节囊。

（5）腕中入路

腕中桡侧入路（MCR）位于3-4入路远侧1 cm。舟大小多角骨关节位于入路桡侧,将关节镜朝向桡背侧可见。将视野移向近端可见舟月关节。将视野向尺侧移动,可见月三角关节。远端可见头状骨近端、头钩骨间韧带及钩骨。腕中尺侧入路（MCU）位于4-5入路远侧1 cm,与MCR很近。正常情况下远端关节面间非常紧密。

（6）掌侧入路

术者将腕部掌侧朝向自己建立VR入路。于近侧掌横纹桡侧腕屈肌(FCR)腱上方行2 cm横向或纵向切口,分割腱鞘,将桡侧腕屈肌拉向尺侧,用22号针头识别关节间隙并注入生理盐水使之膨胀,以剪刀打开关节囊并插入套管针。另一种建立掌侧通道的方法是通过背侧通道插入转换棒完成。通过3-4入路,将关节镜置于紧邻掌侧桡舟头和长桡月韧带之间。移走关节镜,置入转换棒,将转换棒通过掌侧关节囊,到达FCR腱鞘附近的软组织。切小口并分离软组织,将转换棒穿出形成掌侧入路。由掌侧向背侧于转换棒上放置套筒,进而置入关节镜。通过同一切口向远侧1 cm并尺偏5°插入套管针可以评估腕中关节。可于背侧3-4入路插入探钩来评估舟月韧带和背侧桡腕韧带（DRCL）的掌侧面情况。

于近侧指横纹沿指屈肌腱尺侧行一个2 cm纵向切口建立VU入路。将指屈肌腱拉向桡侧,尺侧腕屈肌(FCU)和尺侧神经血管束拉向尺侧。紧靠旋前方肌的远端找到桡腕关节,插入22号针头。将剪刀刺入掌侧关节囊,插入套管,放置关节镜。使用套管保护尺神经。正中神经由邻近的屈肌腱保护。在入路的桡侧远端可见月三角韧带的掌侧面。将探钩穿入6R或6U入路。

（7）桡尺远侧关节入路（DRUJ）

桡尺远侧关节可通过掌侧和背侧通道观察。因为通过DRUJ非常困难,所以使用1.9 mm小关节镜,但标准的2.7 mm关节镜能够获得更好的视野。腕背近端入路往往用作液体流出口,于远端尺骨颈向尺桡关节扎入22号针头来定位。可通过透视验证针头位置。腕背远端入路位于6R入路近端,位于背侧桡腕韧带近端;此入路可用作液体流出或者器械通道,它位于尺骨头尖端,TFCC下方。掌侧远端尺桡入路与VU入路有同样的皮肤切口。以22号针头向近端以45°扎入,将生理盐水注入桡尺远侧关节,以剪刀刺入关节囊,插入套筒,置入关节镜。有两个入路:①桡尺远侧关节远端入路（DDRUJ）,在DRUJ远端TFCC背侧的张力结构的近侧;②桡尺远侧关节掌侧入路（VDRU）。

（陆九州）

本章要点

1. 腕关节由15块骨及其构成的关节组成,其中比较重要的是桡尺远侧关节、桡腕关节和腕中关节。

2. 腕关节生物力学主要包括运动学、应力传导和稳定机制,对其深入了解有助于更好地认识相关疾病和指导治疗。

3. X线平片是最常用的影像学检查,需要熟悉常用的拍摄体位和重要的测量值。CT和MRI是判断骨性或软组织结构异常的重要手段。

4. 腕关节镜可以用来判断关节内损伤与疾病并进行相应的治疗。其手术入路主要根据3个关节间隙的位置及腕关节体表解剖来设计。

主要参考文献

[1] BERGER R A. The ligaments of the wrist: a current overview of anatomy with considerations of their potential functions[J]. Hand Clin, 1997,13: 63 – 82.

[2] FEIPEL V, ROOZE M. The capsular ligaments of the wrist: morphology, morphometry and clinical applications[J]. Surg Radiol Anat, 1999,21: 175 – 180.

[3] GEISSLER W B. Arthroscopic management of scapholunate instability[J]. Wrist Surg, 2013,2: 129 – 135.

[4] GUPTA A. Factors affecting the sagittal alignment of the lunate[J]. Hand Surg Eur, 2007,32: 155 – 159.

[5] LLUCH A, HOOPER G, KAPANDJI A, et al. Terminology for hand surgery[M]. London: Hartcourt Health Sciences, 2011.

[6] LLUCH A. Osteoarthritis of the wrist and DRUJ [M]// TRAIL I A, FLEMING A N M, eds. Disorders of the hand. Volume 3. London: Springer-Verlag, 2015: 41 – 69.

[7] MORITOMO H, APERGIS E P, GARCIA-ELIAS M, et al. International Federation of Societies for Surgery of the Hand 2013 Committee's report on wrist dart-throwing motion[J]. Hand Surg Am, 2014,39: 1433 – 1439.

[8] RAUHANIEMI J, TIUSANEN H, SIPOLA E. Total wrist fusion: a study of 115 patients[J]. Hand Surg Br, 2005,30: 217 – 219.

[9] RENOUX J, ZEITOUN-EISS D, BRASSEUR J L. Ultrasonographic study of wrist ligaments: review and new perspectives [J]. Semin Musculoskelet Radiol, 2009,13: 55 – 65.

[10] RHEE P C, MORAN S L, SHIN A Y. Association between lunate morphology and carpal collapse in cases of scapholunate dissociation [J]. J Hand Surg Am, 2009,34: 1633 – 1639.

[11] RINGLER M D. MRI of wrist ligaments[J]. Hand Surg Am, 2013,38: 2034 – 2046.

[12] SCALCIONE L R, GIMBER L H, HO A M, et al. Spectrum of carpal dislocations and fracture-dislocations: imaging and management[J]. AJR Am J Roentgenol, 2014,203: 541 – 550.

[13] SCHUIND F A, LINSCHEID R L, AN K N, et al. A normal data base of PA roentgenographic measurements of the wrist[J]. Bone Joint Surg Am, 1992,74: 1418 – 1429.

[14] SLUTSKY D J. Current innovations in wrist arthroscopy[J]. J Hand Surg Am, 2012,37: 1932 – 1941.

[15] VIEGAS S F, PATTERSON R M, TODD P D, et al. Load mechanics of the midcarpal joint[J]. Hand Surg Am, 1993,18: 14 – 18.

[16] WAHEGAONKAR A L, MATHOULIN C L. Arthroscopic dorsal capsulo-ligamentous repair in the treatment of chronic scapho-lunate ligament tears[J]. Wrist Surg, 2013,2: 141 – 148.

[17] WATSON H K, WEINZWEIG J, ZEPPIERI J. The natural progression of scaphoid instability [J]. Hand Clin, 1997,13: 39 – 49.

[18] WOLFE S W, GARCIA-ELIAS M, KITAY A. Carpal instability nondissociative[J]. Am Acad Orthop Surg, 2012,20: 575 – 585.

[19] WRIGHT T W, DOBYNS J H, LINSCHEID R L, et al. Carpal instability non-dissociative[J]. Hand Surg Br, 1994,19: 763 – 773.

[20] YIN Y GILULA L A. Imaging of the symptomatic wrist[M]// WATSON H K, WEINZWEIG J, eds. Philadelphia: Lippincott-Raven, 2001: 61 – 82.

19 肱骨外上髁炎

19.1 基础知识

19.1.1 定义

肱骨外上髁炎是一种以肘关节外侧反复疼痛为主要表现的临床疾病,俗称"网球肘"。该病与患者的工作及生活方式有关,主要涉及桡侧腕短伸肌的起点部位,桡侧腕长伸肌下表面及指总伸肌前缘也可涉及。

19.1.2 病理学

肱骨外上髁炎的病理基础为肌腱组织的退行性变,是一种肌腱病变而非常规意义上的炎症反应。病变组织由幼稚无序的胶原纤维构成,同时有分化不成熟的成纤维细胞及血管、肉芽组织长入,取代正常腱性纤维。电镜下可清晰地看到胶原纤维断裂、成纤维细胞扭曲和无功能的血管单元;肌腱内出现有收缩功能的肌纤维母细胞,而这种细胞在正常肌

腱组织内很少出现。

19.1.3 病因学

目前认为急性肱骨外上髁炎与外上髁区域经受直接暴力以及极度、骤然的运动有关,因此急性发病多见于体育运动过程中。慢性肱骨外上髁炎的主要病因与反复、过度的伸腕、伸指及前臂旋后运动造成的肌腱损伤有关。这一疾病更多与繁重而单一的长期劳动方式有关,易患人群包括电脑程序员、木匠、屠夫、纺织工人、经常使用重锤的工作者及经常与人握手的政治家等。

19.2 临床评估

19.2.1 症状

肱骨外上髁炎常隐袭起病,患者主诉外侧肘关节疼痛,腕关节背伸时可诱发疼痛,疼痛可沿着伸肌

群放射;患者常感腕关节力弱,避免做握手等动作,持物困难。肱骨外上髁炎的发病年龄范围较广,男女发病比例相同。

19.2.2　体格检查

（1）触压痛

桡侧腕短伸肌起点处有压痛,压痛点位于外上髁中点远端 0.5～1 cm 偏前处(图 19-1)。

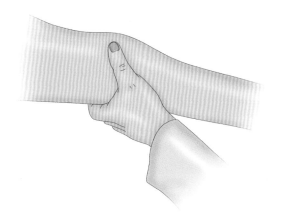

图 19-1　触压痛的部位

（2）特殊试验

1) 抗阻伸腕试验:伸肘位前臂旋前腕关节抗阻背伸时可诱发疼痛(图 19-2)。

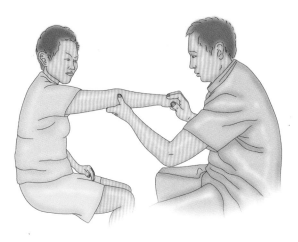

图 19-2　抗阻伸腕试验

2) 牵拉试验:伸肘位腕关节做最大程度掌屈及前臂抗阻旋后时会诱发疼痛(图 19-3)。

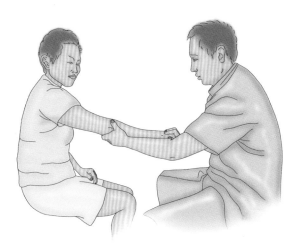

图 19-3　牵拉试验

3) 握力测量:握力较对侧下降或用力握拳时诱发不适。

19.2.3　辅助检查

（1）X 线平片

常规正、侧、轴位 X 线平片少有异常发现,但可以排除肘关节的合并疾病,如骨关节炎、肘关节后外侧旋转不稳定等。外上髁周围出现钙化可见于 7％～25％ 的病例,特别是接受过激素注射治疗的患者,但是否存在钙化与预后无关。

（2）MRI 检查

在桡侧腕短伸肌肱骨侧起点偏远处可显示高信号影,肌腱信号紊乱或完整性丧失,在 T_2 加权像上表现尤为明显。部分患者合并出现关节积液、肱桡关节滑膜增生等表现(图 19-4)。

19.2.4　鉴别诊断

临床检查必须除外肱桡关节异常和桡神经卡压。前者在屈肘时被动旋转前臂可诱发疼痛不适,疼痛点位于肱桡关节处。后者抗阻旋后前臂或伸直中指时可诱发疼痛;由于在外上髁炎患者中约有 5％ 合并桡神经症状,因此要注意避免漏诊。

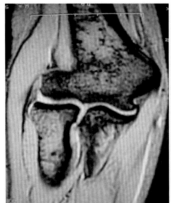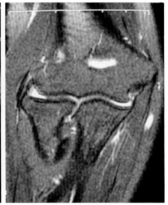

图 19－4　肱骨外上髁炎 MRI 影像

19.3　非手术治疗

19.3.1　一般情况

肱骨外上髁炎患者的主要症状为疼痛,因此治疗的主要目标是控制疼痛,使损伤结构在组织病理学基础上得以恢复。非手术治疗包括对患者宣教、物理治疗、药物治疗、局部注射、适时佩戴支具等。但由于各种治疗手段缺乏统一规范,目前很难做出究竟哪种治疗方法最为有效的判断。非手术治疗中放在首位的是对患者宣教,只有在了解疾病发生的原因以及病变过程后患者才可能很好地配合治疗,避免在治疗过程中进行诱发症状的动作(治疗失败往往是由于症状缓解后患者未加注意,在“蜜月期”内进行既往的运动)。物理治疗包括休息(避免受伤部位的过度运动而并非严格的制动,受伤部位进行可控的功能锻炼,相邻正常关节的功能锻炼要更为积极)、冷敷、口服非甾体抗炎药、调整运动方式、肌肉力量练习以及适时佩戴支具。其他的治疗方法包括超短波与冲击波疗法。

19.3.2　激素注射与自体富血小板血浆注射

(1) 激素注射

如果上述治疗无效,或患者不能进行康复治疗,可局部注射激素及盐酸丁哌卡因或利多卡因。尽管既往有报道认为这种治疗有效,但越来越多的证据显示,与安慰剂相比,局部激素注射并未显示出显著性疗效差异。疼痛加重、局部肌肉萎缩、皮肤色素沉着、表浅感染和肌腱断裂等是较为常见的并发症。因此,应注意避免注射点偏浅及直接注入肌腱内,并避免多次注射。

(2) 自体富血小板血浆(PRP)注射

目前较为流行的自体 PRP 技术,使用方法与局部激素注射相同。尽管其在个别小规模病例研究的报道中显示存在一定的有效性,但尚缺乏科学的、循证等级较高的大宗病例随访结果,因此其效果仍有待研究。

19.3.3　应用支具

应用支具可以改善伸腕肌力及握力,具有生物力学上的优点。支具包括应力拮抗支具(图 19－5)和腕背伸位支具,原理相同,其加压衬垫放置在外上髁远端会使前臂肌肉群的收缩受到限制,降低在肱骨外上髁伸肌腱起点处产生的过大应力。

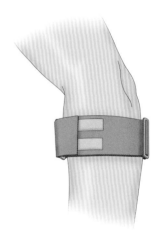

图 19－5　拮抗支具

19.3.4　运动处方

对于运动员来说,应该注意改进训练方法及调整运动器材。改进训练方法的关键是,与教练员一起帮助运动员改进不正确的击球姿势。从生物力学角度分析,打网球等运动要求"甜点"位于球拍中心,偏心击球会加大扭矩,肌肉和肌腱容易负荷过度。有些运动器材可以加重肌腱的负荷,造成劳损。在选择球拍时应注意大小和重量适中、握持舒适、易掌握平衡。手柄的选择也很重要:手柄越粗,力臂越大,要根据手的大小选择手柄(测量中指指尖至掌中横纹间的距离,图19-6)。另外,器材的重量、体积及柔韧程度也应与个体匹配,通常以选择球拍重量略轻、网线张力较低者为宜。

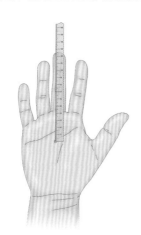

图 19-6　球拍手柄选择的依据

运动康复不仅应包括前臂,还应包括肩背部。一旦急性炎症反应及疼痛在适当休息后消退即可立即进行有

序、渐进的肌肉力量及耐力训练。在恢复到正常的60%之前,最好佩戴应力拮抗支具。在完成初步的力量及耐力训练后,要对各项运动指标进行监测,直到力量、耐力全面恢复才可以进行正常强度的训练和体育比赛。

19.4　手术治疗

19.4.1　适应证

手术适用于经非手术治疗无效或经过康复训练后仍不能缓解症状、病史超过4~6个月的患者。此外,部分出现外上髁前内缘的骨性增生、肌腱钙化、合并关节内病变(如滑膜嵌顿、软骨软化、游离体),存在持续痛、静息痛,严重影响日常生活以及采用一些非手术治疗可能会中断体育运动及影响工作的患者可考虑手术治疗。

19.4.2　切开手术

既往的切开手术有多种方式,应将所有病变组织一并去除。手术采用外侧切口,切开皮肤及皮下组织后,寻找桡侧腕长伸肌与指总伸肌,在两者之间进入并显露桡侧腕短伸肌,将其自肱骨外上髁起点处以锐刀剥离并翻转,判断病变组织范围后彻底切除。有人提出在外上髁骨皮质上钻2~3个深达松质骨的孔,目的是使局部形成血肿,促进血管及健康的肌腱纤维长入,但目前尚无定论该操作确实有效。将不同伸肌之间的筋膜组织缝合,逐层关闭伤口(图19-7)。

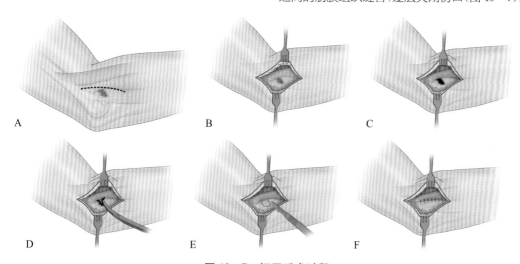

图 19-7　切开手术过程

A. 肘关节外侧切口;B. 切开皮肤及皮下组织后,可见损伤位于桡侧腕长伸肌深方;C. 在其深方显露桡侧腕短伸肌,显露病灶;D. 对病灶进行清理;E. 完整切除病变组织;F. 缝合正常肌肉及筋膜

19.4.3 关节镜手术

（1）入路

该病的关节镜入路包括后方的软点入路、后外侧辅助入路，以及前方的近端前内侧入路、近端前外侧入路。后方的入路主要用于治疗合并的肱桡关节滑膜增生与皱襞形成，前方的内侧入路作为观察通路可很好地观察肘关节外侧的病变情况，外侧入路则是主要的操作途径。

（2）镜下所见

镜下可见桡侧腕短伸肌腱在起点偏远处存在不同程度的退行性变与损伤，其质地、颜色、完整性均与正常肌腱不同（图19-8）。

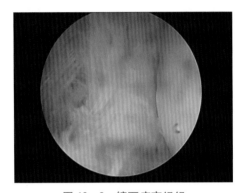

图 19-8　镜下病变组织

Baker 等将损伤分为 3 类：第 1 类为关节囊完整；第 2 类为关节囊呈线性撕裂；第 3 类为关节囊完全撕裂与退缩，但未发现损伤类型与预后有关。检查时如发现肱桡关节存在软骨退行性变、邻近区域滑膜增厚、出现滑膜皱襞（是引发疼痛的原因之一），需一并处理（图19-9）。

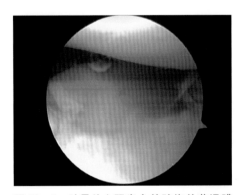

图 19-9　肱骨外上髁炎合并肱桡关节滑膜皱襞形成

（3）技术要点

将近端前内侧入路作为主要的观察入路，以刨刀或射频消融刀头通过近端前外侧入路进入关节，去除外侧关节囊直至显露出桡侧腕短伸肌在外上髁的起点，以射频消融刀头从近端开始向远端逐步彻底切除该肌腱的病变部分，直至切除到正常肌腱部分为止（图19-10）。

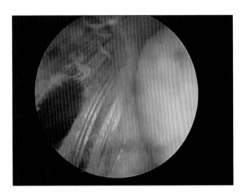

图 19-10　镜下切除病变组织

19.4.4 术后康复

术后 1～2 天开始进行被动与主动活动，通常 3～5 天后可完全伸肘。注意在软组织肿胀消退之前避免伸肘位进行屈伸腕活动。在患者可忍受的前提下可逐步恢复日常活动。术后 3 周内进行渐进式、不抗阻力的肌力训练；3 周后在应力抵消支具保护下进行等张训练；术后 2～3 个月内进行日常活动、工作及体育运动时均需佩戴应力拮抗支具。肌力及功能恢复的进度要依不同个体而定，对于业余网球选手，通常术后 6 周可以做击球动作，训练强度的增加要求渐进性与舒缓性，强调佩戴应力拮抗支具保护。康复的最后阶段是逐步向正常运动功能过渡。对于一个国家级运动员，要完全恢复运动水平需要 5～6 个月时间。

19.4.5 并发症与预防

肱骨外上髁炎术后症状复发最常见的原因是患者术后康复锻炼时间过短或未接受系统的康复训练。手术失败可分两类：Ⅰ型失败，为术后症状和体征与术前相比无变化，这主要是由于手术适应证选择不当、诊断不准确、手术不彻底，未能纠正原始病变。除对病变部位彻底切除外，应严格控制适应证，避免对依从性差的患者进行手术。加上详细询问病史以除外特殊的病因,可大大降低Ⅰ型失败的发生率。Ⅱ型失败,为患者术后的症状和体征与术前表现不一致,这通常与手术相关,原因为肘关节不稳定、滑囊形成、关节囊损伤及术后异位骨化。Ⅱ型失败需要手术解决。

(鲁 谊)

本章要点

1. 肱骨外上髁炎是一种以肘关节外侧反复疼痛为主要表现的临床疾病。

2. 肱骨外上髁炎是肌腱退行性变而非炎症反应。

3. 非手术治疗为主要的治疗方式,但近年来的研究报道发现其效果并不尽如人意。

4. 手术治疗的关键在于彻底切除病变组织。

主要参考文献

[1] ALFREDSON H, LJUNG B O, THORSEN K, et al. In vivo investigation of ECRB tendons with microdialysis technique: no signs of inflammation but high amounts of glutamate in tennis elbow[J]. Acta Orthop Scand, 2000, 71: 475 - 479.

[2] BAKER JR C L, BAKER 3rd C L. Long-term follow-up of arthroscopic treatment of lateral epicondylitis[J]. Am J Sports Med, 2008, 36(2): 254 - 260.

[3] BAKER JR C L, MURPHY K P, GOTTLOB C A, et al. Arthroscopic classification and treatment of lateral epicondylitis: two-year clinical results[J]. J Shoulder Elbow Surg, 2000, 9: 475 - 482.

[4] BISSET L, PAUNGMALI A, VICENZINO B, et al. A systematic review and meta-analysis of clinical trials on physical interventions for lateral epicondylalgia[J]. Br J Sports Med, 2005, 39(7): 411 - 422.

[5] BUCHBINDER R, GREEN S, BELL S N, et al. Surgery for lateral elbow pain[J]. Cochrane Database Syst Rev, 2002, 1: CD003525.

[6] BUCHBINDER R, GREEN S E, YOUD J M, et al. Shock wave therapy for lateral elbow pain[J]. Cochrane Database Syst Rev, 2005, 4: CD003524.

[7] COHEN M S, ROMEO A A, HENNIGAN S P, et al. Lateral epicondylitis: anatomic relationships of the extensor tendon origins and implications for arthroscopic treatment[J]. J Shoulder Elbow Surg, 2008, 17: 954 - 960.

[8] CONNELL D, BURKE F, COOMBES P, et al. Sonographic examination of lateral epicondylitis[J]. AJR Am J Roentgenol, 2001, 176: 777 - 782.

[9] COWAN J, LOZANO-CALDERÓN S, RING D. Quality of prospective controlled randomized trials. Analysis of trials of treatment for lateral epicondylitis as an example[J]. J Bone Joint Surg (Am), 2007, 89(8): 1693 - 1699.

[10] DUNKOW P D, JATTI M, MUDDU B N. A comparison of open and percutaneous techniques in the surgical treatment of tennis elbow[J]. J Bone Joint Surg (Br), 2004, 86: 701 - 704.

[11] DUNN J H, KIM J J, DAVIS L, et al. Ten- to 14-year follow-up of the Nirschl surgical technique for lateral epicondylitis[J]. Am J Sports Med, 2008, 36(2): 261 - 266.

[12] EDWARDS S G, CALANDRUCCIO J H. Autologous blood injections for refractory lateral epicondylitis[J]. J Hand Surg (Am), 2003, 28(2): 272 - 278.

[13] HAAHR J P, ANDERSEN J H. Prognostic factors in lateral epicondylitis: a randomized trial with one-year follow up in 266 new cases treated with minimal occupational intervention or the usual approach in general practice[J]. Rheumatology (Oxford), 2003, 42: 1216 - 1225.

[14] HAYTON M J, SANTINI A J A, HUGHES P J, et al. Botulinum toxin injection in the treatment of tennis elbow[J]. J Bone Joint Surg (Am), 2005, 3: 87: 503 - 507.

[15] KEIZER S B, RUTTEN H P, PILOT P, et al. Botulinum toxin injection versus surgical treatment for tennis elbow: a randomized pilot study[J]. Clin Orthop Relat Res, 2002, 401: 125 - 131.

[16] LEVIN D, NAZARIAN L N, MILLER T T, et al. Lateral epicondylitis of the elbow: US findings[J]. Radiology, 2005, 237: 230 - 234.

[17] LJUNG B O, ALFREDSON H, FORSGREN S. Neurokinin 1-receptors and sensory neuropeptides in tendon insertions at the medial and lateral epicondyles of the humerus: studies on tennis elbow and medial epicondylalgia[J]. J Orthop Res, 2004, 22: 321 - 327.

[18] LO M Y, SAFRAN M R. Surgical treatment of lateral epicondylitis. A systematic review[J]. Clin Orthop, 2007, 463: 98 - 106.

[19] LUCHETTI R, ATZEI A, BRUNELLI F, et al. Anconeus muscle transposition for chronic lateral

epicondylitis, recurrences, and complications[J]. Tech Hand Up Extrem Surg, 2005,9: 105 – 112.

[20] MACKAY D, RANGAN A, HIDE G, et al. The objective diagnosis of early tennis elbow by magnetic resonance imaging[J]. Occup Med (Lond), 2003,53: 309 – 312.

[21] MILLER T T, SHAPIRO M A, SCHULTZ E, et al. Comparison of sonography and MRI for diagnosing epicondylitis[J]. J Clin Ultrasound, 2002,30: 193 – 202.

[22] MISHRA A, PAVELKO T. Treatment of chronic elbow tendinosis with buffered platelet-rich plasma[J]. Am J Sports Med, 2006, 34(11): 1774 – 1778.

[23] MULLETT H, SPRAGUE M, BROWN G, et al. Arthroscopic treatment of lateral epicondylitis. Clinical and cadaveric studies[J]. Clin Orthop, 2005,439: 123 – 128.

[24] OWENS B D, MURPHY K P, KUKLO T R. Arthroscopic release for lateral epicondylitis [J]. Arthroscopy, 2001,17: 582 – 587.

[25] PEART R E, STRICKLER S S, SCHWEITZER K M. Lateral epicondylitis: a comparative study of open and arthroscopic lateral release[J]. Am J Orthop, 2004,33: 565 – 567.

[26] PEERBOOMS J C, SLUIMER J, BRUIJN D J, et al. Effect of an autologous platelet concentrate in lateral epicondylitis, a double-blind randomized controlled trial: PRP versus corticosteroid injection with a 1 year follow-up[J]. Am J Sports Med, 2010,38(2): 255 – 262.

[27] PLACZEK R, DRESCHER W, DEURETZBACHER G, et al. Treatment of chronic radial epicondylitis with botulinum toxin A. A double blind, placebo-controlled, randomized multicenter study[J]. J Bone Joint Surg (Am), 2007,89: 255 – 260.

[28] RUCH D S, PAPADONIKOLAKIS A, CAMPOLAT-TARO R M. The posterolateral plica: a cause of refractory lateral elbow pain[J]. J Shoulder Elbow Surg, 2006,15: 367 – 370.

[29] SAVNIK A, JENSEN B, NORREGAARD J, et al. Magnetic resonance imaging in the evaluation of treatment response of lateral epicondylitis of the elbow [J]. Eur Radiol, 2004,14: 964 – 969.

[30] SHIRI R, VIIKARI-JUNTURA E, VARONEN H, et al. Prevalence and determinants of lateral and medial epicondylitis: a population study[J]. Am J Epidemiol, 2006,164(11): 1065 – 1074.

[31] SMIDT N, VAN DER WINDT D A, ASSENDELFT W J, et al. Corticosteroid injections, physiotherapy, or a wait-and-see policy for lateral epicondylitis: a randomised controlled trial[J]. Lancet, 2002,359: 657 – 662.

[32] SMITH A M, CASTLE J A, RUCH D S. Arthroscopic resection of the common extensor origin: anatomic considerations[J]. J Shoulder Elbow Surg, 2003,12: 375 – 379.

[33] STRUIJS P A, KORTHALS-DE BOS I B, VAN TULDER M W, et al. Cost effectiveness of brace, physiotherapy, or both for treatment of tennis elbow [J]. Br J Sports Med, 2006,40(7): 637 – 643.

[34] SZABO S J, SAVOIE F H, FIELD L D, et al. Tendinosis of the extensor carpi radialis brevis: an evaluation of three methods of operative treatment[J]. J Shoulder Elbow Surg, 2006,15: 721 – 727.

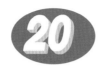

20 肱骨内上髁炎

20.1 基础知识

20.1.1 定义

肱骨内上髁炎俗称"高尔夫球肘""矿工肘",是一种前臂屈肌总腱起点的慢性劳损性疾病,临床表现为肘关节内侧酸胀、疼痛和压痛。该病与运动及生活方式密切相关。

20.1.2 病理学

肱骨内上髁炎的病理基础与肱骨外上髁炎基本相似,是一种肌腱组织的退行性变而非常规意义上的炎症反应。病变组织由幼稚无序的胶原纤维构成,同时有分化不成熟的成纤维细胞及血管、肉芽组织长入,取代正常腱性纤维。电镜下可清晰地看到胶原纤维断裂、成纤维细胞扭曲和无功能的血管单元;肌腱内出现有收缩功能的肌纤维母细胞,而这种细胞在正常肌腱组织中很少出现。

20.1.3 病因学

肱骨内上髁是旋前圆肌、桡侧腕屈肌、掌长肌、尺侧腕屈肌共同形成的屈肌总腱及指浅屈肌的起点。目前认为肱骨内上髁区域经受急性牵拉,过度、骤然猛烈的运动,或者反复过度的屈腕、前臂旋前运动等累积性劳损,是引发肱骨内上髁炎的根本原因。该病多见于 40～60 岁人群,如打高尔夫球、垒球和乒乓球等上肢频繁高强度活动的运动员,以及木工、修理工等肘部活动较多的手工业者。患病率为 4‰～5‰,男女发病比例接近。随着人口老龄化和体育产业化,该病发病率有上升趋势。

20.2 临床评估

20.2.1 症状

患者典型表现为肘关节内侧屈肌总腱远端酸胀痛,疼痛逐渐局限于肱骨内上髁。腕关节屈曲时可诱发疼痛,疼痛可沿屈肌群放射;急性发作期可伴有肿胀、屈腕无力、持物困难、小指和环指有间歇性麻木感。

20.2.2 体格检查

(1)触压痛

前臂屈肌起点处存在明显触压痛点(图20-1)。

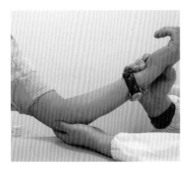

图20-1 触压痛的部位

(2)特殊试验

1)前臂屈肌紧张试验:患者前臂置于桌上,掌面朝上,检查者对抗患者屈指和屈腕,使前臂屈肌群紧张,激发出内上髁与屈肌腱疼痛者为阳性,提示存在肱骨内上髁炎(图20-2)。

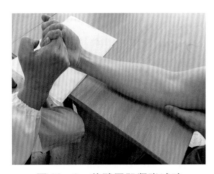

图20-2 前臂屈肌紧张试验

2)前臂屈肌腱牵拉试验:患者伸肘,腕背伸握拳,做前臂外旋或后旋时引起肘内侧疼痛者为阳性。

3)握力测量:握力较对侧下降或用力握拳时诱发不适。

20.2.3 辅助检查

(1)X线平片

一般无异常显示,但可以排除合并疾病,如骨关

节炎等。少数病例后期可显示肱骨内上髁处骨膜增厚或软组织钙化。在年轻棒球投手可见肱骨内上髁肥大或碎裂。

(2)B超检查

B超检查经济有效,可显示屈肌总腱肿胀,局部存在低回声或无回声区。低回声提示胶原纤维变性、断裂,而无回声则提示纤维结构撕裂。此外,还可发现内上髁附着处局部软组织水肿或积液、肌腱钙化,尺侧副韧带增厚、断裂或钙化,但诊断结果对B超医生的专业性依赖较强。

(3)MRI检查

MRI检查是肱骨内上髁炎影像学检查的"金标准"。屈肌总腱出现明显增粗,显示片状的高信号影,肌腱信号紊乱或完整性丧失,腱鞘部位软组织水肿和 T_2 加权像高信号是最特异性表现(图20-3)。

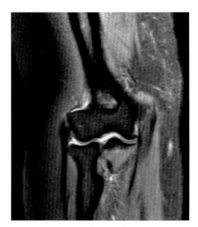

图20-3 肱骨内上髁炎MRI影像

20.2.4 鉴别诊断

本病需与尺神经病变(如尺神经炎)、尺侧副韧带损伤或肘关节内侧关节内病变以及神经根型颈椎病相鉴别。当尺神经炎与"高尔夫球肘"同时存在时,又称"乡村俱乐部肘"。因此,在检查肘关节内侧疼痛患者时,应始终寻找尺神经炎引起的神经体征。尺侧副韧带不稳定也必须评估,因为这也可能导致肘关节内侧疼痛。颈椎病变主要表现为上肢放射性痛,手与前臂有感觉障碍区,无局限性压痛,可与本病相鉴别。

20.3 非手术治疗

20.3.1 一般情况

治疗的目标是减轻直至消除疼痛,使受损屈肌总腱与内上髁愈合,重新恢复功能。传统上以非手术治疗为主,包括健康宣教、休息、佩戴支具、物理治疗、口服非甾体抗炎药、局部注射和其他疗法等。由于缺乏规范,难以评判哪种治疗措施最有效。健康宣教能让患者了解疾病发生及发展过程,避免一些诱发的动作,利于患者积极配合后续治疗。初期的充分休息,避免不适当的运动,有利于损伤组织的自我修复。佩戴支具制动可以保护肘部,限制前臂屈肌的旋转,改善屈腕肌力及握力,包括应力拮抗支具及腕背伸位支具,通过限制前臂屈肌群的收缩,使内上髁屈肌总腱起点处获得充分休息,从而自我修复。物理治疗包括冷敷、运动康复、肌肉力量练习,以及适时佩戴支具。急性期口服非甾体抗炎药或外用药膏按摩,可明显缓解疼痛。其他治疗包括超短波与冲击波疗法、针灸治疗、中药外敷等。

20.3.2 激素注射与自体富血小板血浆注射

（1）激素注射

若患者症状未得到明显改善,可局部注射类固醇激素及盐酸丁哌卡因或利多卡因,俗称"封闭疗法"。注射到压痛最明显的部位,直达骨膜。疼痛加重及反复、局部肌肉萎缩、皮肤色素沉着、肌腱断裂等是较为常见的并发症。采用超声引导下穿刺注射,定位更准确,可提高疗效。

（2）自体富血小板血浆（PRP）注射

自体 PRP 注射是目前较为流行的促进受损肌腱或肌肉修复的技术。研究认为,PRP 治疗不仅可以有效恢复内上髁的结构和功能,还可以通过恢复的过程提高患者生活质量(如减少对麻醉剂的需求、改善睡眠和减轻疼痛)。但目前尚缺乏较为科学的、循证等级较高的大宗病例随访结果,其效果仍有待研究。

20.3.3 运动处方

制订运动康复训练方案,通过投掷、拉伸、悬吊等方法,对肱骨内上髁炎进行干预。如:①投掷铁饼运动,该训练可以放松肘关节,手上具有离心力,对肘关节及周围的肌肉群有一个向外拉拽的作用,同时投掷铁饼的动作可以起到一个递进性的旋前圆肌和尺侧腕屈肌的肌肉功能性锻炼;②直臂支撑双杠,可以有效拉伸尺侧肌肉,对旋前圆肌、尺侧腕屈肌都有良好的拉伸效果;③配合单杠静力引体,使肘关节通过自身体重大幅度牵拉,对肘关节起到松解作用。

20.4 手术治疗

20.4.1 适应证

手术适用于经非手术治疗无效或经过康复训练后仍不能缓解症状,病史超过 4～6 个月的患者。此外,部分出现内上髁前内缘的骨性增生、肌腱钙化、合并关节内病变(如滑膜嵌顿、软骨软化、游离体)、存在持续痛、静息痛,严重影响日常生活及对于一些非手术治疗可能会中断体育运动及影响工作的患者可考虑手术治疗。

手术目的是清除肱骨内上髁周围、屈肌总腱起点等处的慢性炎症和退行性变组织,通过在内上髁处用钻头或克氏针钻 3～5 个骨孔改善局部血液供应,为局部肌腱组织提供较好的周围环境,有利于康复。

20.4.2 切开手术

手术采用内侧切口,在肱骨内上髁前方 1 cm 处做纵向切口,视手术需要可适当延长至 1.5～3 cm;切开皮肤、皮下组织后,钝性分离皮下组织直到旋前屈肌群起始部的筋膜,于肱骨内上髁远端弧形切开起始部的筋膜并在两端分别向远端延长;纵向切开肌肉,形成一个蒂部在远端、宽度约 2 cm 的"U"形腱瓣;掀起腱瓣,清理去除位于旋前圆肌和尺侧腕屈肌腱中的炎性退行性变组织直至内上髁的骨面,并从腱瓣和两侧肌腱的下表面去除病变组织;用钻头或克氏针在肱骨内上髁的中间部分由远至近钻 2 个孔,在内上髁前表面钻 3～4 个浅的单皮质孔,形成微骨折,使肌腱修复处骨性表面部位的血液容易渗出,以利肌腱的再附着愈合;最后,植入带线锚钉将腱瓣缝合固定,并将不同伸肌之间的筋膜组织缝合,逐层关闭切口。

20.4.3 关节镜

该病属于关节外疾病,随着切开手术微创化,关节镜治疗优势并不明显,但对伴有关节内病变者,可以同时处理。有报道,应用关节镜治疗可以全方位彻底消除相应的病理改变,促进病变肌腱愈合,整体与切开手术满意率相近,最大的优势是早期康复。

20.4.4 术后康复

所有患者术后均给予简单吊带固定,以保持舒适。术后2天,开始活动范围的锻炼,根据疼痛耐受程度进行;术后2周拆线后,允许患者进行日常生活的轻度活动;术后4~6周开始进行渐进式的抗阻训练。肌力及功能恢复的进度要依不同个体而定,训练强度的增加要求渐进性与舒缓性,强调佩戴应力拮抗支具保护。康复的最后阶段是逐步向正常运动功能过渡。对于业余高尔夫球选手,要完全恢复运动水平需要5~6个月。

20.4.5 并发症与预防

肱骨内上髁炎患者术后症状复发最常见的原因是术后康复锻炼时间过短或未接受系统的康复训练。术前严格掌握适应证,了解患者依从性,排除其他相关的肘关节病变,可以有效预防术后功能不佳。

(杨星光)

本章要点

1. 肱骨内上髁是前臂屈肌总腱的起点。反复活动引发局部损伤是肱骨内上髁炎发生的主要原因。典型表现是肘内侧疼痛和压痛。

2. 好发于40~60岁人群,发病与运动及生活方式密切相关。多见于上肢或肘部高强度频繁活动者,俗称"高尔夫球肘"。

3. 易反复发作,迁延不愈,治疗以休息、理疗、佩戴支具、注射等非手术治疗为主。

4. 极少数症状顽固者需要手术干预,方式包括切开手术、经皮或关节镜手术。

主要参考文献

[1] 徐沣,栾振昌. 原始点按摩配合运动疗法对肱骨内上髁炎康复治疗效果的研究[J]. 四川体育科学,2017,36(6): 28 - 30,53.

[2] AMIN N H, KUMAR N S, SCHICKENDANTZ M S. Medial epicondylitis: evaluation and management[J]. J Am Acad Orthop Surg, 2015,236: 348 - 355.

[3] DO NASCIMENTO A T, CLAUDIO G K. Arthroscopic surgical treatment of medial epicondylitis[J]. J Shoulder Elbow Surg, 2017,26(12): 2232 - 2235.

[4] FITZPATRICK J, BULSARA M, ZHENG M H. The effectiveness of platelet-rich plasma in the treatment of tendinopathy: a meta-analysis of randomized controlled clinical trials[J]. Am J Sports Med, 2017, 45: 226 - 33.

[5] PEARCE MCCARTY L 3rd. Approach to medial elbow pain in the throwing athlete[J]. Curr Rev Musculoskelet Med, 2019,12: 30 - 40.

[6] MILZ S. Molecular composition and pathology of entheses on the medial and lateral epicondyles of the humerus: a structural basis for epicondylitis[J]. Ann Rheumat Dis, 2004,63(9): 1015 - 1021.

[7] OTOSHI K, KIKUCHI S, SHISHIDO H, et al. The proximal origins of the flexor-pronator muscles and their role in the dynamic stabilization of the elbow joint: an anatomical study[J]. Surg Radiol Anat, 2014, 36(3): 289 - 294.

[8] PARK G Y, LEE S M, LEE M Y. Diagnostic value of ultrasonography for clinical medial epicondylitis [J]. Arch Phys Med Rehabil, 2008,89(4): 738 - 742.

[9] SAMPATH S C, BREDELLA M A. Magnetic resonance imaging of the elbow: a structured approach [J]. Sports Health, 2013,5(1): 34 - 49.

[10] TARPADA S P, MORRIS M T, LIAN J, et al. Current advances in the treatment of medial and lateral epicondylitis[J]. J Orthopaedics, 2018,15: 107 - 110.

[11] VINOD A V, ROSS G. An effective approach to diagnosis and surgical repair of refractory medial epicondylitis[J]. J Shoulder Elbow Surg, 2015, 24(8): 1172 - 1177.

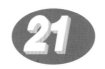 **肘关节内侧副韧带损伤**

21.1 基础知识

21.1.1 生物力学

肘关节内侧副韧带是由前束、后束与横束构成的复合体,其中前束是最主要的内侧稳定结构。内侧副韧带在伸肘位对抗外翻应力的作用可占到30%,在屈肘位则上升到55%。前束在肘关节位于30°、60°及90°屈曲时为一级稳定结构,在120°时前、后束共同作为一级稳定结构。当前束处于拉紧状态时,后束几乎不提供外翻稳定性,仅在30°时为次级稳定结构。

21.1.2 病因学

肘关节内侧副韧带的损伤可以为一次急性创伤导致,也可因为运动员长期劳损导致。在过头投掷时,内侧副韧带在早期加速及投掷晚期时,损伤危险性最高,此时上肢角速度峰值可以达到 $2\,300°\sim5\,000°/s$。生物力学研究则显示内侧副韧带前束所能承受的失效扭力矩为 34 Nm[5],而在投掷运动时则可以达到 35 Nm[6]。这也解释了为什么过头投掷运动员,特别是棒球投手容易伤及此韧带。

反复的投掷动作可以导致一系列累及内侧副韧带的病变,从变薄、部分损伤到完全断裂。在内侧副韧带失效的进程中可同时发生一系列的肘关节病变,如肱桡关节炎、尺神经病变及外翻-过伸综合征(图 21-1)。后者是由于投掷早期加速期时作用于肘关节外翻应力及鹰嘴后内侧与鹰嘴窝之间的挤压导致。患者主要表现为肘关节后内侧伴鹰嘴边缘疼痛。这些都增加了作用于肘关节的应力,进一步导致鹰嘴尖的后方及后内侧骨赘形成,并可能存在软骨的损伤及游离体的形成。

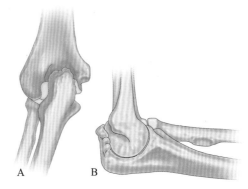

图 21-1 外翻-过伸综合征的骨性特征

A. 正位可见肘关节处于外翻状态;B. 侧位可见尺骨近端骨性增生

21.2 临床评估

21.2.1 症状

临床上最常见的症状是投掷加速期的疼痛,其次是球出手后的疼痛或在击球瞬间的疼痛,85%发生在没有进行适当的热身运动后。急性损伤时可听到肘内侧"砰"的响声,伴随突发疼痛,不能再继续运动。慢性损伤通常为长期从事投掷运动,肘关节内侧反复发作的局限性疼痛,尤以投掷时和投掷后为著;疼痛造成运动水平下降,只能维持原有水平的50%～75%。内侧副韧带损伤后,炎症反应、牵拉、摩擦及压迫都可刺激尺神经,使超过40%的患者出现神经症状(主要为感觉异常);而内侧不稳定所造成的肘外翻畸形进一步牵拉尺神经,严重者可出现尺神经半脱位;后内侧增生性骨赘和肘管内增厚的炎性组织及周围肌肉的反应性增生都会导致尺神经受压。

21.2.2 体格检查

(1) 一般情况

急性损伤可出现血肿;慢性损伤者50%可出现屈肘畸形,这是针对肱尺关节后内侧撞击的一种适应性改变,通常<25°。由于投掷过程所需要的肘关节活动度在屈曲20°～120°之间,因此不会影响投掷运动。合并尺神经损伤者肘管区 Tinel 征阳性。

(2) 触压痛

体格检查可发现内侧副韧带局部压痛(内上髁远端2 cm)。

(3) 特殊检查

1) 外翻应力试验:肘关节屈曲30°位外翻的同时触及内侧副韧带,存在松弛(关节间隙改变>1 mm)及压痛(图21-2)。

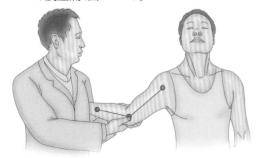

图 21-2　外翻应力试验

2) 挤奶试验:患者取肩关节内收外旋位,屈肘70°,检查者握住患者患侧拇指外翻肘关节(图21-3),可引出局部疼痛及内侧间隙增大。

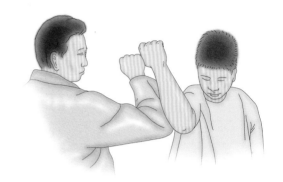

图 21-3　挤奶试验

3) 运动外翻应力试验:患者肩关节外展外旋,肘关节屈伸运动过程中施以外翻应力,常在屈肘80°～120°中出现固定疼痛及关节间隙改变(图21-4)。

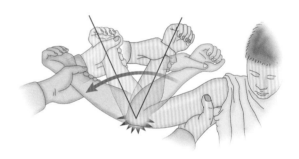

图 21-4　运动外翻应力试验

21.2.3 辅助检查

(1) X线平片

辅助检查包括正、侧、斜位 X 线片,有时可发现撕脱性骨折,对慢性损伤患者常可发现继发性改变如韧带钙化、游离体、内侧髁增生及肱骨小头的剥脱性骨软骨炎,最重要的是鹰嘴后内方骨赘形成。应力 X 线片可见内侧间隙增大(图21-5)。

(2) MRI 检查

MRI 检查在斜冠状位上可显示内侧副韧带走行部位扭曲、信号紊乱(高亮信号充填)以及完整性丧失。MRI 片显示韧带实质部的骨化现象意味着慢性损伤的韧带部分或全层撕裂(图21-6)。

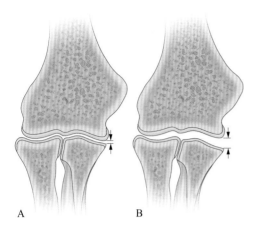

图 21-5　肘关节内侧副韧带损伤后 X 线影像

A. 未施加外翻应力时的内侧间隙正常；B. 施加外翻应力后内侧间隙增加

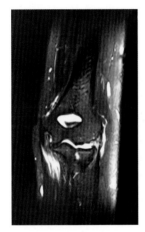

图 21-6　肘关节内侧副韧带损伤的 MRI 影像

（3）关节镜检查

利用关节镜进行检查，患者肘关节屈曲 90°，前臂旋前，施加外翻应力，如果肱尺关节张开 1～2 mm 则存在内侧副韧带损伤（图 21-7）。

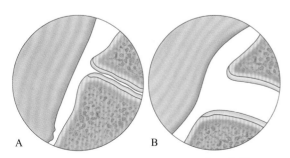

图 21-7　关节镜下检查内侧副韧带损伤情况

A. 镜下检查内侧间隙；B. 外翻时内侧间隙明显增加

21.3　非手术治疗

21.3.1　适应证

一旦诊断明确，应根据患者撞击的情况、功能需求、恢复运动以及对手术和康复的意愿来制订个性化的治疗方案。内侧副韧带撕裂导致的功能异常通常只出现在过头投掷类运动员中。因此，如果普通患者能够在今后避免此类动作，则可以选择非手术治疗。

21.3.2　方法

非手术治疗包括停止投掷活动休息 2～4 周，同时应用物理治疗，如超声脉冲电导治疗、离子电渗透治疗和电刺激疗法。接着患者开始康复过程，提升肘关节活动度、屈肌-旋前肌力量，并进行大约 3 个月的投掷训练。

21.4　手术治疗

21.4.1　适应证与禁忌证

手术适应证：运动员及特殊职业者，如军人、警察及长期上肢重体力工作者，存在临床不适并影响生活与工作，经非手术治疗无效。

手术禁忌证包括内侧副韧带的无症状撕裂。考虑到 MRI 成像的敏感性，在无症状时发现内侧副韧带损伤情况是可能的。而无症状部分撕裂的自然病程目前并未研究清楚，不建议对该类患者手术。另外，一些运动员会改变他们的运动计划来减少对肘关节的外翻应力，这些人则不必手术。韧带重建的相对禁忌证是伴发的肱尺或肱桡骨关节炎。对于这些患者来说，重建会加重其关节疼痛。

21.4.2　手术方法

（1）韧带重建术

患者取仰卧位，臂外展，放置于手术台上。应用止血带止血。在内侧髁上方沿纵轴切开皮肤，长度为 6 cm（图 21-8）。分离组织时要特别注意保护切口远端的前外侧皮神经。在尺侧腕屈肌的两个头之间通过钝性分离获得明确的肌肉间隙。必须掌握尺神经的走行，在术中防止对其压迫或直接损伤。

术者可根据自己的习惯从不同的位置获取自体

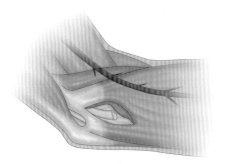

图21-8 内侧副韧带重建术的内侧切口

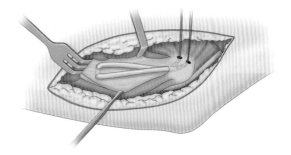

图21-10 锚定技术

移植物。常用的自体移植物包括同侧或对侧的掌长肌腱、趾伸肌腱以及跖肌腱。

有多种移植物固定方式可以选择，包括经骨"8"字形重建、锚定技术、螺钉固定以及带袢钢板固定。最常用的两种技术是经骨"8"字形重建和锚定技术。在"8"字形重建中，从近端按韧带在内侧髁上的等长点建立2条3.2 mm肱骨隧道。再在内侧副韧带止点建立2条尺骨隧道。接着将移植物穿过这些隧道完成重建（图21-9）。为了约束肘关节，将关节置于60°屈曲，前臂旋后，并施加内侧应力。接着把移植物拉紧，缝合固定。

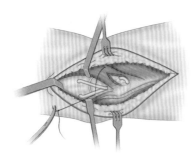

图21-9 "8"字形重建技术

在锚定技术中，在高耸结节前后建立尺骨隧道，形成2 cm的骨桥。使用弯刮匙或巾钳来连接两端开口。肱骨隧道位于肱骨内上髁中心点偏前下方，建立15 mm深的纵行隧道。使用小磨钻建立2条出口隧道来引出缝线。将移植物穿过尺骨隧道。移植物的两端引到等长点后维持张力，切断移植物，使用Krakow缝合或环形缝合固定两端。缝线尾端穿过2条隧道，在肘关节屈曲、前臂旋后时保持张力，最后在肱骨侧骨桥上打结（图21-10）。

（2）韧带修复

对于部分韧带撕裂的成年患者，可采用直接缝合修复的方法，其手术过程与韧带重建类似。

（3）关节镜手术

在治疗内侧副韧带撕裂的患者时，关节镜依然是一项重要的工具。除了能够诊断肘关节不稳，关节镜在诊断和治疗伴发的关节内病变上依然起着重要的作用。镜下判断韧带损伤情况，如韧带实质部存在，可通过过线方式对正常肌腱紧缩缝合。

21.4.3 术后康复

术后制动2周，之后佩戴30°～100°的功能性支具，根据康复进程增加角度。从术后2个月开始停止佩戴支具，进行肘关节活动范围的进一步扩大，以及负重的腕关节和前臂的轻度强化旋转锻炼加肩关节活动，力争在术后6～8周恢复肘关节的全部活动度。在术后12周开始增强式运动特效康复，锻炼投掷动作，投掷距离从短到长，并逐渐恢复投掷强度，争取让患者在1年后回到运动场。

21.4.4 并发症

手术并发症包括：尺神经麻痹和损伤、骨隧道破坏、关节纤维化以及局部疼痛综合征。自从Jobe等报道其应用的手术技术以来，尺侧副韧带重建术后并发症的发生率已显著下降，从1986年的31.25%下降至3%～15.7%。对于肘关节术后出现的尺神经症状，可通过定期随访或择期手术的方法解决，少数患者会出现尺神经功能障碍。关于骨隧道破坏，如果采取专用的工具，基本可以避免此类情况的发生。一般情况下，移植物的制备手术并发症相对较少，但也有报道掌长肌腱制备后感染或关节僵直发生率约为4.4%。其他需要再次手术的并发症主要包括后内侧骨赘增生导致的疼痛及肘关节僵直。

（鲁 谊）

本章要点

1. 肘关节内侧副韧带是对抗外翻应力的主要组织结构。

2. 肘关节内侧副韧带损伤需要借助患者主诉、体格检查及影像学检查进行诊断。

3. 非手术治疗是针对普通患者的最主要治疗手段。

4. 手术修复与重建可有效恢复肘关节的外翻稳定性。

主要参考文献

［1］ AHMAD C S, LEE T Q, ELATTRACHE N S. Biomechanical evaluation of a new ulnar collateral ligament reconstruction technique with interference screw fixation [J]. Am J Sports Med, 2003,31(3): 332 - 327.

［2］ AZAR F M, ANDREWS J R, WILK K E, et al. Operative treatment of ulnar collateral ligament injuries of the elbow in athletes[J]. Am J Sports Med, 2000, 28: 16 - 23.

［3］ BERNAS G A, RUBERTE THIELE R A, KINNAMAN K A, et al. Defining safe rehabilitation for ulnar collateral ligament reconstruction of the elbow: a biomechanical study[J]. Am J Sports Med, 2009,37: 2392 - 2400.

［4］ CAIN EL J R, ANDREWS J R, DUGAS J R, et al. Outcome of ulnar collateral ligament reconstruction of the elbow in 1281 athletes: results in 743 athletes with minimum 2-year follow-up [J]. Am J Sports Med, 2010,38(12): 2426 - 234.

［5］ CALFEE R P, MANSKE P R, GELBERMAN R H, et al. Clinical assessment of the ulnar nerve at the elbow: reliability of instability testing and the association of hypermobility with clinical symptoms[J]. J Bone Joint Surg Am, 2010,1,92(17): 2801 - 2808.

［6］ DUGAS J, CHRONISTER J, CAIN E L J R, et al. Ulnar collateral ligament in the overhead athlete: a current review[J]. Sports Med Arthrosc Rev, 2014,22 (3): 169 - 182.

［7］ ERICKSON B J, GUPTA A K, HARRIS J D, et al. Rate of return to pitching and performance after tommy john surgery in major league baseball pitchers[J]. Am J Sports Med, 2014,42: 536 - 543.

［8］ ERICKSON B J, NWACHUKWU B U, ROSAS S, et al. Trends in medial ulnar collateral ligament reconstruction in the United States: a retrospective review of a large private-payer database from 2007 to 2011[J]. Am J Sports Med, 2015,43: 1770 - 1774.

［9］ ERICKSON B J, ROMEO A A. The ulnar collateral ligament injury: evaluation and treatment[J]. J Bone Joint Surg Am, 2017,99: 76 - 86.

［10］ FARROW L D, MAHONEY A J, STEFANCIN J J, et al. Quantitative analysis of the medial ulnar collateral ligament ulnar footprint and its relationship to the ulnar sublime tubercle[J]. Am J Sports Med, 2011, 39: 1936 - 1941.

［11］ FORD G M, GENUARIO J, KINKARTZ J, et al. Return-to-play outcomes in professional baseball players after medial ulnar collateral ligament injuries: comparison of operative versus nonoperative treatment based on magnetic resonance imaging findings[J]. Am J Sports Med, 2016,44: 723 - 728.

［12］ JOBE F W, STARK H, LOMBARDO S J. Reconstruction of the ulnar collateral ligament in athletes. J Bone Joint Surg Am, 1986,68: 1158 - 1163.

［13］ MORREY B F, AN K N. Articular and ligamentous contributions to the stability of the elbow joint[J]. Am J Sports Med, 1983,11: 315 - 319.

［14］ PALETTA G A, WRIGHT R W. The modified docking procedure for elbow ulnar collateral ligament reconstruction: 2 year follow up in elite throwers[J]. Am J Sports Med, 2006,34: 1594 - 1598.

［15］ REDLER L H, DEGEN R M, MCDONALD L S, et al. Elbow ulnar collateral ligament injuries in athletes: can we improve our outcomes[J]? World J Orthop, 2016,7(4): 229 - 243.

［16］ ROHRBOUGH J T, ALTCHEK D W, HYMAN J, et al. Medial collateral ligament reconstruction of the elbow using the docking technique[J]. Am J Sports Med, 2002,30: 541 - 548.

［17］ SAVOIE F H, O'BRIEN M. Chronic medial instability of the elbow[J]. EFORT Open Rev, 2017,2(1): 1 - 6.

［18］ SCHWAB G H, BENNETT J B, WOODS G W, et al. Biomechanics of elbow instability: the role of the medial collateral ligament[J]. Clin Orthop Relat Res, 1980: 42 - 52.

［19］ THOMPSON W H, JOBE F W, YOCUM L A, et al. Ulnar collateral ligament reconstruction in athletes: muscle-splitting approach without transposition of the ulnar nerve[J]. J Shoulder Elbow Surg, 2001,10: 152 - 157.

［20］ TIMMERMAN L A，ANDREWS J R. Histology and arthroscopic anatomy of the ulnar collateral ligament of the elbow［J］. Am J Sports Med，1994，22：667－673.

［21］ WERNER S L，FLEISIG G S，DILLMAN C J，et al. Biomechanics of the elbow during baseball pitching［J］. J Orthop Sports Phys Ther，1993，17：274－278.

22 肘关节外侧副韧带损伤

22.1 基础知识

22.1.1 解剖学

肘关节由肱尺关节、肱桡关节和桡尺近侧关节组成。肘关节的稳定性由这 3 个关节以及关节囊、韧带、周围肌肉及肌腱维持。肘关节主要稳定结构包括肱尺关节、内侧副韧带前束和尺侧副韧带后部；次要稳定结构包括桡骨头、关节囊和屈肌/伸肌等动力结构。在做肘关节极限运动时骨性稳定最为重要，尤其是当伸直<20°或屈曲>120°时，而当肘关节在此范围内活动时，内、外侧副韧带是提供稳定性的主要结构。

肘关节外侧韧带复合体呈"Y"字形，由桡侧副韧带、尺侧副韧带后部、副外侧副韧带和环状韧带组成(图 22-1)。尺侧副韧带后部是关节囊从肱骨外上髁的起点到尺骨旋后肌嵴止点的腱性增厚，是限制肘关节内翻的结构，在稳定桡骨头、防止其向后半脱位或脱位时发挥作用。O'Driscoll 等于 1991 年第一次提出肘关节后外侧旋转不稳定的概念，该理论认为尺侧副韧带后部的受损失效至关重要，因为尺

侧副韧带后部受损同时桡骨头环状韧带依然完整、桡尺近侧关节稳定性仍在，从而造成桡骨头相对于肱骨小头的旋转不稳定。目前，对于尺侧副韧带后部是造成后外侧旋转不稳定的核心结构的说法受到质疑，多个解剖学研究已证实肘关节外侧结构需要同时受损才会最终造成后外侧旋转不稳定，如桡侧副韧带、部分环状韧带和(或)伸肌结构。损伤时，整个外侧韧带复合体和外侧关节囊作为一层结构从肱骨外上髁处撕裂，这层组织通常向远端牵拉，附着在肱骨小头的关节面上，导致损伤后无法有效愈合，最终造成慢性肘关节后外侧旋转不稳定。

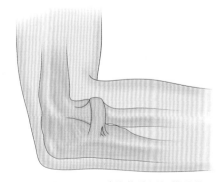

图 22-1 肘关节外侧韧带结构

22.1.2 损伤机制

外伤是造成肘关节后外侧旋转不稳定最常见的原因。大部分患者是直接的肘关节脱位或者是摔倒时前臂旋后、肘关节受到外翻和轴向应力导致韧带损伤。O'Driscoll 基于"损伤环"提出肘关节脱位的3阶段软组织损伤顺序(图 22-2):第 1 阶段,外侧韧带复合体,特别是尺侧副韧带后部损伤导致后外侧旋转半脱位,此阶段即为典型的后外侧旋转不稳定;第 2 阶段,随着暴力增大和损伤进展,前、后关节囊从外到内顺次撕裂;第 3 阶段,内侧副韧带撕裂,甚至肘关节固定于屈肘 90°时仍会脱位。尽管肘关节脱位经常波及内、外侧韧带结构,但残留的不稳定更常见于外侧。后外侧旋转不稳定也可以由既往手术的医源性并发症造成,如治疗肱骨外上髁炎时多次类固醇激素注射,或手术中处理肘关节外侧结构时没能很好地修补尺侧副韧带后部或伸肌总腱。桡骨头切除和(或)肱骨远端骨折造成的慢性肘内翻也有可能引起后外侧旋转不稳定。

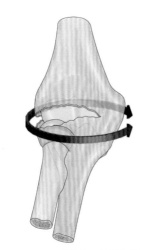

图 22-2 "损伤环"损伤顺序

22.2 临床评估

22.2.1 症状

患者通常主诉肘关节外侧疼痛,尤其是当肘关节处于伸直、旋后位时,如坐在椅子上用手撑着站起来或做俯卧撑时。可能还伴有一些机械症状,如弹响、交锁,尤其是在肘关节伸直 40°时最易诱发。

22.2.2 体格检查

(1) 触压痛

急性损伤会在局部存在触压痛及淤血;慢性损伤通常表现无异常,很难发现任何压痛点,且患者大多数能完成无痛的肘关节全程活动。

(2) 外侧轴移试验

该试验是由 O'Driscoll 提出的一项重要的能够确诊后外侧旋转不稳定的肘关节激发试验,与检查前交叉韧带稳定性的轴移试验类似。患者取仰卧位,前臂举过头顶,肩关节极度外旋以稳定肩关节,前臂完全旋后。外侧轴移试验从伸直、旋后的肘关节开始,此时桡骨头位于完全不稳定位置。检查者将患者肘关节慢慢屈曲,向肘关节施加一个外翻应力(图 22-3),同时允许前臂不必完全旋后(少许旋前)。此动作使得前臂绕着内侧副韧带前束轴移,最终在肘关节屈曲 40°时由于肱三头肌的紧张而使其复位,通常能够听到弹响或触及振动。在清醒的患者中因患者本身的防备不容易诱发出轴移试验阳性结果,因此,患者在轴移试验中虽没有明显的不稳定,只要其感觉到恐惧,仍可认为轴移试验阳性。如果患者防备太过明显,以下 3 个方法可以帮助检查者:①往关节内注射局麻药来减轻患者疼痛;②在 X 线透视下进行该试验来发现隐匿的不稳定;③在患者麻醉状态下进行该试验。

(3) 扶椅试验

患者用手撑着椅子扶手站起来(图 22-4)。在此过程中,其肘关节从屈曲逐渐变换为伸直,如果感到恐惧或脱位,即认为后外侧旋转不稳定。

22.2.3 辅助检查

(1) X 线平片

尽管诊断后外侧旋转不稳定主要依靠临床体格检查,患者仍然应当拍摄 X 线片以判断是否存在骨折、半脱位或脱位。很多后外侧旋转不稳定患者的 X 线片显示正常或轻微异常。拍摄一张侧位片很有必要,需要以此评判肱桡关节的一致性。后外侧旋转不稳定患者的侧位片显示桡骨头位于肱骨小头后面。

(2) MRI 检查

用 MRI 进行诊断仍有争议,因为并不是所有慢

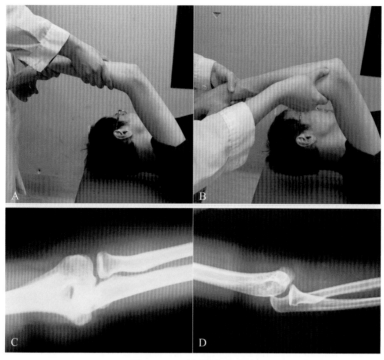

图 22 - 3 外侧轴移试验

A. 试验开始时,前臂处于伸直、旋后位,此时桡骨头完全不稳定;B. 逐渐屈曲肘关节,并施加一个外翻应力,同时允许前臂不必完全旋后;C、D. 前臂伸直、旋后位时肘关节正、侧位 X 线片提示肘关节不稳

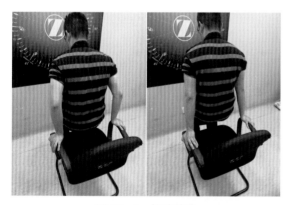

图 22 - 4 扶椅试验

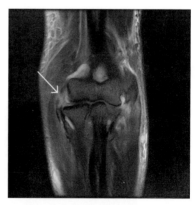

图 22 - 5 肘关节外侧副韧带撕裂 MRI 影像

性后外侧旋转不稳定患者的尺侧副韧带后部损伤在 MRI 上都能被发现。但在实际操作中,仍经常使用 MRI 检查进行辅助诊断(图 22 - 5)。

22.2.4 鉴别诊断

根据病史、损伤机制、体格检查、X 线表现(特别是侧位片),必要时辅助 MRI 检查做出诊断。急性或慢性损伤可伴有桡骨头、尺骨冠状突或肱骨小头

后方压缩或肱骨外上髁撕脱性骨折。此外,尚需与单纯内翻应力引起的外侧副韧带损伤鉴别。

22.3 非手术治疗

慢性后外侧旋转不稳定患者通常非手术治疗会

失败。在无症状或症状轻微的患者中，可以尝试避免诱发不稳定的体位。然而，当外展肩关节或伴有肘关节伸直、旋后的动作时，很难避免在重力作用下肘关节受到的内翻应力，在日常生活中很多活动都需要上肢用到这样的复合动作。可以使用理疗和镇痛药物缓解症状，也可以使用限制肘关节旋后和外翻的支具，但很多患者很难长时间佩戴。有些患者有手术禁忌证，如骨骺线未闭、严重肘关节炎、广泛韧带松弛以及习惯性复发性脱位，应优先尝试上述非手术治疗方法。

22.4　手术治疗

22.4.1　适应证

大部分慢性后外侧旋转不稳定患者需要手术治疗。急性损伤和（或）韧带质量较好的患者应优先考虑修补尺侧副韧带后部。与急性尺侧副韧带后部破裂患者不同，很多慢性后外侧旋转不稳定患者没有足够的组织来进行修补，因此需要切开采用自体或同种异体韧带进行重建。在进行修补或重建韧带之前，必须纠正可能导致外侧不稳定的骨性畸形来保证修补或重建的成功。

22.4.2　手术入路

修补或重建手术可以采取侧卧位经后方入路，也可以采取仰卧位将手臂放在手术台上使用改良 Kocher 入路。无论采取哪种皮肤切口，都可以使用改良 Kocher 入路来暴露尺侧副韧带后部。辨清尺侧腕伸肌和肘肌的间隙，通常是一束很薄的筋膜，将其间隙锐性切开并沿着肱骨外上髁延伸，向前翻开尺侧腕伸肌，向后翻开肘肌，同时小心地将伸肌腱从尺侧副韧带后部和关节囊上分离。

22.4.3　韧带修补

急性损伤或韧带、关节囊有足够组织可供修补的患者可以直接行切开或关节镜下尺侧副韧带后部修补手术。

（1）切开修补

尺侧副韧带后部的修补手术可通过标准的 Kocher 入路进行。打开间隙后仔细检查韧带。通常会发现外上髁的韧带撕脱性骨折，可以将韧带复位到肱骨止点后使用缝合锚钉或经骨缝合进行固定。若采用经骨缝合，可以在尺侧副韧带后部和关节囊的肱骨端采用 Bunnell 或 Krakow 方式缝合，再将缝线穿过外上髁上钻好的肱骨隧道。若使用缝线锚钉，可以在外上髁植入缝线锚钉，再将缝线在韧带未受损的地方行水平褥式缝合。韧带在外上髁的解剖学止点和等长点位于外上髁顶点的稍后方（图 22-6）。

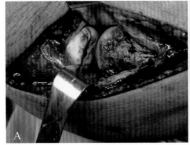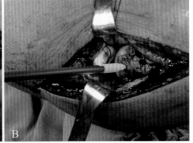

图 22-6　修补尺侧副韧带后部

A. 显示尺侧副韧带断裂；B. 使用锚钉修补尺侧副韧带

（2）关节镜下修补

在内、外翻和旋转应力下，关节镜评估肱尺关节能发现关节间隙增宽，以及伴发的关节内损伤、不稳定的严重程度，并且可对关节腔进行清理。通过前

上内观察入路能发现从外上髁撕脱的外侧副韧带，但很难确认是否有后外侧旋转不稳定，因为桡骨头滑向后侧从而关闭了肱桡间隙。前内观察入路也被用来观察肱桡关节是否有骨软骨损伤。后间室是评

估旋转不稳定最好的位置,通过软点观察入路,采用后上外和正外侧通道,植入锚钉,尾线以水平褥式或

Mason-Allen方式缝合打结固定尺侧副韧带后部(图22-7)。

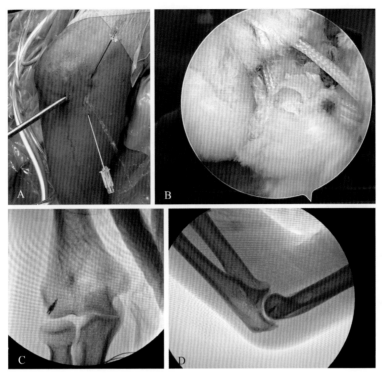

图22-7 关节镜下尺侧副韧带后部修复

A. 手术入路;B. 锚钉修补;C、D. 术中肘关节正、侧位X线片

22.4.4 韧带重建

在慢性后外侧旋转不稳定患者中通常用到自体或同种异体韧带重建。因为慢性损伤,韧带组织往往质量很差且无法修补。目前可供选择的自体移植物包括掌长肌腱、股薄肌和肱三头肌筋膜。本节介绍两种重建技术。

(1)重叠覆盖技术

Nestor描述了一种采用改良Kocher入路的经骨隧道和重叠覆盖技术。打开间隙后,接着获取制备自体移植肌腱(以同侧的掌长肌腱为例)。首先,建立尺骨和肱骨侧隧道,用小钻头在紧贴尺骨旋后肌嵴后方的位置钻2个孔。需要注意两孔应间隔7 mm以上,以避免骨折的发生。可使用骨凿或刮匙将2个孔连通。通过将临时的缝线穿过尺骨隧道可以找到肱骨侧的等长点。在缝线上做记号,保证此点在肘关节完全伸直和屈曲时都能保持张力,标记此等长点,为肱骨侧隧道的钻取做准备。此等长点

通常位于外上髁顶点的稍后方。将肌腱穿过尺骨隧道。用4.5 mm钻头在外上髁等长点的稍后方和稍近端钻对接孔。使用3.5 mm钻头在前方和后方钻取近端以在外上髁上获得一个"Y"形的骨隧道。将肌腱穿过骨隧道,折返后用不可吸收1号线与自身缝合。打结折叠缝合紧缩关节囊(图22-8)。

(2)锚定技术

由Jones等提出的保全缝合的方法通常被称作锚定技术。常使用掌长肌腱作为自体移植物,但相比于重叠覆盖技术该技术不需要使用那么长的移植物。同样使用前述的改良Kocher入路。当找到撕脱或损伤的韧带后,使用不可吸收1号线在肌腱的一端行Krackow或锁边缝合。在紧邻伸肌腱后方边界的稍前方纵向剥离关节囊和伸肌总腱,以此暴露旋后肌嵴和外上髁。使用4 mm钻头在尺骨上相隔1~2 cm钻2个骨孔。第1个骨孔紧邻旋后肌嵴,第2个骨孔在环状韧带基底部近端2 cm,使用骨锥打通2个骨孔连成骨隧道供移植物穿过。等长点

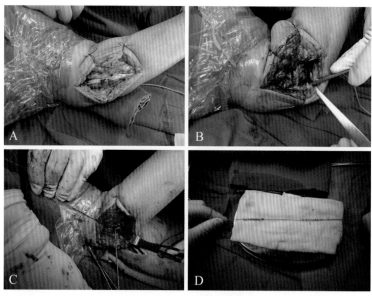

图 22-8　尺侧副韧带重建

A. 手术入路；B. 显示尺侧副韧带缺如；C. 自体肌腱重建尺侧副韧带；D. 自体移植肌腱的准备

的位置用 Nestor 描述的方法确定。使用 4 mm 牙科钻在等长点的稍前上方和稍后上方钻 2 个深度 15 mm 的出口骨孔，使用刮匙连通 2 个骨隧道。同样用不可吸收线缝合关节囊的前后方，在移植物安放好后根据需要进行折叠缝合。将移植物穿过尺骨隧道，使用过线器将缝合过的肌腱端穿过肱骨隧道并从后方缝线孔中引出。肘关节屈曲 30°~40°，反复抽动移植物避免打皱。将移植物的游离端贴近肱骨隧道口来确定最终的长度。标记长度，并用不可吸收 1 号线在标记处缝合。使用过线器将肌腱和关节囊的缝线穿过前方的肱骨隧道，将肘关节屈曲 40°并完全旋前，绕过骨桥打结缝线并固定。

22.4.5　术后康复

后外侧旋转不稳定患者术后康复原则基本相同。术后 2~4 周，肘关节用夹板固定于屈曲 90°、前臂中立或旋前位。翻修或严重不稳定、失败风险高的患者再固定 6 周；3 个月内禁止前臂旋后。根据肘关节的稳定性，一般情况下，肘关节 1 周后置于终末伸直阻挡支具中开始活动。早期活动对预防肘关节僵硬极为重要，告知患者不要在肩关节外展位活动肘关节以避免内翻应力对肘关节的影响，有利于保护修补的尺侧副韧带后部。另一种康复技术是过头活动方案，特别是对有术后轻度半脱位或影像学

肱尺关节间隙增宽的患者有一定优势。患者取仰卧位，肩关节前屈，肱骨垂直于床面使肘关节在重力的作用下屈曲，主动伸直肘关节以抵抗重力。

运动员康复训练要超过肘关节本身，包括躯干和下肢，因为动力链功能失调特别是肩关节内旋缺失的运动员常伴有肘关节问题，制订康复计划时需考虑。

术后康复时间从简单病例的 12~16 周到创伤性肘关节骨折脱位所致的严重不稳定病例的 9 个月不等。一般包括 4 个阶段：急性阶段、中间阶段、进展强化阶段和重返体育运动。康复的主要原则是肘关节活动时，其外侧不应有疼痛或压力，以保护愈合过程。固定时间尽可能短。如果需要长时间固定，应使用可去除的夹板，而不是坚硬的石膏。运动员尽可能进行开链运动，4~6 个月后可以重返赛场。

（向　明）

本章要点

1. 外侧韧带复合体由桡侧副韧带、尺侧副韧带后部、副外侧副韧带和环状韧带组成。

2. 尺侧副韧带后部是限制肘关节内翻的结构，在稳定桡骨头、防止其向后半脱位或脱位时发挥作用。

3. 尺侧副韧带后部损伤是造成肘关节后外侧旋转不稳定的重要原因。

4. 慢性后外侧旋转不稳定患者往往没有明显症状,且肘关节有良好的活动度。

5. 可以通过外侧轴移试验、扶椅试验来帮助诊断肘关节后外侧旋转不稳定。X 线和 MRI 检查在诊断中有一定作用。

6. 肘关节后外侧旋转不稳定通常需要手术治疗,包括尺侧副韧带后部修补和韧带重建,非手术治疗失败率很高。

主要参考文献

[1] ANAKWENZE O A, KANCHERLA V K, IYENGAR J, et al. Posterolateral rotatory instability of the elbow [J]. Am J Sports Med, 2013, 42(2): 485 - 91.

[2] ANAKWENZE O A, KWON D, O'DONNELL E, et al. Surgical treatment of posterolateral rotatory instability of the elbow [J]. Arthroscopy, 2014, 30(7): 866 - 871.

[3] BEUERLEIN M J, REID J T, SCHEMITSCH E H, et al. Effect of distal humeral varus deformity on strain in the lateral ulnar col-lateral ligament and ulnohumeral joint stability [J]. J Bone Joint Surg Am, 2004, 86-A (10): 2235 - 2242.

[4] CHARALAMBOUS C, STANLEY J. Posterolateral rotatory instability of the elbow [J]. J Bone Joint Surg Br, 2008, 90-B: 272 - 279.

[5] CHEUNG E V. Chronic lateral elbow instability [J]. Orthop Clin North Am, 2008, 39(2): 221 - 228.

[6] COHEN M, HASTINGS H. Rotatory instability of the elbow: the anatomy and role of lateral stabilizers [J]. J Bone Joint Surg, 1997, 79(2): 225 - 233.

[7] DOWDY P A, BAIN G I, KING G J, et al. The mid-line posterior elbow incision. An anatomical appraisal [J]. J Bone Joint Surg (Br), 1995, 77(5): 696 - 699.

[8] DÜRIG M, GAUER E F, MÜLLER W. The operative treatment of recurrent and simple traumatic dislocations of the elbow by the method of Osborne and Cotterill (author's transl) [J]. Arch Orthop Unfallchir, 1976, 86 (2): 141 - 156.

[9] DUNNING C E, ZARZOUR Z D, PATTERSON S D, et al. Ligamentous stabilizers against posterolateral rotatory instability of the elbow [J]. J Bone Joint Surg Am, 2001, 83-A(12): 1823 - 1828.

[10] DZUGAN S S, SAVOIE F H, FIELD L D, et al. Acute radial ulno-humeral ligament injury in patients with chronic lateral epicondylitis: an observational report [J]. J Shoulder Elbow Surg, 2012, 21(12): 1651 - 1655.

[11] EYGENDAAL D. Ligamentous reconstruction around the elbow using triceps tendon [J]. Acta Orthop Scand, 2004, 75: 516 - 523.

[12] GOODWIN D, DYNIN M, MACDONNELL J R, et al. The role of arthroscopy in chronic elbow instability [J]. Arthroscopy, 2013, 29(12): 2029 - 2036.

[13] HALL J A, MCKEE M D. Posterolateral rotatory instability of the elbow following radial head resection [J]. J Bone Joint Surg Am, 2005, 87(7): 1571 - 1579.

[14] JONES K J, DODSON C C, OSBAHR D C, et al. The docking technique for lateral ulnar collateral ligament reconstruction: surgical technique and clinical outcomes [J]. J Shoulder Elbow Surg, 2012, 21(3): 389 - 395.

[15] KALAINOV D, COHEN M. Posterolateral instability of the elbow in association with lateral epicondylitis: a report of three cases [J]. J Bone Joint Surg, 2005, 87: 1120 - 1125.

[16] KOCHER T. Text-book of operative surgery [M]. 3rd ed. London: Adam and Charles Black, 1911.

[17] LEE B, TEO L. Surgical reconstruction for posterolateral rotatory instability of the elbow [J]. J Shoulder Elbow Surg, 2003, 12(5): 476 - 479.

[18] LEE M L, ROSENWASSER M P. Chronic elbow instability [J]. Orthop Clin North Am, 1999, 30(1): 81 - 89.

[19] LIN K Y, SHEN P H, LEE C H, et al. Functional outcomes of surgical reconstruction for posterolateral rotatory instability of the elbow [J]. Injury, 2012, 43 (10): 1657 - 1661.

[20] MCADAMS T R, MASTERS G W, SRIVASTAVA S. The effect of arthroscopic sectioning of the lateral ligament complex of the elbow on posterolateral rotatory stability [J]. J Shoulder Elbow Surg, 2005, 14 (3): 298 - 301.

[21] MCKEE M D, SCHEMITSCH E H, SALA M J, et al. The pathoanatomy of lateral ligamentous disruption in complex elbow instability [J]. J Shoulder Elbow Surg, 2003, 12(4): 391 - 396.

[22] MEHTA J, BAIN G. Posterolateral instability of the elbow [J]. J Am Acad Orthop Surg, 2004, 12: 405 - 415.

[23] MORREY B F, AN K N. Functional anatomy of the

ligaments of the elbow[J]. Clin Orthop Relat Res, 1985,201：84 - 90.

[24] NESTOR B, O'DRISCOLL S, MORREY B. Ligamentous reconstruction for posterolateral rotatory instability of the elbow[J]. J Bone Joint Surg, 1992,74-A：1235 - 1241.

[25] O'DRISCOLL S, BELL D, MORREY B F. Posterolateral instability of the elbow[J]. J Bone Joint Surg, 1991,73：440 - 446.

[26] O'DRISCOLL S, HORII E, MORREY B F, et al. Anatomy of the ulnar part of the lateral collateral ligament of the elbow[J]. Clin Anat, 1992,5：296 - 303.

[27] O'DRISCOLL S, MORREY B F, KORINEK S, et al. Elbow subluxation and dislocation：a spectrum of instability[J]. Clin Orthop, 1992,280：186 - 197.

[28] OLSEN B S, SJBJERG J O. The treatment of recurrent posterolateral instability of the elbow[J]. J Bone Joint Surg (Br), 2003,85(3)：342 - 346.

[29] REGAN W, LAPNER P C. Prospective evaluation of two diagnostic apprehension signs for posterolateral instability of the elbow[J]. J Shoulder Elbow Surg, 2006,15(3)：344 - 346.

[30] SANCHEZ-SOTELO J, MORREY B F, O'DRISCOLL S W. Ligamentous repair and reconstruction for posterolateral rotatory instability of the elbow[J]. J Bone Joint Surg (Br), 2005,87(1)：54 - 61.

[31] SAVOIE F H, FIELD L D, GURLEY D J. Arthroscopic and open radial ulnohumeral ligament reconstruction for posterolateral rotatory instability of the elbow[J]. Hand Clin, 2009,25(3)：323 - 329.

[32] SAVOIE F H, SAVOIE F H, O'BRIEN M J, et al. Arthroscopic and open radial ulnohumeral ligament reconstruction for posterolateral rotatory instability of the elbow[J]. Clin Sports Med, 2010,29(4)：611 - 618.

[33] SEKI A, OLSEN B S, JENSEN S L, et al. Functional anatomy of the lateral collateral ligament complex of the elbow：configuration of Y and its role[J]. J Shoulder Elbow Surg, 2002,11(1)：53 - 59.

[34] TERADA N, YAMADA H, TOYAMA Y. The appearance of the lateral ulnar col-lateral ligament on magnetic resonance imaging[J]. J Shoulder Elbow Surg, 2004,13(2)：214 - 216.

 **肘 关 节 僵 硬**

23.1　基础知识

23.1.1　定义

各种病因所致肘关节活动度丢失,肘屈曲活动度<120°,伸直受限>30°,或者旋前、旋后活动<45°,称为肘关节僵硬。肘关节活动度减少,特别是屈曲和旋后的丢失,上肢运动链没有获得有效的代偿,会限制手在以肩为中心的空间内的活动范围,严重损害上肢功能。有研究认为,肘关节活动度减少50%可使上肢功能损失高达80%,可见肘关节僵硬对上肢功能影响较大。

23.1.2　病因

创伤是导致肘关节僵硬的常见原因,其他相对少见的非创伤病因包括骨关节炎、类风湿关节炎、感染性关节炎、血液病、先天性关节挛缩症等。导致肘关节活动受限的病理因素可以是软组织牵拉(如关节囊、韧带、肌肉、肌腱或瘢痕),也可以是骨组织阻挡(如异位骨化,关节内外骨畸形愈合、骨赘、游离体)。

关节囊增厚挛缩是广泛存在的病理解剖变化。挛缩关节囊的细胞和细胞外基质(ECM)与正常关

节囊相比有显著的变化,成纤维细胞数目和比例明显增高,胶原蛋白(Ⅰ型、Ⅲ型和Ⅴ型)含量增加,纤维结构混乱、相互交联,蛋白聚糖和含水量降低,基质金属蛋白酶(MMP-1、2、9、13和15)增加,MMP-5组织抑制剂减少。

异位骨化是指正常骨结构外的组织内形成成熟的板层骨组织,是导致肘关节严重僵硬的另一个常见病理因素。异位骨化可以在多种组织内形成,如关节囊、肌肉、肌腱,甚至神经、血管组织。创伤后异位骨化位置与创伤的类型相关,如孟氏骨折和恐怖三联征的异位骨化多在桡骨近端;肱骨远端骨折的异位骨化可围绕肱骨以及沿着内侧副韧带;神经源性(如颅脑损伤、脊髓损伤)异位骨化多见于肘关节前后屈、伸肌内;烧伤相关的异位骨化常见于后内侧,尺神经可以被异位骨化灶完全包裹。异位骨化的严重程度与损伤性质和程度相关,多数单纯性桡骨头骨折和鹰嘴骨折的异位骨化较少,多不引起临床症状。而鹰嘴骨折脱位、孟氏骨折和恐怖三联征等严重损伤,特别是周围软组织损伤严重时,异位骨化范围更大,会造成严重的肘关节僵硬。

在肘关节创伤或术后3周,可在X线平片上看到高密度异位骨的初步形成。异位骨成熟一般需要3~6个月,成熟的影像学标准是异位骨皮质边缘光滑、轮廓

分明、骨小梁清晰。成年人异位骨化一般不会吸收,因此异位骨化带来的功能损害将持续存在。小于 16 岁的未成年人,异位骨化有自然吸收的可能。

23.1.3 分型

目前肘关节僵硬分型有两种:Kay 分型和 Morrey 分型。Kay 分型主要依据引起僵硬的机制分型:Ⅰ型为软组织挛缩;Ⅱ型为软组织挛缩并骨化;Ⅲ型为无移位关节内骨折并软组织挛缩;Ⅳ型为移位的关节内骨折并软组织挛缩;Ⅴ型为创伤后骨性阻挡。Morrey 分型主要依据解剖位置和导致僵硬的因素分为内源性(关节内)因素和外源性(关节外)因素。内源性因素包括关节内粘连、关节内骨折对位不良、关节软骨丢失等;外源性因素包括关节囊韧带挛缩、异位骨化、关节外骨折畸形愈合等。Morrey 分型在临床上似乎更常用,因为导致僵硬的因素往往不止一个解剖部位,而是内源性和外源性病理因素混合作用的结果。

23.2 临床评估

23.2.1 病史及症状

多数患者主诉肘部外伤后关节活动度减小或完全丢失。要注意追问具体受伤情况和时间,以及手术或非手术治疗过程。观察肘关节主动屈伸和前臂旋转活动范围。要仔细询问患者肘关节活动度丢失带来的具体功能损害,以及患者的期望和治疗需求。因为肘关节僵硬的治疗决策更多取决于患者的功能损害程度和需求,而不是关节活动度丢失的多少。如果肘关节有疼痛症状,应要特别关注。疼痛在肘关节活动

弧中段,提示关节内源性损害。疼痛在肘屈伸弧终末,提示为骨性撞击所致。若出现静息痛,应注意是否存在炎症。要观察同侧上肢有无其他损害,注意有无神经损伤症状,特别是尺神经损伤症状。肘关节创伤可以引起尺神经损伤,而尺神经损伤又可引起肘关节活动的疼痛。此外,要注意有无皮肤红肿、窦道等病史。

23.2.2 体格检查

(1)常规检查

观察肘关节有无畸形,关节周围皮肤、软组织条件,如有无瘢痕、窦道等。肘部有无触压痛。检查并记录主动和被动活动角度,包括肘关节屈伸及前臂旋转功能,注意活动弧度内有无疼痛。同时注意肩关节及腕关节活动范围是否正常。检查手部感觉及两点辨别觉。

(2)特殊试验

检查有无肘关节不稳。

1)后外旋转抽屉试验:患者取仰卧位,肩关节上举外旋过头,伸肘位前臂旋前腕关节抗阻背伸时可诱发疼痛。

2)内、外翻应力试验:肩关节极度内旋锁定肱骨,然后给肘关节施加内翻应力。肩关节极度外旋锁定肱骨后,给伸肘关节外翻应力,观察是否会诱发疼痛及关节间隙异常活动。

23.2.3 辅助检查

(1)X 线平片

常规正、侧、轴位 X 线检查。有时需要做 2 次正位片,1 次垂直尺、桡骨拍片,1 次垂直肱骨干拍片。可以评估肘关节的解剖结构,关节面,观察有无内置物、骨赘、异位骨化及是否存在骨性撞击等(图 23-1)。

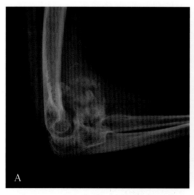
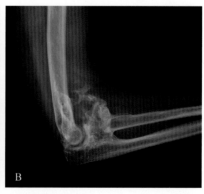

图 23-1 肘关节 X 线影像

A. 肘关节松解术后 6 周,侧位片显示有异位骨化形成;B. 术后 8 个月,异位骨化部分吸收,并完全成熟

（2）CT 及三维重建

可以评估关节情况并区分内源性或外源性僵硬。评估异位骨化的位置和范围(图 23 - 2)，有无阻挡和撞击，与周围神经或韧带的关系等，对术前制订计划十分有帮助。

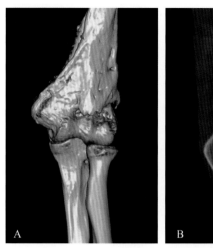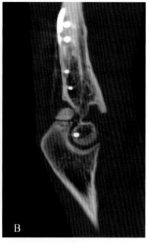

图 23 - 2　三维 CT 及矢状位 CT 影像

A. 三维 CT 影像；B. 矢状位 CT 影像。清晰显示异位骨化的大小、位置及其对功能的影响

（3）MRI 检查

可以发现增厚挛缩的关节囊、侧副韧带，为手术松解提供依据。

23.2.4　鉴别诊断

肘关节僵硬首先需鉴别是内源性僵硬还是外源性僵硬；注意有无合并肘部神经损伤及尺神经卡压；有无合并肘关节不稳及骨折不愈合。

23.3　非手术治疗

近年来报道非手术方法治疗肘关节僵硬是有效的，因此，伤后 6 个月内的早期肘关节僵硬患者如果不存在骨性阻挡因素，可以先给予非手术治疗。非手术治疗方法有系列石膏、佩戴支具、物理治疗、麻醉下手法松解等。其中明确有效、应用较多的是佩戴静态或动态支具。佩戴支具的原理是利用生物组织的黏弹性具有"蠕变"和"应力松弛"的特点。蠕变是指一个持续负荷施加一段足够长的时间后组织会被延长。应力松弛是指给组织施加负荷并维持在同一长度，组织张力随时间逐渐变小。动态支具利用蠕变原理，由可调节的弹簧施加恒定的拉伸负荷，负荷大小以不致肘部疼痛为准，患者可戴着支具活动肘关节。静态支具则利用应力松弛原理，在屈肘或伸肘时施加给患者能够承受的最大负荷，组织逐渐被拉伸松弛。静态渐进支具是在患者适应当下负荷、组织松弛后继续增加负荷，重新达到患者能承受的最大负荷量，形成新的组织拉伸。有证据显示，没有骨性阻挡的情况下，肘关节动态支具和静态支具能有效增加关节活动度。以往认为麻醉下手法松解僵硬的肘关节是有益的，但现在较少使用这项技术，因为并发症风险较高(如尺神经损伤)和可能诱发异位骨化。

23.4　手术治疗

23.4.1　适应证

首先，必须强调的是，即使肘关节活动度丢失很多，部分患者也可以很好地适应，因此患者主诉的功能损害和功能需求是手术松解的首要指征。其次，必须区分内源性和外源性关节僵硬。外源性关节僵硬可以行松解手术,而内源性关节僵硬松解的同时可能需要行关节成形或肘关节置换术。通常肘关节活动范围达到屈伸100°(30°～130°)及前臂旋转100°(旋前50°,旋后50°)时,即可满足基本的生活需求。一般来说,肘屈曲<120°或伸肘<40°,可以考虑手术。但现代生活对肘关节的活动有了更高的要求,如使用键盘、鼠标等需要更多进行前臂旋前,某些有特殊要求的患者(如舞蹈家、运动员)需要完全或接近完全的肘关节活动范围,有时极小的活动受限便会影响患者的职业生涯或者生活,因而手术指征可以适当放宽。特别是随着肘关节镜松解技术的发展,手术创伤大大减少,较为轻微的肘关节僵硬也可考虑手术松解。患者必须充分理解手术目的及可能出现的并发症,权衡利弊后做出抉择。患者需要了解术后的康复过程,并有良好的依从性,正确进行康复锻炼才能保证治疗结果良好。已有尺神经损伤症状,或虽然没有神经损伤症状但肘关节屈曲<90°者,需要松解尺神经,必要时行尺神经前置术。

23.4.2 切开松解术

(1) 指征

外源性肘关节僵硬,非手术治疗无效,患者上肢功能损害和有改善需求。

(2) 原则

松解术必须处理导致肘关节僵硬的全部病理因素,包括软组织牵拉和骨性阻挡。手术入路往往需要同时暴露肘关节前侧和后侧,切除前、后侧关节囊,清理骨赘及鹰嘴、冠突窝等。有尺神经卡压症状或关节屈曲丢失较大的患者还要同时暴露并松解尺神经(图23-3)。

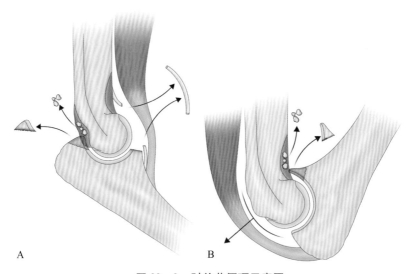

图23-3 肘关节僵硬示意图

A. 伸直位僵硬;B. 屈曲位僵硬

(3) 后正中入路

可以直接显露肘关节后侧,内、外侧及尺神经,也可以通过内、外侧柱深层进入肘关节前侧。该入路具有可延伸性,是肘关节手术的常用入路,适用于多部位或广泛异位骨化引起的肘关节僵硬。但是肘后大血肿、肘后伤口裂开等并发症较常见,限制了其应用。内、外侧切口可单独或联合应用,主要病变在肱桡关节时可选择外侧切口,需同时处理尺神经时选择内侧切口,病变广泛的异位骨化需联合内、外侧切口。肘关节因多次手术而瘢痕广泛的患者更适合侧方切口,可避免后侧皮肤缺血坏死的问题。

(4) 内侧入路

患者取仰卧位,患肢置于手术桌上。内侧切口以内上髁前1 cm为中心,长约12 cm。切开皮肤后,注意保护前臂内侧皮神经及其分支;全层皮瓣切开,暴露内上髁、屈肌起点及内侧肌间隔。上至Struther筋膜,下至前臂尺侧腕屈肌深层筋膜,松解尺神经,并标记,保护待前置。顺着屈肌纤维方向纵向切开,保留宽1.5 cm尺侧腕屈肌附着内上髁起点,并沿着肱骨内侧柱分离出屈肌与前侧关节囊的间隙,将屈肌及肱肌向前牵开,暴露前侧关节囊并切除。暴露冠突、桡骨头、冠突窝和桡骨窝,根据情况清除冠突骨赘、游离体及桡骨窝和冠突窝内瘢痕或骨赘。如外侧有广泛异位骨化,应加做外侧切口处理(如从内侧切口处理异位骨化,损伤桡神经风险较高)。于肱骨内侧柱剥离肱三头肌,暴露后关节囊的内侧和后侧,切除后关节囊,清理鹰嘴和鹰嘴窝。如有必要,可切除鹰嘴尖。检查肘关节活动范围,观察有无组织牵拉和骨性阻挡。如屈曲仍然受限,可松解内侧副韧带后束。术中肘关节被动活动范围达正常后,止血,用可吸收线缝合屈肌起点,尺神经皮下前置,置引流管,缝合皮肤,无菌敷料覆盖,弹力绷带包扎,长臂石膏托固定肘关节于伸直位。

(5) 外侧入路

手术体位同内侧入路。外侧切口以外上髁为中心,长 8～10 cm。沿着肱骨外侧柱向后剥离肱三头肌,远侧沿肘肌与尺侧腕伸肌间隙分离暴露后外侧关节囊,切除关节囊,清除鹰嘴及鹰嘴窝内增生骨赘及瘢痕组织,注意勿损伤外侧韧带复合体。沿着外侧柱前侧剥离肱肌、肱桡肌和桡侧腕长伸肌,向前牵开暴露前外侧关节囊,切除关节囊,并同样处理冠突、冠突窝和桡骨窝。如存在前臂旋转障碍,可以探查处理肱桡关节和桡尺近侧关节,清理骨赘及关节内粘连,检查肘关节活动范围。如需要松解尺神经或内侧副韧带后束,需加做内侧切口。

23.4.3 关节镜松解术

(1) 手术适应证

肘关节镜手术适合于程度轻、局部软组织条件好且无骨性异常的关节僵硬病例。严重的肘关节僵硬、广泛异位骨化、肌肉挛缩等很难在镜下处理完成。前臂旋转受限时,也往往需要结合切开松解。之前做过尺神经前置特别是皮下前置的患者,关节镜松解有较高损伤尺神经的风险,是相对禁忌证。如需要处理尺神经,需要加做内侧小切口,原位松解尺神经,以避免松解术后出现尺神经牵拉损害。

(2) 体位和入路

肘关节镜手术体位有仰卧位、侧卧位和俯卧位3种。侧卧位有利于呼吸道管理且不需要特殊固定器械,术中易于检查关节活动度,是比较常用的体位。主要的关节镜入路包括后方正中入路、软点入路、后外侧入路,以及前方的近端前内侧入路、近端前外侧入路。一般选择操作复杂的一侧先进行松解,如对以前方关节囊挛缩为主或前间室存在骨性病灶的患者选择从前间室开始操作。对伴有尺神经卡压或损伤,术前屈肘活动度<90°的患者常规行肘管切开尺神经松解术。如神经床周围瘢痕增生或尺神经滑脱,行尺神经前置术。神经周围的异位骨化也在此时通过小切口予以切除。然后缝合软组织,进行镜下操作。

(3) 技术操作

先于软点注入 10～20 ml 生理盐水,严重的肘关节僵硬有时只能注入 5～10 ml。首先采用前内侧入路,初步建立视野,显露前方关节腔,可以看到冠突、桡骨头及肱骨滑车等。近端前外侧入路可以通过"针-刀技术"建立,于入路处向关节内穿刺,在关节镜下确定针头位置,更换 15 号刀片后刀锋向近端沿着针头方向进入关节,并向上、下切开关节囊约 1 cm,置入刨刀清理关节内滑膜。有时僵硬的肘关节囊内间隙非常狭小,须将前关节囊自肱骨近端剥离,镜下拉钩牵开前侧肱肌以增加操作空间,然后于前外侧入路建立工作通道,引入刨刀、射频进行清理。首先清除滑膜及瘢痕组织,显露关节面及骨性结构,检查桡骨头、桡骨窝、冠突及冠突窝。如发现骨赘以磨钻磨除。如桡骨头变形、坏死或异常增生,可于镜下将桡骨头磨除。处理完骨性结构后,以咬钳咬除前方关节囊,再以刨刀彻底清理残留关节囊和其他异常增生组织。此时,主动和被动伸肘活动度会有不同程度改善(图 23 - 4)。

接着建立肘后正中入路及后外侧近端及远端入路,于后外侧远端入路插入镜头,后正中入路引入刨刀,后外侧近端入路置入镜下拉钩,牵开肱三头肌保持操作空间和视野。以刨刀、射频清理鹰嘴窝内增生组织,显露鹰嘴及鹰嘴窝。如有异位骨化,予以磨除。屈肘受限的患者需要探查内侧副韧带的后支并在镜下予以切断。最后使用刨刀及咬钳切除后方及两侧的关节囊。如果存在肱三头肌粘连,则需用射频、刨刀将肱三头肌与肱骨间粘连结构进行彻底松解(图 23 - 5)。此时被动屈伸肘关节,活动度较术前会有明显改善。如活动度仍不理想,可通过增加软点入路继续松解位于肱桡关节后方的关节囊和增生物,直至活动度接近正常。术后前、后方各放置一根负压引流管,缝合伤口,加压包扎,伸肘位石膏固定。

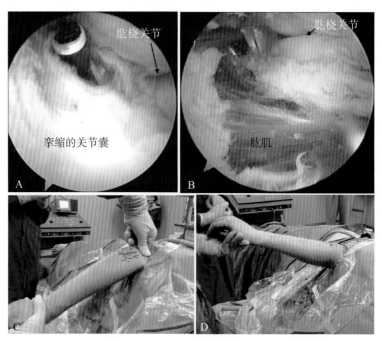

图 23 - 4　关节镜下肘关节松解

　　A. 挛缩的前方关节囊；B. 切除关节囊，显露肱肌；C. 松解前肘关节被动伸直受限；D. 镜下松解前方关节囊后可轻松被动伸肘

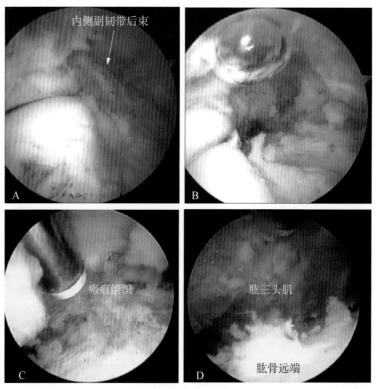

图 23 - 5　关节镜下肘关节后方松解

　　A. 增生挛缩的内侧副韧带后束；B. 内侧副韧带后束松解后；C. 肱三头肌与肱骨远端粘连，瘢痕增生；D. 松解后显露正常肱三头肌松解

23.4.4 术后康复

术后康复十分重要,将决定松解手术后的治疗效果。康复的目的是维持手术松解后肘关节活动范围,主要原则是早期控制炎症,通过组织牵拉维持关节活动度。

术后炎症与关节僵硬和异位骨化复发都相关,术后 1～2 天控制炎症和肿胀很关键。在手术结束时应将肘关节置于伸直位,伤口用弹力绷带加压包扎,回病房后患肢抬高利于回流。肘关节冰敷可能有帮助。同时鼓励患者主动屈、伸活动手腕。如术前有异位骨化,可口服吲哚美辛 3 周以预防复发。有报道,小剂量放射治疗对预防异位骨化有效,但不作为常规推荐。

术后第 1 天开始进行持续被动活动,去除加压敷料,改用弹力绷带,不影响关节活动,有利于控制水肿。重要的是活动范围要完全达到术中活动度,持续拉伸软组织,被动活动同样利于软组织肿胀消退。术后镇痛十分重要,如条件允许可在术中留置局部镇痛泵,术后 2～3 天患者自主镇痛,之后改口服镇痛药。出院后家庭康复也可进行持续被动活动,维持 3～4 周。

支具是有效、重要的康复手段,动态和静态支具的应用方法已在非手术治疗中介绍。术后支具治疗应维持 3～4 个月,直至软组织反应结束,重新达到组织平衡。

23.4.5 疗效与并发症

伤后早期肘关节僵硬没有骨性阻挡时,非手术治疗往往是有效的。切开松解和关节镜松解都是有效的治疗方法,大多数患者可以获得功能弧度范围的活动度。术后最常见的并发症是僵硬复发,文献报道复发率为 8.5%～26%。其次,神经损害特别是尺神经损害较为常见,尤其是较为严重的关节僵硬松解术后容易出现尺神经炎症状。为预防松解术后迟发性尺神经炎,现推荐术前肘关节屈曲<90°时做预防性尺神经原位松解或尺神经前置。另外还有术后感染、慢性渗液和异位骨化复发等并发症,但是发生率较低。

(陆九州)

本章要点

1. 肘部创伤是肘关节僵硬的常见原因,制动时间过长是肘关节僵硬的主要因素。其他如中枢神经损伤、严重烧伤和关节炎等都可引起肘关节僵硬。

2. 肘关节体格检查时应注意肘关节的活动范围、有无疼痛及上肢神经功能,特别是尺神经的功能,因为肘关节创伤可以引起尺神经损伤,而尺神经损伤又可引起局部疼痛及手功能障碍,症状明显时须行尺神经前置术或分期松解手术。

3. CT 检查尤其是三维重建对判断和评估关节内游离体、骨赘以及异位骨化或关节畸形非常有帮助;MRI 检查可以发现增厚挛缩的关节囊、侧副韧带,为手术松解提供依据。

4. 切开松解术是治疗肘关节僵硬较为成熟的方式,手术入路的选择一般取决于肘关节挛缩的类型、是否需要进行尺神经减压、原手术切口的位置、异位骨化的位置及范围等。

5. 关节镜下松解的优点在于创伤小及早期康复,但手术难度较高,主要风险来自神经和血管损伤,术者须根据患者情况严格把握适应证。

6. 铰链式外固定支架可改善某些特殊类型肘关节僵硬患者的术后肘关节功能,但会相应增加手术难度及并发症的发生。

7. 术后康复非常重要,被动活动、冰敷、动态或静态支具都可结合使用,但热敷和手法牵引须慎用。

主要参考文献

[1] ANDREWS J R, CARSON W G. Arthroscopy of the elbow[J]. Arthroscopy, 1985,1: 97 - 107.

[2] BALL C M, NEUNIER M, GALATZ L M, et al. Arthroscopic treatment of posttraumatic elbow contracture [J]. J Shoulder Elbow Surg, 2002,11: 624 - 629.

[3] BLONNA D, WOLF J M, FITZSIMMONS J S. Prevention of nerve injury during arthroscopic capsulectomy of the elbow utilizing a safety-driven strategy[J]. J Bone Joint Surg Am, 2013,95(15): 1373 - 1381.

[4] BURMAN M S. Arthroscopy or the direct visualization of joints: an experimental cadaver study[J]. J Bone

Joint Surg, 1931,13: 669 – 695.

［5］ COHEN M S, SCHIMMEL D R, MASUDA K, et al. Structural and biochemical evaluation of the elbow capsule after trauma［J］. J Shoulder Elbow Surg, 2007, 16(4): 484 – 490.

［6］ DOORNBERG J N, BOSSE T, COHEN M S, et al. Temporary presence of myofibroblasts in human elbow capsule after trauma［J］. J Bone Joint Surg Am, 2014, 96(5): e36.

［7］ GERMSCHEID N M, HILDEBRAND K A. Regional variation is present in elbow capsules after injury［J］. Clin Orthop Relat Res, 2006,450: 219 – 224.

［8］ HONG C C, NASHI N, HEY H W, et al. Clinically relevant heterotopic ossification after elbow fracture surgery: a risk factors study［J］. Orthop Traumatol Surg Res, 2015,101(2): 209 – 213.

［9］ JUPITER J B, O'DRISCOLL S W, COHEN M S. The assessment and management of the stiff elbow［J］. Instr Course Lect, 2003,52: 93 – 111.

［10］ LAKE S P, CASTILE R M, BORINSKY S A, et al. Development and use of an animal model to study post-traumatic stiffness and contracture of the elbow［J］. J Orthop Res, 2016,34(2): 354 – 364.

［11］ LINDENFELD T N. Medial approach in elbow arthroscopy［J］. Am J Sports Med, 1990,18: 413 – 417.

［12］ LINDENHOVIUS A L, DOORNBERG J N, BROUWER K M, et al. A prospective randomized controlled trial of dynamic versus static progressive elbow splinting for posttraumatic elbow stiffness［J］. J Bone Joint Surg Am, 2012,94(8): 694 – 700.

［13］ LYNCH G J, MEYERS J F, WHIPPLE T L, et al. Neurovascular anatomy and elbow arthroscopy: inherent risks［J］. Arthroscopy, 1986,2: 191 – 197.

［14］ MORREY B F, ASKEW L J, CHAO E Y. A biomechanical study of normal functional elbow motion ［J］. J Bone Joint Surg Am, 1981,63(6): 872 – 877.

［15］ MORREY B F. Complications of elbow arthroscopy. Instr Course Lect, 2000,49: 255 – 258.

［16］ O'DRISCOLL S W. Arthroscopic treatment for osteoarthritis of the elbow［J］. Orthop Clin North Am, 1995,26: 691 – 706.

［17］ O'DRISCOLL S W. Elbow arthroscopy: the future ［M］//MORREY B F, ed. The elbow and its disorders. 3 rd. Philadelphia: WB Saunders, 2000.

［18］ O'DRISCOLL S W, MORREY B F. Arthroscopy of the elbow: diagnostic and therapeutic benefits and hazards ［J］. J Bone Joint Surg, 1992,74A: 84.

［19］ POEHLING G G, WHIPPLE T L, SISCO L, et al. Elbow arthroscopy: a new technique［J］. Arthroscopy, 1989,5: 220 – 224.

［20］ RANGANATHAN K, LODER S, AGARWAL S, et al. Heterotopic ossification: basic-science principles and clinical correlates ［J］. J Bone Joint Surg Am, 2015,97 (13): 1101 – 1111.

［21］ RUBIN C J. Prone or lateral decubitus position［M］// SAVOIE F H, FIELD L D, ed. Arthroscopy of the elbow. New York: Churchill Livingstone, 1996: 41 – 47.

［22］ RUCH D S, POEHLING G G. Anterior interosseus nerve injury following elbow arthroscopy ［J］. Arthroscopy, 1997,13: 756 – 758.

［23］ SAVOIE 3rd F H, NUNLEY P D, FIELD L D. Arthroscopic management of the arthritic elbow: indications, technique, and results ［J］. J Shoulder Elbow Surg, 1999,8(3): 214 – 219.

［24］ WIGGERS J K, HELMERHORST G T, BROUWER K M, et al. Injury complexity factors predict heterotopic ossification restricting motion after elbow trauma［J］. Clin Orthop Relat Res, 2014,472(7): 2162 – 2167.

肘关节滑膜炎

24.1 类风湿滑膜炎

24.1.1 基础知识

（1）机制

类风湿关节炎（rheumatoid arthritis，RA）是一种自身免疫系统诱导的慢性炎症性疾病。疾病开始阶段主要累及关节的滑膜组织，进而对骨与软骨组织产生永久性破坏。RA也被认为是一种全身系统性疾病，经常造成关节外侵犯。RA的发病机制是遗传因素与环境因素相互作用的结果。有证据显示，超过80%的RA患者基因中可检测出抗原决定簇HLA-DR4，而吸烟、感染等环境因素会影响RA的病情发展和预后。RA患者出现一侧或双侧肘关节受累的概率为20%～65%。

（2）病理改变

类风湿滑膜炎病理特点包括：滑膜充血、水肿及大量单核细胞、浆细胞、淋巴细胞浸润，常伴有区域性滑膜细胞坏死、糜烂并覆盖有纤维素样沉积物。

滑膜炎进一步加重并形成血管翳，其中包含增生的成纤维细胞和毛细血管，以及淋巴滤泡形成、滑膜细胞增生、浆细胞和粒细胞浸润。增生的滑膜细胞可检测出类风湿因子、γ球蛋白或抗原-抗体复合物。血管翳从关节软骨边缘处的滑膜向中心延伸，逐渐覆盖于软骨面上，阻断软骨和滑液的接触，影响软骨营养；同时，血管翳释放某些水解酶对软骨、软骨下骨、关节囊及韧带产生侵蚀作用，破坏关节结构，导致骨性强直。

（3）分型

分型对于选择治疗方式具有重要的参考意义，肘关节RA分型常用的有Larsen分级（表24-1）和Mayo分型（表24-2）。

表24-1 肘关节RA的Larsen分级

分级	表现
0级	正常关节影像
1级	关节周围软组织肿胀，骨质疏松，关节间隙轻微变窄
2级	轻、中度关节间隙变窄

续　表

分级	表现
3级	关节结构改变,如冠状突变薄,滑车或桡骨小头骨吸收
4级	关节严重破坏,不稳定
5级	肱尺关节无法辨认,关节强直

表24-2　肘关节 RA 的 Mayo 分型

分型	表现
Ⅰ	关节软组织肿胀,骨质疏松
Ⅱ	关节间隙狭窄,骨关节整体结构完整
Ⅲ	中度骨丢失,累及肱骨一侧柱为ⅢA型,累及双侧柱为ⅢB型
Ⅳ	关节结构失效,关节不稳定并导致功能障碍(多发RA)
Ⅴ	继发于青少年型RA的关节强直

24.1.2 临床评估

(1) 症状和体征

1) 关节表现:晨僵及关节疼痛多为首发症状。随着关节肿胀,疼痛也逐渐加重。关节内积液时皮温可增高。多关节受累,掌指关节及指骨间关节常首先发病,其次为腕、膝、踝、肩、肘关节,受累关节多为对称性。随着病情发展,病变关节活动度逐渐减小,最终导致关节僵硬、屈曲畸形。

2) 关节外表现:RA 是一种系统性疾病,具有类风湿结节、血管炎及浆膜炎等病理改变。常伴有疲劳、体重减轻、发热、肌痛等全身症状。10%~30%患者在关节突起部位如肘关节鹰嘴、桡骨茎突及踝关节出现坚硬的类风湿结节。

(2) 实验室检查

血常规中白细胞计数在活动期可升高,偶见嗜酸性粒细胞和血小板计数增高。红细胞沉降率(ESR)增快,C反应蛋白(CRP)增高。80%的患者类风湿因子(RF)阳性,高滴度阳性提示病情进展较快,预后不良。抗环瓜氨酸肽(CCP)抗体(抗CCP抗体)敏感性75%,特异性85%,均高于RF。

(3) 影像学检查

1) X线平片:早期患者X线检查一般都是阴性的。骨质疏松可在起病数周内即出现。如发现关节间隙变窄、骨质破坏,则提示关节软骨消失,一般病

程至少持续数月甚至数年。关节脱位、骨性强直出现在病程末期(图24-1)。

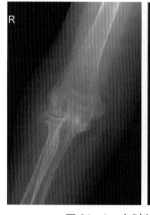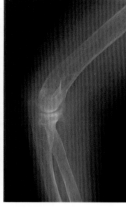

图24-1　右肘关节 X 线影像

患者,女,62岁。四肢关节疼痛反复发作20余年。肱桡关节间隙变窄、肱尺关节间隙消失、骨质疏松。A. 正位;B. 侧位

2) MRI检查:可以清晰评估滑膜增生,软骨破坏,骨、韧带侵蚀及关节腔内积液情况(图24-2)。

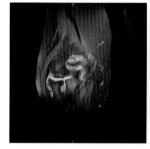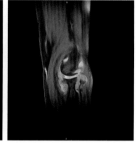

图24-2　肘关节 MRI 影像

见肘关节内类风湿滑膜增生情况。A. 冠状位;B. 矢状位

(4) 诊断

RA 的早期诊断对治疗和预后影响很大,需结合患者的临床表现、实验室和影像学检查综合做出诊断。临床上使用1987年美国风湿病学会(American College of Rheumatology, ACR)发布的RA分类标准(此处略)做出类风湿的诊断往往已偏晚,不利于类风湿的早期诊断与治疗。2009年ACR和欧洲抗风湿病联盟(the European League Against Rheumatism, EULAR)提出了新的RA分级标准和评分系统(表24-3),即:至少1个关节肿痛,并有

滑膜炎的证据(临床、超声或 MRI 检查);同时排除了其他疾病引起的关节炎,并有典型的常规放射学 RA 骨破坏的改变,可诊断为 RA。另外,该标准对关节受累情况、血清学指标、滑膜炎持续时间和急性时相反应物 4 个部分进行评分,总得分 6 分以上也可诊断 RA。

表 24-3　2009 年 ACR/EULAR 发布的 RA 分级标准和评分系统

评 估 项 目	得分
关节受累情况	
中、大关节	
1 个关节受累	0
2～10 个关节受累	1
小关节	
1～3 个关节受累	2
4～10 个关节受累	3
至少 1 个为小关节、受累关节数超过 10 个	5
血清学	
RF 或抗 CCP 抗体均阴性	0
RF 或抗 CCP 抗体至少 1 项低滴度阳性	2
RF 或抗 CCP 抗体至少 1 项高滴度阳性	3
滑膜炎持续时间	
<6 周	0
≥6 周	1
急性时相反应物	
CRP 或 ESR 均正常	0
CRP 或 ESR 增高	1

24.1.3　手术治疗

（1）适应证

包括:经系统药物治疗 3～6 个月,关节仍明显肿胀,滑膜炎症状无减轻;关节软骨破坏比较轻(Larsen 0～3 级,Mayo Ⅰ～Ⅲ A 型),全身状态良好;不宜全身系统用药治疗者。

（2）禁忌证

包括:肘关节骨软骨严重破坏(Larsen 4 级或以上,Mayo Ⅲ B 型或以上),出现肘关节不稳定,即使进行了关节滑膜清理,仍然不能改善疼痛症状;关节间隙明显变窄或消失;全身状态差且合并其他严重的系统疾病。

（3）关节镜下滑膜切除技术要点

1）手术体位及麻醉:一般选择侧卧位或俯卧位;麻醉选择全麻或臂丛神经阻滞麻醉。

2）肘关节镜手术入路:常用的手术入路有前内侧、前外侧、软点、前内侧近端、前外侧近端、后外侧和后正中入路(图 24-3)。

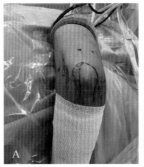
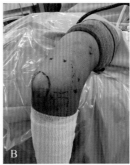

图 24-3　肘关节镜手术体位及入路

A. 关节镜下滑膜切除术所需要建立的内侧入路;B. 外侧入路及后方入路

为彻底清除肘关节的类风湿炎滑膜,往往需要建立 6 个手术入路:①前内侧入路与近端外侧入路,清理范围可涵盖肘关节前方关节囊以及前关节囊所覆盖的肱骨小头、桡骨头、肱骨滑车、肱骨冠突窝及尺骨冠突周围增生的滑膜组织;②后外侧软点入路与前外侧入路,清理肱桡关节周围与桡尺近侧关节周围增生的滑膜;③经肱三头肌后方正中入路与后方肱三头肌外缘入路,清理范围包括后方关节囊、后方肱尺关节及鹰嘴窝。

3）手术特点:手术视野会被增生的滑膜所遮挡,看不清骨性结构,需要不断清理滑膜以改善视野。类风湿关节炎滑膜符合炎性滑膜增生特点,绒毛往往呈现出增生、肥大、发红及水肿的特点(图 24-4)。

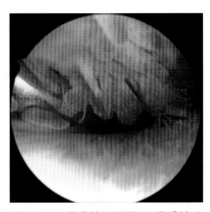

图 24-4　关节镜下所见 RA 滑膜绒毛

当肱尺关节、肱桡关节、桡尺近侧关节、冠突窝以及鹰嘴窝这些骨性结构清晰可见时,说明滑膜清理工作大部分已经完成。

4) 手术技巧:在进行关节镜下滑膜切除术前应做诊断性关节镜下检查,切取典型的病变滑膜组织进行病理活组织检查。进行肘关节前方滑膜清理,当滑膜增生较多影响视野时,可把关节镜头与刨刀

头保持在同一水平面上,从正面看到刨刀时便可安全地进行操作。能看到前方红色肌肉组织时,可判断前方关节囊已经彻底切除,滑膜也同时清理彻底。过多清理可能伤到肌肉层内的神经血管束,尤其在桡骨头的前方,桡神经深支绕桡骨头在桡骨颈的正上方穿过旋后肌,距离关节囊非常近,清理该处关节囊时一定要格外小心,避免损伤桡神经深支(图24-5)。

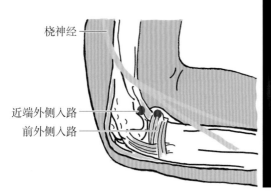
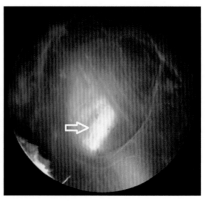

图 24-5 桡神经深支走行及其在关节镜下表现

A. 桡神经深支与桡骨头的位置关系;B. 镜下所见桡骨颈前方的桡神经深支,清理关节囊时应注意对桡神经深支的保护

当清理完成时,再从各个入路不同方向进行观察,确保滑膜清理彻底。刨刀与射频刀交替使用,刨刀能够快速清理增生的滑膜组织,射频刀头能在气化滑膜组织的同时对滑膜血管进行止血,防止术后关节血肿形成。切除关节前间室滑膜时应格外小心,避免因视野不清或切除过深造成前方神经、血管损伤。肘关节前方与托架保持距离,使间室有足够的空间便于手术操作,同时也避免将神经血管束挤压到手术区附近。

(4) 术后制动与康复

为了减轻术后关节活动引起的关节内出血,进而导致术后关节肿胀,常需要在术后进行2~3天肘关节伸直位的石膏或支具制动,并同时给予肘关节冰敷以减轻肘关节的肿胀与疼痛。之后去除外固定,进行肘关节的主动和被动康复锻炼。

(5) 并发症与预防

严格按照肘关节镜手术规范进行操作,在体表准确标记手术入路,进出手术器械时注意避免神经损伤,一般不会出现严重的并发症。应努力避免出现的并发症包括桡神经深支损伤、尺神经损伤或前臂骨筋膜室综合征等。因桡神经深支在桡骨头的前方距离关节囊较近,在进行桡骨头前方滑膜及滑囊

切除时,要格外小心,避免过多切除,见到前方的红色肌肉组织时应立即停止刨刀的操作,同时注意前方的关节囊不要受到来自肘前方的挤压,避免桡神经深支过于靠近前关节囊。前臂骨筋膜室综合征的发生多与灌注液过多渗入前臂有关,预防的方法是注意控制灌注压,或在前臂肌肉组织丰富的区域缠上弹力绷带(图24-6)。

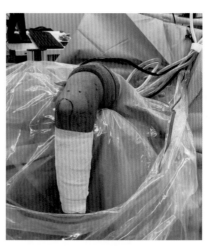

图 24-6 前臂肌肉组织丰富的区域缠上弹力绷带

24.2 痛风性滑膜炎

24.2.1 基础知识

（1）机制

痛风是嘌呤代谢障碍导致高尿酸血症后引起的全身性疾病。痛风性关节炎是尿酸盐晶体沉积到关节间隙内引起的非特异性炎症反应。痛风性滑膜炎是痛风性关节炎的病理改变之一。痛风男女发病比例为（6～10）：1，女性发病通常在绝经期以后。关节滑液的 pH 值较低，是尿酸盐晶体的不良溶剂，在温度较低的周围关节，尿酸盐容易从过饱和的关节滑液中析出，因此痛风可累及肘关节。

（2）病理改变

痛风性关节炎的病程可分为急性发作期和慢性痛风石性关节炎期。急性发作期的改变为关节滑膜及滑液中可见大量多形核白细胞浸润，出现微小的尿酸盐晶体，引起滑膜水肿、充血等炎症反应。此外，中性粒细胞大量聚集，也可见淋巴细胞、浆细胞和巨噬细胞。慢性痛风石性关节炎期的改变为反复急性发作导致单尿酸盐晶体沉积物形成，关节滑膜纤维化并增厚形成关节翳，进一步破坏关节软骨及软骨下骨，最终对关节功能造成进行性破坏。

24.2.2 临床评估

（1）症状和体征

典型的痛风一般都有因急性尿酸盐晶体沉积导致骤然发作的急性关节炎病史。痛风的发病年龄多在 30～50 岁。痛风发作常出现在夜间，多数情况只累及 1 个关节，疼痛等症状一般在 24 小时内达到高峰。发作部位的关节周围伴有压痛、发红、肿胀、皮温增高等，部分患者可伴有全身不适。

（2）实验室检查

血尿酸浓度＞420 $\mu mol/L$。关节穿刺液镜检可见单尿酸盐晶体。可有血常规白细胞计数增高、CRP 增高、ESR 增快等改变，因为急性痛风性关节炎可与感染同时存在。

（3）X 线平片

早期 X 线检查无明显改变，可能仅见到周围软组织的肿胀，不具有诊断痛风的特异性。随着病程

进展，受累关节的 X 线影像可以有穿凿样、虫蚀样、蜂窝状或囊状透亮缺损，边界清晰，周边骨密度正常或增高，系由尿酸盐侵蚀骨质所致，有的病例甚至可见痛风石的存在，这些即为痛风的典型 X 线特征（图 24 - 7）。

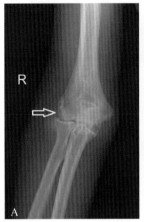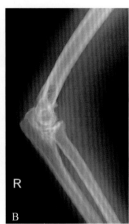

图 24 - 7　痛风患者肘关节 X 线影像

患者，男，62 岁。痛风病史 30 年。A. 正位片；B. 侧位片。箭头所指为尿酸盐侵蚀骨质所致

24.2.3 治疗

（1）治疗原则

痛风的治疗应首选非手术治疗，即控制饮食、多饮水以及内科用药治疗。秋水仙碱用于痛风急性发作时，控制症状的速度快。2012 年 ACR 指南指出，应在急性痛风发作的 36 小时内服用秋水仙碱，而在发作前驱期应用秋水仙碱则可阻止其发作。

（2）手术指征

1）慢性痛风石手术指征：痛风石导致肢体畸形，引起功能障碍而影响日常生活；痛风石压迫皮肤，形成或出现皮肤破溃、窦道形成，石灰样物质渗出或伴有不同程度的感染；神经受压出现卡压症状（如肘部卡压尺神经）。

2）痛风性滑膜炎关节镜下滑膜切除术的手术指征：经系统的药物治疗，痛风性关节炎仍反复发作，关节长期肿胀不消退者，说明关节内滑膜有尿酸盐晶体沉积，关节镜下的滑膜清理术对保护关节软骨具有意义，但对已牢固附着在关节软骨上的晶体沉积物的清理效果有限（图 24 - 8）。

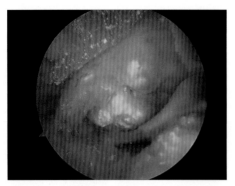

图 24-8　关节镜下可见关节内滑膜上有尿酸盐晶体沉积

24.3　感染性滑膜炎

24.3.1　基础知识

(1) 机制

感染性滑膜炎是关节的化脓性炎症。肘关节出现化脓性关节炎的概率较下肢负重关节相对少见。患者多为老年人和小儿,或者患者存在免疫功能障碍性疾病,如糖尿病、RA、肝硬化、慢性肾衰竭、血液系统疾病、恶性肿瘤、艾滋病,以及吸毒。病原体可能通过 3 种方式进入肘关节:血源性播散、骨髓炎干骺端播散到关节内或者通过创伤及手术直接进入关节。

(2) 病理改变

关节受到感染后首先引起滑膜炎,出现滑膜水肿、充血,产生渗出液。感染性滑膜炎的病程分为 3 个阶段:浆液性渗出期、浆液纤维蛋白渗出期和脓性渗出期。

1) 浆液性渗出期:也称单纯滑膜炎期,滑膜肿胀、充血、白细胞浸润,渗出液逐渐增多呈清晰浆液状。这一期患者如得到及时治疗,痊愈后关节功能可恢复正常。

2) 浆液纤维蛋白渗出期:滑膜炎症加重,表面有纤维蛋白形成,但软骨面不受累。渗出液呈絮状并含有大量白细胞及单核细胞,细菌培养可呈阳性。在这一期即便感染得到控制,仍容易出现关节粘连,影响关节功能。

3) 脓性渗出期:感染严重时很快累及整个关节和周围组织,渗出液为脓液。关节囊及滑膜增厚、白细胞浸润并坏死,关节软骨受到破坏,甚至脓液突破皮肤形成窦道。这一期治疗比较困难,即使痊愈,关

节也会出现骨性强直。

24.3.2　临床评估

(1) 症状及体征

关节疼痛、红肿,局部皮温增高,常伴有高热、寒战。明显压痛,关节液增加,可触及波动感。患者常将肘关节置于半屈曲位以减少张力,关节稍动即有疼痛,有保护性肌痉挛,不久将发生关节挛缩。

(2) 细菌培养

如怀疑感染,在应用抗生素前用大号关节穿刺针进行穿刺抽液,送检并做细菌培养。

(3) 血液检查

血常规白细胞计数增多(伴有核左移),CRP 增高,ESR 增快。

(4) X 线检查

肘关节感染早期可以因关节积液导致关节间隙增宽,早期一般无骨的破坏。X 线平片可见软组织肿胀影,可发生软骨下骨硬化及骨质疏松改变。随着病情进展,出现关节间隙变窄,软骨下骨破坏,晚期出现增生和硬化表现(图 24-9)。

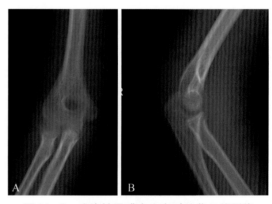

图 24-9　感染性滑膜炎患者肘关节 X 线影像

患者,男,17 岁。右肘关节红、肿、热、痛、活动受限 4 周。X 线片可见软骨下骨出现硬化及骨质疏松改变。A. 正位;B. 侧位

(5) MRI 检查

可见关节腔大量积液,关节滑膜增生,病程进展可出现软骨破坏(图 24-10)。

24.3.3　治疗

关节内急性感染的治疗一般遵循 Nade 三原则:①关节腔必须充分引流;②必须给予抗生素;③关

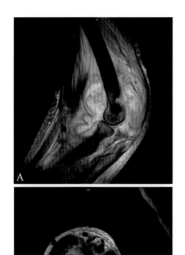

图 24 - 10 感染性滑膜炎患者肘关节 MRI 影像

为图 24 - 9 同一患者。A. 矢状位；B. 横断位

必须制动。关节镜下关节腔清理、灌洗引流术较传统切开引流术具有视野清晰、清理彻底、损伤较小、引流彻底的优点，如果条件具备，应作为首选(图 24 - 11)。

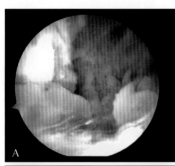

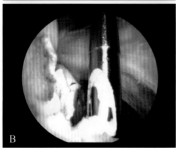

图 24 - 11 感染性滑膜炎关节镜下所见

A. 关节内炎性滑膜增生与脓苔；B. 剥脱的关节软骨

关节腔穿刺一旦证实关节内有感染，应尽早行镜下关节腔清理、滑膜切除并持续灌洗，手术方法同类风湿滑膜炎。

24.4 色素沉着绒毛结节性滑膜炎

24.4.1 基础知识

（1）机制

色素沉着绒毛结节性滑膜炎（pigmented villonodular synovitis，PVNS)常累及单侧关节以及腱鞘和滑囊，造成关节滑膜的增生。按照局部的病变范围可分为弥漫型和结节型。弥漫型 PVNS 呈局部浸润性生长，组织侵袭范围较广，故复发率较高，但转移率不高。有学者认为，PVNS 是由某些特殊的慢性感染引起，也有学者认为它是一种染色体异常引起的肿瘤性疾病。

（2）病理改变

PVNS 的名字反映了它的宏观特征，其基质中有含铁血黄素沉积，故颜色呈特殊的黄色或者铁锈色，这是滑膜反复出血造成的。其增生的滑膜形态为大小不一的绒毛和结节，并伴有滑膜增厚。结节由绒毛和纤维组织块组成，上面覆盖着增生的滑膜衬里细胞。滑膜衬里细胞分别在关节腔方向和滑膜下结缔组织层两个方向生长旺盛。结节型 PVNS 多呈单个结节状，有蒂，可脱落成为关节内的游离体。结节切面呈分叶状。弥漫型 PVNS 由细长的绒毛聚集在一起，可累及整个关节滑膜。

24.4.2 临床评估

（1）症状和体征

PVNS 好发于 15～50 岁青壮年，男女发病比例无差异。肘关节的 PVNS 发生率远低于膝关节，病程初期症状不明显，肘关节疼痛、肿胀是主要症状；病程逐渐发展可出现关节活动受限、关节交锁以及关节腔积液的情况。结节型 PVNS 在体表常可触及肿块。

（2）X 线检查

可见软组织肿胀，存在密度稍高于周围软组织的结节状阴影，关节面毛糙，甚至呈虫蚀样骨缺损。

（3）MRI 检查

具有较高的诊断价值，含铁血黄素在病变组织中沉积会降低 T_1 和 T_2 加权信号强度。含量较高时在 T_1 和 T_2 加权像中均为低信号，T_1 加权像中含铁血黄素沉积与脂肪组织交替存在可导致病变区信号高低不均匀（图 24 - 12）。

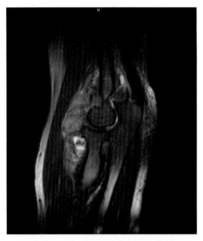

图 24 - 12　PVNS 的 MRI 影像

24.4.3　治疗

（1）手术适应证

经穿刺确诊的关节内 PVNS、无明显手术禁忌证者均可进行关节镜下的 PVNS 切除术（图 24 - 13）。

（2）手术技术要点

同类风湿滑膜炎的手术技术要点。

（3）关节镜下 PVNS 切除注意事项

对于病程较长者，应注意绒毛色素结节会突破关节囊并向关节外生长，单纯关节镜下的手术无法切除关节外的绒毛色素结节，所以往往还需要结合传统的开放式手术对肘关节外的 PVNS 进行切除。PVNS 切除术前一定要进行 MRI 检查，依据 MRI 判断病灶大小以及关节囊外病变侵袭的情况，制订合理的手术方案。术后合理的放疗可以降低复发率，但需要向患者说明有二次手术的可能。文献报道有高达 45％ 的手术后复发率，这是因为色素绒毛结节常侵蚀骨组织，在骨组织内的色素绒毛残留是导致手术后复发的重要原因。

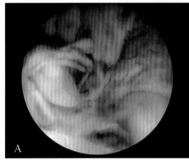 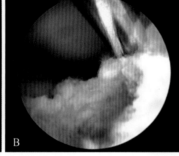 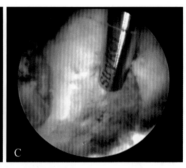

图 24 - 13　PVNS 在关节镜下所见

A. 黄色及褐色的绒毛结节；B. 绒毛结节侵蚀骨组织；C. 镜下清理侵入骨组织内的色素绒毛结节

24.5　滑膜软骨瘤病

24.5.1　基础知识

（1）机制

滑膜软骨瘤病又可称为滑膜软骨组织转化（化生），是一种相对少见的良性肿瘤。主要表现为关节内出现多发性软骨结节，可在内膜下层或者漂浮在关节腔内。滑膜软骨瘤病好发年龄为 30～50 岁，男

性发病率为女性的 2 倍。滑膜软骨瘤病的病因尚不明确，可分为原发性与继发性。原发性滑膜软骨瘤病的病因是关节内膜下的滑膜组织出现软骨化生，继而在关节周围长出软骨结节。当关节存在退行性变或剥脱性骨软骨炎时，关节内出现的游离体和滑膜组织被新生的透明软骨包裹，从而形成继发性滑膜软骨瘤病。

（2）病理改变

大体上，关节滑膜面可见大量蓝灰色软骨结节，直径从 2 mm 至 1 cm 不等。结节之间可相互融合形

成较大的团块，从而对关节活动产生阻挡。微观上，软骨结节由嵌入透明软骨细胞的滑膜结缔组织构成。滑膜软骨瘤病可分为3期：①起始期，滑膜炎的活跃期，开始出现软骨化生；②过渡期，出现滑膜内软骨结节和关节内游离体；③非活跃期，滑膜炎消退，但仍存在游离体和关节积液。

（3）发病情况

滑膜软骨瘤病常单侧发病，双侧发病仅占10%。在全身关节中，肘关节的发生率仅次于膝关节，排第2位。

24.5.2 临床评估

（1）症状和体征

疼痛、关节僵硬、肿胀及活动受限是常见症状，可伴有关节交锁、异常弹响，个别患者可出现关节积液。

（2）X线检查

临床上通过X线检查较容易确诊该病。X线片上可见关节内圆形或卵圆形钙化灶，呈蜂巢状分布，邻近骨皮质处可因压迫出现骨破坏痕迹；其游离体更多出现在肘关节前间室（图24-14）。

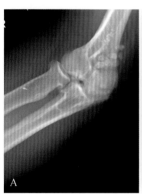
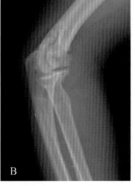

图24-14 滑膜软骨瘤病X线片示肘关节内多个游离体

A. 正位；B. 侧位

（3）MRI检查

MRI检查不具有特异性，也不比普通X线检查具有优势。可见钙化的游离体和增厚的滑膜。

24.5.3 治疗

（1）手术适应证

对于症状较轻的起始期患者可选择非甾体抗炎药对症治疗；过渡期、非活跃期患者以及关节内游离

体引起交锁、弹响、疼痛、活动受限或出现尺神经卡压等症状者可行手术治疗。

（2）关节镜下滑膜软骨瘤切除术注意事项

行滑膜软骨瘤手术时，虽然术前影像中骨软骨体看起来完全游离，但通常它们是有软组织附着或者嵌入滑膜内的，所以手术时应先切除滑膜、解离骨软骨体，然后将其摘除。遇到较大的骨软骨体可先使用磨钻减小体积然后取出；或开大皮肤切口，用直钳直接取出（图24-15）。如果游离体较大，皮肤开口过小，可能会导致游离体在皮下的残留。

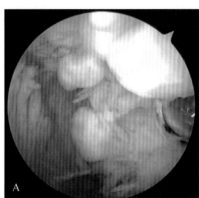
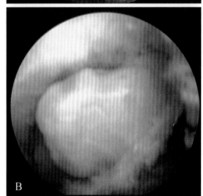

图24-15 关节镜下滑膜软骨瘤切除术

A. 较小的游离体，可用直钳直接取出；
B. 较大的游离体，可用磨钻削除或皮肤开大切口取出

（曲　巍）

本章要点

1. 早期类风湿滑膜炎行滑膜切除术可改善关节疼痛与肿胀的症状，减轻炎性滑膜对关节软骨的侵袭破坏作用。

2. 经系统的药物治疗，痛风性关节炎仍反复发作、关节长期肿胀不消退者，行关节镜下滑膜清理术对保护关节软骨具有意义。

3. 关节内急性感染的治疗一般遵循 Nade 三原则：关节腔必须充分引流；必须给予抗生素；关节必须制动。

4. 肘关节镜下 PVNS 切除应注意绒毛色素结节会突破关节囊并向关节外生长。关节镜手术需要结合开放式手术，术后放疗有助于减少复发。

5. 滑膜软骨瘤病是一种良性肿瘤，关节镜手术治疗效果较好。

主要参考文献

［1］中华医学会风湿病学分会.2018 中国类风湿关节炎诊疗指南［J］.中华内科杂志,2018,57(4)：242-251.

［2］金谷文则.上肢关节镜手术：以功能早期康复为目标［M］.曲巍,蒋华军,译.郑州：河南科学技术出版社,2018.

［3］ASSUNCAO J H, NOFFS G G, MALAVOLTA E A, et al. Septic arthritis of the shoulder and elbow：one decade of epidemiological analysis at a tertiary referral hospital［J］. Rev Bras Ortop, 2018,53(6)：707-713.

［4］BRINCK R M, VAN STEENBERGEN H W. Sequence of joint tissue inflammation during rheumatoid arthritis development［J］. Arthr Res Ther, 2018,20：260.

［5］GEISSLER W B. Wrist and elbow arthroscopy：a practical surgical guide to techniques［M］. New York：Springer, 2015.

［6］HANS G, FASSBENDER. Pathology and pathobiology of rheumatic diseases［M］. Berlin：Springer, Heidelberg, 2002.

［7］JEROME J T, SANKARAN B. Pigmented villonodular synovitis of the elbow［J］. Indian J Pediatr, 2009,76(4)：414-416.

［8］LARSEN A. How to apply Larsen score in evaluating radiographs of rheumatoid arthritis in long-term studies

［J］. J Rheumatol, 1995,22：1974-1975.

［9］MORREY B F, ADAMS R A. Semiconstrained arthroplasty for the treatment of rheumatoid arthritis of the elbow［J］. J Bone Joint Surg Am, 1992,74(4)：479-490.

［10］PORCELLINI G, ROTINI R, KANTAR S S. The elbow：principles of surgical treatment and rehabilitation［M］. London：Springer Cham, 2018.

［11］RAMOS M A, BALSINI N E, RAMOS F, et al. Arthroscopic surgical treatment of pigmented villonodularsynovitis of the elbow：case report［J］. Rev Bras Ortop, 2016,51(4)：478-481.

［12］RANDELLI P, DEJOUR D, VAN DIJK C N. Arthroscopy：basic to advanced［M］. Berlin：Springer Heidelberg, 2016.

［13］ROBINSON D R. Gout：basic science and clinical practice［M］. London：Springer, 2013.

［14］SANCHEZ-SOTELO J. Elbow rheumatoid elbow：surgical treatment options［J］. Curr Rev Musculoskelet Med, 2016,9：224-231.

［15］SHANKAR V, SHARMA P, MITTAL R, et al. Effectiveness of arthroscopic elbow synovectomy in rheumatoid arthritis patients：long-term follow-up of clinical and functional outcomes［J］. J Clin Orthop Trauma, 2016,7(Suppl 2)：230-235.

［16］KAMINENI S, O'DRISCOLL S W, MORREY B F, et al. Synovial osteochondromatosis of the elbow［J］. J Bone Joint Surg Br, 2002,84(7)：961-966.

［17］TERRA B B, MORAES E W, DE SOUZA A C, et al. Arthroscopic treatment of synovial osteochondromatosis of the elbow. Case report liter review［J］. Rev Bras Ortop, 2015,50(5)：607-612.

［18］WILSON L, SASEEN J J. Gouty arthritis：a review of acute management and prevention［J］. Pharmacotherapy, 2016,36(8)：906-922.

［19］ZHU W H, WANG W C, MAO X Z, et al. Arthroscopic management of elbow synovial chondromatosis［J］. Medicine (Baltimore), 2018,97(40)：e12402.

肘关节剥脱性骨软骨炎

25.1 基础知识

25.1.1 定义

剥脱性骨软骨炎(osteochondritis dissecans, OCD)是指由各种原因引起的关节软骨及其深层的骨质缺血坏死并逐渐与周围正常骨质分离、脱落成关节内游离体的一类疾病。多见于膝关节,肘关节病变约占 6%,好发于青少年。肘关节 OCD 好发于上肢运动过度者,如从事棒球、体操、标枪、网球等运动项目的运动员,发病年龄介于 10～20 岁,发病部位多在肱骨小头。

25.1.2 病因

病因尚不清楚,创伤、缺血坏死、骨骺异常发育、内分泌紊乱、遗传等均可能与 OCD 的发生有关。大部分学者同意肱骨小头重复的创伤、单次较大暴力或反复多次微小暴力致软骨损伤和脆弱的血液供应是其发病的理论基础。

25.2 临床评估

25.2.1 症状

肘部疼痛多发生于肘部外侧面,活动时特别是做投掷动作时可加重疼痛;可伴有肘关节研磨、僵硬和肿胀,偶尔有关节的交锁和松弛。

25.2.2 体格检查

(1)一般检查
肘关节外侧压痛,关节活动受限。
(2)特殊检查
肱桡关节旋前、旋后时可触摸到肘关节外侧捻发音,肱桡关节产生挤压力量时可看到肘关节屈曲挛缩,移动外翻压力测试或挤乳操作均为阳性。

25.2.3 辅助检查

(1)X 线检查
早期往往未见明显异常。有学者将其分为 3 个等级:Ⅰ级为局部变平或放射亮度;Ⅱ级无移位碎片;Ⅲ级有 1 个移位或分离的碎片。X 线片上可见肱骨外侧髁关节面不规则,软骨下骨质疏松,然后出现腔穴,外周有一透明带,内含致密性骨坏死,脱落后成游离体(图25-1)。

(2) CT 检查

可见肱骨小头软骨局限性剥脱,关节内多发游离体形成(图25-2)。

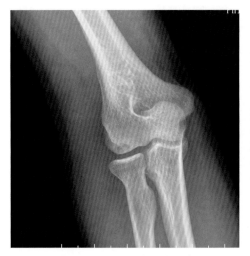

图 25-1　OCD 的 X 线影像

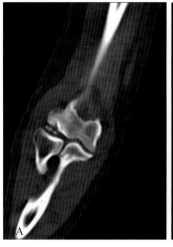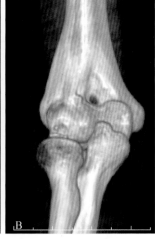

图 25-2　OCD 的 CT(A)及三维重建(B)影像

(3) MRI 检查

可清晰显示关节软骨的形态和信号,是鉴别早期病变和评估 OCD 病灶稳定性的有效工具。T_1 加权像呈低信号即为 OCD 早期表现;T_2 加权像的信号强度能清晰显示关节面不规则轮廓或界面,骨软骨片下方的线状高信号影对判断不稳定型 OCD 最有意义(图25-3)。

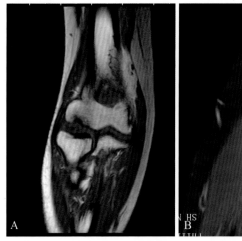

图 25-3　OCD 的冠状位(A)和矢状位(B)MRI 影像

25.2.4　鉴别诊断

(1) 肘关节退行性变

X 线片上可见骨质增生征象、肘关节间隙狭窄、关节面硬化,多见于中老年人。

(2) 撕脱性骨折

撕脱的骨片较小,骨片密度与正常骨相同,边缘锐利,有明确的外伤史。

25.3 非手术治疗

一旦诊断明确,应根据患者软骨损伤的部位、大小、功能需求、恢复运动以及对手术和康复的意愿来制订个性化的治疗方案。

25.3.1 适应证

非手术治疗适用于早期骨块稳定、未完全分离脱落且症状较轻的患者。

25.3.2 治疗方法

非手术治疗包括休息、口服非甾体抗炎药、冷敷、佩戴支具、改变活动及运动方式、避免过度使用肘部(如摔跤、俯卧撑和举重等动作)。从随访 X 线片上可以看出,愈合过程从病灶外侧开始,向内侧进展。如果 4 周后未见明显的损伤和游离体,可开始物理治疗,如超声脉冲电导治疗、离子电渗透治疗和电刺激疗法,渐进性地恢复练习,并对患者进行适当的运动指导(如投掷力学指导),3～4 个月后可逐步恢复到伤前的水平。

25.4 手术治疗

25.4.1 适应证

非手术治疗 3～6 个月未见影像学改善或临床症状严重伴有游离体交锁者应考虑手术治疗。

25.4.2 手术方法

(1) 关节清理术

适用于缺损小(直径<12 mm)、对关节功能要求不高的患者。通过镜下清理,短期内症状明显缓解。当缺损较大(直径≥12 mm),不仅要清理,还要根据术中情况选用下列措施。

(2) 关节镜下软骨片原位固定术

有学者尝试此项技术,但受骨片大小等因素影响,效果不确定。常见的有用生物型可吸收螺钉或可吸收线进行固定。在固定之前需对软骨边缘进行修整,如存在肉芽组织及钙化的软骨组织,必须尽可能清除。

(3) 关节镜下微骨折术

因其操作简单、对机体侵袭性小,关节镜下微骨折术被认为是关节清理术的首选。该技术首先由 Steadman 提出,原理在于增加炎性介质及干细胞在局部的流动与富集,促进新血管的形成,从而提高病变处软骨的成骨能力,达到修复缺损效应。微骨折和逆行钻孔在无侧柱累及的表浅 OCD 病变(缺损范围<2.5 cm^2)中仍然是较好的选择,其结果是一致的、可重复的。影像学上痊愈需 6 周至 2 年。

技术操作:镜下先行关节清理术,对损伤的软骨面进行清创,去除游离及部分游离的软骨;清创范围直到显露出完整、正常的关节软骨边缘为止。根据损伤位置使用 45°或 90°专用尖锥或者 2 mm 克氏针进行微骨折处理,间距 2～3 mm,深度达到软骨下骨(图 25-4),以使骨髓流出,形成富含骨髓间充质细胞的凝胶物。关闭进水后,镜下能观察到有新鲜血液自微骨折部位渗出。

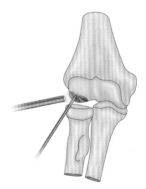

图 25-4 关节镜下微骨折术示意图

(4) 自体骨软骨移植术

自体骨软骨移植术属于关节重建,其修复软骨缺损是通过透明软骨而非纤维软骨,因此其具有更大生物力学强度,移植物固定牢靠。自体骨软骨移植术对于单侧软骨损伤,无关节感染、关节不稳、风湿病、年龄<50 岁的患者效果较好。目前从切开手术逐渐过渡到全镜下操作。软骨损伤面积较大(直径>1 cm)时,可选择关节镜下自体骨软骨移植术,即所谓的"马赛克"技术。通常从股骨滑车外侧或髁间凹等非关节承重区域获取与病变缺损区相同大小的骨与软骨(软骨柱长约 1.5 cm,直径 6 mm),再将软骨柱经过套筒于关节镜下打压充填于已清理好的软骨缺损部位,同时确保植入软骨柱的软骨面与肱骨小头关节面平齐(图 25-5)。如损伤范围直径>1.2 cm,可用同样方法再次植入软骨柱,形成"马赛克"。

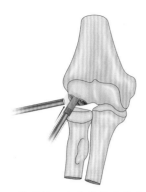

图 25‑5 关节镜下自体软骨移植术示意图

25.4.3 术后康复

术后康复的主要目的是避免肘关节屈曲、挛缩畸形,恢复肘关节功能。常规 1 个月内冰敷患肢以消肿,三角巾悬吊抬高肘关节。有学者建议,术后用石膏外固定肘关节,2 天后拆除石膏开始肘关节活动度训练并逐渐增加范围,加强力量训练;术后 3 个月在疼痛消失后逐步恢复体育运动。

25.4.4 并发症及预防

神经和血管损伤是手术治疗的常见并发症。预防方法是:必须完全掌握肘关节周围血管、神经的解剖位置,入路前先充盈肘关节,增大安全间隙,降低损伤神经、血管的概率;内侧入路应在内侧肌间隔前方,以避免损伤尺神经;具备熟练的关节镜操作技术和相应的镜下器械操作技能。

(杨星光)

本章要点

1. 肘剥脱性骨软骨炎病因不明,可能与反复微创伤、局部骨缺血坏死有关。

2. 好发于青少年,上肢过度投掷者多见,发病部位在肱骨小头。

3. 典型 X 线片上可见轮廓清晰的局限性软骨下骨与周围正常骨质分离;完全剥脱并移位者,关节腔内可见游离体。MRI 检查更利于早期诊断和分型。

4. 对于稳定型、剥脱面积较小者,可采用休息等非手术治疗。

5. 对于剥脱面积大,软骨脱落形成游离体,引起关节疼痛、反复交锁者,需手术干预。常用关节镜下清理术、骨折碎片固定术、微骨折术或骨软骨移植术。

主要参考文献

[1] 鲁谊,张海龙,李屹钧. 关节镜下微骨折或自体软骨移植术治疗肘关节剥脱性骨软骨炎早期临床疗效[J]. 中华骨科杂志,2018,38(1):1.

[2] BEXKENS R, VAN DEN ENDE K I M, OGINK P T, et al. Clinical outcome after arthroscopic debridement and microfracture for osteochondritis dissecans of the capitellum [J]. Am J Sports Med, 2017,45(10):2312‑2318.

[3] CHURCHILL R W, MUNOZ J, AHMAD C S. Osteochondritis dissecans of the elbow[J]. Curr Rev Musculoskelet Med, 2016,9:232‑239.

[4] GUNTON M J, CAREY J L, SHAW C R, et al. Drilling juvenile osteochondritis dissecans: retro or transarticular[J]. Clin Orthop Relat Res, 2013,471 (4):1144‑1151.

[5] KIRSCH J M, THOMAS J R, KHAN M, et al. Return to play after osteochondral autograft transplantation of the capitellum: a systematic review[J]. Arthroscopy, 2017,33(7):1412‑1420.

[6] LU Y, LI Y J, GUO S Y, et al. Is there any difference between open and arthroscopic treatment for osteochondritis dissecans (OCD) of the humeral capitellum: a systematic review and meta-analysis[J]. Int Orthop, 2018, 42(3):601‑607.

[7] MARUYAMA M, TAKAHARA M, SATAKE H. Diagnosis and treatment of osteochondritis dissecans of the humeral capitellum[J]. J Orthop Sci, 2018,23(2):213‑219.

[8] TAKAHARA M, MURA N, SASAKI J, et al. Classification, treatment, and outcome of osteochondritis dissecans of the humeral capitellum[J]. J Bone Joint Surg Am, 2007,89(6):1205‑1214.

尺骨鹰嘴滑囊炎

26.1 基础知识

26.1.1 定义

尺骨鹰嘴滑囊炎是以鹰嘴滑囊内液体的异常增加为特点的一种滑囊炎症,通常导致肘关节后方的疼痛。

26.1.2 组织学

尺骨鹰嘴滑囊是浅表滑囊,其结构封闭,内有液体填充,在运动时具有促进相邻肌肉-骨骼结构的滑动作用。研究显示,鹰嘴滑囊在 7～10 岁时形成。滑囊的底部位于肱三头肌腱和鹰嘴上,顶部松散地连接到肘部皮肤(图 26-1)。

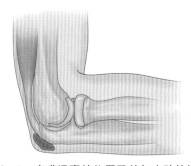

图 26-1 鹰嘴滑囊的位置及其与皮肤的接近程度

26.1.3 病因

鹰嘴滑囊炎的发生有很多原因。

(1)创伤

肘关节尖端受到猛烈打击可导致滑囊产生过多的液体并膨胀。

(2)持续的压力

长时间倚靠在坚硬物体的表面,如桌面,可能导致滑囊肿胀。一般来说,这种类型的滑囊炎会在数月内缓慢发展形成。

(3)感染

肘关节尖端因外伤破坏了皮肤,如虫咬、擦伤或刺伤,细菌可能进入滑囊内并引起感染。被感染的滑囊会发红、肿胀和疼痛。如果感染得不到治疗,滑囊内液体可能会变脓性。

(4)内科疾病

如风湿性关节炎和痛风与鹰嘴滑囊炎有关。

26.2 临床评估

26.2.1 症状

尺骨鹰嘴滑囊炎可引起肘关节后方的肿胀,如合并感染将导致局部疼痛、皮肤发红。患者可能会有发热症状。鹰嘴滑囊炎有时会使皮肤破裂并排出脓液。

26.2.2 体格检查

体格检查关键在于查看肘关节后方是否有压痛、肿块的大小、硬度、波动性、是否有周围皮肤发红或者皮温升高、是否有淋巴结肿大，以及肘关节活动度。

26.2.3 影像学检查

疑似鹰嘴滑囊炎的患者，摄前后位和侧位 X 线片是必做的影像学检查，用于在创伤的情况下排除骨折和异物存留。在 X 线片上，肿胀的滑囊在前后视图上显示为同心圆。在 MRI 检查中，76％的鹰嘴滑囊炎存在软组织信号增强（图 26－2）。

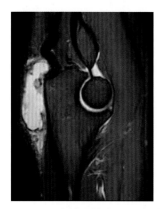

图 26－2　鹰嘴滑囊炎 MRI 影像

26.2.4 鉴别诊断

根据病史、体格检查及影像学检查诊断尺骨鹰嘴滑囊炎并不困难，但需要与肘关节滑膜炎、肿大的淋巴结、脂肪瘤、复发性肉瘤以及肱三头肌腱断裂相鉴别。在诊断过程中需要结合相应实验室检查区分感染性及无菌性滑囊炎，尤其是需要通过滑囊液穿刺涂片及细菌培养来准确鉴别。

26.3　治疗

26.3.1　无菌性鹰嘴滑囊炎

（1）非手术治疗

大多数鹰嘴滑囊炎都是单纯的炎症反应，主要治疗方法是应用非甾体抗炎药、休息制动或功能改善、冰敷、使用夹板、物理治疗和细针抽吸（既可以诊断，也可以治疗）。无菌性鹰嘴滑囊炎很有可能复发或转为慢性病，在细针抽吸治疗中，为避免不彻底，需要进行多次抽吸，可减轻复发率。

另一种治疗方法是将类固醇激素注射到已证实培养为阴性的鹰嘴滑囊炎中，可以显著减少症状的持续时间。然而，有学者报道类固醇激素注射后可能发生显著并发症，如无菌性滑囊炎转变为感染性滑囊炎。

（2）手术治疗

如果非手术治疗失败，则需要手术治疗。开放性滑囊切除术是一种传统的手术方法，但据报道术后存在许多伤口愈合问题，如血肿、伤口持续渗液和皮肤坏死。鹰嘴滑囊切除术因此原因常不被采用，它只适用于对肘关节功能造成影响的慢性鹰嘴滑囊炎。手术切除不一定能完全治愈，约 22％的患者会复发，需要抽吸或进一步切除。

关节镜下滑囊切除术作为一种将切口远离肘关节中线并减少软组织损伤的微创治疗方法，减少了传统开放性鹰嘴滑囊切除术后常见的伤口愈合问题。有报道指出，关节镜下滑囊切除术的成功率与开放性滑囊切除术的成功率相当，并且伤口愈合问题较少，恢复较快。关节镜下的滑囊切除术还可以同时清除鹰嘴骨赘（当合并滑囊炎时，建议同时清除骨赘）。

在进行鹰嘴滑囊切除术之前，应特别考虑类风湿关节炎（RA）患者。如合并该疾病，只有 40％的患者通过手术切除滑囊获得明显缓解。

26.3.2　感染性鹰嘴滑囊炎

（1）非手术治疗

感染性鹰嘴滑囊炎的治疗主要是充分引流和应用有效的抗生素。由于大多数感染性鹰嘴滑囊炎是由产青霉素酶的金黄色葡萄球菌引起，经验性抗生素治疗应该应用耐青霉素酶或第 1 代头孢菌素。如果患者有过敏反应，则禁用这些药物，可以静脉注射万古霉素。

目前对抗生素治疗的时间长短和给药途径尚有争议。文献表明在治疗方面目前没有共识，结果差异很大。几项研究证明，口服和非口服抗生素都能维持滑囊内足够高的抗生素浓度，从而达到良好的效果，因此不再建议在囊内注射抗生素。在确诊感染性鹰嘴滑囊炎后应尽早应用抗生素治疗，并持续到滑囊变为无菌后第 5 天，以达到治愈。

如果未完全治愈,感染性鹰嘴滑囊炎可导致慢性感染性滑囊炎、骨髓炎和皮肤瘘管形成。

（2）手术治疗

手术治疗感染性鹰嘴滑囊炎的远期效果并没有特别的优势。最常见的手术方法是切开和引流。手术治疗的适应证包括由于脓液黏稠或脓腔分隔引起的针吸不足、点状脓肿、存在游离体、难治性疾病和需要明确感染严重程度的情况。难治性疾病通常指通过充分引流和抗生素治疗后仍然无效的感染。有些严重病例需要急诊行鹰嘴滑囊切除术。

26.4 预防

预防是治疗鹰嘴滑囊炎最好的方法,因为一旦发生鹰嘴滑囊炎,复发的频率会很高。如果无法避免诱发动作,可以在受影响的肘关节上佩戴一个外部坚硬的软垫矫形器。如果滑囊炎是继发于职业的,那么通过简化工作,使用良好的姿势及优化身体力学来实现肘关节应力的最小化可有效地预防滑囊炎的发生。

免疫抑制是复发的危险因素,与是否采用抗生素治疗和手术干预无关。在防治鹰嘴滑囊炎发生的过程中,充分治疗和控制全身性疾病至关重要。

（向　明）

本章要点

1. 尺骨鹰嘴滑囊炎分为急性和慢性,根据是否合并细菌感染分为感染性滑囊炎和无菌性滑囊炎。

2. 急性尺骨鹰嘴滑囊炎通常是由于对滑囊的直接创伤或长期压力造成,而慢性滑囊炎常继发于急性滑囊炎,也常继发于全身疾病。

3. 感染性尺骨鹰嘴滑囊炎继发于皮肤开放伤口导致的细菌定值于滑囊,或邻近蜂窝织炎的局部扩散。

4. 鹰嘴滑囊炎主要引起肘关节后方的疼痛、肿胀及皮肤发红,合并感染时可能还会有脓液流出。体格检查可触及肘后方的压痛、肿胀、波动感以及肘关节周围淋巴结肿大。MRI 检查可提示肘后方的信号增强。

5. 大多数无菌性尺骨鹰嘴滑囊炎可以行非手术治疗。感染性鹰嘴滑囊炎可以通过充分引流和使用抗生素治疗,某些情况下需要行手术治疗。

6. 尺骨鹰嘴滑囊炎一旦发生,复发的概率较高,因此预防是治疗该病最有效的方法。

主要参考文献

［1］AARON D L, PATEL A, KAYIAROS S, et al. Four common types of bursitis: diagnosis and management [J]. J Am Acad Orthop Surg, 2011,19: 359 - 367.

［2］ABZUG J M, CHEN N C, JACOBY S M. Septic olecranon bursitis[J]. J Hand Surg, 2012,37: 1252 - 1253.

［3］BAKER C L J R, CUMMINGS P D. Arthroscopic management of miscellaneous elbow disorders[J]. Oper Tech Sports Med, 1998,6: 16 - 21.

［4］BLACKWELL J R, HAY B A, BOLT A M, et al. Olecranon bursitis: a systematic overview[J]. Shoulder Elbow, 2014,6: 182 - 190.

［5］DEGREEF I, DE SMET L. Complications following resection of the olecranon bursa[J]. Acta Orthop Belg, 2006,72: 400 - 403.

［6］FALASCA G F. Metabolic diseases: gout[J]. Clin Dermatol, 2006,24: 498 - 508.

［7］FERNANDES E A, LOPES M G, MITRAUD S A, et al. Ultrasound characteristics of gouty tophi in the olecranon bursa and evaluation of their reproducibility [J]. Eur J Radiol, 2012,81: 317 - 323.

［8］FLOEMER F, MORRISON W B, BONGARTZ G, et al. MRI characteristics of olecranon bursitis[J]. AJR Am J Roentgenol, 2004,183: 29 - 34.

［9］HERRERA F A, MEALS R A. Chronic olecranon bursitis[J]. J Hand Surg, 2011,36: 708 - 709.

［10］HO C F, CHIOU H J, CHOU Y H, et al. Peritendinous lesions: the role of high-resolution ultrasonography[J]. Clin Imaging, 2003,27: 239 - 250.

［11］LAUPLAND K B, DAVIES H D. Olecranon septic bursitis managed in an ambulatory setting. The Calgary Home parenteral therapy program study group[J]. Clin Invest Med, 2001,24: 171 - 178.

［12］MONU J U, POPE T L J R. Gout: a clinical and radiologic review[J]. Radiol Clin North Am, 2004,42: 169 - 184.

［13］MORREY B F. Bursitis［M］//MORREY B F, SANCHEZ-SOTELO J, ed. The elbow and its disorders. 4th ed. Philadelphia: Saunders Elsevier, 2009: 1164 - 1173.

[14] OGILVIE-HARRIS D J GILBART M. Endoscopic bursal resection: the olecranon bursa and prepatellar bursa[J]. Arthroscopy, 2000,16: 249 - 253.

[15] PEREZ C, HUTTNER A, ASSAL M, et al. Infectious olecranon and patellar bursitis: short-course adjuvant antibiotic therapy is not a risk factor for recurrence in adult hospitalized patients [J]. J Antimicrob Chemother, 2010,65: 1008 - 1014.

[16] WASSERMAN A R, MELVILLE L D, BIRKHAHN R H. Septic bursitis: a case report and primer for the emergency clinician[J]. J Emerg Med, 2009,37: 269 - 272.

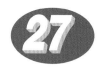

桡尺远侧关节不稳

27.1 解剖与生物力学

27.1.1 骨性稳定结构

桡尺远侧关节(distal radioulnar joint，DRUJ)的主要骨性结构包括尺骨头及桡骨远端的乙状切迹。主要功能为维持前臂的旋转，同时也有一定的负重功能。由于乙状切迹和尺骨头的曲率不一致，所以 DRUJ 本身缺乏稳定性，其稳定性主要依靠其周围的软组织来加强。

27.1.2 软组织稳定结构

(1) 三角纤维软骨复合体

三角纤维软骨复合体(TFCC)是跨越并支撑 DRUJ 和腕关节间相互关联的软组织纤维结构。它延伸了桡骨远端光滑的关节面并覆盖了尺骨头，传递尺腕关节的轴向应力，同时吸收部分负荷，为尺、桡骨远端提供牢固且有弹性的连接，允许前臂旋转运动。通过尺骨和桡骨的连接，TFCC 对腕关节尺侧起到有效的支撑作用。由于其复杂的解剖结构和多重功能，TFCC 极易遭受外伤及退行性变。

三角纤维软骨(triangular fibrocartilage，TFC)是 TFCC 的主体部分，外观呈三角形，延续于桡骨远端关节面、月骨窝的尺侧面，行经尺骨头的表面汇入尺骨茎突的基底部，其近桡侧厚、近尺侧薄、中部菲薄。TFC 与月骨窝的关节软骨无明显界限，其中央部为软骨，该区域无血液供应，靠关节液来营养，具有缓冲和负重功能；其周围部是由增厚的层状软骨所构成的掌、背侧桡侧副韧带。

月骨窝尺侧缘乙状切迹远端发出三角纤维软骨盘，与桡骨远端韧带周围相融合，由纤维交织和斜行排列的纤维软骨构成，它承受了通过关节盘中心的压力负荷。关节软骨盘承受的压力部分转化为使 TFCC 展开的张力。这个趋势可被桡尺远侧韧带限制。当腕关节承受负荷，尤其是旋前时，关节盘桡侧部分应力集中，这个区域对应的位置为桡侧方向的胶原纤维与中心区斜行纤维的交汇处。因此，关节软骨盘桡侧附着点常发生创伤性撕脱。

TFCC 在前臂轴向稳定作用较小，但在横断面是主要的静态稳定结构。其解剖构成在力学上属于稳定关节，并允许前臂较大幅度旋转。血液供应是 TFCC 修复能力的关键因素，在治疗的选择中也起重要作用。关节软骨盘的血液供应主要来源于骨间前动脉和尺动脉。骨间前动脉发出 DRUJ 的掌侧支和背侧支。背侧支主要供应背侧部边缘，掌侧支主要供应桡掌侧边缘。尺动脉掌侧支和背侧支主要供应尺骨茎突和尺掌侧边缘。血管仅至关节盘边缘15%,中央部分无血液供应。因此,纤维软骨盘中央部分破损后不宜修复,而周围部分修复能力强。

（2）其他软组织稳定结构

骨间膜是维持尺桡骨间稳定的重要结构,特别是远端斜束,对DRUJ的稳定尤为关键。旋前方肌横跨尺、桡骨远端的掌侧,其主要功能为前臂旋前,同时也可增加DRUJ的稳定性。另外,尺侧腕伸肌腱鞘和关节囊等结构也对DRUJ的稳定有所帮助。

27.2 病因与发病机制

骨性DRUJ不稳相对少见,主要影响因素为乙状切迹的形态。乙状切迹大致可分为4种不同类型,其中部分为不稳定型。此外,外伤后的乙状切迹变形或缺损也会导致DRUJ不稳,这类不稳除了修复软组织外,还需要考虑重建乙状切迹的弧形结构,否则效果可能不理想。

引起DRUJ不稳最常见的原因是TFCC损伤。TFCC连接尺、桡骨,传导由桡骨至尺骨的轴向负荷,具有稳定DRUJ、尺腕关节的作用。

TFCC损伤的基本病因是外伤和退行性变。1989年Palmer将TFCC损伤分成两大类。

（1）外伤性TFCC损伤

常由于上肢外伸位或从高处跌落肘和手撑地、前臂猛烈旋转,以及腕关节尺侧轴向过度负重或腕尺侧牵张损伤所致。分型如下:

ⅠA型损伤:TFCC周边部撕裂或穿孔。

ⅠB型损伤:TFCC从尺骨茎突的止点上撕裂,可伴或不伴尺骨茎突骨折。

ⅠC型损伤:TFCC周边部撕裂。

ⅠD型损伤:TFCC从桡骨附着缘上撕裂。

（2）退行性TFCC损伤

此类损伤为腕尺侧反复负重所致,属于腕尺侧撞击综合征。反复腕关节受压旋转致TFCC水平部近、远端面发生退行性变。分型如下:

ⅡA型损伤:TFCC水平部在近侧面和（或）远侧面磨损,但未发生穿孔。

ⅡB型损伤:除水平部磨损外,还有月骨的尺侧面和（或）尺骨头桡侧面软骨破坏。

ⅡC型损伤:TFCC的水平部发生穿孔。

ⅡD型损伤:退行性变进展期,月骨和尺骨头的关节面出现退行性变化,TFCC水平部穿孔,月三角韧带断裂。

ⅡE型损伤:腕尺侧撞击综合征的终末期,发生创伤性关节炎,TFCC水平部通常完全消失,月三角韧带完全断裂。

外伤性TFCC损伤除暴力外伤外,超越正常范围的运动同样导致其损伤。腕关节在旋前时背侧桡尺韧带的浅部和掌侧桡尺韧带的深部纤维处于紧张状态,而另外两部分纤维则处于松弛状态;旋后时,各部纤维的状态与之前相反,这主要与它们的起止和经行部位有关。过度旋前时,会引起三角软骨背侧缘撕脱,从而造成尺骨头背侧脱位。过度旋后时,会引起三角软骨掌侧撕脱,从而导致尺骨头掌侧脱位。且随着前臂的旋前、旋后,桡骨乙状切迹关节面与尺骨头关节面接触面积均减小,从而导致TFCC损伤,使得DRUJ脱位。

27.3 临床评估

27.3.1 病史

TFCC损伤的诊断可从病史、临床症状及辅助检查获得。详细询问病史非常必要,大多可追寻出致伤原因。而急性创伤型患者,常有前臂旋前位跌倒、腕背伸或者腕尺侧直接撞击的病史。

27.3.2 临床表现

（1）非特异性表现

腕部近DRUJ处疼痛、肿胀及腕关节功能障碍。

（2）TFCC损伤的表现

前臂旋转时可有弹响,腕关节尺桡偏时可诱发关节腕尺侧痛。按压尺骨茎突与尺侧腕屈肌腱之间、尺骨头与豌豆骨之间可产生明显疼痛,即"尺骨凹征"阳性。此处为TFCC损伤最佳触诊位置。

（3）DRUJ不稳的表现

外伤性DRUJ不稳通常表现为握力减退、疼痛及其他一些DRUJ松弛后引起的相应症状,如尺骨头向背侧突出时按压尺骨头可出现"琴键征"。

27.3.3 影像学检查

（1）X 线平片

摄 X 线片应包括前臂旋转中立位时前后位和侧位片。在前后位片上可以观察尺侧变异情况，月骨和远端尺骨是否有关节病改变，月三角间隙是否正常，DRUJ 是否有退行性变。骨折必须予以排除，特别是尺骨茎突和远端桡骨的月骨凹处的骨折。X 线诊断虽无法对 TFCC 损伤进行直接的诊断，但其体现的骨性异常对判断 TFCC 的损伤具有重要意义。

（2）MRI 检查

目前 MRI 是 TFCC 损伤无创诊断的主要手段。正常情况下，三角纤维软骨呈不规则三角形或不规则带状低强度信号影，而三角纤维软骨撕裂可造成外形和信号强度的改变，主要表现为在正常无信号区出现增强的信号影，并可延伸至尺侧腕骨的关节面，也可表现为局限性或均匀增强的信号影。由于 MRI 对软组织的分辨率较高，尤其矢状面的 MRI 可对尺侧腕伸肌、关节囊及 TFCC 的关节面提供重要的诊断信息，从而成为目前 TFCC 诊断的最主要手段。但 MRI 存在特异性低、评价关节软骨状态及损伤程度时有难度等缺点，与直观精准的腕关节镜所见结果存在不一致及漏诊等情况（图 27-1）。

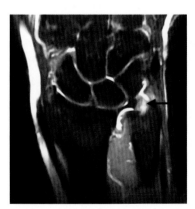

图 27-1　TFCC 自尺侧缘全层撕裂
MRI 影像

（3）CT 检查

二维 CT 检查不仅可以判断 DRUJ 的脱位情况，还可以非常准确地评估乙状切迹的形态。三维 CT 可以直观地判断尺、桡骨远端的对应关系，是否有骨折或其他畸形。另外，术前 CT 检查对 TFCC

修复和桡尺远侧韧带重建时进针点的选择和骨道的设计都很有价值（图 27-2）。

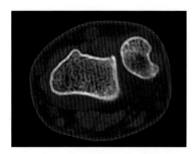

图 27-2　DRUJ 脱位及不稳的乙状
切迹横断面 CT 影像

27.4　治疗

27.4.1　非手术治疗

DRUJ 损伤的治疗应该以恢复活动度、维持稳定性并消除疼痛为原则。大多数的 DRUJ 脱位和 TFCC 损伤可以通过非手术治疗取得满意的效果。早期诊断、及时处理是确保疗效的关键。除了口服非甾体抗炎药、局部冰敷和各种促进组织愈合的理疗外，长臂石膏制动是最简便有效的方法。一般尺骨头背侧脱位时前臂固定于旋后位；掌侧脱位时前臂固定于旋前位。根据损伤的程度，长臂石膏固定 3～4 周后，继续短臂支具固定 2～3 周。

27.4.2　手术治疗

（1）TFCC 修复术

严重的 TFCC 损伤及非手术治疗无效的 DRUJ 不稳可考虑手术治疗。最有效的治疗方法是修复 TFCC，其中桡尺远侧韧带是维持 DRUJ 稳定的最重要结构。开放式手术的优点在于能直视下手术，对 TFCC 解剖结构有清晰认识，适用于复杂特别是桡侧缘的 TFCC 损伤；缺点在于创伤大，功能恢复时间长，对显微结构不能有效观察。随着腕关节镜技术的普及，镜下修复成为 TFCC 损伤手术治疗的主要方式。腕关节镜下可以观察 TFCC 有无损伤、损伤的程度及对 DRUJ 稳定性的影响，同时决定其具体术式及治疗方法，进行精准的 TFCC 修复或清理。其优势在于：①创伤小，有利于术后功能恢复；②术中直视操作有良好视野;③借助操作器械可以对微小组织进行处理。

由于ⅠA型和ⅠC型损伤基本不影响DRUJ稳定,一般不做修复。这里主要介绍ⅠB型和ⅠD型损伤的修复。

1)ⅠB型损伤修复:ⅠB型损伤为TFCC从尺骨附着部撕脱,可伴有尺骨茎突骨折。该型损伤将影响DRUJ稳定性,故应尽可能地在腕关节镜下进行缝合修复术。在处理该型损伤时,最重要的是要考虑TFCC尺骨茎突的损伤程度,尺骨茎突是尺骨在皮下缘的直接延续,是腕关节尺侧软组织最为重要的附着点。对于TFCC浅层的撕裂,可将损伤的TFCC缝合于关节囊或韧带及腱鞘组织。可采用"outside-in"或"inside-out"缝合技术进行修复,以改善DRUJ稳定性并缓解疼痛。对于伴有明显DRUJ不稳的患者,往往存在桡尺远侧韧带深支损伤。修复时的关键是将深支重新固定于尺骨茎突隐窝,可以用锚钉固定,更可靠的是经骨隧道穿线缝合固定(图27-3)。

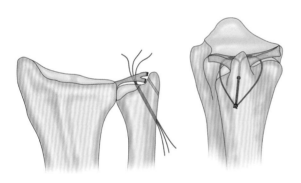

图27-3　TFCC深支修复示意图

2)ⅠD型损伤修复:ⅠD型损伤为TFCC于桡骨远端尺侧缘附着处撕脱,可伴有骨折。术前应对DRUJ稳定性做出评估。DRUJ稳定的前提下,可行腕关节镜下清创术,其目的是清除增生炎性滑膜组织,钳咬TFCC破口碎片,使之边缘光滑,缓解疼痛。

严重影响稳定性的桡侧缘撕裂可考虑手术治疗,目前一般选择镜下修复。在镜下清理乙状切迹边缘的桡尺远侧韧带附着处及TFCC断端后,分别以1.2mm克氏针由尺侧向桡侧钻2个骨隧道,然后以2-0肌腱缝线穿过TFCC桡侧缘后将缝线经骨隧道自桡骨远端桡侧穿出打结。如果从掌侧到背

侧全程撕裂则需缝合。

(2)桡尺远侧韧带重建

1)手术适应证及术式选择:对于TFCC无法修复的DRUJ不稳,须通过移植肌腱来重建关节的稳定结构。重建方式可分为解剖重建和非解剖重建。非解剖重建的方式有很多,都是通过肌腱固定的方式直接或间接地将尺、桡骨远端捆绑在一起。往往在改善稳定性的同时限制了关节的活动度,目前已逐渐被淘汰。解剖重建是由Scheker等首先提出并进行了尝试,通过重建桡尺远侧韧带深支来治疗DRUJ不稳,兼顾了关节的活动度和稳定性。目前最有代表性的是Brian Adain法。该术式的设计相对更合理,已被证明是治疗陈旧性DRUJ不稳较为理想的术式。但该术式操作复杂,手术创伤也比较大,而且所需移植肌腱较长,自体的掌长肌腱往往无法完成韧带重建。我们现在采用的重建方法适当改变了骨隧道及移植肌腱的穿行方式,使手术过程更为简便,可以使用自体掌长肌腱移植来完成桡尺远侧韧带的解剖重建。

2)手术过程:一般选择臂丛麻醉,患者取仰卧位,患肢外展,固定于腕关节镜牵引塔,常规3-4入路进入2.5mm镜头,6R入路进入操作器械。清理关节腔后检查TFCC损伤程度及完整性。根据损伤类型选择适合的修复方式,如果TFCC有广泛损伤或严重退行性变,则行韧带重建术。于远侧腕横纹的腕掌尺侧取纵向切口3~4cm,分离显露掌长肌腱后结合前臂近端小切口切取全长掌长肌腱备用。继续分离深层组织,钳开指屈肌腱及尺侧血管神经束,显露DRUJ,于桡骨远端及乙状切迹关节面边缘以内各5mm处标记作为骨隧道入口。另取腕背第5伸肌间室背侧纵向切口约3cm,逐层分离,切开第5间室,向尺侧牵开小指固有伸肌腱,切开第4、5间室间隔,将伸肌支持带向桡侧牵开,显露DRUJ背侧,距桡骨远端及乙状切迹关节面各5mm处标记定位骨隧道出口。在前交叉韧带定位器引导下,自掌侧骨隧道入口向背侧骨隧道入口打入导针,C臂机透视确认导针位置后以空心钻逐步扩大骨隧道,直至可顺利穿过移植肌腱,一般为3~4mm之间。将所取掌长肌腱两断端分别编织缝合后在塑料套管引导下穿过骨隧道备用。另取腕尺侧切口显露尺骨远端,在前交叉韧带导向器引导下于尺骨茎突基底部约1.5cm处向尺骨隐窝打入导针,C臂机透视下确定导针位置后以空心钻逐步扩大骨隧道,直至口

径可容纳 2 股移植肌腱。继而在距原骨隧道入口约 1 cm 处斜向隐窝再打入导针 1 枚,同样以空心钻扩大骨隧道至可容纳单股移植肌腱。关节镜辅助下将已穿过桡骨远端骨隧道的肌腱两端分别自掌、背侧引入尺腕关节,共同穿过隐窝骨隧道口后分别自 2 个尺骨颈部骨隧道出口穿出。于前臂中立位压紧尺、桡骨远端后,拉紧 2 股移植肌腱,编织打结后以 3 - 0 肌腱缝线缝合固定。检查 DRUJ 稳定性后逐层缝合切口,加压包扎,长臂石膏托固定前臂于中立偏旋后位(图 27 - 4)。

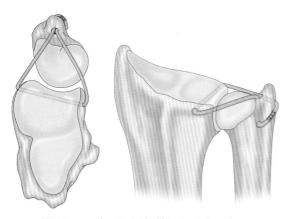

图 27 - 4　桡尺远侧韧带解剖重建示意图

3) 术后康复:术后长臂石膏固定前臂于中立偏旋后位,4 周后换为短臂支具,继续固定 2～3 周。一般术后早期即可开始手部活动,6 周左右开始前臂旋转及腕关节主动活动。力量可逐渐增加,4～6 个月后可以接近正常活动。

4) 手术并发症及其预防:小关节周围的韧带重建难度较高,容易伤及重要结构。这种韧带重建方法由于增加了 1 个骨隧道,使关节软骨损伤及骨折的风险更高,手术中要注意保持尺骨颈 2 个骨隧道出口间的距离在 1 cm 以上,骨隧道与尺骨头关节面之间也要保持足够距离。另外,移植肌腱在骨隧道及关节内、外的穿行也有一定难度,需要特别注意保护关节面及残余韧带组织。鉴于桡尺远侧韧带深支本身复杂的走行特点,进一步改良术式并能达到解剖重建目的已经非常困难,手术辅助器械的发展有可能简化操作过程,而新型锚钉的不断出现也可能会进一步简化肌腱的固定方法。

(陆九州)

本章要点

1. 维持 DRUJ 稳定的解剖结构包括骨性稳定结构和软组织稳定结构。骨性稳定结构主要来自乙状切迹,软组织稳定结构主要为桡尺远侧韧带。

2. 三角纤维软骨盘和桡尺远侧韧带是 TFCC 的主体部分。软骨盘的功能是传递尺腕关节的轴向应力,同时吸收部分负荷;桡尺远侧韧带为尺、桡骨远端提供牢固且有弹性的连接,在允许前臂自由旋转的同时维持 DRUJ 的稳定性。

3. 外伤导致的 TFCC 损伤,除了疼痛等症状外,还可导致 DRUJ 急性脱位和慢性不稳定。

4. 体格检查是判断 DRUJ 不稳的最重要手段。MRI 和腕关节镜是诊断 TFCC 损伤的主要方法。

5. 恢复 DRUJ 稳定的首选术式是桡尺远侧韧带修复,特别是深支修复。如果桡尺远侧韧带无法修复,则选择移植肌腱进行韧带重建。对于外伤后或先天性的 DRUJ 骨性不稳,可采用乙状切迹成形术或骨软骨移植重建乙状切迹。

主要参考文献

[1] ABE Y, MORIYA A, TOMINAGA Y, et al. Dorsal tear of triangular fibrocartilage complex: clinical features and treatment[J]. J Wrist Surg, 2016,5(1): 42 - 46.

[2] ATZEI A, LUCHETTI R. Repair of the foveal insertion of the TFCC through the DF portal[M]// SLUTSKY D, ed. Principles and practice of wrist surgery. Philadelphia: Saunders, 2010: 559 - 568.

[3] BREEN T F, JUPITER J B. Extensor carpi ulnaris and flexor carpi ulnaris tenodesis of the unstable distal ulna [J]. Hand Surg, 1989,14A: 612 - 617.

[4] FRANK R M, SLIKKER W, AL-SHIHABI L, et al. Arthroscopic-assisted outside-in repair of triangular fibrocartilage complex tears [J]. Arthrosc Tech, 2015, 4(5): 577 - 581.

[5] FUJITANI R, OMOKAWA S, AKAHANE M, et al. Predictors of distal radioulnar joint instability in distal radius fractures [J]. Hand Surg, 2011,36(12): 1919 - 1925.

[6] HAGERT E, LALONDE D H. Wide-Awake wrist

arthroscopy and open TFCC repair[J]. J Wrist Surg, 2012,1(1)：55－60.

［7］ HUI F C, LINSCHEID R L. Ulnotriquetral augmentation tenodesis：a reconstructive procedure for dorsal subluxation of the distal radioulnar joint[J]. Hand Surg Am, 1982,7(3)：230－236.

［8］ HUNTER J M, KIRKPATRICK W H. Dacron stabilization of the distal ulna[J]. Hand Clin, 1991,7：365－373.

［9］ JEANTROUX J, BECCE F, GUERINI H, et al. Athletic injuries of the extensor carpi ulnaris subsheath：MRI findings and utility of gadolinium enhanced fat-saturated T1-weighted sequences with wrist pronation and supination [J]. Eur Radiol, 2011,21(1)：160－166.

［10］ KOUWENHOVEN S T, DE JONG T, KOCH A R. Dorsal capsuloplasty for dorsal instability of the distal ulna[J]. Wrist Surg, 2013,2(2)：168－175.

［11］ NAKAMURA T, SATO K, OKAZAKI M, et al. Repair of foveal detachment of the triangular fibro-cartilage complex：open and arthroscopic transosseous techniques[J]. Hand Clin, 2011,27：281－290.

［12］ RIGGENBACH M D, CONRAD B P, WRIGHT T W, et al. Distal oblique bundle reconstruction and distal radioulnar joint instability[J]. Wrist Surg, 2013,2(4)：330－336.

［13］ WALLWORK N A, BAIN G I. Sigmoid notch osteoplasty for chronic volar instability of the distal radioulnar joint：a case report[J]. Hand Surg Am, 2001,26(3)：454－459.

［14］ WOO S J, JEGAL M, PARK M J. Arthroscopic-assisted repair of triangular fibrocartilage complex foveal avulsion in distal radioulnar joint injury [J]. Indian J Orthop, 2016,50(3)：263－268.

尺骨撞击综合征

28.1 解剖与生物力学

尺腕关节通过相对较小的接触面积传递大量的应力负荷，因而较易发生关节退行性变。这种退行性变过程常称为尺骨撞击综合征或尺腕撞击综合征。长期过度的压力负荷是其主要原因，关节表面的剪切应力和通过软组织的拉伸应力也起促进作用。获得性尺骨正变异由于尺腕负荷增加，是导致尺骨撞击综合征的已知危险因素。

28.2 病因与发病机制

获得性尺骨正变异常见原因包括桡骨远端骨折后桡骨短缩畸形、Essex-Lopresti 损伤和急、慢性骨骺损伤。尽管生物力学研究并未显示发育性尺骨正变异的尺腕关节负荷传递增加，但这些腕关节仍可由于其他原因而发展为尺骨撞击综合征。

尺骨茎突与三角骨解剖位置相对远，当外伤力度小时两者不易发生撞击或撞击力度小不引起三角骨损伤，故三角骨损伤发生率低。当外伤力度和腕回缩大时(尤其是尺骨阳性变异＞2 mm)，尺骨头、尺骨茎突与月骨、三角骨撞击并形成桥连状态，产生持续压迫，才会同时引起月骨和三角骨局限性坏死。

28.3 临床评估

28.3.1 病史与临床表现

尺骨撞击综合征常表现为腕尺侧疼痛、局限性肿胀，部分可有活动受限。其病史及体格检查多与急性三角纤维软骨复合体(TFCC)损伤相似。疼痛多在握拳尺偏时加重，尤其在合并主动旋前和旋后时。

28.3.2 体格检查

被动和主动尺偏可引出疼痛，检查者按压尺骨头同时推挤豌豆骨可使疼痛加剧。用力握拳时，该检查能够更好地复制关节对应力的反应，在这种情况下更多的负荷作用于尺骨顶中部、关节盘、月骨和三角骨。此时检查者旋转患肢对关节增加剪切应力，可进一步加剧疼痛并偶尔会产生骨擦音。

28.3.3 影像学检查

尺骨撞击综合征首选 X 线检查。标准的 X 线片可以很好地显示尺骨变异程度，尺骨、月骨和三角骨关节面下的骨质硬化、囊变，桡尺远侧关节的协调性等。尺骨撞击综合征受累骨的改变主要为关节面下骨质硬化和囊变。可以为单一骨受累,也可以为某2块或3块骨同时受累,累及部位多在月骨和三角骨近侧关节面下和尺骨头关节面下。在受累骨中可以囊变为主伴周围环状硬化,或硬化区内有小的囊变;通常囊变与硬化同时存在。发生于月骨的小囊变多位于尺侧近端,发生于三角骨者多位于近端外侧或腰部。当受累骨仅有骨质硬化而关节面光整,表明关节面下骨质尚未破坏,应属于病变的较早期阶段;而当出现囊性病变时受累骨的关节面多会

毛糙不光整,表明关节面下已经出现骨质破坏,应属于病变的相对较晚期阶段。骨质硬化代表了应力增加所致的反应性骨质增生,而囊变代表骨质缺血坏死。CT检查可显示骨质的细微变化,但与常规 X 线检查一样,仍不能显示尺骨撞击综合征患者腕骨缺血坏死早期改变。对临床高度怀疑尺骨撞击综合征患者,应尽早行 MRI 检查。MRI 对骨髓变化敏感,在骨损伤早期就能反映出骨髓水肿性改变,可做到早期诊断(图28-1)。

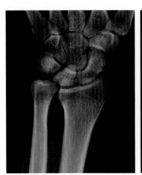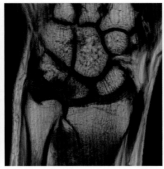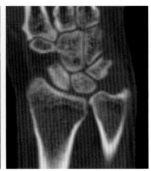

图28-1　尺骨撞击综合征的影像学表现

28.4　治疗

尺骨撞击综合征可非手术治疗和手术治疗。

28.4.1　非手术治疗

包括患侧腕部休息、制动,改变腕部活动方法,服用非甾体抗炎药等。

28.4.2　手术治疗

有尺骨短缩截骨术及尺骨头部分切除术等。在手术前,应试行数月非手术治疗。手术适用于临床和影像学检查存在尺骨撞击、不伴有桡尺远侧关节(DRUJ)炎且非手术治疗无效者,手术治疗的目的是减轻尺腕关节负荷。手术技术如下:

(1) 尺骨头部分切除术(WAFER 术)

该术式保留了 TFCC 在尺骨茎突和隐窝处的附着。为不损伤 DRUJ 关节面,切除范围不应超过3~4 mm。通常采取 DRUJ 背侧入路或桡尺远侧韧带重建的入路。用骨刀或摆锯切除尺骨茎突远端2~4 mm,注意保护 TFCC 在尺侧的附着。若TFCC 在尺骨隐窝处被切断,则 TFCC 需进行经骨

缝合。检测关节盘近端表面,对损伤进行清创。修复背侧关节囊,但不要重叠,以免术后僵硬。先用掌背侧支具固定,术后第1次复查时更换为可拆卸的腕关节支具。腕关节和前臂可尽早开始活动,但术后8周内建议进行保护性活动(图28-2)。

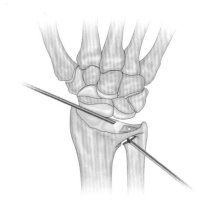

图28-2　WAFER 术示意图

(2) 尺骨短缩截骨术

该术式的优势在于保留了尺骨茎突的关节软骨,无须累及 DRUJ 或尺腕关节。该手术使尺腕韧带绷紧,对伴发的月三角关节或 DRUJ 不稳定起到

有益的效果。对于尺骨正变异患者，切除长度以最终能在 X 线正位片上获得尺骨 0 或 1 mm 负变异为准。对于尺骨中性变异患者，设计短缩 2～3 mm 尺骨。沿尺骨皮下做纵向切口，从尺骨颈向近端延伸 10 cm，于尺侧腕伸肌和尺侧腕屈肌之间切开筋膜组织。尺神经背侧感觉支通常位于切口掌侧和远端。尽量少进行骨膜剥离，以保留尺骨血液供应。用塑形后的 6 孔或 7 孔 3.5 mm 动力加压接骨钢板，钢板远端距离乙状切迹近端边缘约 1 cm，2 枚螺钉置入钢板两端。用电凝在尺骨截骨部位做标记，其位置相当于接骨板第 3 或第 4 孔位置，做纵向标记以确保截骨后不发生旋转。拧松最远端螺钉，旋开接骨板。取冠状面上斜行 45°位截骨线，切开 75％尺骨。平行于第 1 处截骨线，完全切开第 2 处截骨线。完成第 1 处截骨，取出截骨块。旋回接骨板，重新拧紧螺钉。手法对尺骨截骨端进行轴向加压，将接骨板与

尺骨近端钳夹进行临时固定。完成接骨板固定时，1～2 枚近端螺钉偏心拧入进行动力加压。在截骨端用加压螺钉通过斜行截骨端间的滑动孔，用标准的骨块间加压技术进行加压。支具固定 2 周后，更换可拆卸支具固定，同时开始早期前臂、腕和手指活动，但在截骨端愈合前不可剧烈活动（图 28 - 3、图 28 - 4）。

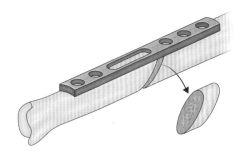

图 28 - 3　尺骨短缩术示意图

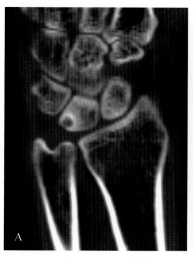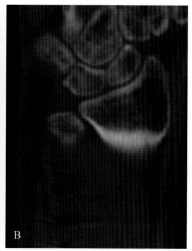

图 28 - 4　尺骨短缩术前及术后 CT 影像对比

A. 术前示尺骨正变异及月骨尺侧囊性变；B. 术后 1 年余复查示尺骨负变异及月骨囊性变改善

（3）尺骨头下截骨术

尺骨头下截骨术是一种改良的 WAFER 术，它保留了尺骨远端关节面，适用于经非手术治疗无效的尺骨撞击综合征患者。首先，行腕关节镜清理尺腕关节的炎症或对损伤的 TFCC 进行清创。同时，对桡腕关节及腕中关节进行检查。腕关节镜检查后行腕背尺侧纵向切口，逐层切开，显露远端尺骨干骺

端和 DRUJ，根据术前测得的尺骨正变异的长度，在桡尺远侧关节水平截除 2～5 mm 骨片，保留远端尺骨关节面和 TFCC 中央凹附着处完整。克氏针临时固定后，更换为无头空心压缩螺钉。最后，修补背侧关节囊。术后石膏或夹板固定。

（陆九州）

本章要点

1. 尺骨正变异是尺骨撞击综合征形成的最主要因素之一。

2. 临床表现为腕尺侧疼痛,部分可有活动受限。腕部旋转或尺偏、受力时腕尺侧疼痛,尺侧张力试验阳性。

3. 对临床高度怀疑尺骨撞击综合征的患者,应尽早行 MRI 检查,可做到早期诊断。

4. 非手术治疗包括患侧腕部休息、制动、改变腕部活动方法、服用非甾体抗炎药等。

5. 手术治疗一般有尺骨短缩截骨术及尺骨头部分切除术等。

主要参考文献

[1] CEREZAL L, DEL PINAL F, ABASCAL F, et al. Imaging findings in ulnar-sided wrist in paction syndromes [J]. Radiographics, 2002, 22 (1): 105 – 121.

[2] DARLIS N A, FERRAZ I C, KAUFMANN R W, et al. Step-cut distal ulnar-shortening osteotomy [J]. J Hand Surg Am, 2005, 30: 943Y948.

[3] FELDON P, TERRONO A L, BELSKY M R. The "wafer" procedure: partial distal ulnar resection [J]. Clin Orthop Relat Res, 1992, 124 – 129.

[4] GELBERMAN R H, SALAMON R B, JURIST J M, et al. Ulnar variance in kienböck's disease [J]. J Bone Joint Surg Am, 1975, 57(3): 674 – 676.

[5] IKEDA M. Conservative treatment using a newly designed custom-made wrist splint for ulnocarpal abutment syndrome [J]. Prosthet Orthot Int, 2015, 39: 496 – 501.

[6] SACHAR K. Ulnar-sided wrist pain: evaluation and treatment of triangular fibrocartilage complex tears, ulnocarpal impaction syndrome, and lunotriquetral ligament tears [J]. J Hand Surg Am, 2012, 37: 1489 – 1500.

[7] SCHMAUSS D. Clinical tests and magnetic resonance imaging have limited diagnostic value for triangular fibrocartilaginous complex lesions [J]. Arch Orthop Trauma Surg, 2016, 136: 873 – 880.

[8] SLADE J F, GILLON T J. Osteochondral shortening osteotomy for the treatment of ulnar impaction syndrome: a new technique [J]. Techn Hand Up Extrem Surg, 2007, 11(1): 74 – 82.

[9] STOCKTON D J, PELLETIER M E, PIKE J M. Operative treatment of ulnar impaction syndrome: a systematic review [J]. J Hand Surg Eur. 2015, 40: 470 – 476.

[10] WNOROWSKI D C, PALMER A K, WERNER F W, et al. Anatomic and biomechanical analysis of the arthroscopic wafer procedure [J]. Arthroscopy, 1992, 8: 204 – 212.

肘、腕关节康复原则与技术

29.1 概述

29.1.1 开展肘、腕关节功能康复技术的重要性

  肘、腕关节康复医学是康复领域中的一个重要组成部分,其运用现代化医疗仪器和设备,根据患者肘、腕关节疾病的各种症状和后遗症,应用国际标准化测量、评估和分析的结果来设定相应的训练疗程,并通过体疗、作业疗法、物理治疗等系列康复手段,最终达到促进肘、腕关节功能恢复的目的。

  当患者肘、腕创伤后,或采用保守治疗,或进行外科手术,还有一些患者会等待功能的自行恢复。但往往许多患者由于缺乏术后正确的康复锻炼,即使采用最好的手术方法,也不一定达到最佳效果。特别是伤后或手术后,会出现肘、腕关节的瘢痕挛缩、关节僵硬、功能障碍、肌肉萎缩、组织粘连、肢体肿胀等,影响肢体功能的恢复。

  开展肘、腕关节功能康复技术是通过运用各种康复器材，对患者进行系统的康复治疗，结合患者个人坚持不懈的努力，将肘、腕关节的功能提高到适应生活和工作的需要，把伤残肢体的损伤降到最低程度。

肘、腕关节康复医学临床实践证明，配合手术医生对患者术前、术后应用康复治疗，一定会取得更好的疗效。手术与康复的结合才是伤后肢体功能恢复的重要保证。

29.1.2 肘、腕关节功能康复治疗的主要任务

肘、腕关节功能康复的主要任务是恢复肘关节、前臂及腕、指关节的功能，通过各种康复手段达到一定功能康复目标，使功能障碍者恢复到可以维持日常生活、学习和工作的最低要求。

开展以肘、腕关节功能康复为中心的综合治疗任务如下。

1）能独立完成一般基本要求的活动，同时又能适应经过调整的功能活动（如手术后的各种代偿），通过康复综合治疗进行功能和代偿训练。

2）对较轻的有组织结构或功能上的缺损而尚未影响生活者，应积极进行肘、腕关节的临床治疗和功能恢复，并需防止造成进一步损伤，促使其临床愈合和功能恢复。

3）对已影响生活者，应进行多方面的康复治疗和指导训练，发展其代偿能力。如训练背阔肌、移植代屈肘，或采用支具、器具辅助伸腕治疗，以防损伤进一步发展，促进肢体恢复。

4）对严重损伤而直接造成生活自理困难者，除进行综合康复治疗外，还需在思想上对患者加以引导，在精神上给予支持，创造条件改变其生活、学习和工作条件，促使患者用最大努力去康复。

29.1.3 肘、腕关节功能康复的目标

肘、腕关节功能康复的目标是促进患者的功能恢复，最大限度地发挥肘、腕关节术前及术后的功能。为此，在制订功能康复治疗计划时，首先必须考虑2个问题：①应尽可能预防和及时处理并发症；②最大限度地减少肘、腕关节创伤因病理变化引起的功能障碍。制订科学、合理的康复计划既能尽快取得疗效，也可为患者节约治疗成本。

在康复过程中，应预防患者的不良情绪和导致无效治疗的反应，治疗的顺序应经常更新，患者和康复治疗团队要对康复计划有一个全面的了解。

治疗中发展舒适、正常的上肢运动模式和良好协同功能至关重要。必须建立正确模式，并一定要遵守无痛和协调运动模式的原则，维持和增加关节活动度的范围，改善日常功能活动的独立性和耐力，保持力学对位及维持肌力。肘、腕关节功能康复技术示意图见图29－1。

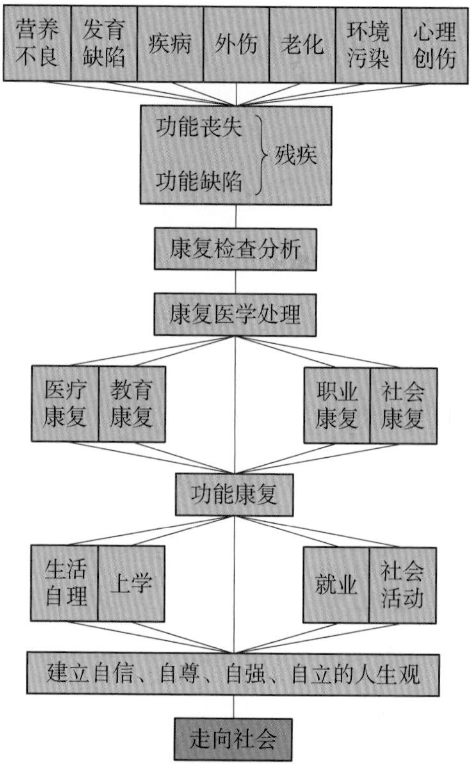

图29－1 肘、腕关节功能康复技术示意图

在康复治疗过程中，应着重注意以下问题：①预防和减轻关节水肿；②帮助创伤或病损组织愈合；③减轻患部的疼痛；④预防肌肉的失用性萎缩；⑤避免肘、腕关节挛缩或僵硬；⑥处理瘢痕；⑦使高敏区域脱敏；⑧感觉再教育，逐步发展运动和感觉功能。

29.2 肘、腕关节解剖

29.2.1 肘、腕部神经支配

肘、腕部主要由肌皮神经、桡神经、正中神经及尺神经支配，这些神经都属于臂丛的分支。臂丛主要由

$C_{5\sim8}$ 神经前支和 T_1 神经前支的大部分组成。

（1）腋神经

发自臂丛后束，包含 C_5、C_6 神经纤维。绕过肱骨外科颈后侧，主要分支三角肌，在三角肌深面分为前（上）、后（下）支，前支供应三角肌，再发出数个皮支分布于三角肌表面的皮肤；后支分布于小圆肌和三角肌后部。

损伤后体征：①由于三角肌萎缩，肩部外貌变平，甚至凹陷。肩峰突出，肱骨头易于触及。②臂不能外展，如患者欲外展臂时，肩胛骨充分外旋，肩胛下角外移。由于其他肌肉的代偿，肩关节仍可做伸展和外旋运动。虽然小圆肌麻痹，但肩外旋和内收动作可被其他肌肉所代替。③肩外面感觉障碍。

（2）肌皮神经

发自臂丛外侧束，包含 C_5、C_6 神经纤维，有时还包括 C_7 神经纤维，前置型臂丛有 C_4 神经纤维参加。此神经初位于臂丛的外侧，穿过喙肱肌，在肱二头肌和肱肌之间向下外侧走行，至臂外侧，肘关节上方，于肱二头肌腱外侧穿出深筋膜，延续为前臂外侧皮神经。此神经主要支配肱二头肌。

损伤后体征：①肱二头肌和肱肌萎缩，臂前面消瘦；②虽屈肘受影响，但可由肱桡肌和前臂屈肌代偿；③皮肤麻痹区限于前臂桡侧缘。

（3）桡神经

发自臂丛后束，含 $C_{5\sim8}$ 和 T_1 神经的纤维。它是臂丛最大的分支，在肱三头肌深面紧贴肱骨体中部后面沿桡神经沟向下外走行，到肱骨外上髁前方分为浅、深支。桡神经在臂部支配肱三头肌。

桡神经的分支：①浅支，为皮支，与桡动脉伴行，至前臂下 1/3 处转向手背，分布于手背桡侧半和桡侧 2 个半指近节背面的皮肤；②深支，为肌支，又称骨间后神经，穿至前臂背侧，分支支配前臂所有的伸肌。

损伤后体征：

1）变形：①桡神经损伤的特点是腕下垂、前臂旋前畸形。屈肘时，手悬于屈曲位；②高位损伤时，臂和前臂背面显著消瘦，尺、桡骨之间的背面出现特殊的沟，外上髁肌肉隆起消失。

2）运动障碍：①伸肘功能减弱，前臂旋后功能减弱。②由于桡侧腕长、短伸肌和尺侧腕伸肌麻痹，腕不能伸。③由于拇长展肌和桡侧腕长伸肌麻痹，手不能外展（桡侧偏斜）。④由于尺侧腕伸肌麻痹，手内收（尺侧偏斜）功能减弱，尺偏时伴腕屈曲。⑤由于指总伸肌、示指和小指伸肌麻痹，当把持腕于中立位时，掌指关节不能伸展。如强力屈腕时，则掌指关节能伸展。⑥由于拇长伸肌的麻痹，拇指远节伸展障碍，可以借拇短展肌结合拇长伸肌的纤维诱发拇指末节伸展，但同时伴整个拇指的外展。⑦由于拇长展肌和拇短伸肌的麻痹，拇指不能外展。

3）感觉障碍：以手背第 1 掌骨间隙最为显著，其他部位影响不大。

（4）正中神经

外侧根起于臂丛外侧束，含 $C_{5\sim7}$ 神经纤维；内侧根起于臂丛内侧束，含 C_8、T_1 神经纤维。在臂部沿肱二头肌内侧沟随肱动脉下降至肘窝。从肘窝向下走在前臂中线上，位于指浅、指深屈肌之间，最后随屈肌腱经过腕管到达手掌，分肌支和皮支而终止。

正中神经的分支：①肌支，正中神经肌支的发出顺序为旋前圆肌支、掌长肌支、指浅屈肌支、指深屈肌支、桡侧腕屈肌支、拇长屈肌支、旋前方肌支、鱼际肌支；②皮支，分布于手掌桡侧 2/3 区和桡侧 3 个半指掌面的皮肤，以及这 3 个半指背面远节的皮肤。

体表投影：正中神经自肱动脉的始端搏动点至肘部髁间线中点稍内侧，再由此至腕掌侧横纹中点。

损伤后体征：正中神经损伤后的功能障碍依损伤平面和程度而定。

1）变形：①鱼际部肌萎缩，隆起消失，手掌变平。②示指、中指呈纺锤形变形，因环层小体脱失神经后萎缩、远节指垫消瘦所致。

2）运动障碍：①拇指不能外展和对掌。但此两种动作可依鱼际部肌的双重神经支配及拇长展肌和拇长屈肌的作用而得到不同程度的补偿。②因第 1、2 蚓状肌麻痹，紧握拳时，示指、中指两指合拢不严。③如高位损伤，由于旋前圆肌和旋前方肌受累，前臂不能旋前。④因拇长屈肌受累，拇指远节不能屈曲。

3）桡侧 3 个半指感觉障碍。

（5）尺神经

发自臂丛内侧束，含有 C_7、C_8 及 T_1 神经纤维。沿肱二头肌内侧沟，随肱动脉下行，至臂中部离开肱动脉转向后，经肱骨内上髁后方的尺神经沟进入前臂。在前臂尺侧腕屈肌深面随尺动脉下行至手掌。

尺神经的分支：①肌支，支配前臂尺侧腕屈肌和指深屈肌的尺侧半，以及手肌内侧大部。②皮支，在手的掌面分布于手掌尺侧 1/3 区及尺侧 1 个半手指的皮肤；在手的背面，分布到手背尺侧 1/2 区及尺侧 2 个半手指的皮肤（第 3、4 两指毗邻侧只分布于近节）。

体表投影：尺神经自肱动脉始端搏动点至肱骨内上髁后方，再由此至豌豆骨外侧缘。

损伤后体征：

1) 变形：①手呈爪状畸形。由于指深屈肌尺侧半麻痹，环指、小指掌指关节过伸。又由于骨间肌，第 3、4 蚓状肌麻痹，环指、小指指骨间关节屈曲。②由于小鱼际部肌萎缩，小鱼际变平，甚至凹陷。③由于骨间肌萎缩，掌骨突出。④由于拇收肌和拇短屈肌深头萎缩，鱼际尺侧面消瘦。⑤由于尺侧腕屈肌萎缩，前臂上半尺侧面圆隆外貌消失。

2) 运动障碍：①拇指内收障碍，正常时拇指内收主要由拇收肌和拇短屈肌深头引起，该两肌麻痹引起拇内收障碍，但可由拇长屈肌和拇长伸肌所代偿。用力捏物时，出现拇指掌指关节过伸和指骨间关节屈曲的畸形，即 Froment 征阳性。②对掌功能障碍，由于小鱼际部肌麻痹，对掌时拇指不能接触小指，小指掌指关节过伸和外展，指骨间关节屈曲，第 5 掌骨不能提起。③由于骨间肌麻痹，手指不能分开和靠拢。

3) 手内侧缘感觉障碍。

29.2.2 肘、腕部肌肉起止点、作用及神经支配

肘、腕部肌肉起止点、作用及神经支配见表 29 - 1。

表 29 - 1 肘、腕部肌肉起止点、作用及神经支配

		肌肉	起点	止点	作用	神经支配及节段
臂肌	前群	肱二头肌	长头：肩胛骨关节盂上方 短头：喙突	桡骨粗隆	屈肘、前臂旋后	肌皮神经($C_{5\sim7}$)
		喙肱肌	肩胛骨喙突	肱骨中部前内面	臂内收和屈臂	肌皮神经($C_{5\sim7}$)
		肱肌	肱骨下半部的前面	尺骨粗隆	屈肘	肌皮神经($C_{5\sim7}$)
	后群	肱三头肌	长头：关节盂下方 内侧头：肱骨内侧面桡神经沟以下 外侧头：肱骨后面桡神经沟以上	尺骨鹰嘴	伸肘、伸臂	桡神经($C_{6\sim8}$)
前臂肌	前群	浅层 （第 1 层）肱桡肌	肱骨外上髁	桡骨茎突	屈前臂	桡神经($C_{5\sim6}$)
		旋前圆肌	肱骨内上髁	桡骨外侧面中部	屈前臂并旋前	正中神经($C_{6\sim7}$)
		桡侧腕屈肌	肱骨内上髁	第 2 掌骨前面	屈腕、手外展	正中神经($C_{6\sim8}$)
		掌长肌	肱骨内上髁	掌腱膜	屈腕	正中神经(C_8、T_1)
		尺侧腕屈肌	肱骨内上髁	豌豆骨	屈腕、手内收	尺神经($C_{7\sim8}$、T_1)
		中深层 （第 2 层）指浅屈肌	肱骨内上髁	以 4 腱分别止于第 2～5 指第 2 节指骨底	屈第 2～5 指中节指骨，屈掌指关节，屈腕	正中神经($C_{7\sim8}$、T_1) 尺神经($C_{7\sim8}$、T_1)
		深层 （第 3 层）拇长屈肌	桡骨及骨间膜	拇指远节指骨底	屈拇指	正中神经($C_{7\sim8}$、T_1)
		指深屈肌	尺骨及骨间膜	以 4 腱分别止于第 2～5 指远节指骨底	屈第 2～5 指各节指骨，屈掌指关节，屈腕	正中神经($C_{7\sim8}$、T_1) 尺神经($C_{7\sim8}$、T_1)

		肌肉	起点	止点	作用	神经支配及节段
	深层 (第4层)	旋前方肌	尺骨远侧端掌面	桡骨远侧端掌面	前臂旋前	正中神经(C_8、T_1)
后群	浅层	桡侧腕长伸肌	肱骨外上髁	第2掌骨底背面	伸腕、手外展	桡神经($C_{6\sim7}$)
		桡侧腕短伸肌		第3掌骨底背面	伸腕	桡神经(C_7)
		指总伸肌		以4腱分别止于第2~5指第2,3节指骨底	伸腕、伸指	桡神经($C_{6\sim8}$)
		小指固有伸肌		小指指背腱膜	伸小指	桡神经($C_{7\sim8}$)
		尺侧腕伸肌		第5掌骨底	伸腕、手内收	桡神经($C_{7\sim8}$)
	深层	拇长展肌	桡、尺骨背面	第1掌骨底	外展拇指	桡神经($C_{7\sim8}$)
		拇短伸肌		拇指第1节指骨底	伸拇指第1节	桡神经(C_8、T_1)
		拇长伸肌		拇指远节指骨底	伸拇指	桡神经($C_{7\sim8}$)

29.3　肘、腕关节常用功能检查

29.3.1　肘、腕关节的正常幅度范围

活动度数以运动幅度为记录标准。

（1）肘关节

肘关节中立位：前臂伸直0°。关节活动度：屈曲145°，伸直0°（少数过度伸直10°）。前臂活动度：旋前80°，旋后80°。测量：①前臂长度测量，前臂长度从尺骨鹰嘴至尺骨茎突的距离。②前臂周径测量，前臂最大周径在其上1/3。在肱骨内上髁下约6 cm处测周径（与健侧对比）。③肘关节周径测量，从鹰嘴突经肱骨内外上髁至肘皱襞1圈（与健侧对比）。

（2）腕关节

腕关节中立位：掌骨与前臂成直线（掌心向下）0°。关节活动度：背伸45°~60°，掌屈60°，桡侧偏斜30°，尺侧偏斜30°~40°。腕关节周径测量：经桡骨茎突及尺骨茎突的尖端绕1圈（与健侧对比）。

29.3.2　肘、腕关节肌肉运动功能的测定和特殊检查

（1）肌肉运动功能的测定

肌肉运动功能的测定是肘、腕关节功能康复的一个重要环节，对诊断其损伤的部位和平面及了解肌肉恢复情况都有重要意义。

神经与肌肉的病变在形态上的主要表现是肌肉萎缩，肌肉萎缩对测定有无神经病变也很重要。另外还包括其他方面的反应，如皮肤感觉和颜色异常、指甲变形和增厚等。了解肌肉运动功能情况对制订肘、腕关节功能康复诊疗计划和评估预后有重要作用。

肌力检查与肌电诊断（肌电图）在诊疗过程中是互相结合的，当然也包括一些其他临床检查，这样能对肘、腕功能有较全面、系统的了解。

（2）肘、腕关节特殊检查

1）腕伸肌紧张试验（Mills征）：患者肘关节伸直、前臂旋前、腕关节被动屈曲，引起肘外侧部疼痛，见于肱骨外上髁炎（俗称"网球肘"）。

2）屈腕抗阻试验阳性：患者腕关节背伸，在抗阻力下做腕关节屈曲运动，肱骨内上髁处疼痛时即为阳性，见于肱骨内上髁炎（俗称"高尔夫球肘"或

"矿工肘")。

3）握拳尺偏试验（Finkelstein 征）：握拳，拇指藏于掌心，腕关节向尺侧倾斜活动时可引起桡骨茎突部位剧痛，见于桡骨茎突狭窄性腱鞘炎。

4）屈腕试验（Phalen 征）：检查时两手背相对，腕关节屈曲 70°～90°，持续 1 分钟后出现拇、示、中指的麻木及疼痛，偶向肘肩部放射，即为阳性。多见于正中神经卡压（腕管综合征）。

5）研磨试验（stress test）：用于诊断三角纤维软骨损伤。使患肢腕关节尺偏，检查者一只手固定患者尺骨端，另一只手固定尺侧腕部，使尺侧腕骨对着尺骨头向掌、背侧移动，出现疼痛、弹响和前臂的旋转功能障碍即为阳性。

29.4 肘、腕关节常见康复问题及处理

29.4.1 肘、腕关节常见康复问题

肘、腕关节的功能主要有屈、伸肘，屈、伸腕，前臂旋转等。在日常生活和工作中，肘、腕关节功能贯穿着整个上肢活动中，如穿衣、戴帽、写字、画画、电脑打字、开锁、拧水龙头、机械操作等。对肘、腕关节损伤及疾病的治疗，首先应强调积极的早期处理，集中于肘、腕部畸形和病残预防，要重视止痛、减少水肿，进行早期关节功能的活动。

肘、腕关节损伤常见原因有急性与慢性软组织损伤或水肿，肘关节或腕关节运动幅度减小或丧失，其相关肌肉的失神经萎缩或失用性萎缩，皮肤痛觉减退或过敏，关节僵直等。要获得功能恢复，大部分患者需要康复治疗，也有少部分患者只要给予一些指导也可得到好的疗效。应在早期认真处理，积极与康复专科医生配合，进行综合治疗。

（1）肘、腕关节急性或慢性水肿

导致肘、腕关节急、慢性水肿的原因有创伤、炎症或疾病。由于水肿液体充盈到皮下组织、筋膜间隙、肌肉间的筋膜和腱鞘膜，以及关节囊出现的肿胀和增厚，渗出液和组织结构粘连在一起，使组织层间的滑动消失，如肌腱与腱鞘之间、筋膜与肌肉之间。水肿会使机体组织发生僵硬，因此水肿必须尽快消除，否则会出现恶性循环。

早期治疗很重要，因这些情况是可逆、可控的。对所有肘、腕关节术前、术后或创伤后的局部水肿、感染或骨与关节损伤方面的病例，都应抬高患肢，手应放在心脏的水平线上，如将上肢搁在静脉注射架上，或将肘关节置于床架上或床边，手就能在卧位上举到心脏水平线上。还可用掌侧石膏托或支具、腕托等来稳定腕关节，固定范围一般不包括掌指关节，让手指自然垂至屈曲位，可自由活动，加上抬高、固定和手指的自由活动，水肿可逐渐消退。还可以不用石膏或支具，指导患者每天数次将手放在头顶上，水肿也会消退。因此，抬高、适当的固定和上肢（手）的运动，是防止水肿发展的必要措施。

对于慢性水肿和瘢痕增生，则需要理疗和压力治疗。对慢性水肿的早期治疗，仍是抬高肢体和自主活动，并可以采用佩戴支具及弹力绷带等方法。

（2）肘、腕关节运动幅度

关节运动幅度减小是由于关节挛缩，起因是水肿，继而使活动减少，甚至消失，当韧带松弛和水肿后，即发生纤维素性沉积，使关节挛缩和缩短（如肘关节屈曲挛缩或前臂 Volkmann 挛缩）。如果造成关节僵硬，应及早开始被动活动，或使用被动活动训练仪等，同时也要控制水肿。另外，可使用静态支具来矫形，如前臂 Volkmann 挛缩后伸腕、伸指被动活动受限可采用伸腕伸指位静态支具被动牵伸，逐渐增大关节活动度；1～2 个月后关节活动度改善后再逐渐调整。如仍然无效，应考虑手术重建功能。

（3）疼痛与过敏

前臂内侧及手部皮肤的神经末梢非常丰富，感觉神经位于表层，桡神经、尺神经的感觉支也位于表层，因此痛觉较显著。滑膜、腱鞘膜和骨膜也都有神经末梢，刺激后可导致剧烈疼痛。

肘、腕部神经损伤后，滑囊结构很快出现挛缩和粘连，由于滑囊内有丰富的痛觉神经末梢，会引起剧烈疼痛，从而使运动更受限制，功能随之下降；损伤后还会出现一些症状，如肌肉萎缩、运动加剧疼痛、骨质疏松症等。另外，还可引起反射性交感神经营养不良症，影响感觉神经而产生顽固性疼痛，造成肘关节或腕关节僵硬（如挤压伤、骨折与关节损伤、神经损伤，也可出现于腕管神经卡压症及神经松解手术后），也称为反射性交感神经营养不良综合征。

一旦出现这些症状，应立即采取预防措施，约60%的患者可治愈。但若出现固定疼痛时，则需引起重视，可尝试采取以下康复措施：安全位的固定，固定处以外的部位进行功能锻炼，抬高患肢以控制水肿，定期检查有无卡压现象（尤其是腕部的正中神

经），给予适当的镇静剂，也可以用神经肌电促通仪、电刺激治疗减轻疼痛。脱敏可用患手逐渐触及细沙粒和较硬的物体，如黄豆、赤豆、芝麻等，反复进行抽出、插入，使过敏部位逐渐适应生活和工作需要。

29.4.2 肘、腕关节功能损伤的康复处理

康复专业人员应该努力争取患者患肢功能的完全康复，但也必须考虑到不能完全康复的可能性和确实存在的较为严重的功能障碍。因此，即使是在神经损伤或骨折等创伤造成肘、腕关节功能障碍不能完全恢复的情况下，也必须对每个患者确保主要功能的恢复，在治疗上进行有计划、有指导的安排。关节应置于功能位或各种特殊功能位置，但也有少数患者在固定时出于病情稳定的需要而不能兼顾，这就需要在康复锻炼中根据专科医生的指导，以及患者的病情来决定首要的目标是什么。

（1）肘、腕关节功能恢复的主要目标

上肢的主要功能是手的运用。肩、肘、腕关节连接方式的多样化及整个上肢的长度都是为了使上肢终端的手得以充分发挥其功能，完成各种复杂的工作及生活活动。肘关节虽为单向运动，但由于有了前臂的旋转运动及腕关节背伸功能，扩大了手的运动范围及灵活性。因此上肢任何一个关节运动的受限，都会影响手功能的发挥。在治疗肘、腕功能损伤时，除损伤局部神经恢复及关节的功能恢复外，其他未受伤的部位也应在治疗过程中进行功能锻炼，以预防发生功能障碍、肌肉萎缩等。

当肘、腕关节功能不能得到充分的恢复时，则必须保证其最有效、最起码的活动范围，即以各关节的功能位为中心而扩大活动范围。如肘关节的功能位是屈曲90°位，其最有用的活动范围是在60°～120°。前臂的功能位是旋前、旋后、中立位，其最有用的活动范围是旋前、旋后各45°。腕关节的功能位是背伸20°，但有时需根据生活及工作的特殊情况而定。

（2）肘、腕关节功能恢复常见问题的对策

1）促进肿胀消退：肘、腕关节损伤后局部肿胀，是外伤性炎症的反应，这是由于组织出血、体液渗出，加之疼痛反射造成的肌肉痉挛，局部静脉及淋巴管淤滞和回流障碍造成的。同时，因疼痛反射引起的交感性动脉痉挛而致损伤局部缺血，更是加重了局部的疼痛。这一恶性循环可通过抬高患肢、局部固定、物理治疗及药物治疗缓解疼痛，但对损伤较严重的患者，则在短时间内难以收效。如上肢神经损

伤或骨折需在局部神经修复及复位固定的基础上，逐步进行适量的肌肉收缩，加强其刺激作用，可有助于血液循环，促进肿胀的消退。

2）减少肌肉萎缩的程度：因神经损伤、骨折、外伤等产生的肘、腕部的功能失用，必然会导致肌肉萎缩，即使用最大的努力进行功能锻炼也不可避免，但在萎缩的程度上则会有很大差别。此外，康复锻炼还可以使大脑始终保持对有关肌肉的支配，而无须在固定解除后重新建立这种关系。

3）防止关节粘连和僵硬：关节发生粘连乃至僵硬的原因是多方面的，但其最重要的原因是关节和肌肉缺乏活动。长时间不恰当的固定可以造成关节僵硬，而虽未经固定但长期不运动的关节也会产生同样的后果。固定主要是限制了关节的活动，由于肌肉不运动，静脉和淋巴淤滞，循环缓慢，组织水肿，渗出的浆液纤维蛋白在关节囊皱襞和滑膜反折处以及肌肉间形成粘连。这种既可在损伤邻近部位的关节发生，也可在损伤以远部位的关节发生。例如，神经损伤伴前臂双骨折时的手部肿胀，这些部位的水肿是损伤后反应性水肿或肢体体位造成的坠积性水肿，也有些则是因局部固定物压迫引起的水肿。因此，如果不进行肌肉运动，即使是未包括在固定范围内的关节，也同样会出现僵硬。

有些肘关节、前臂或腕部骨折的患者，尤其是老年患者，由于长时间不做肩关节活动，而在原骨折部位完全治愈后，反而遗留下肩关节的功能障碍。如果从治疗之初即十分重视功能锻炼，既包括未固定关节的充分自主活动，也包括固定范围内肌肉的等长收缩，关节的粘连和僵硬是可以避免的。

关节本身的损伤除去上述原因可造成粘连外，由于关节囊、滑膜、韧带的损伤修复形成瘢痕也可以影响关节正常功能的恢复。因此，既要避免关节的反复水肿渗出，也要使损伤的关节囊、滑膜、韧带等组织尽可能在接近正常的位置上愈合，以防止瘢痕过大。早期的制动有利于达到上述目的，尤其是绝对禁忌暴力牵拉，但同时也必须积极地进行未固定关节的功能锻炼和涉及固定关节的肌肉等长收缩。有关的软组织愈合后（2～3周），应立即开始固定关节的功能锻炼。

4）促进神经再生、骨折愈合：肘、腕关节功能锻炼既可促进局部的血液循环，使新生血管得以较快生长，又可通过肌肉收缩作用，促进神经细胞的再生，防止肌肉萎缩、关节粘连，借助外固定以保持骨

折端的良好接触。在上肢神经(骨折)愈合后期,上肢功能恢复还需要经过一个强固和改造的过程,使神经修复和骨折排列完全符合生理功能的需要,这一过程可通过功能康复锻炼协助完成。

5) 防止屈肘功能丧失:由于肘关节在多数情况下是固定(或限制)在屈肘90°位,当开始进行肘关节的功能锻炼时,患者出于某些不确切的认识,往往怕肘关节伸不直,因此很自然地把锻炼的注意力集中在练习伸肘方面,而忽略了更为重要且更难恢复的屈肘运动。加以体位和重力作用的自然趋势是伸肘,因而当肘关节功能一旦不能完全恢复时,往往是屈肘受限较多而伸肘正常,失去了发挥手的作用最有利的活动范围。针对这种情况,医生不仅应在一开始就向患者讲清楚锻炼的目标,采取有效的措施,而且还应予具体指导,检查督促患者参加手功能理疗、体疗及康复锻炼。

29.5 肘、腕关节功能康复常用技术

29.5.1 运动疗法

(1) 分类

上肢(肘、腕)运动类型按肌肉收缩的形式和用力的方式及程度可分为以下基本类型。

1) 按肌肉收缩的形式分类:肌肉收缩产生肌力,肌力对人体作用分两种情况。①静力,主要维持人体的平衡;②动力,主要促使人体运动。肌肉做功主要有两种形式。

A. 等长收缩:肌肉长度不变,张力改变,不产生关节活动。适用于早期康复,如肢体被固定或关节有炎症、肿胀,活动产生剧烈疼痛时;亦常用于维持特定体位和姿势。

B. 等张收缩:肌肉张力不变但长度改变,产生关节活动。①向心性收缩:又称等张缩短,肌肉收缩时肌止点两端间距缩短、接近,关节按需要进行屈曲或伸展。向心性收缩是运动疗法最常用的肌肉活动,它是维持正常关节活动的主要形式。②离心性收缩:又称等张延伸,肌肉收缩时肌止点两端逐渐延伸变长,主要用于控制肢体坠落速度,如外展臂落下时肩外展肌群收缩以使臂落下变慢。这种收缩方法有助于发展肌力。

2) 按运动时用力方式和程度分类:可分为被动运动和主动运动,后者又可分为助力运动、主动运动和抗阻运动。

A. 被动运动:患者完全不用力,全靠外力的帮助来完成。外力可来自人力或机械力,前者可由医务人员、家属或患者的健肢帮助进行。常用于瘫痪(肌力0~1级)、关节功能障碍、需要保持关节活动范围但又不能或不宜进行主动运动的患者。被动运动是使关节在其正常活动范围内运动,对瘫痪肢体有增强本体感觉、刺激屈伸反射、放松痉挛肌肉、促发主动运动的作用;同时可牵伸挛缩肌腱和韧带,有助于防止或消除肢体肿胀,恢复或维持关节活动度的作用。具体方法和注意事项如下:

确定顺序:活动从远端关节至近端关节常用于改善肢体血液及淋巴循环,而活动从近端关节至远端关节时则有利于瘫痪肌恢复功能。

体位:患者要处于舒适自然体位,肢体充分放松;被动活动的关节远端由操作者支持,并固定其近端;活动过程中可对关节稍加牵拉,活动最后应对关节稍加挤压。

活动要求:应缓慢柔和、有节律性,在无痛范围内进行和逐步加大活动范围,避免冲击性和暴力,否则易造成损伤或引起反射性痉挛。

B. 助力运动:在外力辅助下,患者靠主动力量进行运动。助力一般为他人、自身健肢或器械(如轮滑、多种回旋器等)。助力运动要以主动用力为主,然后给予完成动作必要的最小助力,并常加于活动的始末部分,因为此时肌力较差。这类运动常用于肌力较弱不能独立主动完成运动或因身体虚弱或疼痛不宜进行主动运动等情况。

C. 主动运动:患者自己主动用力完成的运动。当肌力有相当的恢复(2级及以上)时应鼓励患者进行。主动运动时肌肉中开放的毛细血管数量多,对肌肉及其周围组织的血液供应大,营养作用明显,对肌肉、关节和神经系统功能恢复作用良好。主动运动在运动疗法中应用最广泛。

D. 抗阻运动:指需克服外来阻力才能完成的运动,也称负重运动。阻力为人力、重物或器械。此类运动能有效地增强肌力,适用于肌力超过3级的患者,主要用于创伤后、瘫痪后恢复肌肉力量。此方法分等张抗阻练习(又称动力性练习)、等长抗阻练习(又称静力性练习)和等速练习(又称等动练习)。

(2) 肘、腕关节运动疗法与其他疗法的不同点

1) 运动疗法是一种积极的自我训练,根据伤残

的功能进行积极的治疗,需要患者本人的积极参与,坚持长期训练,有利于患者的功能恢复。

2)运动疗法是局部和全身相结合的治疗,是对局部肢体的功能训练,同时也影响全身脏器的功能,起到全面的身体功能效应。

3)运动疗法不仅有训练的实质,同时要求患者有坚强的意志,通过训练还可以改善、增强全身的免疫能力,以及预防其他疾病的发生。

（3）有助于主动锻炼的被动活动

1）推拿:对损伤部位以远的肢体进行推拿,以帮助消肿和解除肌肉痉挛,为主动锻炼做准备。

2）关节的被动活动:对损伤部位周围(除固定外的)未僵硬的关节进行轻柔的被动活动,但必须达到最大的活动幅度。

3）启动与加强:肌肉无力带动关节运动时,可在开始给予被动力量作为启动,以弥补肌力的不足。而在主动活动达到当时的最大限度时,为了扩大运动范围,也可给予有限的外力作为加强。

4）挛缩肌腱的被动牵长:主要是前臂的肌腱挛缩,它既影响了该肌本身的作用,也限制了所支配关节的反向运动(如指屈肌腱的挛缩可限制伸指运动)。通过逐渐增加、重复、缓和的被动牵拉,可使之牵长。

5）僵硬关节的手法治疗:关节内的粘连导致完全僵化,成为缺少血管的瘢痕组织,关节的僵硬已定形时,依靠主动活动无法改善。为了创造康复锻炼的条件,可以在医技人员的多次手法下逐渐松解瘢痕纤维组织;在操作时手法缓和,渐进深入,注意防止皮肤破损。手法治疗后尽早进行主动的功能锻炼。

6）持续被动功能运动器械:近年来推广的持续被动功能运动器械能定时、定量逐渐增加关节活动度,防止关节屈曲挛缩和肌腱粘连,在一定程度上帮助患肢关节的功能恢复,但须在康复医技人员的指导下进行。

29.5.2 肘、腕关节功能重建康复体疗

肘、腕关节功能康复疗法是专门编制的肘、腕关节康复运动功能操,用运动功能操来防止伤病与促进功能康复的一种方法,根据病程和神经、肌肉瘫痪程度编排训练计划。

运动量可以从被动运动→主动运动→抗阻力运动,循序渐进。肌肉在略高于现有能力下训练,使肌肉增大、肌力增强,从而达到肌力恢复。

针对损伤肢体功能障碍的部位和性质选择适当的体疗项目,从练习数节到10余节,每节重复10～20次或更多为1组。

练习一般由患者主动进行,也可由有关人员帮助做被动运动;训练器械包括棍棒、砂袋、绳子、滑轮、木哑铃等。一般2～6次/天,每次从20分钟起,要求坚持天天操练。往往要锻炼数月或更长时间,注意循序渐进,防止操练过度。如有局部肿痛加重、肌力减退等不良反应,注意观察或停止训练。如在发热、急性感染等疾病的急性期,运动引起剧烈疼痛或有出血等其他损伤时,一般禁忌体疗。损伤性骨关节炎、骨化性肌炎治疗期应禁忌局部活动。

肘、腕关节损伤时,应特别注意对患肢未被固定关节的运动,如肩关节要充分地上举、外展、内收、外旋等,掌指关节屈曲运动等,以防止关节粘连。

对拆除石膏或其他外固定时已有肢体功能障碍发生者,应及时进行积极的操练,争取较快恢复功能。

肘、腕关节功能康复体疗以恢复肢体关节活动度和肌力的练习为主。包括:①受损关节的主动运动幅度逐步加大。②受损关节的主动运动由健肢给予助力。③由有关人员给予助力或做被动运动。④要每天进行多次训练。⑤用适当的重量做一段时间(10～20分钟)的关节牵引。力度和牵引量以可忍受为度,避免使用暴力,在早期患者尤须注意。⑥活动某一关节时要适当固定邻近关节,防止邻近关节代替活动。

恢复肌力的练习原则上是进行克服阻力的运动,并通过逐步增加阻力来促进肌力的增强。例如,增强屈肘或屈腕肌力,选择运动器具,制订一个运动计划,如有5组练习物,每组练习10～20次后休息1～2分钟,轮流转,并注意调节,以后逐渐增加到一定数量,以练习肌肉有疲劳感为度。

（1）部分肘、腕关节功能重建康复体疗

见图29-2。

（2）健肢辅助训练法

防止肘、腕关节僵硬及肌肉萎缩的辅助训练贵在坚持,每天至少500次以上,可一次完成,亦可多次完成。每次活动必须动作到位方有效果。

1）第1组健肢辅助训练法:屈肘,肩上举、后伸的辅助训练法,见图29-3。

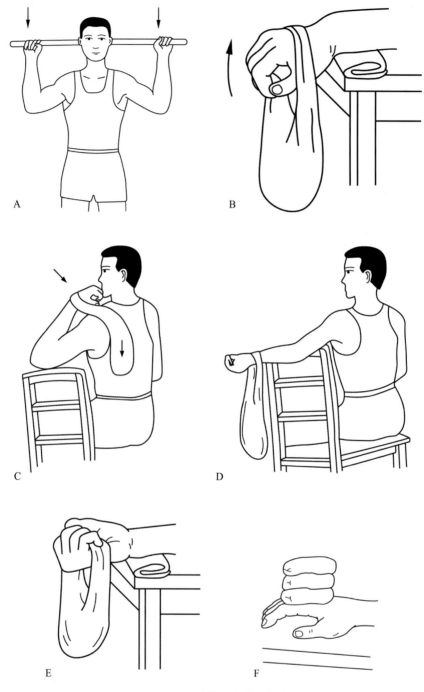

图 29－2　功能重建康复体疗

A. 双手握体操棒做举重样运动，作用是增加肩、肘关节活动度；B. 沙袋放于手掌背部做腕关节背伸活动，作用是增加腕关节活动度及前臂伸肌群肌力；C. 沙袋放于腕关节背侧，肘关节屈曲位，做负重牵引，作用是增加肘关节屈曲活动度；D. 沙袋放于腕关节上，肘部放置于操作台上，做上下活动，作用是增加肘关节活动度；E. 沙袋放手掌心部，做腕关节屈曲活动，作用是增加腕关节活动度及前臂屈肌群肌力；F. 患手旋前位平放于操作台，屈曲挛缩处放沙袋（也可用健手放在沙袋上做上下挤压），作用是逐渐拉开挛缩肢体

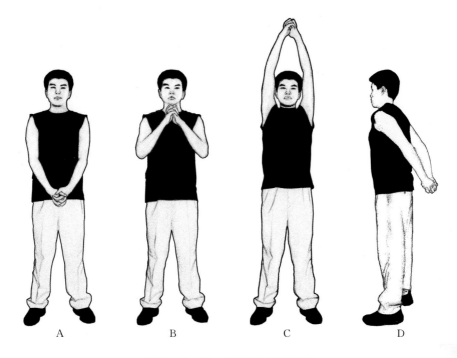

图 29-3　第 1 组健肢辅助训练法

A. 健手握住患肢,双手握拳(起始);B. 健手带动患肢屈肘(反复操练);C. 健手带动患肢上举;D. 健手带动患肢后伸逐渐上举

　　2) 第 2 组健肢辅助训练法:肩前屈、上举、外　　展、旋转的辅助训练法,见图 29-4。

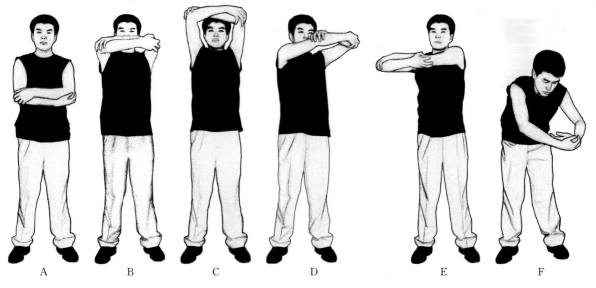

图 29-4　第 2 组健肢辅助训练法

A. 健手托患肢肘关节(起始);B. 健手带动患肢上提;C. 健手带动患肢逐渐上提并超过头部;D. 健手带动患肢抬举一定程度,向左旋;E. 健手带动患肢抬举到一定程度,向右旋;F. 略弯腰背,肘关节半屈曲,健手托住患肢腕部左右旋转(肩部运动)

　　3) 第 3 组健肢辅助训练法:屈肘,肩前屈、上举　　的辅助训练法,见图 29-5。

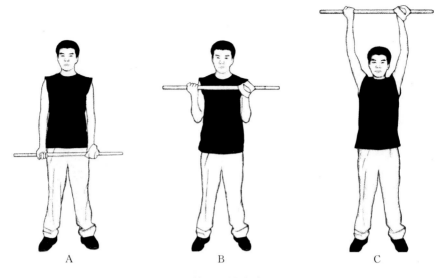

图 29-5　第 3 组健肢辅助训练法

A. 双手下垂握棍两端(掌心向外),患肢同样用宽带固定;B. 健肢带患肢上下,使肘关节屈伸运动;C. 双手握棍高举过头

4)第 4 组健肢辅助训练法:伸腕、伸指的辅助训练法,见图 29-6。

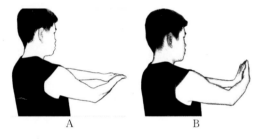

图 29-6　第 4 组健肢辅助训练法

A. 健手握住患手掌心部;B. 用力向上伸腕、掌指及指骨间关节

5)第 5 组健肢辅助训练法:屈腕、屈指的辅助训练法,见图 29-7。

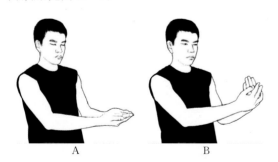

图 29-7　第 5 组健肢辅助训练法

A. 健手托住患肢手背;B. 用力向上屈腕、掌指及指骨间关节

(3)肘、腕关节功能重建训练部分康复器材见图 29-8~图 29-15。

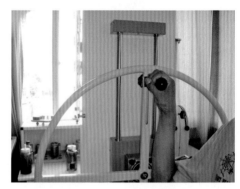

图 29-8　锻炼肩、肘关节环旋运动

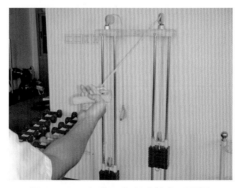

图 29-9　上肢肌力渐进性负重训练

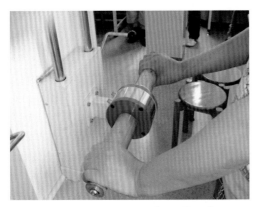

图 29-10　锻炼腕关节屈、伸运动

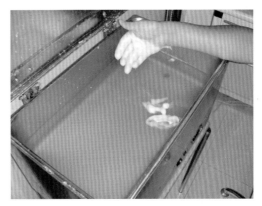

图 29-13　蜡疗(软化瘢痕及关节僵硬等)

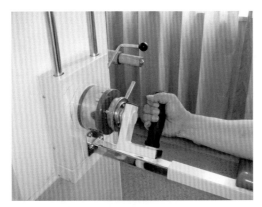

图 29-11　锻炼前臂旋前、旋后运动

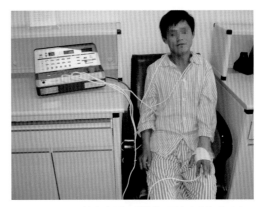

图 29-14　神经损伤后的物理治疗(电疗法)

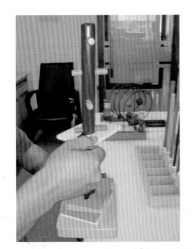

图 29-12　手指捏力训练及腕关节功能训练

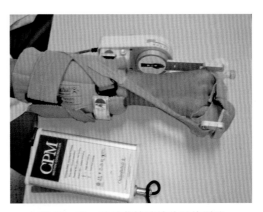

图 29-15　腕关节持续被动屈伸训练

29.6 肘、腕关节支具的应用

康复支具可分为静态型、动态型及功能型 3 种。前两种以支具的形态及对伤病的作用为分类准则,而功能型支具主要用来帮助患者处理日常生活活动,如利用支具固定餐具或其他辅助器等。随着临床的需要,康复支具的设计可变得非常复杂,更重要的是看哪个关节需要活动,哪个关节需要固定,以及该支具最主要的治疗目的、佩带时间和方法。

29.6.1 肘、腕关节支具的作用

在肘、腕关节创伤及手功能康复的患者中,支具主要用于以下几个方面:①控制肌肉-骨骼活动节段的固定,改善关节活动范围;②代偿因神经损伤而失去的部分手功能;③矫正神经损伤后肢体的继发性畸形;④功能重建术后的固定;⑤防止或矫正关节韧带及肌腱等软组织挛缩;⑥保持手功能或安全位置,防止继发性畸形;⑦保护及承托损伤的软组织,减少疼痛,促进康复。

29.6.2 支具在肘、腕关节功能障碍中的应用

(1) 预防和矫正畸形

手术后一般处理是禁止关节活动待伤口愈合,但有些软组织,如韧带,长时间在短缩的位置时,会失去弹性,形成关节活动的障碍。爪形手的形成多是因为手被放在不当位置,形成掌指关节及指骨间关节的韧带挛缩。所以,如果需要较长时间固定关节,一定要注意固定的位置,确保韧带的长度,减少挛缩的发生。例如,手休息支具的设计是将手放在"休息位"或"安全位"(图 29-16)。由于屈肌比伸肌长,手腕关节需固定于 30°背伸位,以减低对伸指肌腱的拉力,平衡伸肌及屈肌的长度及张力。掌指关节需固定于 30°～40°屈曲位,以拉紧掌指关节副韧带,防止掌指关节僵硬及挛缩,并放松蚓状肌及骨间掌/背侧肌。远端及近端指骨间关节固定于 30°屈曲位。拇指固定于对指位,指骨间关节微屈。

(2) 辅助或替代瘫痪肌

肘、腕关节康复的一个重要原则是鼓励患者早期活动,在情况允许下应尽早活动。早期活动的好处包括减轻水肿、防止关节僵硬等。对周围神经损伤的患者,早期活动更有助于神经愈合,原理是活动可增加血液循环,给患处提供更多营养来促进愈合。但周围神经损伤患者往往因为肌肉不能活动而影响康复,所以医生可为患者设计康复支具来辅助或代替瘫痪的肌肉,使患者能尽早活动。桡神经损伤动力型支具(图 29-17)利用钢丝替代指伸肌腱,患者只要主动屈曲手指,然后放松屈肌,钢丝会把手指带回张开位置。

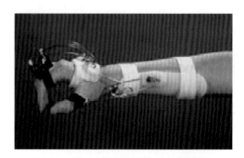

图 29-17 桡神经损伤动力型支具

(3) 保护疼痛部位

肘、腕关节创伤会导致感染及疼痛,一般处理是让患处休息。支具发挥的作用是将关节固定,减少关节活动,使患处得到休息,可防止进一步的创伤使疼痛增加。

最常使用的是腕休息支具(图 29-18),这些支具能固定腕关节在功能位置而手指可以灵活运动以应付日常工作的需要。肱骨外上髁炎支具(图 29-19)的作用是减轻腕、指伸肌收缩时导致

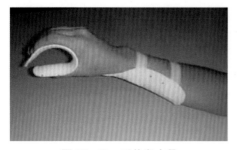

图 29-16 手休息支具

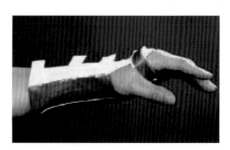

图 29-18 伸腕支具

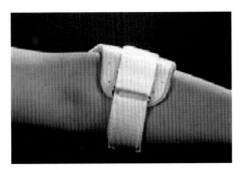

图 29 - 19 肱骨外上髁炎支具

的疼痛。与腕休息支具原理不同,肱骨外上髁炎支具是利用压力来控制腕、指伸肌收缩的程度,使肌肉在肱骨的接触处或炎症位置的拉力减少,以避免疼痛增加。

（4）防止粘连

Kleinert 和 Duran 等医生发现,当前臂肌腱损伤修复术后,利用支具做早期的活动可减少粘连的发生。粘连的发生也是愈合的正常过程,是为了提供营养帮助伤口愈合,但很多邻近的组织与伤口粘连在一起会影响日后的活动。后来的研究发现,肌腱可从肌腱鞘中取得营养,所以不需要邻近细胞的营养供应。该研究确定早期活动的可行性。

例如,屈肌腱动力型支具(图 29 - 20)将腕关节及掌指关节屈曲,使屈肌腱处于较松弛状态。再加上橡皮筋等活动部分,就可运用"保护式被动活动"方法使肌腱在受保护的情况下滑动,减少粘连的发生。患者只要在支具内主动伸直手指,然后放松伸肌腱,橡皮筋便会将手指带回屈曲位,在此过程中屈肌没有主动收缩,所以对伤口不会造成很大的影响。这个方法对屈肌腱损伤的治疗效果非常好。

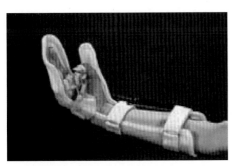

图 29 - 20 屈肌腱动力型支具

29.7 康复技术在肘、腕部软组织损伤中的应用

肘、腕部软组织损伤比较常见,可分为急性和慢性软组织损伤,两者致病因素不同,临床症状和体征亦不同。慢性软组织损伤多为积累性劳损,导致软组织撕裂、出血或水肿,在修复过程中发生瘢痕和粘连,从而产生疼痛及活动受限。

29.7.1 肱骨外上髁炎

肱骨外上髁炎又称"网球肘",是肘关节外侧前臂伸肌起点处的无菌性炎症,常引起疼痛。疼痛的产生常是由于前臂伸肌重复用力引起慢性撕裂伤所造成的。

（1）临床表现和诊断要点

多数发病缓慢,初期患者只是感到肘关节外侧酸痛,自觉肘关节外上方活动时疼痛,疼痛有时可向上或向下放射,感觉酸胀不适,不愿活动。手不能用力握物、握锹、提壶、拧毛巾、打毛衣等活动可使疼痛加重。

一般在肱骨外上髁处有局限性压痛点,有时压痛可向下发散,甚至在伸肌腱上也有轻度压痛及活动痛。局部无红肿,肘关节伸屈不受影响,但前臂旋转活动时可疼痛。严重者做伸指、伸腕或执筷动作时即可引起疼痛。

肱骨外上髁炎的诊断主要根据临床表现及体格检查,主要表现为肘关节外侧的疼痛和压痛,疼痛可沿前臂向手放射。

（2）康复基本原则

急性期可采用局部封闭治疗,常用曲安奈德或复方倍他米松(得保松)。可采用理疗,如激光、冲击波(图 29 - 21)、电脑中频治疗仪等,也可冰敷治疗。通常在 2～3 天后可改用热敷治疗或中药熏蒸,或使用消炎镇痛药物、局部封闭等。可配合针灸、推拿,如温针灸及弹拨、理筋手法等。

限制以用力握拳、伸腕为主要动作的腕关节活动,可佩戴专用肱骨外上髁炎支具或护套,让受伤组织得到修复机会,尽量减少工作和日常生活中会引起疼痛的动作。

伸肌拉长练习:双手插指抱拳,双肘关节屈曲90°～135°后,腕关节背伸前臂旋前,带动肘关节尽量伸直练习300～500次,一天进行 2 次。

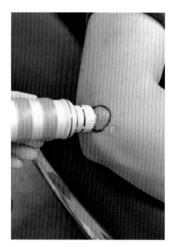

图 29－21　冲击波治疗

29.7.2　肱骨内上髁炎

肱骨内上髁炎又称"高尔夫球肘"或"矿工肘"，是指手肘内侧肌腱的无菌性炎症，常引起疼痛。疼痛的产生是由于负责手腕及手指背向伸展的肌肉重复用力而引起的，患者会在用力抓握或提举物体时感到肘部内侧疼痛。

（1）临床表现及诊断要点

主要症状是肘关节内侧疼痛。起病缓慢，无急性损伤史，但劳累可诱发疼痛。疼痛为持续性，呈顿痛、酸痛或疲劳痛。疼痛可放射到前臂内侧。严重时握力下降，拧毛巾时疼痛尤甚，是该病的特点之一。X线检查能排除感染、损伤、结核及肿瘤等疾病。

（2）康复基本原则

急性期可采用局部封闭治疗，常用曲安奈德或复方倍他米松。可采用理疗，如激光、冲击波、电脑中频治疗仪等，也可冰敷治疗。通常在2～3天后可改用热敷治疗或中药熏蒸。可配合针灸、推拿，如温针灸及弹拨、理筋手法等。

限制以用力握拳、屈腕为主要动作的腕关节活动，可佩戴专用肱骨内上髁炎支具或护套，让受伤组织得到修复机会，尽量减少工作和日常生活中会引起疼痛的动作。

29.7.3　桡骨茎突狭窄性腱鞘炎

桡骨茎突狭窄性腱鞘炎患者多为中年女性，以日常生活及工作中用手频率较高的职业多见，如家庭主妇、洗衣工、打字员等，常抱小孩者尤为常见。男女发病之比为1：（6～7）。

（1）临床表现和诊断要点

本病起病多较缓慢，逐渐加重，也有突然出现症状者。主诉为桡骨茎突部位疼痛，可向前臂或拇指放射，拇指或腕部活动时疼痛加剧，有时伸拇指受限。体征为桡骨茎突处明显压痛，局部可有轻度肿胀，皮下有时可触及结节。具有诊断意义的为Finkelstein征阳性。检查时嘱患者拇指屈曲置于掌心，其余手指握拳，腕关节尺偏时桡骨茎突处疼痛即为阳性。

（2）康复基本原则

在发病早期或症状较轻者，应尽量减少手部活动，如洗衣、拧毛巾等，首选支具固定，让局部得到休息。可应用理疗如激光、中频电疗、冲击波、双频超声波等局部消炎止痛。局部涂外用止痛药后轻手法推拿或中医针刺疗法。对症状较重者可采用腱鞘内局部封闭，常用曲安奈德或复方倍他米松，症状一般可缓解或消失。

29.7.4　屈指肌腱狭窄性腱鞘炎

屈指肌腱狭窄性腱鞘炎又称"扳机指"或"弹响指"。可发生于不同年龄，多见于中年妇女及手工劳动者，亦可见于婴幼儿。前者与反复机械刺激有关；后者多属先天性。以拇指多见，其次为中、环指。可以单发，也可同时累及多个手指。

（1）临床表现和诊断要点

成人屈指肌腱狭窄性腱鞘炎起病多较缓慢。早期在掌指关节处有局限性酸痛，晨起或工作劳累后加重，活动稍受限。当病情逐渐发展，疼痛可向腕部及手指远端放射。但疼痛往往并不是患者的主诉，手指伸、屈活动受限且伴有弹响，或手指交锁往往是最常见的就诊原因。

体格检查时，局限性压痛明显，局部隆起，掌指关节平面可触及皮下结节，手指屈、伸时可感到结节滑动及弹跳感，有时伴有弹响。

（2）康复治疗原则

急性期可采用局部封闭治疗，常用曲安奈德或复方倍他米松。或应用理疗，如激光、中频电疗、超声治疗仪等以改善血液循环，消除炎性水肿，解除粘连及卡压。严重时可佩戴支具以制动。推拿理筋手法是指在结节部位做按压、横向推动、纵向推按等动作，最后握住患指远节向远端迅速拉开。

29.7.5 腕三角纤维软骨复合体损伤

腕部疼痛和活动受限是创伤外科中一个常见症状，腕尺侧软组织损伤是其常见病因。三角纤维软骨连同其周围诸韧带结构被合并命名为三角纤维软骨复合体（TFCC），近年来围绕其诊断和手术治疗方法开展了多项临床和基础工作。

（1）临床表现和诊断要点

TFCC损伤以中老年患者为主，以腕部过度使用或有外伤史者多见。常有明确外伤史，但部分患者无外伤史可追溯。TFCC损伤的基本症状是尺侧腕痛，疼痛常为慢性，伴有腕部无力、酸胀、活动受限、活动疼痛等。

体格检查可查及腕尺侧、桡尺远侧关节处压痛，腕部旋前、旋后、尺偏、屈伸受限，运动弧欠圆滑，手握力下降，关节弹响，以及关节松弛或僵硬。TFCC损伤可以伴有桡尺远侧关节半脱位及退行性关节炎、尺骨茎突骨折及不愈合、月三角骨不稳定和尺侧腕伸肌腱脱位及肌腱炎。

TFCC损伤多数在X线平片或MRI检查中有异常表现，但部分病例在X线平片等检查上无异常。腕关节造影和腕关节镜检查是确定TFCC损伤和了解损伤程度的重要依据。

关节镜检查是诊断的最可靠方法。腕关节镜检查可以了解TFCC水平部穿孔的大小和形状，软骨面破损的存在与否及其程度，腕内韧带（主要是月三角韧带、舟月骨间韧带）的完整性和强度，以及腕关节内滑膜炎症程度。腕关节镜检查的另一个优点是在查明损伤后行镜下修复或清创手术。

（2）康复治疗原则

关于TFCC损伤虽尚存许多争议，但在治疗原则和具体方法上已有一些共识。虽然损伤原因和类型不一，但早期均应尝试康复保守治疗。不少TFCC损伤者在康复治疗后有效，并不需手术治疗。

康复治疗包括去除病因、限制活动、理疗和药物对症治疗等，可用长臂至掌指关节屈肘135°旋后位支具固定制动，一般8周左右；同时采用激光等理疗方法消炎止痛。

（周俊明　徐晓君）

本章要点

1. 肘、腕关节功能康复治疗发展舒适、正常的上肢运动模式和良好协同功能至为重要。

2. 肘、腕关节损伤要获得功能恢复，大部分需要康复治疗，也有少部分损伤只需给予患者指导方法也可获得好的疗效。

3. 上肢的主要功能是手的运用，肩、肘、腕关节连接方式的多样化是为了使上肢终端的手得以充分发挥功能，完成各种复杂的工作及生活活动。

4. 在治疗肘、腕关节功能伤残时，除让损伤局部神经及关节恢复功能外，其他未受伤的部位也应进行功能锻炼，以预防功能障碍、肌肉萎缩等。

5. 当肘、腕关节功能不能得到充分恢复时，则必须保证其最有效的、起码的活动范围，即以各关节的功能位为中心扩大的活动范围。

6. 肘、腕关节功能康复体疗是专门编制的上肢康复运动功能操，以防止伤残和促进功能康复。

7. 软组织损伤可以分为急性和慢性损伤，其致病因素、临床症状和体征均不同。

8. 慢性软组织损伤多为积累性劳损，导致软组织撕裂、出血或水肿，在修复过程中产生瘢痕和粘连，从而导致疼痛及活动受限。

主要参考文献

［1］王予彬，王惠芳. 运动损伤康复治疗学［M］. 2版. 北京：科学出版社，2019.

［2］曲智勇. 上肢及手功能检查［M］. 北京：人民军医出版社，2008.

［3］刘延青，崔健君. 实用疼痛学［M］. 北京：人民卫生出版社，2013.

［4］卓大宏. 中国康复医学［M］. 2版. 北京：华夏出版社，2003.

［5］周俊明，劳杰，徐文东. 上肢手功能康复学［M］. 上海：世界图书出版公司，2019.

［6］周俊明，黄锦文，劳杰，等. 临床实用手功能康复学［M］. 上海：世界图书出版公司，2012.

［7］顾玉东，王澍寰，侍德. 手外科手术学［M］. 2版. 上海：复旦大学出版社，2010.

［8］黄锦文，梁国辉. 手外科康复治疗技术［M］. 北京：中国社会出版社，2010.

［9］CHU-KAY MAK M，HO P C. Arthroscopic-assisted triangular fibrocartilage complex reconstruction［J］.

Hand Clin，2017，33(4)：625－637.

［10］COLE T，NICKS R，FERRIS R，et al. Outcomes after occupational therapy intervention for traumatic brachial plexus injury：a prospective longitudinal cohort study ［J］. J Hand Therapy，2020，pii. S0894－1130(19)30098－5.

［11］KACHANATHU S J，ALENAZI A M，HAFEZ A R，et al. Comparison of the effects of short-duration wrist joint splinting combined with physical therapy and physical therapy alone on the management of patients with lateral epicondylitis［J］. Eur J Phys Rehabil Med，2019，55(4)：488－493.

［12］LEGGIT J C，MCLEOD G. MSK injury? Make splinting choices based on the evidence［J］. J Fam Pract，2018，67 (11)：678－683.

［13］MANICKARAJ N，BISSET L M，DEVANABOYINA V S P T，et al. Chronic pain alters spatiotemporal activation patterns of forearm muscle synergies during the development of grip force［J］. J Neurophysiol，2017，118(4)：2132－2141.

［14］SABZEVARI V R，JAFARI A H，BOOSTANI R. Muscle synergy extraction during arm reaching movements at different speeds［J］. Technol Health Care，2017，25(1)：123－136.

［15］TESTA G，VESCIO A，PEREZ S，et al. Functional outcome at short and middle term of the extracorporeal shockwave therapy treatment in lateral epicondylitis：acase-series study［J］. J Clin Med，2020，9(3)，pii：E633.

第五篇
髋关节与股部

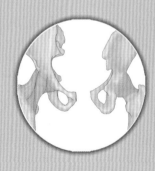

 **髋关节解剖与生物力学**

髋关节是由股骨头和髋臼组成的球窝关节,功能主要以闭链运动为主(例如步行),其稳定性需求高于活动度。关节囊及其固有韧带连同关节内结构(盂唇和圆韧带)一同构成髋关节的稳定结构。髋关节周围的肌肉对维持髋关节稳定具有重要作用,根据部位可以分为臀肌群、股前方肌群、股内侧肌群和股后方肌群。髋关节神经支配较为复杂,闭孔神经为最主要神经,另外有股神经和坐骨神经的分支参与。髋关节血液供应主要来自旋股内侧动脉及部分股部和臀部血管的分支。

30.1 髋关节解剖

30.1.1 骨性解剖和对位关系

髋关节的骨性形态及对位关系与髋关节生物力学功能密切相关。股骨侧最为重要的解剖形态指标是股骨颈干角和股骨前倾角。

股骨颈干角(collodiaphyseal angle)会影响股骨的偏心距,进而对髋外展肌的生物力学产生影响。正常成人该角约125°。

较小的颈干角(髋内翻)会增加外展肌力臂,同时也增加髋臼对股骨头的覆盖,有利于髋关节稳定;

相反,较大的颈干角(髋外翻)会使外展肌力臂减小,从而需要外展肌进行更大的发力,造成髋关节面的直接接触应力增加。

股骨前倾角(anteversion angle of femur)是股骨颈轴线和膝关节后髁连线的夹角,正常成人该角约15°。股骨前倾角过大或过小都会导致髋关节的旋转代偿。

股骨头-颈形态的异常(凸轮畸形)被认为是引起股骨髋臼撞击征(femoroacetabular impingement,FAI)的解剖学因素,因此越来越受到临床的重视。

髋臼侧的解剖形态包括髋臼深度、覆盖和朝向等方面。临床评估髋臼外侧对股骨头覆盖的常用指标是股骨头中心边缘角(center edge angle,CEA)。CEA是指经过股骨头中心垂线和股骨头中心与髋臼最外侧边缘连线的夹角,正常成人该角度为25°~35°。>40°被认为过度覆盖,可能存在股骨髋臼撞击的风险;而<25°则被认为覆盖不足或发育不良,容易发生关节不稳定和脱位。

另外,股骨和髋臼是互相匹配的整体,其对位关系也是髋关节解剖的重要方面。

30.1.2 关节囊和韧带结构

髋关节囊呈圆筒形包绕髋关节,上连髋臼骨膜,下连股骨近端。前方关节囊在股骨侧止点是转子间线,后方关节囊没有直接纤维止点,而是由轮匝带形成的弓状纤维附着于转子间棘。关节囊周围有不同的固有韧带包绕和加强,因此不同部位关节囊厚度不均(图30-1)。

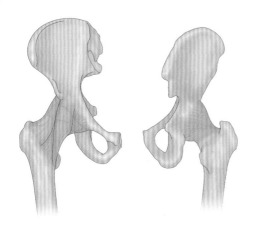

图30-1 髋关节囊固有韧带

包括髂股韧带(灰色)、耻股韧带(蓝色)以及坐股韧带(绿色)

(1)髂股韧带

髂股韧带起自髋臼边缘和髂前下棘,向远端延伸止于转子间线,覆盖和加强关节囊的前方。股直肌的部分纤维也对此结构进行了加强。该韧带分为2束,上部和下部较厚,中间部分较为薄弱,呈"人"字形。该韧带在髋关节外展时收紧、屈曲时松弛,限制髋关节过度外展(使其只能外展15°左右),并且在维持身体站立和姿态平衡中具有重要作用。髋关节镜常规手术需要切开前方关节囊,可能会损伤部分髂股韧带,继而可能造成髋关节的不稳定。

(2)耻股韧带

耻股韧带近端起自闭孔嵴及耻骨上支,远端止于转子间窝,关节内部分纤维垂直于轮匝带,远端部分与髂股韧带融合止于小转子。该韧带在髋关节外展时紧张、内收时松弛,限制髋关节过度外展和外旋。

(3)坐股韧带

坐股韧带起自后外侧髋臼边缘和盂唇,止于大转子内侧面。该韧带可以分为上、下2束,均为斜行走向;位于关节囊后方,较前方关节囊韧带薄弱,主要限制股骨的过度内旋。

(4)轮匝带

轮匝带是环绕股骨颈的索带状结构,其环形纤维带以坐股韧带为轴完成股骨颈的包绕,并在后方

和坐股韧带汇合(图30-2)。轮匝带是髋关节的稳定结构之一,也是髋关节镜探查外周间室的重要解剖标志(图30-3),进行关节囊"T"形切开时常会破坏该结构,必要时需要进行修复。

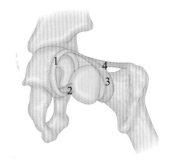

图30-2 髋关节盂唇和韧带关系

盂唇具有密封作用,轮匝带具有悬吊限制稳定髋关节作用。1:盂唇;2:圆韧带;3:轮匝带;4:坐股韧带

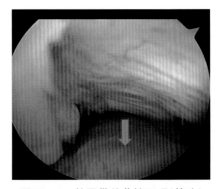

图30-3 轮匝带关节镜下观(箭头)

(5)盂唇

盂唇是附着于髋臼边缘的纤维软骨结构,环绕约2/3的髋臼,截面呈三角形,与髋臼横韧带共同构成髋臼边缘结构。组织学上,盂唇主要由Ⅰ型胶原纤维组成。不同部位附着纤维排列不一致,前方纤维平行于髋臼边缘,这种排列有利于其顺应剪切应力;后方纤维垂直髋臼边缘,使其易于对抗剪切应力。盂唇与关节囊之间有关节囊隐窝,在部分盂唇损伤患者中可以发现关节囊隐窝发生粘连或消失。

(6)圆韧带

圆韧带起自髋臼横韧带以及髋臼耻骨和坐骨面,止于股骨头凹,是避免关节松弛的内在稳定结构。闭孔动脉后束的前支在圆韧带内走行,在部分个体中为股骨头供血。

除了骨性结构的匹配外,盂唇、关节囊及其固有韧带、轮匝带、圆韧带通过共同作用维持髋关节在不同状态下的稳定。盂唇密封和维持关节腔负压的作用,以及关节囊、轮匝带对抗牵引和限制关节的作用是髋关节稳定的基础。

30.1.3 髋部肌肉

髋关节周围的肌肉可以分为臀肌群、股前方肌群、股内侧肌群和股后方肌群。

(1) 臀肌群

1) 臀区浅层肌肉:

臀大肌:最表浅,起于髂骨翼外面、骶骨背面及骶结节韧带,纤维斜向外下覆盖大转子,止于股骨臀肌粗隆。臀大肌受臀下神经(L_5 和 $S_{1\sim2}$)的脊神经支配,具有伸髋、外展髋关节和外旋股的作用,并且由于臀大肌和背部的胸腰筋膜的延续,使其具有加强稳定骶髂关节的作用。

臀中肌:位于髂骨翼外面和臀大肌深层,起自髂嵴和臀肌腱膜,止于股骨大转子。受来自 $L_{4\sim5}$ 和 S_1 的臀上神经支配,主要功能是外展髋关节和稳定骨盆,是站立、行走和维持身体姿态的重要肌肉。

臀小肌:具有与臀中肌相同的起止、功能、血管和神经支配,共同止于股骨大转子。有解剖学研究认为有部分臀小肌止于关节囊,提示臀小肌可能具有收缩关节囊从而稳定髋关节的作用。

阔筋膜张肌:起于髂嵴前外侧及髂前上棘外侧,肌腹远端和阔筋膜融合。有研究认为远端止点单独止于胫骨的 Gerdy 结节,也有观点认为其远端纤维和髂胫束融合。

臀中肌、臀小肌、阔筋膜张肌均受臀上神经($L_{4\sim5}$ 和 S_1)支配,臀区肌肉共同的作用是外展股和行走过程中保持骨盆平衡。髋关节不同体位会影响肌肉的作用,如在屈髋位时,臀中肌和臀小肌具有内旋大腿的作用。

2) 臀区深层肌肉:包括 6 块短的外旋肌,分别为梨状肌、上孖肌、下孖肌、闭孔外肌、闭孔内肌和股方肌。除闭孔外肌外,其他 5 块肌肉均接受来自 L_5 和 $S_{1\sim2}$ 的神经支配。

梨状肌:起自 $S_{2\sim4}$,向外走行经过坐骨大孔,止于转子窝的前上方或上方。经典的解剖关系是坐骨神经从梨状肌下走行,而较为恒定的解剖变异是坐骨神经穿过梨状肌肌腹。梨状肌除了有外旋股的作用外,还有在屈髋位限制股骨头后移的作用。

闭孔内肌:起自闭孔环和四边体,通过坐骨小孔穿出骨盆,止于转子窝。

上孖肌:起于坐骨结节外侧面,与闭孔内肌形成联合腱,止于股骨大转子。

闭孔外肌:近端起于闭孔环,向外侧走行于股骨颈下方,止于转子窝。闭孔外肌在解剖上被认为是大腿内侧肌肉,接受来自闭孔神经后束的支配,在功能上与臀区的短旋转肌肉类似。

股方肌:起自坐骨结节外侧,向外侧止于转子间嵴的股方肌结节。

(2) 股前方肌群

股前方肌群包括缝匠肌、股直肌、髂腰肌和耻骨肌。这些肌肉共同组成在不同角度发力的屈髋肌群,主要接受股神经($L_{2\sim4}$)分支的支配。腰大肌(与髂肌组成髂腰肌)接受来自 $L_{1\sim2}$ 的神经支配,耻骨肌偶尔接受来自副闭孔神经的支配。

1) 髂腰肌:是最强大的屈髋肌肉,近端起自盆腹腔内的腰大肌和髂肌,其中腰大肌起于 $T_{12} \sim L_5$ 的横突,髂肌起于前方髂棘和上 2/3 的髂窝,2 块肌肉在腹股沟韧带层面形成联合腱,覆盖于髋关节盂唇关节囊复合体的前方。髂腰肌是维持髋关节动态稳定的重要结构。

2) 缝匠肌:起于髂前上棘,斜行向下止于胫骨近端的鹅足,跨越髋膝关节,具有屈髋、屈膝作用。

3) 股直肌:有 2 个起点,分别是位于髂前下棘的直头起点和髋臼上凹的反折头起点,肌腹作为股四头肌的一部分,远端共同形成髌韧带止于胫骨结节,具有主动屈髋作用。

4) 耻骨肌:起于耻骨梳和耻骨上支,止于股骨小转子以下的耻骨线,位于髂腰肌内侧。该组肌肉是股三角内股血管的边界,主要功能是使股屈曲、内收和外旋。

(3) 股内侧肌群

股内侧肌群包括短收肌、长收肌、大收肌和股薄肌,通常被称为内收肌群,同时兼具有屈髋和内旋作用。该组肌肉通过闭孔神经前、后支受腰椎神经($L_{2\sim4}$)支配。肌群起点位于耻骨,大收肌还有一个额外起点位于坐骨结节;除了股薄肌止于胫骨上端内侧外,内收肌群远端均止于股骨干,大收肌还有一部分止于内收肌结节。

(4) 股后方肌群

股后方肌群包括半膜肌、半腱肌和股二头肌,该群肌肉主要受坐骨神经胫骨分支(L_5 和 $S_{1\sim2}$)支配。

除股二头肌短头起于股骨粗线外，其余肌肉共同的起点为坐骨结节。半膜肌、半腱肌远端止于胫骨上端内侧，股二头肌止于腓骨头。股后方肌群主要作用是伸髋、屈膝。因为是跨多关节的肌肉，其功能受膝关节位置影响较大。

30.1.4　血液供应和神经支配

闭孔神经是主要参与支配髋关节的神经，常被用于局部神经阻滞。其前、后分支都有在关节囊分布，但解剖学研究显示髋关节的神经支配并非单一，例如前方关节囊接受来自股神经和闭孔神经的支配，股神经主要负责关节囊的浅层前方和前外侧，而后方关节囊还有来自臀上神经及来自坐骨神经的分支参与。除了关节囊，髋臼盂唇、圆韧带均有来自髋关节的神经纤维支配，痛觉纤维和本体感受纤维在盂唇均有分布，而且在盂唇附着部位分布密集，圆韧带同样有痛觉和本体感觉纤维的分布。

基于目前的尸体解剖研究，髋关节主要的血液供应来自股深动脉的分支——旋股内侧动脉，后者主干绕过小转子后分为降支和深支，深支被视为主干的延伸，降支主要支配肌肉组织，特别是股后方的肌肉。深支向后延续为升段，向上走行于闭孔外肌后方和股方肌前方，而后在上孖肌、下孖肌、闭孔内肌联合腱部位穿过进入关节囊（图30-4），在股骨头后上方滑膜下走行，形成营养股骨头的上支持动脉。髋关节脱位和骨折时，该血管的损伤可能会导致股骨头坏死，髋关节镜手术时可以在外周间室内观察到该血管位于外侧滑膜皱襞，应当注意辨认并避免损伤（图30-5）。髋臼侧血液供应来自臀上和臀下动脉以及闭孔动脉。盂唇血液供应主要来自关节囊

侧的滑膜表面，并不深入盂唇内部，因此盂唇大部分是乏血管组织，缺乏自愈能力。

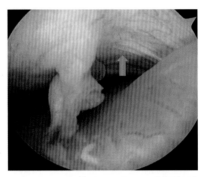

图30-5　关节镜下可见滑膜覆盖的股骨头上支持动脉（箭头）

30.2　髋关节生物力学

掌握髋关节生物力学需要明确几个概念。对髋关节而言，开链运动是指股骨相对于静止的骨盆的活动，闭链运动是指骨盆相对静止的股骨的活动。另外需要区分骨运动学（osteokinematics）和关节运动学（arthrokinematics），前者是指身体某一部分相对另一部分的活动，例如股骨相对骨盆的活动；后者是指两个关节面的运动，例如髋关节运动学是指股骨头和髋臼面的运动。关节运动学遵循凸凹定律（convex-concave rule），即关节的凸面在凹面滚动时会产生一个相反方向的滑动，而当关节凹面在凸面滚动时，会产生一个相同方向的滑动（图30-6）。表30-1中列出了3个维度上运动学轴心和肌肉动力结构，下文将根据此路径逐一进行阐述。

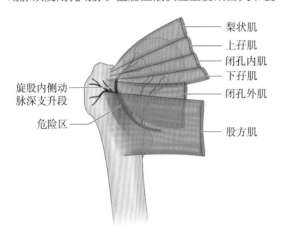

图30-4　旋股内侧动脉走行和股骨头血液供应

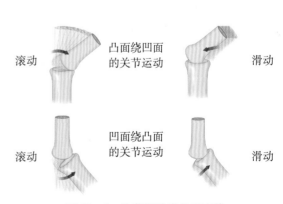

图30-6　关节运动学凸凹定律

表 30 - 1 三个维度上运动学轴心和肌肉动力结构

解剖平面	运动方向	旋转轴	参与的肌肉
矢状面	屈曲-伸直	内外轴	屈髋肌(髂腰肌、股直肌、缝匠肌、长收肌) 伸髋肌(臀大肌、大收肌、腘绳肌)
冠状面	内收-外展	前后轴	内收肌(长收肌、短收肌、大收肌、闭孔外肌、耻骨肌) 外展肌(阔筋膜张肌、臀中肌、臀小肌、缝匠肌)
横轴面	内旋-外旋	纵轴	外旋肌(梨状肌、臀小肌、上孖肌、下孖肌、闭孔内肌、股方肌)

30.2.1 髋关节骨运动学

在矢状面上,开链运动中膝关节的状态影响髋关节活动,闭链运动中屈髋运动会造成骨盆的前倾,这会加剧前方骨性结构的碰撞。闭链运动中骨盆后倾会引起髋关节的伸直从而影响步态。髋关节是腰骶部和下肢的连接,其闭链运动还会影响到腰椎,建立腰椎-骨盆-髋关节复合动力链条结构的概念对临床诊断和治疗具有指导意义。

在冠状面上,开链运动包括内收和外展,闭链运动主要指单腿站立时非站立侧骨盆的上抬和下降。闭链运动呈现的异常可以在髋关节病变中有所表现,比如单腿站立时,对侧骨盆下坠即 Trendelenburg 征,过度的骨盆提升即为反 Trendelenburg 征。

在横轴面上,因为髋关节囊韧带和周围软组织在中立位和伸直状态时紧张、屈髋时松弛,所以髋关节旋转在屈髋时增加。横轴面上的闭链运动是指骨盆非站立侧的前后旋转运动,髋内旋对应骨盆的前转,骨盆的后转会带来外旋。股骨髋臼撞击征的异常髋臼股骨接触会带来轴面骨运动学的改变。

30.2.2 髋关节关节运动学

骨性结构和软组织结构维持了髋关节的稳定性,使其在不同运动面能够围绕一个以股骨头为中心的轴线进行活动。不论开链还是闭链运动,髋关节运动模式为旋转和滑动,滑动通常占比很小。髋关节的不稳定主要指旋转不稳,而不是肩关节的那种滑动不稳。

30.2.3 髋关节肌肉运动学

在矢状面上,主要的屈髋肌肉包括髂腰肌、阔筋膜张肌、股直肌、缝匠肌和长收肌。髂腰肌发力可以产生开链的屈髋和闭链的骨盆前倾。阔筋膜张肌的力量可以传递到髂胫束,是重要的跨髋关节的软组织张力维持结构。股直肌跨越髋关节和膝关节,近端附着于髋臼前方边缘,因此该肌肉的发力与髋关节前方结构病变和疼痛相关。缝匠肌的走行形态决定其能够发挥屈髋、外旋和外展髋关节的作用。

在矢状面上,伸髋的肌肉包括臀大肌、腘绳肌和大收肌。在行走的站立期,伸髋肌肉收缩产生股骨相对骨盆的开链后向运动,而屈髋时伸髋肌肉的力臂被拉长,从而有利于其发力,伸髋肌肉还可以产生骨盆的后倾以对抗躯体前倾时的重力作用,保持躯体的直立状态。

在冠状面上,髋关节外展肌肉的控制对于行走、站立时骨盆和股骨的稳定特别重要。内收肌腱损伤是最常见的运动损伤,而外展肌的生物力学可能与髌股关节疼痛和髂胫束综合征等下肢劳损疾病相关。内收肌在冠状面和矢状面都能发挥作用,在矢状面上,屈髋状态下长收肌力臂会变换到后方,产生向后伸髋力量,而在行走、跑步、骑自行车和下蹲等动作时,反复的矢状位运动会有长收肌的参与,因此长收肌容易发生疲劳损伤(例如进行冰球运动)。

在横轴面上,开链和闭链的外旋主要是通过臀大肌和外旋肌群完成,下肢动力链条的受损会导致外旋的减弱,从而导致负重过程旋转控制的不足。从解剖结构看,髋关节缺乏主要的内旋肌肉,但是多组肌肉能够产生内旋力量,这种内旋是通过髋关节位置改变使肌肉力臂产生。臀中肌的前部纤维和臀小肌会产生内旋应力,长收肌也能产生内旋应力。

30.2.4 髋关节生物力学和步态分析

据统计,成人日常生活需要行走接近 10 000 步,这几乎占日常活动量的 85%～90%,因此了解步行状态下髋关节的生物力学状态是十分必要的。行走看似是自发的初级活动,但是从生物力学角度看却是非常复杂的过程,这一过程涉及神经系统、骨骼-肌肉系统的精准控制和协调,髋关节病变会对步态产生显著影响,进行步态分析和了解相关生物力学对于认识此类疾病很有帮助。

步态分析中常用的指标包括步长、步幅、步频和速度。步态受到内在因素(性别、体重、年龄等)、外在因素(地形、鞋子、负荷等)和病理因素[外伤、神经系统和(或)骨骼-肌肉系统损伤]的影响,是临床评估的重要指标。

一个步态周期可分为 2 个阶段,即支撑阶段(stance phase)和摆动阶段(swing phase)。尽管不同文献对步态阶段的命名不同,但是分段基本一致。支撑阶段占步态周期 0%～60%时段,其中 2 个双足支撑期各占 10%的时长;摆动阶段占步态周期 60%～100%时段(图 30 - 7)。

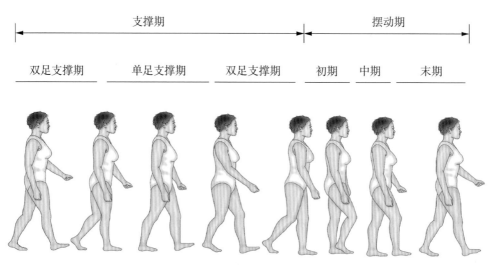

图 30 - 7　步态周期的划分

以下通过右腿起始为例,对步态周期中髋关节生物力学变化进行阐述。矢状面上,步态周期起始,右足跟着地,此时右髋关节屈曲 30°～35°,第 1 个双足支撑期发生在步态周期 10%～20%时段,伸髋肌收缩驱动身体向前,30%时段髋关节接近中立位,这也称为站立中期。髋关节由屈曲到中立位是通过伸髋肌肉发力的开链运动,会在髋关节间隙前方产生应力,因此前方结构盂唇和关节囊损伤可能会在步态周期的这一阶段凸显。从站立中期(30%)到第 2 个双足支撑期(50%～60%时段),随着髋关节从中立位到过伸,地面反作用力激活屈髋肌发力使得过伸动作逐渐减速,直到站立期结束,右髋接近过伸 10°～15°的状态,而后右髋准备进入摆动阶段。髋关节炎等关节内疾病可能会在站立期的终末呈现异常,站立中后期的躯体前弓可能提示髋关节伸直活动受限。摆动阶段(60%～100%时段)在矢状面上开始于屈髋肌肉的爆发收缩,带动下肢摆动,因此屈髋肌肉的疼痛和力弱可能会在摆动阶段呈现步幅减小或呈环绕步态。在冠状面上,髋关节外展肌的外展力矩在行走过程中维持骨盆稳定,而在轴面上,行走过程中髋关节会发生轻微的内、外旋转。

(殷庆丰)

本章要点

1. 髋关节是股骨头和髋臼组成的球窝关节。

2. 髋关节周围解剖分为骨、关节囊韧带、肌肉、神经和血管 4 个层面。

3. 骨结构和关节匹配是髋关节稳定的核心和基础。

4. 关节囊及其固有韧带是重要的髋关节稳定结构。

5. 髋关节周围肌肉既是髋关节的动力装置也是动态稳定结构。

6. 旋股内侧动脉深支是股骨头血液供应的主要来源。

7. 骨盆相对股骨的髋关节运动是腰椎-骨盆-髋关节动力链条的重要环节。

主要参考文献

[1] ALTMAN R, ALACARON G, APPELROUTH D, et al. The American college of rheumatology criteria for classification and reporting of osteoarthritis of the hip [J]. Arthritis Rheum, 1991, 34: 505 - 514.

[2] AOKI H, NAGAO Y, ISHII S, et al. Acetabular and proximal femoral alignment inpatients with osteoarthritis of the dysplastic hip and its influence on the progression of disease [J]. J Bone Joint Surg Br, 2010, 92: 1703 - 1709.

[3] ARBANAS J, KLASAN G S, NIKOLIC M, et al. Fibre type composition of the human psoas muscle with regard to the level of its origin [J]. J Anat, 2009, 215 (6): 636 - 641.

[4] AUNG H H, SAKAMOTO H, AKITA K, et al. Anatomical study of the obturator internus, gemelli and quadratus femoris muscles with special reference to their innervation [J]. Anat Rec, 2001, 263: 41 - 52.

[5] BARDAKOS N V, VILLAR R N. The ligamentum teres of the adult hip [J]. J Bone Joint Surg Br, 2009, 91: 8 - 15.

[6] BECK M, SLEDGE J B, GAUTIER E, et al. The anatomy and function of the gluteus minimus muscle [J]. J Bone Joint Surg Br, 2000, 82: 358 - 363.

[7] BERGMANN G, DEURETZBACHER G, HELLER M, et al. Hip contact forces and gait patterns from routine activities [J]. J Biomech, 2001, 34 (7): 859 - 871.

[8] BIRNBAUM K, PRESCHER A, HESSLER S, et al. The sensory innervation of the hip joint: an anatomical study [J]. Surg Radiol Anat, 1997, 19: 371 - 375.

[9] BLANKENBAKER D G, TUITE M J. Acetabular labrum [J]. Magn Reson Imaging Clin N Am, 2013, 21: 21 - 33.

[10] BLOMBERG J R, ZELLNER B S, KEENE J S. Cross-section analysis of iliopsoas muscle-tendon units at the sites of arthroscopic tenotomies: an anatomic study [J]. Am J Sports Med, 2011, 39 (Suppl): S58 - 63.

[11] BULLER L T, ROSNECK J, MONACO F M, et al. Relationship between proximal femora land acetabular alignment in normal hip joints using 3-dimensional computed tomography [J]. Am J Sports Med, 2012, 40: 367 - 375.

[12] CASARTELLI N C, MAFFIULETTI N A, ITEM-GLATTHORN J F, et al. Hip muscle weakness in patients with symptomatic femoroacetabular impingement [J]. Osteoarthr Cartil, 2011, 19 (7): 816 - 821.

[13] CEREZAL L, KASSARJIAN A, CANGA A, et al. Anatomy, biomechanics, imaging, and management of ligamentum teres injuries [J]. Radiographics, 2010, 30: 1637 - 1651.

[14] CROWINSHIELD R D, JOHNSTON R C, ANDREWS J G, et al. A biomechanical investigation of the human hip [J]. J Biomech, 1978, 11: 75 - 85.

[15] ELKINS J M, STROUD N J, RUDERT M J, et al. The capsule's contribution to total hip construct stability: a finite element analysis [J]. J Orthop Res, 2011, 29: 1642 - 1648.

[16] FLACK N A, NICHOLSON H D, WOODLEY S J. A review of the anatomy of the hip abductor muscles: gluteus medius, gluteus minimus, and tensor fascia lata [J]. Clin Anat, 2012, 25: 697 - 708.

[17] FLACK N A, NICHOLSON H D, WOODLEY S J. The anatomy of the hip abductor muscles [J]. Clin Anat, 2014, 27 (2): 241 - 253.

[18] GANZ R, PARVIZI J, BECK M, et al. Femoroacetabular impingement: a cause for osteoarthritis of the hip [J]. Clin Orthop Relat Res, 2003, 417: 112 - 120.

[19] GAUTIER E, GANZ K, KRUGEL N, et al. Anatomy of the medial femoral circumflex artery and its surgical implications [J]. J Bone Joint Surg Br, 2000, 82: 679 - 683.

[20] GRANT A D, SALA D A, DAVIDOVITCH R I. The labrum: structure, function, and injury with femoroacetabular impingement [J]. J Child Orthop, 2012, 6: 357 - 372.

[21] HAVERSATH M, HANKE J, LANDGRAEBER S, et al. The distribution of nociceptive innervation in the painful hip: a histological investigation [J]. Bone Joint J, 2013, 95 - B: 770 - 776.

[22] HELLER M O, BERGMANN G, DEURETZBACHER G, et al. Influence of femoral anteversion on proximal femoral loading: measurement and simulation in four patients [J]. Clin Biomech, 2001, 16: 644 - 649.

[23] HURWITZ D E, HULET C H, ANDRIACCHI T P, et al. Gait compensations in patients with osteoarthritis of the hip and their relationship to pain and passive hip motion [J]. J Orthop Res, 1997, 15 (4): 629 - 635.

[24] ITO H, SONG Y, LINDSEY D P, et al. The proximal hip joint capsule and the zona orbicularis contribute to hip joint stability in distraction [J]. J Orthop Res, 2009, 27: 989 - 995.

[25] ITO Y, MATSUSHITA I, WATANABE H, et al.

Anatomic mapping of short external rotators shows the limit of their preservation during total hip arthroplasty [J]. Clin Orthop Relat Res, 2012,470: 1690 - 1695.

[26] KANG R W, YANKE A B, ESPINOZA ORIAS A A, et al. Novel 3-D quantification and classification of cam lesions in patients with femoroacetabular impingement [J]. Clin Orthop Relat Res, 2013,471: 358 - 362.

[27] LAMONTAGNE M, KENNEDY M J, BEAULE P. The effect of cam FAI on hip and pelvic motion during maximum squat[J]. Clin Orthop Relat Res, 2009,467: 645 - 650.

[28] LENAERTS G, DE GROOTE F, DEMEULENAERE B, et al. Subject-specific hip geometry affects predicted hip joint contact forces during gait [J]. J Biomech, 2008,41: 1243 - 1252.

[29] LOCHER S, BURMEISTER H, BOHLEN T, et al. Obturator nerve block: a technique based on anatomical findings and MRI analysis [J]. Pain Med, 2008,9: 1012 - 1015.

[30] NIEMUTH P E, JOHNSON R J, MYERS M J, et al. Hip muscle weakness and overuse injuries in recreational runners[J]. Clin J Sport Med, 2005,15: 14 - 21.

[31] POLKOWSKI G G, CLOHISY J C. Hip biomechanics [J]. Sports Med Arthrosc Rev, 2010,18: 56 - 62.

[32] RASCH A, BYSTROM A H, DALEN N, et al. Reduced muscle radiological density, cross-sectional area, and strength of major hip and knee muscles in 22 patients with hip osteoarthritis[J]. Acta Orthop, 2007, 78: 505 - 510.

[33] ROACH K E, MILES T P. Normal hip and knee active range of motion: the relationship to age[J]. Phys Ther, 1991,71: 656 - 665.

[34] ROCHE J J, JONES C D, KHAN R J, et al. The surgical anatomy of the piriformis tendon, with particular reference to total hip replacement: a cadaver study[J]. Bone Joint J, 2013,95-B: 764 - 769.

[35] RYDELL N. Biomechanics of the hip joint[J]. Clin Orthop Relat Res, 1973,92: 6 - 15.

[36] RYLANDER J H, SHU B, ANDRIACCHI T P, et al. Preoperative and postoperative hip kinematics inpatients with femoroacetabular impingement during level walking[J]. Am J Sports Med, 2011,39: S36 - 42.

[37] SHAKOOR N, FOUCHER K C, WIMMER M A, et al. Gait alterations and their association with radiographic severity and pain in unilateral hip osteoarthritis [J]. Osteoarthritis Cartilage, 2010,18(suppl 2): 67.

[38] SIMS K J, RICHARDSON C A, BRAUER S G. Investigation of hip abductor activation in subjects with clinical unilateral hip osteoarthritis [J]. Ann Rheum Dis, 2002,61: 687 - 692.

[39] TYLER T F, NICHOLAS S J, CAMPBELL R J, et al. The association of hip strength and symmetry with the incidence of adductor strains in professional ice hockey players[J]. Am J Sports Med, 2001,29: 124 - 128.

[40] WAGNER F V, NEGRAO J R, CAMPOS J, et al. Capsular ligaments of the hip: anatomic, histologic, and positional study in cadaveric specimens with MR arthrography[J]. Radiology, 2012,263: 189 - 198.

[41] WINTER D A. Biomechanics and motor control of human movement[M]. 3rd ed. Hoboken: Wiley, 2005.

[42] ZLOTOROWICZ M, SZCZODRY M, CZUBAK J, et al. Anatomy of the medial femoral circumflex artery with respect to the vascularity of the femoral head[J]. J Bone Joint Surg Br, 2011,93: 1471 - 1474.

髋关节疾病基础诊疗技术

31.1 髋关节疾病的诊断

引起髋关节疼痛的因素较多，可分为关节内因素和关节外因素。

关节内因素包括骨关节炎、股骨髋臼撞击征（FAI）、髋臼盂唇撕裂、游离体、圆韧带断裂、软骨损伤、感染性关节炎、骨坏死、滑膜软骨瘤病、滑膜炎、股骨颈应力性骨折、创伤后关节炎、髋关节发育不良、股骨头骨骺滑脱、Legg-Calve-Perthes 病、骨样骨瘤等良性肿瘤等。

关节外因素包括关节周围肌肉（内收肌、髂腰肌、臀中肌、腘绳肌和股薄肌等软组织）牵拉伤、滑囊炎（大粗隆滑囊炎、髂腰肌滑囊炎、坐骨结节滑囊炎）、股直肌腱炎、外旋肌腱炎、股骨小粗隆应力性骨折、骨化性肌炎和髋关节周围感染等。

此外，骶髂关节扭伤和骶髂关节炎、脊柱关节病、腰椎间盘突出症、腰椎管狭窄等腰骶部疾病均可引起髋周症状，在临床诊断中需要仔细鉴别诊断。因此，髋关节疾病的诊断和治疗具有一定的挑战性。Thomas Byrd 医生曾提出"HERE"原则，即病史（history，H）、体格检查（examination，E）、影像学及实验室检查（radiology-laboratory，R）、患者期望值（expectation of patients，E）。对每位患者均应通过综合判断以选择最佳治疗方式。

31.1.1 临床表现

（1）症状

引起髋关节疼痛的因素较多，一般需明确患者的初发症状是否来自外伤。因此需要详细询问疼痛开始、进展及加重时的表现。髋关节病变的特征性临床症状包括：运动时症状进行性加重，髋关节旋转时疼痛，从坐位到起身时髋关节突然疼痛，上下楼及上下车时疼痛，穿鞋、穿袜等时屈髋活动困难。

髋关节疾病常引起腹股沟区疼痛并放射至股内侧，典型的为髋关节前方或前外侧疼痛。患者在描述疼痛部位时，常不自觉地将拇指与其他手指围成"C"形置于大粗隆上，即"C"字征阳性。

此外，髋关节疾病患者常主诉弹响。最常引起髋部弹响的原因可能来源于前方的髂腰肌和外侧的髂胫束病变。当髋关节从屈曲、外展、外旋位转向伸直、内旋位时，挛缩的髂腰肌腱在前关节囊或耻骨棘上前后滑动可能导致弹响。髂胫束挛缩或臀肌挛缩时，常因挛缩带在大粗隆上前后滑动而引起弹响。

（2）体格检查

可分为一般检查和特殊检查。按体位可分为站立位、坐位、侧卧位、俯卧位和仰卧位，具体需结合病史选择。国际上著名的多中心髋关节镜手术疗效研究组（Multicenter Arthroscopy of the Hip Outcomes

Research Network，MAHORN)汇集了常用的检查 项目，并提出了髋关节 21 步体格检查法(表 31 - 1)。

表 31 - 1 髋关节 21 步体格检查法

体位	检查方法	内容及意义
站立位	1. 步态	骨盆倾斜/旋转、步态长度、步态频率、足行进角度
	2. Trendelenburg 试验	本体感觉神经环路、外展肌力量
	3. 视诊	双腿长度、脊柱前屈背伸、体型
坐位	4. 神经、血管及神经反射	髋部皮肤、腹股沟淋巴结、深感觉、温度、下肢血管搏动
	5. 关节活动度	髋部内旋和外旋
仰卧位	6. 触诊	腹部、内收肌结节、耻骨联合
	7. 关节活动度	内收、外展、屈曲
	8. 髋部屈肌腱试验	腰大肌/髋部屈肌挛缩
	9. 动态内旋撞击试验	股骨髋臼撞击征
	10. 动态外旋撞击试验	股骨髋臼撞击征、前下不稳、恐惧
	11. 屈髋内收内旋试验	股骨髋臼撞击征
	12. 屈髋外展外旋试验	髋关节、骶髂关节
	13. 拨盘试验	髋关节松弛/不稳
侧卧位	14. 触诊	大粗隆及滑囊、臀肌止点
	15. 力量测试	外展、臀中肌、臀大肌
	16. 被动内收试验	阔筋膜张肌、臀中肌、臀大肌
	17. 外侧盂唇撞击试验	股骨髋臼撞击征、松弛、恐惧
	18. 后方盂唇撞击试验	股骨髋臼撞击征、恐惧、对冲伤
	19. 恐惧试验	松弛、对冲伤
俯卧位	20. 股直肌挛缩试验	股直肌挛缩
	21. 髋部前倾试验	股骨前倾

滚木试验(log roll test)、屈髋内收内旋(flexion adduction and internal rotation，FADIR)试验、屈髋外展外旋(flexion abduction and external rotation，FABER)试验和后方盂唇撞击试验在临床实践中尤为常用。

髋关节滚木试验是诊断关节内炎性病变的特异性检查方法(图 31 - 1)。检查时患者仰卧，下肢放松，患侧下肢行被动向内、向外旋转，如果髋关节前部及腹股沟区出现疼痛，尤其是在内旋时疼痛明显，即为阳性，提示患者髋臼及股骨颈可能存在盂唇损伤、骨关节炎或股骨头坏死等病变。研究显示，该试验对 FAI 诊断的符合率高达 99％。

FADIR 试验又称前方撞击试验(图 31 - 2)。检查时患者仰卧，被动屈曲髋关节至 90°时，通过内

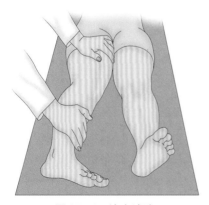

图 31 - 1 滚木试验

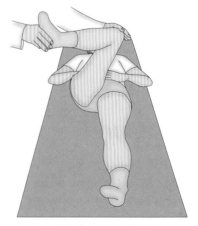

图 31 - 2 FADIR 试验

收、内旋髋关节模拟股骨头颈部和髋臼的异常接触和撞击,如引出腹股沟区疼痛即为阳性,提示髋臼盂唇和(或)软骨已出现损伤;当损伤严重或处于急性期时,部分患者可产生剧烈疼痛。研究显示,该试验对诊断 FAI 的敏感度高达 99%。

FABER 试验检查时,患者仰卧,患侧髋关节屈曲、外展、外旋,患侧足置于对侧膝上(图 31-3)。检查者一手置于对侧髂前上棘以稳定骨盆,另一手向下按压患侧膝关节。如果引起患侧腹股沟区疼痛提示髋部盂唇损伤或髋关节撞击,而后方腰骶部疼痛提示骶髂关节病变。有学者提出改良的 FABER 试验,即在行 FABER 试验同时测量患侧膝关节与检查床面的距离,如>4 cm,提示存在 Cam 型撞击或关节囊过紧等。研究显示,该试验对诊断 FAI 的灵敏度为 60%。

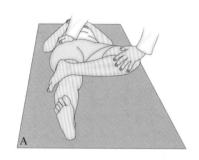

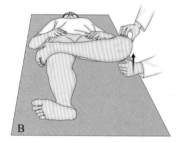

图 31-3 FABER 试验

A. FABER 试验;B. 改良的 FABER 试验

后方盂唇撞击试验阳性提示撞击发生在髋臼的后下方。检查时患者仰卧于床边,患肢自由悬空于床尾外,从而使髋关节可以最大程度后伸,后伸位时被动外旋髋关节,如出现腹股沟区深处或后方臀区疼痛即为阳性(图 31-4)。

关节内、外疾病均可引起髋关节"弹响"。当髋关节从屈曲、外展、外旋位转向伸直、内旋位时,髂腰肌腱会发出重复的咔哒声,这是由于髂腰肌腱在前

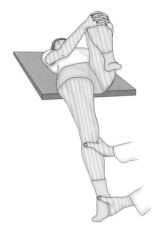

图 31-4 后方盂唇撞击试验

关节囊或耻骨棘上前后滑动所致。髂胫束挛缩或臀肌挛缩时,常因挛缩带在大粗隆处滑动而产生弹响。Ober 征是特异性检查,即患者侧卧位髋关节在由屈曲内收内旋位到伸直位的过程中在股骨大粗隆的外侧可用手触及弹动感,严重者肉眼可观察到。

31.1.2 影像学检查

(1) X 线检查

X 线检查是评估髋关节疾病的重要手段,应作为常规检查。标准的 X 线检查包括含双侧髋关节的骨盆正位片和髋关节侧位片。医生不能只凭单侧髋关节 X 线片确定诊疗方案,因为摄片时骨盆的旋转、倾斜都会影响影像学判断,且很多情况下需与健侧进行对比。髋关节侧位片在评估 FAI、关节前间隙狭窄和轻度髋关节半脱位时有重要意义。

1) 标准骨盆正位片:患者取仰卧位或站立位,双下肢内旋 15°。鉴于骨盆在站立位时可能存在不同程度的前倾,越来越多的学者主张站立位拍摄骨盆正位片。拍摄时球管与检查床垂直,距离胶片 120 cm;十字瞄准器对准耻骨联合上缘至双侧髂前上棘连线间的中点。观察 X 线片可以发现两侧"泪滴"、闭孔和髂骨翼对称;尾骨尖正对耻骨联合,并位于耻骨联合上缘上方 1~2 cm。符合以上要求的才是合格的骨盆正位片。

2) 髋关节侧位片:主要用于凸轮型 FAI 的诊断与评估,可观察股骨头颈交界处不同位置的骨性凸起情况,常用的侧位片有以下 4 种。

A. 屈髋 45°、60° 或 90°侧位片(45°、60° 或 90° Dunn 位):患者取仰卧位,髋关节分别屈曲 45°、60°

或 90°,并外展 20°。十字瞄准器对准髂前上棘连线与耻骨联合之间的中点,X 线球管与桌面垂直,且与片盒的垂直距离为 100 cm。该检查利于清晰显示不

同角度条件下股骨头颈交界处的情况,是目前公认的最佳侧位检查方法(图 31－5)。

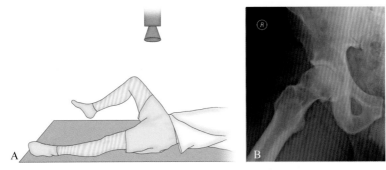

图 31－5　髋关节 Dunn 位 X 线检查

A. 拍摄体位;B. Dunn 位 X 线片

B. 髋关节穿台位片:患者取仰卧位,健侧髋关节和膝关节均屈曲 80°以上;患侧下肢伸直并分别放置于内旋 15°、中立和外旋 15°位。X 线球管与桌面

平行并与患侧下肢呈 45°角,十字瞄准器对准髋关节中心(图 31－6)。

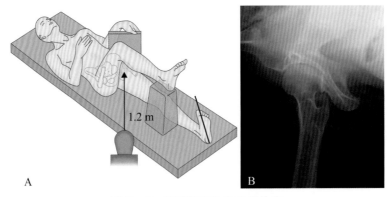

图 31－6　髋关节穿台位 X 线检查

A. 拍摄体位;B. 穿台位 X 线片

C. 髋关节蛙式侧位片:患者取仰卧位,健侧下肢伸直,患髋外展 45°并外旋,膝关节屈曲 90°,使患侧足跟紧贴对侧膝关节。十字瞄准器对准髂前上棘连线与耻骨联合之间的中点,X 线球管与桌面垂直,且与片盒的垂直距离为 100 cm(图 31－7)。

D. 髋关节假斜位片:主要用于评估股骨头前方覆盖情况和髋臼前方前倾角(anterior center-edge angle, ACEA)的大小。患者取站立位,患侧紧贴片盒,骨盆与射线的方向呈 65°角,十字瞄准器对准患侧髋关节中心,X 线球管片盒的垂直距离为 100 cm(图 31－8)。

(2) MRI 检查

MRI 为各类髋关节疾病的诊断提供了一种无创的检查方法,能够较好地显示盂唇撕裂、游离体、滑膜炎、圆韧带损伤等。为了获得较好的图像质量,需要至少采用 1.5 T 以上磁通量和专用的髋关节线圈进行检查,目前常用的是 2.0 T 或 3.0 T 磁通量。

对于髋关节盂唇损伤和撞击征来说,单侧髋关节 MRI 优于传统的双髋 MRI 检查。单髋 MRI 检查的关键是对于髋关节的扫描切面,还需要特殊的斜矢状位和斜冠状位扫描,部分医学中心还提供针对髋臼或股骨头的径向扫描(radial cut)(图 31－9)。

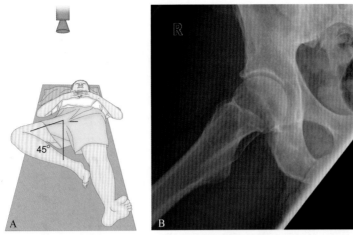

图 31-7　髋关节蛙式侧位 X 线检查

A. 拍摄体位；B. 蛙式侧位 X 线片

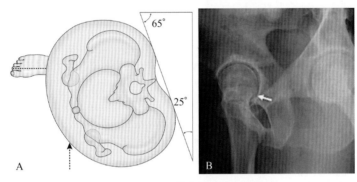

图 31-8　髋关节假斜位 X 线检查

A. 拍摄体位；B. 假斜位 X 线片

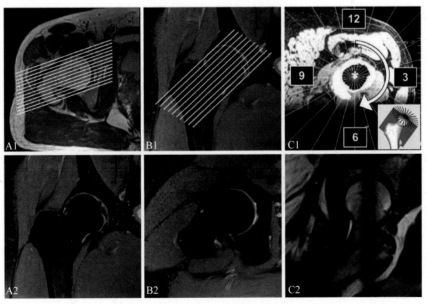

图 31-9　单髋 MRI 常用扫描方法

A1. 斜冠状位扫描方向；A2. MRI 斜冠状位图像；B1. 斜轴位扫描方向；B2. MRI 斜轴位图像；C1. 径向位扫描；C2. MRI 股骨颈径向位图像

关节腔内注射钆磁共振成像检查(MRA)在诊断关节疾病方面具有较好的特异性和灵敏性,造影剂可进入髋臼盂唇撕裂处及关节面缺损处,有助于发现普通 MRI 或 X 线检查容易漏诊的疾病。近年来,随着技术的进步,单髋 MRI 平扫已逐步取代 MRA。

(3) CT 检查

准确地评估和判断髋关节及其周围的骨性改变对于髋关节疾病诊治具有重要意义。CT 在评价骨结构方面显著优于 X 线和 MRI。目前 CT 平扫及三维重建已经成为评估 FAI、髋臼发育不良、创伤性关节不稳、骨性缺损、骨性游离体等有骨性改变疾病的"金标准"。借助 CT 扫描可进行详细的骨性测量,三维重建能够更直观地了解骨性改变(图 31-10),利于术前规划和手术的顺利开展。

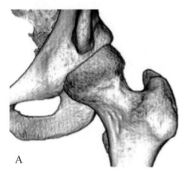 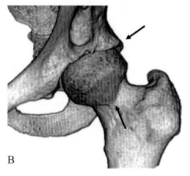

图 31-10　髋关节 CT 三维重建

A. 正常髋关节;B. 混合型 FAI,箭头指示髋臼和股骨头颈处骨赘

(4) 核素骨扫描(ECT)

ECT 能够反映骨代谢情况,一般用于股骨头缺血性坏死、关节炎症及感染、应力性骨折、肿瘤和营养不良性骨病的检查(图 31-11)。在髋关节疾病诊断中主要用于鉴别关节感染及炎性改变。与 MRI 相比,ECT 具有价格低廉、检查方法简单、可信度较高等特点。ECT 比 X 线检查发现病灶要早,可早 3~6 个月。

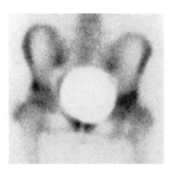

图 31-11　髋关节 ECT 检查图像

图中深色区域为放射性异常浓聚,提示骨代谢异常

(5) 肌骨超声(MSUS)

MSUS 是近年随着高频超声探头分辨率的显著提高而发展起来的一种新技术。通过该技术可以清晰观察髋关节骨性结构、盂唇、积液、滑膜,甚至软骨情况,是髋关节疾病诊断的有益补充。

31.1.3　关节内封闭试验

超声引导下向关节内注射局麻药物,即关节内封闭试验,能确定患者的症状是否由关节内疾病引起。一般向关节内注射 6~8 ml 利多卡因或联合罗哌卡因等长效麻醉药,如注射后患者症状缓解明显,则可确定症状主要来源于关节内疾病;如症状缓解不明显,则需考虑症状是否为下腰部、骶髂关节、臀区深部组织等关节外因素引起。此外,超声引导下关节内或关节外症状区域注射糖皮质激素也是髋部疾病保守治疗的一种有效方法。

31.2　髋关节镜手术

31.2.1　概述

(1) 髋关节镜的历史

髋关节镜的发展经历了漫长的过程。1931 年,Michael Samuel Burman 医生首次采用关节镜对 20

例尸体髋关节标本进行了观察；1935年，由他开展了第1例髋关节镜手术，但未公开报道。1939年，Kenji Takagi医生首次报道了4例髋关节镜的临床应用，此后再无相关报道。直至1970年，M. Aignan医生报道了51例髋关节诊断性镜下活组织检查，并在1975年哥本哈根国际关节镜会议上作报道。1977年，Richard Gross医生报道了27例小儿髋关节镜手术病例。1981年，Svante Holgersson医生再次报道了小儿髋关节镜手术病例。同年，Lanny Johnson医生首次将髋关节镜内容编写到第2版《关节镜诊断与手术》著作中。1986年，Ejnar Eriksson医生首先提出髋关节镜下肢牵引技术，推动了髋关节镜技术的发展。而2010年左右"股骨髋臼撞击征（FAI）"概念的提出进一步推动了髋关节镜技术的发展。目前髋关节镜相关诊疗技术已成为欧美关节镜领域的新热点。

（2）开展髋关节镜手术的设备

因髋关节位置较深，髋关节镜手术的开展对设备和器械要求相对偏高。除常规条件外，设备方面需要有骨科牵引床（图31-12）、C臂机，甚至水泵；器械方面需要70°关节镜、导丝、空心穿刺锥、香蕉刀、槽型导管（又称滑槽），以及加长的穿刺针、探钩、鸟嘴钳缝合器、抓线钳、推结器、组织抓钳等髋关节镜专用手术器械。

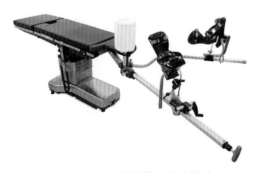

图31-12 髋关节镜专用牵引床

（3）牵引

髋关节镜手术需要在牵引下进行。为了达到良好的术中牵引，在备好牵引床的同时，建议尽可能使用踝靴，从而更好地包裹患者足踝，使牵引时力量更加平均且充分。如没有踝靴或患者足部较小，可在足踝部缠绕绷带，以加大包裹和受力面积，防止牵引时脱掉。准备加厚的软会阴柱，建议直径＞12 cm。会阴柱的合理摆放可以最大限度地减小会阴部神经压迫性麻痹的发生。会阴柱应摆放在术侧，使术侧的髋关节偏向外侧，牵引时产生横向分力，从而拉开接触点与阴部神经之间的距离，避免会阴和神经受损。患者取仰卧位，一般建议前屈、内收、内旋各15°左右，以抵消股骨侧前倾角，利于牵引。具体角度可根据患者的股骨颈干角和前倾角而定。

牵引时，先牵健侧，后牵患侧。健侧外展45°左右，给予徒手牵引力；患侧牵开关节一般需11.34～22.68 kg，以关节间隙牵开8～10 mm为宜。如难以牵开，可加大牵引力量，但必须谨慎，一般牵引力不超过34.01 kg。牵引时间以1.5小时为宜，一般不超过2小时。

（4）髋关节镜手术体位

髋关节镜手术常用体位有仰卧位和侧卧位（图31-13），术者可根据习惯自由选择。仰卧位体位可控性强，摆放相对容易，是目前国际和国内绝大多数医生的首选方法，但对于肌肉力量过强、关节僵硬的患者，容易出现关节间隙难以牵开的问题。侧卧位体位摆放较为困难，对牵引床要求更高，且术者手术习惯需改变，因此国外仅少数医生选用，但该体位牵引较为容易，尤其适用于过度肥胖和强壮的患者。

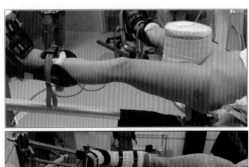
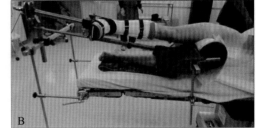

图31-13 髋关节镜手术体位

A. 仰卧位；B. 侧卧位

31.2.2 适应证与禁忌证

（1）适应证

随着髋关节镜技术的迅速发展，其手术适应证正逐步扩大。关节内疾病，如FAI、游离体、盂唇撕裂、滑膜疾病、髋臼或股骨头软骨病变、股骨头缺血性坏死、圆韧带断裂、髋臼发育不良、胶原病（如类风湿关节炎或系统性红斑狼疮伴撞击性滑膜炎）、结晶性髋关节病（如痛风、假性痛风）、关节囊挛缩症（如 Ehers-Danlos 综合征）、滑膜软骨瘤病、色素沉着绒毛结节性滑膜炎、感染、全髋关节成形术后异物、创伤（脱位、Pipkin 骨折）、骨性关节炎和顽固性髋关节痛等，均可进行关节镜手术探查和手术治疗。近年来，部分学者积极将髋关节镜技术拓展至髋关节周围疾病的手术治疗，如髂胫束挛缩松解、髂腰肌腱松解、内收肌松解与修复、腘绳肌止点修复、坐骨神经松解、臀中肌止点重建等，均取得了较好的效果。

髋关节镜手术成功的关键是手术适应证的正确选择。髋部疼痛的患者中仅 20% 来源于髋关节内疾病，因此适应证一旦选择错误，手术再顺利也无法有效解除症状，仍被认为手术失败。所以，严格把握手术适应证、理性进行手术选择、加强与患者的术前沟通和降低患者期望值对于手术成功十分重要。

髋关节疾病除盂唇急性撕裂、关节内游离体等外，一般均建议正规保守治疗 2～3 个月。如通过休息、支具保护、服用非甾体抗炎药、理疗、功能锻炼等系统的保守治疗无效，且症状有加重的趋势，此时是行髋关节镜手术的适宜时机。

推荐手术：①如患者的症状是由明确的外伤引起的，且在关节活动时有交锁、锐痛或刺痛等症状，通常进行关节镜手术治疗效果较好；②对于无明确外伤史，但症状长期反复发作，持续不能缓解，且体格检查有明确阳性体征的也可采用髋关节镜诊治。

谨慎手术：①没有明确的致伤因素，症状常是由一些潜在的致病因素或退行性变引起，即使患者乐于接受手术，关节镜术后也很难奏效，不应对术后疗效有过高期望值；②年轻患者无明确外伤史，多为功能性，可能源于髋内和髋周软组织病变，多数患者经保守治疗可以改善症状和减轻髋部疼痛；③老年患者多伴有关节退行性变，手术的长期效果难以保证，需谨慎选择手术。

（2）禁忌证

1）绝对禁忌证：①全身活动性感染、皮肤溃疡或感染、骨髓炎、脓肿形成，以及髋关节进行性破坏或髋关节开放性损伤等；②重度骨关节炎、晚期股骨头坏死、完全性先天性髋关节发育不全、股骨颈应力性骨折，坐骨耻骨支骨折。

2）相对禁忌证：①重度肥胖或过度强壮使器械难以达到关节内者、重度骨质疏松；②髋臼内陷、髋内翻、髋关节不稳、严重多发性韧带松弛、骨关节炎；③创伤或手术造成髋关节骨与软组织的解剖异常、髋关节异位骨化；④髋关节强直、关节僵硬、纤维粘连挛缩、髋关节牵开困难或充盈受限。

31.2.3 基本操作

（1）手术入路

髋关节镜手术入路的建立应遵循两个原则：容易进入到髋关节内、避免损伤关节周围的重要血管与神经。术前将髋关节大粗隆、髂前上棘等重要体表标志及手术入路标示清楚。常用的手术入路有前外侧入路、后外侧入路、前方入路、辅助中前入路和远端前外侧入路等（图 31-14）。

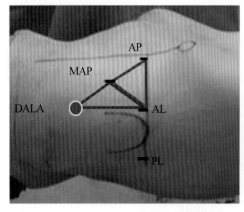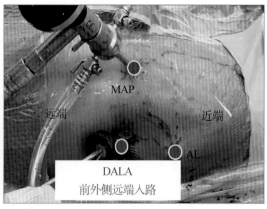

图 31-14　髋关节镜手术入路

AL：前外侧入路；PL：后外侧入路；AP：前方入路；MAP：辅助中前入路；DALA：前外侧远端入路

前外侧入路（AL）：由大转子上缘做一横线，沿大转子前缘做一直线，两者的交点即为前外侧入路的体表进针点。此入路唯一的重要解剖结构是臀上皮神经。一般是手术建立的第一个入路，在透视下容易定位，主要作为手术的观察入路。

后外侧入路（PL）：与前外侧入路相对应，由大转子上缘做一横线，沿其后缘做一直线，两者的交点即为后外侧入路。此入路建立应注意避免损伤坐骨神经，一般用于后方盂唇、软骨和臼底结构的探查。

前方入路（AP）：此入路不常用。由髂前上棘向远端做一延长线，由大转子上缘做一横线，两线的交点即前方入路。一般用于前方及内侧关节的操作。

辅助中前入路（MAP）：以前外侧入路和前方入路为底边，向远端做一等边三角形，三角形远端顶点即为辅助中前入路。建立时可向内侧移动1～2 cm，从扩筋膜张肌和缝匠肌肌间隙之间建立入路，从而减少肌肉组织损伤，利于术后恢复。此入路为常用的手术操作入路。

前外侧远端入路（DALA）：沿前方入路和辅助中前入路做一直线，其延长线与大转子前缘线的交点即为前外侧远端入路。此入路与前外侧入路、辅助中前入路形成一类等边三角形。此入路可用于大转子周围手术操作，目前越来越多地用于 FAI 手术盂唇缝合、关节囊"T"形切开和凸轮成形等操作。

手术一般选用两种入路，首先建立前外侧入路，接着在关节镜直视下建立辅助中前入路（图 31-14）。需要强调的是，手术应根据需要灵活进行入路选择，不必拘泥于数量。

（2）关节囊切开

入路建立后，通常使用香蕉刀或射频切开前外侧入路和辅助中前入路之间的关节囊，即横行切开能够更好地获得手术视野与操作空间。对于外周间室显著的股骨头颈区凸轮畸形等可沿股骨颈纵轴加做关节囊"T"形切开，有助于充分的显露（图 31-15）。手术完毕后酌情行关节囊缝合。

（3）髋关节镜下解剖

髋关节可分为中央间室和外周间室。手术通常在关节间隙牵开后先进入中央间室探查，随后放松牵引，进入外周间室。

1）中央间室：主要解剖结构包括股骨头及其软骨、髋臼及其软骨、盂唇、臼底、圆韧带等（图 31-16）。

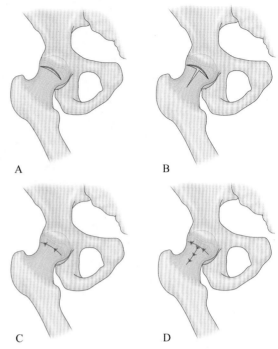

图 31-15　关节镜下髋关节囊切开

A. 关节囊横行切开；B. 关节囊"T"形切开；C. 关节囊横行切开缝合；D. 关节囊"T"形切开缝合

2）外周间室：主要解剖结构包括股骨颈、滑膜系带、关节囊等（图 31-17）。

31.2.4　并发症及其处理

髋关节因位置深在，周围解剖结构复杂，无论建立手术入路还是技术操作，都较其他部位的关节镜难度大，因此对手术技术的要求较高。对髋关节镜手术并发症的研究显示，并发症的发生率为 1.5% 左右，与其他部位关节镜手术并发症发生率相比无显著差异。

2015 年，A. Malviya 等对英国 6 395 例髋关节镜手术进行了回顾，研究显示短期并发症如深静脉血栓形成和肺栓塞的发生率仅为 0.08%，术后 90 天的病死率为 0.02%。高龄和女性是后期行全髋关节置换术的主要原因，髋关节镜手术术后 8 年的有效率高达 86%。在另一项研究中，全世界 7 个著名的关节镜治疗中心对 1 491 例髋关节镜手术进行了综合分析，发现并发症 20 种，占总病例的 1.34%。Griffin 和 Villar 报道，在 640 例手术中并发症的发生率为 1.6%。综合分析发现，这些并发症大多出现在髋关节镜手术开展初期病例中。常见并发症见表 31-2。

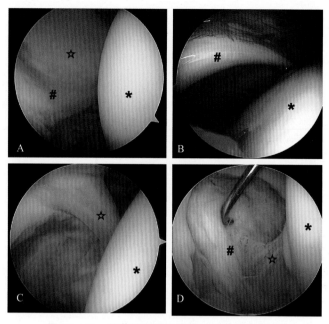

图 31 - 16　关节镜下髋关节中央间室正常解剖

A. 股骨头（＊）与髋臼侧软骨（☆）及后外侧盂唇（＃）；B. 股骨头（＊）与前外侧盂唇（＃）；C. 股骨头（＊）与髋臼横韧带（☆）；D. 白底脂肪垫（＃）、圆韧带（☆）及股骨头（＊）

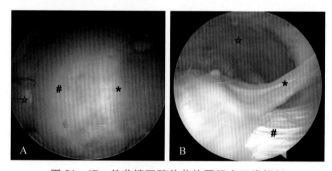

图 31 - 17　关节镜下髋关节外周间室正常解剖

A. 股骨头颈交接区（＊）、股骨头（＃）及缝合修复后的盂唇（☆）；
B. 股骨颈（＊）、关节囊内侧滑膜系带（＊）与关节囊（☆）

表 31 - 2　髋关节镜手术常见并发症

类　别	并发症	类　别	并发症
全身并发症	感染		坐骨神经损伤
	出血		阴茎勃起功能障碍
	伤口血肿		阴部皮肤水肿或阴囊坏死
	深静脉血栓形成	关节灌注液管理并发症	腹腔间室渗液
髋关节镜相关并发症	医源性盂唇损伤		腹腔内或腹膜后渗液
	医源性关节软骨损伤	FAI过度处理或处理不足并发症	股骨头缺血性坏死
	手术器械断裂		股骨颈骨折
	异位骨化		髋关节不稳或脱位
牵引	阴部神经和股外侧皮神经损伤导致的感觉减退或迟钝		髋臼或股骨头成形不完全

（1）全身并发症

深静脉血栓形成、出血、感染等下肢手术常见的并发症在髋关节镜手术中的发生率非常低。Bushnell 等报道，在 5 500 例手术中上述并发症的发生率为零，伤口深部感染仅见 1 例。在 Clark 和 Villar 的报道中，1 054 例手术中仅出现 2 例血肿、2 例手术入路出血。C. E. Haldane 等对涵盖 14 项研究、2 850 例手术的最新文献综述发现，深静脉血栓形成发生率仅 2.0%，因此除部分高危人群外，无需常规抗凝。因髋关节自身的解剖特点，加之手术入路需穿过肌肉，可能是术后出血和感染发生的原因。建议手术结束包扎伤口时仔细观察伤口，如有出血倾向，需对伤口进行加压包扎。

（2）牵引导致的并发症

包括阴部神经、坐骨神经等神经、血管牵拉伤和会阴部软组织挤压伤。研究显示，这些并发症多数是因为术中牵拉时间过长引起的。在神经损伤中阴部神经最易受累，其次是坐骨神经。A. Habib 等对涵盖 24 项研究、3 405 例手术的最新文献综述显示，阴部神经损伤的神经症状发生率平均为 1.8%（0.5%～4.3%）。Byrd 等的文献回顾显示，在所有髋关节镜手术并发症中，阴部神经损伤占 65%，为最常见的手术并发症之一。一旦发生阴部神经损伤症状，如阴部皮肤感觉丧失，更甚者男性勃起障碍，应第一时间使用营养神经、脱水消肿药物等进行处理，症状一般最长在术后 3 个月内消失。在阴部软组织损伤方面，Byrd 等在 1 491 例髋关节镜手术中发现 1 例阴部皮肤坏死，Clark 和 Villar 曾报道 1 例阴道裂伤，另有报道因牵拉时间过长导致的暂时性性功能障碍。为避免上述并发症，一方面应在满足手术牵引需求的前提下尽可能减小牵引重量（最大的牵引重量应控制在 300～900 N），当髋关节被牵引开后，可适当减轻牵引重量；另一方面，应将术中牵引时间控制在 1.5～2 小时以内（研究显示与牵引重量相比，过长的牵引时间更易造成并发症的发生）。因此，建议在牵引时间已达 2 小时，但中央间室手术尚未结束时，应果断放松牵引，待 30 分钟后方可再次施加牵引。此外，建议患者体位保持 10°～20°轻度屈曲和内收，从而减轻关节囊紧张度，利于牵引成功。

（3）软骨和盂唇损伤

髋关节周围软组织丰厚，关节间隙狭窄，手术器械操作空间较小，在各项并发症中，股骨头及髋臼的软骨面和盂唇损伤最为常见。为避免损伤，需注意以下几点：①最重要的是充分牵引，使关节间隙打开以获得足够的操作空间；②在置入关节镜前向关节腔内注入空气或液体，释放关节内负压；③在交换棒进入关节腔时，导针应间断回撤，并尽量远离股骨头；④器械交换时应尽可能使用套筒。

（4）其他损伤

在髋关节镜翻修手术中，FAI 患者髋臼或股骨头颈区成形不恰当是最常见也是最主要的。股骨颈增生骨质磨削过多可引起关节不稳，甚至股骨颈骨折，髋臼边缘磨削过多也可导致关节不稳。Sampson 曾报道 1 例 FAI 术后股骨颈骨折。Matsuda 曾报道 1 例 FAI 术后因髋臼缘磨削过多导致的髋关节前脱位。因此，术前应详细测量、制订充分的手术计划，术中进行充分的关节囊切开以良好地显露术野。行股骨颈头颈成形术时，建议在保证 FAI 手术效果的基础上尽可能少磨削股骨颈的骨质。髋关节镜手术后异位骨化偶有发生，最新研究表明，除吲哚美辛外，临床常用的非甾体抗炎药均能预防其发生。

（李春宝）

本章要点

1. 髋关节疾病的诊断应综合评估病史、体格检查、影像学及实验室检查等辅助检查。

2. 髋关节疾病典型的症状是腹股沟区疼痛，"C"字征阳性。

3. 髋关节 FADIR 和 FABER 试验出现腹股沟区的疼痛，对于诊断 FAI 具有较好的特异性和敏感性。

4. 髋关节影像学检查包括骨盆正位和侧位 X 线片、单髋 MRI、CT 及三维重建、核素骨扫描和肌骨超声检查等。

5. 髋关节内封闭试验对于判断髋关节疼痛的病因及评估手术的预后具有重要价值。

6. 髋关节镜手术目前已成为治疗髋关节运动损伤的重要手段。

7. 髋关节镜手术成功的关键包括正确的诊断、正规的保守治疗、严格把控手术适应证和充分术前沟通等。

主要参考文献

［1］王岩. 成人股骨头缺血性坏死的治疗与疗效评价［J］. 解放军医学杂志，1997,22：2812‐284.

［2］刘玉杰,李众利,王志刚,等. 关节镜在诊断和治疗髋关节疾患中的应用[J]. 中华外科杂志,2002,4(12):912-915.

［3］刘玉杰,周勇刚,李众利. 局麻关节镜下选择性清理术治疗膝骨性关节炎的疗效[J]. 解放军医学杂志,2001,26(7):529-530.

［4］昝少汀,李自立,李增洲,等. 成人股骨头坏死的早期MRI与X线图像分析诊断[J]. 中华骨科杂志,1999,19:207-210.

［5］AIM F, DELAMBRE J, BAUER T, et al. Efficacy of arthroscopic treatment for resolving infection in septic arthritis of native joints[J]. Orthop Traumatol Surg Res, 2015,101(1):61-64.

［6］BYRD J W T, JONES K S. Primary repair of the acetabular labrum: outcomes with 2 years' follow-up [J]. Arthroscopy, 2014, 30(5):588-592.

［7］DIENST M, SEIL R, GDE S, et al. Arthroscopy for diagnosis and therapy of early osteoarthritis of the hip [J]. Othopade, 1999,28:9812-9818.

［8］DORFMANN H, BOYER T. Arthroscopy of the hip: 12 years of experience[J]. Arthroscopy, 1999, 15:157-172.

［9］GARINO J P, STEINBERG M E. Total hip arthroplasty in patients with avascular necrosis of the femoral head: a 2 to 10 year follow-up [J]. Clin Orthop, 1997,334:108-115.

［10］GLICK J M, VALONE F 3rd, SAFRAM M R. Hip arthroscopy: from the beginning to the future—an innovator's perspective [J]. Knee Surg, Sports Traumatol, Arthrosc, 2014,22(4):714-721.

［11］GRIFFIN D R, VILLAR R N. Complications of arthroscopy of the hip[J]. J Bone Joint Surg Br, 1999, 81:4604-4606.

［12］HABIB A, HALDANE C E, EKHTIARI S, et al. Pudendal nerve injury is a relatively common but transient complication of hip arthroscopy. Knee Surg Sports Traumatol Arthrosc, 2018,26(3):969-975.

［13］HALDANE C E, EKHTIARI S, DE SA D, et al. Venous thromboembolism events after hip arthroscopy: a systematic review[J]. Arthroscopy, 2018, 34(1):321-330.

［14］HARRIS J D, MCCORMICK F M, ABRAMS G D, et al. Complications and reoperations during and after hip arthroscopy: a systematic review of 92 studies and more than 6 000 patients [J]. Arthroscopy, 2013, 29(3):589-595.

［15］HEAVEN S, DE SA D, SIMUNOVIC N, et al. Hip arthroscopy in the setting of hip arthroplasty[J]. Knee Surg Sports Traumatol Arthrosc, 2016,24(1):287-294.

［16］KEMP J L, MACDONALDD, COLLINS N J, et al. Hip arthroscopy in the setting of hip osteoarthritis: systematic review of outcomes and progression to hip arthroplasty[J]. Clin Orthop Relat Res, 2015,473(3):1055-1073.

［17］LEE S, HARO M S, RIFF A, et al. Arthroscopic technique for the treatment of pigmented villonodular synovitis of the hip[J]. Arthrosc Tech, 2015,4(1):e41-46.

［18］LEE S, SHIN J, HARO M, et al. Fifty most cited articles for femoroacetabular impingement and hip arthroscopy[J]. Front Surg, 2015, 2:41.

［19］PHILIPPON M J, MICHALSKI M P, CAMPBELL K J, et al. An anatomical study of the acetabulum with clinical applications to hip arthroscopy[J]. J Bone Joint Surg Am, 2014, 96(20):1673-1682.

［20］RATH E, AMAR E, DORON R, et al. Hip arthroscopy for synovial chondromatosis: tips and tricks [J]. Arthrosc Tech, 2014,3(6):709-712.

［21］REDMOND J M, GUPTA A, STAKE C E, et al. Clinical results of hip arthroscopy for labral tears: a comparison between intraoperative platelet-rich plasma and bupivacaine injection[J]. Arthroscopy, 2015, 31(3):445-453.

［22］SEKIYA J K, WOJTYS E M, LODER R T, et al. Hip arthroscopy using a limited anterior exposure: an alternative approach for arthroscopic access [J]. Arthroscopy, 2000,16:116-120.

［23］YAMASAKI T, YASUNAGA Y, SHOJI T, et al. Inclusion and exclusion criteria in the diagnosis of femoroacetabular impingement[J]. Arthroscopy 2015, 31(7):1403-1410.

［24］YEUNG M, KHAN M, SCHREIBER V M, et al. Global discrepancies in the diagnosis, surgical management, and investigation of femoroacetabular impingement [J]. Arthroscopy, 2015, 30(12):1625-1633.

髋关节盂唇损伤

32.1　解剖与发病机制

髋臼盂唇是髋臼边缘的纤维软骨组织,凭借髋臼边缘的潮线和钙化层与骨性髋臼紧密结合,位于髋臼前上后 3/4,在髋臼切迹处与髋臼横韧带相延续(图 32 - 1)。髋臼盂唇的横断面大部分呈三角形,分为关节软骨面、关节囊面和游离缘(图 32 - 2);部分盂唇断面呈圆形、扁平形和不规则形。Wolf 等研究发现,髋臼盂唇主要由Ⅰ型胶原纤维构成,少量Ⅲ型胶原纤维穿插其中,仅在盂唇关节面附近、软骨细胞周围有Ⅱ型胶原纤维存在。与半月板相似,其Ⅰ型胶原纤维成束状与髋臼缘平行排列,环绕于下方与髋臼横韧带相延续。盂唇在形态上有很大差异,常见的变异是在盂唇和髋臼关节面间有一裂缝,其边缘光滑,无纤维愈合征象或创伤后反应,应注意不要将这种变异误认为是创伤所致。

髋臼盂唇的血液供应来自相邻的关节囊血管支,盂唇关节囊面的外周 1/3 有明确血液供应,关节软骨面及游离缘 2/3 无血液供应(见图 32 - 2)。盂唇的神经分布较丰富,主要为神经末梢,包括本体感受器和痛觉感受器,因此盂唇撕裂患者常述疼痛剧烈。盂唇主要通过加深髋臼和"密封圈"(seal function)机制发挥作用。盂唇加深关节臼杯,使髋

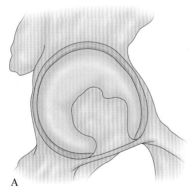
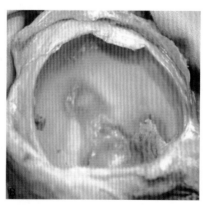

图 32 - 1　正常髋臼盂唇

A. 示意图;B. 实体图

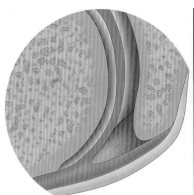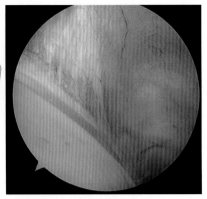

图 32‐2　正常髋臼盂唇横断面解剖及血液供应分布

臼形成一个大于半球形的臼杯来包绕股骨头,研究显示该结构能提高关节稳定性的幅度为 21％。盂唇的"密封圈"机制可维持髋关节内负压以增加关节的稳定性,保障关节液的润滑机制,使应力能均匀地分布在整个关节软骨表面,从而加强髋关节的稳定性。如盂唇发生缺失或破损,"密封圈"机制将遭到破坏,关节液的流失使关节液的润滑和保护软骨的作用减弱,也使关节内压力增加,继而发生关节退行性变,最终发展为骨关节炎。

导致髋臼盂唇损伤的因素很多,包括运动损伤、创伤、年龄、髋关节结构发育异常(如髋臼发育不良)等,以运动损伤和训练伤最为常见。前上方盂唇损伤最常见,后方盂唇损伤相对少见。Riehard 等对 55 例新鲜冷冻成人髋臼标本研究后发现,96％的标本有盂唇撕裂,其中 74％为前上方盂唇撕裂。髋臼发育不良也常造成盂唇磨损,撕裂的盂唇可嵌入髋臼内,发生交锁症状。

32.2　临床评估

32.2.1　病史

通常表现为进行剧烈运动的年轻患者在运动后出现腹股沟区疼痛。髋关节发育不良患者出现髋部疼痛,均应怀疑有盂唇损伤。髋臼盂唇损伤的典型症状是活动后腹股沟区疼痛或大转子附近髋关节后方区域疼痛;疼痛位置相对固定,部分患者可出现关节弹响或交锁。目前普遍认为,股骨髋臼撞击征(FAI)与髋臼盂唇损伤有着密不可分的关系,FAI

患者多因盂唇损伤症状来就诊。根据病史、体格检查和 MRI 等辅助检查,诊断髋臼盂唇损伤并不困难。

32.2.2　体格检查

盂唇损伤后,大多数患者的髋关节活动度正常,少数患者可能存在髋关节活动度的受限,以屈曲和内旋受限为主。主要阳性体征包括屈髋内收内旋试验(FADIR 试验)和屈髋外展外旋试验(FABER 试验)时腹股沟区前方疼痛,后外侧撞击试验时髋后方疼痛等。需要注意的是,以上试验对盂唇损伤有较高的敏感性,但特异性较低。

32.2.3　影像学检查

包括 X 线、CT、MRI、MRA 检查,其中单髋MRI 检查对于诊断盂唇损伤有重要的价值。

盂唇损伤的 MRI 征象包括盂唇形状不规则、非三角形盂唇、不伴隐窝的盂唇增厚、盂唇在 T_1 加权像信号增强、盂唇与髋臼缘分离等。但有研究对MRI 和关节镜检查结果进行对比,发现常规 MRI 诊断盂唇损伤的准确性并不十分可靠。单侧髋关节高分辨率 MRI 和钆增强 MRA 的临床应用提高了对盂唇病变的认识。Czerny 依据 MRA 表现将盂唇损伤分为Ⅰ～Ⅲ 3 期(图 32‐3),每期又分 A、B 2 期。Ⅰ A 期:髋臼盂唇内可见高信号,但未达关节面;ⅠB 期:髋臼盂唇增厚。Ⅱ A 期:髋臼盂唇内见高信号,并且累及关节面;Ⅱ B 期:髋臼盂唇增厚。Ⅲ A期:髋臼盂唇与髋臼缘分离,髋臼盂唇仍然保持正常三角形形态;Ⅲ B 期:髋臼盂唇与髋臼缘分离,髋臼盂唇增厚,信号异常。

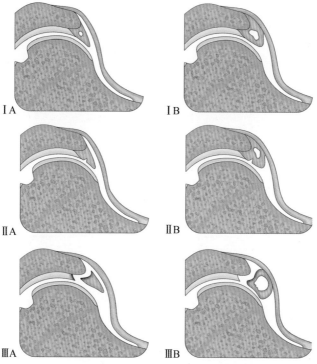

图 32 - 3　盂唇损伤 MRA Czerny 分期

32.2.4　诊断与鉴别诊断

大多数情况下,结合病史、体格检查和影像学检查可明确诊断。对于诊断不清的患者可行封闭试验,即向关节腔内注入利多卡因等麻醉剂,如疼痛减轻者,说明症状来源于髋关节内结构受损。单纯的髋臼盂唇损伤很少见,应注意多数可能合并髋关节撞击。

多项研究显示,正常人群中有 $41\%\sim43\%$ 经 MRI 检查有盂唇损伤,但无不适症状。Hamed 等研究发现,无症状的盂唇损伤人群中仅 2% 患者在 2 年的随访中出现相关症状,提示不能单纯根据影像学检查显示的髋关节盂唇损伤来选择治疗方式,必须结合病史和体格检查,以明确患者髋部症状和盂唇损伤是否存在相关性。

常见的鉴别诊断包括髋关节滑膜炎、圆韧带损伤、软骨损伤和 FAI 等。

32.3　治疗

32.3.1　非手术治疗

理论上,髋臼盂唇损伤后愈合能力差,可能导致

早期发生髋关节骨关节炎。但是,临床上比较公认的是无明显症状的盂唇损伤可以观察或非手术治疗,单纯影像学检查发现的盂唇损伤不能作为选择手术的依据。

根据患者情况采取个体化保守治疗,如充分休息、控制体重、减少活动量、避免做引起髋关节不适的动作、理疗、康复锻炼、口服或关节内注射药物等。经 3~6 个月正规治疗无效者,可考虑手术治疗。

32.3.2　手术治疗

手术分为开放式手术和髋关节镜手术。髋关节镜手术创伤小、恢复快,已逐渐成为治疗髋臼盂唇损伤的主要方法。

髋关节镜可充分评估盂唇的解剖形态,此是目前髋臼盂唇损伤诊断的"金标准"。盂唇损伤根据部位分为盂唇骨性附着部撕裂和盂唇实质部撕裂(图 32-4),根据损伤类型分为纵形撕裂、放射状撕裂、分层撕裂、瓣状撕裂等(图 32-5)。

目前关节镜手术处理盂唇损伤的方法主要包括盂唇修整、盂唇成形和盂唇重建(图 32-6)。

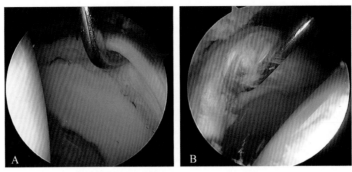

图 32 - 4　盂唇损伤关节镜下按部位分型

A. 盂唇骨性附着部撕裂；B. 盂唇实质部撕裂

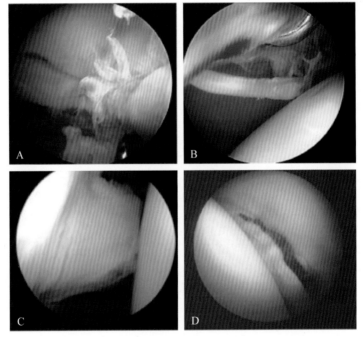

图 32 - 5　盂唇损伤关节镜下按损伤类型分型

A. 放射状撕裂；B. 分层撕裂；C. 瓣状撕裂；D. 纵形撕裂

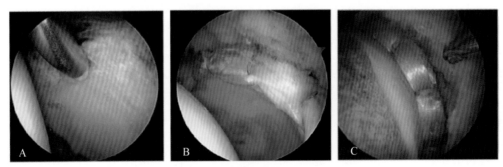

图 32 - 6　盂唇损伤关节镜下手术方法

A. 盂唇成形；B. 盂唇缝合；C. 盂唇重建

(1) 盂唇成形

如果适应证选择正确且手术操作恰当,单纯的盂唇成形手术能够取得满意的治疗效果,其优点是操作简便、创伤小、手术时间和下肢牵引时间短。但需要综合考虑多种因素,包括组织的质量、伴随损伤、潜在病因、患者期望值等。手术采用刨刀和射频

进行有限化处理,注意避免过多清除正常盂唇组织。基本原则有 3 点:①清理损伤组织;②尽可能多地保留正常组织;③建立平缓的组织过渡区,以避免盂唇进一步撕裂或症状持续(图 32 - 7)。对髋臼发育不良伴有盂唇损伤者应进行选择性清理,尽可能地保留健康的组织,盂唇清理范围过大会加重关节不稳。

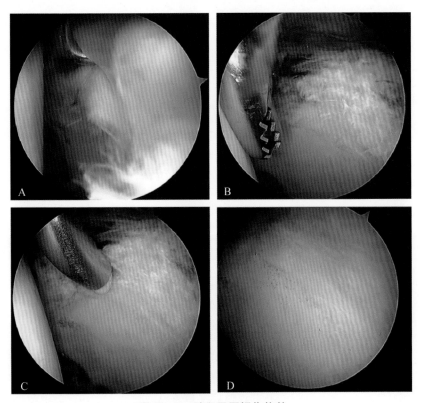

图 32 - 7 髋臼盂唇损伤修整

A. 镜下确定盂唇损伤伴行性表现;B. 用刨刀修整盂唇损伤部位;C. 用射频修整损伤面;D. 盂唇损伤组织去除,保留正常组织

(2) 盂唇缝合

盂唇缝合是以缝线锚钉将盂唇修复至正常解剖位置的技术。动物实验和关节镜二次探查均证实盂唇缝合后能够愈合。盂唇缝合手术的目标是使盂唇尽可能地在靠近髋臼关节软骨面的解剖位置得以修复,并恢复盂唇的"密封圈"功能。

常用手术入路包括前外侧入路和辅助中前入路。手术步骤包括:判断盂唇损伤的部位;清除盂唇后隐窝和部分关节囊组织,显露髋臼骨性外缘;磨除增生髋臼缘的盂唇成形;植入缝合锚钉。

髋臼成形时一般需磨去硬化骨,抵达松质骨交界处即可(图 32 - 8)。磨除的具体深度要根据髋臼

侧是否有钳夹型 FAI、髋臼覆盖程度等来综合判断,切不可磨除过多,以免造成髋臼对股骨头覆盖不足,引起术后髋关节不稳。

植入锚钉时应紧贴关节软骨面,一般距离软骨缘 1~2 mm,距关节面太远是最容易出现的错误,将导致盂唇"密封圈"功能被破坏。另一常见问题是锚钉植入关节内。因此术中制作钉道时应十分小心,可通过术中透视确保安全的植钉角度(图 32 - 9)。当预判钉道角度不佳时,可通过增加辅助前外侧入路来解决。根据盂唇损伤部位,在髋臼时钟 12 点至 3 点方向植入 2~4 枚锚钉,2 枚锚钉之间的距离通常是 5~8 mm。盂唇缝合时首选的方法是单线套扎

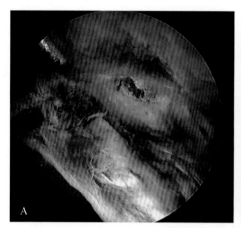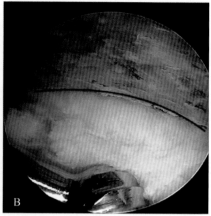

图 32 - 8　髋臼成形术

A. 显露盂唇下髋臼缘硬化骨；B. 用磨钻磨除髋臼缘硬化骨至松质骨

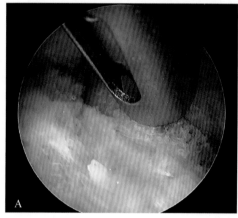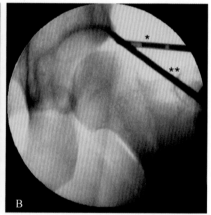

图 32 - 9　植入缝合盂唇的缝线锚钉

A. 植钉位置距离髋臼缘 1～2 mm；B. 可通过透视确保钉道不会进入关节腔内

缝合技术，即以缝合器将缝线的一端从盂唇底部穿入送至关节腔内，随后将抓线钳经盂唇和股骨头之间进入关节腔抓取缝线，这样缝线的一端环扎盂唇后打结固定。当盂唇质量较好时，可采用单线缝合穿梭技术，即以缝合器将缝线的一端从盂唇底部穿入送至关节腔内，随后将缝合器靠近盂唇游离缘处穿刺盂唇组织进入关节腔，抓取缝线后打结固定（图32 - 10）。该方法可避免缝线存在于盂唇和股骨头

软骨之间，造成后期软骨损伤。

（3）盂唇重建

目前已有学者报道采用自体或同种异体肌腱进行盂唇重建，其中最常用的是髂胫束（图 32 - 11）。此手术主要适用于盂唇缺损且有疼痛症状的患者，在手术技术和适应证选择方面还有待于进一步改进。

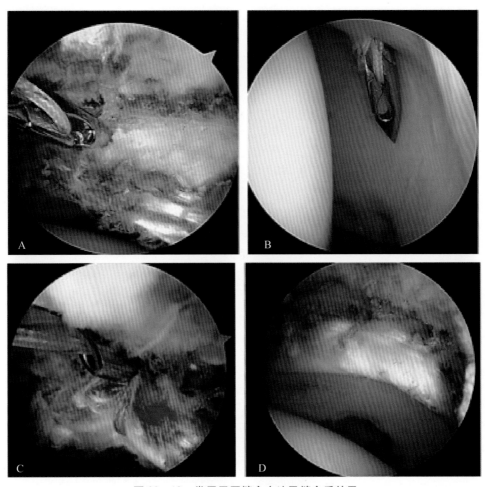

图 32 - 10　常用盂唇缝合方法及缝合后效果

　　A. 缝合器取锚钉缝线的一端自盂唇底部向关节内刺入；B. 缝合器将缝线送入关节内；C. 缝线环扎盂唇打结固定；D. 缝线穿盂唇缝合

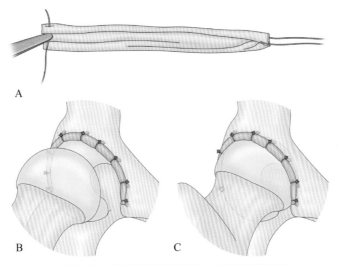

图 32 - 11　采用同种异体髂胫束重建髋臼盂唇

　　A. 同种异体髂胫束；B. 盂唇重建后关节镜下表现；C. 重建盂唇，恢复对髋关节的"密封圈"功能

32.4　康复原则及要点

单纯盂唇成形术后可完全负重,盂唇缝合和重建术后4～6周需拄双拐部分负重,随后逐步完全负重。关节活动度需循序渐进地增加,一般术后4周达到0°～90°,6～8周达到0°～120°。臀中肌和腰背肌力量对术后康复至关重要,需坚持练习。盂唇缝合术后8～12周可恢复正常生活,12～24周可散步、慢跑,24周后若肌力、平衡性、稳定性、灵活性达标可逐步进行剧烈运动。经积极功能康复,一般可获得满意效果。

(李春宝)

本章要点

1. 髋臼盂唇损伤是导致髋关节疼痛最常见的原因之一。

2. 髋臼盂唇是髋臼前上后缘的纤维软骨组织,约包绕3/4髋臼,在髋臼切迹处与髋臼横韧带相延续。盂唇组织的神经和血管支配丰富,提示损伤后可能产生疼痛,修复手术后具有较强的愈合能力。

3. 盂唇损伤常见于年轻患者,可能有剧烈运动史,多与FAI和髋关节发育不良伴发。盂唇损伤常用的体格检查包括FADIR试验和FABER试验。影像学检查包括X线、CT、MRI和MRA,其中单侧髋关节MRI逐渐成为诊断盂唇损伤的主要手段。

4. 髋关节镜手术已成为治疗盂唇损伤的主要手段,手术方式包括盂唇成形、盂唇缝合和盂唇重建,其中盂唇缝合最常用。

5. 术后需综合考虑负重、活动度、肌肉力量等因素进行积极的功能康复,一般可获得满意效果。

主要参考文献

[1] BYRD J W T, JONES K S. Primary repair of the acetabular labrum: outcomes with 2 years' follow-up [J]. Arthroscopy, 2014, 30(5): 588 - 592.

[2] DOMB B G, HARTIGAN D E, PERETS I. Decision making for labral treatment in the hip: repair versus debridement versus reconstruction [J]. Am Acad Orthop Surg, 2017, 25(3): e53 - e62.

[3] HADDAD B, KONAN S, HADDAD F S. Debridement versus re-attachment of acetabular labral tears: a review of the literature and quantitative analysis [J]. Bone Joint, 2014, 96 - b(1): 24 - 30.

[4] HARRIS J D. Hip labral repair: options and outcomes [J]. Curr Rev Musculoskelet Med, 2016, 9(4): 361 - 367.

[5] PHILIPPON M J, MICKALSKI M P, CAMPBELL K J, et al. An anatomical study of the acetabulum with clinical applications to hip arthroscopy [J]. Bone Joint Surg Am, 2014, 96(20): 1673 - 1682.

[6] REDMOND J M, GUPTA A, STAKE C E, et al. Clinical results of hip arthroscopy for labral tears: a comparison between intraoperative platelet-rich plasma and bupivacaine injection [J]. Arthroscopy, 2015, 31(3): 445 - 453.

[7] SAFRAN M R. The acetabular labrum: anatomic and functional characteristics and rationale for surgical intervention [J]. J Am Acad Orthop Surg, 2010, 18(6): 338 - 345.

[8] SU T, CHEN G X, YANG L. Diagnosis and treatment of labral tear [J]. Chin Med J (Engl), 2019, 132(2): 211 - 219.

[9] THOMAS BYRD J W. Operative hip arthroscopy [M]. 3rd ed. New York: Springer, 2013.

[10] TRIVEDI N N, SIVASUNDARAM L, SU C A, et al. Indications and outcomes of arthroscopic labral reconstruction of the hip: a systematic review [J]. Arthroscopy, 2019, 35(7): 2175 - 2186.

[11] WOYSKI D, MATHER R C. surgical treatment of labral tears: debridement, repair, reconstruction [J]. Curr Rev Musculoskelet Med, 2019, 12(3): 291 - 299.

股骨髋臼撞击征

股骨髋臼撞击征(FAI)是引起中青年,特别是运动量较大者髋关节疼痛的主要原因,也是引起早期骨关节炎的重要因素。Murray 和 Stulberg 在 20 世纪 60～70 年代最早提出髋关节形态学异常的理论。瑞士伯尔尼大学 Ganz 教授于 1999 年率先对这一问题进行了报道,并于 2003 年正式提出 FAI 的概念,即由于股骨近端和(或)髋臼的骨性结构异常,在髋关节活动特别是屈髋内旋时发生股骨头颈区和髋臼边缘的异常碰撞,导致髋臼盂唇和(或)相邻髋臼软骨的损伤和退行性变,进而引起髋关节慢性疼痛的疾病。近年来,FAI 已成为国内外髋关节骨科领域关注的热点。

33.1 解剖与发病机制

FAI 解剖学异常的病因目前尚未完全明了,目前认为胚胎时期的发育异常和遗传因素与 FAI 的发生有相关性。FAI 是由于股骨近端和(或)髋臼解剖学异常而导致股骨近端与髋臼边缘发生异常碰撞,造成髋臼盂唇撕裂以及髋臼关节软骨损伤,引起髋关节慢性疼痛、髋关节活动范围受限(特别是屈曲和内旋受限),最终导致骨关节炎的一种疾病。股骨近端的解剖学异常包括股骨头颈交界处前部或前上部骨性突起(典型者如"手枪柄"样畸形)、股骨头形态不规则(如非球形)、股骨头颈偏心距缩短、颈干角过小、股骨颈前倾角减小等。髋臼解剖学异常包括发育畸形、髋臼过深、髋臼内陷、髋臼局部后倾或整体后倾、盂唇骨化等。当髋臼前外方出现局部过度覆盖时,屈髋可导致髋臼缘和股骨头颈之间发生异常碰撞,在造成盂唇损伤的同时可因杠杆原理使股骨头向后外侧半脱位(图 33-1)。

33.2 临床分型

按解剖部位形态学异常,FAI 可分为凸轮型(cam type)、钳夹型(pincer type)和混合型(mixed type)。

33.2.1 凸轮型股骨髋臼撞击征

凸轮型 FAI 产生的主要原因是股骨近端解剖学异常。最常见的是股骨头颈交界处前部或前上部

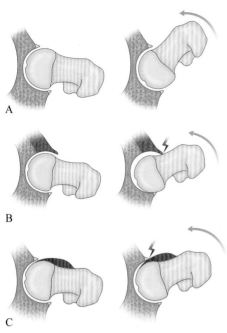

图 33 - 1　FAI 产生机制

A. 正常髋关节,在髋关节屈髋活动时无撞击;
B. 钳夹型,髋臼过度覆盖股骨头;C. 凸轮型,股骨头颈交界处异常骨性突起

**表 33 - 1　钳夹型和凸轮型 FAI 的发病特点
与病理学机制**

项目	钳夹型	凸轮型
年龄(岁)	30～40	20～30
好发性别	女性	男性
发病机制	线性撞击	剪切作用
畸形	过度覆盖	非球状股骨头
病理解剖	1)盂唇撕裂/退行性变 2)软骨退行性变 3)股骨颈滑膜疝 4)后下方软骨退行性变	1)软骨盂唇连接处软骨剥脱 2)股骨头滑膜疝 3)股骨头软骨损伤
特点	前上方盂唇骨化;后下方盂唇损伤	股骨头颈"手枪柄"征

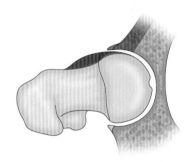

图 33 - 2　混合型 FAI 示意图

出现异常骨性突起(图 33 - 1C)。该型多见于运动量大的年轻男性。股骨头颈交界处的骨性突起在髋关节屈曲内旋时挤压、碰撞并剪切髋臼盂唇与软骨。盂唇多从表面向内部损伤或撕裂。髋臼软骨损伤通常发生在髋臼的前上部,且位于盂唇和软骨移行部位。

33.2.2　钳夹型股骨髋臼撞击征

钳夹型 FAI 多见于活动量大的中年女性,产生的主要原因是髋臼解剖学异常(表 33 - 1),包括髋臼局部骨质增生、发育畸形、髋臼前倾减小(甚至后倾)、髋臼过深、盂唇骨化等,造成髋臼对股骨头的过度覆盖(图 33 - 1B)。髋关节活动时,髋臼缘与股骨头颈交界处的异常接触,导致髋臼盂唇损伤变性、股骨头颈交界处及髋臼骨囊性变。

33.2.3　混合型股骨髋臼撞击征

研究表明,凸轮型 FAI 和钳夹型 FAI 很少单独发生,临床上 60%～70%患者为两者同时出现,即为混合型 FAI(图 33 - 2)。

33.3　临床评估

33.3.1　病史

好发于喜欢运动的青壮年,常表现为不明原因的髋关节慢性疼痛和(或)活动受限,可能有轻微的外伤。疼痛多为隐痛、酸胀感及关节闪痛等,部位以腹股沟区最为多见,也可出现股骨外侧和后侧疼痛。随着疾病进展,疼痛可能放射到膝关节,还可出现腰背部、骶髂关节、臀部或大转子处疼痛,但很少会波及膝关节以下。髋关节活动受限以屈曲内旋和屈曲外展最为显著。以上症状可在长时间行走、下蹲、抬腿、久坐后起立、剧烈运动时出现或加重。

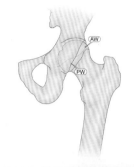

33.3.2 体格检查

主要表现为髋关节活动受限,以屈曲、内收、内旋受限最为明显。早期或病情较轻的患者步态多正常,但是病情一旦加重会出现躯干向患侧侧弯的臀中肌无力步态。

33.3.3 特殊检查

主要包括前方撞击试验(FADIR 试验和FABER 试验)、后方撞击试验和滚木试验等。前方和后方撞击试验的阳性率高达 95% 以上。FABER试验对诊断 FAI 的敏感度为 60%。滚木试验对FAI 诊断的符合率高达 99%。

33.3.4 影像学检查

(1) X 线检查

考虑 FAI 的患者应该拍摄标准的骨盆正位片和特殊侧位片。特殊侧位包括 Dunn 位、穿台位、蛙式和假斜位等。目前,认为髋关节 45°、60° 及 90°Dunn 位片检查对诊断凸轮型 FAI 更为准确(敏感度 91%,特异度 88%,准确度 90%)。

常用的骨盆 X 线片测量指标如下。

1) 髋臼倾斜度:倾斜程度主要是以髋臼前、后壁的解剖关系来衡量的,在髋关节正位片上,正常髋臼前壁水平、靠近内侧、覆盖股骨头的内 1/3,后壁垂直、靠近外侧、覆盖股骨头的内 1/2。前、后壁边缘在 X 线片中投影为不相交的"人"字形。若出现髋臼局部后倾,其髋臼前后壁边缘投影为相交的"X"形,即为交叉征或"8"字征阳性(图 33 - 3)。

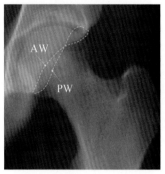

图 33 - 3 髋臼交叉征阳性表现

AW(髋臼前壁边缘)和 PW(髋臼后壁边缘)的投影成"8"字交叉

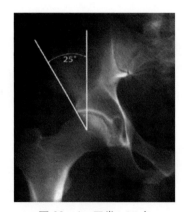

图 33 - 4 正常 LCE 角

2) LCE 角:又称为外侧中心边缘角,反映髋臼外侧对股骨头的覆盖情况,是指在骨盆正位片上,通过股骨头中心的垂直线和股骨头中心与髋臼外上缘连线的夹角。其正常值标准尚无定论,一般认为是 25°~35°,当>40°时考虑髋臼存在过度覆盖(图 33 - 4)。

3) α 角:反映股骨头颈交界区骨质突起的范围,是指经股骨头中心向股骨头开始失去圆度的点做直线,该直线与股骨颈轴线构成的夹角。一般认为 α 角<48°为正常,而>50°是诊断 FAI 的临界值,提示存在凸轮型 FAI 可能(图 33 - 5)。

4) 头颈偏心距(off set, OS)及偏心率:反映股骨头颈交界区骨质突起的高度。头颈偏心距和偏心率越小,越容易发生撞击。偏心距是髋关节侧位片上平行的股骨颈前缘切线与股骨头前缘切线之间的距离,正常值为 11.6 mm,通常<9 mm 为异常,FAI患者一般<7.2 mm(见图 33 - 5)。偏心率是头颈偏心距与股骨头半径的比值,通常认为<0.17 为异常。此外,常用的测量指标还包括头臼指数(髋臼覆盖率)、臼顶倾斜角、Sharp 角、Tonnis 指数、髋臼前倾角、颈干角等。一般需要根据多个指标来综合评估髋关节的骨性解剖结构。

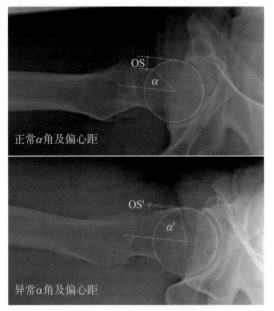

图 33-5　α角及偏心距(OS)测量

A. 正常股骨头颈;B. 股骨头颈凸轮型畸形

另外,凸轮型 FAI 可见在股骨头颈连接处前外侧平直或突起,骨盆正位片上股骨近端呈"手枪柄"征(图 33-6)。

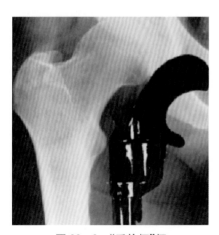

图 33-6　"手枪柄"征

股骨近端在 X 线正位片上呈"手枪柄"样畸形,提示髋关节股骨颈前外侧明显骨性突起

（2）CT 检查

单纯的横断面 CT 检查对 FAI 的诊断价值有限,应常规行冠状面重建和斜矢状面(平行于股骨颈长轴)重建。与髋臼边缘发生碰撞的股骨颈区软

骨下骨可出现囊性变;碰撞的髋臼边缘骨质硬化或囊性变。三维重建可更直观地评估骨性撞击情况,凸轮型 FAI 可见在股骨头颈连接处前外侧平直或突起(图 33-7)。一般建议术前常规进行 CT 三维重建,利于术前评估和手术方案的制订。

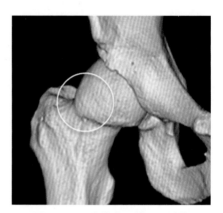

图 33-7　髋关节三维 CT 影像

显示股骨颈前外方明显骨性突起

（3）MRI 检查

FAI 患者的 MRI 片可显示出股骨头呈不规则圆形、股骨颈偏心距减小、出现凹痕或边缘骨化。为了更清楚地观察髋臼盂唇和髋臼软骨的情况,可以进行 MRA 检查。其方法是向患者髋关节腔内注射 5～20 ml Gadolinium - DT - PA(钆剂),然后令患者穿刺侧髋关节免负重活动 10～15 分钟,随后进行轴位、斜冠状位和斜矢状位、径向位扫描。Kassarjian 等研究发现,88%的凸轮型 FAI 患者的 MRA 表现出三联征：α 角异常、髋臼前上方软骨异常、前上方盂唇撕裂。

33.4　诊断与鉴别诊断

青壮年慢性髋关节疼痛或出现与年龄不相符的髋关节退行性变患者,影像学检查提示存在 FAI 异常解剖学结构的直接或间接征象,结合体格检查综合考虑,可以作出 FAI 的诊断。鉴别诊断方面需与股骨头坏死、先天性髋关节发育不良、髋关节骨关节炎等鉴别。

33.5 治疗

33.5.1 非手术治疗

FAI患者初期可采用非手术治疗,包括休息、限制髋关节运动、服用非甾体抗炎药以及关节腔局部封闭治疗等。非手术治疗只能暂时缓解疼痛症状,无法从根本上改变髋关节的异常解剖结构。虽然有研究报道非手术治疗对改善FAI患者早期症状有一定疗效,但其远期效果尚不确定。

33.5.2 手术治疗

手术治疗旨在解除髋关节的异常解剖结构、恢复关节活动度、消除股骨近端与髋臼的碰撞、修复受损的软组织、延缓髋关节骨关节炎的发生。根据手术方法分为开放式手术和关节镜手术。

(1)开放式手术

通过股骨头脱位技术彻底显露股骨头颈及髋臼边缘,去除产生异常碰撞的因素,使髋关节在正常生理活动范围内不发生碰撞,从而缓解症状。对于凸轮型FAI,通过股骨头颈成形术去除股骨头颈交界处的异常骨性突起。对于钳夹型FAI,通过髋臼缘成形术切除髋臼边缘的骨赘。若异常碰撞由髋臼后倾引起,必要时可行髋臼周围截骨矫形术。对于存在股骨颈前倾减小或内翻的患者,必要时需要进行股骨近端截骨矫形手术。

(2)关节镜手术

凸轮型FAI在关节镜下表现为局部明显高于周围的骨性突起,通常色泽略红。通过屈曲内旋和外展外旋可以重现撞击过程,镜下清理凸轮畸形,恢复股骨头颈区的自然弧度(图33-8)。对于钳夹型FAI,切除髋臼边缘引起撞击的骨赘,以减少髋臼前方的过度覆盖,最后把髋臼盂唇缝合固定在髋臼缘上。

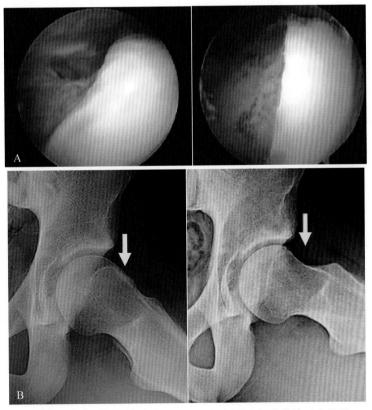

图33-8 凸轮型FAI股骨头颈交界处骨性突起关节镜手术前后
A. 关节镜下外观;B. X线表现

关节镜手术也存在局限性,在纠正髋关节解剖结构异常(如髋臼后倾等)方面可能不如开放式手术彻底;术中进行髋臼边缘及股骨头颈交界处的切削时应务必谨慎,以免切除过度导致髋臼变形及股骨颈骨折。患者高龄、已有明显骨关节炎、症状持续时间较长、术前疼痛显著和术前功能评分较低等,预示FAI关节镜手术效果可能不理想。

(李春宝)

本章要点

1. FAI与发育异常、遗传因素、后天运动和生活习惯有关。

2. 按解剖部位形态学异常,FAI可分为凸轮型、钳夹型和混合型。凸轮型FAI多见于年轻男性,以股骨头颈交界处异常突起为病理学基础,可继发髋臼前外侧盂唇损伤和软骨盂唇移行区软骨损伤。钳夹型FAI多见于中年女性,以髋臼侧过度覆盖为病理学基础,多表现为髋臼盂唇损伤变性,甚至骨化。

3. FAI多表现为不明原因的髋关节慢性疼痛和(或)活动受限,典型疼痛部位为腹股沟区,FADIR试验、FABER试验、后方撞击试验、滚木试验等是常用的体格检查方法。

4. FAI影像学检查包括X线骨盆正位、Dunn位、双髋蛙式及髋关节穿台位等特殊体位,单侧髋关节MRI、CT平扫及三维重建等。超声引导下髋关节内封闭试验是鉴别髋关节内外病变的有效方法,同时可以预判手术效果。FAI的明确诊断需综合考虑症状、体格检查和影像学检查结果。

5. 治疗FAI需严格把握手术适应证,对于诊断明确、正规非手术治疗3~6个月无效的患者考虑手术治疗。采用开放式手术和关节镜手术均可获得满意的临床效果。

主要参考文献

[1] BEDI A, GALANO G, WALSH C, et al. Capsular management during hip arthroscopy: from femoroacetabular impingement to instability[J]. Arthroscopy, 2011,27(12):1720-31.

[2] GEESLIN A G, GEESLIN M G, CHAHLA J, et al. Comprehensive clinical evaluation of femoroacetabular impingement: part 3, magnetic resonance imaging[J]. Arthrosc Tech, 2017,6(5): e2011-e2018.

[3] GLICK J M, VALONE F 3rd, SAFRAM M R, et al. Hip arthroscopy: from the beginning to the future——an innovator's perspective [J]. Knee Surg Sports Traumatol Arthrosc, 2014,22(4): 714-721.

[4] GRIFFIN D R, DICKENSON E J, O'DONNELL J, et al. The warwick agreement on femoroacetabular impingement syndrome: an international consensus statement[J]. Br J Sports Med, 2016,50(19):1169-76.

[5] HADEED M M, CANCIENNE J M, GWATHMEY F W. Pincer impingement[J]. Clin Sports Med, 2016,35(3):405-418.

[6] HATAKEYAMA A, UTSUNOMIYA H, NISHIKINO S, et al. Predictors of poor clinical outcome after arthroscopic labral preservation, capsular plication, and cam osteoplasty in the setting of borderline hip dysplasia[J]. Am J Sports Med, 2018,46(1):135-143.

[7] HEEREY J, RISBERG M A, MAGNUS J, et al. Impairment-based rehabilitation following hip arthroscopy: postoperative protocol for the hip arthroscopy international randomized controlled trial[J]. J Orthop Sports Phys Ther, 2018,48(4):336-342.

[8] LEE S, SHIN J, HARO M, et al. Fifty most cited articles for femoroacetabular impingement and hip arthroscopy[J]. Front Surg, 2015,2:41.

[9] MANNAVA S, GEESLIN A G, FRANGIAMORE S J, et al. Comprehensive clinical evaluation of femoroacetabular impingement: part 2, plain radiography[J]. Arthrosc Tech, 2017,6(5): e2003-e2009.

[10] SUTTER R, PFIRRMANN C W A. Update on femoroacetabular impingement: what is new, and how should we assess it[J]? Semin Musculoskelet Radiol, 2017,21(5):518-528.

[11] THOMAS BYRD J W. Operative hip arthroscopy[M]. 3rd ed. New York: Springer, 2013.

[12] WERNER B C, GAUDIANI M A, RANAWAT A S. The etiology and arthroscopic surgical management of cam lesions[J]. Clin Sports Med, 2016,35(3):391-404.

[13] YAMASAKI T, YASUNAGA Y, SHOJI T, et al. Inclusion and exclusion criteria in the diagnosis of femoroacetabular impingement[J]. Arthroscopy, 2015, 31(7):1403-1410.

[14] YEUNG M, KHAN M, SCHREIBER V M, et al. Global discrepancies in the diagnosis, surgical management and investigation of femoroacetabular impingement[J]. Arthroscopy, 2015,30(12):1625-1633.

髋关节外撞击征

　　髋关节撞击引发的关节疼痛和功能障碍逐渐受到临床重视。根据撞击部位的不同，可简单分为髋关节内撞击和髋关节外撞击两大类，前者主要指股骨髋臼撞击征（FAI），后者则包括髂前下棘撞击征、坐骨股骨撞击征、髂腰肌腱撞击征（内源性弹响髋）以及大转子·骨盆撞击征。髋关节外撞击既可以直接挤压软组织造成损伤，也可能继发性造成关节内撞击或不稳定，从而引发一系列临床症状。

34.1　髂前下棘撞击征

34.1.1　解剖与发病机制

　　髂前下棘（anterior inferior iliac spine，AIIS）位于髋臼前上缘的上方5～10 mm，股直肌直头的起点在髂前下棘的上部，其为椭圆形，头尾长度为26.0±4.1 mm，内外宽度为13.4±1.7 mm。在髋臼解剖的钟表定位上，AIIS外侧缘位于1点到1点30分，内侧缘位于2点到2点30分，而股直肌腱的反折头位于12点的髋臼上凹。

　　髂前下棘撞击征（sub-spine impingement，SSI）是指形态异常的AIIS（包括异常骨突增大和骨突方向异常）和股骨头颈部在深度屈髋时发生撞击，损伤

盂唇、前关节囊和股直肌腱，从而引起不适症状。

　　AIIS的位置和形态与SSI的形成密切相关，Hetsroni通过CT三维重建对AIIS的形态进行了临床分型（图34-1）：Ⅰ型AIIS，其下缘和髋臼骨性边缘界限清晰并存在平缓的髋臼骨壁；Ⅱ型AIIS，其下缘延伸到髋臼骨性边缘，两者界限难以分清；Ⅲ型AIIS，其下缘向下突出超过髋臼骨性边缘。Ⅱ和Ⅲ型AIIS可能导致髋关节屈曲和内旋活动度受限，也可能是盂唇损伤的潜在解剖因素。

　　造成AIIS形态异常的原因目前尚不完全清楚，既有先天因素如髋臼的局部后倾，也有后天因素如青春期过度活动造成AIIS被动牵拉继发骨性增生和骨突炎，还有继发于骨盆截骨术后AIIS的过度下移。

34.1.2　临床评估

　　SSI多见于运动活跃的年轻人，部分患者可能存在截骨矫形手术史或股直肌腱损伤史，多表现为髋关节深度屈曲和屈曲内收、内旋时腹股沟处疼痛，通常撞击试验阳性，以及屈髋90°时内旋受限。这与FAI的临床表现存在较大重叠，细致的体格检查可能会发现AIIS的压痛以及被动屈髋时的机械性受限。

　　关节腔内封闭注射试验是进行鉴别诊断和明确疼痛来源的重要手段，对有些可疑FAI患者进行注

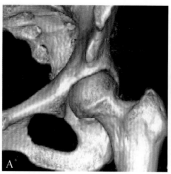
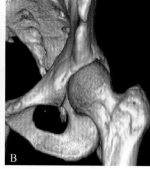
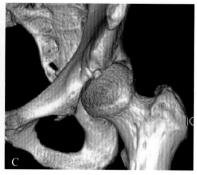

图 34 - 1　AIIS 的形态差异和临床分型

A. Ⅰ型；B. Ⅱ型；C. Ⅲ型

射，如果深屈髋时疼痛缓解并不明显，需要警惕是否同时合并 SSI。尽管关节镜手术可以同时处理关节内的 FAI 和关节外的 SSI，但是术前对 AIIS 进行评估并明确有无 SSI 是十分有必要的。

对于可疑的 SSI 患者，需要进行系统的影像学评估，包括骨盆 X 线正位及 65°假斜位摄片、三维

CT 和 MRI 检查。AIIS 的突出状况、有无撕脱性骨折、股直肌腱的钙化以及股骨颈的囊性变都应当在影像学评估中被重视。目前认为，三维 CT 是评估AIIS 形态的最佳方式，MRI/MRA 可以对盂唇和软骨的损伤进行细致的评估（图 34 - 2）。

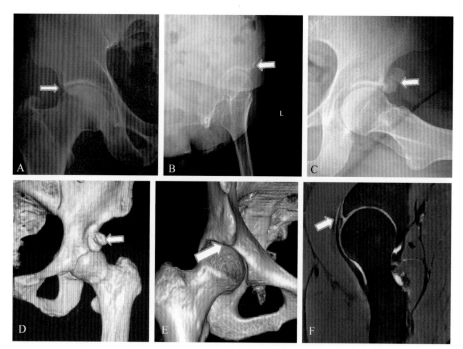

图 34 - 2　AIIS 形态的影像学表现

A. 骨盆前后位 X 线片显示 AIIS 和髋臼前缘形成部分重叠，可能被忽视或被判读为交叉征阳性；B. 65°假斜位 X 线片，可以显示 AIIS 的大致形态；C. Dunn 位 X 线片显示 AIIS 异常骨突和头颈部的撞击关系；D. CT 三维重建显示 AIIS 的形态；E. CT 三维重建显示 Ⅱ 型 AIIS 和头颈部 Cam 畸形同时存在，使得屈髋位棘下间隙更加狭窄，盂唇受到对冲挤压；F. MRI 显示盂唇撕裂

34.1.3 治疗和康复

非手术治疗方法包括调整运动方式、康复训练、物理治疗和封闭治疗,通常是患者的初始治疗方案,但临床疗效并不明确。

对于非手术治疗无效的患者有必要进行 AIIS 成形术。以往这种手术通过开放式手术完成,近年来关节镜微创手术逐渐成为主流(图 34-3),而且关节镜下可以同时进行髋关节内病变评估和处理。术后康复并没有成熟和固定的方案,通常 2～4 周的挂拐部分负重和 3～4 周的异位骨化药物预防是必要的。

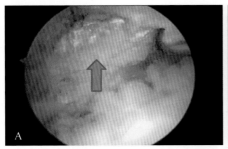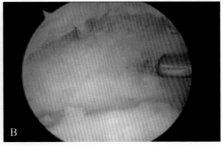

图 34-3 关节镜下 AIIS 形态和打磨所见

A. 盂唇部分剥离后显露 AIIS 增生(箭头);B. 对髋臼缘上方的 AIIS 进行打磨成形(AIIS 成形术)形成较为平坦的骨床

34.2 坐骨股骨撞击征

34.2.1 解剖与发病机制

坐骨股骨撞击征(ischiofemoral impingement,IFI)首次于 1977 年被提出来解释关节置换术后髋痛的原因。IFI 的基本病理基础是小转子和坐骨结节之间骨性间隙的异常狭窄,从而反复挤压其间的股方肌,引发股方肌损伤,甚至导致腘绳肌腱、坐骨神经等软组织继发损伤。

坐骨股骨间隙(ischiofemoral space,IFS)内的软组织结构包括股方肌、腘绳肌腱、髂腰肌腱和坐骨神经。股方肌起于坐骨结节外缘,止于股骨近端转子间线的上段;髂腰肌止于小转子;腘绳肌的起点在坐骨结节。这些肌腱组织病变和滑囊的炎症既是 IFI 病变的结果也可能加重 IFI,因此成为疾病发展的重要环节。

IFI 的病因包含静态因素和动态因素两个方面。骨性形态是重要的静态因素,股骨颈干角和股骨近端前倾角的增大可造成 IFS 的减小。有研究显示,颈干角＞135°和股骨近端前倾角＞25°时 IFI 发生概率增大。另外坐骨结节骨性异常、骨与软组织的占位性病变,以及腘绳肌近端的增厚都可能造成 IFS 的狭窄。有研究显示,坐骨股骨距离(ischiofemoral distance,IFD)的正常值女性为 18.6 mm,男性为 23 mm。IFS 并不是一个恒定值,而是一个动态的概念,股骨位置和步行姿态会对其造成显著影响,通常 IFS 在股骨内收和外旋时缩小,股骨外展和内旋时增大,步态异常带来的大腿过度内收和过度外旋将会造成行走过程中 IFS 的狭窄。表 34-1 列出了 IFI 的原发(先天)因素和继发(获得)因素。

表 34-1 IFI 的原发因素和继发因素

原发因素	继发因素
髋外翻	功能性疾病
小转子突出	髋关节不稳定
先天性股骨偏后内	骨盆、脊柱不稳定
股骨直径过大	内收、外展不稳定
异常的股骨颈前倾	坐骨结节肌腱病变
股骨颈较短	创伤、过度使用和超范围活动
骨盆骨性解剖异常	医源性因素
	肿瘤因素
	膝外翻、肢体不等长、足外翻等

34.2.2 临床评估

IFI 患者 80% 为女性,以中老年女性最为多见,平均年龄为50.8岁。最常见的临床症状是髋关节后方疼痛,多位于坐骨结节外侧、臀肌深层;有患者出现类似弹响的症状以及坐骨神经的放射痛症状,不能大跨步和长距离行走;若腘绳肌腱和坐骨神经受累,还会伴发相应的临床症状。IFI可能引起髋关节后伸受限,造成腰椎关节面压力增加,出现下腰痛的症状。IFI试验和跨步试验是最为常用的体格检查方法。

IFI试验:患者取侧卧位,检查者使患者被动伸髋外旋并内收髋关节时诱发髋关节后方疼痛,被动外展髋关节则疼痛缓解,此为IFI试验阳性(图34-4)。

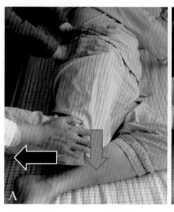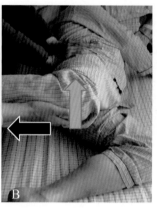

图34-4 IFI试验

A. 侧卧位患髋被动伸直外旋和内收;B. 侧卧位患髋被动伸直外旋和外展

跨步试验:患者在较大跨域的步态中髋关节后伸时诱发撞击产生疼痛,步幅缩小或外展步态则疼痛可缓解;如果发生可重复的疼痛,视为阳性(图34-5)。

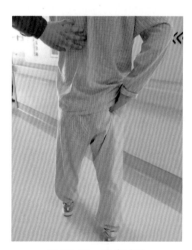

图34-5 跨步试验

34.2.3 影像学评估

尽管髋关节X线假斜位片对IFS狭窄具有提示意义,但是整体上骨盆X线平片对于IFI的评估和诊断帮助不大,通常作为是否存在骨性畸形的筛查手段(图34-6)。

超声检查被用于股方肌水肿的评估以及IFS的测量,是动态评估运动时IFS变化的检查手段(图34-7)。

MRI是诊断IFI的"金标准",IFS和股方肌间隙(quadratus femoris space,QFS)是最为常用的影像学指标。IFS是坐骨外侧皮质和小转子内侧皮质之间的最小距离。QFS是腘绳肌外缘到小转子后内面之间的间隙。Torriani首次用MRI对IFS和QFS进行了测量,认为IFS≤17 mm和QFS≤8 mm为异常。除此之外,MRI还可以对IFS内软组织水肿和脂肪浸润、骨髓水肿、腘绳肌腱炎、坐骨结节炎、坐骨神经受累情况等进行评估(图34-8)。需要提醒的是IFI是动态的问题,基于静态的影像学评估并不足以确定临床诊断,需要结合体格检查进行诊断。

34.2.4 治疗和康复

(1)非手术治疗

非手术治疗包括调整运动方式(步幅的控制)、

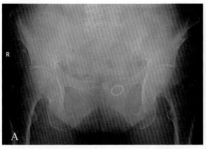
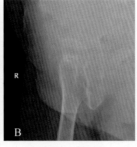
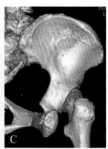

图 34-6　IFI 的影像学表现

A. 骨盆前后位 X 线片显示较大的骨盆后倾,这是 IFI 的危险因素;B. 假斜位 X 线片,提示 IFS 的狭窄;C. CT 三维重建显示坐骨和小转子之间的骨性通道

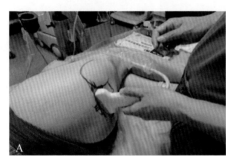
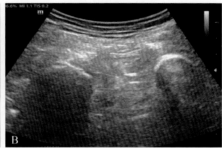

图 34-7　超声示 IFS 的动态变化情况

A. 超声操作探头位于股骨大转子后方和坐骨之间;B. 超声显示的 IFS(箭头)

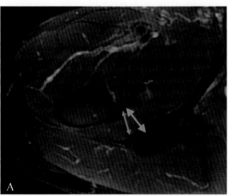
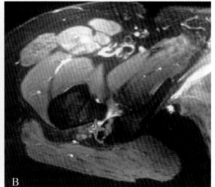

图 34-8　MRI 示 IFS 和股方肌损伤情况

A. 蓝色箭头示 IFS,橙色箭头示 QFS;B. IFS 狭窄并股方肌水肿和变性(星号)

应用非甾体抗炎药、外展肌力训练、核心肌力训练及个性化的髋关节运动训练。外展肌力弱引起的 IFI 可以通过外展肌力训练获得缓解;过度内旋引发的 IFI,可以进行姿态矫正等康复训练;透视或超声引导下注射封闭既可以区分疼痛来源,也是有效的治疗方式。

(2)手术治疗

对非手术治疗无法缓解者需要考虑手术。手术的目的是建立正常的 IFS,可以通过小转子或坐骨成形来实现,必要时双侧都进行成形。手术包括开放式手术和关节镜手术。

关节镜手术时,患者取仰卧位,使用牵引床,床体向对侧倾斜20°。入路是前外入路、后外入路和小转子水平远端入路。首先,在牵引下进行中央间室检查,而后进入臀肌深层间隙,从前外入路置入70°的关节镜,其他入路作为工作入路。为更好地显露小转子,通常需要将部分股方肌切开,切开位置要在旋股内侧动脉和股动脉第1穿支之间进行,保留远端股方肌,避免血管损伤。术中通过髋关节内收后伸以及内旋来评估小转子减压的程度(图34-9)。需要注意的是,进行小转子成形或多或少会损伤髂腰肌腱的止点。若同时合并有腘绳肌损伤,同时进行坐骨成形和腘绳肌的修复固定,可以通过臀部小切口完成。

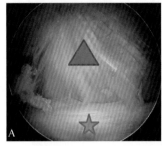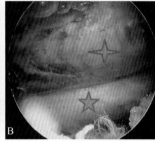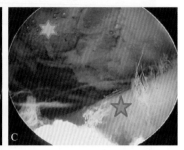

图34-9 关节镜下臀肌深部间隙

A. 外旋肌群(三角形)和坐骨神经(五角星);B. 股方肌(四角星)和坐骨神经毗邻关系;C. 股方肌部分切段后显露小转子(六角星)

（3）术后康复

通常需要4周的部分负重和中立位的伸髋拉伸,术后恢复良好的外展和伸髋力量对维持腰骶骨盆的平衡特别重要。对于小转子成型或髂腰肌腱固定的患者,应当限制主动抬升髋关节的动作。

34.3 髂腰肌腱撞击征

髂腰肌腱由起源于髂嵴及内侧髂骨面的髂肌和起源于第12胸椎及全部腰椎的腰大肌构成,止点在小转子上。解剖学证实,髂腰肌腱在髋关节水平恰好位于盂唇前方,髂腰肌腱的反复牵拉撞击可能造成前方关节囊盂唇复合体的损伤。另外,肌腱自身的过度紧张和炎症,也是造成髂腰肌腱撞击征的病因。与经典的FAI患者盂唇损伤位置发生在前上盂唇不同,髂腰肌腱撞击征的盂唇损伤多位于髋臼时钟定位3点位置。

髂腰肌腱撞击征多发生于爱好体育运动的年轻女性,平均年龄是25～35岁。研究发现,撞击征的发生与髂腰肌腱的直径相关,患者髂腰肌腱较正常人群的肌腱更细。临床表现为主动屈髋时前方疼痛,可能伴有弹响感,还可能存在局部无特异性的压痛。撞击试验阳性,直腿抗阻试验阳性,并且可能由屈曲外展外旋位到伸髋位时诱发弹响。

通常髂腰肌腱撞击在X线平片上没有阳性发现,MRI检查或造影检查可能发现髂腰肌腱滑囊囊肿或股骨头颈区存在水肿或滑膜疝,超声检查有助于诊断和动态评估髂腰肌腱和髋关节的撞击(图34-10)。

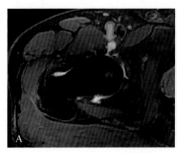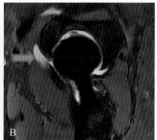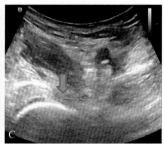

图34-10 MRI与超声显示髂腰肌腱滑囊囊肿形成

A. 轴位MRI示囊肿位于盂唇前方;B. 斜矢位MRI示囊肿沿髂腰肌腱走行;C. 超声显示囊肿液性暗区

治疗包括非手术治疗和手术治疗。非手术治疗即康复和运动调整，以及局部穿刺注射。手术治疗主要是进行髂腰肌腱的松解和延长。髂腰肌腱松解可以通过牵引在中央间室盂唇前方进行松解，或屈髋位通过髋关节外周间室进入髂腰肌腱滑囊进行松解，还有通过关节外进行小转子水平的松解（图34-11）。

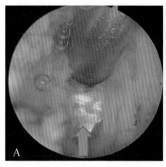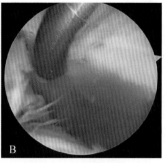

图34-11　关节镜下髂腰肌腱松解及滑囊探查

A. 关节镜下进行髂腰肌腱松解；B. 髂腰肌腱滑囊囊肿内引流情况

34.4　大转子骨盆撞击征

大转子骨盆撞击征是指髋关节外展时大转子和骨盆发生的撞击，其病因包括发育异常，如股骨近端骨骺抑制、Perthes病、骨骺滑脱等，也包括骨折后畸形等。临床表现为髋关节过度外展或后伸时疼痛和活动受限，体格检查可出现"离合器换挡"体征。该类撞击发生率较低，可以通过X线和CT检查发现显著的骨性异常（图34-12）。治疗方案需要进行个体化的评估后制订。

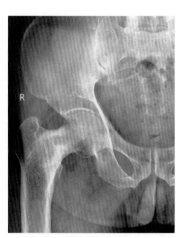

图34-12　X线片示严重髋内翻引发髋关节外展和后伸时大转子和骨盆的撞击

（殷庆丰）

本章要点

1. 常见的髋关节外撞击包括SSI、IFI、髂腰肌腱撞击征和大转子骨盆撞击征4种类型。

2. AIIS的形态是SSI的重要因素，三维CT检查是最佳的评估手段。

3. SSI与FAI存在临床症状和体征的重叠，临床上应当注意鉴别。

4. IFI以中老年人多见，主要表现为髋关节后方疼痛，IFI试验和跨步试验阳性。MRI可以显示IFS狭窄及股方肌异常水肿。

5. 髂腰肌腱撞击征是髋关节内源性弹响的病因之一，可能造成前方时钟3点位盂唇损伤。必要时可以进行关节镜下髂腰肌腱松解术。

6. 大转子骨盆撞击征较为少见，通常合并显著的骨性畸形。

主要参考文献

[1] ALI A M, WHITWELL D, OSTLERE S J. Case report: imaging and surgical treatment of a snapping hip due to ischiofemoral impingement[J]. Skelet Radiol, 2011,40(5): 653-656.

[2] BLOMBERG J R, ZELLNER B S, KEENE J S. Cross-sectional analysis of iliopsoas muscle-tendon units at the sites of arthroscopic tenotomies: an anatomic study[J]. Am J Sports Med, 2011,39(Suppl): 58-63.

［3］ BREDELLA M A, AZEVEDO D C, OLIVEIRA A L, et al. Pelvic morphology in ischiofemoral impingement ［J］. Skelet Radiol, 2015,44(2): 249 – 253.

［4］ DOMB B G, SHINDLE M K, McARTHUR B, et al. Iliopsoas impingement: a newly identified cause of labral pathology in the hip［J］. HSS J, 2011, 7(2): 145 – 150.

［5］ EIJER H, PODESZWA D A, GANZ R, et al. Evaluation and treatment of young adults with femoroacetabular impingement secondary to Perthes' disease ［J］. Hip Int, 2006,16: 273 – 280.

［6］ GANZ R, PARVIZI J, BECK M, et al. Femoroacetabular impingement a cause for osteoarthritis of the hip ［J］. Clin Orthop Relat Res, 2003, 417: 112 – 120.

［7］ HAPA O, DEMIRKIRAN N D, HÜSEMOĞLU B, et al. Anatomic footprint of the direct head of the rectus femoris origin: cadaveric study and clinical series of hips after arthroscopic anterior inferior iliac spine/subspine decompression［J］. Arthroscopy, 2013,29(12): 1932 – 1940.

［8］ HETSRONI I, LARSON C M, DELA TORRE K, et al. Anterior inferior iliac spine deformity as an extraarticular source for hip impingement: a series of 10 patients treated with arthroscopic decompression［J］. Arthroscopy, 2012,28: 1644 – 1653.

［9］ HETSRONI I, POULTSIDES L, BEDI A, et al. Anterior inferior iliac spine morphology correlates with hip range of motion: a classification system and dynamic model［J］. Clin Orthop Relat Res, 2013,471: 2497 – 2503.

［10］ JOHNSON K A. Impingement of the lesser trochanter on the ischial ramus after total hip arthroplasty. Report of three cases［J］. J Bone Joint Surg Am, 1997,59(2): 268 – 269.

［11］ LARSON C M, KELLY B T, STONE R M. Making a case for anterior inferior iliac spine/subspine hip impingement: three representative case reports and proposed concept［J］. Arthroscopy, 2011, 27: 1732 – 1737.

［12］ LEE S, KIM L, LEE S M, et al. Ischiofemoral impingement syndrome［J］. Ann Rehabil Med, 2013,37 (1): 143 – 146.

［13］ LEUNIG M, CASILLAS M M, HAMLET M, et al. Slipped capital femoral epiphysis: early mechanical damage to the acetabular cartilage by a prominent femoral metaphysis［J］. Acta Orthop Scand, 2000, 71 (4): 370 – 375.

［14］ MADER T J. Avulsion of the rectus femoris tendon: an unusual type of pelvic fracture［J］. Pediatr Emerg Care, 1990,6(3): 198 – 199.

［15］ PATTI J W, OUELLETTE H, BREDELLA M A, et al. Impingement of lesser trochanter on ischium as a potential cause for hip pain［J］. Skelet Radiol, 2008,37 (10): 939 – 941.

［16］ RAB G T. The geometry of slipped capital femoral epiphysis: implications for movement, impingement, and corrective osteotomy［J］. J Pediatr Orthop, 1999, 19(4): 419 – 424.

［17］ RAJASEKHAR C, KUMAR K S, BHAMRA M S. Avulsion fractures of the anterior inferior iliac spine: the case for surgical intervention［J］. Int Orthop, 2001, 24(6): 364 – 365.

［18］ REINA N, ACCADBLED F, DE GAUZY J S. Anterior inferior iliac spine avulsion fracture: a case report in soccer playing adolescent twins［J］. J Pediatr Orthop B, 2010,19(2): 158 – 160.

［19］ ROSSI F, DRAGONI S. Acute avulsion fractures of the pelvis in adolescent competitive athletes: prevalence, location and sports distribution of 203 cases collected ［J］. Skeletal Radiol, 2001,30(3): 127 – 131.

［20］ SIEBENROCK K A, STEPPACHER S D, HAEFELI P C, et al. Valgus hip with high antetorsion causes pain through posterior extraarticular FAI［J］. Clin Orthop Relat Res, 2013, 471(12): 3774 – 3780.

［21］ SIEBENROCK K A, WAHAB K H A, WERLEN S, et al. Abnormal extension of the femoral head epiphysis as a cause of cam impingement［J］. Clin Orthop Relat Res, 2004,418: 54 – 60.

［22］ SUSSMAN W I, HAN E, SCHUENKE M D. Quantitative assessment of the ischiofemoral space and evidence of degenerative changes in the quadratus femoris muscle［J］. Surg Radiol Anat, 2013,35(4): 273 – 281.

［23］ TANNAST M, HANKE M, ECKER T M, et al. LCPD: reduced range of motion resulting from extra- and intraarticular impingement［J］. Clin Orthop Relat Res, 2012,470(9): 2431 – 2440.

［24］ TOOGOOD P A, SKALAK A, COOPERMAN D R. Proximal femoral anatomy in the normal human population［J］. Clin Orthop Relat Res, 2009,467(4): 876 – 885.

［25］ TORRIANI M, SOUTO S C, THOMAS B J, et al. Ischiofemoral impingement syndrome: an entity with hip pain and abnormalities of the quadratus femoris muscle［J］. Am J Roentgenol, 2009, 193 (1): 186 –

190.

[26] TOSUN O, ALGIN O, YALCIN N, et al. Ischiofemoral impingement: evaluation with new MRI parameters and assessment of their reliability[J]. Skelet Radiol, 2012, 41(5): 575 – 587.

[27] VIALA P, VANEL D, LARBI A, et al. Bilateral ischiofemoral impingement in a patient with hereditary multiple exostoses[J]. Skelet Radiol, 2015, 41(12): 1637 – 1640.

 **髋部周围组织常见运动损伤**

35.1　解剖与生物力学

　　髋关节属于球窝关节,髋臼窝为半球形,股骨头约 2/3 半球大小,两者形态学上并非完全匹配。髋关节具有较大的活动度,可以进行矢状面、冠状面和水平面的旋转运动。通过髂股韧带、耻股韧带和坐股韧带对关节囊的加强,保证了髋关节的稳定性。髋关节囊在髋后伸时紧张,屈曲时松弛。

　　髋关节发育的关键时期:髋臼形态在 8～9 岁时初步形成,9～12 岁时结构初步稳定,13～15 岁时股骨近端骨骺加速生长,16 岁以后三角软骨和股骨骨骺闭合,16～18 岁髋关节骨性结构发育成熟。

　　髋关节功能正常是良好运动能力的基础,作为下肢和躯干连接点,在肌肉带动下肢、稳定骨盆和维持身体姿势等方面均起重要作用。

35.2　临床评估

35.2.1　病史

　　病史和主诉对于初次评估髋部周围组织运动损伤非常重要,这些信息让医生先做出初步判断,有助于明确体格检查的重点并选择一些必要的诊断试验。

　　运动人群中髋关节运动损伤的发病率为 2%～5%,常见于足球、橄榄球、篮球、曲棍球、滑雪、体操、长跑、舞蹈和田径等运动员及进行军事训练者。在激烈的加减速运动、折返运动、跳远、大力踢球、瞬间变向、反复扭转、耐力跑和循环负荷冲击等髋部高负荷运动中容易出现髋部损伤。

　　引起髋关节和腹股沟疼痛的原因很多(表 35 - 1)。急性髋关节运动损伤的诊断比较容易。由于髋部结构复杂、解剖位置较深,常因伴发损伤而掩盖症状,使得 30% 的髋部慢性和隐匿性损伤诊断困难。完整细致的病史询问非常重要,患者损伤前后运动能力的变化,以及是否存在髋部过度使用,对诊断都非常有意义。

表 35-1　运动员髋关节及腹股沟疼痛的原因

感染
股骨头骨骺滑脱症
股骨颈骨折
髋臼盂唇撕裂
缺血性坏死
骨关节炎
髂腰肌脓肿
盆腔炎性疾病
游离体
滑膜炎(一过性)
应力性骨折
髋关节半脱位
阑尾炎
腰椎间盘突出症
内收肌拉伤
运动员耻骨痛
神经卡压
梨状肌综合征
弹响髋
髂腰肌腱炎
耻骨炎/股薄肌综合征
挫伤
撕脱性骨折
运动性疝
一过性骨质疏松症

髋关节炎症可以造成腹股沟和股根部的疼痛。急性的腹股沟和股部的疼痛需要考虑感染,特别是伴有发热、寒战时。髋部疼痛的初步评估中需要考虑的急性因素详见表35-2。对于运动人群而言,特别重要的病史内容包括:年龄、症状的严重程度、损伤事件的描述和机制,以及是否存在运动过度的情况。年龄是非常重要的因素,损伤类型、好发部位和病理变化都与年龄有关。儿童最常见的髋部损伤是肌腹-肌腱结合部的拉伤和挫伤。骨性结构的损伤在儿童中并不常见。

表 35-2　髋关节及腹股沟疼痛急诊常见原因

骨科疾病	非骨科疾病
感染	阑尾炎
股骨头骨骺滑脱症	脓肿
Legg-Calve-Perthes 病	腹膜后器官病变

续　表

骨科疾病	非骨科疾病
脱位/半脱位	髂腰肌病变
股骨头缺血性坏死	肠梗阻
股骨颈骨折	恶性肿瘤
应力性骨折	睾丸病变
肿瘤	直肠病变

35.2.2　体格检查

髋关节运动损伤的体格检查有一定的特殊性。髋关节主动和被动活动度的评估很重要。急性髋损伤病例中,髋关节活动常会受限,这时需要对疼痛的解剖部位做出判断。

对于亚急性或者慢性的髋部问题,检查的基本内容包括对全身骨骼-肌肉系统的判断,如体型、体位、姿势、身体发育的成熟度和对称性。

35.2.3　影像学检查

髋部运动损伤首先必须要做的检查是 X 线,包括标准前后位的骨盆平片、标准前后位和蛙式位的髋关节平片,根据影像学检查结果,再选择进一步的必要检查。进一步的检查诊断技术主要包括 MRI、CT 和放射性核素扫描,这些技术对于不明或者隐匿性损伤的诊断非常重要。

35.3　髋部骨性结构损伤

35.3.1　髋部骨折

髋部骨折在运动损伤中并不常见,造成骨折的都是高暴力损伤,并常发生于一些高能量、身体接触或高速运动中,例如美式足球、橄榄球、滑雪、自行车和机动车有关的运动(如拉力赛)。

髋部骨折在男运动员中的发病率较女运动员要高一些,并和年龄正相关。高能损伤会导致股骨近端和股骨头血液供应的破坏。

应力性骨折和撕脱性骨折在低龄人群中的发病率更高,骨折预后相对更好。

髋部骨折根据骨折部位的不同可分为股骨头骨折、股骨颈骨折、转子间骨折、转子下骨折和髋臼骨折。对怀疑骨折的患者必须首先进行创伤初始评估

（高级创伤生命支持），同时必须对同侧上肢的损伤情况做评估。对整个下肢的检查评估必须非常仔细，尤其对神经、血管的评估。首先处理危及生命的状况，在尽可能短的时间内做好必要的检查并予以治疗。

髋部骨折的主要症状是疼痛和功能障碍，往往表现在髋关节屈曲和旋转受限时。运动员表现为突然的严重腹股沟疼痛并无法负重。体格检查存在髋部骨折的可能时，必须进行 X 线、CT 和 MRI 检查，以明确骨折并判断类型。根据骨折类型、患者年龄、损伤情况和全身情况选择适当的治疗方案。

35.3.2 髋部应力性骨折

虽然有关应力性骨折最早报道的病例是军队新兵，但临床上发现普通人群中发病率更高，尤其是女性运动人群。应力性骨折女性发病率比男性高 4～10 倍。往往和运动中承受过量负荷并过度使用关节有关，常出现在长跑、跳跃和舞蹈等运动中。应力性骨折在运动员中非常常见，往往发生在下肢，在训练和竞赛过程中均可以发生。

首先区分正常健康人群和内分泌失调人群的应力性骨折很重要。应力性骨折可以分成 2 类：第 1 类是当承受异常应力时发生在正常骨的疲劳性骨折（例如军队新兵或马拉松运动员）；第 2 类是不正常骨受到正常力量时发生不完全骨折，常见于老年人和代谢异常者。

应力性骨折可表现为髋关节或腹股沟疼痛。许多应力性骨折 X 线检查至少在最初 2～4 周内都是正常的。有文献指出，高达 55％ 的应力性骨折可能从未有阳性的 X 线表现。X 线检查能很好地显示后期改变，例如皮质增厚、骨膜骨形成。骨扫描已成为诊断应力性骨折的常用手段，大部分健康人群发生应力性骨折后的骨扫描改变在出现疼痛后 24 小时内就能被发现。然而，年龄较大的运动员和伴随其他重大疾病的患者，骨扫描的发现可能要推迟到 72 小时后。另外，在非股骨颈骨折患者，骨扫描可以较广泛地观察骨盆和股骨的其他部位。近年来，MRI 成为诊断应力性骨折更常用的手段，大多数情况下 MRI 比 X 线优越，也比骨扫描更有意义。其优越性在于，MRI 除了可以显示骨内应力性骨折的急性改变外，也有助于评价损伤区域的软组织情况，另外还可以在伤后即刻发现水肿和骨小梁变化，并能先于骨扫描显示某些代谢变化。因此，MRI 可代替骨扫

描用于应力性骨折的诊断。

髋部的应力性骨折可以发生在骨盆侧和股骨侧。骨盆侧好发部位是髋臼的内壁、顶部和耻骨支，股骨侧好发于股骨头和股骨颈，延误诊断往往会导致预后不良。骨折最初多表现为腹股沟疼痛和股前方疼痛，逐步可以发展为持续性活动受限。多无明确的外伤史。病史中需要关注的问题包括：近期训练计划和强度是否出现很大变化，是否采用了一些护具，是否非常容易出现训练后的疲劳。

耻骨支的应力性骨折比较容易察觉并可以直接被触诊，髋臼和股骨近端的应力性骨折多表现为轻度的屈曲位内旋受限。

髋部疼痛的患者首先必须拍摄骨盆 X 线平片，但是应力性骨折在症状开始后的 2～4 周 X 线结果可能是阴性的。怀疑应力性骨折的患者在接受 X 线检查后的进一步检查首选 MRI。

股骨头软骨下的应力性骨折注意不要误诊为股骨头缺血性坏死。股骨头软骨下骨折在运动员中并不多见，只是好发于骨质不佳的患者，骨折造成的骨髓水肿在 MRI 上会有信号改变。软骨下骨折如果没有塌陷，采用支具固定并限制负重来保守治疗；如果塌陷明显，可以考虑采用植骨技术。

髋关节应力性骨折如延误诊治往往预后不佳而影响运动员的运动能力，一些优秀运动员因此无法恢复到受伤前的运动水平。陈旧性应力性骨折出现移位，治疗难度很大，并发症多。因此，对于运动员这个特殊群体，医生不能忽视应力性骨折的诊断。

35.3.3 髋部撕脱性骨折

骨骼发育未完全成熟、肌肉瞬间的猛烈收缩或者肌肉持续性过度收缩均可导致附着部的撕脱性骨折，最常见于 14～17 岁的运动员，男性多发。

骨折部位多位于凸起部和基底结合部位的薄弱区。损伤机制大多是突发的肌肉强力收缩或骨止点处的过度牵拉，很少由外伤导致。成年人中类似损伤负荷会导致肌肉拉伤，所以在成年人非外伤导致的撕脱性骨折，需考虑病理性骨折可能。撕脱性骨折最常发生在缝匠肌附着的髂前上棘、腘绳肌附着的坐骨结节、髂腰肌附着的小转子、股直肌附着的髂前下棘和腹肌附着的髂嵴。

临床表现为局部肿胀、压痛和因疼痛导致的髋部活动受限。疼痛大多描述为在赛场或练习场受伤后的剧痛，受累肌持续收缩或牵拉可使疼痛再现。

骨盆区的撕脱性骨折局部会出现疼痛和肿胀,而且局部多没有直接暴力的创伤史,注意不要误认为仅仅是肌肉或者肌腱的损伤。儿童的撕脱性骨折多需要拍摄健侧的情况作为对照,以了解骨骼的成熟度。如果 X 线结果阴性,而临床上高度怀疑撕脱性骨折的存在,可以考虑进一步的检查。CT 检查对于一些轻度移位或者无移位的骨折非常有用。

85%的小转子撕脱性骨折发生在 20 岁以下的人群。小转子撕脱性骨折典型病史是在跑步等运动过程中突发的严重前内侧髋部疼痛,运动时均有髂腰肌的强烈收缩。体格检查中屈髋往往可以缓解疼痛。骨盆 X 线平片在大多数情况下可以清楚显示移位的小转子。

髂前上棘的撕脱性骨折往往是由于缝匠肌的过度牵拉所致。患者表现为局部疼痛,在髋关节屈曲和外展时疼痛加剧,同时局部还有轻度的水肿。X线和 CT 检查可以明确诊断。

髂前下棘的撕脱性骨折比较少见,因为该部位骨化较早而且受力不高。髂前下棘撕脱性骨折的损伤原因多是股直肌直头的强烈收缩,这种运动模式最常见于足球运动中的大力开球。体格检查中患者因疼痛导致主动屈髋的保护性体位。X 线可以发现髂前下棘骨块向远端移位。

坐骨结节的撕脱性骨折可以发生在 25 岁以下的年轻患者,因为坐骨结节骨骺的闭合和融合相对比较晚。撕脱性骨折发生的机制源于腘绳肌的过度牵拉,多见于骨盆屈曲固定位下的膝关节过伸运动,如体操和跨栏。患者多感到坐骨结节部位突发的剧烈触痛,坐位姿势下局部也疼痛不适,并且有时会出现行走疼痛。体格检查时屈髋伴伸膝时疼痛加剧。X 线可以显示移位的撕脱骨块。因为骶结节韧带强度很大,因此明显的移位很少发生。

撕脱性骨折的治疗要根据骨折类型和移位程度制定相应的方案。大多数骨盆和髋部的撕脱性骨折采用非手术治疗。如果骨折移位明显,可能对运动能力造成影响者,需要手术治疗。非手术治疗包括休息、冰敷和将肢体置于受累肌的休息位常可缓解症状和减少骨折移位加重的发生。髋部和骨盆撕脱性骨折的 5 步康复疗程包括:①休息,将肢体置于肌肉放松的位置,并予以镇痛;②待疼痛缓解后,逐步牵伸受累肌群;③当患者能够全范围主动活动时,开始抗阻力活动;④当达到预计力量的 50%时,受累肌群开始和骨盆的其他肌群协调活动;⑤必须在受伤肌群的

力量和协调性完全恢复后才能恢复正常运动。

35.3.4 髋关节脱位

髋关节脱位是一种高能创伤,引起该损伤的运动多见于机动车比赛,如赛车或摩托车赛。多发生在髋关节内收屈曲位伴膝关节屈曲时的摔倒动作,也可以发生在同样体位下的髋部直接暴力。

约 90%的脱位是后脱位,骨性结构的损伤程度和受伤时体位及轴向暴力的传导方向有关。前脱位发生率仅占所有髋关节脱位的 10%~18%,前脱位比较多见于滑雪运动员。

髋关节脱位的症状非常明显,疼痛剧烈,患肢出现典型的屈曲伴内旋或者外旋动作,肢体不等长很明显。

脱位明确诊断后,需要在 6~12 小时内到手术室进行麻醉下的复位。髋关节闭合复位后或者怀疑半脱位而 X 线平片不对称时,进行 CT 或者 MRI 进一步检查,明确是否伴有关节严重积血、股骨头或者髋臼骨折。一旦明确有骨折存在,需手术治疗。手术的作用是恢复髋关节的同心圆结构并对重要部位的盂唇损伤进行修补,对重要部位的股骨头碎片进行复位固定。对复位后仍不稳定的关节,牵引制动 4~6 周;对复位后关节稳定者进行限制负重 6 周,采用拐杖的辅助运动以及逐步的关节活动。伤后 6 周复查 MRI,并判断是否存在股骨头坏死的可能。

髋关节脱位的预后和并发症的发生率与脱位的严重程度、伴发骨折的情况和复位距离受伤时的时间均有一定关系。伴发股动脉和股神经损伤的非常少见,坐骨神经损伤的概率要高一些,据报道约占所有后脱位患者的 10%。股骨头坏死是最严重的并发症,单纯脱位时其发生率约为 10%;脱位伴有骨折的情况下,股骨头坏死的发生率可达 50%左右。

35.3.5 股骨头无菌性坏死

股骨头无菌性坏死在运动员群体中经常发生。临床早期主要表现为腹股沟疼痛,运动后加重。反复腹股沟疼痛发作的运动员需要引起重视,特别是存在股骨头无菌性坏死的高危因素时,例如应用类固醇激素、吸烟、酗酒或血液高凝状态。创伤后的腹股沟疼痛也必须引起重视,因为创伤后股骨头无菌性坏死的发生率约为 10%。股骨头无菌性坏死的直接原因是股骨头血液供应的破坏,病情发展会导致软骨下骨骨折和股骨头的晚期塌陷。年龄低于

12岁的运动员出现反复的腹股沟疼痛需要注意Legg-Calve-Perthes病的可能,特别是经常需要做跳跃运动者。股骨头无菌性坏死需要根据症状、X线表现和MRI检查结果进行分期并有针对性地采用相应的治疗措施。

35.4 髋部软组织损伤

35.4.1 肌肉拉伤

体育比赛中髋关节和腹股沟最常发生的损伤是肌肉拉伤。肌肉拉伤在跨双关节的肌肉进行离心收缩时最常见。损伤部位通常位于肌腹-肌腱连接处,但也可发生在肌腹。在青少年运动员中,离心机制不仅会引起肌肉拉伤,而且还会导致撕脱性骨折。

常见的损伤肌肉包括股直肌、缝匠肌、髂腰肌和内收肌。股直肌损伤通常导致可触及的肿胀和压痛,位置在股前方髂前上棘下约10 cm处,常由诸如短跑和踢腿等爆发性屈髋动作导致,也可由于如髋伸展等过度离心负荷造成,鉴别是否存在伸膝无力或伸髋无力很重要。

髂腰肌撕裂或拉伤在抗阻力屈髋或过度离心负荷的髋被动过伸时均可发生。抗阻力外旋髋关节可以检查腰大肌的力量,腰大肌拉伤患者的主要临床表现是沿肌腹可能出现明显的肿胀,甚至可能导致股神经急性麻痹。

肌肉拉伤的初期治疗包括加压包扎、冰敷和休息以控制出血和水肿。尽早开始进行温和的关节活动度练习。非甾体抗炎药治疗肌肉拉伤效果似乎很矛盾,早期有改善,之后反而对功能和组织学恢复不利。急性期全关节活动度恢复后,力量锻炼成为接下来的重点。如果患者想要恢复运动,必须先使用正规的衡量标准对其进行评估,并确保疼痛已经缓解。在急性期发生再次损伤的复发病例,症状常会更严重,康复期也更长。

35.4.2 运动性疝/运动员耻骨痛

虽然腹股沟疼痛仅占各种损伤的5%,但它却是丧失竞技能力的主要原因。

运动员主诉腹股沟深部慢性疼痛可能由于髋部或者骨盆拉伤、髋关节内损伤(如髋臼上盂唇撕裂)、典型的腹股沟疝、上腰椎疾病、隐匿性腹股沟损伤、泌尿生殖系统感染或者肿瘤等多种疾病。总体来说,可以将引起运动人群腹股沟疼痛的病因分为隐匿性腹股沟损伤、典型疝和其他疾病(图35-1)。隐

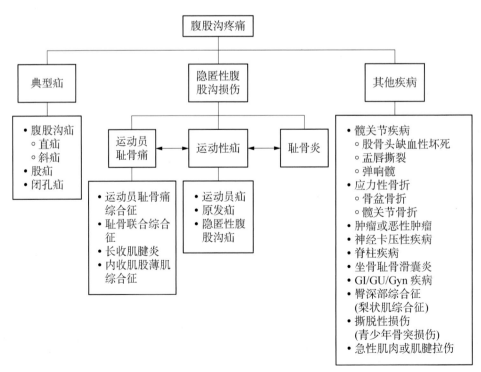

图 35-1 腹股沟疼痛的病因

匿性腹股沟损伤是一种局限于腹股沟或者骨盆区域的有症状的损伤,体格检查可能无明显体征。典型的腹股沟疝伴随腹股沟疼痛的典型体征,如可复位或不可复位的腹股沟环。其他疾病的腹股沟疼痛,通常可以通过体格检查和影像学检查做出诊断,如软组织肿瘤或者股骨头缺血性坏死。

隐匿性腹股沟损伤分为 3 类:运动员耻骨痛、运动性疝和耻骨炎。有时很难区分这些临床分类,它们之间常合并存在。运动员耻骨痛和运动性疝是一种导致运动能力下降的腹股沟疼痛综合征,已成为专业运动员伤病诊治的热点。1980 年 Gilmore 首次将导致运动能力下降的腹股沟疼痛综合征描述为"腹股沟裂"。至今对这种病变的分类没有达成共识,有许多术语用来描述腹股沟疼痛综合征——Gilmore 腹股沟、耻骨联合综合征、冰球腹股沟综合征、股薄肌内收肌综合征、隐匿性腹股沟疝、运动员疝和早期疝等。

运动员耻骨痛被定义为腹直肌耻骨联合止点处损伤,通常伴有联合腱和长收肌骨盆附着处损伤,标志性特点是有潜在的骨盆不稳定。运动性疝被定义为腹横筋膜损伤导致的腹股沟后壁功能下降。运动员耻骨痛和运动性疝的病理解剖很复杂。Glimore 描述了许多术中发现,主要的特点包括:腹外斜肌腱膜撕裂、联合腱撕裂或联合腱耻骨结节止点撕脱、联合腱和腹股沟韧带间组织破裂,但没有报道任何实质性疝的证据(图 35 - 2)。

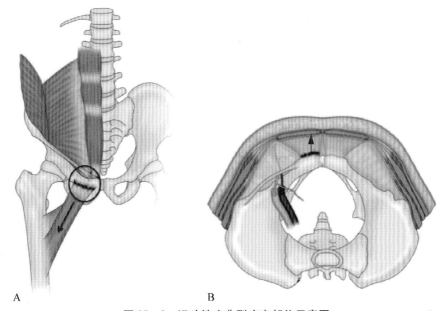

图 35 - 2　运动性疝典型病变部位示意图

A. 腹腔外观,止于耻骨联合的内收肌产生的剪切应力,导致腹股沟肌肉组织变薄弱(箭头);
B. 腹腔内观,示腹直肌止点的剪切力(箭头)

有关腹股沟疼痛的病因被认为来源于以下 4 种因素:①内收肌和腹直肌腱拉伤或腱病;②耻骨炎;③伴有浅环撕裂或腹股沟管后壁菲薄的腹股沟管破裂;④髂腹股沟神经、生殖股神经和(或)闭孔神经的卡压。损伤区域包括腹股沟管内壁和后壁的腹横筋膜、腹直肌腱和前方联合腱、内侧耻骨联合的骨性结构。内收肌腱和其骨盆前方的止点确定了损伤区域的远端。通常腹股沟区域的多根神经也牵涉其中,可以解释有以下区域的典型皮肤疼痛,包括阴囊(髂腹股沟神经)、同侧或对侧腹股沟区域(生殖股神经)和股内侧(闭孔神经)等。

运动性疝可以来源于髋关节剧烈后伸和外展动作导致的结构撕裂,如橄榄球运动后退跑时的向外侧急转身,或者足球运动中的"劲射",结果导致局限于腹横筋膜处腹股沟管后壁的损伤。损伤的理论机制可能是由于髋关节反复过伸和躯干旋转导致的过度使用性损伤,最终造成骨盆腹壁肌附着处的撕裂、磨损或断裂。髋关节外展/内收、前屈/后伸引起的骨盆运动,产生经过耻骨联合的剪切力,从而产生作用于腹股沟壁肌肉组织的应力。下肢固定时的内收肌拉力可以产生经过半侧骨盆的剪切力。一旦损伤破坏了骨盆微小稳定,腹直肌附着处无力会引起骨盆的前倾,可以导致内收肌间室压力增加,造成内收肌疼痛。随时间推移,一侧耻骨力学支撑机制的丧失引起对侧腹直肌和内收肌群的过度使用,从而引发同样的问题。

运动员耻骨痛/运动性疝通常发生于专业性、高水平的轴移运动中。在美国,橄榄球国家联盟球员和冰球国家联盟球员是最常见的发病人群;在欧洲,职业足球运动员有高风险。这类伤病机会只发生于男性,对于出现类似于运动员耻骨痛或运动性疝临床症状的女性患者,应慎重诊断。

患病运动员多有下腹部长期疼痛的病史并时有急性发作。尽管疼痛可能隐匿,但运动员都能回忆出确定的损伤。疼痛局限于腹股沟区域,紧贴腹股沟外环的内侧,靠近腹直肌耻骨结节的止点,单侧多见。疼痛可能局限于长收肌腱及其止点,也可以放射至阴囊、股上部外侧或对侧腹股沟。疼痛可以在诸如跑步、侧停、踢球、射门、侧蹬冰鞋等动作突然起动时发作,或者在躯干旋转和腹部受力的剧烈运动中加重。疼痛一般在休息后缓解或消失。早期常见症状是晨起下床时疼痛,症状经保守治疗难以控制。

体格检查首先要排除典型的疝,继而鉴别运动员耻骨痛和运动性疝。全面体格检查中应该注意任何腹股沟区域的肿块、擦伤或者其他软组织损伤,排除睾丸肿块。然后在仰卧位髋关节轻度内收、外旋时进行腹股沟管的检查。在运动性疝中,可能会出现稍许扩大的腹股沟环并伴有腹股沟管后壁压痛,有时可能会发现后壁的腹横筋膜处出现微小缺损,咳嗽冲击试验可证实。在运动性耻骨痛中,内收肌压痛很常见,患者下肢充分被动外展时,内收肌腱最强烈的压痛点靠近耻骨,站立试验、髋关节抗阻力内收试验、Valsalva试验等激发试验常可以诱发疼痛,常见弥散于耻骨结节和耻骨周围的压痛。髋关节检查常为正常活动度和正常步态。

对于运动员耻骨痛和运动性疝,X线检查没有诊断价值,主要用于排除耻骨炎或导致疼痛的其他原因。MRI在鉴别诊断中能够帮助排除严重病变,但仅9%的扫描结果提示所检查区域内肌腱损伤。MRI常有以下几点异常发现:①单侧或者双侧的耻骨高信号;②腹壁肌筋膜层薄弱或者不对称;

③单块或多块腹股沟肌肉出现高信号。经验丰富的超声检查者可以观察到薄弱、膨出的腹股沟管后壁。

目前已经制定了运动员疝和运动性耻骨痛治疗流程(图35-3)。由于绝大多数患者经过强制性休息后症状获得改善,非手术治疗应作为首选。

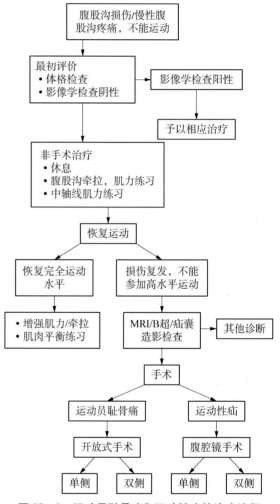

图35-3 运动员耻骨痛和运动性疝的治疗流程

单纯的内收肌疼痛可应用标准的非手术治疗方法,如休息、冰敷、应用抗炎药物、肌肉拉伸和平衡等。最常受损的肌腱是长收肌腱。运动员耻骨痛引起的内收肌疼痛的治疗非常困难。

如果怀疑存在骨盆的不稳定,应实施开放式手术重建腹壁肌肉组织骨盆的止点。对运动性疝的患者,手术重点是修补腹股沟管后壁的缺损。腹腔镜和开放式手术均可获得成功,然而近年来文献更偏向于应用腹腔镜手术。关于选择单侧还是双侧的争论仍在进行,目前尚无定论。预防性修补未损伤侧的目的包括预防对侧症状和平衡性重建。

35.4.3 耻骨炎

耻骨联合由相对的包绕透明软骨的耻骨和纤维软骨盘组成。其上方有耻骨上韧带,下方有弓状韧带。纤维连结最厚的部分是前方和上方。耻骨联合塑形通常到 26 岁结束。成年人耻骨联合约宽 3 mm,伴有关节边缘的硬化,并且在成年后持续缩窄和硬化,最终出现骨关节炎性退行性变。

耻骨联合周围有很多肌肉附着,包括上方的腹直肌和其他腹部肌肉组织、下方的股内收肌和股薄肌。血液供应有来自骨皮质周围血管丛和阴部丛的无静脉瓣血管。神经支配由交感神经($L_{1\sim2}$)和副交感神经($S_{2\sim4}$)提供。交感神经纤维感受局部缺血性疼痛而导致肌痉挛,副交感神经感受机械性刺激可产生腹股沟、股和会阴部牵涉痛。

耻骨联合的活动度通常<2 mm,女性妊娠期活动度增加。半蹲位时无支持的骨盆有下坠趋势,耻骨联合承受的剪切力最大。耻骨炎可能是由于耻骨联合处的反复微损伤,导致下耻骨支联合边缘处的骨膜炎性反应、骨吸收和骨溶解。

典型主诉是耻骨前方隐匿性疼痛、内收肌疼痛或因活动而加重的下腹部疼痛。耻骨联合处压痛是最常见的体征。对骨盆外侧挤压从而在耻骨联合处施加应力常会激发疼痛(患者在检查台上取侧卧位,耻骨联合垂直于地面,检查者一手固定耻骨前方防止前倾,另一手在暴露侧的髂前上棘施加向下压力)。检查骶髂关节、腰椎、腹股沟区域和髋关节,以排除引起类似症状的其他疾病。

对于耻骨炎的影像学评估从骨盆 X 线片开始,可见关节表面不规则、侵蚀、硬化、骨赘形成。如果间隙宽度>7 mm,或者两侧耻骨支上缘的垂直距离>2 mm,可以确定为耻骨联合松弛和破裂。X 线片上骨硬化的严重程度与症状和体征缺乏相关性。CT 和 MRI 检查有助于诊断同时伴发的骶髂关节和耻骨支病变,如应力性骨折。

耻骨炎分为感染性和创伤性两种类型。创伤性耻骨炎被分为 4 个阶段:第 1 阶段,热身或训练后出现单侧症状;第 2 阶段,出现双侧症状;第 3 阶段,运动员无法继续比赛;第 4 阶段,运动员在日常生活中存在疼痛和活动困难。

非手术治疗对耻骨炎通常是有效的。避免所有体力活动,休息、冰敷、超声波治疗和口服非甾体抗炎药物;急性期疼痛和炎症反应缓解后,开始进行肌肉拉伸和力量锻炼以减少经过骨盆的应力,弹性最小的屈髋肌和髋外旋肌应作为拉伸训练的重点;逐渐恢复运动,从不会使耻骨联合承受应力的小负荷运动开始,渐进性骑车、慢跑、速度跑、急转身,最终可以进行高水平的体育活动。

约 90% 的患者可以通过非手术治疗得到缓解,手术仅用于难治性和复发性病例的治疗。耻骨炎手术治疗的绝对适应证包括急性期感染、伴随骶髂关节塌陷的耻骨联合过度增宽。手术方法包括楔形切除、刮除术和植骨,同时加强内固定。

35.4.4 滑囊炎

滑囊炎最常见于大转子附近。其他和髋关节相关的解剖部位也能表现出滑囊炎的症状,包括小结节或腰大肌滑囊,以及少见的坐骨结节滑囊(图 35 - 4)。

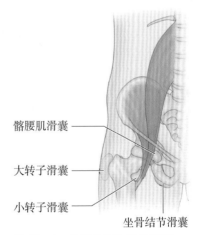

髂腰肌滑囊

大转子滑囊

小转子滑囊

坐骨结节滑囊

图 35 - 4 常见的髋和骨盆滑囊

滑囊炎的刺激因素与过度使用有关。大转子滑囊炎的常见发病因素有女性骨盆较宽、转子突出、竞走运动员髋过度内收等。而且,在倾斜面跑步导致骨盆不平衡,转子受力异常,易诱发炎症。

有时转子滑囊炎确诊很困难。在髋、股和小腿经常有弥漫性疼痛,偶尔向近端和远端放射。临床表现和急性腰背部疾病相似。偶尔发现大转子、臀部和股外侧的压痛类似腰神经根压迫。腰大肌滑囊炎也很难诊断。临床表现多种多样,有些患者主诉髋关节弹响。临床上引出疼痛的动作包括抗阻力髋屈曲和外展、抗阻力的髋伸展和内收,这些动作因压迫滑囊上方的髂腰肌腱而加重了疼痛。

滑囊炎的非手术治疗包括休息、相关肌腱的牵拉、口服非甾体抗炎药。对顽固性病例可以注射糖皮质激素,而且许多病例需要重复注射。对于非手术治疗效果不佳的顽固病例,可手术切除转子滑囊或髂腰肌滑囊。近来多有报道用关节镜治疗转子滑囊炎。

35.4.5 髋部旋转袖损伤

臀中肌腱和臀小肌腱呈"袖套样"附着于股骨大转子(图 35-5),被称为髋部旋转袖。迁延不愈的大转子外侧疼痛,需要警惕髋部旋转袖损伤。60 岁以上的人群中,约有 10% 存在髋部旋转袖损伤,女性多于男性。

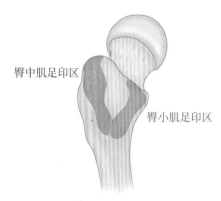

图 35-5　臀中肌腱、臀小肌腱大转子足印区

臀中肌腱分为前、中、后 3 个部分,前、中部臀中肌腱止于大转子外侧面,主要功能是启动髋关节外展,辅助髋内、外旋活动;后部臀中肌腱止于大转子后上方,主要功能是行走中稳定髋关节。臀小肌腱止于大转子裸区的前方,主要功能是辅助髋外展,内、外旋活动。

髋部旋转袖损伤常见于老年人,主诉髋外侧疼痛,行走时无力,明显影响功能,常被误诊为难治性大转子滑囊炎。体格检查发现,大转子后外侧局部压痛、Trendelenburg 征(单足站立试验)阳性、髋外展肌力下降、仰卧位屈髋 90°抗阻力外旋无力或疼痛、俯卧位伸髋位抗阻力外旋无力或疼痛。MRI 和 B 超检查有助于明确诊断。

髋部旋转袖损伤首选非手术治疗,包括非甾体抗炎药镇痛、冲击波理疗等。对疼痛明显、肌力下降严重者建议手术修复损伤的臀中肌腱、臀小肌腱。目前经关节镜手术缝线锚钉修复损伤的臀中肌腱、臀小肌腱,疗效满意。术后需要进行较长时间的康复治疗。

35.4.6 神经卡压

(1)臀部深处疼痛综合征

臀部深处疼痛综合征是指坐骨神经及其分支在臀部被肌筋膜束卡压导致的以疼痛为主诉的一类疾病。梨状肌综合征是其中的代表。患者主诉臀部痛,可能伴有股后方,甚至延伸到小腿的放射痛。臀部痛可能在活动时出现,特别是下肢内收、内旋肌肉牵拉时。除了疼痛,最常见的主诉是坐位不适,髋部旋转活动和长时间坐于硬面凳后可使症状加重。还可能会有性交痛或排便痛。

患者可能有累及臀部的外伤或坠落伤,妊娠也可能是危险因素。梨状肌综合征的鉴别诊断首先要排除所有椎管内病变。

大部分患者对非甾体抗炎药、镇痛药和肌松剂、物理治疗等非手术治疗反应良好。局部注射麻醉药物和糖皮质激素可用来诊断和治疗非手术无效的患者。

对非手术治疗无效的患者可以采用手术松解。目前关节镜下探查松解坐骨神经及其分支和去除卡压因素已成为新的研究热点。

(2)阴部神经卡压

阴部神经卡压可能导致腹股沟疼痛和麻木,坐位时加重,站立位或仰卧位时缓解。症状可累及会阴区,生殖器也可出现疼痛。骶结节和骶韧带连接点以及会阴管都能撞击该神经。阴部神经背侧支可在耻骨联合和自行车座之间被压迫,因此这种疾病常见于职业自行车运动员。阴囊麻木表明股神经的生殖支受压迫。

常依据病史进行诊断,久坐后疼痛加重是最常见的临床表现。阴部神经阻滞可以作为诊断和治疗的方法,平均注射 2 次以后,在超过 1 年的随访中有 65% 以上的患者疼痛得到缓解。

对于因经常骑自行车导致阴部神经卡压的患者,改变活动方式及改良装备可能对缓解症状有效。特别要注意的是车座不能向上倾斜,或者可以在自行车裤内加衬垫。对非手术治疗无效的患者,可以考虑手术治疗。

（3）闭孔神经卡压

闭孔神经卡压是运动员腹股沟疼痛最常见的原因。反复的踢腿、左右移动以及转动是引发该病常见的动作。患者主诉运动引发内收肌区域的腹股沟疼痛，并且往股内侧放射，常见耻骨结节起点的内收肌区域深压痛。疼痛于休息时缓解，运动后加重。很多患者有闭孔神经支配区域的皮肤感觉障碍。

症状和体格检查没有特异性。偶尔会发现站立位被动髋外旋外展或抗阻力髋内旋后内收肌肌力的轻度下降和局部疼痛。肌电图可能发现内收肌的失神经支配。局部封闭治疗可以缓解疼痛。

非手术治疗包括抗炎、休息、按摩及停止运动。对非手术治疗无效的患者，可以考虑闭孔神经松解术。

（4）感觉异常性股痛

感觉异常性股痛是股外侧皮神经受压或损伤引起的股前外侧皮肤的疼痛、麻木、针刺样感以及感觉障碍。

股外侧皮神经从盆腔穿过，经腹股沟韧带下方到达股外侧。感觉异常性股痛常呈自发性，也可能来源于医源性损伤。

患者主诉股外侧皮神经支配区域的皮肤有麻木感、针刺样感、疼痛、烧灼感以及对痛觉、触觉、温度觉的敏感性降低。站立、行走时症状加剧。体格检查足以诊断，如果怀疑有占位性病变，应考虑 MRI 检查。

非手术治疗包括抗炎和改变生活方式。应用局麻药联合类固醇激素注射治疗有益于减轻炎症。当症状发展到不能忍受的程度，应该考虑手术治疗。主要有 3 种手术方式：卡压结构松解术、股外侧皮神经松解移位术、股外侧皮神经部分切断术。

（陈疾忤）

本章要点

1. 导致髋关节运动损伤的运动方式包括剧烈的加速或减速运动、折返运动、跳远、大力踢球、瞬间变向、反复扭转、耐力跑和循环负荷冲击等。

2. 髋部最常见的运动损伤是肌肉拉伤。

3. 撕脱性骨折最常见于 14～17 岁的运动员，其中男性多于女性。应力性骨折多见于女性，发生率是男性的 4～10 倍。

4. 腹股沟疼痛发生率仅占各种损伤的 5%，但它却是导致竞技能力丧失的主要原因。腹股沟疼痛可来源于肌肉、肠道、泌尿系统和神经-血管束。

5. 隐匿性腹股沟损伤局限于腹股沟区域，包括运动员耻骨痛、运动性疝和耻骨炎，伴有疼痛和其他症状，体格检查难以发现阳性体征。

6. 耻骨痛和运动性疝通常发生于专业、高强度的轴移运动中，几乎均发生于男性运动员。

7. 腹股沟、会阴部、臀部疼痛可能来源于神经卡压，常表现为坐位时或运动后加重。

8. 腹股沟和髋关节疾病可能涉及多个学科，如骨科、神经科、普外科、妇产科和风湿免疫科等。

主要参考文献

[1] AKITA K, NIGA S, YAMATO Y, et al. Anatomic basis of chronic groin pain with special reference to sports hernia[J]. Surg Radiol Anat, 1999, 21: 1 - 5.

[2] ALBERS S L, SPRITZER C E, GARRETT W E Jr, et al. MR findings in athletes with pubalgia[J]. Skeletal Radiol, 2001, 30: 270 - 277.

[3] ANDERSON K, STRICKLAND S M, WARREN R. Hip and groin injuries in athletes[J]. Am J Sports Med, 2001, 29: 521 - 533.

[4] ANDREWS S K, CAREK P J. Osteitis pubis: a diagnosis for the family physician[J]. J Am Board Fam Pract, 1998, 11(4): 291 - 5.

[5] BATT M E, MCSHANE J M, DILLINGHAM M F. Osteitis pubis in collegiate football players[J]. Med Sci Sports Exerc, 1995, 27: 629 - 633.

[6] BHANDARI M, DEVEREAUX P J, SWIONTKOWSKI M F, et al. Internal fixation compared with arthroplasty for displaced fractures of the femoral neck. A meta-analysis[J]. J Bone Joint Surg Am, 2003, 85A: 1673 - 1681.

[7] BIEDERT R M, WARNKE K, MEYER S. Symphysis syndrome in athletes: surgical treatment for chronic lower abdominal, groin, and adductor pain in athletes[J]. Clin J Sports Med, 2003, 13: 278 - 284.

[8] BOMBELLI R, SANTORE R F, POSS R. Mechanics of the normal and osteoarthritic hip. A new perspective[J]. Clin Orthop Relat Res, 1984, 69 - 78.

[9] BULLOUGH P, GOODFELLOW J, GREENWALD A S, et al. Incongruent surfaces in the human hip joint

[J]. Nature, 1968,217: 1290.

[10] BYRD J W, JONES K S. Traumatic rupture of the ligamentum teres as a source of hip pain[J]. Arthroscopy, 2004, 20: 385 - 391.

[11] COVENTRY M, MITCHELL W. Osteitis pubis: observations based on a study of 45 patients [J]. JAMA, 1961,178: 898 - 905.

[12] DREINHOFER K E, SCHWARZKOPF S R, HAAS N P, et al. Isolated traumatic dislocation of the hip. Long-term results in 50 patients[J]. J Bone Joint Surg Br, 1994,76: 6 - 12.

[13] FON L, SPENCE R. Sportsman's hernia[J]. Br J Sports Med, 2000,87: 545 - 552.

[14] GENITSARIS M, GOULIMARIS I, SIKAS N. Laparoscopic repair of groin pain in athletes[J]. Am J Sports Med, 2004,32: 1238 - 1242.

[15] GILMORE J. Groin pain in the soccer athlete: fact, fiction, and treatment[J]. Clin Sports Med, 1998,17: 787 - 793.

[16] GIZA E, MITHOFER K, MATTHEWS H, et al. Hip fracture-dislocation in football: a report of two cases and review of the literature[J]. Br J Sports Med, 2004,38: E17.

[17] HECKMAN J, SASSARD R. Musculoskeletal considerations in pregnancy[J]. J Bone Joint Surg Am, 1994, 76A: 1720 - 1730.

[18] HOLMICH P. Adductor-related groin pain in athletes [J]. Sports Med Arth Rev, 1997,5: 285 - 291.

[19] HOLMICH P. Groin pain in 207 consecutive athletes — a prospective clinical approach[J]. Scand J Med Sci Sports, 1998,8: 332.

[20] HOLMICH P, HOLMICH L, BERG A. Clinical examination of athletes with groin pain: an intraoberserver and interobserver reliability study[J]. Br J Sports Med, 2004,38: 446 - 451.

[21] HOLMICH P, UHRSKOU P, ULNITS L. Effectiveness of active physical training for long-standing adductor-related groin pain in athletes [J]. Lancet, 1999, 353: 439 - 443.

[22] HOLT M A, KEENE J S, GRAF B K, et al. Treatment of osteitis pubis in athletes. Results of corticosteroid injections[J]. Am J Sports Med, 1995, 23: 601 - 606.

[23] JOESTING D R. Diagnosis and treatment of sportsman's hernia[J]. Curr Sports Med Rep, 2002,1: 121 - 124.

[24] JOHANSSON C, EKENMAN I, TORNKVIST H, et al. Stress fractures of the femoral neck in athletes. The consequence of a delay in diagnosis[J]. Am J Sports Med, 1990,18: 524 - 528.

[25] KLUIN J, DEN HOED P T, VAN LINSCHOTEN R, et al. Endoscopic evaluation and treatment of groin pain in the athlete[J]. Am J Sports Med, 2004,32: 944 - 949.

[26] LU-YAO G L, KELLER R B, LITTENBERG B, et al. Outcomes after displaced fractures of the femoral neck. A meta-analysis of one hundred and six published reports[J]. J Bone Joint Surg Am, 1994,76: 15 - 25.

[27] LYNCH S A, RENSTROM P A. Groin injuries in sport: treatment strategies[J]. Sports Med, 1999,28: 137 - 144.

[28] MARTENS M, HANSEN L, MULIER J. Adductor tendinitis and musculus rectus abdominis tendopathy [J]. Am J Sports Med, 1987,15: 353 - 356.

[29] METZMAKER J N, PAPPAS A M. Avulsion fractures of the pelvis[J]. Am J Sports Med, 1985,13: 349 - 358.

[30] MEYERS W C, FOLEY D P, GARRETT W E, et al. Management of severe lower abdominal or inguinal pain in high-performance athletes. PAIN (Performing Athletes with Abdominal or Inguinal Neuromuscular Pain Study Group)[J]. Am J Sports Med, 2000,28: 2 - 8.

[31] MEYERS W, LANFRANCO A, CASTELLANOS A. Surgical management of chronic lower abdominal and groin pain in high-performance athletes[J]. Curr Sports Med Rep, 2002,1: 301 - 305.

[32] MOELLER J L. Pelvic and hip apophyseal avulsion injuries in young athletes[J]. Curr Sports Med Rep, 2003,2: 110 - 115.

[33] MOORMAN C T, WARREN R F, HERSHMAN E B, et al. Traumatic posterior hip subluxation in American football[J]. J Bone Joint Surg Am, 2003,85A: 1190 - 1196.

[34] O'CONNELL M J, POWELL T, MCCAFFREY N M, et al. Symphyseal cleft injection in the diagnosis and treatment of osteitis pubis in athletes[J]. AJR Am J Roentgenol, 2002,179: 955 - 959.

[35] OGDEN J A. Changing patterns of proximal femoral vascularity[J]. J Bone Joint Surg Am, 1974,56: 941 - 950.

[36] ORCHARD J W, READ J W, NEOPHYTON J, et al. Groin pain associated with ultrasound finding of inguinal canal posterior wall deficiency in Australian Rules

footballers[J]. Br J Sports Med，1998，32：134 – 139.

[37] PONSETI I V. Growth and development of the acetabulum in the normal child. Anatomical，histological，and roentgenographic studies[J]. J Bone Joint Surg Am，1978，60：575 – 585.

[38] ROBINSON P，BARRON D A，PARSONS W，et al. Adductor-related groin pain in athletes：correlation of MR imaging with clinical findings[J]. Skeletal Radiol，2004，33：451 – 457.

[39] SONG W S，YOO J J，KOO K H，et al. Subchondral fatigue fracture of the femoral head in military recruits [J]. J Bone Joint Surg Am，2004，86A：1917 – 1924.

[40] TAYLOR D C，MEYERS W C，MOYLAN J A，et al. Abdominal musculature abnormalities as a cause of groin pain in athletes. Inguinal hernias and pubalgia [Comment][J]. Am J Sports Med，1991，19：239 – 242.

[41] TORNETTA P，MOSTAFAVI H R. Hip dislocation：current treatment reginments[J]. J Am Acad Orthop Surg，1997，5(1)：27 – 36.

[42] TYLER T，NICHOLAS S，CAMPBELL R，et al. The effectiveness of a preseason exercise program to prevent adductor muscle strains in professional ice hockey players[J]. Am J Sports Med，2002，30：680 – 683.

[43] WEAVER C J，MAJOR N M，GARRETT W E，et al. Femoral head osteochondral lesions in painful hips of athletes：MR imaging findings [J]. AJR Am J Roentgenol，2002，178：973 – 977.

[44] WILLIAMS P，THOMAS D，DOWNES E. Osteitis pubis and instability of the pubic symphysis[J]. Am J Sports Med，2000，28：350 – 355.

[45] YANG E C，CORNWALL R. Initial treatment of traumatic hip dislocations in the adult[J]. Clin Orthop Relat Res，2000，377：24 – 31.

36 弹响髋综合征

36.1 解剖与发病机制

在髋关节周围,骨突与肌肉、肌腱与皮肤、肌肉与肌肉、肌肉与肌腱之间,凡是摩擦频繁或压力很大的地方都有滑囊。髋关节周围比较重要的滑囊有 3 个:髂耻滑囊、大转子滑囊、臀肌坐骨滑囊。髂耻滑囊又称为髂腰肌滑囊,位于髂腰肌和髂股韧带之间,其上方为髂耻隆突,下方为髋关节囊,内侧为股血管和股神经,是髋关节周围最大的一个滑囊且与髋关节相通。大转子滑囊位于股骨大转子与臀大肌腱之间,大多数是多房性的滑囊。臀肌坐骨滑囊位于臀大肌与坐骨结节之间。滑囊的炎症可能导致局部发生弹响。

弹响髋综合征是指体育锻炼或日常髋关节屈伸过程中发生的髋部弹响。根据病因及部位大致分为 4 类:髋关节内侧弹响、髋关节内弹响、髋关节外侧弹响和臀肌挛缩症。

36.1.1 髋关节内侧弹响

髂腰肌由腰大肌及髂肌联合组成。腰大肌纤维起自 $T_{12} \sim S_5$ 的椎体横突、椎体及椎间盘的外侧面。髂肌纤维起自髂嵴内侧缘、骶髂关节前方、腰骶韧带及髂腰韧带。腰大肌及髂肌的肌纤维联合形成髂腰肌腱,穿过耻骨上支表面,止于股骨小粗隆。此外,髂肌有部分肌纤维向下直接附着于股骨小粗隆下方。

髋关节内侧弹响由 Schaber 在 1984 年首先提出,是指髋关节在屈伸活动时髂腰肌来回滑过其下表面结构组织如髋关节囊、股骨头等产生响声(图36-1)。当髋关节处于屈曲、外展、外旋位时,髂腰肌腱部分位于股骨头及关节囊的前外侧,当髋关节伸直、内收、内旋时,髂腰肌腱滑移至股骨头及关节囊的内侧,由此产生弹响。但是,阻碍髂腰肌腱滑动从而引起弹响的结构组织目前尚不明确,可能的因

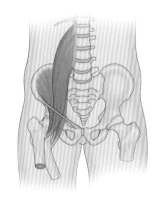

图 36-1 髂腰肌弹响解剖示意图

素有骨盆环的髂耻隆起、小粗隆突出的骨嵴、髂股韧带、股骨头等。此外，股直肌钙化性肌腱炎会导致肌腱增厚，也会产生髋关节内侧弹响及疼痛。

36.1.2 髋关节内弹响

髋关节内有很多可能引发弹响的解剖结构，如滑膜皱襞、盂唇撕裂、关节内游离体、髋关节不稳等。当游离体移动脱离髋臼中心凹陷或滑膜皱襞时，常引起一过性弹响、疼痛，同时伴有嵌顿或交锁感；髋关节发育不良或髋臼畸形时引起髋臼边缘压力增高，关节内压力分布异常，后上盂唇机械压力增加，引起盂唇撕裂瓣或软骨剥脱，髋关节活动时引起弹响。

研究表明，髋臼盂唇撕裂引起了80%关节内弹响。也有报道，滑膜皱襞、髋关节不稳、关节内剥脱的软骨、游离体等也可以引起髋关节内弹响。

36.1.3 髋关节外侧弹响

髋关节周围滑囊由疏松结缔组织分化而成，为一密闭的结缔组织扁囊，囊腔呈裂隙状，其外层是致密结缔组织，内层是滑膜，内含少许滑液，功能为增加肌肉与骨骼间的润滑，缓解压力，减少摩擦，促进其运动的灵活性。当滑囊受到过量的摩擦或压迫时滑囊壁发生炎症反应，造成滑膜水肿、充血、增厚或纤维化，滑液增多，即形成滑囊炎。

创伤、感染、化学因素、类风湿性病变均可使滑囊积液、肿胀、发生炎性病变。大转子滑囊位置表浅，最易受累。髋关节反复屈伸，持久摩擦，压力过大可引起滑囊的慢性无菌性炎症，统称为髋关节周围滑囊炎。髂胫束过度紧张、骨盆宽度较宽、双下肢不等长以及过度足内旋都可以刺激大转子滑囊，使其发生炎症。运动员在长时间站立、患侧卧位、爬楼梯或跑步时会出现疼痛。

36.1.4 臀肌挛缩症

臀大肌为臀部浅层肌肉，起于髂嵴、髂骨、骶尾骨后方，肌束约呈45°向下外方并向前斜行，止于髂胫束及臀肌粗隆。当臀大肌起点固定时，拉力方向是由前外下向后内上，使髋关节后伸并稍外旋。止点固定时，拉力方向为由后内上向前外下，使躯干和骨盆向后倾斜，维持直立姿势。臀中肌、臀小肌位于髋关节外侧面，是使髋关节外展的主要肌群，起于髂骨外面臀前线与髂嵴之间的区域。臀中肌肌束走行

也是从内后向外前方，呈扇形向下外方，止于大粗隆近端的后方；其前部纤维基本位于矢状面上，后部肌纤维则渐向冠状面倾斜。当起点固定，臀中肌收缩时，前部纤维在矢状面上使髋关节外展，后部纤维则主要使下肢后伸并稍外旋，较少参与外展动作。当止点固定时，前部纤维拉力方向为由下向上，牵拉骨盆侧屈，后部纤维则使骨盆和躯干后仰。

目前对于臀肌挛缩症的确切病因尚不完全清楚，绝大多数患者有幼时多次臀部注射药物的病史，也有极少数患者并无臀部注射史，考虑可能为先天遗传因素或其他因素导致。

由于臀大肌起点相对较固定，故臀大肌出现挛缩畸形后，纤维挛缩带牵拉下肢被动后伸及外旋，并导致髋关节屈曲及内收障碍。当臀中肌出现挛缩时，可使骨盆倾斜，并导致假性双下肢不等长。臀肌挛缩症主要表现为臀大肌及其筋膜挛缩，病理表现为一条与臀大肌纤维走向一致的坚韧束带，可侵及整个臀大肌，严重者挛缩范围可侵及臀中肌、臀小肌、梨状肌、髋关节短外旋肌及髋关节囊；挛缩部位浅表皮肤亦可与之粘连，导致皮肤及皮下组织呈现萎缩。挛缩组织主要为坚韧无弹性的纤维组织；切面呈致密白色瘢痕，伴有残留的肌纤维及少量脂肪组织，其中肌纤维组织细小，可有坏死及吞噬现象。

36.2 临床评估

36.2.1 病史

一些需要反复行髋关节屈曲、外展、外旋动作的运动，如跳芭蕾舞、踢足球、举重、做体操等，容易诱发髋关节内侧弹响。人群中大约有10%的人出现髋关节内侧弹响，但绝大多数患者无明显症状。髋关节内侧弹响的典型症状是活动髋关节时出现腹股沟深处的疼痛及滴答响声。患者自行屈伸髋关节时可诱发弹响，甚至可在腹股沟处触及滑动的髂腰肌腱。髋关节疼痛症状是逐渐出现的，有的患者甚至在出现弹响几年以后才有疼痛症状。疼痛可能与髂腰肌滑囊炎有关。髋关节内弹响疼痛区域主要位于腹股沟，有时难以与髋关节外侧弹响内侧型鉴别。髋关节外侧弹响主要表现为压痛、肿胀、波动感，内旋疼痛加剧，外旋、外展疼痛缓解。举重运动员症

状：初起时膝上外侧发紧、沉重，疼痛不明显，继续训练一段时间，股骨大转子附近开始疼痛，严重时引起弹响；训练中主要影响高抓、高翻等动作。田径运动员症状：渐进性大腿外侧紧张、疼痛，一般从膝关节外侧逐渐蔓延到臀部；训练中对屈髋及伸膝动作影响逐渐加大，严重者可影响日常行走。臀肌挛缩症患者一般发病缓慢，无疼痛。

36.2.2　体格检查

髋关节内侧弹响患者平躺在病床上，髋关节由屈曲、外展、外旋位变为伸直、内旋位时可诱发弹响。用手指在股骨头、关节囊上方按压髂腰肌腱时，弹响可能会消失。典型病例每走一步都会出现弹响，尤其是在步态的后站立相行伸髋动作时。髂腰肌试验：患者仰卧并使患肢处于外展、外旋位，行屈髋抗阻试验，若出现疼痛或肌力减弱为阳性表现，提示髂腰肌腱炎。髋关节内弹响体格检查可见髋关节撞击征阳性，"4"字征阳性。

髋关节外侧弹响患者外旋、内收和外展髋关节可加剧疼痛，髋关节对抗外展时同样也会加重疼痛。另外，髋关节外展肌肉力量减弱，髂胫束紧张，Patrick 试验可引起髋部外侧疼痛，大转子表面有压痛。髋关节内收位屈伸时，髂胫束滑过大转子，可出现弹响。

臀肌挛缩症患者体格检查可发现臀部皮肤局部凹陷，臀部欠丰满，尤其在下蹲时呈凹陷状，为"尖臀征"（图 36-2）；皮下可触及纤维束带；严重者站立时下肢外旋，不能完全并拢。患肢运动不协调，呈"外八字"步态；如两侧肌力不平衡，可呈"摇摆"步态；由于髋关节屈曲受限，跑步时呈跳跃步态；坐位时双膝分开，不能并拢；双下肢交膝试验阳性，即不能翘"二郎腿"；中立位屈曲髋关节时，须外展、外旋才能完成屈髋动作；下蹲时双膝分开，双膝向外划一弧形，然后再靠拢，完全下蹲，呈"划圈征"。当挛缩累及臀中肌、臀小肌和髂胫束，下蹲时双髋呈外展、外旋位，双膝分开；严重者双下肢呈直线，足跟不能着地，呈"蛙腿征"。由于髋关节屈曲受限，脊柱屈曲代偿，出现驼背畸形；患者屈髋或被动内收、内旋时出现"弹响征"或"弹跳感"；骨盆及髋关节的继发改变，轻者仅表现为髋关节外展、外旋，骨盆外旋，重者可致骨盆倾斜、假性肢体不等长、脊柱腰段代偿性侧弯。阔筋膜张肌或髂胫束挛缩者，出现 Ober 征阳性。

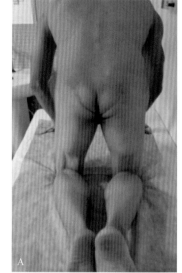
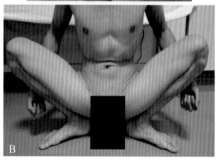

图 36-2　臀肌挛缩症
A. 背面观（"尖臀征"）；B. 正面观

36.2.3　影像学检查

X 线检查包括前后位片及侧位片。尽管髋关节内侧弹响的 X 线检查无特异性表现，但可排除骨折、关节游离体、髋关节发育不良、滑膜软骨瘤病等。CT 检查可显示髂腰肌及髂耻隆起的解剖结构，可发现游离体、骨折、软组织肿块。MRI 检查有助于鉴别关节内病变，如软骨损伤、盂唇损伤等；此外，还有助于鉴别诊断滑囊炎、肌腱炎等。超声检查可同时进行两侧髋关节检查并对比，无论是静态超声还是动态超声均可显示髂腰肌腱增厚、髂腰肌滑囊增生、肌腱周围积液等，并可显示与疼痛症状一致的髂腰肌腱不正常的滑动及弹响。在 X 线透视下将造影剂注入髂腰肌滑囊内进行髂腰肌滑囊造影，若观察到髂腰肌突然从外侧滑动至内侧，可证实髋关节内侧弹响。

髋关节内弹响影像学检查主要是观察股骨髋臼撞击和盂唇损伤的证据。MRI 片上可有盂唇撕裂表现。目前 MRI 对髋关节内盂唇撕裂及软骨损伤的诊断敏感性、特异性和准确性分别仅约 60％、80％和 64％，即使使用计算机造影准确性也分别仅约 85％、90％和 86％。因此关节镜对髋关节盂唇撕裂不仅在治疗方面很有意义，在诊断方面也很有意义。

髂耻滑囊炎位于髋关节囊前方，髂外或者股动、静脉外后方和髂肌内侧，下界不超过小转子层面；臀肌坐骨滑囊炎位于皮下与坐骨结节之间呈圆形或椭圆形占位；大转子滑囊炎表现为大转子外侧/臀大肌腱膜下卵圆形液体信号影，多上下走行，边界清楚。因为有液体，T_2 加权信号极高，类似膀胱；如果含有较多蛋白或出血，表现为 T_1 高信号、T_2 信号不均匀。由于囊内含水量多，表观弥散极高，比其他病变 ADC 值明显高；怀疑髋关节周围滑囊炎时，很有必要实施弥散加权成像。

臀肌挛缩症的骨盆 X 线表现常有股骨颈干角增大、CE 角增大、股骨头指数下降、股骨上端外展、外旋，髂骨高宽比和髋臼指数变小，髂骨致密线形成，大转子骨骺肥大，脊椎生理弯曲消失等，严重者可出现骨盆倾斜、脊柱侧突。骨盆、髋关节 CT 肌肉三维重建显示，肌肉体积缩小，密度增高，肌间隙增宽，可于髋关节后外方发现致密束带影（图 36－3）。髋关

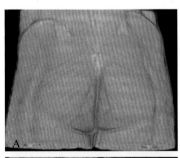

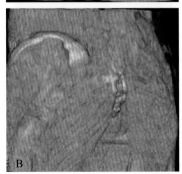

图 36－3　骨盆、髋关节 CT 肌肉三维重建
A. 正常人；B. 臀肌挛缩症患者

节 MRI 显示臀大肌、臀中肌、臀小肌不同程度萎缩、变薄（严重的甚至臀中肌、臀小肌消失），肌间隔明显增宽，形态不规则，可直接观察纤维条索的部位、范围和深度。髋关节周围超声检查示臀部肌群有不同程度萎缩，肌纤维排列紊乱，伴随散在大小不等回声较强的斑块，筋膜增厚，回声增强。

36.2.4　诊断与鉴别诊断

对患髋行 B 超引导下穿刺做髋关节内封闭，注射短效局麻药（如利多卡因等），若患髋疼痛症状即刻缓解，则可认为弹响病因来自髋关节内。

诊断时须排除骶髂关节病变的放射痛和腰椎起源的神经根症状。实验室检查无特殊。

大转子滑囊炎需要与以下疾病相鉴别：①臀肌坐骨滑囊炎，表现为臀部疼痛、坐位时加重；②髂耻滑囊炎，表现为股三角区肿胀、疼痛和压痛，髋关节屈曲或伸直时疼痛加重；③阔筋膜张肌综合征，疼痛常位于股骨大转子偏后方，并且常放射至臀部外侧；④类风湿滑囊炎，并发于类风湿关节炎，往往有全身类风湿关节炎症状，实验室检查红细胞沉降率增高，类风湿因子多为阳性；⑤结核性滑囊炎，可为原发，也可继发于骨结核，X 线及 CT 检查可发现相邻骨质破坏，诊断困难时可行穿刺检查。结核性滑囊炎穿刺抽出液为清淡、脓性或有干酪样物。

臀肌挛缩症可根据患者反复多次臀部注射的病史、症状、体征和辅助检查进行诊断，需与肌肉发育异常、脊髓灰质炎后遗症、先天性骨骼发育异常、臀部硬纤维瘤、骨骺损伤、先天性髋关节脱位、髂胫束挛缩等鉴别。

36.3　治疗

36.3.1　非手术治疗

绝大多数髋关节内侧弹响患者无疼痛症状，只有轻微的弹响，因此不需要任何治疗。对于有明显弹响或疼痛症状的患者，首先考虑非手术治疗，包括休息、避免引起弹响或疼痛的动作、口服非甾体抗炎药及物理治疗等。对于髋关节疼痛病史少于 6 个月的患者，首先采用休息及避免引起弹响症状的动作。对于日常生活都会出现弹响、疼痛症状的患者，可采用向髂腰肌滑囊注射氢化可的松封闭治疗，并结合

牵拉髂腰肌练习。对于疼痛症状明显的患者,也可口服非甾体抗炎药。绝大多数患者经过非手术治疗均可有效缓解疼痛症状,但大部分患者会残留髋关节弹响。主动休息是指避免引起患髋疼痛的一些动作,寻找诱发疼痛的危险因素,并改变生活方式,从而获得长期的缓解。经过主动休息非手术治疗后,患者一般可获得6~12个月有效缓解期。

髋关节内弹响为关节内的病变引起,80%为盂唇撕裂、20%为游离体引起,难以通过非手术治疗治愈。患者非手术治疗包括休息、避免引起弹响或疼痛的动作、口服非甾体抗炎药及物理治疗等。对非手术治疗6个月无缓解的患者,建议手术治疗。

髋关节外侧弹响早期治疗包括冷敷、热敷、口服非甾体抗炎药和局部治疗(如超声透入疗法),可以帮助控制局部炎症。髂胫束和阔筋膜张肌的韧性、臀肌、髋外展肌及躯体的力量训练也应纳入康复计划中。对非手术治疗效果不佳的患者,有必要可给予局部糖皮质激素注射,如大转子滑囊注射(图36-4)。

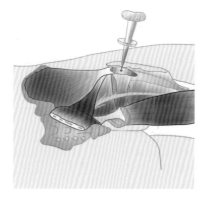

图36-4 大转子滑囊注射

臀肌挛缩症用非手术治疗基本无效,当明显影响髋关节活动功能或日常生活时应予以手术治疗。

36.3.2 手术治疗

(1)髋关节内侧弹响

髋关节内侧弹响经非手术治疗6个月以上、疼痛无明显缓解或弹响症状严重影响生活时,可考虑手术治疗。手术目的是延长、松解髂腰肌腱,分为传统切开手术及关节镜手术。

1)传统切开手术:可采用髂腹股沟入路、腹股沟入路、改良髂腹股沟入路等,分别在髂耻隆起、股骨头前方、股骨小粗隆附近对髂腰肌腱进行松解、延长。术中可将髋关节置于外展、外旋位以暴露髂腰肌内后侧方的肌腱部分,可行部分切断或完全切断肌腱松解,从而避免损伤前方的肌肉组织。术后80%以上的患者症状消失,少部分患者残留轻微的弹响。但是,术后并发症的发生率可高达40%~50%,主要包括屈髋肌力下降、感觉消失、持续髋关节疼痛、疼痛性滑囊炎、血肿形成、切口感染等。

2)关节镜手术:具有创伤小、恢复快的优势。患者取仰卧位,患髋屈曲20°、外旋10°,可取标准前外侧入路、前正中入路及远端前外侧入路。主要有两种式式,即经关节囊的髂腰肌腱中央或边缘部分切断术和关节囊外股骨小粗隆处髂腰肌腱切断术,可分别在髋关节囊前方或股骨小粗隆水平进行髂腰肌腱的延长、松解(图36-5)。术中切断肌腱时,应注意勿伤肌肉组织,尽量保留术后屈髋肌力。术中可将髂腰肌周围的滑囊清除以获得良好的视野,应注意检查髂腰肌是否存在2根或以上肌腱的解剖变

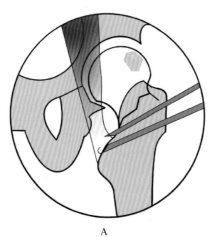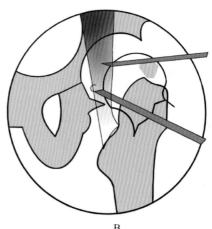

A   B

图36-5 髂腰肌腱延长松解术

A. 关节镜下对髂腰肌股骨小粗隆处肌腱进行延长、松解;B. 关节镜下对髂腰肌腱中心部分进行延长、松解

异,因为2根肌腱往往是术后残留弹响及二次手术的原因。故术中应仔细辨别,若存在2根或以上的肌腱应同时切断。

髋关节内侧弹响常伴有关节内的其他病变,如圆韧带撕裂、游离体、盂唇撕裂、髋臼及股骨头软骨损伤、髋股撞击等,关节镜手术时可进一步明确诊断并进行相应处理。术中应注意保护关节囊,并且术后要对其进行修复,尤其是伴有髋关节发育不良或关节松弛的患者。若术中发现有关节内病变时,应优先处理关节内病变,再行髂腰肌腱延长、松解,以降低液体进入腹腔的风险。

（2）髋关节内侧弹响

髋关节内侧弹响为关节内的病变引起,如圆韧带撕裂、游离体、盂唇撕裂、髋臼及股骨头软骨损伤、髋股撞击等,髋关节镜手术时可以明确诊断并进行病变处理。术中探查应仔细,髋关节内侧游离体常有疏漏,应避免;此外,患者盂唇撕裂常合并髋臼股骨撞击,术中应注意保护关节囊,并且术后要对其进行修复,保护髋关节的密封性。关节镜手术技术详见第31章。

（3）髋关节外侧弹响

手术治疗主要用于非手术治疗无效、顽固性大转子疼痛患者,术式包括滑囊切除、髂胫束松解、大转子截骨及臀肌腱修复。James介绍了关节镜下滑囊切除技术：①患者取侧卧位,全麻,患肢垫起,碘必妥消毒,关节镜常规铺单；②大转子尖近端1 cm做观察入路,大转子远端的Smith-Petersen切口交点用COBB骨膜剥离器清理髂胫束表面的脂肪组织；③手术采用角度30°、直径4 mm关节镜,低水压灌注；④用射频刀纵向切开髂胫束3～4 cm,显露大转子滑囊,完整切除滑囊及周围粘连组织。

（4）臀肌挛缩症

臀肌挛缩症手术治疗分为臀肌挛缩切开松解手术与关节镜松解手术。对于臀肌挛缩症患者,合理的分型对术前手术方法的选择和术后功能恢复都有很重要的意义。

近年来,由于关节镜下松解手术相较于切开手术有创伤小、恢复快、术后并发症少等明显优点,关节镜下臀肌挛缩松解术已逐渐成为了臀肌挛缩症手术治疗的主要方式。

手术可在硬膜外或全麻下进行,患者取侧卧位。两侧分次消毒、铺巾和手术。术前标记股骨大转子、髂前上棘、臀肌挛缩带、坐骨神经走行和手术入口,其中手术入口位于股骨大转子后方及其近端5 cm处(图36-6)。从手术入口至髂前上棘,使用特制的窄长形骨膜剥离子,钝性分离浅筋膜组织与臀肌挛缩纤维束带,使之形成一个三角形人工工作腔隙,大小约10 cm×10 cm×5 cm,使用生理盐水充盈腔隙后,吸出腔内脂肪组织,插入关节镜。自髂前上棘到臀大肌前缘,以射频刀切断增厚的阔筋膜张肌增生肌膜及瘢痕化条索,如有必要,可行髂嵴阔筋膜张肌剥离;沿股骨粗隆纵轴向远端切断挛缩的臀大肌前缘肌膜、筋膜和瘢痕化条索,尽量避免损伤正常肌肉组织;探及股骨大转子顶点位置,沿肌纤维走行仔细分离肌束至臀中肌及臀小肌,依次探查并松解髋关节囊周围挛缩组织,切断已侵及臀中肌、臀小肌、髋关节周围韧带及髋关节囊的挛缩组织。

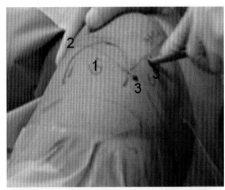

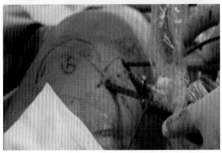

图36-6 建立关节镜下臀肌挛缩松解术手术通路

1:股骨大转子;2:髂前上棘;3:手术入路

整个手术过程边汽化切割、边止血,同时进行髋关节被动屈曲、内收、内旋、外展活动,直到活动不受限、无弹响、无活动性出血为止,伤口内放置引流管,同时采用弹力带压迫止血。术后早期由于残留液渗出,应经常更换外敷料,保持伤口干燥。

应用关节镜手术治疗方法,需根据患者以下不同症状采取个体化的手术松解方式(图36-7)。

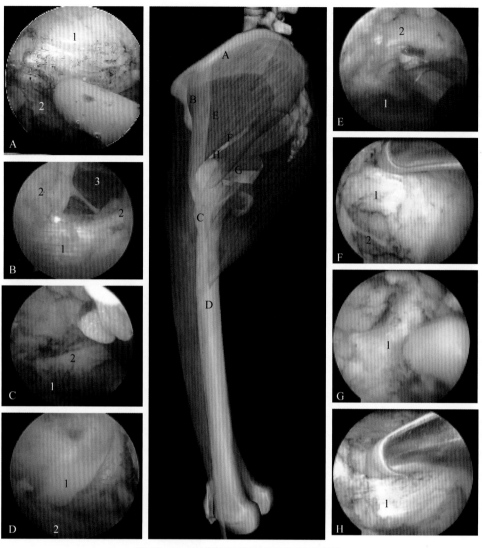

图 36-7　关节镜下臀肌挛缩松解示意图

A. 髂嵴部位挛缩的阔筋膜张肌剥离(1:髂嵴;2:剥离后的阔筋膜张肌);B. 阔筋膜张肌表面筋膜挛缩带松解(1:未松解的挛缩纤维束;2:已松解的挛缩纤维束;3:松解后下方正常的阔筋膜张肌纤维);C. 臀大肌前缘松解(1:臀大肌前缘正常肌纤维;2:臀大肌前缘挛缩纤维束);D. 臀大肌沿股骨粗隆止点远端延长松解(1:股骨粗隆;2:臀大肌股骨止点远端);E. 臀中肌挛缩带松解(1:臀中肌正常肌纤维;2:臀中肌表面挛缩纤维束);F. 臀小肌挛缩带松解(1:臀小肌正常肌纤维;2:臀小肌表面挛缩纤维束);G. 髋关节外旋肌群松解(1:外旋肌群挛缩纤维束);H. 髋关节囊松解(1:髋关节囊挛缩纤维束)

1) 双下肢不等长:该症状产生的主要原因是阔筋膜张肌的挛缩,机制为靠近髋关节前方的阔筋膜张肌及其筋膜挛缩导致的髋关节伸直位的内收受限,从而导致站立位时对侧过度内收,患侧下肢过长,双下肢假性不等长。治疗原则是将挛缩的阔筋膜张肌从髂嵴上剥离,同时对阔筋膜张肌表面肌膜挛缩带进行松解。

2) 屈曲、坐立位髋关节外展、外旋畸形:该症状

主要由于髋关节周围外展、外旋肌群挛缩导致,涉及的肌肉较多,可根据患者并膝下蹲时双膝最大分离角度分为轻(<30°)、中(≥30°,<60°)、重(≥60°,<90°)、极重(≥90°)4 型。手术治疗原则为依次探查并松解臀大肌前缘挛缩带、臀中肌外表面筋膜挛缩带、臀中肌内表面筋膜挛缩带、臀小肌外表面筋膜挛缩带、臀小肌内表面筋膜挛缩带、髋关节上方及后外侧关节囊等。

3) 弹响髋：该症状主要是由于臀大肌前缘挛缩带划过股骨大转子导致。手术原则为松解臀大肌前缘挛缩带，并将松解范围沿着股骨粗隆线远端延长。

36.4 康复原则及要点

髂腰肌延长松解术后早期患者即可扶助行器下地行走及骑静止单车进行训练。术后2～4周行步态训练及直抬腿髂腰肌力量训练，但应避免早期行抗阻直抬腿训练以减轻髂腰肌腱松解术后的应力。术后6周内行主动髋关节活动度训练，必要时结合持续被动活动辅助锻炼，但应避免外展及后伸动作以减轻髋关节囊前方缝合切口的应力。术后3～4个月可恢复体育运动。

大转子滑囊炎导致的髋关节外侧弹响的病理机制尚不十分明确，但毋庸置疑的是髋周肌肉及其柔韧性起着重要作用。梨状肌和阔筋膜张肌的常规拉伸训练可减轻大转子周围疼痛。无髋周肌肉拉伸训练禁忌者，可以进行肌肉拉伸以预防大转子滑囊炎的发生。

关节镜臀肌挛缩松解术后第1天，患者即可开始进行下地康复锻炼，包括仰卧抬臀、侧卧抬腿、一字步、双膝并拢下蹲、跷"二郎腿"及上下楼梯等练习。

（张文涛　周　日　江小成　任士友　李灿锋）

本章要点

1. 弹响髋综合征是指髋关节屈伸过程中发生的髋部弹响。根据病因及部位大致分为4类：髋关节内侧弹响、髋关节内弹响、髋关节外侧弹响和臀肌挛缩症。

2. 髋关节内侧弹响大部分是由于髂耻隆起和髂前下棘处的髂肌和腰肌在关节屈伸旋转时滑过股骨头而产生。

3. 引起髋关节内弹响的原因包括滑膜皱襞、盂唇撕裂、关节内游离体和髋关节不稳等。

4. 髋关节外侧弹响是由于髂胫束后缘的增厚组织在大转子表面不能顺利滑动引起。

5. 臀肌挛缩症的体征有尖臀征、"外八字"步态、摇摆步态、跳跃步态、不能翘"二郎腿"、划圈征、蛙腿征、弹响征或弹跳感及Ober征等。

6. 大多数弹响髋综合征患者无明显疼痛。有明显疼痛或活动受限的，可以首选休息、类固醇激素注射、康复训练等非手术治疗缓解症状。非手术治疗无效、症状明显的，可以考虑松解手术。目前关节镜下松解术因创伤小、恢复快、并发症少，已经成为标准治疗方式。

主要参考文献

［1］ ANDERSON C N. Iliopsoas: pathology, diagnosis, and treatment［J］. Clin Sports Med, 2016, 35(3): 419 - 433.

［2］ ATLIHAN D, JONES D C, GUANCHE C A. Arthroscopic treatment of a symptomatic hip plica［J］. Clin Orthop, 2003, 411: 174 - 177.

［3］ BADOWSKI E. Snapping hip syndrome［J］. Orthop Nurs, 2018, 37(6): 357 - 360.

［4］ BARD H. Periarticular pathology of the hip［J］. Rev Prat, 2002, 52(6): 627 - 31.

［5］ BELLABARABA C, STEINKOP M B, KUO K N. Idiopathic hip instability［J］. Clin Orthop, 1998, 355: 261 - 271.

［6］ BRUNOT S, DUBEAU S, LAUMONIER H, et al. Acute inguinal pain associated with iliopectineal bursitis in four professional soccer players［J］. Diagn Interv Imaging, 2013, 94(1): 91 - 94.

［7］ CHANDRASEKARAN S, CLOSE M R, WALSH J P, et al. Arthroscopic technique for iliopsoas fractional lengthening for symptomatic internal snapping of the hip, iliopsoas impingement lesion, or both［J］. Arthrosc Techn, 2018, 7(9): 915 - 919.

［8］ DEANGELIS N A, BUSCONI B D. Assessment and differential diagnosis of the painful hip［J］. Clin Orthop, 2003, 406: 11 - 18.

［9］ DRUMMOND J, FARY C. The outcome of endoscopy for recalcitrant greater trochanteric pain syndrome［J］. Arch Orthopaed Trauma Surg, 2016, 136(11): 1547 - 1554.

［10］ EL BITAR Y F, STAKE C E, DUNNE K F, et al. Arthroscopic iliopsoas fractional lengthening for internal snapping of the hip: clinical outcomes with a minimum 2-year follow-up［J］. Am J Sports Med, 2014, 42(7): 1696 - 1703.

［11］ FITZGERALD R H J R. Acetabular labrum tears

Diagnosis and treatment: improved imaging of the acetabular labrum with histologic correlation in cadavers [J]. Clin Orthop, 1995,311: 60－68.

[12] FREICH L H, LAURITZEN J, JUHL M. Arthroscopy in diagnosis and treatment of hip disorders [J]. Orthopedics, 1989,12: 389－392.

[13] GENEVAY S. Great trochanteric pain syndrome[J]. Rev Med Suisse, 2011,7: 583－586.

[14] GOVAERT L H, VAN DER VIS H M, MARTI R K, et al. Trochanteric reduction osteotomy as a treatment for refractory trochanteric bursitis[J]. J Bone Joint Surg Br, 2003,85(2): 199－203.

[15] JOHNSON D H, PEDOWITZ R A. 实用骨科运动医学——高级理论与关节镜外科[M].陈世益,王予彬,李国平,主译. 北京: 人民军医出版社,2008: 423－430.

[16] KHAN M, ADAMICH J, SIMUNOVIC N, et al. Surgical management of internal snapping hip syndrome: a systematic review evaluating open and arthroscopic approaches[J]. Arthroscopy, 2013, 29(5): 942－948.

[17] LEE G Y, KIM S, BAEK S H, et al. Accuracy of magnetic resonance imaging and computed tomography arthrography in diagnosing acetabular labral tears and chondral lesions[J]. Clin Orthop Surg, 2019,11(1): 21－27.

[18] MALDONADO D R, LALL A C, BATTAGLIA M R, et al. Arthroscopic iliopsoas fractional lengthening[J]. JBJS essent Surg Techn, 2018, 8(4): e30.

[19] MALLOW M, NAZARIAN L N. Greater trochanteric pain syndrome diagnosis and treatment[J]. Phys Med Rehabil Clin N Am, 2014,25(2): 279－89.

[20] MAY O. Arthroscopic techniques for treating ilio-psoas tendinopathy after hip arthroplasty [J]. Orthopaed Traumatol Surg Res, 2019, 105(1S): S177－S185.

[21] MCCARTHY J C, BUSCONI B. The role of hip arthroscopy in the diagnosis and treatment of hip disease [J]. Orthopedics, 1995,18: 753－756.

[22] PEIRO A. Gluteal fibrosis[J]. J Bone Joint Surg Am, 1985,57: 987－990.

[23] SCHOENIGER R, NAUDIE D D, SIEBENROCK K A, et al. Modified complete synovectomy prevents recurrence in synovial chondromatosis of the hip[J]. Clin Orthop Relat Res, 2006,451: 195－200.

[24] SHERIDAN G W, MATSEN F A, KRUGMIRE R B. Further investigations on the pathophysiology of the compartment sydrome[J]. Clin Orthop, 1997, 123, 60B: 252－255.

[25] SPIKER A M, DEGEN R M, CAMP C L, et al. Arthroscopic psoas management: techniques for psoas preservation and psoas tenotomy[J]. Arthrosc Tech, 2016, 5(6): e1487－e1492.

[26] TAKEDA Y, FUKUNISHI S, NISHIO S, et al. Surgical treatment of synovial osteochondromatosis of the hip using a modified-hardinge approach with a Z-shaped capsular incision [J]. Orthop Rev (Pavia), 2015,7(4): 5705.

[27] YAMAMOTO Y, HAMADA Y, IDE T. Arthroscopic surgery to treat intra-articular type snapping hip[J]. Arthroscopy, 2005,21(9): 1120－1125.

[28] YAMAMOTO Y, IDE T, HAMADA Y. A case of intra-articular snapping hip caused by articular cartilage detachment from the deformed femoral head consequent to Perthes disease[J]. Arthroscopy, 2004,20(6): 650－653.

[29] YEN Y M, LEWIS C L, KIM Y J. Understanding and treating the snapping hip[J]. Sports Med Arthrosc Rev, 2015, 23(4): 194－199.

[30] YOU T, YANG B, ZHANG X T, et al. Are "normal hips" being labeled as femoroacetabular impingement due to EE angle[J]? Medicine, 2017,96: 13(e6410).

[31] ZIBIS A H, MITROUSIAS V D, KLONTZAS M E, et al. Great trochanter bursitis vs sciatica, a diagnostic-anatomic trap: differential diagnosis and brief review of the literature[J]. Eur Spine J, 2018, 27(7): 1509－1516.

 **髋关节康复原则与技术**

37.1 概述

本章主要介绍髋关节镜手术后的康复原则与技术,主要依据4个康复阶段的标准,以恢复髋关节功能为导向制订康复计划,而不是根据组织修复时间轴来制订康复计划。由于影响术后康复的因素众多,如外科医生的手术方式与参考数值差异,伴随手术,患者所在的地区、文化水平和行为习惯差异,康复师工作中实际情况的判定与取舍,综合这些因素才能使康复计划更具有实用性。

通常,患者在术后第1周开始正式的门诊康复治疗。第1阶段的目的是根据患者术后情况给出针对性计划,如减少疼痛、水肿和关节渗出液。运动包括被动活动度训练和某些肌肉强化练习。第2阶段是康复过程中最关键的阶段。因为开始一些负重的过渡训练可能导致神经-肌肉活动障碍、步态异常和髋关节前部负荷过重,所以患者开始第2阶段的时间是需要多加考量的。例如,在关节承重部分进行微骨折手术的患者需要限制负重6~8周,这意味着第2阶段至少到术后第6周才能开始。在患者能够主动控制髋部伸展之前,需要避免负重活动。第3阶段主要恢复关节周围的神经-肌肉控制以及功能活动。如果患者的功能活动目标不包括恢复职业运

动能力,那么对于大多数患者而言这可能就是康复的最后阶段。第4阶段主要针对运动员的运动能力恢复。

37.2 4个康复阶段

37.2.1 第1阶段(保护阶段)

第1阶段指导原则:①保护修复组织的完整性;②减轻疼痛和炎症反应,预防关节纤维化;③恢复关节限定范围内的被动、主动运动;④恢复关节正常的神经-肌肉控制。

（1）保护修复组织

根据术前损伤和手术修复情况判断组织修复的范围和程度,再制订术后康复计划。外科医生常根据不同手术提供不同限制和保护措施。

通过活动范围限制、负重情况控制、髋部屈肌保护、支具保护和限制髋关节旋转来实现对修复组织的保护。首先,限制髋部后伸和外旋,因为它们将压力施加在关节囊的前上部分。许多关节镜手术使用2~3个关节镜手术入口。基于关节松弛程度,可以对关节囊进行闭合或紧缩以增加髋关节的稳定性。运动范围限制的持续时间可根据关节囊和韧带完整

性而变化。必要时可选择使用髋部支具来提供保护，限制后伸、外旋和外展。

建议患者使用不同的睡姿方案以舒适地睡觉，同时保持术后运动范围限制。患者可以睡在特定设备中以限制髋外旋或者髋关节持续被动运动。健侧采用另一种睡姿，同时利用重力限制患侧外展、外旋。鼓励患者在患侧膝下使用大枕头以限制过度内收、内旋。术后负重限制可能因外科医生、手术方案、合并手术和并发症而异。

（2）减少疼痛、炎症和纤维化

通过药物治疗、使用连续被动运动机器、早期骑无阻力自行车等方式控制术后疼痛和炎症。非甾体抗炎药、肌肉松弛剂和止痛药可根据需要应用。早期推荐使用冰敷治疗，4～5 次/天，在术后 2 周内控制疼痛和炎症。冰敷已被证明能有效减少镇痛药物的应用，同时提高睡眠舒适度和术后患者的总体满意度。

术后当天进行关节活动，包括早期自行车训练，无阻力骑行 20 分钟，每天 2 次，以帮助静脉回流。建议每天由治疗师或护理人员辅助进行髋周运动，包括髋关节的前屈、后伸、外展和内收，以减少关节周围的粘连。物理治疗技术，如促进淋巴回流的按摩或关节松动（Ⅰ级和Ⅱ级），可用于减轻术后炎症和控制疼痛。这些技术可用于术后 2 周直至炎症消退。在这一时期，有专家认为保持俯卧位对髋关节镜术后康复有利。

（3）恢复被动和主动运动范围

术后当天开始被动运动，且贯穿于第 1 和第 2 阶段，或直到恢复完整的活动范围。早期，进行屈曲、内旋、外展、内收和环转以帮助恢复活动，预防纤维化，利于关节康复。术后前 2 周，外展限制在 45° 内；术后 2～3 周内，外旋和后伸通常限制于中立位。这些限制可避免术后关节囊的牵拉。应避免过度前屈和内旋，以避免手术部位受到牵拉。被动运动范围的频率是可变的，但建议每天 2 次。

术后 1 周内开始主动运动，以促进神经-肌肉控制能力的恢复。术后 4 天开始进行类似四足动物的运动，如猫和狗的运动（图 37 - 1），以及四肢轮动运动（图 37 - 2）。通过重新募集协同肌肉群来达到对骨盆的重新控制。术后第 3 周，患者可以开始轻度、无痛的髋关节前屈运动（图 37 - 3）。

（4）恢复正常的神经-肌肉控制

为了恢复正常的肌肉活动，必须同时募集髋、躯

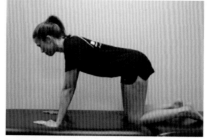

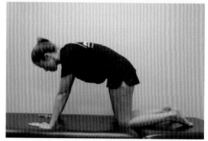

图 37 - 1 四足动物的运动（如猫和狗）

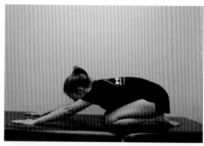

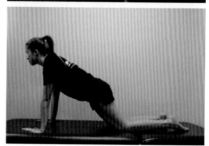

图 37 - 2 四肢轮动运动

干和下肢的肌肉。初期，患者接受等长收缩运动的指导，这些运动涉及臀大肌、股四头肌、腘绳肌和腹肌。指导患者髋部和下肢肌肉组织共同收缩躯干肌肉组织，以促进躯干和骨盆稳定性的恢复。随着肿胀和疼痛减轻，开链运动、主动辅助和主动运动逐渐开始，目的在于提高受抑制肌肉的活动和减少张力偏高肌肉的活动。治疗师应在评估患者肌肉张力情况后，进行针对性的练习指导。

术后第 1 周可逐步开始主动辅助锻炼，包括滑

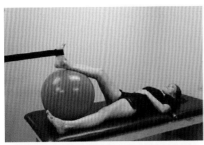

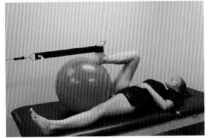

图 37 - 3　髋关节前屈运动

板外展训练。通过滑板外展训练控制臀中肌活动后,患者就可以进行站立外展和侧卧训练臀中肌。训练中需要注意阔筋膜张肌的替代作用。术后第 2 周开始训练深部外旋肌群,从内旋位置逐渐外旋到中立位置。此外,通过类似四足动物的髋关节延伸运动(图 37 - 4),激活臀大肌和腹横肌,并增强其稳定性。

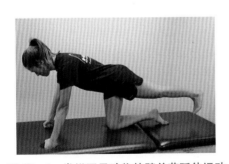

图 37 - 4　类似四足动物的髋关节延伸运动

进阶第 2 阶段的标准:①进行所有第 1 阶段运动时无明显疼痛;②进行所有第 1 阶段运动时能采用正确的肌肉激活方式;③髋关节被动前伸 100°时无明显疼痛。

37.2.2　第 2 阶段(步态训练)

当第 1 阶段的训练目的完成且无负重限制时,第 2 阶段训练就可以开始了。第 2 阶段的主要目标在于恢复正常步态,次要目标主要是让患者恢复日

常生活、上下楼梯的负重活动和下蹲活动。当患者开始无限制负重活动时会出现一些不适反应,因此第 2 阶段被认为是髋关节镜术后功能恢复的最关键阶段。当患者在没有任何辅助装置的情况下独立行走时,较容易出现髋关节前部疼痛,通常被诊断为髋部屈肌肌腱炎。这种疼痛产生的主要原因为髋关节屈伸活动过程中,神经-肌肉控制没有完全恢复,股骨头对手术部位产生压力。如果没有充分休息和消除负重,这种疼痛难以消除。

(1) 步态训练

术后康复从部分负重到完全负重时必须谨慎。初期,可通过重心转移训练逐步促进肌肉协同收缩,增强骨盆和髋部稳定性。例如,小幅度弓步位时,患肢向前、后和侧方运动时,使患者在闭链中完成各种静态步态。运动中可由治疗师提供渐进性的负重干预(图 37 - 5)。

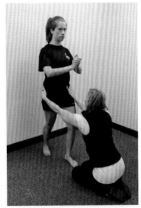

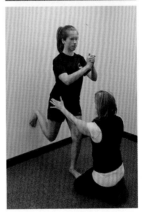

图 37 - 5　运动中治疗师提供渐进性的负重干预

负重活动时的神经-肌肉控制至关重要。髂腰肌、臀中肌和臀大肌在负重中如果不能充分募集,将导致关节前方压力增加。髋关节前方压力随髋关节前屈增加而增加。此外,髋关节后伸时臀部肌力减小和髋关节前伸时髂腰肌肌力的减少均会导致髋关节前部压力增加,这些在很大程度上会刺激手术部位,使疼痛和炎症反应增加。

当患者尽力正常行走时,容易出现步态异常。从站立位到脚趾离地,前骨盆旋转并腰部后伸增加,患者会增加侧骨盆旋转以代替矢状平面的前旋转,这通常是由于髋关节后伸不充分引起。与正常髋关节相比,髋关节被动后伸表现正常和对称,但髋关节主动后伸就显得不正常和不对称。这些问题如果不加以解决,步态的异常可能会加重前髋部疼痛,随后可导致继发性腰背部和骶髂关节疼痛。因此,进行步态练习时,治疗师对患者及时的步态修正和连续言语提示是必要的。

一旦能够完成静态下双肢和单肢负重,就可以逐渐开始步态练习。反重力跑步机或在齐胸深水中行走让患者双下肢步态正常,并减轻髋关节负重。如果缺乏这些设备,在使用双拐及随后的单拐时,可从双足着地不负重缓慢前行到部分负重,直到完全负重。此外,建议患者开始时缓慢行走,减小步幅以减少髋关节前部压力,这也减少了髋关节后伸;增加踝关节蹬地距离可以抵消臀肌力弱并减少潜在的髋关节前部压力。训练后产生的疼痛如在 24 小时内消退,就可以继续;如疼痛超过 24 小时则需要暂停负重,直到疼痛消退并且恢复到之前的水平才可以继续。

(2)水疗

水疗是物理治疗中一个有价值的辅助手段。不同水深产生的浮力为患者减轻了负重关节的负荷,提供了稳定的环境,可以开展在陆地上完成较困难或痛苦的活动。水温和压力有助于减少髋关节的疼痛和肿胀。

患者早期可使用浮力服和防水敷料在深水中慢跑。在手术后 2～3 周可到在齐胸深的水中原地行走,逐步进展到侧方行走、向前行走和向后行走。此外,在进行地上训练 2 周前,可以在齐腰深的水中进行强化力量锻炼。在地上强化训练 4 周前,应在没有浮选装置的情况下在游泳池进行跑步练习。当患者可以进行水下运动而无疼痛时,便可以在地面上实施间隔训练。

进阶第 3 阶段的标准:一旦步态正常化并且达到第 2 阶段的运动训练标准,就应该进入第 3 阶段的强度和耐力训练。包括:①无疼痛或跛行的标准化步态;②第 2 阶段运动无明显疼痛;③治疗师依据临床表现判断;④能完成 1 分钟单腿下蹲试验。

37.2.3 第 3 阶段(强度和耐力训练)

第 3 阶段康复计划的目标在于恢复肌肉力量和耐力。在该阶段,恢复日常生活和娱乐活动。治疗师设计运动处方时,应当仔细考虑患者的需求和功能目标,同时应用负荷、数量、频率和分期的基本训练原则。运动员应考虑参与运动的特异性。在开始更复杂和特定的运动之前,还应该考虑基本的生理代谢和生物力学特征。

运动训练应着重于稳定髋关节的肌肉,以减少髋关节前部的压力。这些肌肉包括臀中肌、臀大肌和髂腰肌。治疗师应根据患者的个体差异和临床表现区别对待。运动参数应考虑到先前的训练水平和个体当前能够忍受程度。

在实施运动处方时,应考虑失用性萎缩、关节抑制和疼痛抑制等因素。此外,由于髋关节和周围组织的生理环境改变,应密切监测关节的温度、疼痛和炎症情况。治疗师应根据具体情况调整训练方案并为症状消失提供条件。

力量练习应该在患者能忍受情况下,从双肢到单肢、从单方向到多方向地进行。在单肢运动期间,应特别注意肢体对齐。通常患者会表现出过度的骨盆旋转、股骨内旋和胫骨外旋,这可能会导致髋部和膝部疼痛增加。随着力量的改善,患者可以慢慢地进行增强式训练。对于希望跑步或返回高风险运动或表演的患者,建议进行增强力量训练,并鼓励其通过功能测试以进入第 4 阶段。这些运动和表演包括芭蕾舞、滑冰、冰上曲棍球、武术、篮球和足球等。

进阶第 4 阶段的标准:应该注意的是,并非所有患者都适合第 4 阶段运动,因为对髋部和周围肌肉组织的需求增加,步态和功能活动必须无疼痛。①在进入该阶段之前,患者应通过功能评估以确定是否适合。②与健侧相比,患者应该表现出对称的力量;建议使用手持式测力计来获得等长肌力的准确评估,因为它提供了比徒手肌肉测试更灵敏的有效且可靠的力分析。③进行轻型跑步、增强式训练和抵抗闭链练习时应该无疼痛,并且与健侧对称。

37.2.4　第4阶段(重返运动)

第4阶段的目标在于使患者恢复到之前的体育运动水平。这个阶段专为希望恢复到之前的运动成绩水平的运动员而设。为了达到该目标,必须根据体育运动需要设计并实施特定的训练计划。因为每项运动都有不同的代谢和生物力学需求,通过对这些需求进行分析来实施这个阶段的运动处方。

不同运动的代谢需求各不相同。虽然一些运动依赖于有氧能量系统和Ⅰ型肌肉纤维,但有些运动依赖于磷酸肌酸、糖酵解系统和Ⅱ型肌肉纤维。许多运动对肌肉群有不同的要求,如冰球运动需要下肢耐力滑冰(有氧需求),但是运动员必须有能力在此期间进行多次冲刺(无氧需求)。对于髋关节来说,必须训练臀肌以满足这些需求,因为早期肌肉疲劳可能是灾难性的,可导致组织再次损伤。

生物力学分析包括对运动期间肢体和身体运动的评估。在制订系统性训练计划时,特定关节运动、运动速度、闭链与开链需求以及这些运动如何与躯干和其他肢体整合是非常重要的。如冰球运动员对单肢、闭链和髋关节外展运动有强烈需求。运动发生的速度是可变的,但总体上要求动力和耐力,并且

必须整合上肢和躯干运动以便控球。应评估再次受伤的风险。第3阶段涉及耐力和力量训练,而第4阶段则针对体育特定需求。运动中的疲劳可导致不规则的运动模式,相关肢体异常负荷,并最终导致组织衰竭。

基于全面的需求分析,治疗师应制定间歇策略,使患者全面恢复以参与体育运动,同时继续锻炼以提高力量;应用分期原则平衡运动量,以提高训练表现并避免超负荷造成的伤害。治疗师可以与其他训练人员配合以调控整体训练计划。无专业团队服务的高水平运动员需要治疗师的专业知识来让其安全地重返体育运动。

37.3　髋关节支具及物理治疗

37.3.1　髋关节支具

髋关节损伤及术后,早期以关节活动度练习为主,后期以肌力训练为主。在手术医生的监督下,限制患者髋关节屈曲在0°~90°内,根据患者恢复情况,逐步增加髋关节活动度,以便顺利愈合,减少髋关节压力以及避免诱发症状。支具佩戴时间因人而异,根据手术方式及术后愈合情况决定。常用的髋关节支具见图37-6、图37-7。

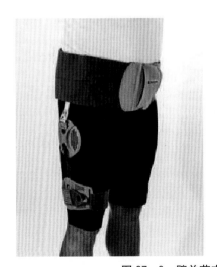
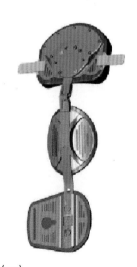

图37-6　髋关节支具(一)

主要适应证:髋关节术后限位、股骨颈骨折、股骨髋臼撞击综合征、臀中肌修复术和腘绳肌修复术;主要作用:髋关节术后进行关节活动的限位,对伤口和手术部位进行保护限制

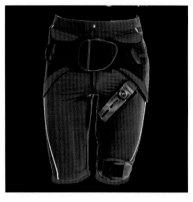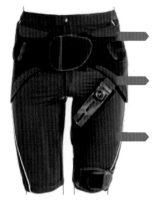

图 37 - 7　髋关节支具(二)

主要适应证:髋关节骨关节炎;主要作用:动态调整,缓解髋关节活动时的不适症状

37.3.2　髋关节等速训练

在医生同意和指导下进行髋关节周围肌肉力量训练,如外旋肌群训练、外展肌群训练。按照低速、中速、高速,循序渐进地调整训练强度。

37.3.3　物理治疗

(1) 超声治疗

促进伤口愈合,松解伤口瘢痕。

(2) 水疗

伤口痊愈后可进行水疗,利用水的浮力减轻重力,有利于髋部力量练习(图 37 - 8)。髋关节肌力训练从站立位开始,包括屈髋屈膝、伸髋至中立位、髋关节内收及外展。患肢平行于水面移动时浮力较大。患侧单腿水中站立时还可以在不增加关节压力作用下提高髋关节的本体感觉训练。

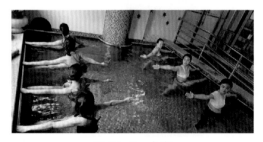

图 37 - 8　水疗

(3) 生物反馈电刺激

刺激髋关节周围肌肉收缩。

(4) 热疗

蜡疗、磁振热治疗仪可促进血液循环、放松肌肉。

(吕红斌)

本章要点

1. 髋关节镜术后康复依据 4 个阶段进行训练,执行康复计划以恢复髋关节功能为导向。

2. 第 1 阶段康复旨在根据患者术后情况,通过个体化康复手段达到减轻疼痛、减少组织水肿和关节积液的目的,同时进行被动活动度训练和某些肌肉强化练习。

3. 第 2 阶段是最关键的康复过程。在患者能够主动控制伸髋之前,应避免负重活动。

4. 第 3 阶段以恢复关节周围的神经-肌肉控制以及功能活动为主。

5. 第 4 阶段主要针对患者运动能力的恢复。

主要参考文献

[1] DRAOVITCH P, EDELSTEIN J, KELLY B T. The layer concept: utilization in determining the pain generators, pathology and how structure determines treatment[J]. Curr Rev Musculoskelet Med, 2012,5(1): 1 - 8.

[2] KOKMEYER D, HODGE J. Rehabilitation of post-operative hip[M]. New York: Springer Science and Business Media, 2014.

[3] MALLOY P, GRAY K, WOLFF A B. Rehabilitation after hip arthroscopy: a movement control-based perspective[J]. Clin Sports Med, 2016,35(3): 503 - 521.

[4] VOIGHT M L. Postoperative rehabilitation guidelines for hip arthroscopy in an active population[J]. Sports Health, 2010,2(3): 222 - 230.

[5] WEBER A E. The hyperflexible hip: managing hip pain in the dancer and gymnast[J]. Sports Health, 2015, 7(4): 346 - 358.

第六篇
膝 关 节

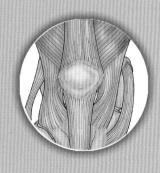

膝关节解剖与生物力学

38.1 膝关节解剖

膝关节是结构最复杂的滑膜关节。它的运动需要几种相关联的组织间的协调活动,包括骨、韧带、肌肉、关节囊、半月板和关节软骨等。熟知膝关节的解剖是诊断和治疗膝关节疾病的前提。

38.1.1 骨性结构

膝关节的骨性结构由股骨下端、胫骨上端(包括腓骨上端)及髌骨组成。股骨下端与胫骨上端(包括腓骨上端)组成胫股关节,髌骨和股骨滑车组成髌股关节。

（1）股骨下端

股骨向下逐渐移行膨大成为髁。髁前部较为圆平,利于关节接触和负重。其前方为髌面,又称滑车,纵向呈沟状,沟的外侧部比内侧部稍高;该面与髌骨关节面相对合,是髌骨稳定的基础。股骨髁部向后呈凸弧形,分为内、外两髁,中间为髁间窝,内侧髁前后径比外侧髁短,但横径比外侧髁长。两髁的远端关节面为光滑凸面,但形状不同,外侧髁关节面

狭长,前方较为突出,轴线垂直向前,其形状便于屈伸。内侧髁关节面较宽广,轴线斜向内下,其形状便于旋转(图 38-1)。两髁关节面前部与髌面交界处有 2 条斜行浅沟,外侧沟比内侧沟明显;2 条沟在膝伸直时,可容纳内、外侧半月板前缘。

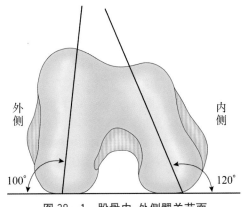

图 38-1 股骨内、外侧髁关节面

股骨内侧髁的内面突出、粗糙,最上部有一隆起,即收肌结节,为大收肌腱止点。收肌结节后方有一个三角形小面,为腓肠肌内侧头附着处。收肌结

节前下方最隆起处为内上髁,是内(胫)侧副韧带附着处。内侧髁的外侧面构成髁间窝内侧壁,粗糙、略凹陷,上后部有一个扁平压迹,为后交叉韧带(PCL)上端附着处。

股骨外侧髁较内侧髁肥厚强壮,其位置方向与股骨干居于同一轴线上,在传递重力方面起更大作用。其外侧面扁平,最隆起处为外上髁,有外(腓)侧副韧带附着。外上髁后上方有一个压迹,是腓肠肌外侧头起始部。前下方也有一个压迹,是腘肌起始部。外上髁下方有一深沟,即腘肌沟,是腘肌腱经过之处。外侧髁的内侧面构成髁间窝外侧壁,其上后部为前交叉韧带(ACL)上端附着处。

(2)胫骨上端

胫骨向上移行成较粗大的胫骨平台,关节面平坦,提供广阔负荷面以传递身体重力;由2个肥厚的骨髁——内侧髁和外侧髁组成。两髁上面各有卵圆形的上关节面,上关节面与胫骨干接近垂直,向后倾斜 5°~6°角。胫骨髁上关节面与股骨髁关节面构成关节,但形状不相称,中间以半月板填充。由于半月板的存在,实际的胫股关节吻合程度比单纯骨性的胫股关节要好很多。胫骨内侧髁较大,上关节面呈卵圆形,中部微凹;外侧髁较小,上关节面呈三角形,中部微凸。胫骨外侧髁后唇稍圆,膝关节屈曲时利于半月板前后滑动。胫骨髁大部由松质骨构成,仅表面覆以薄层皮质。

胫骨平台中央有2个骨性隆起,分别为内、外侧髁间棘,是胫骨内、外侧髁之间的分隔。内、外侧髁间棘之间为棘间沟。X线正位片上内侧髁间棘较外侧髁间棘高(图38-2A),侧位片上内侧髁间棘位于外侧髁间棘前方(图38-2B)。髁间棘的功能是通过对股骨内、外侧髁中央面的阻挡作用,提供部分膝关节内、外方向的稳定性。髁间棘前方有一凹陷称为前髁间凹,其内自前向后分别有内侧半月板前角、ACL、外侧半月板前角附着。髁间棘后方为后髁间凹,其自前向后分别有外侧半月板后角、内侧半月板后角附着。PCL下端附着于胫骨内、外侧髁之间的胫骨后缘。胫骨前方最突起的结构为胫骨结节,是髌韧带在胫骨上的附着点。胫骨结节外侧2~3 cm处的结节样突起称为 Gerdy 结节,其上有髂胫束附着。

(3)腓骨头与上胫腓关节

胎儿时期的胫骨与腓骨均与股骨相接触。由于胫骨的生长速度快于腓骨,在生长过程中,胫股关节

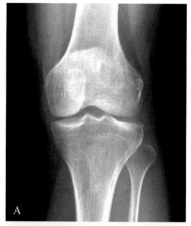

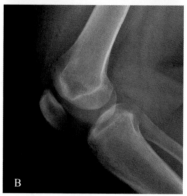

图 38-2 膝关节 X 线影像

与腓骨头之间逐渐出现距离,关节囊的一部分也被腓骨头向下牵拉,最终形成上胫腓关节。腓骨头的关节面朝向上方,并稍向前内方倾斜,与胫骨干骺端的后外侧面相关节。腓骨头的尖端自腓骨后外向上凸起,其上有外侧副韧带、股二头肌腱、腓骨籽骨韧带及弓状韧带附着。腓骨头下方变细处为腓骨颈,其最小周径平均为 3.4 cm,有腓总神经绕过。

上胫腓关节内衬有滑膜,关节囊增厚为关节囊韧带,关节前、后方分别有前、后上胫腓韧带加强。以下的胫腓骨之间通过坚强的骨间膜相连接。胫腓骨间膜纤维起于腓骨骨间嵴向内下止于胫骨骨间嵴,骨间膜上方有孔,供胫前血管穿出。上胫腓关节的前方及相邻的胫、腓骨是胫前肌、趾长伸肌、腓骨长肌的起始部位,上胫腓关节的后方及相邻的胫、腓骨是比目鱼肌的起始部位。胫前动脉作为腘动脉的终末支,于上胫腓关节下方约2横指处穿过骨间膜进入小腿的前侧室。胫前神经与腓总神经的终末支穿过趾伸肌与腓骨的间隔,与胫前动脉相伴行。

（4）髌骨

髌骨是人体中最大的籽骨，包围在股四头肌腱中，呈不规则扁平三角形，上缘宽阔肥厚，称为髌底，有股四头肌附着；内、外侧缘较薄，有股四头肌腱和髌内、外侧支持带附着；侧缘向下移行为髌尖，超出膝关节外，有髌韧带附着。髌骨前面凸隆而粗糙，有许多血管孔，此面被股四头肌腱膜所覆盖；后面光滑，是关节面，完全为软骨所覆盖。关节面有一纵嵴将髌骨分为内小外大两部分，内、外两部分又各分为上、中、下3个小关节面，内侧3个关节面的更内侧还有一纵行小关节面，这些构成了髌骨的7个小关节面，在不同位置与股骨髁接触，可减少摩擦，对运动有利。

根据髌骨内、外关节面大小的差距和所成角度的不同，髌骨的外部形态可分为6种类型（图38-3），其中，Ⅰ型与Ⅱ型髌骨为稳定型髌骨，其他类型为不稳定型髌骨，可能是髌骨半脱位后在不平衡应力作用下继发的外部形态异常。在内部构造上，髌骨浅部的骨小梁与股四头肌作用方向和髌韧带的纤维方向一致，深部小梁与关节面成直角。髌骨有2个骨化中心，如不愈合可出现二分髌骨。较小髌骨部位多数在外上角，两者的分界线向下、向外。也有病例为髌骨先天性发育不全及缺损，此对运动有很大影响。

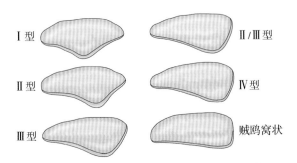

图38-3　Wiberg 和 Baumgartl 髌骨外形分类

髌骨的功能是保护膝关节，特别是保护股骨髌面和股骨髁。髌骨组成伸膝装置，在伸膝过程中起杠杆作用。它使髌韧带远离轴线，增加股四头肌的作用力矩，减少伸膝时所需力量。在伸膝过程中，髌骨逐渐前移，以加大力臂（图38-4），改变股四头肌作用力的牵引方向，提高股四头肌的效力。当髌骨存在时，股四头肌作用于髌骨的力可分解成2个向量。分力1指向膝关节屈伸轴，使髌骨压于股骨上；

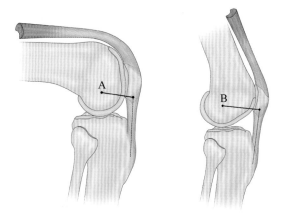

图38-4　髌韧带力臂屈曲时(A)较短而伸直时(B)较长

分力2沿髌韧带方向行使力量，作用于胫骨结节，该力可再分解成2个彼此垂直的向量；分力3指向屈伸轴，可维持胫骨紧贴股骨；分力4则牵引胫骨结节，使小腿在股骨下伸展。如果髌骨切除，股四头肌的力直接作用于胫骨结节上，则使胫骨紧贴于股骨的分力5比分力3显著增大，而牵引胫骨结节伸小腿的分力6显著减小，其效应比分力4可降低一半余。

在膝关节处于半屈曲位时，髌骨可防止膝关节的异常内收、外展及前后活动。当膝关节屈曲时，胫骨结节外移，髌韧带向外倾斜，与股四头肌作用力方向构成角度，其合力迫使髌骨外移并压迫于股骨髌面上，防止股骨前移，保持膝关节的稳定（图38-5）。这在膝关节伸直到最后30°时尤为明显，它还可使膝关节过伸5°～10°，使身体重力垂线移到膝关节轴前，加强膝关节的稳定作用。

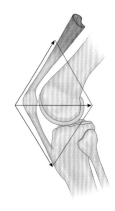

图38-5　股四头肌收缩时所形成的髌骨后推合力

38.1.2 关节(透明)软骨

关节(透明)软骨提供了一种光滑的支撑面,骨组织可以在这种界面上无摩擦地滑动、滚动或者负重挤压。关节软骨表层像个形状可变的软垫,可以分散并减低由于关节活动而产生的高负荷压力。关节软骨是一种弹性极高的物质,在人的一生中,它可以承受上千万次的循环负重活动。

(1) 软骨大体形态

软骨厚度与机体不同部位的负重程度有关,膝关节软骨的厚度约为几毫米。软骨内没有血管和淋巴管,营养物质通过关节腔滑液在细胞外基质(ECM)中的弥散直接供应软骨细胞。不同部位的关节软骨内部的层次排列大体相同。

正常软骨白色、光滑、质地坚实。关节软骨如发生损伤或退行性变,常称为软骨软化,其外观会发生显著变化。Outerbridge 根据软骨病变的特征性表现将其分为 5 级。0 级:正常,软骨呈白色;Ⅰ级:软骨连续性完好,但软骨表面出现肿胀及软化;Ⅱ级:软骨表面出现裂隙及纤维化,但范围直径<1.3 cm;Ⅲ级:病理表现同Ⅱ级,但病变范围直径≥1.3 cm;Ⅳ级:关节软骨脱落,软骨下骨裸露。有时,软骨可因分层作用而呈斑片样剥脱(图 38-6)。普通 X 线无法检出上述软骨病变;MRI 可检出部分软骨病变,早期的软骨软化表现为正常软骨的部分区域内存在弥散性异常信号,但 MRI 对诊断早期的软骨病变并不可靠。

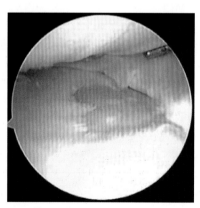

图 38-6 关节镜下显示关节软骨呈斑片样剥脱

(2) 软骨细胞

关节软骨内细胞密度相对较低,细胞容量密度(单位体积组织中细胞所占的体积比例)为 1.5%~4%。所以,单一的软骨细胞的代谢域(由单一细胞调控的基质体积)远比软骨细胞本身的体积大得多。软骨细胞的分化程度很高。

关节软骨深层的软骨细胞呈圆形,浅层的呈椭圆形。显微镜下可见软骨细胞表面大量的微绒毛和相邻基质间组成紧密连接。软骨细胞和基质间的这种紧密接触对于维持软骨的生理功能有很大作用。与其他结缔组织细胞不同,软骨细胞间没有直接的接触,许多调节软骨基质组成的因子,如生长因子、生物化学信号必须通过 ECM 在细胞间进行传递。基质蛋白、酶、生长因子及其降解产物也需要通过 ECM 运输到指定的地方。

(3) 细胞外基质

关节软骨的细胞外间隙包括间质液(占 60%~80%)和 ECM(主要是糖蛋白和胶原蛋白等有机物)。ECM 的各种分子成分有机组合成一个复杂的聚合分子网络。关节软骨的功能特性与此网络的特性及其与间质液间的相互作用有关。软骨细胞通过调控 ECM 的蛋白合成和降解来调整 ECM 的组成。

在软骨中已经发现的约 20 种 ECM 蛋白中,Ⅱ型胶原和大分子蛋白多糖(聚蛋白聚糖)的含量最为丰富。这种蛋白单体包括一个核心蛋白和许多糖胺聚糖(GAG,黏多糖),两者以共价键相连。这些不同单体之间的 GAG 再与透明质酸基链相互连接,形成一个分子量达 2 亿的大分子。高密度的带负电荷的 GAG 链在组织中保留了很多的水分,这对维持软骨在压力作用下的机械强度很有必要。另外,压缩带负电荷的蛋白所产生的反作用力也对维持基质机械强度起很大作用。这两种机制使得软骨在压力撤除后能够重新膨胀,并受到胶原网架的限制和调节。软骨中的胶原成分与软骨的抗压缩、牵拉的机械强度直接相关。

(4) 软骨内部结构与组成

关节软骨从形态上可以分为 4 层(图 38-7)。

1) 浅表层:该层软骨细胞扁平,在横截面上呈纺锤形。基质内蛋白多糖含量最低,胶原和蛋白多糖比最高,水分含量最多,胶原纤维形成与软骨面平行的薄层。这些纤维使浅表层具有非常高的抗牵拉强度,可以保护下面的组织,避免它们受到很高的剪切应力。同时浅表层可以限制细胞间水分的丧失,增加了组织内的液体压力,也增加了关节软骨承受应力的能力。

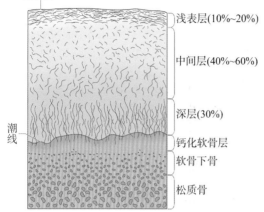

图 38-7 关节软骨形态上的分层

（标注：关节面；浅表层（10%~20%）；中间层（40%~60%）；深层（30%）；钙化软骨层；软骨下骨；松质骨；潮线）

2）中间（移行）层：性质介于浅表层和深层之间。软骨细胞较小，呈圆形，蛋白多糖较多，水分较少。胶原随机排列，纤维总体呈弓形。

3）深层：体积占软骨体积的30%以上。该层的蛋白多糖含量最多，水分含量最少，这使得其抗压力作用最强。这层胶原纤维与关节表面呈垂直排列，细胞最大，合成最为活跃。

4）钙化软骨层：位于软骨下骨表面，很薄，属于矿化层。其形状与骨相符合，有助于骨与软骨之间的连接。在生理状态下，它的生长受到静水压和邻近潮线的软骨细胞分泌的因子抑制。在关节受损或关节炎时，钙化软骨层增生，引起软骨变薄。

38.1.3 半月板

半月板位于股骨髁与胫骨平台之间，为2个半月形的纤维软骨盘。它是膝关节的缓冲装置，并弥补膝关节面的不相适应。半月板表层覆以纤维软骨，内部混有大量致密弹力纤维和胶原纤维，纤维排列方式使半月板有较大弹性以抵抗负荷和压迫。半月板断面呈三角形，有3个面1个缘：滑膜面如圆柱状，肥厚而突隆，与关节囊纤维膜深面相贴，滑膜附于其上下缘，并有冠状韧带连于胫骨髁边缘；上面光滑凹陷，可加深胫骨平台深度与股骨髁相接；下面平坦光滑，位于胫骨平台上；内缘（游离缘）锐薄而凹入。

在不负重情况下，胫股关节的接触区域主要是半月板；在负重150 kg情况下，半月板覆盖面是胫股关节接触区域的59%～71%。在前部，半月板有韧带与髌骨相连，故伸膝装置可借此调节半月板在膝关节前部的活动；在后部，半月板借纤维组织与半膜肌、腘肌相连，使两者可以调节内、外侧半月板在关节后部的活动。

（1）内、外侧半月板

内侧半月板外观呈"C"形（图38-8），其尺寸与性别、身高、体重密切相关。成人内侧半月板约长4.4 cm、宽3.1 cm；后部宽阔，前部狭窄；体大而薄，覆盖约50%的内侧胫骨平台。后角牢固地附着于股骨髁间窝后部，正好位于PCL止点的前方；前角的附着点变异较大，通常附着于股骨髁间窝前部，约位于ACL止点前缘7 mm。冠状韧带附着于部分半月板下方直至胫骨，内侧半月板还附着于内侧副韧带的深层纤维。屈膝时内侧半月板大约能移动5 mm，便于股骨进行充分的来回滚动。由于内侧半月板与周围软组织和骨性结构附着点相对牢固，所以它可以为膝关节提供前后稳定性。半月板后角呈楔形阻止其向前移位，与ACL具有协同作用。在ACL失效的情况下，内侧半月板将会承受很大的应力，随着时间的延长可能会导致摩擦性撕裂。

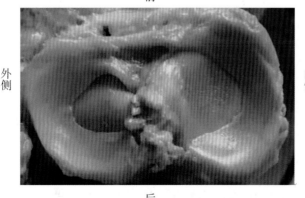

图 38-8 内、外侧半月板大体观

（标注：前；外侧；内侧；后）

外侧半月板外观呈圆形或卵圆形（见图38-8），前、后止点比内侧半月板离得更近，大约覆盖70%的外侧胫骨平台。其尺寸约长3.6 cm、宽2.9 cm，大小也与性别、身高及体重有关。其中部宽阔，前、后部较窄。前角附着于外侧髁间棘前方，恰在ACL附着部后外侧，并有一部分与ACL连接；后角紧附于外侧髁间棘后方，内侧半月板附着处之前。外侧半月板后角发出一强健的斜行纤维束，附着于股骨外侧髁，与PCL紧密相贴。该韧带如在PCL之后，称板股后韧带（Wrisberg韧带）；如在PCL之前，则称板股前韧带（Humphery韧带）。外侧半月板与股骨间韧带的出现率为98.67%。其中板股后韧带的出现率为94.7%，板股前韧带的出现率为13.0%。只有板股后韧带而无板股前韧带者占85.7%。外侧半月板中后1/3处有腘肌腱将半月板和关节囊隔开，形成一个间隙，称腘肌囊。外侧半月板与外侧副韧带是分开的（图38-9）。

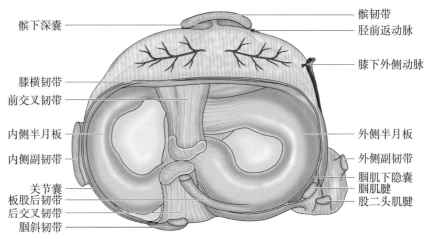

图38-9　膝关节水平切面

如将内、外侧半月板进行比较，可以看出，它们的形状、大小、宽度及附着点均不同，与关节囊的关系也有区别。内侧半月板与关节囊紧密相连，外伤时易破裂；外侧半月板与关节囊之间隔以腘肌腱，活动较自如。内侧半月板所围绕的圆形区较外侧半月板大，故股骨与胫骨内侧髁的接触面较外侧大。外侧半月板后角与股骨外侧髁之间常有板股前韧带和（或）板股后韧带，所以，外侧半月板与股骨之间联系较为密切。

内、外侧半月板之间的连接有前、后横向的半月板韧带，内、外侧斜行的半月板韧带。最普遍的是膝横韧带（见图38-9），又称半月板前横韧带，或前半月板间韧带。该韧带的纤维走向是内侧半月板前角连接外侧半月板前角，是一个厚度变化较大的纤维带状结构。

（2）半月板的组织构成

半月板的主要成分是胶原（占75%）与非胶原蛋白（占8%～13%），还有糖胺聚糖、糖蛋白等成分。半月板内成纤维细胞与纤维软骨细胞散在分布于嗜伊红胶原纤维构成的有机基质内。半月板内所含胶原有4种类型，其中，Ⅰ型胶原占所有胶原的90%，是胶原中最主要的成分。

半月板组织内胶原纤维的走行特点与其功能密切相关，其外侧纤维束粗大，呈环形分布，以维持其承受张力的功能。其表面及与胫骨平台平行的中间部分纤维呈放射状排列，这些放射状纤维作为连接环形分布胶原纤维的"节点"，可防止半月板发生纵向撕裂。半月板周缘环形分布纤维可抵抗张力；内侧放射状分布纤维适于传导由股骨向胫骨的轴向压力。半月板表面的胶原束呈随机方向走行，其成分与关节透明软骨类似。半月板内弹力纤维约占干重的6%，其主要作用是使半月板受力变形后恢复原有形态。

半月板内存在两种细胞。浅表区细胞呈椭圆形或梭形，偶有突起，少胞质，细胞核较大；深层区细胞呈圆形或多角形，富含粗面内质网。这些细胞通常单独分布，偶尔可观察到2～3个细胞成群分布。这些细胞具有成纤维细胞和软骨细胞的特性。

（3）半月板的血液供应和神经支配

人类出生时整个半月板都有血液供应，出生后半月板内部很快形成无血液供应区，到 20 岁左右只有外侧 1/3 有血液供应。这种进行性失血管化可能是负重及膝关节活动所致。半月板血液供应主要来自膝内侧动脉、外侧动脉、膝下动脉、膝中动脉等，这些血管分支形成半月板周围毛细血管复合体。该毛细血管复合体间断发出辐射状穿支至半月板周缘。在半月板前、后角血液供应更为丰富。半月板内各个部分血液供应程度各不相同，不同个体半月板周缘血液供应程度也存在差异。外侧半月板后外侧部与腘肌腱相邻部位和关节囊无任何连接，该区域相对缺乏血液供应。血液供应程度对于半月板撕裂后的愈合具有重要意义。

半月板关节囊连接部组织内富含轴突、神经束、游离神经末梢、神经末梢突起以及Ⅲ型高尔基体等特殊感受器。半月板外周部的神经纤维分布特点与血液供应分布类似。与半月板体部血液供应分布特点不同的是，半月板前、后角内侧 1/3 区域存在神经轴突分布。这些神经结构并未完全与血管伴行分布，可能具有传入神经功能，与所谓的"慢痛"产生相关。半月板内存在机械感受器，说明其在膝关节运动过程中对神经信号的传入和传导起作用。这种神经信号的传导对于膝关节本体感觉功能有重要作用。

（4）半月板的主要功能

膝关节半月板曾被认为是多余的结构，毫无作用。如今，人们逐渐意识到半月板在膝关节中发挥着重要作用。

1）使股骨髁和胫骨平台的关节面更适合：股骨髁向后成为凸弧形，胫骨平台关节面近乎平坦，这种形态上的不匹配造成膝关节的关节面不吻合。由于接触面局限，摩擦力大，负重或活动时应力过于集中，不利于负荷的传导和各种运动的进行。这些缺陷都被半月板理想地予以弥补和矫正。半月板边缘厚、中心薄，改善了胫骨平坦的关节面与股骨髁凸面之间的不吻合状况。屈伸运动时，半月板如一活动的楔状体，正好弥补股骨与胫骨间的不相称，可以防止关节囊及滑膜嵌夹于关节面中间。

2）对股骨髁和胫骨平台关节面起保护作用：半月板是缓冲装置，可将由上而下的负荷通过自身传递到胫骨，可缓冲和吸收震荡，保护关节软骨，避免

或减少膝关节受损。这种衬垫作用在从高处落下承担较大压力时更加明显。此时，半月板的厚度从 5 mm 被压缩至 2.5 mm，吸收压力，并将压力分散到较大平面，而其依然保持弹性。当运动朝相反方向进行时，能量又被半月板的回弹力量释放，因此，使步态具有一定弹性。

半月板也可保护关节边缘。膝被压缩时，半月板厚的周围部对关节边缘起弹性保护作用，并能更好地支持滑膜囊，使其免受压迫。关节屈曲时，半月板向后滑动可保护关节的后缘。

3）增强润滑，减少摩擦：半月板表面有滑液，具有润滑作用，可减少与股骨髁和胫骨平台之间的摩擦，有助于膝的屈伸和旋转；又可起"急刹车"作用，防止股骨在胫骨上过度向前滑动；半月板使滑液均匀分布于关节面，改善软骨的营养。

4）调节关节内压：当膝关节压力减小时，半月板向内移动，压力加大时向外移动，使关节内压获得平衡。

5）协助维持膝关节稳定：在膝关节完全伸直时，内侧半月板限制膝关节过伸；在膝关节完全屈曲时，半月板后角限制膝关节过屈。ACL 功能不全时，由于半月板后角为楔形，可一定程度上防止胫骨向前方移位或向后滑脱。膝关节从屈曲至伸直的运动过程中，从滑动到滚动直至旋转，其间的顺利过渡离不开半月板的稳定和调节作用。

6）本体感觉功能：半月板可通过关节囊、滑膜和神经将自身承受的压力、剪切力以及扭转力迅速传递出去，反射性地引起相关肌肉或肌腱收缩，调整位置，使关节趋向稳定。

（5）半月板的稳定结构（图 38-10）

1）前、后角韧带：两半月板前、后角借韧带附着于胫骨髁间区，而不附着于关节面上，可增加牢固性。

2）膝横韧带：多数内、外侧半月板前角借膝横韧带相连，而膝横韧带借髌下脂肪垫中一些纤维束附着于髌骨上。

3）关节囊韧带：半月板周缘与关节囊韧带相连，其中内侧关节囊韧带后 1/3 部分坚韧称为后斜韧带，它的一部分纤维附着于内侧半月板后角。外侧关节囊韧带后 1/3 部分称为腘弓状韧带，它借一部分纤维与外侧半月板后角相连。

4）冠状韧带：半月板的胫骨附着部分，称为冠状韧带，附着于关节面外约几毫米的胫骨边缘，形成

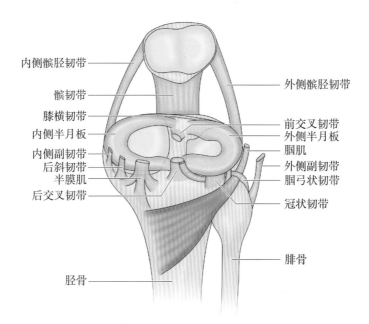

内侧髌胫韧带

髌韧带

膝横韧带

内侧半月板

内侧副韧带

后斜韧带

半膜肌

后交叉韧带

胫骨

外侧髌胫韧带

前交叉韧带

外侧半月板

腘肌

外侧副韧带

腘弓状韧带

冠状韧带

腓骨

图 38-10　半月板的稳定结构

一个滑囊窝。这种半月板周缘斜行而松弛的冠状韧带与关节囊交织,使半月板稳固地位于胫骨平台上。

5) 内、外侧半月板髌韧带:为关节囊的增厚,其纤维将两半月板外缘连接到髌骨外缘上,可牵拉半月板向前运动。

6) 内侧副韧带:其后上斜部和后下斜部纤维与内侧半月板后外缘紧密相连,前纵部则借疏松组织与内侧半月板和关节囊相隔离。这样,内侧半月板既牢固附着,又能做有限的运动。

7) 腘肌:外侧半月板不与外侧副韧带相连,中间隔以腘肌腱及腘肌下隐窝,使外侧半月板可做较大范围的运动。腘肌及其筋膜连同腘弓状韧带发出一些纤维连于外侧半月板后缘,当小腿内旋时,它们的纤维可牵拉外侧半月板向后,以免它嵌夹于胫股关节面之间。

8) 板股韧带:是外侧半月板后角连接髁间窝内缘的韧带结构,可位于 PCL 前方或后方,具有与PCL 后束相似的生物力学特性,是胫骨后移位的次要限制结构。

9) 半膜肌:止于胫骨内侧髁,中途发出一些纤维附着于内侧半月板后缘,膝屈曲时可牵拉内侧半月板向后移动。

10) 髌骨胫骨韧带:是自髌骨两侧髌腱附着部发出后止于胫骨前方关节囊的韧带束,附着于半月板前角表面,可能具有在膝关节伸直时将半月板前角拉向前方的作用。

38.1.4　膝关节的韧带

(1) 内侧副韧带

内侧副韧带(图 38-11)在膝关节内侧,扁而宽,呈三角形,实际上是关节囊纤维层的增厚,可分为浅、深两层。深层较短,与关节囊融为一体,又名内侧关节囊韧带,桥接于关节间隙,分为前、中、后各1/3。内侧副韧带深层起于股骨内上髁,止于胫骨内面和关节边缘,内面与内侧半月板紧密相连。浅层较长,起于股骨内上髁的收肌结节附近,止于胫骨上端的内面。止点约位于胫骨关节面下 4.6 cm 处,位于鹅足止点之后。浅层前部纤维纵行向下,亦称前纵束。浅层后部纤维较短,分为后上斜束和后下斜束。后上斜束起于前纵束后侧,向下斜行,止于胫骨内侧髁后缘及半月板。后下斜束属于半膜肌下端的一部分。

内侧副韧带浅层前纵束的功能是防止膝关节外展,2 个斜束的作用是限制膝关节旋转。内侧副韧带深层在对抗外翻的稳定性方面只起到较弱的次要作用。运动训练时暴力作用于小腿或膝外侧,使股骨内收、膝外翻,可造成内侧副韧带损伤。

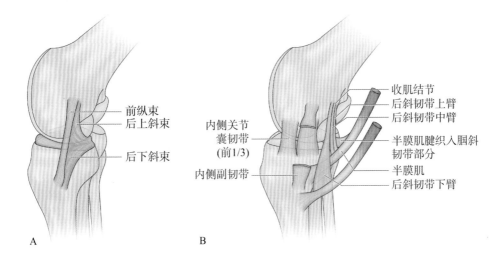

图 38 – 11　内侧副韧带

A. 浅层；B. 深层

（2）外侧副韧带

外侧副韧带（图 38 – 12）为一圆形索带，起自股骨外上髁，位于腓肠肌起点的前方，行于外侧支持带之下，向下后方止于腓骨头，与股二头肌腱止点混合在一起。韧带深面有腘肌腱，与半月板无直接联系。

外侧副韧带由于位置偏于膝关节后侧，屈膝时处于松弛状态，允许胫骨稍做旋转，对膝关节的外展、内收和旋转的限制作用很小。伸膝时相反，韧带紧张，有防止膝内翻和小腿旋转的作用。

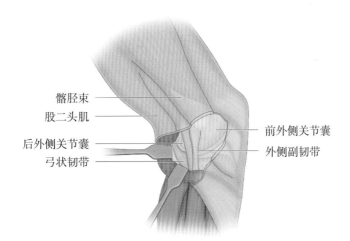

图 38 – 12　外侧副韧带、外侧关节囊和弓状韧带

外侧关节囊层较薄，在膝关节近端和远端连于股骨和胫骨周边。其复杂的纤维向各个方向走行。一部分纤维从股骨外侧髁连至关节囊的后部。弓状韧带最坚固的纤维形成三角带状，从腓骨头向上发散。

（3）前交叉韧带

ACL 起于胫骨平台内侧髁间棘的前方凹陷处，并与外侧半月板前角相连，向上、后、外呈扇形走行，止于股骨外侧髁内侧面后部（图 38 – 13、图 38 – 14）。ACL 的胫骨附着点比股骨附着点面积宽大，所以韧

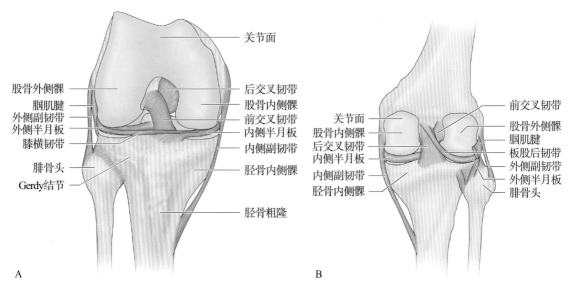

图 38-13 膝关节前(后)交叉韧带

A. 右膝关节屈位(前面观);B. 右膝关节伸位(后面观)

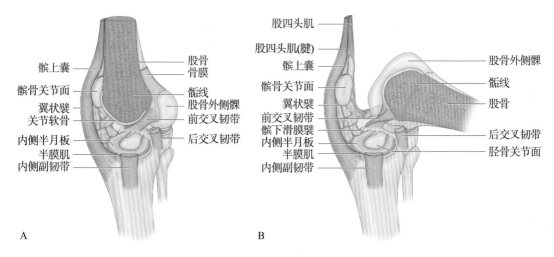

图 38-14 膝关节前交叉韧带和内侧半月板

A. 伸直位;B. 屈曲位

带在股骨附着点的损伤较多见。ACL 平均长度为 38 mm(37～41 mm),平均宽度为 11 mm(10～12 mm);前缘为直线形,与股骨干纵轴相交成 25°角;后缘呈向后凸出的弧线形,与股骨髁弧形关节面平行。ACL 所有纤维均被滑膜包绕,是一个关节内、滑膜外的结构(图 38-15)。ACL 分为 2 束,即前内束和后外束,该称谓取决于其胫骨附着部的相对位置。大部分情况下,ACL 胫骨附着部 2 束集中在内侧髁间棘的前外侧坡面、外侧半月板前角附着点的内侧区域,呈前后排列。而在股骨侧 2 束的附

着部呈近远排列,亦即前内束股骨附着部靠近侧,而后外束股骨附着部靠远侧。也有学者将其分为 3 束(前内束、中间束、后外束)。还有学者认为 ACL 无明显分束,而是由许多附着部位、方向、长度不同的纤维束构成。

ACL 在膝关节过伸或过屈时都为紧张状态,只在半屈曲位时稍松弛。ACL 的 2 束在完成以上功能的过程中各负其责,相互配合。作为整体,ACL 在膝关节屈伸过程中保持等长特性。其中,后外束在膝关节屈曲 0°～30°时最紧张(前内束则相对松

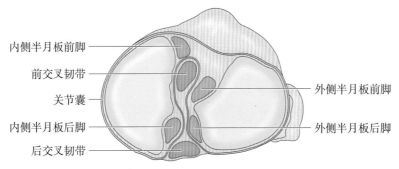

图 38‑15　膝关节韧带、半月板和关节囊的附着部位

弛），对防止小腿过度内收、内旋及胫骨髁向前移位负主要责任。此时如发生膝内翻，此束容易断裂。后外束断裂时屈膝 30°进行 Lachman 试验可出现阳性。而前内束有防止小腿外展、外旋及胫骨向前错动的作用，于膝关节屈曲至 90°后才紧张，此时如发生膝外翻，此束易发生断裂。前内束断裂时屈膝 90°时前抽屉试验阳性。如暴力强大，造成 ACL 完全断裂，则 Lachman 试验、前抽屉试验均出现阳性。

ACL 纤维并非均匀分布，大部分纤维集中附着于足印区的前缘，在 ACL 残留纤维的足印区钻隧道时，附着的残留纤维能够部分保留。前内束止点大致与外侧半月板前角附着点位置平齐，前内束重建时，常以外侧半月板前角游离缘作为参考。后外束纤维集中点大致在外侧髁间嵴顶点与外侧半月板前角游离缘之间，后外束重建时，常以外侧髁间嵴顶点和外侧半月板游离缘作为参考。

膝中动脉通过后纵隔为 ACL 提供主要血液供应，其远侧部分由膝下内、外动脉分支供应血液。ACL 上分布许多的感觉神经末梢，在本体感觉上发挥重要作用。

ACL 的主要功能是：①限制胫骨前移。ACL 断裂后，无论伸膝位或屈膝位前抽屉试验均为阳性，胫骨可前移数毫米。②限制膝关节过伸。限制膝过伸的静力结构有后关节囊、PCL 和 ACL，其中，ACL 有重要作用，尤其是其前内束。③限制小腿外旋和内旋。限制小腿外旋首先是内侧副韧带，其次是 ACL，ACL 限制小腿外旋的作用大于限制内旋的作用。④限制膝关节外展和内收。限制膝关节内收、外展活动的韧带首先是内、外侧副韧带和关节囊韧带，其次是交叉韧带；ACL 限制小腿外展的作用比限制内收作用更明显。

（4）后交叉韧带

PCL 居膝关节腔后部，起自髁间窝的股骨内侧髁面（图 38‑13、图 38‑16），止于胫骨近端后侧面、

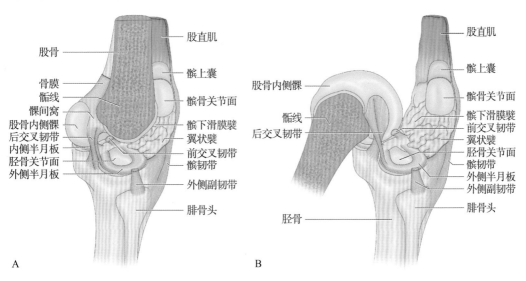

图 38‑16　膝关节后交叉韧带和外侧半月板

A. 伸直位；B. 屈曲位

胫骨内、外侧髁后缘当中的凹陷处,距离胫骨后方的关节面约 1 cm。PCL 起点纤维分布范围较为广泛,覆盖髁间窝的股骨内侧髁面的大部分,涉及股骨钟面 7 点至 12 点的区域(左膝)或者 12 点至 17 点的区域(右膝)。从侧面看髁间窝内侧壁,PCL 附着点呈上宽下窄不规则的椭圆形,远侧界限呈平行软骨缘的弧形,距离软骨缘约 3 mm。

PCL 中部缩窄,呈扇形向两边延伸,上部比下部宽,长度约为 38 mm,中部的宽度为 13 mm,抗拉断强度>2 500 N(正常 ACL 抗拉断强度约为 2 000 N)。

PCL 是非等长结构,不同部分的纤维在不同的屈膝角度发挥稳定作用。PCL 一般被分为前外侧束和后内侧束。前外侧束股骨附着点接近前侧,胫骨附着点靠外侧,纤维约占整个 PCL 的 95%。后内侧束股骨附着点接近后侧、胫骨附着点靠内侧,纤维占整个 PCL 的 5%。由于后内侧束纤维数较少,其重要性与前外侧束有较大的区别。在膝关节伸屈时两束紧张和松弛的互补性并不明显,但是对维持膝关节的稳定性同样起作用。PCL 从膝关节伸直到屈曲的过程中,其纵轴呈顺时针方向扭转,前外侧束从前方移向后上方,韧带趋于垂直(见图 38 - 16)。

在 PCL 的前、后侧各有 1 条连接外侧半月板后角和股骨内侧髁的韧带——板股韧带。PCL 断裂时,板股韧带常维持正常形态。PCL 功能不全时,板股韧带对膝关节后向稳定性有辅助作用。

PCL 近侧部分为关节内结构,远侧部分为关节外结构,仅在靠近股骨的 1/3 被滑膜从四周包绕。而远 1/3 只有前、远侧面(腹侧)被滑膜覆盖,近、后侧面则与后纵隔连接,无滑膜覆盖(见图 38 - 15)。PCL 的血液供应主要来自后纵隔及关节囊,营养非常丰富;若 PCL 断裂,特别是中、远 1/3 实质部断裂,有相当强的自愈能力。因此,急性期 PCL 损伤,中、远部完全断裂时,可以采取较为保守的治疗策略,以充分利用其自愈能力。

PCL 是限制胫骨后移的基本结构,尤其在膝关节屈曲超过 30°后,PCL 在限制胫骨后移方面提供了 95% 的力量。其他辅助后向稳定作用的结构是后外侧和后内侧韧带,特别是后外侧韧带。切断 PCL 可导致胫骨明显后坠,如果同时切断后外侧韧带,胫骨后坠会显著增加。

做伸膝动作时,股四头肌将应力经髌骨传递至胫骨结节,旋转支点为股骨髁与胫骨平台的接触点,如果 PCL 功能不全导致胫骨后坠,胫骨结节相对于旋转支点的距离变短,亦即作用力臂变短,完成同样的动作需要髌腱对胫骨结节提升力成倍增加,继而髌股关节和胫股关节的压力增加,最后会导致关节退行性变。PCL 损伤患者急性期过后不一定有特别不适,晚期往往以髌股关节和胫股关节骨关节炎为主要表现。

PCL 被认为是膝关节的主要稳定结构,因其位于关节的旋转中心,起旋转轴的作用。膝关节屈曲时,它被最大限度地拉紧,而在膝关节内旋时变得更为紧张。ACL 和 PCL 附着在相对面上,因而沿相反方向扭转。从前面观,扭转方向指向关节的中心。

PCL 的主要功能是:①限制胫骨后移。屈膝位时这种作用更为重要。单纯 PCL 损伤可出现中立位后抽屉试验阳性,胫骨后移,同时还可出现外旋位后抽屉试验阳性(即后外侧旋转不稳定)。②限制膝关节过伸。该作用以 ACL 为主,PCL 居于次要地位。③限制小腿内旋。PCL 在小腿内旋时紧张,使股骨髁和胫骨平台关节面紧密对合。④限制膝关节的内收和外展。PCL 在限制膝关节侧方活动(内收或外展)中与 ACL 同等重要。

(5)其他韧带

1)髌内、外侧支持带(图 38 - 17):又称髌股韧带,是由股内、外侧肌下方发出的纤维与股直肌分布在髌骨表面的纤维层交叉汇合形成的髌骨及髌韧带两侧强韧的支持组织。可分浅、深 2 层:浅层纤维束垂直,连接股四头肌腱与胫骨;深层纤维束水平,从髌骨侧缘连到股骨内、外上髁。此外,髌外侧支持带还与髂胫束和膝关节深筋膜交织,髌内侧支持带还与半膜肌腱、缝匠肌腱纤维和膝关节深筋膜交织。髌内侧支持带较宽且坚韧有力,可使髌骨得到进一步固定,限制髌骨向外脱出,并使膝关节囊前壁得到加强。

2)腘斜韧带:是半膜肌反折部,为膝关节囊后壁的纤维增厚部分(图 38 - 17、图 38 - 18)。从胫骨髁后内半膜肌胫骨止点起始,斜向上外与腘肌平行,其外缘跨越腘弓状韧带内侧弓,最后止于股骨髁间线外侧部和股骨外侧髁,与后侧关节囊汇聚融合,加强关节囊。腘斜韧带被一些进入膝关节的血管、神经(如膝中动、静脉)所贯穿,致使韧带纤维被分隔,形成一些孔道。该韧带的功能在于增强膝关节囊后部,防止膝关节过伸。

3)后斜韧带:为内侧关节囊韧带后 1/3 部的增厚(见图 38 - 10、图 38 - 17),位于半膜肌内前方,后

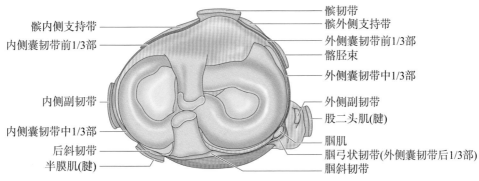

图 38-17　膝关节的韧带

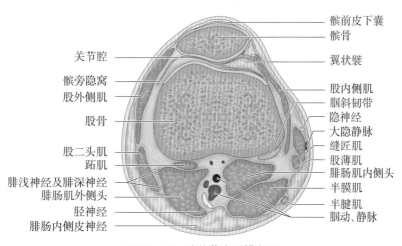

图 38-18　膝关节水平横断面

斜韧带发出纤维止于胫骨内侧髁后内缘及半膜肌腱上。

4) 腘弓状韧带:为膝关节囊后外侧的一个"Y"形纤维结构(见图 38-17),上方有 2 个弓,即内侧弓(后弓)和外侧弓(前弓)。内侧弓起自胫骨髁间窝后缘(有些纤维起自腘斜韧带中部下缘),向外下跨过腘肌表面,与外侧弓相合;外侧弓起自腓肠肌外侧头稍下,沿外侧副韧带后方下行,于腘肌表面与内侧弓相合。两弓汇合后向下止于腓骨头。膝下外侧血管越过腘弓状韧带外侧弓,沿关节囊表面行于外侧副韧带深面。腘肌从膝关节囊纤维膜的裂隙中穿出,其上缘被腘弓状韧带内侧弓环绕。

5) 小豆腓骨韧带:是小豆骨(即腓肠肌外侧头籽骨)存在时,腘弓状韧带外侧弓变成的坚强韧带。由小豆骨起始,经跖肌与腓肠肌外侧头之间,向下达腓骨头。籽骨起点距外侧副韧带起点后方约 2 cm,止点距股二头肌腱止点后部约 1.5 cm。小豆腓骨韧带辅助外侧副韧带增强膝关节的稳定性。

38.1.5　膝关节囊

膝关节囊边缘附着于骨面(见图 38-15、图 38-18),近侧分布于股骨关节面近端,远侧附着于胫骨。股骨两侧上髁部分在关节囊外。

关节囊外层为纤维层,内层为滑膜层。纤维层坚韧且有弹性,一些部位增厚为关节囊韧带,并被肌腱加强而发挥稳定关节的作用。滑膜层内面光滑发亮,向关节腔伸出形成皱襞或绒毛。训练中如反复损伤,绒毛可增多、增粗。

滑膜的主要功能有:①制造和调节滑液。滑膜内面的毛细血管网可分泌含有血浆的渗出液和透明质酸,对关节起润滑作用,减少摩擦。②吞噬作用。滑膜通过 A 型细胞内的溶酶体等以胞饮的形式吞噬、吸收、排除多余滑液及碎屑,然后继续分泌滑液,维持滑液循环。

38.1.6 膝关节周围滑膜囊

膝关节承载负荷,周围肌腱多,活动量大,因此滑膜囊较多。与关节腔相通的滑膜囊同时可扩大滑膜分泌和散热的面积,还可缓冲肌腱的运动,具有积极作用。膝关节滑膜囊数量多少因人而异,与肌肉发达程度、囊的交通融合情况等相关(图 38 - 19)。滑膜囊容易发生病变。

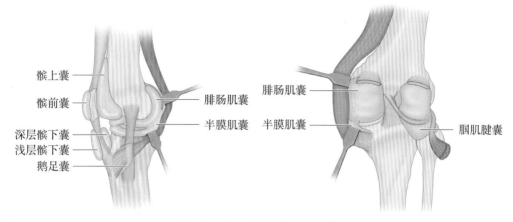

图 38 - 19　膝关节周围滑膜囊

（1）膝前方滑膜囊

1）髌上囊:为膝部最大的滑膜囊,位于髌底上方及股四头肌腱深面,通常与膝关节滑膜腔相通,可视为膝关节滑膜腔的一部分。

髌上囊高出髌底6～7 cm,位于股四头肌腱与股骨前面之间。囊前壁紧密黏附于腱的中央部;两侧借少量脂肪与股内侧肌和股外侧肌相贴;后方借脂肪垫覆于股骨前面。囊的上缘和两侧接受少许来自股四头肌的肌束,称膝关节肌,或称滑膜张肌,可向上牵引髌上囊。大多数人囊下方与膝关节腔广泛交通,极少数人此通道被一残留的胚胎隔或完整的膜与膝关节腔分开。由于髌上囊向上延伸,膝前方手术时,切口即使距髌骨上缘相当远,也容易误入膝关节腔。

2）髌前皮下囊:位于髌骨前方的深层皮下组织内,在髌骨下半和髌韧带上半与皮肤之间。有时可高过髌骨,位于股四头肌腱前方。膝伸直时,髌骨前方的皮肤很松弛;屈膝时,松弛的皮肤变得紧张,皱褶消失。髌前皮下囊的存在可使膝前皮肤自由滑动,免受摩擦。由于囊位置表浅,膝前面如经常遭受压迫和摩擦,皮下囊可肿大。

髌前皮下囊的位置有浅深不同。有时位于阔筋膜的深面与股四头肌腱之间,称髌前筋膜下囊。有时位于股四头肌腱覆盖髌骨上的部分与髌骨骨膜之间,称髌前腱下囊。

3）髌下皮下囊:位于胫骨结节下半与皮肤之间,跪位时与地面接触,位于胫骨结节、髌韧带及髌尖等部位,可减少摩擦。

4）髌下深囊:位于髌韧带深面与胫骨之间,是恒定的大囊,在胚胎时期即出现,不与关节腔相通。

（2）膝外侧滑膜囊

1）股二头肌下（腱下）囊:位于股二头肌腱附着点与外侧副韧带之间,通常新生儿即出现。

2）腓肠肌外侧头腱下囊:位于腓肠肌外侧头起始处的深面,出现率为17％,有时与膝关节腔相通。

3）腘肌下隐窝:常为膝关节滑膜的延伸。该隐窝介于腘肌起始部、外侧半月板、胫骨外侧髁和胫腓关节之间。靠半月板边缘,与关节腔交通。该隐窝可使膝关节腔在半月板上下相通。腘肌腱借伸展的滑液囊与外侧半月板、胫骨上端及胫腓关节相隔。有时,该隐窝与胫腓关节相通。

4）外侧副韧带与腘肌腱之间的滑膜囊。

（3）膝内侧滑膜囊

1）鹅足囊:是缝匠肌腱、股薄肌腱、半腱肌腱由致密的纤维膜相连形成的鹅足与内侧副韧带之间的滑膜囊,大而恒定,胎儿时即出现。

2）半膜肌囊:位于半膜肌腱附着点与胫骨内侧髁和腓肠肌内侧头之间,有时与膝关节腔相通,或与腓肠肌内侧头腱下囊相通。

3) 腓肠肌内侧头腱下囊：位于腓肠肌内侧头深面与覆盖股骨内侧髁的关节囊之间，与膝关节腔的内侧髁部相通，还与半膜肌囊相通。

4) 内侧副韧带深面与关节囊、内侧副韧带与内侧半月板、内侧副韧带与胫骨之间有一些小囊存在。

5) 腓肠肌内侧头浅面与半膜肌腱、半膜肌腱及内侧副韧带之间有时亦存在滑膜囊。

38.1.7 膝关节周围肌肉

(1) 膝关节前方肌肉

股四头肌腱及关节囊前部覆盖在膝关节前、内、外侧，股四头肌腱止于髌骨上缘，由浅而深，分别是直头、内侧头、外侧头及股中间肌腱。其中股直肌为双关节肌，其他为单关节肌。股四头肌腱在髌骨上缘融合附着，向髌骨两侧延伸组成髌内、外侧支持带，以髌前筋膜将髌骨包埋后向下伸展构成髌韧带，止于胫骨结节。股四头肌包括4个不同的部分，有共同的肌腱止点。股直肌有2个头，直接和间接起于髂骨，然后融合形成肌腹，在股前部向远端走行，逐渐变细，在髌骨上极近端5～8 cm形成肌腱。股直肌大约占股四头肌横切面的15%。股外侧肌起点为宽带状，从转子线近端开始向下延伸，还有部分起于外侧肌间隔。股外侧肌远端有一纤维性增宽部分与髌骨外侧支持带相混合，并通过它与胫骨直接相连。股内侧肌起于转子线远端，走行至粗线内侧唇，最远端的纤维起于大收肌腱，几乎水平向前走行，加入共同的肌腱，止于髌骨。在多数情况下，主要由来自股直肌部分的肌腱纤维与髌骨上的远端扩张部相延续。股内侧肌和股外侧肌形成的扩张部通过髌骨支持带与胫骨相连(图38-20)。

髌韧带连接髌骨下缘到胫骨结节，为强壮、扁平的韧带，在近端起于髌骨下极，在远端止于胫骨结节，其位于髌骨前面和胫骨的附着处可以呈现中等密度的影像。髌韧带的内侧起点低于外侧起点约1 cm，髌韧带长6～7 cm，在髌尖处宽约3 cm，在胫骨结节处宽约2.5 cm，厚约7.0 mm，其方向略平行于下肢长轴，但由上向下略向外偏斜，因而使髌骨稍偏向外。髌韧带后面借髌下脂肪垫与膝关节滑膜相隔。脂肪垫填充了股骨髁和髌韧带之间的空隙，在运动时这个潜在性空腔随膝关节活动的变化而改变形状，被很多源于膝动脉的血管所贯穿。

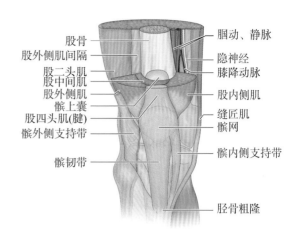

图 38-20　膝关节前方肌肉等结构

髌韧带在髌尖的附着部分，可分为腱止点和中间区。腱止点主要附着于髌尖及稍背侧部。髌韧带在此区由远及近包括：①呈波浪走行的腱纤维层；②纤维软骨层；③潮线；④转化软骨层。腱纤维借这几层及最后的Sharpey纤维止于骨质，附着处没有骨膜。髌腱周围有腱围，腱围与腱之间极为滑润，容易剥离，但与腱一起活动。中间区位于腱止点与髌关节面之间，这里的纤维与关节软骨边缘延续，有固定关节软骨、骨膜形成层的作用。

股四头肌受股神经支配，是维持人体直立、行走、跑和跳的主要肌肉，功能是屈髋、伸膝。股四头肌收缩时牵拉髌骨与髌韧带，完成伸膝动作，伸膝的最后15°是股内侧肌的作用。股内侧肌除伸膝作用外，还有限制髌骨向外滑出的作用。股四头肌的肌力是腘绳肌的2～3倍。股四头肌在屈膝30°时，4个头的合力最大，爆发力最强，加上此时髌股间的力矩最大，所以铁饼、标枪等运动员投掷出手时或篮球运动员起跳投篮时均取该姿势。长期重复该姿势，髌尖部可出现骨唇或鹰嘴样改变，即纤维软骨层透明化，钙化软骨层扩张、外移，潮线"涨潮"。随后，髓腔中的破骨细胞蚕食钙化软骨，成骨细胞添加骨质。这是一种生理性适应，可加固腱止点，增加髌骨与股骨间的力矩，使髌骨纵轴延长，节约伸膝力量。但运动不当、反复牵拉及局部营养障碍等可引起病理改变，即腱止点末端病。

(2) 膝关节内侧肌肉

膝关节内侧结构(图38-21)的最浅层是大隐静脉和包被缝匠肌的纤维，深层是股薄肌和半腱肌腱平面，3块肌肉移行为肌腱，止于胫骨内侧髁内面，

图中标注（图 38-20）：
- 股骨
- 股外侧肌间隔
- 股二头肌
- 股中间肌
- 股外侧肌
- 髌上囊
- 股四头肌(腱)
- 髌外侧支持带
- 髌韧带
- 腘动、静脉
- 隐神经
- 膝降动脉
- 股内侧肌
- 缝匠肌
- 髌网
- 髌内侧支持带
- 胫骨粗隆

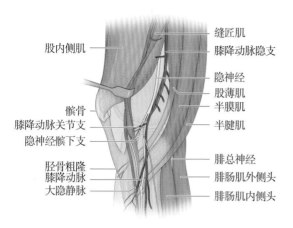

股内侧肌　　　　　缝匠肌
　　　　　　　　　膝降动脉隐支
　　　　　　　　　隐神经
　　　　　　　　　股薄肌
　　　　　　　　　半膜肌
髌骨　　　　　　　半腱肌
膝降动脉关节支
隐神经髌下支　　　腓总神经
胫骨粗隆　　　　　腓肠肌外侧头
膝降动脉　　　　　腓肠肌内侧头
大隐静脉

图 38 - 21　膝关节内侧肌肉等结构

止点相互交汇融合,状如鹅掌,称鹅足。半膜肌腱在胫骨的后内角有直接的腱性止点,位于内侧副韧带浅层深处有胫骨第 2 止点。膝关节屈曲位时,半腱肌、半膜肌、股薄肌及缝匠肌等可使小腿发生内旋。再向深处,是筋膜覆盖的腓肠肌内、外侧头和腘窝区域的神经、血管及支持结构。

(3) 膝关节外侧肌肉

膝关节外侧结构可分为 3 层(图 38 - 22)。第 1 层包括浅筋膜(阔筋膜及阔筋膜张肌)、髂胫束和股二头肌的后方扩展部。第 2 层由前部的股四头肌支持带和不完整的后部,即两髌股韧带构成。第 3 层由外侧关节囊构成。关节囊的深层是冠状韧带和弓状韧带,浅层是原始关节囊。

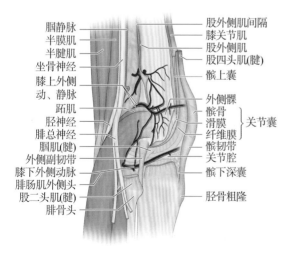

腘静脉　　　　　　股外侧肌间隔
半膜肌　　　　　　膝关节肌
半腱肌　　　　　　股外侧肌
坐骨神经　　　　　股四头肌(腱)
膝上外侧
动、静脉　　　　　髌上囊
跖肌　　　　　　　外侧髁
胫神经　　　　　　髌骨
腓总神经　　　　　滑膜　　关节囊
腘肌(腱)　　　　　纤维膜
外侧副韧带　　　　髌韧带
膝下外侧动脉　　　关节腔
腓肠肌外侧头　　　髌下深囊
股二头肌(腱)
腓骨头　　　　　　胫骨粗隆

图 38 - 22　膝关节外侧肌肉等结构

髂胫束是阔筋膜的纵行增厚部分,走行于膝关节外侧,止于胫骨的 Gerdy 结节。一部分纤维又从 Gerdy 结节连接到胫骨结节。阔筋膜在近端连于外侧肌间隔,进而连于股骨。阔筋膜在后部与股二头肌筋膜融合。股二头肌由 2 个头组成:长头与半腱肌共同起于坐骨结节,由胫神经支配;短头起于粗线的外侧唇、外侧髁上线及外侧肌间隔,由腓总神经支配。2 个头在膝关节上融合为一个肌腱,围绕外侧副韧带在腓骨头上的止点,附着于邻近的胫骨和腓骨头。股二头肌主要作用是屈膝,还有较弱的伸髋和外旋胫骨作用。股二头肌被认为是膝关节外侧重要的静态和动态稳定装置。膝关节屈曲位时,股二头肌及阔筋膜张肌可使小腿外旋。

腘肌为三角形扁肌,构成腘窝下部的底。它以 2.5 cm 长的粗腱起自股骨外侧髁一压迹、腘弓状韧带,与膝关节囊交织,肌腱斜向内下,经股二头肌腱和外侧副韧带深面与外侧半月板之间,以肌腱止于胫骨腘线以上的骨面。腘肌腱由滑膜包绕,在腱与关节囊之间有一恒定的腘肌下隐窝与膝关节腔相通。腘肌由一厚的筋膜覆盖,此膜大部分由半膜肌腱扩展而来。腘肌是小腿内旋肌,又是股骨外旋肌,具有启动或反"扣锁机制"作用,也有协助屈膝作用。腘肌由胫神经分支支配。外侧副韧带、腘肌、PCL 和腘弓状韧带复合体联合作用,稳定膝关节的后外侧角,保证膝关节后外侧旋转的稳定性。

(4) 膝关节后方肌肉

腘窝为一菱形窝(图 38 - 23),上外界为股二头肌,上内界为半膜肌和半腱肌(缝匠肌、股薄肌和大收肌腱亦组成一部分),下外界为腓肠肌外侧头,下内界为腓肠肌内侧头,腘窝顶由腘筋膜覆盖。腘筋

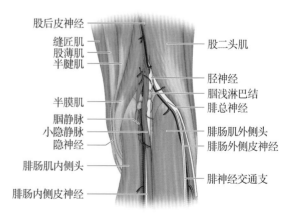

股后皮神经
缝匠肌　　　　　　股二头肌
股薄肌
半腱肌　　　　　　胫神经
　　　　　　　　　腘浅淋巴结
半膜肌　　　　　　腓总神经
腘静脉
小隐静脉　　　　　腓肠肌外侧头
隐神经　　　　　　腓肠外侧皮神经
腓肠肌内侧头　　　腓神经交通支
腓肠内侧皮神经

图 38 - 23　膝关节后方肌肉等结构

膜为大腿阔筋膜的延续,向下移行于小腿深筋膜,该筋膜由致密的纵、横纤维交织而成,质坚韧。腘窝如有脓肿,因不能向后扩张而压迫其内的神经,极为疼痛。小隐静脉沿腓肠肌2个头中间上行,穿腘筋膜注入腘静脉,其深面有胫神经皮支——腓肠内侧皮神经,由腘筋膜穿出并与之伴行。腘窝底部包括股骨的腘面、膝关节后关节囊、腘肌及覆盖的腘筋膜。腘窝中的重要结构为腘血管神经鞘,鞘中由浅及深为胫神经、腘静脉和腘动脉。腓总神经行于股二头肌内缘,经其浅面绕过腓骨头,腓总神经在腘窝中发出腓肠外侧皮神经和腓神经交通支。

膝关节后侧半腱肌、半膜肌及股二头肌统称为腘绳肌,由胫神经和腓总神经支配,是膝关节的主要屈肌,也有辅助伸髋功能。半膜肌经膝关节后内侧止于胫骨内侧髁,其中有一束向外上方反折组成腘斜韧带,其肌腱形成腘窝的近侧和内侧边界。股二头肌长、短头在膝关节平面共同形成圆而粗的肌腱,经膝关节后外侧向下止于腓骨小头,并分出纤维至胫骨外侧髁和小腿前、外及后侧筋膜,形成腘窝外侧壁。腓肠肌内、外侧头附着于股骨髁后面,收缩时具有辅助屈膝功能。

股薄肌起于耻骨下支,沿股内侧向远端走行,在股下2/3部分肌纤维止于一条长肌腱,位于半腱肌肌腱内侧,由闭孔神经支配。缝匠肌起于髂前上棘,向远端和内侧走行于股的前部,形成收肌管的顶部,由股神经分支支配,作用为屈曲和内旋膝关节。

大收肌的纤维源于腘绳肌群,该纤维向远端走行,形成一短肌腱,止于股骨内侧髁收肌结节。股血管通过该肌肉止点处的缝隙进入腘窝。大收肌由闭孔神经支配。

腓肠肌外侧头起于股骨外侧髁,内侧头起于股骨的腘面和股骨内侧髁。外侧头是肌性起点,内侧头为腱性起点。2个头融合在一起,与比目鱼肌形成共同的肌腱在远端变窄,止于跟腱。跖肌有一小的肌腹,起于股骨外上髁线,是一条非常细长的肌腱,向远端走行于腓肠肌内侧头的深面。大约7%的人跖肌缺如。比目鱼肌有多个起点,包括腓骨干后上1/4、腓骨头、穿过胫后血管和神经的肌腱弓及胫骨后面的比目鱼肌线,其肌腱与跟腱深面交织在一起。腓肠肌、跖肌和比目鱼肌由胫神经支配。

38.1.8　膝关节的血管

膝关节的主要血液供应来自股动脉、腘动脉、胫前动脉及股深动脉,这些动脉构成动脉网,供应膝部各组织。腘动脉紧贴股骨髁腘面及胫骨平台后缘的唇状突起。

髌网位于膝关节前面,由膝关节周围血管形成(图38-24)。膝上内侧动脉和膝上外侧动脉于髌骨上缘两侧穿出,分布于髌骨上部和股四头肌腱上。膝下内侧动脉和膝下外侧动脉出现于膝关节线附近,在髌韧带两侧进入膝关节,走行于髌韧带深面,形成髌下动脉丛,滋养髌骨下部。还有分支在髌韧带前方吻合,向上参与髌网。膝降动脉关节支沿股内侧肌与大收肌间沟下降,发出一支滋养股骨内侧髁,一支滋养股内侧肌,还有一支行向髌骨,参与组成髌网。胫前返动脉穿小腿骨间膜和胫骨前肌后出现于胫骨结节外方,除滋养邻近诸肌及髌韧带外,向上参加髌网。膝降动脉隐支于缝匠肌和股薄肌之间穿出深筋膜,滋养两肌及小腿内侧面皮肤。

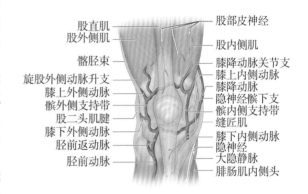

图38-24　膝关节的血管、神经

38.1.9　膝关节的神经

膝关节前面的神经有股外侧皮神经、股中间皮神经、股内侧皮神经(后两者为股神经前皮支)和闭孔神经前支及隐神经髌下支(见图38-24),它们在膝关节前面形成髌神经丛。

膝关节后面由坐骨神经、胫神经及腓总神经支配。腓总神经自坐骨神经分出后,沿股二头肌内缘斜向穿过腘窝外上方到达腓骨头外侧,在腓骨颈外侧,腓总神经分出腓浅神经和腓深神经。腓深神经发出返支分布上胫腓关节和胫骨前外面,并有分支至膝关节,支配髌下脂肪垫和邻近关节囊。

38.2 膝关节生物力学

38.2.1 胫股关节的运动

股骨髁软骨面呈凸弧形,外侧髁的前后径比内侧髁的长,长轴与矢状面吻合。内侧髁的关节面比外侧髁的长,长轴与矢状面成角约22°。胫骨平台内侧经半月板镶嵌后呈凹弧形,外侧凹陷较浅。由于膝关节面的不对称性,在运动方面具有不同于其他关节的特征。

(1) 屈伸运动

屈伸运动系围绕横轴在矢状面上进行的运动。股骨髁和胫骨平台关节面的形态特征造成其运动形式和运动轴不是固定的,而是随着屈伸运动的变化而有所移动。其运动轴不在膝关节线上,而是贯穿2个股骨髁的后上方。胫股关节屈伸运动的瞬时运动中心颇似心形曲线(图38-25)。股骨内侧髁在其对应的胫骨关节面上是相对稳定的,而股骨外侧髁在其对应的胫骨关节面上是不稳定的,因此,膝关节在运动过程中的稳定性必须依靠 ACL 的完整无损。

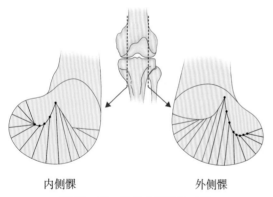

内侧髁　　　　　　外侧髁

图 38-25　膝关节屈伸运动轴

膝关节的屈曲可发生于下蹲动作,以及走、跑、跳等动作中支撑足离地时等。运动范围可因髋关节的位置及主动或被动屈曲而不同。屈髋时,膝关节主动屈曲可达140°(如下蹲动作);伸髋时,由于腘绳肌松弛,膝关节主动屈曲可达120°左右。膝关节的被动屈曲可达160°左右。膝关节可从任一屈曲位到0°,有时关节可过伸达-5°~-10°。过伸如异常明显,则属于病理性膝后弓。

股骨髁不是正圆形,而是中部扁平、曲率半径较大,后部和前部近似圆形、曲率半径较小。2个髁关节面的曲度亦不同,将股骨髁不同弧度的曲率半径的中心点连接起来,形成2个背靠背的螺旋线,其中,后半的螺旋线即是膝关节由伸到屈过程中运动轴由前向后移动的轨迹,称渐屈线或暂时中心曲线。两螺旋线之间有一陡尖,尖的曲率半径相当于股骨髁前后2段之间的转移点,代表股骨髁最突出点。该点后方是胫股关节的部分,前方是髌股关节的部分。前半螺旋线为髌股关节运动轴移动的轨迹。当安装长腿支具或大腿假肢时,膝关节的枢轴应装置在膝关节线上方及股骨髁中、后1/3交界处。以该点作为关节的中心,才能使支具或假肢的活动较为符合生理需求。

(2) 旋转运动

胫股关节不仅能进行屈伸运动,而且还有水平面上的旋转运动。胫股关节从0°~90°屈曲时旋转活动逐渐增加,90°后逐渐减少。一般在屈膝时胫骨内旋,伸膝时胫骨外旋,旋转幅度为40°~50°。其中内旋较少,为10°;外旋较多,为30°~40°。膝中立位上面观时,ACL 居前外方,PCL 居后内方。小腿外旋时,两交叉韧带分开且变得松弛,胫骨可稍离开股骨。小腿内旋时,两交叉韧带边缘相贴,互相勾绕、绷紧,胫骨紧压于股骨上,因此可限制小腿内旋。

小腿内旋时,股骨外侧髁移位于胫骨外侧平台的后方,股骨内侧髁移位于胫骨内侧平台的前方,小腿外旋时与之相反。股骨两髁在胫骨平台上的前后移动距离不同,外侧髁移动范围比内侧髁大1倍。这是由于胫骨内侧髁间棘比外侧髁间棘稍高,而且内侧平台和内侧髁间棘的内侧面凹陷,外侧平台和外侧髁间棘的外侧面凸出。这样,当股骨内侧髁停留于内侧髁间棘上方时,股骨外侧髁很容易滑过外侧髁间棘。因此,小腿回旋时,其轴心不位于两髁间棘中间,而是通过内侧髁间棘,即以内侧髁间棘作为回旋的中轴。

(3) 滚动和滑动

股骨髁在胫骨平台上的运动兼有滚动和滑动两种形式。一般认为,膝由伸到屈的过程中,在前20°(160°~180°)范围内,股骨髁在胫骨平台上滚动,没有滑动(股骨外侧髁在屈曲前20°内发生滚动,内侧髁在屈曲前15°内发生滚动);在160°位以后,滚动逐步被滑动所代替,直到屈曲最后阶段,股骨髁只在胫骨平台上滑动,没有滚动。膝由屈到伸的过程中,情况基本相同,即先滑动,到最后20°滚动(股骨外侧髁在屈曲前20°内发生滚动,内侧髁在屈曲前15°内发生滚动)。开始滚动的15°～20°正好相当于通常走路时屈伸运动的正常范围。

股骨髁关节面的长度(参与胫股关节的部分)为胫骨平台关节面长度的2倍。如果股骨髁只有滚动,则膝屈曲一定程度后,股骨髁将跨出胫骨平台后缘之外而脱位;如果股骨髁只有滑动而无滚动,则膝屈曲时,胫骨平台后缘将碰撞股骨腘面而使屈曲受阻。滚动与滑动两种形式在膝关节运动中是受膝关节的韧带和关节面的形状调节的。

(4)膝关节运动的扣锁机制

当膝关节伸直至最后10°～15°时(即165°～180°),股骨内侧髁发生内旋,胫骨相对外旋。每伸直1°,股骨约有0.5°的内旋。膝完全伸直时,这一旋转活动也停止,共内旋5°～10°。这一过程有如拧紧螺丝钉的动作,称为扣锁机制(mechanism of screw home)。扣锁机制完成后,膝关节非常稳定,一切收展,旋转活动都不能发生。此时,股骨髁与胫骨平台的负重面最大,承受压力也最大。

扣锁机制的产生是由于股骨内侧髁的关节面比外侧髁的长且呈螺旋形,外侧髁的长轴与矢状面基本一致,内侧髁长轴与矢状面约呈22°角;外侧髁从160°开始由滑动变为纯粹滚动,内侧髁则从165°～170°开始滚动,比外侧髁稍晚。当外侧髁由屈到伸滚动完毕时,内侧髁尚有一段关节面未走完全程,其剩余部分遂沿胫骨髁间棘的斜坡向内旋转,这种内旋既由于ACL的紧张而发生,又受ACL的限制而终止。此时,膝关节内、外侧副韧带和髌韧带均紧张,给予支持,适应于扣锁机制的完成。

38.2.2 髌股关节的运动

髌骨是伸膝装置中重要的中间结构,膝关节屈伸活动时,股四头肌收缩牵拉髌骨在股骨滑车上滑动,其活动与股骨髁有密切关系。股骨髁凹陷成为滑车,髌骨受滑车凹槽和肌腱力线所制导。滑车的特点是上、下、内、外均成斜面,而且外侧髁稍高,内侧髁稍低,这些解剖特征对髌骨活动过程有重要影响。髌股关节具有三维运动特性,包括上下滑动、内外翻、髌骨旋转。

(1)髌股关节面接触部位和范围

膝关节屈伸时,髌骨沿股骨髌面中央沟和髁间

窝上下移位,髌股关节面接触部位和范围也随之变化。髌骨并非完全位于股骨滑车内,在股骨滑车内滑行的过程中,髌股关节间的接触面不断发生变化(图38-26)。在膝关节屈伸过程中,髌股关节的接触面积均不超过髌骨关节面的1/3。膝关节屈曲时,髌骨下极内、外侧关节面与股骨滑车相接触,接触面成一横行的窄条状。随着膝关节屈曲度数的增加,髌骨与滑车的接触面逐渐向近侧、外侧移行。髌骨内侧缘的奇面只有在膝关节极度屈曲(如下蹲时)时,才与股骨相接触。

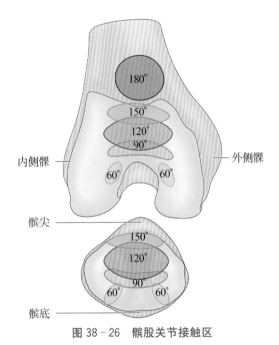

图38-26 髌股关节接触区

当膝关节伸直到180°时,髌骨的位置最高,完全居股骨髌面上方,髌骨关节面中部与股骨髌面上方凹窝相贴;髌骨的内下缘约平齐股骨内侧髁上缘,髌骨外缘中部约平齐股骨外侧髁上缘。当膝关节屈曲150°时,髌骨关节面下部正好与股骨髌面相对,髌骨关节面外侧半与股骨外侧髁相贴,内侧半与内侧髁相贴,嵴与髌面中央沟相对。但膝关节屈曲未达到150°时,接触区只发生于髌骨外侧半关节面与股骨外侧髁之间;当膝关节屈曲120°时,髌骨关节面上半与股骨髌面中央沟相贴,位于150°接触区下方,而且比150°接触区为大,一部分是由于压应力比150°时较大的缘故;当膝屈曲90°时,髌骨关节面上部与股骨髁间窝上方的髌面接触,髌骨关节面下部游离;当膝关节屈曲至60°时,髌骨几呈水平位,髌

骨嵴朝向髁间窝,髌骨关节面上部两侧支撑于股骨髁上,因此,在股骨髁间窝的每一侧,有 2 个分离的接触区。

当膝关节由伸直位逐渐屈曲时,随着屈曲度数的增加,髌股关节间的应力也加大,但与此同时髌股关节间的接触面积也增大,较大的接触面积分散了增大的接触应力。而当膝关节由屈曲位逐渐伸直时,则与上述情况相反,髌股关节间应力增大而接触面积变小。因此,让患者自屈曲位对抗应力伸直膝关节时,可引出髌股关节疼痛的症状。髌股关节接触区的定位,在股四头肌不同的负荷情况下基本相同,而接触区的大小随负荷的增加稍有增大。

(2)髌股关节的运动

髌股关节由髌骨关节面与股骨髌面形成。股骨髌面和髁间切迹形如凹槽,伸膝装置——股四头肌腱、髌骨和髌韧带,犹如滑车上的缆绳。膝关节屈伸时,髌骨即沿股骨髌面的中央沟上下移位。髌骨上升时可达股骨髌面上方凹窝,下降时可达髁间窝。在膝关节伸直时,由于肌腱力线和胫骨的自动外旋作用,髌骨在股骨滑车上有轻度向外半脱位倾向。当膝关节逐渐屈曲时,髌骨被引向内侧,逐渐恢复原位。在横断面上,髌骨在股骨干骺端有少许半脱位倾向,但在开始屈膝至 30°时,髌骨即转为滑车中心位(趋中)并稍内旋。髌骨的趋中及内旋运动与股骨内旋、滑车形态有关。膝关节伸直时,髌骨后表面朝向正后方,而膝关节充分屈曲时,髌骨后表面受压与股骨髁相接触,并朝向上方。因此,髌骨运动轨迹是一个开口朝外的弧形的平移曲线,这种大幅度位移的实现与股骨髁滑车形态、股四头肌收缩力及髌股关节周围软组织韧带的协调性有关。

髌骨上下滑动范围可超过髌骨本身长度的 2倍,约 8 cm。实际上,髌骨对股骨的运动为三维运动。髌骨进行大幅度移位时,关节囊必须有足够的长度,即髌上囊和髌旁隐窝在髌骨下移时展开,被拉向下方。当髌上囊和髌旁隐窝因炎症粘连时,关节腔闭塞,滑膜不能展开,髌骨不能向下滑动,是损伤或感染后造成膝关节僵硬的原因之一。伸膝运动时,髌骨向上移位,如果膝关节肌肉不能牵拉髌上囊向上,它可能卡在髌骨和股骨之间,影响髌股关节的运动。

相对胫骨来说,髌骨有两种运动:①膝关节屈伸时,髌骨以胫骨结节为中心,以髌韧带长度为半径,在此弧度上做前后运动。髌骨能向后移位是因为膝关节屈曲时,股骨髁和胫骨平台的接触点后移。②小腿轴性回旋时,髌骨做侧方移位;小腿内旋时,髌骨和髌韧带斜向下内;小腿外旋时,髌骨和髌韧带斜向下外。

(3)髌骨的稳定与脱位

1)髌骨有自然脱位倾向:

A. 膝关节伸直时,由于上方的骨盆宽阔,所以股骨和胫骨不在一条直线上,形成向外的 170°角,髌骨位于此角的中心。女性骨盆较宽,股骨内倾稍大,该角比男性小,髌骨向外脱位的概率更大。

B. 膝关节伸直时,股四头肌与髌韧带的轴线也不在一直线上,也在髌骨处形成一角。髌骨被髌韧带牵引,其长轴指向下外。髌骨的稳定因素稍有变化,其向外活动的倾向即增大。加之,股骨在胫骨上内旋,或胫骨在股骨上外旋,都增加了髌骨的不稳定性。

C. 髌骨关节面内侧部小,外侧部大。髌股关节接触区较小,较不稳定。

2)髌骨的稳定结构:髌骨在解剖上虽有上述脱位的倾向,但实际上脱位并不多见。它的稳定性主要靠肌肉、肌腱、韧带、筋膜等动、静力装置维持。

A. 髌底:股四头肌腱止于髌底。①髌底前部及前面上 1/3 有股直肌抵止,其最浅纤维直行或斜行,越过髌前面,形成一延续的纤维组织桥,达髌韧带;②髌底中部有股内侧肌和股外侧肌腱膜形成的扁腱膜带,止于股直肌止点的后方;③髌底后部有股中间肌腱纤维抵止。

B. 髌尖:髌韧带起自髌骨的下缘及后面下部。

C. 髌内侧缘:内侧髌股韧带(髌内侧支持带深层)起自髌骨内侧缘,向后止于股骨内侧髁,可被动限制髌骨向外侧移位。内侧半月板髌韧带起自内侧半月板前内侧缘,向前止于髌骨内侧缘下 1/3 部。

D. 髌外侧缘:髂胫束及阔筋膜部分纤维止于髌骨外缘前面。外侧髌股韧带(髌外侧支持带深层)自髌骨外缘向后,止于股骨外侧髁。它不如内侧髌股韧带明显,但与外侧半月板髌韧带和髂胫束融合在一起,形成比内侧髌股韧带更为强韧的纤维组织带。外侧半月板髌韧带起自外侧半月板前外侧缘,向前止于髌外侧缘下 1/3,比内侧的发达。

上述结构中,股四头肌为稳定髌骨的动力成分,其中股内侧肌更为重要,因其附着于髌骨上缘和内缘上 2/3,当其收缩时,有向上、内牵引髌骨的作用;可视其为髌骨的内收肌,对防止髌骨脱位起重要作用。髌骨关节面纵嵴与股骨凹形滑车面相对应,也利于阻止髌骨左右滑动。

3) 创伤性和习惯性髌骨脱位:创伤性髌骨脱位可因股四头肌(尤其股内侧肌)、髂胫束或股外侧肌间隔损伤,形成瘢痕粘连而引起;髌骨旁手术的切口愈合不良也可引起。当胫骨强烈外展、外旋、外力加于髌骨内侧缘时,膝关节内侧关节囊被撕裂,髌骨可完全脱于股骨外侧髁之外。髌骨内侧脱位极罕见,多为严重创伤或医源性因素所致。

习惯性髌骨脱位多在膝关节局部结构先天发育畸形的基础上发生。其可能的原因包括:髌骨发育小而平、股骨外侧髁发育不良、髂胫束挛缩和少数股二头肌挛缩、股外侧肌止点低或另有肌腹或索条直接连于髌骨、膝外翻引起髌韧带附着点外移、髌骨内侧发育不全影响股内侧肌附着、胫骨髁外旋或股骨髁内旋、膝内侧软组织松弛、膝关节半脱位等。

38.2.3　关节软骨的功能与力学特性

骨组织提供了运动的支架,软骨层则减少机械性震荡。骨与软骨所具有的不同功能在它们的生物力学性质上就能反映出来。骨的强度是软骨的 1 000 倍,但骨折所需的外力只是软骨骨折的 1%。而且即使软骨承受的力量达到 50% 时,在显微镜下仍无明显的损害。因为软骨比骨更容易变形,这就增大了关节负荷的接触面积,从而使应力分布在更大范围上。

在日常活动中,如快走或慢跑时,膝关节软骨所受的力是体重的 5 倍,为 5~8 MPa。软骨能够承受压力的一个很重要的原因是基质内液体压力的存在。通过这些液体的作用,关节软骨在能够承受巨大压力的情况下,传导到基质上的应力却很少。

软骨的力学性质与 ECM 的成分和构成也有关系。和大多数生物材料一样,软骨是非线性、各向异性材料,其力学强度与应力作用时间、方向(牵拉或压缩)及样本位置相关。软骨由两种不可压缩的材料构成——多孔的蛋白多糖胶原和组织间液。软骨力学上的时间依赖性特点与液体从基质中移出的速率相关。

3 个最常用于描述软骨力学性质的生物力学参数是泊松比(Poisson's ratio)、模量和渗透系数。模量反映物体抗负荷的能力,可以在拉力、剪切力和压力中测到。由于软骨是非线性材料,它开始的模量比达到内外平衡时的模量要大。达到平衡时软骨的压缩模量为 0.5~1.0 MPa,软骨(尤其是浅表层)的拉伸模量要大得多(达 20 MPa)。泊松比描述了物体的可压缩特性。成人软骨的泊松比在 0~0.4 之间。软骨在被压缩到一定程度后即变为不可压缩。在 $t > 0$ 时,液体开始流出,直至达到泊松比的相等值。渗透系数用以描述液体从基质中渗出的难易程度,与基质内空隙的大小和相通性有关。软骨内的空隙大约占 70%,平均直径为 3~6 nm。由于间隙较小,液体难以从软骨中渗出。

38.2.4　半月板的运动

半月板为膝关节内的动力性组织结构,在其作用下,膝关节不匹配的关节面在关节屈伸活动过程中始终保持着最适宜的承重功能。半月板将膝关节腔分为上、下两部分。膝关节屈伸运动时,半月板固定在胫骨上,随胫骨一起相对股骨运动,股骨髁沿半月板上面向前后滚动,运动发生于关节腔上部。膝关节旋转运动时,半月板与股骨一起相对胫骨运动,半月板在胫骨上面滑动,运动发生于膝关节腔下部。

膝关节由伸直位屈曲时,股骨髁与胫骨平台的接触点向后移位,半月板也向后移动。内侧半月板后移范围较小,一般为 6 mm;外侧半月板后移范围较大,一般为 12 mm。这是因为外侧半月板前后角在胫骨髁间区的附着点较近,内侧半月板前后角附着点距离很远;外侧半月板与外侧副韧带分离,内侧半月板与内侧副韧带连接较紧密。内侧半月板活动度相对较小,因而在活动时易受损伤。半月板前角移动度大于后角,外侧半月板前角在膝关节承重屈伸活动时移动度更大。

半月板的向后移位一方面由于股骨髁将半月板推向后,另一方面半月板被一些结构所牵制:内侧半月板被附着于其后缘的半膜肌纤维牵拉向后,外侧半月板被腘肌和腘弓状韧带附着于其后缘的纤维牵拉向后;板股后韧带亦帮助牵拉外侧半月板向后,防止其卷入股骨-胫骨间。

膝关节刚开始屈曲时半月板并未移动,屈曲 20° 后半月板才开始向后移动;屈曲 90° 时半月板后部即被夹在股骨髁和胫骨平台之间。如果进一步屈曲,2

块半月板后部将突出胫骨平台后缘约 10 mm,形状亦发生相应改变(外侧半月板尤甚)。这样,半月板可避免被挤压在股骨髁和胫骨平台间。在此过程中,外侧半月板相对内侧半月板的后移距离也较大,一直持续到膝关节充分屈曲前。同时,髌韧带、膝关节囊、绷紧的交叉韧带以及骨骼、肌肉等因素也会阻止膝关节的过度屈曲,使半月板不致受到严重挤压和损害。

膝关节屈曲时,股骨髁关节面的弧度半径较小,半月板仅部分与股骨两髁接触,加上外侧副韧带松弛,膝关节便可以做轻度的内收、外展和不同程度的旋转运动。一般半月板向后运动时伴有一定程度的扭曲。半月板体部在膝关节屈曲过程中还可发生明显的外周移动。

当膝关节由屈曲位逐渐伸直时,股骨髁和胫骨平台接触点向前移动,半月板也被股骨髁推向前方,其前部正好嵌于股骨髁和胫骨平台前部之间。半月板虽像垫于车轮前后的楔子,但因其表面光滑,可以被推向前。同时,半月板髌韧带和膝横韧带因受髌骨向前移动的牵引,牵拉着半月板向前方移动。板股韧带因 PCL 绷紧所产生的张力也将外侧半月板后角拉向前方。

小腿轴性旋转时,半月板准确地随股骨髁移位,从中立位开始,2 个半月板在胫骨平台上朝相反的方向活动。小腿外旋时,外侧半月板移至胫骨平台前部,内侧半月板移至胫骨平台后部。小腿内旋时,内侧半月板移至前部,外侧半月板移至后部。外侧半月板的全部运动范围为内侧半月板的 2 倍。由于旋转轴靠近股骨内侧髁,所以股骨内侧髁所画的弧度小,内侧半月板运动范围也小。虽然半月板的移动大部分被股骨髁推动,但也有一些结构,如半月板髌韧带、板股韧带、腘弓状韧带、半膜肌等,可帮助牵拉半月板向前后运动。

38.2.5 膝关节的稳定与制导

膝关节稳定支持结构可以分为两种:静力支持结构——韧带,包括囊韧带和非囊韧带;动力支持结构——肌肉及肌腱。

膝交叉韧带、侧副韧带和内、外、后侧关节囊韧带形成韧带-关节囊网,是保持膝关节稳定的基本因素,它们既将膝关节运动限制在一定范围,又能引导膝关节运动按一定规律进行。前一种称为限制(稳定)作用,后一种称为制导作用。

(1) 限制作用

韧带和关节囊对膝关节运动的限制作用通过韧带-肌肉反射机制实现。当韧带内张力增高时,韧带内的无髓觉纤维将冲动传向中枢,反射性地引起相关肌肉收缩,肌肉与韧带一起将膝关节某一方向的运动控制在生理限度内,从而维持关节稳定。如果肌肉控制失效,韧带继续发挥其机械限制作用。

各韧带的限制作用不是孤立的,它们依解剖位置和机械作用有机地组合和协作,对各种运动产生制约。目前对各组韧带限制方位的认识大致列举如表 38 - 1。

表 38 - 1 膝关节各组韧带限制方位

运动方位	起限制作用的韧带(依主次排列)
膝伸直位外翻	内侧副韧带—ACL—内侧关节囊韧带—PCL
膝屈曲位外翻	内侧副韧带—ACL—PCL
膝伸直位内翻	ACL—外侧副韧带—PCL
膝屈曲位内翻	外侧副韧带
膝过伸	ACL—PCL
胫骨前移	ACL—内侧副韧带
胫骨后移	PCL
膝屈曲位外旋	内侧副韧带—ACL—外侧副韧带—内侧关节囊韧带
膝伸直位外旋	ACL—内侧副韧带
膝屈曲位内旋	ACL—PCL—外侧副韧带
膝伸直位内旋	ACL—外侧副韧带—PCL

(2) 制导作用

交叉韧带与半月板在解剖关系上存在联系,并有一定的连续性。ACL 纤维与内侧半月板前角相连,两半月板前角又有膝横韧带相连。外侧半月板后角发出板股韧带,与 PCL 共同止于股骨内侧髁外面。因此,内、外侧半月板与 ACL、PCL 在膝关节内形成一"8"字形的结构,以制导膝关节的旋转运动(图 38 - 27)。当小腿在膝关节屈曲位顺时针方向外旋时,两交叉韧带分离,同居于矢状面上且稍松弛。外侧半月板移至胫骨平台前部,内侧半月板移至胫骨平台后部,此时,胫骨稍离开股骨。当小腿逆时针方向内旋时,两交叉韧带边缘相贴并互相缠绕、变短,两半月板向相反方向移位,胫骨紧压于股骨髁上,内旋仅进行 10°即受到制止。

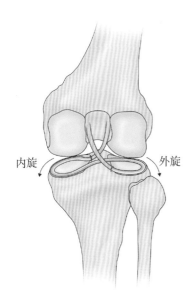

内旋　　　　外旋

图 38-27　膝关节交叉韧带的制导作用

（章亚东　陈世益）

本章要点

1. 膝关节是结构复杂的滑膜关节，包括骨、韧带、肌肉、关节囊、半月板和关节软骨等结构。

2. 膝关节骨性结构是股骨下端、胫骨上端和髌骨。髌骨随着膝关节的活动在股骨髌面（滑车）上滑动。髌骨周围有很多重要结构（包括骨与软组织）维护髌骨的稳定性及正常的运动功能。

3. 膝关节的韧带主要包括内（胫）侧副韧带、外（腓）侧副韧带、ACL、PCL 和髌股内侧韧带等。韧带具有限制膝关节过度活动的稳定作用，还有对膝关节运动的制导作用。

4. 膝关节周围肌肉丰富，主要包括前方的股四头肌、内侧的大收肌、外侧的腘肌和阔筋膜张肌、后方的腘绳肌、后下方的腓肠肌和比目鱼肌等，是膝关节运动的动力结构。

5. 正常髌股关节具有三维活动特性，髌骨在股骨髁的滑动轨迹受股骨滑车迹轨引导和股四头肌力影响，髌骨在屈膝 0°～30°之间具有向外滑脱倾向，进一步屈膝，髌骨滑动进入滑车沟内，髌股关节重获稳定。

6. 半月板是膝关节内、外侧半月形的纤维软骨盘，可随膝关节运动而前后及旋转运动，具有传

导负荷、缓冲压力、稳定关节、润滑软骨、本体感觉等功能。半月板的血液供应等特点对其损伤后的修复有很大影响。

7. 关节软骨是透明软骨，为膝关节各骨之间提供了光滑界面，可减低关节活动时承受的负荷压力。其内没有血管和淋巴管，借助关节腔滑液在细胞外基质（ECM）中的弥散进行营养供应和物质交换。

8. 通过股骨髁相对胫骨平台的滚动和滑动，膝关节可以做屈曲、伸直和旋转运动。当完全伸直时，所有运动停止，膝关节最为稳定（扣锁机制）。

主要参考文献

［1］陈世益，王惠聪，丁祖泉，等. 屈膝过程中胫股运动特性分析［J］. 中国运动医学杂志，1997，16（3）：189-191.

［2］陈世益，王惠聪，丁祖泉，等. 人类髌股关节三维运动规律的研究［J］. 中国运动医学杂志，1997，16（2）：107-113.

［3］陈世益，王惠聪，丁祖泉，等. 膝关节 θ 角变化规律的研究［J］. 中国运动医学杂志，1997，16（2）：91-94.

［4］张权，陈世益. 胫骨结节抬高术治疗髌骨软骨病机理研究［J］. 中国运动医学杂志，1998，17（2）：100-103.

［5］AMIS A A, GUPTE C M, BULL A M, et al. Anatomy of the posterior cruciate ligament and the meniscofemoral ligaments［J］. Knee Surg Sports Traumatol Arthrosc, 2006, 14（3）：257-263.

［6］ANDERSON C J, WESTERHAUS B D, PIETRINI S D, et al. Kinematic impact of anteromedial and posterolateral bundle graft fixation angles on double bundle anterior cruciate ligament reconstructions［J］. Am J Sports Med, 2010, 38（8）：1575-1583.

［7］ANDERSON C J, ZIEGLER C G, WIJDICKS C A, et al. Arthroscopically pertinent anatomy of the anterolateral and posteromedial bundles of the posterior cruciate ligament［J］. J Bone Joint Surg Am, 2012, 94（21）：1936-1945.

［8］CLAES S, VEREECKE E, MAES M, et al. Anatomy of the anterolateral ligament of the knee［J］. J Anat, 2013, 223：321-328.

［9］COOBS B R, LAPRADE R F, GRIFFITH C J, et al. Biomechanical analysis of an isolated fibular（lateral）collateral ligament reconstruction using an autogenous semitendinosus graft［J］. Am J Sports Med, 2007, 35：

1521－1527.

[10] CORBO G, NORRIS M, GETGOOD A, et al. The infra-meniscal fibers of the anterolateral ligament are stronger and stiffer than the supra-meniscal fibers despite similar histological characteristics [J]. Knee Surg Sports Traumatol Arthrosc, 2017, 25：1078－1085.

[11] FUKUBAYASHI T, TORZILLI P A, SHERMAN M F, et al. An in vitro biomechanical evaluation of anterior-posterior motion of the knee. Tibial displacement, rotation, and torque [J]. J Bone Joint Surg Am, 1982, 64(2)：258－264.

[12] GABRIEL M T, WONG E K, WOO S L, et al. Distribution of in situ forces in the anterior cruciate ligament in response to rotatory loads [J]. J Orthop Res, 2004, 22(1)：85－89.

[13] GEIGER D, CHANG E, PATHRIA M, et al. Posterolateral and posteromedial corner injuries of the knee [J]. Radiol Clin North Am, 2013, 51：413－432.

[14] GOLDSMITH M T, JANSSON K S, SMITH S D, et al. Biomechanical comparison of anatomic single and double-bundle anterior cruciate ligament reconstructions: an in vitro study [J]. Am J Sports Med, 2013, 41(7)：1595－1604.

[15] GOLLEHON D L, TORZILLI P A, WARREN R F. The role of the posterolateral and cruciate ligaments in the stability of the human knee. A biomechanical study [J]. J Bone Joint Surg Am, 69(2)：233－242.

[16] GRIFFITH C J, WIJDICKS C A, LAPRADE R F, et al. Force measurements on the posterior oblique ligament and superficial medial collateral ligament proximal and distal divisions to applied loads [J]. Am J Sports Med, 2009, 37(1)：140－148.

[17] HARNER C D, BAEK G H, VOGRIN T M, et al. Quantitative analysis of human cruciate ligament insertions [J]. Arthroscopy, 1999, 15(7)：741－749.

[18] JOHANNSEN A M, ANDERSON C J, WIJDICKS C A, et al. Radiographic landmarks for tunnel positioning in posterior cruciate ligament reconstructions [J]. Am J Sports Med, 2013, 41(1)：35－42.

[19] JOHANNSEN A M, CIVITARESE D M, PADALECKI J R, et al. Qualitative and quantitative anatomic analysis of the posterior root attachments of the medial and lateral menisci [J]. Am J Sports Med, 2012, 40(10)：2342－2347.

[20] JORDAN S S, DEFRATE L E, NHA K W, et al. The in vivo kinematics of the anteromedial and posterolateral bundles of the anterior cruciate ligament during weightbearing knee flexion [J]. Am J Sports Med, 2007, 35(4)：547－554.

[21] KENNEDY N I, WIJDICKS C A, GOLDSMITH M T, et al. Kinematic analysis of the posterior cruciate ligament, part 1: the individual and collective function of the anterolateral and posteromedial bundles [J]. Am J Sports Med, 2013, 41(12)：2828－2838.

[22] KOPF S, MUSAHL V, TASHMAN S, et al. A systematic review of the femoral origin and tibial insertion morphology of the ACL [J]. Knee Surg Sports Traumatol Arthrosc, 2009, 17(3)：213－219.

[23] LAPRADE C M, ELLMAN M B, RASMUSSEN M T, et al. Anatomy of the anterior root attachments of the medial and lateral menisci: a quantitative analysis [J]. Am J Sports Med, 2014, 42(10)：2386－2392.

[24] LAPRADE R F, ENGEBRETSEN A H, LY T V, et al. The anatomy of the medial part of the knee [J]. J Bone Joint Surg Am, 2007, 89(9)：2000－2010.

[25] LAPRADE R F, TERRY G C. Injuries to the posterolateral aspect of the knee: association of anatomic injury patterns with clinical instability [J]. Am J Sport Med, 1997, 25：433－438.

[26] LAPRADE R F, TSO A, WENTORF F A. Force measurements on the fibular collateral ligament, popliteofibular ligament, and popliteus tendon to applied loads [J]. Am J Sports Med, 2004, 32：1695－1701.

[27] LAPRADE R F, WOZNICZKA J K, STELLMAKER M P, et al. Analysis of the static function of the popliteus tendon and evaluation of an anatomic reconstruction: the "fifth ligament" of the knee [J]. Am J Sports Med, 2010, 38：543－549.

[28] MERICAN A M, AMIS A A. Anatomy of the lateral retinaculum of the knee [J]. J Bone Joint Surg Br, 2008, 90(4)：527－534.

[29] NOYES F R, DELUCAS J, TORVIK P J. Biomechanics of anterior cruciate ligament failure: an analysis of strain rate sensitivity and mechanism of failure in primates [J]. J Bone Joint Surg Am, 1974, 56：236－253.

[30] PETERSEN W, ZANTOP T. Anatomy of the anterior cruciate ligament with regard to its two bundles [J]. Clin Orthop Relat Res, 2007, 454：35－47.

[31] SUGITA T, AMIS A A. Anatomic and biomechanical study of the lateral collateral and popliteofibular ligaments [J]. Am J Sports Med, 2001, 29(4)：466－472.

［32］WIJDICKS C A, KENNEDY N I, GOLDSMITH M T, et al. Kinematic analysis of the posterior cruciate ligament, part 2: a comparison of anatomic single-versus double-bundle reconstruction［J］. Am J Sports Med, 2013, 41(12): 2839 - 2848.

［33］WIJDICKS C A, MICHALSKI M P, RASMUSSEN M T, et al. Superficial medial collateral ligament anatomic augmented repair versus anatomic reconstruction: an in vitro biomechanical analysis［J］. Am J Sports Med, 2013, 41(12): 2858 - 2866.

［34］YAGI M, WONG E K, KANAMORI A, et al. Biomechanical analysis of an anatomic anterior cruciate ligament reconstruction［J］. Am J Sports Med, 2002, 30(5): 660 - 666.

［35］ZANTOP T, PETERSEN W, SEKIYA J K, et al. Anterior cruciate ligament anatomy and function relating to anatomical reconstruction［J］. Knee Surg Sports Traumatol Arthrosc, 2006, 14(10): 982 - 992.

［36］ZIEGLER C G, PIETRINI S D, WESTERHAUS B D, et al. Arthroscopically pertinent landmarks for tunnel positioning in single-bundle and double-bundle anterior cruciate ligament reconstructions［J］. Am J Sports Med, 2011, 39(4): 743 - 752.

39 膝前痛的诊断和治疗

39.1　解剖与生物力学

膝前痛相关解剖结构主要包括股骨滑车、髌骨及其表面软骨、股四头肌腱、髂胫束、髌骨支持带、髌腱、髌下脂肪垫、髌周滑膜及滑囊和关节囊组织。

髌骨是人体内最大的籽骨，其存在提示伸膝装置在膝关节运动中承载了巨大的负荷。作为伸膝装置的滑轮结构，髌骨使伸膝装置进一步远离股骨和胫骨接触点，延长了伸膝装置的力臂，使其更加有力；同时也将股四头肌的力量汇集于髌骨，并由髌腱传导伸膝力量。该解剖结构特点的代价是在躯体运动过程中会产生0.5～25倍于体重的负荷作用于髌骨，因而即使髌股力线、髌股匹配或髌周软组织平衡上出现很细微的问题，也容易在髌股关节和髌周产生膝前痛。

39.2　临床评估

39.2.1　病史

膝前痛的病因繁多且复杂，多数为复合病因导致。所有引起膝前结构急、慢性损伤的因素都可能引起膝前痛。慢性膝前痛最常见的病因为髌股关节疾病（详见本篇第40章）；急性外伤后膝前痛可能与软骨（图39-1）或软骨下骨损伤（图39-2）有关；此外，髌股关节剥脱性骨软骨炎（图39-3）、二分髌骨、腱止点炎、滑囊炎、滑膜皱襞综合征、髌下脂肪垫撞击征（Hoffa病）、胫骨结节骨软骨炎（Osgood-Schlatter病）、高位髌骨、低位髌骨等均是膝前痛的重要病因。膝前结构对位、对线、负荷改变以及肌力和软组织张力失均衡均可以诱发不同程度的膝前痛。邻近膝关节的病变也可能引起膝前痛，髋关节疾病如股骨头坏死、股骨头骨骺滑脱等常以膝前痛为首发症状，踝关节和足部病变如扁平足和足内、外翻也会影响膝关节负荷而产生膝前痛。

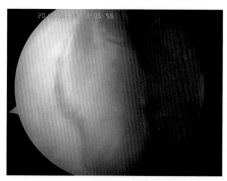

图39-1　陈旧性股骨外侧髁前方骨软骨损伤

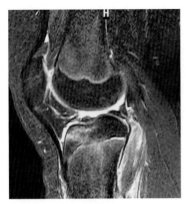

图 39‑2　运动导致胫骨平台软骨
下骨挫伤

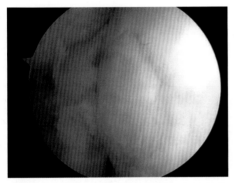

图 39‑3　股骨外侧髁前方剥脱性骨软骨炎

39.2.2　体格检查

（1）浮髌试验

可确定患者膝关节是否有较多关节积液。患者患侧膝关节伸直，放松股四头肌，检查者双手围拢髌上囊，使关节液积聚于髌骨后方；伸一手示指轻压髌骨有浮动感，松开手指则髌骨又浮起即为阳性。积液过多时甚至无法使髌骨触碰股骨滑车。

（2）积液诱发试验

患者平卧伸膝，检查者一手平压膝关节外侧将积液挤压回内侧，可以看到关节内侧饱满或膨出，提示关节内有中等量积液。如积液过多反而为阴性。

（3）磨髌试验

检查者按压患者髌骨并使其上下错动，并令患者屈伸膝关节，髌骨下有粗糙摩擦感即为阳性。患者一般有明显疼痛感，提示可能有髌股关节软骨损伤。

（4）压髌试验

患者仰卧，检查者左手握拳垫于腘窝后方，右手

手掌垂直按压髌骨，如果出现髌下疼痛，考虑为髌骨软骨损伤或滑膜皱襞综合征。

（5）抗阻伸膝试验

患者上半身坐起，屈膝 90°，检查者双手以中等力量从前向后推胫骨对抗患者伸膝；或将一前臂放在患膝后方，另一手在足踝给予阻力，让患者由完全屈曲逐渐抗阻力伸直。在伸膝过程中，根据患者疼痛的部位或膝软无力的角度判断是否有髌前软骨损伤、髌腱炎、股四头肌腱炎等疾病。

（6）膝前压痛

膝关节周围如髌腱起止点、股四头肌腱止点、鹅足腱等部位的压痛结合 MRI 检查可以明确相应的腱止点炎。

（7）膝前包块

膝关节前方凸起常提示髌前滑囊炎；外上方凸起提示二分髌骨；髌腱前方凸起为髌下滑囊炎；胫骨结节质硬肿胀提示胫骨结节骨软骨炎；髌腱两侧膝眼凸起提示关节积液较多或脂肪垫卡压综合征。

39.2.3　影像学检查

X 线检查在膝前痛的诊断中具有重要作用，如判断髌骨高位（图 39‑4）或低位（图 39‑5），并可初步判断髌骨软骨损伤情况，对二分髌股、胫骨结节骨软骨炎（图 39‑6）具有确定性诊断价值。MRI 检查对于肌腱炎、滑膜皱襞综合征（图 39‑7）、滑囊炎、髌骨软骨损伤的判断较为敏感。B 超检查对滑囊炎、肌腱炎具有快速、准确的诊断价值。

39.2.4　诊断与鉴别诊断

髋关节疾病可能以膝前痛为首发症状，在诊断中应首先通过体格检查和辅助检查排除。膝前痛时可能合并踝关节和足部病变，应在治疗时予以考虑。

（1）胫骨结节骨软骨炎

运动中髌腱反复牵拉胫骨近端生长板前方，导致胫骨结节异常钙化和软组织肿胀。多见于发育期的男性、运动多且生长快者。跳跃、下蹲和抗阻伸膝可诱发疼痛，触痛明显。与髌腱炎不同的是，该病的 X 线检查可见胫骨结节撕裂样改变，实际为异常钙化（见图 39‑6）；MRI 检查可见胫骨结节骨信号改变，但无髌腱高信号。

（2）Sinding Larsen Johansson 病

好发人群与胫骨结节骨软骨炎相同，疼痛部位在髌骨下极。与髌腱炎不同的是，X 线检查可见髌

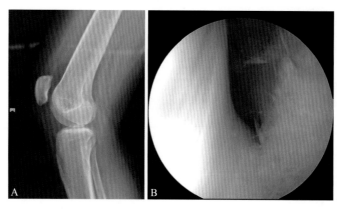

图 39 - 4　高位髌骨

A. X线示高位髌骨,继发软骨和软骨下骨损伤;B. 关节镜下显示髌骨软骨下半部分Ⅲ度损伤

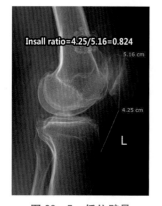

图 39 - 5　低位髌骨

习惯性脱位引起髌股关节炎致膝前痛

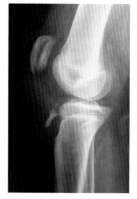

图 39 - 6　胫骨结节骨软骨炎(伴钙化灶移位)

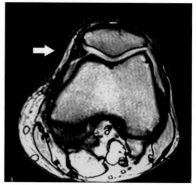

图 39 - 7　髌内侧滑膜皱襞(白色箭头)

骨下极异常钙化,MRI检查无髌腱高信号。

（3）髌腱炎及髌腱止点性腱病

以往被称为"髌腱末端病"。多见于成年运动多或重体力劳动人群。跳跃、下蹲和抗阻伸膝可诱发疼痛,有触痛,大多发生于髌腱止点,较难治疗,常被漏诊。MRI检查可见髌腱止点高信号(图39-8)。

（4）髌股关节剥脱性骨软骨炎

目前病因尚不明确,可能与陈旧性外伤有关。股骨内侧髁炎常见,表现为定位困难的膝前痛。X线和MRI检查显示游离的骨软骨剥脱可以确诊。

（5）二分髌骨

青少年多见,可发生于双侧。增加髌股负荷可诱发疼痛。髌骨外上方可能触及局部骨性隆起,可有髌骨摩擦音。X线和MRI检查均可确诊,应注意

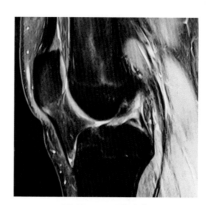

图 39 - 8　髌腱炎

髌下极髌韧带高信号

与骨折鉴别。二分髌骨通常与髌骨之间界线规则、光滑。

（6）滑膜皱襞综合征

滑膜皱襞是膝关节发育期间未退化完的滑膜结构，在过度使用时可产生慢性炎症和水肿，运动后可诱发髌周疼痛急性发作。髌内、外侧体格检查可发现压痛，磨髌试验可触发疼痛并发现可活动的条索或结节。MRI 检查可在横断位发现皱襞影像。

（7）滑囊炎

引起髌前疼痛的滑囊炎可能包括鹅足滑囊炎和髌前滑囊炎。鹅足是缝匠肌、股薄肌和半腱肌在内侧副韧带前缘、胫骨内侧形成的联合止点。鹅足滑囊炎与屈膝过度负荷有关。局部触压和抗阻屈膝可诱发疼痛。在前交叉韧带（ACL）慢性损伤病例中多见。

（8）Hoffa 病

病因不明，可能与髌下脂肪垫被反复过伸挤压发生的慢性损伤有关。有出血、炎性浸润、纤维化和增生肥大等表现。MRI 检查表现不特异，X 线下隐约的钙化影可以提示该疾病。

（9）骨缺血坏死

髌骨缺血坏死是非常罕见的髌骨疾病，在远期X 线片上能见到髌骨缓慢拉长（图 39-9），偶见并发髌骨骨折。MRI 检查可以在骨坏死病灶中见到高信号影像，周围可有显著低信号边界（即坏死边缘）（图 39-10）。

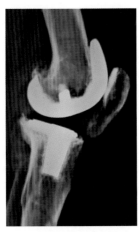

图 39-9 髌骨缺血坏死远期
X 线影像

一例膝关节置换患者的髌骨，术中髌骨两旁支持带松解导致髌骨血液供应被破坏，术后 10 年逐渐出现髌骨坏死拉长，但从未发生骨折

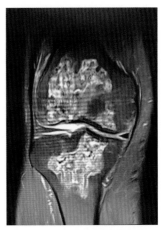

图 39-10 股骨、胫骨骨缺血
坏死 MRI 影像

在股骨和胫骨坏死病灶中可见高信号影像，周围可有显著低信号边界，为坏死边缘

39.3 治疗

39.3.1 治疗原则

膝前痛属于过度负荷综合征，减轻体重或负荷、改变生活和运动方式、休息、冰敷、口服非甾体抗炎药、康复训练、冲击波理疗、富血小板血浆（PRP）注射等方式有助于缓解膝前痛。准确诊断、综合治疗是膝前痛的重要治疗原则。

39.3.2 非手术治疗

（1）减轻体重

体重负荷是诱发膝前痛的根本原因之一，通过饮食控制和有氧运动可以减轻体重，从而减少膝前负荷和减轻疼痛。

（2）改变生活方式和运动习惯

减少登山、上下楼梯、下蹲、跳跃、长跑等增加膝前负荷的运动。"跑步者膝"和"跳跃者膝"就是长跑运动员跑姿不正确和跳跃类运动员过度训练导致反复髌股冲击性负荷损伤了软骨。建议科学训练或改为进行椭圆机、骑自行车、游泳等运动，在锻炼股四头肌肌力的同时可减少膝前痛的发生。

（3）休息和冰敷

短期内负荷增加或运动量过大引起的膝前痛往

往是由于局部组织炎症和水肿加重引起,可通过患肢休息和运动后短暂冰敷(20 分钟/次)来缓解炎症和疼痛。

(4)口服非甾体抗炎药

口服非甾体抗炎药能够抑制炎症,从而快速减轻急性膝前痛,对慢性膝前痛也有较好的治疗效果。考虑到该药有胃肠道刺激和胃肠道出血的风险,可选用 COX－2 抑制剂(如昔布类药物),能够显著减少胃肠道出血风险,但应注意血压升高和充血性心力衰竭等并发症。

(5)康复训练

髋部肌肉力量不足可能是引起膝前痛的重要诱因,通过训练加强髋部力量,如侧卧外侧直抬腿训练、俯卧后抬腿训练、侧卧侧抬腿训练(图 39 - 11);其次是加强股四头肌力量训练,如仰卧直抬腿训练、标准箭步蹲、徒手深蹲、侧步蹲、徒手坐蹲(图 39 - 12);加强股内侧肌力量训练,如侧卧侧抬腿训练(图 39 - 11C),对减轻髌股对线不良引起的膝前痛有一定作用。

拉伸动作可以减轻髋、膝关节周围肌肉的紧张和僵硬,增强肌肉和韧带的柔韧度,从而减少膝前痛的发生。有效的拉伸动作包括坐姿抱腿股四头肌拉伸、俯卧被动屈膝股四头肌拉伸、压腿腘绳肌牵拉伸膝、仰卧垂腿伸膝(图 39 - 13)。髂胫束紧张是运动

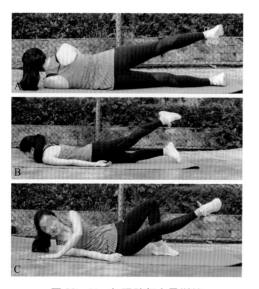

图 39 - 11　加强髋部力量训练

A. 侧卧外侧直抬腿训练;B. 俯卧后抬腿训练;C. 侧卧侧抬腿训练

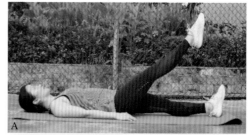

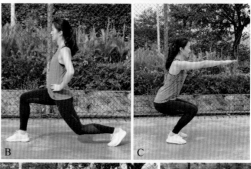

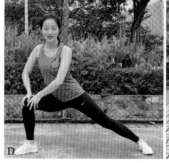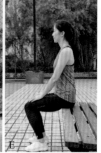

图 39 - 12　加强股四头肌力量训练

A. 仰卧直抬腿训练;B. 标准箭步蹲;C. 徒手深蹲;D. 侧步蹲;E. 徒手坐蹲

人群中诱发膝前痛较为常见的原因,在髌股关节负荷较大的人群中常见,可以通过推拿按摩或"泡沫轴"疗法放松髂胫束。

(6)冲击波理疗

冲击波理疗可通过局部应力刺激激活局部组织,提高局部疼痛阈值并减少 P 物质产生;还可通过改变细胞膜通透性以加快局部代谢分解产物的清除与吸收和产生促血管生长因子等作用,从而改善肌腱炎、滑囊炎、二分髌骨及 Sinding Larsen Johansson 病等的局部慢性炎症反应。目前不建议将冲击波理疗用于胫骨结节骨软骨炎治疗,因为可能会引起胫骨上端骨骺损伤而过早闭合。

(7)PRP 注射

PRP 是自体全血经离心后得到的血小板浓缩物。PRP 中含有大量生长因子及蛋白质,可能对膝

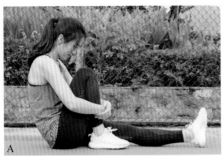

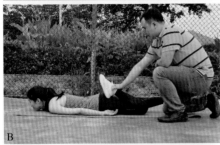

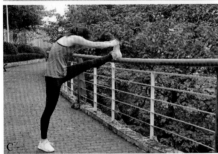

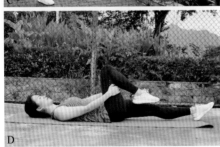

图 39 - 13 股四头肌拉伸训练

A. 坐姿抱腿股四头肌拉伸；B. 俯卧被动屈膝股四头肌拉伸；C. 压腿腘绳肌牵拉伸膝；D. 仰卧垂腿伸膝

前软骨急、慢性损伤有一定修复作用，并可改善肌腱炎、滑囊炎及 Sinding Larsen Johansson 病等的局部慢性炎症反应。PRP 治疗的缺点是目前制备标准难以统一，治疗机制尚未完全明确，量效和时效关系尚未建立。

39.3.3 手术治疗

（1）适应证

急性软骨损伤、髌股关节剥脱性骨软骨炎、非手术治疗无效的顽固性腱止点炎和滑囊炎、滑膜皱襞综合征和髌下脂肪垫卡压综合征等。关节镜手术探查可作为不明原因膝前痛的诊断方案之一。

（2）禁忌证

血管栓塞、膝关节或手术入路皮肤活动期感染等。

（3）手术方法

包括关节镜手术和微创开放式手术。

关节镜手术对部分膝前痛有较好的疗效，如急性软骨损伤行软骨碎片取出；骨、软骨骨折块或剥脱性骨软骨炎的游离骨、软骨块用螺钉固定（图 39 - 14）；

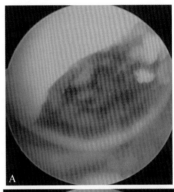

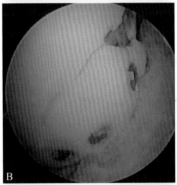

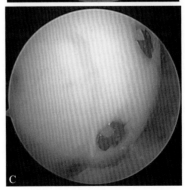

图 39 - 14 股骨髁骨软骨骨折关节镜手术

A. 术前；B. Spin 螺钉内固定术；C. 术后

去除游离部分,对软骨缺损区域进行微骨折术(图39-15),软骨移植等。对于非手术治疗无效的顽固性腱止点炎,可采取关节镜下微创切除病灶、热消融等方式治疗。术前通过利多卡因封闭试验确定腱止点炎的部位,并确定封闭有效;术中定位封闭有效区域并在关节镜下微创切除或消融病灶(图39-16)或在微创开放式手术下消融病灶(图39-17)。滑膜皱襞综合征和Hoffa病可在确诊后关节镜下彻底切除卡压病灶(图39-18)。

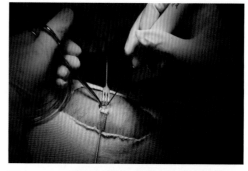

图39-17 微创开放式手术下利用低温等离子射频消融治疗顽固性股四头肌腱炎

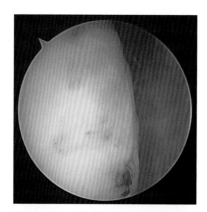

图39-15 股骨髁骨软骨骨折微骨折术后纤维软骨修复

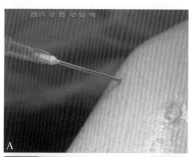

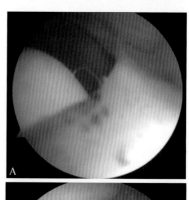

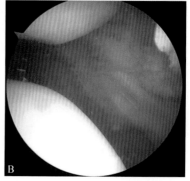

图39-18 髌内侧滑膜皱襞关节镜手术

A. 术前;B. 术后

（4）并发症

腘血管损伤、骨筋膜室综合征、感染、深静脉血栓形成等。

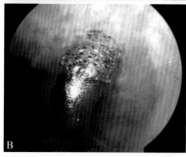

图39-16 顽固性腱止点炎的关节镜下治疗

A. 术前利多卡因封闭实验;B. 关节镜下低温等离子射频消融治疗髌腱上级病灶

39.4 康复原则及要点

术后48小时内给予冰敷和非甾体抗炎药治疗。康复治疗方法同本章39.3.2节内容。

（郭 林 陈世益）

本章要点

1. 膝前痛的病因非常复杂,因而是临床上诊治的难点。

2. 急、慢性髌骨负荷增加是膝前痛的重要诱因,应当在诊断和治疗中予以充分考虑。

3. 髌骨损伤是膝前痛的重要病因,明确诊断是膝前痛诊治的核心。

4. 影像学和关节镜检查是膝前痛的重要诊断方法。

5. 减轻负荷、综合治疗是膝前痛的治疗原则。

6. 髋、膝、踝综合康复在非手术治疗和术后康复治疗中具有重要意义。

7. 关节镜手术对某些膝前痛有良好的治疗效果。

主要参考文献

[1] BIEDERT R M, SANCHIS A V. Sources of anterior knee pain[J]. Clin Sports Med, 2002, 21(3): 335 - 347.

[2] DRAGOO J L, JOHNSON C, MCCONNELL J. Evaluation and treatment of disorders of the infrapatellar fat pad[J]. Sports Med, 2012, 42(1): 51 - 67.

[3] ELSON D W, JONES S, CAPLAN N, et al. Clinically insignificant association between anterior knee pain and patellofemoral lesions which are found incidentally[J]. Knee, 2013, 20(6): 471 - 475.

[4] FINESTONE A, RADIN E L, LEV B, et al. Treatment of overuse patellofemoral pain. Prospective randomized controlled clinical trial in a military setting[J]. Clin Orthop Relat Res, 1993(293): 208 - 210.

[5] LLOPIS E, PADRÓN M. Anterior knee pain[J]. Eur J Radiol, 2007, 62(1): 27 - 43.

[6] NAKAGAWA T H, SERRAO F V, MACIEL CD, et al. Hip and knee kinematics are associated with pain and self-reported functional status in males and females with patellofemoral pain[J]. Int J Sports Med, 2013, 34(11): 997 - 1002.

[7] PARK J, HOPKINS J T. Induced anterior knee pain immediately reduces involuntary and voluntary quadriceps activation[J]. Clin J Sport Med, 2013, 23(1): 19 - 24.

[8] SANCHIS A V. Anterior knee pain and patellar instability[M]. London: Springer, 2006.

40 髌股关节疾病

髌股关节疾病包括髌股关节不稳和髌股关节疼痛两部分。

40.1　内侧髌股韧带解剖与生物力学

虽然髌股关节不稳的学术研究距今已有半个多世纪的历史,目前认为髌股关节不稳与多种因素有关,如髌骨形态与位置、股骨髁发育、下肢力线髌周围关节囊与韧带结构、外伤或发育畸形等。但是学术界对髌骨内侧软组织稳定结构却仍缺乏了解。直到 1979 年,Warren 和 Marshall 等进行了具有代表意义的解剖学研究,使得内侧髌股韧带(medial patellofemoral ligament,MPFL)这一解剖结构逐渐受到学术界的关注。目前,MPFL 被认为是髌骨内侧限制髌骨外向脱位的软组织一级稳定结构,重建 MPFL 对成功治疗髌股关节不稳能够起到重要作用。

准确、安全、有效地重建 MPFL 需要以解剖及生物力学为基础。本节将从临床实用性角度对 MPFL 的解剖与生物力学要点做总结归纳。

40.1.1　解剖要点

（1）解剖层次与 MPFL 解剖形态

髌骨内侧软组织稳定结构共分 3 层,按照由浅到深的顺序观察,第 1 层为深筋膜或股筋膜;第 2 层为内侧副韧带浅层及其前方结构;第 3 层包括内侧副韧带深层和内侧关节囊。MPFL 与内侧副韧带浅层同在第 2 层,属关节外结构(图 40 - 1A)。

MPFL 起自股骨内侧,其纤维呈束状排列,向膝关节前上方走行并呈扇形发散,最终止于髌骨内上缘,与股内侧肌远端的深层纤维相融合(图 40 - 1B)。

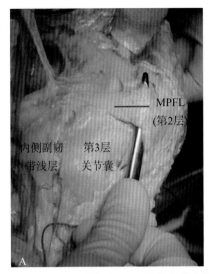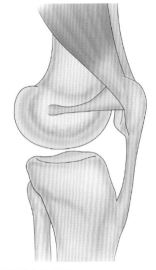

图 40-1　髌股关节内侧解剖层次与 MPFL

A. MPFL 位于第 2 层；B. MPFL 髌骨止点呈扇形发散，与股内侧肌重叠

（2）MPFL 的股骨侧解剖止点

MPFL 股骨侧解剖止点定位的准确程度对其等长性影响较大，关系到 MPFL 重建手术的成功率。

MPFL 股骨止点区域的软组织结构较为复杂，MPFL、内侧副韧带浅层纤维以及大收肌腱共同止于内收肌结节或股骨内上髁区域。关于 MPFL 止点的准确量化结果尚存争议。由于肉眼往往难以精确辨认解剖止点的边界，如何提升 MPFL 股骨止点术中定位的准确性及可重复性成为近年来学术界的研究热点之一。

2007 年，Schottle 等利用术中 X 线透视在标准膝关节侧位片上确定了 MPFL 股骨侧解剖止点的放射学位置（图 40-2），实用性强，得到了学术界的广泛认可。

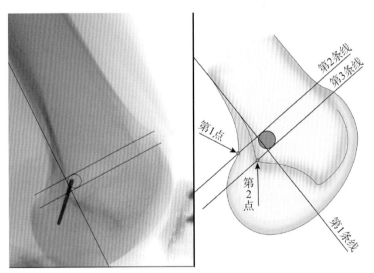

图 40-2　MPFL 股骨止点的术中透视定位技术

（3）MPFL 的髌骨侧解剖止点

MPFL 止于髌骨内上缘，在此处与股内侧肌远端纤维相融合，相比股骨侧止点而言，髌骨侧覆盖范围更广。目前的共识是：①MPFL 髌骨侧解

剖止点的定位较为一致，即在髌骨内上缘；②MPFL 在髌骨止点区域的纤维被股内侧肌远端纤维覆盖，两者存在一定程度的融合关系（见图 40-1B）。

40.1.2 实用生物力学要点

（1）MPFL 的稳定作用

髌骨脱位后，MPFL 断裂的发生率为 95%～100%。MPFL 是对抗髌骨向外脱位的一级稳定结构。屈膝 0°～20°之间，50%～60% 的稳定性由 MPFL 提供（图 40-3）。

（2）MPFL 的等长性与术中定位

MPFL 并非一个等长结构，屈膝 60°以上时其长度明显缩短。股骨侧止点对于 MPFL 等长性影响较大，其等长最优点位于股骨足印的上缘（图 40-4）。

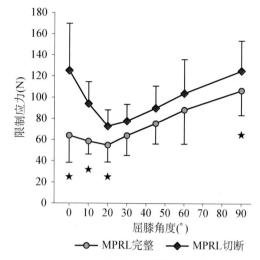

图 40-3　MPFL 力学特性示意图

不同屈膝角度下，MPFL 对髌骨约束力曲线。MPFL 完整状态下，在伸直时限制作用最强，在 20°时逐渐趋于稳定

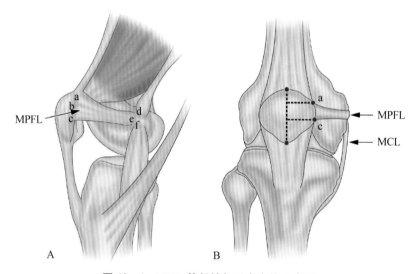

图 40-4　MPFL 等长性与手术定位示意图

A. a、b、c 为髌骨止点，d、e、f 为股骨止点，d 点与 a、b、c 3 点的等长性均较好，手术中选择 d 点为最佳。B. MPFL 髌骨侧足印区，a 点为近端止点，位于髌骨纵轴中上 1/3 处；c 为远端止点，位于髌骨纵轴中点

40.2　病因与发病机制

40.2.1 髌股关节不稳

（1）基本分类

1）复发性髌骨脱位（recurrent patellar dislocation，RPD）：经轻微外伤诱发的髌骨一过性脱位，通常可自行复位。脱位时伴有疼痛和肿胀。发病特点呈发作性，又称为发作性髌骨脱位（episodic patellar dislocation，EPD）或屡发性髌骨脱位。易患人群以年轻女性为主。

2）习惯性髌骨脱位（habitual patellar dislocation，HPD）：又称为随意性髌骨脱位

（obligatory patellar dislocation，OPD）。膝关节每次屈膝时均发生髌骨向外侧脱位，完全伸膝时复位。如果外力强行限制髌骨脱位，则会阻止膝关节进一步屈曲。该病发病年龄早晚不一，发病率与复发性脱位相比相对较低，但在国人患者群中并不罕见。

3）先天性髌骨脱位（congenital patella disloca-tion，CPD）：出生时即出现的髌骨脱位（通常在10岁以前得以发现），手法不能复位，常伴有多种先天性全身发育异常综合征（dysplasia syndrome），如常见的唐氏综合征（Down syndrome）、EVC综合征（Ellis van Creveld syndrome）等。

4）固定性（fixed）髌骨脱位：也称为永久性（permanent，persistent）脱位，即在膝关节屈伸各个角度时髌骨均处于向外侧脱位状态，无法自动或手法复位。

（2）病因

1）RPD：在具备某些发育性易患因素（常见为骨性结构发育异常）（表40-1）的基础上，因MPFL受损导致。

表40-1　RPD常见的骨性发育异常

冠状面	矢状面	水平面
膝外翻	高位髌骨	滑车发育不良
胫骨结节外偏	膝过伸	股骨前倾角增大
胫骨近端内翻		胫骨外旋角增大

2）HPD：

A. 股四头肌短缩：累及股中间肌、股直肌、股外侧肌。确切病因目前尚不明确，有人认为肌内注射可导致股四头肌纤维化，但很多患者并没有肌内注射史。短缩程度越重，脱位时屈膝角度越小。髌骨常表现为低位，提示短缩的存在。

B. 外侧纤维化：膝外侧和髌骨外侧组织纤维化，累及髂胫束、外侧支持带和股四头肌外侧肌腱。

40.2.2　髌股关节疼痛

（1）常见的几个基本概念

1）膝前痛：是由多种独立疾病组成的综合征，共同特征为髌骨周围痛。由于有多重病因，需要进行个体化诊断和治疗。

2）髌骨软化症：尽管目前仍然在广泛使用该名

称，但其实它是一个不准确的概念。20世纪60年代以前，人们曾认为膝前痛的病因是髌骨软骨的软化，随即称之为髌骨软化症（chondromalacia patellar），但后来逐渐发现膝前痛与髌骨软骨的软化并没有相关性，关节镜下观察到有软化现象的许多患者并没有疼痛，而存在膝前痛症状患者的软骨可以是正常的，或病变程度比软化更重。进一步研究发现，软骨本身没有神经末梢，其损伤不会引发疼痛，而软骨下骨的病变是引发疼痛的一个原因。软骨软化是一个关节镜下的表现，是软骨退行性变的早期阶段，不能以这样一个早期软骨病变阶段解释所有的膝前痛。因此这个概念逐渐被废弃，目前称之为髌骨软骨损伤或软骨退行性变。

3）髌股外侧关节高压症（excessive lateral pressure syndrome，ELPS；lateral patellar compression syndrome，LPCS）：简称为外侧高压症，由法国的Ficat于20世纪70年代提出，属于膝前痛的一种类型，是一种髌股力线不良综合征。核心问题是髌股关节外侧关节囊紧张，活动度明显减少，髌骨倾斜，不合并髌骨外侧半脱位和不稳定，临床表现为髌股关节疼痛。该综合征存在外侧支持带的病理学基础（过度紧张或神经末梢改变）。

合并不稳定或外侧半脱位的髌骨倾斜属于不稳定范畴，不归于外侧高压症。

（2）病因

1）髌股关节软骨退行性变或损伤：软骨生理性退行性变的发病年龄常在40岁左右。年轻患者的膝前痛有一部分是由于软骨损伤所致，有多种原因，如不稳定、过度使用、下肢力线不良等。

2）外侧高压症：年轻患者外侧高压症发病初期的疼痛症状来源于外侧支持带短缩。Fulkerson曾在外侧支持带上发现了末梢神经纤维瘤及脱髓鞘改变。外侧支持带内的感觉神经末梢受到过度牵拉和压迫，产生疼痛症状。后期的疼痛是外侧支持带和软骨损伤双重作用的结果。

3）髌股关节力线不良：髌股关节力线不良导致髌股关节接触面减小，降低了疼痛阈值，在某些刺激下（外伤或过度运动）容易导致膝前痛。常见类型有：①下肢的扭转畸形（前倾角过大和胫骨过大外旋）；②髌骨外侧倾斜和外侧半脱位；③髌骨运动轨迹异常。

4）过度使用：长期高强度的运动导致软骨损伤及退行性变软组织慢性劳损。

5）髌腱腱病及腱周炎：常见于髌腱末端及髌腱实质区域的慢性炎症。

肢其他骨性发育异常，如膝外翻、滑车发育不良、股骨和胫骨扭转畸形、胫骨结节外偏等（图40-6）。

40.3 临床评估

40.3.1 病史与临床表现

（1）复发性髌骨脱位

1）典型的脱位症状：通常由轻微的扭转动作诱发髌骨向外侧脱位，随即复位。患者常描述为"髌骨错动"或"膝关节脱臼"。伤后数小时关节肿胀、关节腔积液、疼痛逐渐加重、基本日常功能受限。症状反复发作。

2）诱发动作：屈膝30°位，足固定，躯干内旋；日常生活动作，如不经意的转身、"剪刀样"蹲起、体育运动。患者往往不能准确描述受伤时的动作。

3）隐匿症状：有些患者主诉的症状是非特异性的，如容易摔倒、膝关节反复肿胀积液、髌骨周围痛、髌股关节摩擦音、交锁感、上下楼困难、下蹲困难等。这类症状容易产生误导，需要与髌股关节炎和风湿免疫性疾病鉴别。

（2）习惯性髌骨脱位

1）主诉：患者常以外观异常和主动伸膝功能受限就诊，尤其是主动开链伸膝（open chain knee extension）受限（图40-5）。通常无疼痛。常合并下

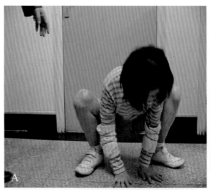

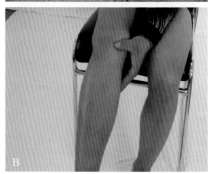

图40-5 习惯性髌骨脱位股四头肌功能障碍表现

A. 蹲起时需要手扶地；B. 主动伸膝终末阶段需要手辅助

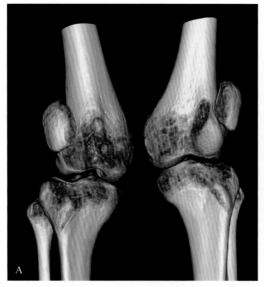

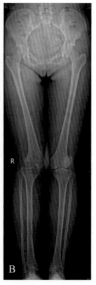

图40-6 固定性髌骨脱位合并下肢外翻畸形

A. 双膝固定性髌骨脱位，股骨和胫骨之间存在扭转畸形，股骨滑车发育不良，胫骨结节外偏；B. 双膝外翻畸形

2）体征：屈膝时髌骨向外侧脱位，伸膝时复位。开始脱位时的屈膝角度差异较大，可以是 10°～20°，也可以是 60°～90°。一旦开始脱位，屈膝角度越大，髌骨向外侧脱位程度也随之加大。如果手法强行限制髌骨脱位，则会阻止膝关节进一步屈曲（图 40-7）。这类患者膝关节被动活动度正常。

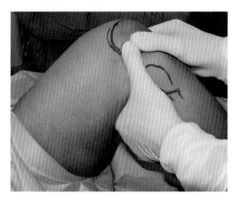

图 40-7　HPD 外力限制髌骨脱位导致屈膝受限

3）诊断：屈膝位髌骨脱位是诊断要点，需要与 RPD 进行鉴别。

（3）膝前痛

1）原发性膝前痛：无外伤史，疼痛较为隐匿。疼痛常为钝痛，呈间歇性，有明显的发作期和缓解期。疼痛以髌骨为中心，累及髌韧带并弥散至周围广泛区域，常主诉合并关节摩擦感，偶有交锁感。需要仔细询问病史，寻找出诱发因素才能进行针对性治疗。常见诱因：①过度使用是较为常见的病因，如工作、体育运动、旅游、爬山等，注意询问时间、强度、频率的改变。②久坐疼痛，伸膝缓解。包括开车疼痛，特别是长时间脚踩离合器，常导致左膝疼痛。③上下楼梯疼痛和深蹲疼痛。

2）继发性膝前痛：①髌骨不稳定性疼痛；②前交叉韧带重建后疼痛，特别是使用髌韧带作为移植物时更为常见；③后交叉韧带损伤后疼痛；④半月板损伤后疼痛。

40.3.2　体格检查

髌股关节不稳和疼痛的病因是多元性的。临床评估不仅限于膝关节局部，整个下肢甚至全身情况都需要进行评估，全面筛查力学环境中的不良或易患因素。以病史为线索进行系统的体格检查，逐步剖析髌骨脱位和疼痛的成因并评估其严重程度。

系统的体格检查可根据不同体位进行评估（表40-2），包括站立位、步态分析、坐位、平卧位、髌股关节局部的特殊检查和全身检查。

表 40-2　髌股关节的系统体格检查项目

体位	检查项目	表现
站立位	膝关节局部	"髌骨斜视"、"刺刀征"、胫骨结节外偏
	步态	股内旋
	足	代偿性足旋前，平足
	下肢全长	膝外翻、股骨内旋、胫骨外旋、膝过伸
坐位	90°Q 角	＞10°为异常
	髌骨运动轨迹	"J"形征，屈膝外侧脱位轨迹
仰卧位	0°Q 角	＞20°为异常
	髌骨外推试验	髌骨外移增大
	外推恐惧试验　改良外推恐惧试验	髌骨外移增大且伴有患者恐惧感
	髌骨倾斜试验	正常者可达水平位
俯卧位	股骨前倾角	髋关节内旋角测量
	胫骨外旋	股足角测量
全身检查	关节松弛症（手、肘、膝、腰）	掌指关节过伸，肘关节过伸，膝关节过伸，腰前屈活动度增大

（1）站立位检查

患者站在检查者前方，检查者从前方、侧方和后方观察。

1）前方观察（图 40-8）：①"刺刀征"（bayonet

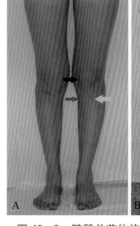
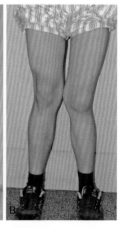

图 40-8　髌股关节体格检查站立位正面观

A. 左膝髌骨脱位患者"髌骨斜视"（黑色箭头）、"刺刀征"（红色箭头）、胫骨结节外偏（绿色箭头）；B. 髌骨脱位患者膝外翻畸形

sign),胫骨近端 1/3 明显内翻。②"髌骨斜视"（squinting patellae），即当患者双足平行站立时，由于代偿性股骨内旋导致两侧髌骨斜向内侧。③胫骨结节外偏。④膝外翻。⑤股内旋步态。

2）侧方观察（图 40-9）：患者是否存在腰椎前凸、膝过伸或伸直受限。

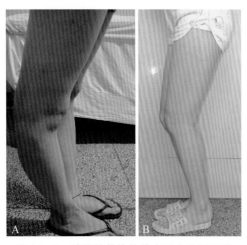

图 40-9 髌股关节体格检查站立位侧面观

A. 膝关节过伸；B. 髌骨脱位患者因恐惧伸直脱位导致屈膝畸形

3）后方观察：患者是否存在脊柱侧弯、骨盆倾斜（可能与原发性或继发性双下肢不等长有关）、距骨倾斜、平足等（图 40-10）。

（2）坐位检查

患者坐在检查床边，双小腿悬垂，除了观察膝关节是否有异常骨性突起、肿胀、肌肉萎缩等外，还应着重进行以下 2 项检查。

1）90°Q 角（图 40-11）：1990 年，由 Kolowich提出。屈膝 90°测量髌骨中心点到胫骨结节中心点连线与股骨内、外侧髁连线的垂线之间的夹角，正常值为 0°，＞10°为过度外偏。对于 RPD，由于在屈膝90°时髌骨位于股骨滑车中心，消除了髌骨外位对 Q角的影响，因而屈膝 90°位 Q 角比传统的 0°Q 角更为准确。HPD 患者不适合测量此参数。

2）髌骨运动轨迹（图 40-12）：正常情况下，当膝关节处于伸直位时，髌骨位于髌股关节外上方（近端偏外）。随着屈膝角度的不断加大，髌骨逐渐向远端和内侧移动。屈膝 30°～40°时髌骨进入股骨滑车，随即完成中央化，形成髌股关节契合，一直到完全屈膝。正常膝关节在伸屈过程中，肉眼观察髌骨

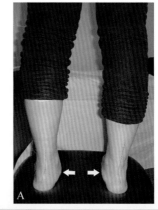

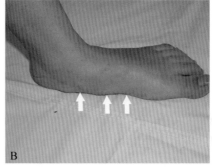

图 40-10 髌骨脱位代偿性足畸形

A. 足跟外翻，足旋前（白色箭头）；B. 平足，内侧足弓塌陷（白色箭头）

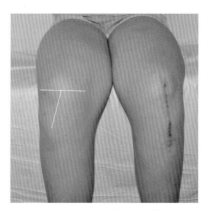

图 40-11 90°Q 角测量

几乎是沿直线在近端和远端间移动，仅在伸膝的终末期向外侧轻度滑移，常无法察觉。常见的髌骨异常运动轨迹有以下两种。

A. "J"形征（J-sign）：又称为近端轨迹不良。患者坐位，小腿悬垂于床边。检查者要求患者主动最大限度伸直膝关节，检查者从前方观察髌骨运动轨迹。如果髌骨出现突然向外侧跳动或明显向外侧滑

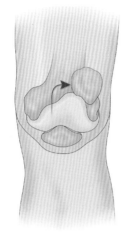

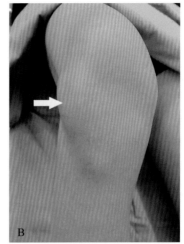

图 40-12　髌骨运动轨迹不良

A. 左膝"J"形征；B. 右膝远端轨迹不良

动,即为阳性。

B. 屈膝外侧脱位轨迹:见于 HPD,又称为远端轨迹不良。

（3）仰卧位检查

1) 髌骨外(内)推试验:患者平卧位,膝关节屈曲 20°～30°,放松股四头肌。检查者的拇指置于髌骨内缘,将髌骨轻轻向外(内)推,记录髌骨外移(内移)程度(图 40-13)。该试验是髌骨外侧(内侧)脱位的确诊试验。手术前麻醉下检查更为准确。

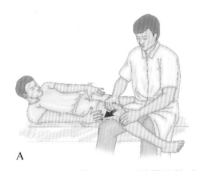

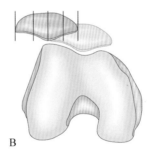

图 40-13　髌骨外推试验及分度示意图

A. 屈膝 30°位,外推髌骨；B. 将髌骨宽度分为 4 等份,记录髌骨外移的程度

2) 恐惧试验:做法同髌骨外推试验。如果患者表现出明显的恐惧,或者患者因害怕髌骨脱位而拒绝配合检查,则为阳性。

3) 改良外推恐惧试验(图 40-14):Tanner 提出将髌骨向外下方推移比经典的外侧推移更加敏感。

4) 髌骨倾斜试验(图 40-15):患者仰卧位,膝关节伸直,股四头肌放松。检查者拇指和其余 4 指分别放在髌骨的外侧缘和内侧缘,感觉髌骨内、外侧缘的高度,通过对比髌骨内、外侧缘的高度来判断髌骨的倾斜程度。如果内侧缘比外侧缘高,则为髌骨外倾;反之,则为髌骨内倾。如不能使髌骨外侧关节面提升至水平面或稍高于水平面,表明髌骨外侧支持带过度紧张。如果过度内倾,常为外侧支持带过度松解术后表现。

5) 0°Q 角:Brattström 首次将 Q 角定义为股四头肌机械轴延长线与髌腱在髌骨中心点处的夹角(图 40-16)。临床上 Q 角是指髂前上棘到髌骨中

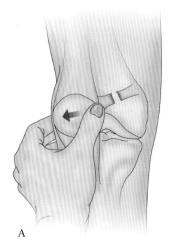

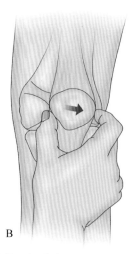

图 40 - 14   改良的髌骨外推恐惧试验

A. 将髌骨向外下方推动；B. 患侧和健侧对比，分别记录松弛程度

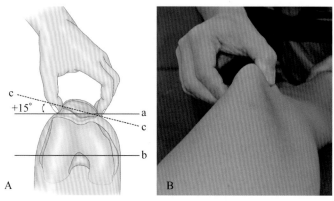

图 40 - 15   髌骨倾斜试验示意图

A. 髌骨倾斜试验示意图；B. 左膝外侧支持带松解术后，髌骨过度内倾

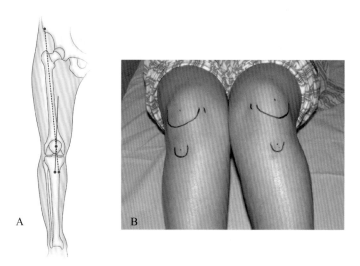

图 40 - 16   0°Q 角的定义和临床测量方法示意图

A. 标准的 0°Q 角测量方法；B. 临床测量定位，髌骨外侧半脱位会影响 0°Q 角的准确性

心点连线与胫骨结节最高点到髌骨中心点连线两条连线的夹角,正常值男性为10°,女性为15°。

测量方法:患者平卧位,嘱其放松,髋关节和膝关节都置于中立位。检查者标记胫骨结节的中心点;确认髌骨处于股骨滑车中心位置,标记髌骨中心点;标记髂前上棘的最高点;然后使用角度尺测量Q角(图40-16B)。

需要注意的是,0°Q角的测量将参照点设在髌骨中心,如果髌骨处于外位,会直接导致测量值偏

小,甚至正常。对于下肢旋转畸形的患者,如果髌骨没有处于股骨滑车中心位置,0°Q角可能为"正常"值。因此,测量时务必保证髌骨位于滑车中央。

(4)俯卧位检查

1)股骨前倾角检查(图40-17):可以通过检查髋关节的内、外旋来评估。如果髋关节内旋角度超过外旋角度30°以上,提示股骨前倾角过大,需要进一步用CT测量。髋关节内旋角度与股骨前倾角存在相关性,但绝对值并不相同。

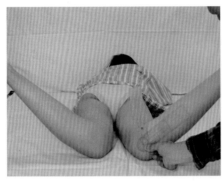
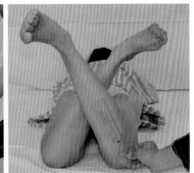

图40-17　股骨前倾角的体格检查

2)胫骨外旋检查(图40-18):屈膝90°位,测量双踝-足内缘平面与股骨纵轴的夹角,即股足角。该角度与CT测量值存在相关性,但绝对值并不相同。

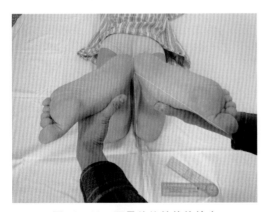

图40-18　胫骨外旋的体格检查

(5)全身检查(关节松弛症的评估)

多发性关节松弛症(generalized laxity)和膝关节局部松弛症(localized joint laxity)是髋股关节不稳定的常见易患因素之一。

Beighton诊断标准:满分9分,成人评分≥4分、儿童评分≥6分即可诊断为多发性关节松弛症(图40-19)。

40.3.3　影像学检查

髋股关节疾病的放射学评估包括X线、CT和MRI检查,常用于评估骨和软骨因素。常规X线是所有影像学检查的第一步。通过X线检查和体格检查进行初步筛查,随后进行更有针对性的特殊检查,如MRI、CT或三维CT检查等。

(1)X线

1)膝关节正位片:对于髌骨不稳定,膝关节正位片能够看到髌骨偏离正常的位置,向外侧脱位(图40-20A)。有时可能发现游离体,提示在髌骨脱位的过程中,髌骨与股骨外侧髁撞击造成骨软骨骨折(图40-20B)。

2)膝关节侧位片:要求拍摄膝关节纯侧位片,即两个股骨后髁的边缘完全重合。常用于评估股骨滑车发育不良和髌骨高度。

A. 正常股骨滑车的X线表现:①Blumenssat线延续为股骨滑车沟基底线,该基底线始终位于股

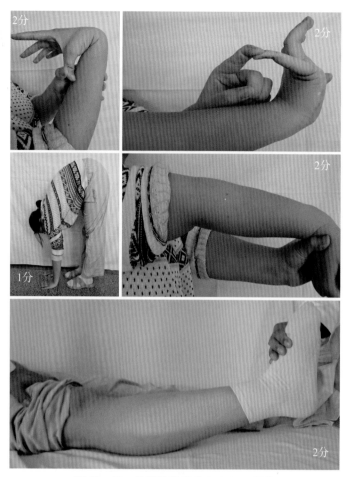

图 40 - 19　关节松弛症的 Beighton 评分

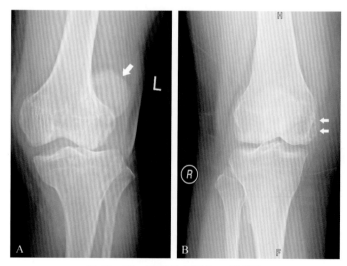

图 40 - 20　髌股关节正位 X 线影像

A. 髌骨处于外偏位置（白箭头）；B. 膝内侧隐窝见游离体（双白箭头）

骨内、外侧髁轮廓线的后方,意味着滑车沟低于滑车侧壁;②滑车基底线的最高点不超过股骨干前方皮质的延长线;③股骨内、外侧滑车轮廓线几乎重叠,只显影为一条轮廓线(图40-21)。

B. 股骨滑车发育不良X线特征(图40-22):①交叉征(crossing sign);②突起征(prominence);③双轮廓征(double contour)。交叉征和突起征表明滑车基底抬高,与股骨内、外滑车等高;双轮廓征为股骨内侧滑车发育不良的特征。

C. 股骨滑车发育不良X线分型:根据上述3个基本特征,Dejour将股骨滑车发育不良分为4型(表40-3、图40-23)。

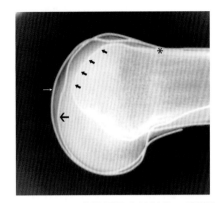

图40-21 正常股骨滑车的侧位X线影像

滑车沟基底线(多个黑色小箭头)位于股骨外侧髁轮廓线(黑色箭头)和内侧髁轮廓线(白色箭头)的后方和下方;滑车沟基底线的最高点不超过股骨干前方皮质水平线(﹡)

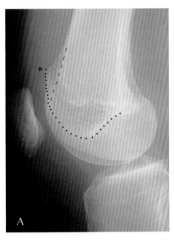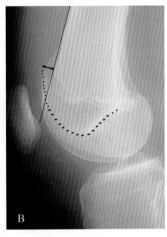

图40-22 股骨滑车发育不良的X线影像

A.交叉征,股骨滑车沟基底线(黑色点线)与股骨外侧髁轮廓线相交叉(﹡位置);双轮廓征,股骨内侧髁轮廓线(短虚线)与股骨外侧髁轮廓线(﹡位置)彼此分开。B.突起征,股骨滑车沟基底线最高点高于股骨前方皮质延长线(黑色实线)

表40-3 股骨滑车发育不良的Dejour分型

分型	X线征象	轴位CT表现
A型	交叉征	滑车沟较浅,股骨滑车沟角>145°;内、外侧滑车形态基本正常
B型	交叉征＋突起征	滑车沟扁平或凸起,内、外侧滑车形态正常
C型	交叉征＋双线征	内侧滑车发育差,外侧滑车形态异常,呈凸轮状

续 表

分型	X线征象	轴位CT表现
D型	交叉征＋突起征＋双线征	滑车沟呈外凸状,外侧滑车形态异常,呈凸轮状;内侧滑车发育差,呈"悬崖征"

D. 髌骨高度:常用评估髌骨高度的指标包括 Insall-Salvati 指数、Caton-Deschamps 指数和 Blackburne & Peel 指数(图40-24,表40-4,表40-5)。

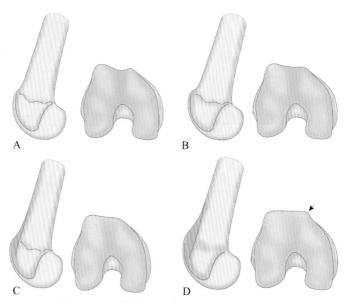

图 40-23　股骨滑车发育不良的 Dejour 分型

A 型,交叉征,股骨滑车低平;B 型,交叉征+突起征,股骨滑车扁平或凸起;C 型,交叉征+双线征;D 型,交叉征+突起征+双线征,不对称的滑车关节面,内侧和外侧滑车关节面的"悬崖征"(黑色箭头)

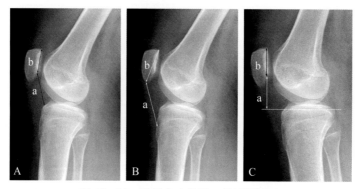

图 40-24　髌骨高度常用 X 线测量方法

A. Caton-Deschamps 指数;B. Insall-Salvati 指数;C. Blackburne-Peel 指数

表 40-4　3 种常用的髌骨高度 X 线测量方法的正常值和阈值

指　数	正常值	低位髌骨	高位髌骨
Insall-Salvati	1.0	<0.8	>1.2
Caton-Deschamps	1.2	<0.6	>1.2
Blackburne-Peel	0.8	<0.5	>1.0

表 40-5　3 种常用的髌骨高度 X 线评估方法的特点比较

指数	屈膝角度	优　点	缺　点
Insall-Salvati	20°~70°	不受屈膝角度影响	不能评估胫骨结节远、近端移位
Caton-Deschamps	30°	胫骨结节远、近端移位术前设计和术后评估	屈膝角度需严格控制;胫骨前上缘显影不清
Blackburne-Peel	无要求	不受屈膝角度影响	髌骨关节面长度分辨不清;描记胫骨平台的延长线需要较高的精度

E. 髌骨倾斜：侧位 X 线片显示的髌骨不同形态提示髌骨不同程度的倾斜（图 40 - 25）。

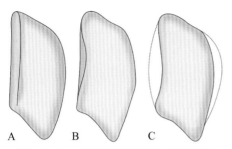

图 40 - 25　髌骨倾斜的侧位 X 线表现

A. 正常形态，髌骨的外侧关节面在髌骨嵴的后方；B. 轻度倾斜，髌骨的外侧关节面与髌骨嵴重叠；C. 严重倾斜，髌骨外侧关节面位于髌骨嵴后方

3）膝关节切线位片：切线位片用于观察股骨滑车入口区形态以及髌股关节在该区的对合关系。为观察这个特定区域，拍摄时要控制屈膝角度（30°～45°）和球管投照角度。屈膝角度＞90°的投照区域并非入口区，对于评估髌股关节疾病没有太多实际意义。屈膝角度和球管投照角度的组合产生两种常用投照技术：Merchant 方法和 Laurin 方法。Merchant 位与 Laurin 位的屈膝角度和球管投照角度不同，各有 2 个测量参数，彼此间不能混淆。

A. Merchant 位：投照方法见图 40 - 26；测量参数有滑车沟角和适合角见图 40 - 27。

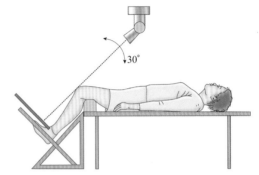

图 40 - 26　膝关节 X 线切线位的 Merchant 投照技术

屈膝 45°，球管与水平面 30°成角，即 45°/30°配置

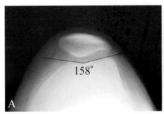
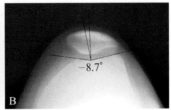

图 40 - 27　Merchant 位切线片的测量参数

A. 滑车沟角由 2 条线构成，分别连接股骨滑车沟最低点与内、外侧滑车最高点，平均值为 138°，男性与女性相同。B. 适合角由 2 条线夹角构成。第 1 条线为沟角的角平分线，第 2 条线为滑车沟最低点与髌骨关节面嵴的最低点连线。如果第 2 条线位于角平分线的外侧为正值，位于内侧为负值，则正常平均值−6°（标准差为 11°）

B. Laurin 位：投照方法见图 40 - 28；测量参数有外侧髌股角见图 40 - 29A 和髌股指数见图 40 - 29B。

C. 切线位 X 线片的髌骨形态 Wiber 分型见图 40 - 30。

D. 髌股关节切线位应力 X 线片见图 40 - 31。

（2）CT

1）多平面 CT：为了获得标准投照位置，要求膝关节完全伸直，髌骨严格向上，足外旋 15°，双足固定在脚踏上。

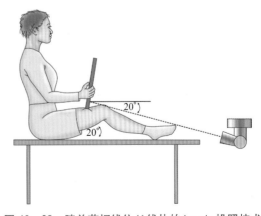

图 40 - 28　膝关节切线位 X 线片的 Laurin 投照技术

屈膝 20°，球管与水平面 20°成角，即 20°/20°配置

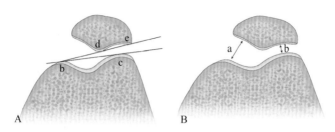

图 40-29　Larurin 技术切线位 X 线片的测量参数

A. 外侧髌股角,角度为 0°或向内开口(＜0°)为异常;B. 髌股指数定义为
髌骨-股骨关节面的内侧间隙与外侧间隙的比值(a/b),正常值＜1.6

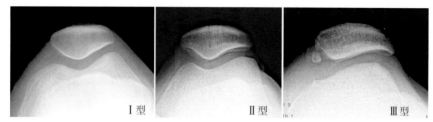

图 40-30　髌骨形态的 Wiber 分型

Ⅰ型:关节面内侧＝外侧;Ⅱ型,关节面外侧＞内侧;Ⅲ型,关节面外侧≫内侧

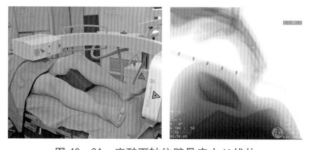

图 40-31　麻醉下轴位髌骨应力 X 线片

应力下显示髌骨向内侧半脱位且倾斜。投照时放置可显影刻度标尺,进行量化
测量

A. 扫描层面:为了进行测量,扫描范围需要包括髋关节、膝关节和踝关节的 6 个特定区域(图 40-32)。①髋关节:扫描范围包括从股骨头颈部到小粗隆,扫描平面需要通过双侧股骨颈,位于转子窝的顶部。②髌骨:扫描平面需要通过髌骨的中心,通过髌骨横断面最宽的位置。③股骨远端:扫描平面需要通过股骨滑车的近端。在 CT 扫描图像上髁间窝看起来像"罗马拱门"的形状。④胫骨近端:扫描平面通过胫骨近端干骺端,恰位于关节面下方。⑤胫骨结节:扫描平面通过胫骨结节的近端。⑥踝关节:扫描层面通过内、外踝的基底。

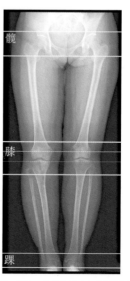

图 40-32　多平面 CT 扫描层面

B. 测量参数：①胫骨结节－股骨滑车间距（tibial tubercle-trochlear groove distance，TT－TG）（图40-33）；②髌骨倾斜角（图40-34）；③股骨前倾角（图40-35）；④胫骨外旋（图40-36）。

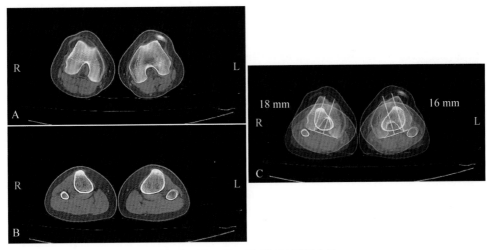

图 40-33 TT-TG 的 CT 测量方法

第1个扫描平面通过股骨滑车近端(A)，第2个扫描平面通过胫骨结节近端(B)，将2个扫描平面叠加(C)，标记股骨后髁的连线作为参考线，股骨滑车最低点和胫骨结节中点分别投影在参考线上，测量这两点间的距离，即为 TT－TG。正常值<12 mm

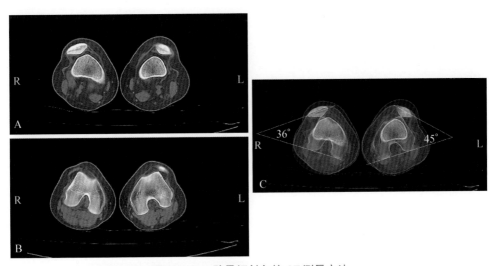

图 40-34 髌骨倾斜角的 CT 测量方法

第1个扫描平面通过股骨滑车近端(A)，第2个扫描平面通过髌骨的最大横径(B)，将2个扫描平面叠加(C)，标记股骨后髁的连线作为参考线，绘制通过髌骨横轴的直线，测量2条直线的夹角，即为髌骨倾斜角。正常值<20°

2) 三维CT：三维CT重建能够更加直观地显示膝关节的骨性结构，如髌骨与股骨滑车的对位关系、股骨滑车发育不良等。也可用于测量股骨前倾角和胫骨外旋角(图40-37)。

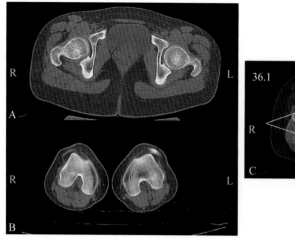
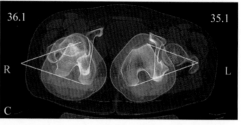

图 40 - 35　股骨前倾角的 CT 测量方法

第 1 个扫描平面通过股骨头颈部(A),第 2 个扫描平面通过股骨滑车近端(B),将 2 个扫描平面叠加(C),标记股骨后髁的连线作为参考线,绘制通过股骨头和股骨颈中心的连线,测量 2 条直线的夹角,即为股骨前倾角。正常值为 $10.8°\pm8.7°$

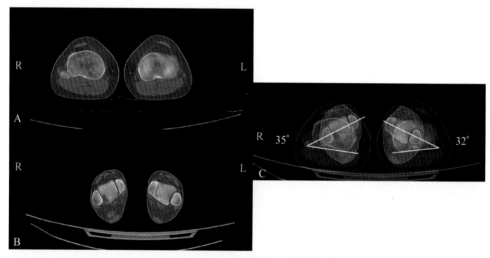

图 40 - 36　胫骨外旋的 CT 测量方法

第 1 个扫描平面位于胫骨关节面下方(A),第 2 个扫描平面通过踝关节(B),将 2 个扫描平面重叠(C),绘制胫骨平台后缘的切线作为参考线,内、外踝连线与参考线的夹角即为胫骨外旋角。正常人群的胫骨外旋角平均值为 35°

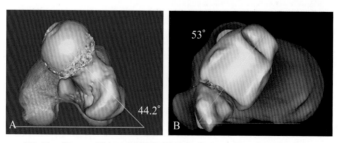

图 40 - 37　三维 CT 测量股骨前倾角和胫骨外旋角的方法

A. 股骨前倾角的测量,股骨头、颈中心连线与股骨后髁连线的夹角;
B. 胫骨外旋角的测量,内、外踝连线与胫骨后侧平台连线夹角

40.3.4 诊断与鉴别诊断

（1）诊断

1）RPD：根据典型的发作性脱位-复位病史和髌骨外推恐惧试验可确诊。对于症状不典型或急性期病例，体格检查可明确诊断，避免误、漏诊。

2）HPD：根据每次屈膝髌骨向外侧脱位的典型表现可确诊。由于治疗方法差异较大，应特别注意与复发性脱位相鉴别，否则会产生较高的手术失败率。

3）外侧高压症：典型的外侧高压症属于低发病率疾病，临床中应严格遵循以下4项诊断标准，以避免过度诊断。

A. 影像学诊断：屈膝45°的Merchant位和屈膝20°的Laurin位切线X线片。

直接征象：髌骨外倾但没有髌骨外移（图40-38）。

间接征象：软骨下骨密度外侧增加，内侧减少；骨小梁向外侧偏移，骨小梁与外侧关节面垂直；髌骨外侧缘骨折、骨赘形成、外侧支持带骨化。

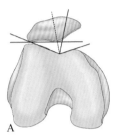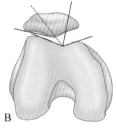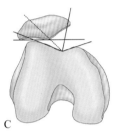

图40-38　髌股关节对合不良的3种常见表现

A. 髌骨外倾；B. 髌骨外移；C. 外倾加外移

CT测量髌骨倾斜角：详见本章40.3.3节。Fulkerson推荐髌骨倾斜角＞13°（屈膝15°和30°投照）为髌骨倾斜；Lyon学派认为髌骨倾斜角＞20°（0°投照）是外侧支持带松解的指征（图40-39）。

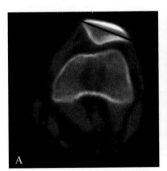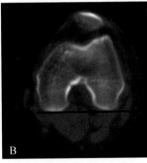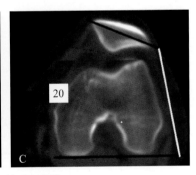

图40-39　外侧高压症髌骨倾斜角的CT测量

髌骨最宽平面（A）与滑车拱门平面（B）图像叠加，形成人工合成图像（C），测量髌骨轴线与股骨后髁连线夹角

B. 症状：髌骨外侧疼痛。

C. 体格检查：髌骨外侧缘压痛（关节面、支持带），倾斜试验＜0°，内推试验＜1为阳性。

D. 关节镜诊断：见图40-40。

（2）鉴别诊断

1）常见髌骨脱位类型的鉴别诊断见表40-6。

2）髌骨周围痛的鉴别诊断：

A. 髌股关节炎：容易与外侧高压症相混淆。髌股关节炎早期患者大部分通过非手术治疗可获得满意疗效，进展期可考虑进行关节置换手术。髌股关节炎并非外侧支持带松解术的理想适应证，因为术后缓解期大约为1年，此后满意率显著下降，疼痛复发的比例增高。因此，从治疗角度来讲，这两种疾病应该加以区分。遵循上述4项诊断标准，不难进行鉴别。

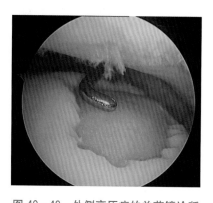

图 40-40　外侧高压症的关节镜诊断

关节镜下见髌骨外侧关节面 3 度软骨退行性变，股骨外侧滑车关节面软骨 4 度缺损，符合外侧高压症的关节镜表现

B. 运动性膝前痛：大多出现于运动活跃的年轻患者，经常进行跳跃类运动。患有胫骨结节骨骺炎者更容易于运动后诱发。常见的疼痛部位位于髌韧带区域（髌骨下极、髌腱实质部和胫骨结节），也可表现为髌骨后方区域疼痛。大部分患者通过康复手段进行治疗，不需手术。如果因误诊而进行外侧支持带松解术，容易导致医源性髌骨内侧脱位。

C. 髌股关节不稳与外侧高压症：影像学显示髌骨外侧高压症有外倾但不应有外移，合并外移者应注意鉴别髌股关节不稳。不能草率进行外侧支持带松解术。由于存在治疗方法的差异，两者应严格加以区分。

表 40-6　常见髌骨脱位类型的鉴别诊断

项目	RPD	HPD	CPD
年龄	青少年，年轻患者	青少年，年轻患者	<10 岁发现
性别	女性多见	无差别	无差别
出现时间	外伤后	发育性	出生时
脱位特点	发作性	每次屈膝	永久性（固定性）
可复位性	自动复位	伸膝复位	不可复位
髌骨高度	高位	低位	低位
易患因素	高位髌骨、滑车发育不良、胫骨结节外偏、膝外翻、前倾角、胫骨外旋、关节松弛等	低位髌骨、滑车发育不良、胫骨结节外偏、膝外翻、前倾角、胫骨外旋、关节松弛	全身性综合征

40.4　治疗

40.4.1　复发性髌骨脱位

（1）治疗原则

1）恢复稳定和无痛的关节是治疗的最终目的。

2）多因素考量和准确评估、制订个体化的治疗方案是取得满意疗效的前提。

3）RPD 在一定程度上是可以控制的，要选择适当的治疗方案。针对脱位次数和频度、不稳定程度（体格检查）、软骨条件、骨和力线、年龄、体重、关节松弛症、手术等因素进行综合考量。对于有多次脱位病史的年轻患者尽早实施手术治疗，有利于保护软骨。而对于发作频度不高、软骨无明显退

行性变的患者，非手术治疗也是可行的。对于骨发育异常程度高、手术侵入性大的病例，需要慎重考虑。

4）手术治疗应以内侧髌股韧带重建为核心。

5）RPD 有不同的子类型，应注意识别。单一治疗方式不能解决所有类型的髌骨脱位问题。对于一些严重的脱位类型，如合并下肢力线不良、骨发育严重异常、髌骨运动轨迹严重异常者，单纯采用 MPFL 重建技术可能会影响疗效。

（2）非手术治疗

部分初次脱位或脱位频度较低的患者可采取非手术治疗。改变运动方式、避免诱发动作（屈膝位、足固定、身体向内侧扭转）和佩戴髌骨稳定支具（图 40-41）均有助于减少脱位频率或防止脱位发生。

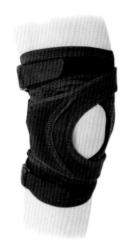

图 40‑41 髌骨稳定支具

对于脱位病程长、已经形成严重髌股关节退行性变、以疼痛为主要症状的患者,手术疗效难以预期,更倾向于采取非手术治疗。

(3) 手术治疗

1) 适应证:理想的适应证为年轻、无痛、反复脱位的患者。

2) 相对禁忌证:骨骺未闭合、体重过大、全身关节松弛症、膝关节过伸>15°、膝外翻>10°、骨发育严重畸形、不接受骨性矫正手术、严重髌骨轨迹不良的患者都存在影响术后疗效的潜在因素,不应勉强手术。

3) 方法与技术:MPFL 重建术见图 40‑42。胫骨结节内移截骨术见图 40‑43。骨性畸形的矫正见图 40‑44~图 40‑47。

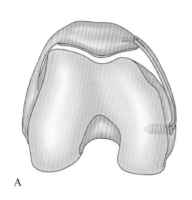
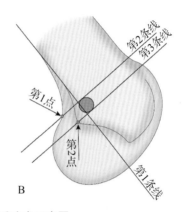

图 40‑42 MPFL 重建术示意图

A. 移植物选择自体半腱肌腱,移植物的髌骨侧采用双锚钉固定,股骨侧采用股骨隧道内可吸收挤压螺钉固定;B. 股骨定点准确度对手术影响较大,采用术中透视定位有助于提高准确度和可重复性

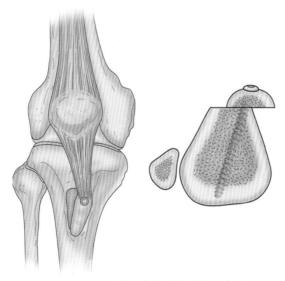

图 40‑43 胫骨结节内移截骨术示意图

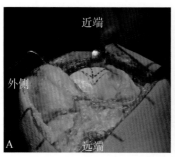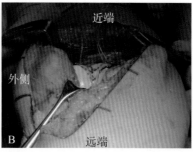

图 40-44　右股骨滑车发育不良成形术

截骨前（A）与截骨后（B）对比

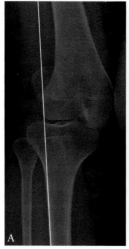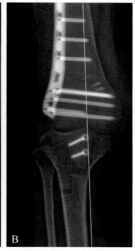

图 40-45　髌骨脱位合并膝外翻畸形行股骨远端
截骨术手术前后 X 线影像

A. 截骨术前；B. 截骨术后

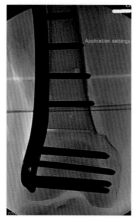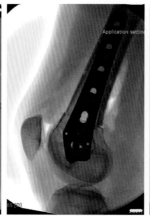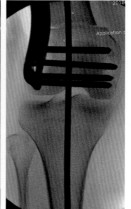

图 40-46　髌骨脱位股骨远端旋转截骨术术后 X 线影像

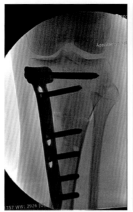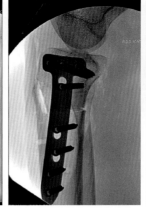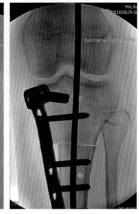

图 40 – 47　髌骨脱位胫骨近端旋转截骨术术后 X 线影像

4）并发症：关节粘连、胫骨结节截骨撕脱、骨折、伤口感染与出血、股骨隧道异位骨化、关节疼痛、关节摩擦感。

40.4.2　习惯性髌骨脱位

（1）治疗原则

1）儿童期：3～6 岁阶段及时诊断和治疗有助于髌骨和股骨滑车的塑形。

2）成人期：治疗目的为恢复伸膝装置功能、稳定关节及保护软骨。

3）手术治疗以伸膝装置短缩的治疗为核心。伸膝装置短缩是该病的主要病理特征。临床实践表明，大部分病例均需要进行伸膝装置延长手术。少部分病例以外侧纤维化为主，可单纯进行松解术。因此，正确判断伸膝装置短缩程度是治疗成功的关键。

（2）非手术治疗

适应证：①功能受限轻微；②髌股关节软骨严重退行性变，临床表现以疼痛为主。

（3）手术治疗

1）适应证：理想的适应证为股四头肌功能障碍、完全脱位、固定性脱位，且无明显软骨退行性变。

2）禁忌证：多次手术，皮肤条件差，特别是胫骨前方瘢痕形成，合并全身其他综合征需要优先治疗者。

3）方法与技术：

A. 儿童期治疗：①软组织矫正手术，包括外侧软组织广泛松解，涉及髂胫束、外侧支持带、股外侧肌腱；内侧结构加强，包括股内侧肌前移、内侧结构重叠缝合；髌韧带转位（图 40 – 48）。②股四头肌腱延长。

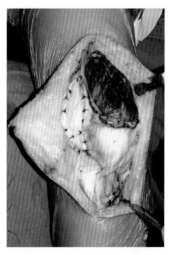

图 40 – 48　儿童 HPD 术式

外侧广泛松解，松解后形成的缺损用软组织补片修补；内侧重叠缝合，股内侧肌前内移位，髌韧带转位

B. 成人期治疗：①外侧软组织广泛松解，包括髂胫束、外侧支持带、股外侧肌腱松解延长（图 40 – 49）；②伸膝装置延长术，胫骨结节截骨，近端移位，股四头肌腱延长（图 40 – 50）。

4）并发症：残存外侧脱位、伤口感染和出血、关节粘连。

40.4.3　髌股关节疼痛

治疗原则：①大部分病例均可以采用非手术治疗。规范的理疗康复对于髌股关节疼痛的治疗很重要。②选择手术治疗前首先要明确诊断，区分易混

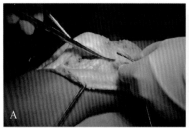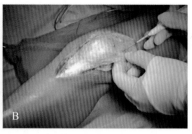

图 40 - 49 成人 HPD 外侧松解术

A. 外侧支持带松解；B. 股四头肌腱外侧头松解延长

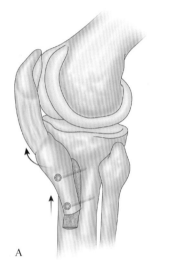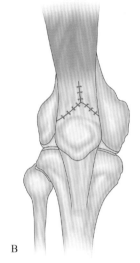

图 40 - 50 HPD 伸膝装置延长术

A. 胫骨结节截骨、近端移位；B. 股四头肌腱成形术

浒的疾病。③髌股关节的力学环境对于软骨损伤的形成和修复都很重要。④考虑到手术疗效的预期性不强，髌股关节疼痛采取手术治疗应慎重。⑤对于髌股关节疼痛患者不提倡常规进行关节镜清理手术。

40.4.4 髌股关节软骨退行性变

（1）非手术治疗适应证

早期软骨退行性变、病损程度轻的病例（图 40 - 51A）。

（2）手术治疗

1）适应证：股骨滑车外侧、髌骨外侧和下极关节面软骨损伤（图 40 - 51B、C）。

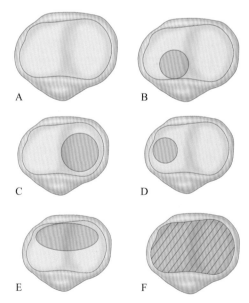

图 40 - 51 髌骨软骨退行性病变分布

内侧：左；外侧：右。A. 正常髌骨；B. Ficat Ⅰ型软骨损伤，髌骨下极；C. Ficat Ⅱ型软骨损伤，髌骨外侧面；D. Ficat Ⅲ型软骨损伤，髌骨内侧面；E. Ficat Ⅳ型软骨损伤，髌骨上极；F. Ficat Ⅴ型软骨损伤，髌骨广泛软骨损伤

2) 禁忌证：髌骨内侧、上极和广泛的软骨损伤（图 40-51D、E、F）。

3) 手术方法与技术：Fulkerson 提出了胫骨结节内移加抬高截骨术，该技术由于操作简便而被广泛使用（图 40-52、图 40-53）。胫骨结节抬高手术可以有效地减轻髌股关节压力，适合于髌骨或股骨滑车存在较大局灶性软骨损伤的病例。据研究，胫骨结节抬高 10～15 mm，髌股关节压力减小 20%。

4) 并发症：胫骨结节截骨不愈合、内固定失效、伤口感染、骨块突出顶压皮肤。

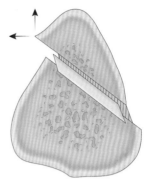

图 40-52　胫骨结节内移抬高术

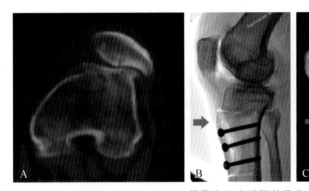

图 40-53　Fulkerson 截骨术治疗髌股关节炎病例

A. CT 显示髌股关节严重退行性变；B、C. 胫骨结节抬高加内移手术（红箭头），即 Fulkerson 截骨术

40.4.5　外侧高压症

(1) 非手术治疗

包括应用非甾体抗炎药，改变日常活动，调整运动水平。

(2) 手术治疗

1) 适应证：非手术治疗 3 个月无效者。诊断性试验：手术前可进行外侧支持带局部注射利多卡因，如有缓解，支持外侧高压症的诊断。

2) 禁忌证：诊断不明确，不能排除其他疼痛原因者。

3) 方法与技术（图 40-54）：①关节镜评估软骨

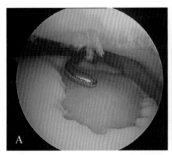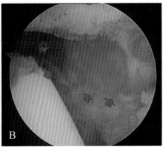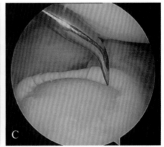

图 40-54　外侧高压症的关节镜诊断和治疗

A. 关节镜下见股骨外侧滑车软骨 4 度缺损；B. 外侧支持带松解（红色箭头）；C. 软骨缺损区采用微骨折技术治疗

高危损伤区,屈膝 30°～60°评估。②髌骨轨迹观察：0°～20°,外侧面接触;30°～40°,两侧接触;如果 40° 内侧面仍未接触,在排除髌骨脱位后,可诊断该病。③松解外侧支持带,避免松解股外侧肌腱。④修复软骨。

4) 并发症：术中止血不彻底可导致术后出血,建议松解结束后止血带止血。

40.5 康复原则及要点

40.5.1 康复原则

髌股关节不稳手术后的康复提倡早期活动,需要一定时间(通常 4 周左右)的相对制动,避免长时间严格固定。

髌股关节疼痛非手术治疗需要进行专业化的康复治疗,自行恢复往往难以获得满意疗效。

40.5.2 术后康复要点

(1) 制动时间

佩戴可活动支具保护 4 周。如果同时进行了胫骨结节截骨术,佩戴支具的时间可以延长到术后 6 周;如果进行了更大型的截骨手术(如膝外翻矫正术),可延长至术后 8 周。支具要固定在伸直位,如果使用铰链式支具,初始角度设定为 0°～30°位。

(2) 活动度练习

术后第 2～3 天可以开始进行屈膝锻炼,可使用被动关节练习器或在康复治疗师的指导下进行。大多数患者术后 3～4 周内屈膝可达 90°。如果术后 4～6 周仍不能达到屈膝 90°,除继续加强物理治疗外,可以考虑进行麻醉下推拿松解。

(3) 负重

对于单纯的 MPFL 重建患者,术后第 2～3 天可以扶双拐下床部分负重,负重程度以患者能够耐受为限,但不要超过体重的 50%(一般为体重的 25% 左右)。负重或步行锻炼时必须佩戴支具。完全负重的时间一般在术后 4 周,大型截骨术后的完全负重时间可适当推迟。

(4) 体育运动

术后 3 个月允许进行慢跑和轻微的体育活动,佩戴髌骨稳定护膝进行辅助保护。术后 6 个月左右,如果膝关节屈伸活动范围和股四头肌肌力恢复

正常,可以开始进行非对抗性体育活动。对于重返竞技性运动,需要专业的评估,包括关节稳定性、肌肉力量、本体感觉、运动功能等。

40.5.3 膝前痛康复要点

要点包括：①减轻疼痛和肿胀;②股四头肌肌力训练;③肌群间再平衡训练,如腘绳肌和股四头肌、股内侧肌群与外侧肌群的再平衡训练;④柔韧性训练,包括股四头肌、腘绳肌、髂胫束及腓肠肌;⑤下肢力线和步态的矫正;⑥使用支具辅助稳定髌骨。

(冯 华)

本章要点

1. RPD 与 HPD 的临床诊治路径截然不同,必须加以区分。

2. RPD 治疗中,MPFL 是一级稳定结构,是治疗的重点。

3. HPD 应以伸膝装置短缩为核心进行评估和治疗。

4. 髌股关节力学环境构成复杂,包括动力因素(股四头肌)和静力因素(骨、软骨、软组织)。

5. 骨性力线(关节局部及整个下肢)构成了髌股关节的力学环境,对稳定和疼痛都产生影响。

6. 髌骨的运动轨迹也是髌股关节疾病的影响因素。

7. 全面、规范的体格检查和影像学检查是制订临床治疗方案的依据。

8. 髌骨周围疼痛疾病谱广、涉及多种疾病,应注意鉴别诊断,治疗需要个体化。

9. 下肢扭转畸形对稳定性和疼痛都产生影响,是容易忽略的问题。

主要参考文献

[1] BEIGHTON P, DE PAEPE A, STEINMANN B, et al. Ehlers-Danlos syndromes: revised nosology, Villefranche, 1997. Ehlers-Danlos National Foundation (USA) and Ehlers-Danlos Support Group (UK)[J]. Am J Med Genet, 1998,77(1):31 - 37.

[2] BLACKBURNE J S, PEEL T E. A new method of measuring patellar height[J]. J Bone Joint Surg Br, 1977,59(2): 241 - 242.

［3］ BRATTSTROM H. Patella alta in non-dislocating knee joints［J］. Acta Orthop Scand，1970，41：578－588.

［4］ CATON J. Method of measuring the height of the patella［J］. Acta Orthop Belg，1989，55（3）：385－386.

［5］ COHEN Z A. Computer simulations of patellofemoral joint surgery. Patient-specific models for tuberosity transfer［J］. Am J Sports Med，2003，31（1）：87－98.

［6］ CONLAN T，GARTH W P，LEMONS J. Evaluation of the medial soft tissue restraints of the extensor mechanism of the knee［J］. J Bone J Surg，1993，75 Am：682－693.

［7］ DEJOUR H，WALCH G，NEYRET P，et al. Dysplasia of the femoral trochlea［J］. Rev Chir Orthop Reparatrice Appar Mot，1990，76：45－54.

［8］ FELLER J A，FEAGIN J A，GARRETT W E. The medial patellofemoral ligament revisited：an anatomical study［J］. Knee Surg Sports Traumatol Arthrosc，1993，1（3－4）：184－186.

［9］ FICAT P. The syndrome of lateral hyperpressure of the patella［J］. Acta Orthop Belg，1978，44：65－76.

［10］ FULKERSON J P. Anteromedialization of the tibial tuberosity for patellofemoral malalignment［J］. Clin Orthop Relat Res，1983，177：176－181.

［11］ FULKERSON J P，HUNGERFORD D S. Disorder of the patellofemoral joint［M］. 2nd ed. Baltimore：Willians & Wilkins，1990.

［12］ FULKERSON J P，SCHUTZER S F，RAMSBY G R，et al. Computerized tomography of the patellofemoral-joint before and after lateral release or realignment［J］. Arthroscopy，1987，3（1）：19－24.

［13］ FULKERSON J P，TENNANT R，JAIVIN J S，et al. Histologic evidence of retinacular nerve injury associated with patellofemoral malalignment［J］. Clin Orthop Relat Res，1985，197：196－205.

［14］ FULKERSON J P. The etiology of patellofemoral pain in young active patients：a prospective study［J］. Clin Orthop Relat Res，1983，179：129－133.

［15］ INSALL J，SALVATI E. Patella position in the normal knee joint［J］. Radiology，1971，101（1）：101－104.

［16］ KOLOWICH P A，PAULOS L E，ROSENBERG T D，et al. Lateral release of the patella：indications and contraindications［J］. Am J Sports Med，1990，18（4）：359－65.

［17］ LAURIN C A，LEVESQUE H P，DUSSAULT R，et al. The abnormal lateral patellofemoral angle：a diagnostic roentgenographicsign of recurrent patellar subluxation［J］. J Bone Joint Surg Am，1978，60：55－60.

［18］ MALGHEM J，MALDAGUE B. Patellofemoral joint：30 degrees axial radiograph with lateral rotation of the leg［J］. Radiology，1989，170：566－567.

［19］ MERCHANT A C，MERCER R L，JACOBSEN R H，et al. Roentgenographic analysis of patellofemoral congruence［J］. J Bone Joint Surg Am，1974，56：1391－1396.

［20］ OSBORNE A H，FULFORD P C. Lateral release for chondromalacia patellae［J］. J Bone Joint Surg，1982，64（2）：202－205.

［21］ RUWE P，GAGE J，OZONOFF M，et al. Clinical determination of femoral anteversion. A comparison with established techniques［J］. J Bone Joint Surg Am，1991，74（6）：830－830.

［22］ SCHOTTLE P B，SCHMELING A，ROSENSTIEL N，et al. Radiographic landmarks for femoral tunnel placement in medial patellofemoral ligament reconstruction［J］. Am J Sports Med，2007，35：801－804.

［23］ SENAVONGSE W，AMIS A A. The effects of articular，retinacular，or muscular deficiencies on patellofemoral joint stability：a biomechanical study in vitro［J］. J Bone Joint Surg Br，2005，87（4）：577－582.

［24］ STAHELI L T，CORBETT M，WYSS C，et al. Lower-extremity rotational problems in children. Normal values to guide management［J］. J Bone Joint Surg Am，1985，67（1）：39－47.

［25］ STEENSEN R N，DOPIRAK R M，MCDONALD W R. The anatomy and isometry of the medial patellofemoral ligament：implications for reconstruction［J］. Am J Sports Med，2004，32：1509－1513.

［26］ TANNER S M，GARTH W P Jr，SOILEAU R，et al. A modified test for patellar instability：the biomechanical basis［J］. Clin J Sport Med，2003，13：327－338.

［27］ WARREN L F，MARSHALL J L. The supporting structures and layers on the medial side of the knee：an anatomical analysis［J］. J Bone Joint Surg Am，1979，61：56－62.

［28］ WIBERG G. Roentgenographic and anatomic studies on the femoropatellar joint［J］. Acta Orthop Scand，1941，12：319－410.

膝关节周围肌腱损伤

41.1 解剖与生物力学

髌腱、股四头肌腱与内、外侧支持带一起组成稳定髌股关节的主要结构。其中,髌腱与内、外侧支持带为静力性稳定结构(也称为被动稳定结构),股四头肌腱为动力性稳定结构(也称为主动稳定结构),它们共同构成伸膝装置,并决定了髌骨的运动轨迹。但严格来说,这些稳定结构在一定程度上存在功能的交叉,如股四头肌腱中份参与构成静力性稳定结构,而大部分支持带源于髂胫束,同时提供动力和静力性稳定作用。

41.1.1 髌腱的功能解剖

髌腱是一个扁而粗的结构,由股直肌腱延伸形成,上连髌骨下极、下止于胫骨结节。髌腱平均长度略小于 5 cm,它决定着髌骨的高度;其近端比远端稍宽,中间 1/3 处宽度为 24～33 mm。

41.1.2 股四头肌腱的功能解剖

股四头肌由 4 部分肌肉组成,向远端走行结合形成股四头肌腱。股四头肌腱由 3 层结构组成:浅层为股直肌腱,大部分纤维在髌骨表面走行,融合于髌韧带,少部分纤维止于髌骨上极的底面;中间层由股内侧肌腱和股外侧肌腱组成,两侧纤维参与组成支持带;深层由股中间肌腱组成,附着于髌骨的底面。中间层常与深层融合而较难分离。

股直肌为长梭形结构,纤维走行方向与股骨干轴向内成 7°～10°交角。股内侧肌由股内侧肌斜部与纵行部组成,斜部由股神经的一个分支支配,与髌骨成 50°～55°交角,协助限制髌骨的外移。股外侧肌纤维在髌骨上外侧角附着部近端 2.8 cm 处移行为腱性,与髌骨呈 30°交角。股外侧肌最远端称为股外侧斜肌,其纤维起自外侧股间隔,外侧部分与髂胫束交织。外侧松解时可以切断股外侧斜肌纤维,而不应损伤股外侧肌腱,以免造成医源性内侧不稳定。股中间肌位于股四头肌深层,大部分纤维止于髌骨上缘。

41.1.3 伸膝装置的生物力学

伸膝装置的主要功能是维持伸膝,对于行走、站立或上下楼梯等日常活动具有重要作用。膝关节从完全屈曲位开始伸直时,髌骨连接股四头肌与髌腱,形成从股四头肌到胫骨的力矩。膝关节需要足够的力臂来维持这一力矩，而髌骨正好类似于杠杆，增加了伸膝装置的瞬时力臂，使伸膝所需力量减小。

在极度屈膝位时，髌骨主要发挥连接作用。当屈膝0°～60°时，髌骨与滑车接触面逐渐增加，来源于髌骨与股四头肌腱的后向应力随之增加。在屈膝超过90°后，股四头肌腱接触股骨滑车，与髌股关节共同分担负荷。髌股接触在从屈膝45°到完全伸直过程中起重要作用，它通过连接与移动两种机制增加了60%的力矩，从而帮助完成最后15°伸直。在股四头肌挛缩、髌骨切除或胫骨结节抬高时，力臂大小发生改变，股四头肌需要更大的移动力量来实现伸膝。

站立位维持膝关节稳定有两种方式：一为静力性稳定或稍超伸膝位，身体的重力线由腰骶部、骨盆、髋关节沿股骨干向下经膝关节，再从胫骨及踝关节而落在足弓顶点，由膝关节的韧带，尤其是关节囊后侧韧带来保持稳定。此时股四头肌可完全放松，因而髌骨可以被动活动。当屈膝位时，上身的重量只能从膝关节后方向下传到足部。体重及地面的反作用力使膝屈曲，这时就需要伸膝的肌力以达到动力性稳定。动力性稳定结构中最重要的是股四头肌。股四头肌最强大，有6块拮抗肌（屈膝），但股四头肌肌力却3倍于拮抗肌肌力之和。阔筋膜张肌移行于髂胫束，该束的一部分穿过膝前方而附着于髌骨，也有伸膝作用，有利于维持膝关节于伸膝位。当足固定时，臀大肌向后牵引股骨，比目鱼肌向后牵引胫骨上端，两者都间接地有伸膝作用。伸膝肌瘫痪时，由于屈膝肌的收缩，往往出现屈膝挛缩而影响行动。屈膝挛缩时，身体重力线移到膝关节后方。此时，沿股骨纵轴传导的重力线抵达膝关节时，根据力的矢量分析，又产生向前的分力，可使膝关节向前跪倒。即使仅有5°的屈膝也可使膝负重跪倒，除非躯干用力前摆，借此产生惯性而使重力线前移，再加上臀大肌与比目鱼肌的收缩用力，尽力恢复动力性平衡而免于跪跌。至于臀大肌和比目鱼肌无力患者，就只能用手扶在大腿前方以抵抗屈膝。

41.2　病因与发病机制

大多数伸膝装置损伤由股四头肌强烈偏心收缩引起，尤其当机体处于屈膝位抗阻状态或抵抗突如其来的自身体重负荷时。这种偏心收缩常见于各种体育运动，特别是从高处跳落着地时。

正常的髌腱与股四头肌腱具有十分强大的纤维结构抵抗超负荷，因此伸膝装置急性撕裂很少发生，且具有年龄特异性。股四头肌腱撕裂患者年龄一般超过40岁，而髌韧带撕裂常见于40岁以下成年男性，且多为运动员。

伸膝装置损伤可来源于直接暴力，但近年来广泛的观点认为退行性变是发生撕裂的基础。多数患者存在系统性疾病，如糖尿病、类风湿关节炎、慢性肾衰竭，可损害肌腱的微血管结构和肌腱的完整性，加重对缺血区域的破坏。具体而言，肾脏疾病及尿毒症可引起伸膝装置肌纤维的萎缩（主要是胶原纤维结构的破坏）；糖尿病可引起肌腱内血管的损伤；类风湿关节炎的慢性炎症反应引起滑囊炎和弥漫性纤维化；痛风引起痛风结晶性滑膜炎和肌腱纤维蛋白性坏死；肥胖引起肌腱的脂肪样退行性变；甲状旁腺功能亢进、系统性红斑狼疮、骨软化症和类固醇激素的应用可引起血液供应的破坏，改变肌腱的正常结构，使其易于演变为完全撕裂。肌腱退行性变也可继发于其他因素，如过度运动（特别是运动员）、衰老、肌腱血液供应破坏等，造成肌腱的反复微损伤。组织学观察发现，撕裂的肌腱普遍存在缺氧性肌腱病变、黏液样变性、脂肪变性和肌腱钙化等。此外，长期应用糖皮质激素也可引起肌腱结构和力学的变化。

目前关于伸膝装置损伤危险因素的数据十分有限。研究表明，下肢损伤风险在竞技比赛中高于训练中，为训练中的2.5倍。优势腿是伸膝装置损伤的另一危险因素，其损伤的概率是非优势腿的2倍。一项针对年轻成年足球运动员的前瞻性研究发现，下肢力量和柔韧性的不对称与伸膝装置损伤相关，但不同研究对此得出的结论并不一致。尽管如此，许多专家仍然认为，双侧下肢间力量和柔韧性的显著不对称以及同一下肢中各组肌群力量的显著不对称都会促发损伤。虽然年龄增大与髌腱和股四头肌腱断裂的风险增加相关，但是大规模前瞻性研究表明，年龄增大似乎不是危险因素。上述慢性疾病和激素药物的应用都有可能增加所有年龄段个体的髌腱或股四头肌腱撕裂的风险。

41.3　临床评估

41.3.1　病史与临床表现

患者有起跳、落地、跪地及膝关节屈曲扭伤等外伤史,常诉受伤局部出现响声或撕裂感。膝关节急性疼痛,局部肿胀、淤血,行走困难,不敢用力伸膝和抬腿。需注意有时因疼痛较轻微而容易漏诊。

大多数患者因为伸膝装置不完整而无法完成主动伸膝。患者不能上楼梯,行走时可出现关节交锁。不完全股四头肌腱撕裂可能保留伸膝功能,表现为抗阻或抗重力伸膝力量下降。陈旧性股四头肌腱撕裂如未得到及时治疗,股四头肌腱断端会向近端进一步回缩达 5 cm 并与股骨干粘连。急性髌韧带撕裂而支持带完整时,可能仍可主动伸膝,但伸膝有明显迟滞。

41.3.2　体格检查

膝前肿胀明显,可伴有局部软组织淤血。如果膝部肿胀明显,穿刺抽吸可以缓解疼痛,并可向关节内注射局麻药以进行膝关节彻底检查。髌上压痛时可在髌骨上极或下极触及空虚感或断端凹陷,有时可以看到该区域软组织呈波浪状外观或皱褶。髌腱撕裂时,髌骨向近端移位;股四头肌腱撕裂时,则可表现为髌骨低位,但移位程度不如前者明显。

当触不到凹陷但又高度怀疑髌腱或股四头肌腱撕裂时,抗阻力伸膝试验非常重要。患者仰卧,伤肢抬起屈膝,检查者一手托患者腘部,另一手按压于踝关节上方,嘱患者用力伸直膝关节,如伤处疼痛加重或伸膝无力则为阳性。另一种方法是,让患者坐在检查床边,伤腿约屈膝 $90°$,主动做伸膝动作,如果不能完全伸直膝关节,也应考虑伸膝装置断裂。伸膝装置部分撕裂时,患者可以行伸膝动作,但不能完全伸直,因此必须以完全伸直为评价指标。也有的患者伸膝装置完好而膝关节伴有其他损伤,因疼痛不能做伸膝动作,可以先抽取膝关节的积液或行局部麻醉后再做检查。

41.3.3　影像学检查

怀疑髌腱或股四头肌腱撕裂时,应首先做膝关节正、侧位 X 线检查,可观察到髌骨上移或下移、髌股关节间隙增宽、髌腱或股四头肌腱影像连续性中断,其断裂处形成团块状阴影。

B 超检查可发现肌腱撕裂的部位,鉴别部分和完全撕裂,确定肌腱完全撕裂后游离端的位置,还可用于肌腱修复术后的评估,但 B 超检查结果依赖于 B 超医生的经验。

MRI 是最有效的影像学检查,特别是受伤初期有大量血肿和组织水肿存在时,可帮助医生准确定位撕裂的部位和程度(图 41-1、图 41-2),同时可以观察膝关节内半月板、交叉韧带、侧副韧带损伤等其他病变,对术前准备具有重要意义。文献报道,9.8% 的股四头肌腱撕裂患者和 30% 的髌腱撕裂患者行 MRI 检查可发现存在关节内损伤;其中,约 18% 为前交叉韧带损伤,18% 存在内侧半月板损伤。

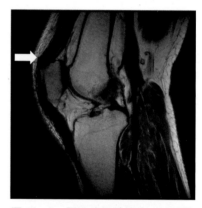

图 41-1　股四头肌腱损伤 MRI 影像

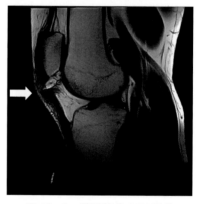

图 41-2　髌腱损伤 MRI 影像

41.3.4　诊断与鉴别诊断

（1）诊断

根据外伤史、临床表现和影像学检查,髌腱或股四头肌腱损伤的诊断并不困难。当患者病史不清或延误就诊时,诊断可能会比较困难,特别是合并其他(如交叉韧带、半月板和侧副韧带)损伤时,往往容易忽视伸膝装置的检查而导致漏诊。

（2）鉴别诊断

伸膝装置损伤需与髌骨应力性骨折、股骨干应力性骨折、骨与软组织肿瘤、腰椎牵涉痛、急性骨筋膜室综合征等鉴别。

1）髌骨应力性骨折：虽然罕见,但髌骨应力性骨折可导致类似于股四头肌腱或髌腱损伤的症状,尤其是骨折的部位位于髌骨上极或下极时。髌骨应力性骨折通常是逐渐发病,类似于股四头肌腱或髌腱的损伤,但疼痛和压痛位于髌骨而不是肌腱。影像学检查（X线、B超、MRI）有助于区分这些损伤。

2）股骨干应力性骨折：是一种过度使用引起的损伤。患者初始可能会认为是不太严重的肌肉拉伤,通常不能回忆起特定的损伤；疼痛在活动后开始出现,使患者认为拉伤了某处。然而,与轻微的肌肉拉伤不同,股骨干应力性骨折的症状不会在停止活动后缓解,并且有可能引起夜间疼痛。体格检查通常会发现骨折部位周围有定位不明的深部疼痛,而股四头肌腱损伤引起的压痛则更具局灶性,并且会因直接触诊或肌肉收缩而加重。确诊需行影像学检查。

3）腰椎牵涉痛：腰椎病变引起的神经病理性疼痛可引起牵涉痛,导致股前区或膝前的不适都可类似于伸膝装置损伤的表现。一般情况下,患者并无损伤病史,症状则为背部疼痛。改良的 Thomas 检查或被动屈膝和伸膝均可引起神经敏感。

4）骨或软组织肿瘤：骨或软组织肿瘤的初始症状和体征可被误认为是股四头肌腱或髌腱的损伤。症状发作前的急性损伤史通常可区分该损伤,但患者可能会错将症状归咎于无关的轻微创伤,导致诊断困难。通常情况下,与软组织或骨肿瘤有关的临床表现会逐渐出现。影像学检查有助于区分这些疾病。

5）急性骨筋膜室综合征：引起严重内出血或肿胀的股部损伤会增加股前区筋膜室内的压力,导致急性骨筋膜室综合征,表现为股前区紧张和剧烈疼痛。急性骨筋膜室综合征是真正的急病,需要立即进行评估和处理。

6）感觉异常性股痛：为股外侧皮神经受卡压所致。患者有典型的神经卡压症状,如麻木或烧灼感,而不是肌肉的疼痛；股痛的位置比伸膝装置损伤的常见疼痛部位更靠外。此外,烧灼感或麻木感呈放射状,这在肌肉损伤中不会出现。

7）股神经损伤：可能是继发于腰肌拉伤或腰部滑囊炎,其产生的血肿或积液会压迫神经。患者主诉腹股沟和股部有烧灼样锐痛,通常伴有肌无力或麻木。疼痛的放射性和存在肌无力有助于将其与股四头肌腱损伤相鉴别,后者疼痛部位通常为局灶性。

41.4 治疗原则

伸膝装置损伤的治疗目标是重建伸膝功能和良好的组织愈合,使患者获得完全的肌力、正常的膝关节活动范围,恢复受伤前的活动水平并避免并发症。急性髌腱或股四头肌腱完全性撕裂应尽早、可靠地修复,借助详细的体格检查与影像学检查可避免漏诊的发生。没有及时治疗可能带来严重后果,伸膝装置撕裂超过 2 周会导致断端回缩并发生广泛粘连和瘢痕形成,而失去直接修复的机会。

（1）股四头肌腱撕裂治疗原则

股四头肌腱撕裂在临床上并不多见,文献报道也相对有限,对于采取哪种治疗方式还未有统一的标准。目前,对于部分撕裂患者一般采取非手术治疗,而对于完全撕裂和陈旧性撕裂患者,则应积极采取手术治疗。

1）非手术治疗：股四头肌腱部分撕裂一般采用非手术治疗缓解。膝关节完全伸直位固定 6 周,冰敷和口服非甾体抗炎药可缓解疼痛和消除肿胀。疼痛和肿胀缓解后行保护下的功能锻炼和适当的力量训练。当患者股四头肌肌力恢复并能直腿抬高患肢而无任何不适时,可去除固定支具。

2）手术治疗：股四头肌腱完全撕裂需尽早进行手术修复。对于较大的或伴有肌腱退行性变的部分撕裂,应根据患者年龄、活动度和受伤前膝关节的功能决定是否行手术治疗。手术延迟会增加手术难度,影响手术效果。伤后几天内,股四头肌腱断裂的近端开始回缩,髌骨上移,残端短缩可导致断端对合困难,并增加缝合端的张力。文献报道,早期手术修复可预防肌腱瘢痕挛缩,术后膝关节功能恢复更好。因此,建议损伤 48～72 小时内手术,一般不超过 2 周,若超过 2 个月手术则效果往往差强人意。

目前有多种手术方式修复股四头肌腱断裂,但所有的术式都应包括两部分"断端缝合＋增强缝合"，单纯的断端缝合非常容易失败，发生再断裂或缝合肌腱被拉长，后期伸膝无力；增强缝合可用人工韧带、高强度缝线、肌腱钢丝等增强。手术方式的选择主要取决于受伤证据、撕裂的部位和医生的经验。若撕裂紧靠髌骨上极，倾向于采用髌骨钻孔缝线修补术。近年来，缝线锚钉修补术由于其较小的手术切口和更短的手术时间已逐步取代传统的髌骨钻孔缝线修补术。对于腱内的撕裂，可利用不可吸收缝线行经典的端-端缝合技术或 Scuderi 技术。而陈旧性股四头肌腱断裂需行 Codivilla 等技术修复。

（2）髌腱撕裂治疗原则

髌腱不完全撕裂且保留伸膝功能时可采取非手术治疗，急性髌腱完全撕裂或不完全撕裂但伴有功能丢失时均应早期积极手术治疗，延迟手术会影响治疗效果。陈旧性撕裂则应在局部粘连松解后行韧带重建术。

1）非手术治疗：髌腱不完全撕裂且伸膝装置功能完整时可采取非手术治疗。一般患膝完全伸直位固定 2～3 周，然后主动屈曲和被动伸直渐进性训练 4 周，第 6 周开始肌力训练。

2）手术治疗：髌腱完全撕裂或不完全撕裂伴有功能丢失时均需行手术治疗。髌腱急性撕裂的手术治疗应尽可能在早期进行，可以行无张力修补。一般不推荐单纯缝线修补，因其有较高的失败率。由于髌腱撕裂多位于骨-肌腱接合部，因此多建议行髌骨穿孔缝线修补术。现在大多采用缝合锚钉技术。对于陈旧性撕裂则需行韧带重建术。

（3）全膝关节置换术所致伸膝装置损伤的治疗原则

全膝关节置换术中损伤伸膝装置虽然少见，但处理却相当棘手。单纯的股四头肌腱损伤可通过髌骨钻孔或缝合锚钉技术进行修补。然而，对于行髌骨表面置换的患者应格外小心，避免医源性的髌骨骨折。不严重的部分撕裂可以采取非手术治疗且具有良好的效果。对于完全撕裂患者，即使采用手术治疗，仍有 2/3 的患者术后功能欠佳。据报道，利用自体半腱肌腱或内侧腓肠肌瓣重建撕裂的髌腱有 10°～24°的伸膝迟滞。也有文献报道，采用同种异体胫骨结节、髌腱、髌骨和股四头肌腱重建伸膝装置虽然初始效果良好，但后期持续有 30°的伸膝迟滞、助步器依赖和较高的翻修率。保持移植物伸膝位的紧张是减少伸膝迟滞的关键。

41.5　手术技术

41.5.1　股四头肌腱损伤

（1）髌骨钻孔缝线修补术

断端清理后，近端用不可吸收缝线改良 Kessler 缝合法缝合 3 针，髌骨由上极向远端纵向钻数个骨孔，线穿过骨孔后两两打结，同时缝合两侧支持带，再用减张钢丝缝合固定（图 41-3）。

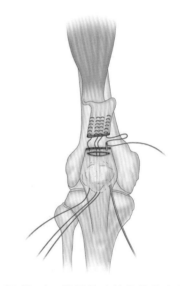

图 41-3　髌骨钻孔缝线修补术修补股四头肌腱撕裂

（2）缝线锚钉修补术

髌骨上极止点区域去皮质化，沿髌骨骨面垂直方向拧入 2 枚缝线锚钉，钉尾置入骨面下 2～3 mm；尾线 Kessler 缝合法编织近侧断端，向近侧推移髌骨，拉紧尾线，采用滑结技术使近侧断端靠拢髌骨骨质后打结。剩余缝线对周边肌腱和软组织加固缝合。该技术可通过建立前外侧、髌上内侧、髌上外侧及髌上近端外侧入路行关节镜下修补完成。

（3）端-端缝合修补术

连续锁边上下缝合肌腱近端和远端断端的外侧缘，同法缝合两侧断端内侧缘，膝关节取伸直位后两两对应打结，可简单间断缝合撕裂处并给予加强。随后，内、外侧髌骨支持带加固缝合后完成修补。

（4）Scuderi 技术

断端清理修整后，拉紧重叠缝合，肌肉和肌腱结合近端股四头肌腱做一厚约 2 mm、边长 7.5 cm 和底边 5 cm 的三角形肌腱瓣,然后肌腱瓣的上极向远端翻转以覆盖肌腱修复中的空缺或薄弱区,并给予缝合加固(图 41-4)。

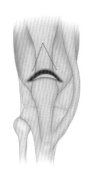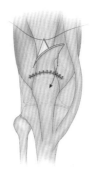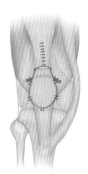

图 41-4　Scuderi 技术加强缝合股四头肌腱撕裂

(5)McLaughlin 技术

缝合断端后,胫骨结节处横行钻骨道,穿过 1 枚克氏针,股四头肌腱断裂近端穿过钢丝,两端向下拉紧于皮外并固定于克氏针上。也可以经胫骨结节处横行钻孔,将钢丝穿过该骨孔打结,减少因克氏针留于皮外而可能引起的感染。

(6)Dunn 技术

缝合断端,用粗线或者钢丝穿过断端近技术肌腱,经髌骨两侧穿过髌骨下极并结扎。术中放置钢丝减张有利于减少断端缝线的张力,在以后的康复中避免肌腱再断裂。在屈膝练习已达一定角度后,减张钢丝可能会影响屈膝功能,如果此时肌腱已经牢固愈合,则可考虑取出钢丝后再继续康复治疗。

(7)Codivilla 技术

主要适用于陈旧性股四头肌腱断裂、断端回缩、无法直接对合者。先松解肌腱周围粘连,断端新鲜化后距断端上方 1.5 cm 处倒"V"形切开断端近侧全层肌腱,长度视缺损程度而定;将"V"形肌腱瓣向下牵拉使两断端对合,将两断端间隙缝合;"V"形瓣向下翻转固定在断端远端,修补断端间缺损(图 41-5)。当股四头肌腱回缩较多、粘连较重,且单纯 Codivilla 技术不能修补缺损时,可取股外侧肌瓣 2~5 cm 厚旋转修补缺损,同时缝合取肌瓣区。如缺损更大,甚至股四头肌腱、髌骨和髌腱均缺损,则可取缝匠肌旋转覆盖修补。

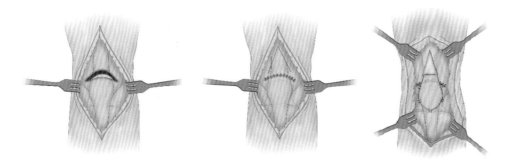

图 41-5　Codivilla 技术修补陈旧性股四头肌腱断裂

41.5.2　髌腱损伤

(1)髌骨钻孔缝线或人工韧带修补术

断端清理后,用不可吸收高强度缝线或人工韧带 Krachow 法或类似技术缝合肌腱。髌骨由下极向近端纵向钻数个平行骨孔,将线穿过骨孔,伸直位两两拉紧打结,同时缝合两侧支持带,再用减张钢丝缝合固定(图 41-6)。部分学者提出可用缝线锚钉

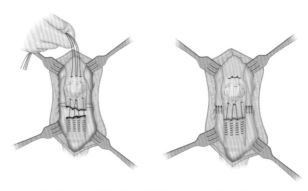

图 41-6　髌骨钻孔缝线修补术修补髌腱断裂

缝合固定,认为该法可使肌腱更好地植入髌骨下极。

（2）半腱肌腱、股薄肌腱重建术

髌腱的陈旧性断裂需考虑回缩粘连和膝关节粘连两方面,当膝关节粘连和回缩粘连解除、髌骨下移至正常位置后才可行韧带重建术。技术要点为游离半腱肌腱、股薄肌腱近端切断,髌骨钻双骨道,胫骨结节钻单骨道,半腱肌腱穿过髌骨和胫骨骨道,股薄肌腱经髌骨骨道,拉紧并相互缝合,最后行钢丝减张缝合（图 41-7）。

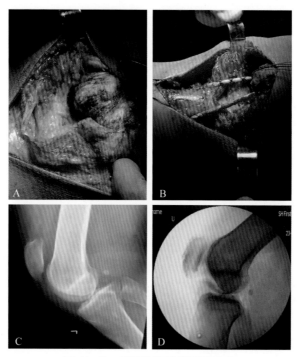

图 41-7　髌腱陈旧性撕裂重建术

A. 半腱肌腱重建术前；B. 重建术后的术中所见；C. 术前 X 线影像；D. 术后 X 线影像

（3）腓肠肌内、外侧头肌瓣旋转重建术

将腓肠肌肌瓣游离旋转至膝前,近端与髌腱或股四头肌腱缝合,远端与髌腱残端缝合。

（4）增强修复技术

在无法有效利用自身组织进行修复或需加强修复强度时,可用人工韧带或补片等增强材料联合修复,以降低修复失败的发生率。修复局部可用生长因子、PRP 等生物材料诱导局部组织再生与整合,以提高修复效果（图 41-8）。

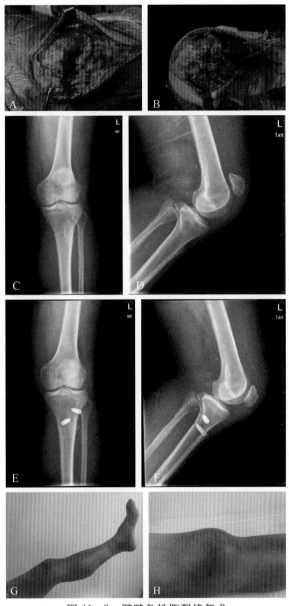

图 41-8　髌腱急性撕裂修复术

A、B. 以人工韧带联合端端修复术前与术后的术中所见；
C、D. 术前 X 线影像；E、F. 术后 X 线影像；G、H. 术后外观

41.6　康复原则及要点

关于伸膝装置损伤的康复方案尚未统一，目前主要根据撕裂的类型、医生的经验和术中修补情况而定。

对于部分撕裂，一般建议患膝锁定支具完全伸直位固定 6 周，其间可扶拐下地部分负重。随后解除锁定，让患者加强膝关节屈曲训练，逐渐过渡到脱拐完全负重，并加强肌力训练，尽可能恢复至受伤前水平，使患者重返运动。整个康复周期为 4～6 个月。

完全撕裂术后传统康复方案为膝关节处于完全伸直位固定 6 周，然后开始膝关节屈曲功能锻炼，随后扶拐行走训练 6～8 周。近年来，有学者认为早期功能锻炼可以预防膝关节僵硬和股四头肌萎缩，建议术后 4～6 周用锁定支具固定，支具保护下患肢可完全负重行走，术后 2 周内膝关节被动活动和主动

活动范围限制于 30°,2～4 周可增加至 60°,4～6 周可增加至 90°,其间渐进性肌力锻炼。膝关节可完全屈曲并可做直腿抬高而无伸肌迟滞时,可去除锁定支具。肌力、本体感觉和关节活动度训练应贯穿随后的康复训练。

当患肢膝关节具有完全活动度、肌力 5 级和等速肌力恢复至正常的 85％～90％时,患者可重返运动。

（易诚青　徐一宏　徐卫东　陈世益）

本章要点

1. 股四头肌腱与髌腱共同构成重要的伸膝装置。

2. 伸膝装置损伤具有年龄特异性。

3. 伸膝装置损伤常存在前置性病理因素。

4. 髌腱与股四头肌腱损伤的治疗原则是早期诊断和及时治疗。

5. 单纯直接缝合失败率很高,多采用联合修复、合成材料、生长因子等增强技术可有效降低修复失败率。

6. 坚强固定与早期活动是保障重返运动的重要康复原则。

主要参考文献

［1］ DAN M, PARR W, BROE D, et al. Biomechanics of the knee extensor mechanism and its relationship to patella tendinopathy: a review［J］. J Orthop Res, 2018,36(12): 3105 - 3112.

［2］ ENNACIRI B, MONTBARBON E, BEAUDOUIN E. Surgical management of acute quadriceps tendon rupture (a case report with literature review)［J］. Pan Afr Med J, 2015,22: 243.

［3］ ILAN D I, TEJWANI N, KESCHNER M, et al. Quadriceps tendon rupture［J］. J Am Acad Orthop Surg, 2003,11(3): 192 - 200.

［4］ LANGENHAN R, BAUMANN M, RICART P, et al. Postoperative functional rehabilitation after repair of quadriceps tendon ruptures: a comparison of two different protocols［J］. Knee Surg Sports Traumatol Arthrosc, 2012,20(11): 2275 - 2278.

［5］ LEE D, STINNER D, MIR H. Quadriceps and patellar tendon ruptures［J］. J Knee Surg, 2013,26(5): 301 - 308.

［6］ OTSUBO H, KAMIYA T, SUZUKI T, et al. Repair of acute patellar tendon rupture augmented with strong sutures［J］. J Knee Surg, 2017,30(4): 336 - 340.

［7］ PERFITT J S, PETRIE M J, BLUNDELL C M, et al. Acute quadriceps tendon rupture: a pragmatic approach to diagnostic imaging［J］. Eur J Orthop Surg Traumatol, 2014,24(7): 1237 - 1241.

［8］ POPOV I, RISTIC V, MALJANOVIC M, et al. Quadriceps tendon rupture - treatment results［J］. Med Pregl, 2013,66(11 - 12): 453 - 458.

［9］ SARAGAGLIA D, PISON A, RUBENS-DUVAL B. Acute and old ruptures of the extensor apparatus of the knee in adults (excluding knee replacement)［J］. Orthop Traumatol Surg Res, 2013,99(1 Suppl): S67 - 76.

［10］ SEVERYNS M, RENARD G, GUILLOU R, et al. Arthroscopic suture repair of acute quadriceps tendon ruptures［J］. Orthop Traumatol Surg Res, 2017, 103 (3): 377 - 380.

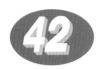

膝关节关节内骨折

42.1 胫骨平台骨折

42.1.1 解剖与生物力学

胫骨近端膨大、增宽形成胫骨平台，表面覆盖软骨，构成了膝关节的远端关节面。位于中央的髁间嵴将胫骨平台分隔为内、外侧两部分。内侧平台较宽大，呈凹面，外侧平台则略微凸起，因此在冠状面上，胫骨关节面与胫骨长轴形成约3°内翻角。在正常膝关节中，内侧平台为主要承重区域，骨小梁较外侧更为致密，结构强度也更好，这可能是外侧平台骨折较内侧平台骨折多见的重要原因。髁间嵴为平台之间的非关节区域，有交叉韧带及半月板附着。此外，胫骨近端还有 2 个重要骨性隆起——胫骨结节及

Gerdy 结节，前者为髌腱的附着点，后者为髂胫束的止点。

内、外侧半月板覆盖于胫骨平台周边，起到分担关节面载荷的作用。半月板通过冠状韧带与胫骨平台的边缘相连，而内、外侧半月板的前角有半月板间韧带相连。

42.1.2 病因与发病机制

胫骨平台骨折占成人骨折的 $1\% \sim 2\%$，是内、外翻应力合并轴向载荷共同作用于胫骨平台的结果。不同的受伤机制造成不同的骨折类型，当内、外翻暴力占主导时，股骨髁撞击对应的胫骨平台关节面，多倾向于造成一侧平台的劈裂或塌陷骨折；而当轴向负荷占主导时，则更易发生双侧平台骨折。综合文献报道，在所有类型的胫骨平台骨折中，单侧平

台骨折约占60%,而其中外侧平台骨折的比例高达90%;双侧平台骨折的比例较低,占总数的30%～35%;单纯髁间嵴骨折的比例最低,约占总数的10%。此外,不同类型的骨折在人群中的分布特点也不相同,中央凹陷型骨折多见于老年人,通常为低能量的骨质疏松性骨折;双髁骨折则多见于年轻人,多为高能量损伤。胫骨平台骨折常有半月板、韧带撕裂等伴发损伤,综合文献报道,伴发半月板损伤的发生率为2%～47%,伴发前交叉韧带(ACL)损伤的发生率为4%～32%,伴发后交叉韧带(PCL)损伤相对少见。此外,高能量损伤可能会伴有腘窝血管、神经的损伤。

42.1.3 临床评估

(1) 病史与临床表现

患者通常有车祸、高处坠落等外伤史,表现为膝关节肿胀、疼痛、活动受限。详细了解患者的受伤过程,特别是所受暴力的方向及强度,有助于判断其受伤机制及损伤类型。

(2) 体格检查

体格检查时可见膝关节活动受限、胫骨平台边缘压痛、关节畸形等。对所有胫骨平台骨折患者都应仔细评估有无发生骨筋膜室综合征的风险,注意检查软组织损伤情况,尤其当骨折为高能量损伤时,必须密切监测骨筋膜室的张力。

胫骨平台骨折常可合并半月板、侧副韧带、交叉韧带损伤,但在非麻醉状态下行相关体格检查往往因无法获得患者的配合而准确性不高,只会增加患者的痛苦,应尽量避免。

此外,当胫骨平台骨折为高能量损伤时,还需要检查有无合并血管、神经损伤。可通过触诊下肢动脉搏动状态或计算踝肱指数(ankle brachial index,ABI),评估下肢的血管损伤情况。神经损伤中,以腓总神经损伤最为常见,体格检查时应加倍留意。

(3) 影像学检查

应常规拍摄膝关节X线标准正、侧位片,必要时增加斜位片。X线片通常可清楚显示平台骨折的程度及类型。

CT检查能够更好地显示骨折粉碎、移位程度及塌陷范围,MRI检查则在诊断交叉韧带、半月板、侧副韧带等软组织损伤时具有优势。在术前行上述检查,有助于术者制订更完备的手术计划。

怀疑合并动脉损伤时应及时行血管造影检查,以免造成不可挽回的后果。

(4) 诊断与鉴别诊断

根据病史、体格检查及影像学检查结果不难做出胫骨平台骨折的诊断。目前临床上有多种胫骨平台骨折分型系统。Schatzker分型因具有简单、实用的特点而应用最为广泛。该系统将胫骨平台骨折分为6型(图42-1)。

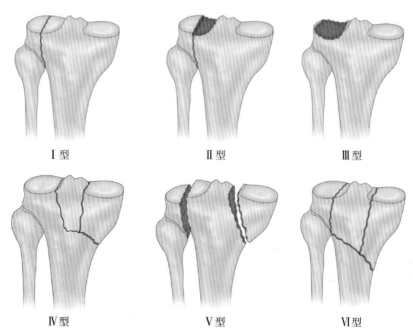

I 型   II 型   III 型

IV型   V型   VI型

图 42-1　胫骨平台骨折 Schatzker 分型

Ⅰ型：单纯外侧平台劈裂骨折，由外翻合并轴向暴力所致，多见于骨质条件较好，不易发生塌陷的年轻患者。

Ⅱ型：外侧平台劈裂骨折并伴有塌陷，受伤机制与Ⅰ型相似，常见于中老年患者。

Ⅲ型：单纯外侧平台压缩性骨折，为Schatzker分型中最常见的骨折类型，多为老年骨质疏松患者的低能量损伤。

Ⅳ型：内侧平台骨折伴有或不伴有髁间嵴骨折，由内翻合并轴向暴力所致，多为高能量损伤，可合并有交叉韧带、外侧副韧带及血管、神经损伤。

Ⅴ型：双侧胫骨平台骨折，干骺端与骨干仍保持连续，多为轴向暴力所致。

Ⅵ型：双侧胫骨平台骨折伴有干骺端与骨干分离，多为高能量损伤，常合并严重的软组织损伤。

42.1.4 治疗

（1）非手术治疗

非手术治疗包括闭合复位、骨牵引和石膏固定，一般适用于稳定、移位程度小、力线良好的平台骨折，也适用于有手术禁忌证的患者。制动时间超过6周，可能会造成永久性膝关节僵硬，因此对于有较高功能要求的年轻患者，非手术治疗可能并非首选。

（2）手术治疗

一般认为，胫骨平台关节面塌陷＞2 mm，或分离移位＞5 mm即应选择手术治疗。通过手术，不仅能够获得更好的复位、更稳定的固定，也有助于患者尽早开始功能锻炼，从而更好地保存关节功能。在传统手术方式中，以切开复位内固定术应用最为广泛，根据损伤的程度可选择空心拉力螺钉、钢板固定等方式，临床应用获得了良好的疗效。

关节镜最初仅作为诊断工具，用于检查评估胫骨平台骨折及伴发软组织损伤的程度。直到20世纪80年代，Carpsri和Jennings报道在关节镜辅助下经皮内固定治疗Schatzker Ⅰ～Ⅲ型骨折获得了良好疗效。受此鼓舞，关节镜在胫骨平台骨折治疗中的应用日益广泛，甚至有人尝试将其应用于复杂胫骨平台骨折（Schatzker Ⅴ、Ⅵ型）的治疗。目前主流观点仍认为，关节镜主要适用于低能量损伤所致的外侧平台骨折，其最大优势是可在直视下观察胫骨平台复位过程及关节面对合情况，并在关节外通过骨皮质窗口完成撬拨、植骨、内固定物安放等操作。关节镜手术全程无须打开关节腔，与传统手术

方式相比更为精准、微创。此外，关节镜也为发现和处理半月板、韧带等伴发损伤提供了可能。但需要格外注意的是，关节镜操作过程中，关节腔灌注液可能通过骨折线外渗，有造成骨筋膜室综合征的风险，因此术中必须严格控制液体灌注压及手术时间。

42.1.5 手术技术

主要介绍关节镜下经皮螺钉内固定术治疗Schatzker Ⅰ～Ⅲ型胫骨平台骨折的手术技术。

（1）关节腔清理探查

患者取仰卧位，手术野消毒铺巾，建立膝关节标准前内、前外侧入口作为观察及操作通道。首先行关节腔血肿清理，为随后的关节腔探查及手术操作做准备，也可同时建立外上方入口并放置吸引管，有助于快速清理血肿，并避免关节内水压过高。待视野清晰后，置入刨削器，进一步清理凝血块及骨碎屑，根据需要转换观察和操作通道。在清理关节腔血肿后，行完整关节腔探查并测试关节稳定性，探查内容包括骨、软骨、半月板、韧带等结构。这些结构的损伤程度对判断骨折的预后及手术操作流程选择均有重要的意义。需要注意的是，位于平台边缘，特别是半月板下方的骨折可能会因视野不佳而遗漏，有学者建议引入套索牵开半月板，或使用专门设计的半月板拉钩牵开半月板，以更好地探查骨折程度。

（2）骨折复位

单纯外侧平台劈裂骨折（Schatzker Ⅰ型）的复位相对简单，对膝关节施加内翻应力，通过关节囊和韧带的牵引力可将骨折块复位。复位可在X线透视下进行，如位置满意，可在关节面下方1 cm左右的位置经皮打入1～2枚克氏针，临时固定骨折块；如骨折块未能抬升至关节面水平，也可经皮在骨折块上打入金属针，将其撬拨复位；如骨折块仍难以复位，可在关节镜直视下，将关节镜探针或刮匙插入骨折线内，撬开嵌压的骨折块，继而经皮置入1～2枚克氏针作为把持器，调整骨折块至对位满意后，平行于关节面置入克氏针行临时固定。

单纯外侧平台压缩性骨折（Schatzker Ⅲ型）可在骨折块远端的干骺端开骨窗，在透视下将刮匙或骨膜剥离器经由骨窗置入骨折块下方，关节镜监视下将塌陷的骨折块顶起至与关节面齐平，然后用同样的方法行松质骨打压植骨，牢固支撑骨折块，同时注意避免过度打压，以免骨折块高于关节面，甚至打

穿关节面。如出现过度复位,可将膝关节进行屈伸活动,利用股骨髁的挤压作用对胫骨平台进行再塑形。完成复位后,用1~2枚克氏针对骨折块进行临时固定,再次正、侧位X线透视评估复位及临时固定是否满意。为了保证满意复位,操作时尽量在塌陷骨折块的中央处推顶。ACL重建导向器对于准确定位很有帮助。将导向器的尖端放置于塌陷骨折块的中央,经由骨折侧胫骨平台穿骨皮质打入定位针(图42-2)。准确的定位一方面可以尽量减少对未骨折部位造成损害,另一方面可以确保在复位时以接近垂直于关节面的方向施加推顶力,以达到更好的复位效果。

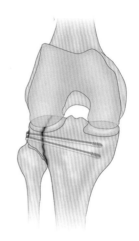

图42-3 使用2~3枚带金属垫圈的6.5mm空心螺钉固定平台骨折

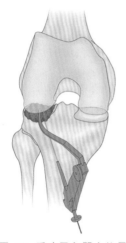

图42-2 应用ACL重建导向器定位骨皮质开窗位置

外侧平台劈裂伴有塌陷的骨折(SchatzkerⅡ型)进行复位时,可将上述2种技术结合应用。

(3) 植骨

一般认为关节面塌陷>6 mm、年龄>55岁以及严重骨质疏松患者,复位后平台发生再次塌陷的风险较大,需要在塌陷部位进行植骨支撑。有多种植骨材料可供选择,自体髂骨具有良好的骨整合性,也最易获取,缺点是会造成取骨部位的额外损伤;异体骨及人工骨可作为植骨材料使用,但价格相对昂贵,骨整合性也不及自体骨。植骨材料植入后,需进一步夯实以确保支撑的可靠性。此外,在高龄患者中,骨水泥也可作为填充物使用。

(4) 固定

目前对于固定方式的选择仍有争议,一般建议使用2~3枚带金属垫圈的6.5 mm空心螺钉固定外侧平台骨折(图42-3)。螺钉固定过程在关节镜监视下进行,以确保关节面的平整。注意螺钉不能拧得过紧,否则过犹不及。完成固定后,螺钉的长度和位置需要在X线透视下复查、确认。有观点认为,在单纯劈裂骨折中,钢板螺钉固定的可靠性优于单纯螺钉固定。

(5) 其他病损的处理

胫骨平台骨折常伴有半月板损伤,在完成骨折固定后,如有可能应尽量行半月板修补术以保留其功能。侧副韧带损伤可能会影响膝关节的冠状面稳定性,应在骨折固定前后检查膝关节,如有必要可在X线透视下行侧方应力试验,评估侧副韧带功能。大多数伴发的侧副韧带损伤,尤其是内侧副韧带损伤,仅需非手术治疗;而当患者表现为严重的外侧方不稳时,常需要在处理骨折的同时重建外侧副韧带。胫骨平台骨折常伴有ACL损伤,但对于是否应同期重建ACL仍存在争议。反对者认为同期手术将大大增加手术的复杂性,也会延长操作时间,从而增加手术并发症的发生率,因此通常把ACL重建留待二期手术,且只有那些伴有慢性膝关节不稳症状的患者需行二期手术。PCL撕裂相对少见,且通常可选择非手术治疗。

42.1.6 康复原则及要点

对于胫骨平台骨折而言,防止关节僵硬,尽可能恢复膝关节活动范围是康复的要点,在内固定确实可靠的前提下,手术后第1天即可指导患者进行关节功能锻炼。关节康复目标是4周内屈曲达到90°,

如通过积极的康复锻炼 8～10 周后仍未达到 90°,可考虑行关节松解术。松解方式包括麻醉下手法松解及关节镜下关节囊松解。为保证骨折愈合,患者需佩戴可活动铰链支具保护,6 周后开始部分负重,并在 8～10 周时过渡到完全负重。

42.2 胫骨髁间嵴撕脱性骨折

42.2.1 解剖与生物力学

胫骨髁间嵴为胫骨平台之间的非关节区域,其前、后方各有一平坦的区域,分别有 ACL 和 PCL 附着。ACL 自髁间嵴前方发出后,向后上止于股骨外侧髁内侧面,对膝关节的稳定性有重要作用,除能阻止胫骨过度向前移位外,对膝关节内、外翻及旋转稳定性也有重要作用。胫骨髁间嵴骨折后,ACL 功能丧失,关节稳定性减弱。

42.2.2 病因与发病机制

胫骨髁间嵴骨折的发生率约为 3/10 万,以 8～14 岁的青少年最常见。骨折多发生于 ACL 胫骨附着点,多为高处坠落、车祸及足球、滑雪等运动损伤的结果。由于青少年的髁间嵴尚未完全骨化,力学强度较 ACL 低,因此,当膝关节受到过伸、外翻、外旋暴力时,更易在髁间嵴发生 ACL 止点的撕脱性骨折。成年人单纯髁间嵴骨折相对少见,且多为高能量损伤,也更容易伴发半月板、侧副韧带等结构的损伤。

42.2.3 临床评估

(1)病史与临床表现

患者多为青少年,有坠落、车祸、运动损伤等膝关节外伤史,表现为膝关节疼痛、肿胀、无法负重、屈伸活动受限。详细了解患者受伤过程有助于准确判断受伤机制及类型。

(2)体格检查

体格检查时可见膝关节肿胀、屈伸活动受限、前后方稳定性降低。前抽屉试验和 Lachman 试验可为阳性。需要注意,在急性损伤时患者可能会因疼痛而无法配合完成上述检查。

(3)影像学检查

膝关节 X 线正、侧位片通常可清楚显示髁间嵴骨折和移位。CT 检查可更清楚显示骨折块的形态和移位程度,有助于术者制订更完备的手术计划。MRI 检查在诊断交叉韧带、半月板、侧副韧带等软组织损伤时具有优势,有助于术者对损伤程度和范围做出全面评估。

(4)诊断与鉴别诊断

根据病史、体格检查及影像学检查结果不难做出正确的诊断。胫骨髁间嵴骨折与 ACL 撕裂的临床表现相似,但 X 线平片上后者无骨折移位,可以据此鉴别。

临床上常用 Meryers-McKeever 分型系统指导治疗,Ⅰ型为无移位的撕脱性骨折;Ⅱ型为部分移位性骨折,骨折块前 1/3 或 1/2 移位,但后方仍与胫骨相连;Ⅲ型为完全移位骨折,又分为 2 个亚型,ⅢA 型为单纯完全移位性骨折,ⅢB 型为完全移位并伴有旋转的骨折;Ⅳ型为完全移位、粉碎性骨折。

42.2.4 治疗

(1)非手术治疗

胫骨髁间嵴骨折的治疗方式取决于骨折块的移位程度、有无关节内伴发损伤等多种因素。一般认为,Ⅰ型骨折较为稳定,可选择非手术治疗。但其他类型的骨折是否可选择非手术治疗仍存在争议。有研究认为,骨折块移位>5 mm 者,非手术治疗后发生骨折块移位、畸形愈合、不愈合、关节不稳等并发症的风险较高。鉴于这些并发症最终仍需手术治疗,选择早期手术可能获益更多。非手术治疗时,需用长腿石膏托或支具将膝关节固定于接近伸直位 4～6 周,待骨折愈合后再开始关节屈伸功能锻炼。

(2)手术治疗

非手术治疗需要长时间固定膝关节,不利于患者进行早期功能康复,且有发生关节僵硬、骨折不愈合、关节不稳等并发症的可能,因此目前多数学者对手术治疗持更为积极的态度。手术指征包括:移位>5 mm 的Ⅱ型骨折,所有Ⅲ型、Ⅳ型骨折,以及部分非手术治疗失败的Ⅰ型骨折。通过手术可将骨折块准确复位、牢固固定,并允许膝关节早期进行屈伸运动,有利于患者尽早返正常生活。

近年来,随着关节镜技术的进步及内固定物的成熟,关节镜下髁间嵴骨折内固定术在临床上的应用日益普遍,可选择的内固定材料包括缝线、螺钉、带线锚钉等。由于胫骨髁间嵴骨折多发生于骨骺尚未闭合的青少年，手术时应谨慎操作。

42.2.5 手术技术

(1) 螺钉固定技术

螺钉固定技术简单、可靠，在传统切开复位术及关节镜手术中均可获得坚强的固定，允许患者在术后早期开始功能锻炼。

手术时建立膝关节标准前内、前外侧入口，清理关节腔血肿后，完整探查关节腔并测试关节稳定性，评估半月板、侧副韧带、关节软骨有无损伤；进一步清理骨折块及髁间嵴骨床，使用关节腔探针等工具试复位骨折块。如位置满意，可将膝关节屈曲至90°，同时将小腿轻度外旋，紧贴髌骨下极建立经髌腱入口，与关节面呈45°角打入克氏针临时固定骨块。关节镜和 X 线透视双重检查复位满意后，沿导针方向拧入空心拉力螺钉，注意螺钉不能穿透胫骨后方骨皮质，以免损伤血管和神经(图42-4)。再次在关节镜及 X 线透视下检查无误后，清洗关节腔、关闭切口。

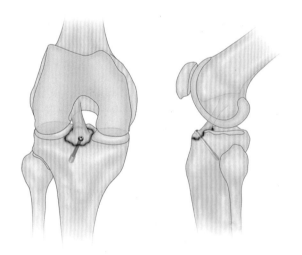

图 42-4　螺钉固定髁间嵴骨折

由于金属螺钉固定需要穿过骨折块，因此该术式仅适用于骨折块体积较大的Ⅱ型及Ⅲ型骨折，不适用于Ⅳ型粉碎性骨折，也不适用于骨骺尚未闭合的儿童。此外，螺钉固定还存在髁间窝撞击、医源性骨折块碎裂、需二次手术取出等与内植物相关的各种不足。

(2) 缝线固定技术

与螺钉固定相比，缝线固定无须穿过骨块，因此适应证更为广泛，即使是在Ⅳ型粉碎性骨折中应用，同样可获得良好的效果。

术中首先建立标准前内、前外侧入口，清理关节腔后完成伤情评估，进一步对骨折块及胫骨髁间嵴骨床进行清理和新鲜化；试复位满意后，可用探针或克氏针临时固定骨块，使用肩关节过线器在 ACL 紧贴胫骨侧附着点的位置，引入 PDS 缝线，并用逆行过线技术将高强度缝线穿过 ACL，重复上述操作步骤引入第2根高强度缝线。使用 ACL 重建导向器自胫骨结节前内侧向骨折块方向并排建立2个骨隧道，两者间距离1～2 cm。将2根穿 ACL 的高强度缝线的内侧头从内侧隧道引出，外侧头自外侧隧道引出，也可将内、外侧头在 ACL 前方交叉后自对侧隧道引出。在膝关节伸直位，抽紧缝线，镜下探查 ACL 张力满意后，在骨隧道外将缝线的内、外侧头交叉打结，也可将缝线穿过纽扣钢板后再打结，以减少缝线对隧道间骨桥的切割。对于骨骺尚未闭合的患者，需在 X 线透视下调整导向器的位置，以确保骨隧道未穿过骨骺。打结后再次检查 ACL 的张力及关节的稳定性，关闭切口，给患者佩戴膝关节可活动支具保护。

缝线固定时 ACL 张力评估至关重要，太紧可能会造成关节僵硬，太松则残余关节不稳。此外，也有术后骨折不愈合及骨骺损伤的报道。

(3) 锚钉固定技术

锚钉固定技术已在肩关节镜治疗领域应用多年，具有使用方便、固定可靠的优点，近年来被尝试用于治疗胫骨髁间嵴撕脱性骨折，同样获得了满意的疗效。与缝线固定相似，其适应证广泛。由于锚钉体积小、植入位置较浅，可安全地用于骨骺尚未闭合的青少年患者，且经多年发展、改良，锚钉品种齐全、应用方法多样，根据需要可灵活选择单排、双排、无结等缝合固定方式。

手术时先行关节腔清理，并行骨折块及骨床准备，可在髁间嵴内侧骨折边缘开道后植入带线锚钉，用过线器将缝线紧贴骨性附着点穿过 ACL，打结行单排固定；也可将缝线穿过 ACL 后，在髁间嵴外侧骨折缘以外排锚钉将尾线挤压固定，即行双排固定；也可选择单独使用外排锚钉，将穿过 ACL 的高强度缝线挤压固定于骨床(图42-5)。

42.2.6 康复原则及要点

患者术后佩戴可调节活动范围的膝关节支具，伸直位固定2周，早期开始下肢肌肉等长收缩训

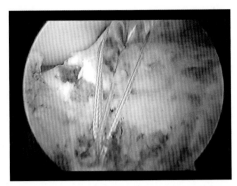

图 42-5 锚钉固定胫骨髁间嵴撕脱性骨折

练。2 周后开始逐渐增加屈伸活动的范围,8～10 周时获得完全的活动范围。为防止骨折块移位,从第 4 周开始方允许部分负重,第 8 周开始完全负重。

42.3 髌骨骨折

42.3.1 解剖与生物力学

髌骨为人体内最大的籽骨,关节侧近端表面覆盖有人体最厚的软骨层,远端 25% 的表面则无软骨覆盖。髌骨上极附着有股四头肌腱,下极与髌腱相连续,两侧为内、外侧支持带(由关节囊与阔筋膜和股内、外侧肌的延续部分交织而成)。作为伸膝装置的重要组成部分,髌骨通过增加伸膝装置的力臂提高其运动效能。生物力学研究显示,髌骨最多可增加 50% 的伸膝力量。在屈膝过程中,髌骨逐渐进入股骨滑车关节面,至屈膝 45° 时,两者接触面积最大。由于与髌股关节面接触面积小,髌骨下表面承受了巨大的反作用力,最高可达体重的 7.6 倍。

42.3.2 病因与发病机制

髌骨骨折约占全身骨折的 1%,按损伤机制可分为直接损伤和间接损伤。间接损伤更为常见,多为低能量损伤。典型的损伤机制是膝关节半屈曲位时股四头肌剧烈收缩,收缩力超过髌骨的强度而导致横形骨折,可同时伴有髌骨旁支持带的撕裂。直接损伤多为高能量损伤,可伴有股骨干、股骨远端等部位损伤,此时支持带通常完整。

42.3.3 临床评估

(1)病史与临床表现

患者常有摔倒或膝关节前方直接撞击的外伤史。膝关节肿胀、疼痛、屈伸活动受限,无法行走。

(2)体格检查

可见膝关节肿胀、前方有淤血,髌骨压痛,分离移位明显者可触及骨折凹陷。患者通常无法主动伸膝。

(3)影像学检查

应拍摄膝关节 X 线标准正、侧及轴位片。侧位片可清楚显示横形骨折及其移位程度,膝关节屈曲 45° 轴位片有助于显示纵形骨折。在诊断有困难时,可选择行 CT 及 MRI 检查,其中 MRI 检查有助于发现股四头肌腱、髌腱、支持带等软组织损伤。

(4)诊断与鉴别诊断

根据外伤史、体格检查及影像学检查结果可做出正确的诊断。根据骨折线的方向,髌骨骨折可分为横形、纵形、粉碎性及撕脱性骨折 4 种类型,其中横形骨折最常见,可占总数的 2/3,多为间接暴力所致。注意与先天性二分髌骨相鉴别,后者在 X 线平片上副髌骨通常位于主髌骨外上极,两者边缘清晰、整齐。患者虽有外伤史,但局部压痛往往不剧烈。

42.3.4 治疗

(1)非手术治疗

非手术治疗适用于骨折移位不明显、关节面没有明显台阶样改变的患者。可用长腿石膏托或支具将膝关节固定于屈曲 10° 位,制动时间以 4～6 周为宜,固定期间允许患肢部分负重,并鼓励患者早期行股四头肌等长收缩训练。随访 X 线平片了解愈合情况,去除固定物后即可开始行膝关节的屈伸功能锻炼。

(2)手术治疗

当髌骨骨折为开放性、骨折块分离≥3 mm、关节面台阶≥2 mm 时均需选择手术治疗。手术治疗的优势在于复位精确、固定牢靠,有利于患者早期开始功能锻炼,从而能够更好地保存关节功能。手术方式包括切开复位内固定、外固定和髌骨切除(部分或全部)等。切开复位内固定应用最为广泛,常用的固定方式包括克氏针加张力带固定、钢丝环扎、空心拉力螺钉加张力带固定等。

近年来,随着关节镜技术的逐渐成熟,关节镜下经皮螺钉固定横形髌骨骨折获得了良好的疗效。应用关节镜不仅可减少手术创伤,加快患者的康复速度,更有助于获得平整的关节面,减少远期创伤性关节炎的发生。

42.3.5 手术技术

关节镜下经皮螺钉固定适用于横形髌骨骨折。手术时患者取平卧位,先在 X 线透视下行髌骨骨折复位,并以复位钳维持骨折块位置。建立标准的前内、前外侧入口,行关节腔冲洗、清理,去除血肿及骨、软骨碎屑;镜下检查复位情况,观察关节面是否平整。如有必要,可置入关节镜探针,在关节镜及 X 线透视双重监视下,进一步撬拨调整骨折块的位置。复位满意后,X 线透视下沿髌骨纵轴,垂直于骨折线经皮并排钻入 2 枚克氏针,随后沿导针方向置入 2 枚 4.0 mm 空心拉力螺钉,完成固定后屈伸膝关节。镜下再次检查复位及固定的可靠性。彻底清理关节腔后,缝合切口。

42.3.6 康复原则及要点

根据患者骨质条件及固定可靠程度,可为患者选择佩戴可调节角度的膝关节支具,或不佩戴支具。术后次日可开始膝关节屈伸功能锻炼,6 周内可行全范围活动。早期即可开始股四头肌主动收缩训练,但抗阻伸膝训练宜推迟至 6 周以后。

42.4 股骨后髁冠状面骨折(Hoffa 骨折)

42.4.1 解剖与生物力学

股骨远端为股骨干的延伸,其形态由管状逐渐膨大、增宽,骨皮质逐渐变薄,最远端由股骨滑车及髁间凹分隔为股骨内、外侧髁,内侧髁较外侧髁宽大。内、外侧髁及滑车表面覆盖有软骨,形成关节面,以股骨远端承重面及滑车部分的软骨最厚。膝关节屈伸过程中,髌骨在股骨滑车内上下滑动。股骨髁间凹为股骨远端的解剖薄弱点,来自前方的直接暴力易通过髌骨传递至此处,造成股骨髁骨折。此外,股骨髁上为骨皮质与骨松质的移行部位,也易发生骨折。

股骨远端骨折时,需关注有无伴发血管、神经损伤,其中股动脉和坐骨神经与股骨远端关系密切。股动脉在缝匠肌下、内收肌和股内侧肌之间由近端向远端走行,经内收肌裂孔进入腘窝,延续为腘动脉。坐骨神经在股骨后方于股二头肌长头和半膜肌之间下行,在腘窝处分为胫神经及腓总神经。

42.4.2 病因与发病机制

Hoffa 骨折是一种少见的骨折,为单侧或双侧股骨后髁的冠状面骨折,属于关节内骨折。最早于 1869 年由 Friedich Busch 报道这种特殊类型的骨折,1904 年 Albert Hoffa 对其进行了详细描述,故后世将其命名为 Hoffa 骨折。

Hoffa 骨折通常为车祸、高处坠落等高能量损伤的结果。摩托车车祸为其最常见的致伤原因,可达总数的 4/5,受伤时骑手膝关节处于屈曲位,股骨后髁直接承受来自于胫骨平台的轴向冲击力是骨折发生的主要机制。在其他原因导致的 Hoffa 骨折中,旋转和轴向暴力的共同作用可能是更为常见的损伤机制。由于股骨解剖轴相对于胫骨解剖轴存在生理性外翻,因此,当膝关节在屈曲位受到前后向暴力时,外侧髁往往承受更多应力,也更易发生 Hoffa 骨折。综合文献报道,外侧髁 Hoffa 骨折可占该类型骨折发生率的 78%～85%。内侧髁 Hoffa 骨折则较为少见,多为受到内侧方侧向直接暴力的结果。但是,上述假设无法解释膝关节屈曲位时,机械轴位实际上位于关节内侧这一事实,因此,目前对于 Hoffa 骨折的确切发生机制仍存在争议。

由于股骨后髁持续承受剪切应力,Hoffa 骨折是一种天然不稳定的骨折,可发生骨折移位和不愈合。

42.4.3 临床评估

(1) 病史与临床表现

患者通常有车祸、高处坠落等外伤史,表现为膝关节的肿胀、疼痛、活动障碍。

(2) 体格检查

可见膝关节肿胀、活动受限,但作为一种关节内骨折,Hoffa 骨折通常不伴有明显的畸形。体格检查时应仔细定位疼痛的部位,需要注意检查有无伴发的血管、神经损伤。

(3) 影像学检查

应常规拍摄膝关节 X 线标准正、侧位片,必要时增加斜位片。需要强调，X线检查对诊断Hoffa骨折有很高的漏诊率，有报道显示X线诊断的阳性率仅为69％。因此，对于对有疑问的病例需进一步行CT检查，以提高诊断的准确性。此外，CT检查能够提供更多的骨折细节，为制订手术计划提供帮助。MRI检查除能提高诊断的准确性外，还有助于发现半月板、韧带等伴发损伤。

（4）诊断与鉴别诊断

Hoffa骨折容易漏诊，故当患者有典型外伤史时，需要仔细排查有无Hoffa骨折存在。行CT检查有助于提高诊断的准确性，并有助于制订手术计划。作为关节内骨折，Hoffa骨折需要与交叉韧带撕裂、半月板撕裂等关节内损伤相鉴别，当然上述病变可能与骨折并存。

Letenneur于1978年根据骨折线与股骨后方皮质的距离，将Hoffa骨折分为3型：Ⅰ型为累及整个股骨后髁的骨折，骨折线与股骨后方骨皮质平行；Ⅱ型为包含不同大小骨折块的骨折；Ⅲ型为斜形骨折。Lewis等的解剖研究显示，Ⅰ型和Ⅲ型骨折中，后髁骨折块尚有软组织附着，而Ⅱ型骨折则少有软组织附着，故认为Ⅱ型骨折发生不愈合和缺血坏死的概率最高。

42.4.4　治疗

（1）非手术治疗

移位不明显或不具备手术条件的患者可选择非手术治疗。治疗方式包括骨牵引、石膏或支具固定等。Hoffa骨折多不稳定，故治疗过程中需密切观察骨折块有无移位。固定时间过长易导致关节僵硬，故一般不宜超过4周。如有可能，尽早去除固定物，开始主、被动功能锻炼。

（2）手术治疗

Hoffa骨折极易发生移位，非手术治疗时骨折畸形愈合、不愈合的发生率高，因此，目前多主张只要条件允许，尽量选择手术治疗。切开复位内固定术是Hoffa骨折最常用的治疗方式，多数文献报道可获得良好的复位和满意的疗效。可选择的内固定物包括钢板、空心螺钉、可吸收螺钉等，多具有较为可靠的固定效果。根据骨折部位可选择标准内侧或外侧髌旁入路，上述入路能够很好地显露股骨远端前方，但后髁部分的显露欠佳，不利于骨折块的复位及固定。也有报道使用各种类型的改良入路，但这些入路均存在手术损伤大、后髁关节面显示不佳的问题。

近年来，有报道关节镜下应用空心拉力螺钉治疗Hoffa骨折获得了良好的疗效。关节镜手术除了具备固有的微创优势外，其视野更佳，能够在术中更好地观察和评估后髁关节面对合情况，且能够同时发现和处理半月板等伴发软组织损伤。关节镜手术适用于骨折块较大的非粉碎性骨折，不适用于骨质量不佳及伴有血管、神经损伤的病例。

42.4.5　手术技术

主要介绍关节镜下拉力螺钉治疗Hoffa骨折。患者取平卧位，建立膝关节标准前内、前外侧入口，首先彻底清理关节腔血肿及骨、软骨碎屑，完整探查关节腔并测试关节稳定性，评估半月板、侧副韧带、关节软骨有无损伤。一般将骨折侧入口作为观察通道，对侧入口作为工作通道，术者可根据操作需要在2个通道间转换。进一步评估骨折块的移位程度及骨质量，通常骨折块尚有部分与关节囊相连。使用关节镜探针等工具尝试调整骨折块位置。可屈曲膝关节，通过胫骨平台对股骨后髁的推挤作用，达到复位的目的。通过关节镜及透视双重检查骨折复位程度，如位置满意，可使用点式复位钳或其他工具临时固定骨折块。X线透视下经皮打入2枚克氏针进一步固定骨折块，克氏针的进针方向尽量与骨折线垂直。X线透视下以空心导钻沿克氏针方向开道，确定深度后，以2枚6.5 mm空心拉力螺钉固定骨折块（图42-6），注意必须将螺钉头部埋入关节软骨面

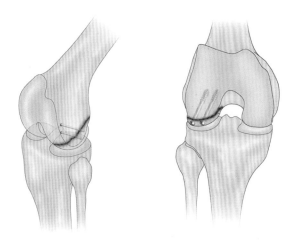

图42-6　空心拉力螺钉固定Hoffa骨折

下,以免造成撞击等并发症。同时,为增加内固定物的抗旋转能力,应使用2枚以上空心拉力螺钉进行固定。如有半月板等伴发损伤,应进一步行相应处置。屈伸活动膝关节,再次镜下及X线透视检查示固定位置满意后,彻底冲洗关节腔,关闭切口。

42.4.6 康复原则及要点

患者术后佩戴可调节活动范围的膝关节支具,术后即可开始股四头肌等长收缩训练。早期关节活动范围训练可预防关节僵硬、静脉血栓形成等并发症,但Hoffa骨折作为一种不稳定的骨折,一般建议将关节屈伸活动范围训练推迟至术后3周左右。通过锻炼在术后6周左右可达到全关节范围的活动。术后3个月起开始患肢完全负重。

(何 勇 徐一宏 徐卫东)

本章要点

1. 胫骨平台骨折是内、外翻应力合并轴向载荷共同作用的结果。外侧髁骨折是最常见的胫骨平台骨折类型。高能量胫骨平台骨折时常伴发血管、神经损伤。

2. 关节镜手术适用于Schatzker Ⅰ～Ⅲ型胫骨平台骨折的治疗,有助于提高复位的准确性,发现和处理伴发半月板、韧带损伤,但应注意避免因液体外渗而导致的骨筋膜室综合征。

3. 可靠内固定、早期功能锻炼、防止关节僵硬,是胫骨平台骨折康复的要点。

4. 胫骨髁间嵴撕脱性骨折最常见于儿童患者。ACL止点撕脱骨折是胫骨髁间嵴骨折最常见的类型。

5. 关节镜下胫骨髁间嵴骨折固定方式多样,术中应注意避免损伤儿童患者的骨骺。

6. 可靠内固定和早期功能锻炼有助于胫骨平台骨折患者尽早恢复关节功能。

7. 髌骨是伸膝装置的重要组成部分。髌骨骨折多为低能量间接损伤的结果。横形骨折是最常见的髌骨骨折类型。

8. 根据髌骨骨折类型及移位程度选择治疗方式。关节镜下治疗横形髌骨骨折效果可靠。

9. 在可靠固定的前提下早期开始功能锻炼,有利于髌骨骨折患者尽快恢复功能。

10. Hoffa骨折是指股骨后髁冠状面骨折,是一种较少见的关节内骨折。Hoffa骨折通常为膝关节屈曲位轴向暴力损伤的结果。股骨外侧髁Hoffa骨折远较内侧髁Hoffa骨折多见。

11. Hoffa骨折是一种不稳定骨折,如有条件应尽量选择手术治疗。

12. 关节镜手术适用于骨折块大、骨质量好且无血管、神经伴发损伤的Hoffa骨折。

主要参考文献

[1] ARASTU M H, KOKKE M C, DUFFY P J, et al. Coronal plane partial articular fractures of the distal femoral condyle: current concepts in management[J]. Bone Joint J, 2013,95-B: 1165-1171.

[2] ATESOK K, DORAL M N, WHIPPLE T, et al. Arthroscopy-assisted fracture fixation. Knee Surg[J]. Sports Traumatol Arthrosc, 2010,19(2): 320-329.

[3] BURDIN G. Arthroscopic management of tibial plateau fractures: surgical technique[J]. Orthopaed Traumatol Surg Res, 2013,99(1): 208-218.

[4] CANALE S T, BEATY J H. Campbell's operative orthopaedics[M]. 12th ed. Philadelphia: Elsevier Mosby, 2012.

[5] CERCIELLO S, COTE M, LUSTIG S, et al. Arthroscopically assisted fixation is a reliable option for patellar fractures: a literature review[J]. Orthop Traumatol Surg Res, 2017,103(7): 1087-1091.

[6] DEI GIUDICI L, DI MUZIO F, BOTTEGONI C, et al. The role of arthroscopy in articular fracture management: the lower limb[J]. Eur J Orthop Surg Traumatol, 2015, 25(5): 807-813.

[7] EL-SAYED A M, RAGAB R K. Arthroscopic-assisted reduction and stabilization of transverse fractures of the patella[J]. Knee, 2009, 16(1): 54-57.

[8] HARTIGAN D E, MCCARTHY M A, KRYCH A J, et al. Arthroscopic-assisted reduction and percutaneous fixation of tibial plateau fractures[J]. Arthrosc Techn, 2015, 4(1): 51-55.

[9] PATEL P B, TEJWANI N C. The Hoffa fracture: coronal fracture of the femoral condyle a review of literature[J]. J Orthop, 2018,15(2): 726-731.

[10] PIETU G, EHLINGER M. Minimally invasive internal fixation of distal femur fractures[J]. Orthop Traumatol Surg Res, 2017,103(1S): S161-S169.

[11] STRAUSS E J, KAPLAN D J, WEINBERG M E, et al. Arthroscopic management of tibial spine avulsion fractures: principles and techniques[J]. J Am Acad Orthop Surg, 2018, 26(10): 360 - 367.

[12] WAGIH A M. Arthroscopic management of a posterior femoral condyle (Hoffa) fracture: surgical technique [J]. Arthrosc Techn, 2015, 4(4): 299 - 303.

膝关节半月板损伤

43.1 半月板解剖与生物力学

半月板曾被认为是"无功能残留物",这种观点延续了很长时间。随着解剖研究的不断深入,半月板稳定关节、分散应力、传递负荷、润养关节等重要功能逐渐展现。

43.1.1 大体结构

半月板是 2 个月牙形的纤维软骨盘,覆盖胫骨平台 1/2～2/3 的面积,内、外侧各 1 个(图 43-1)。半月板横断面呈三角形,外缘厚,内缘薄,上面稍呈凹形,以便与股骨髁相吻合,下面平坦,与胫骨平台相接。半月板的外形恰好在胫骨平台上形成一较深的凹陷,从而使球形的股骨髁与胫骨平台的稳定性增加,这样对合紧密的解剖结构对维持膝关节的稳

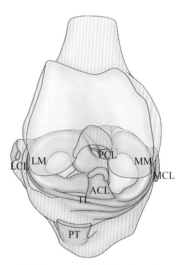

图 43-1 膝关节解剖示意

MM:内侧半月板;LM:外侧半月板;ACL:前交叉韧带;PCL:后交叉韧带;MCL:内侧副韧带;LCL:外侧副韧带;TL:膝横韧带;PT:髌腱

定无疑是重要的。手术时在如此狭小、密闭的空间里，如何充分显露半月板，特别是显露内侧半月板后角，需要细致考虑并解决。

内侧半月板周径较大，形似"C"形，约 4 cm 大小，后角宽厚，前角窄薄，平均宽度约 10 mm，平均厚度约 4 mm。前角附着于前交叉韧带（ACL）止点前方，与膝横韧带融合；后角附着于后交叉韧带（PCL）止点前方，借一悬韧带与 PCL 相连；周边通过冠状韧带与关节囊及内侧副韧带紧密相连，并与后斜韧带紧密附着，因此内侧半月板的活动性小且后角显露困难，Pie-crusting 技术通过松解内侧副韧带的浅层可充分显露内侧半月板后角。内侧半月板宽厚的后角限制了胫骨的过度前移及旋转，在屈膝 90°时尤为显著，因此被认为是前抽屉运动的辅助稳定结构，ACL 损伤常继发内侧半月板后角损伤。

外侧半月板周径较小，形似"O"形，中部宽阔，前、后角匀称，平均宽度约 12 mm，平均厚度约 5 mm。前角附着于 ACL 止点后外侧，两者纤维有部分交叉。后角紧附于外侧髁间隆起之后、内侧半月板附着处之前，分出半月板股骨韧带。周边与关节囊附着较内侧薄而松散，腘肌腱裂孔处无关节囊附着，与外侧副韧带不相连，这些特点决定了外侧半月板活动度较大。

一般将半月板大体分为前角、体部和后角 3 个部分，其间并没有明显分界，这样的划分对诊断和手术特别是修复方法的选择有一定帮助。近年来，学术界对半月板根部、腘肌腱区等半月板的特殊区域研究较深入。半月板根部是一个特殊的纤维结构，将半月板前、后角固定在胫骨平台中央，对维持半月板正常的位置及功能起重要作用，有前根与后根之分（图 43-2）。

内侧半月板的前根位于髁间嵴前方胫骨前斜坡位置，其损伤常伴有 ACL 损伤，主要是由于 ACL 损伤时的应力传导至半月板所致；同时与其附着点的解剖类型有关，损伤后会导致半月板向内侧副韧带方向平均移位 3 mm。内侧半月板后根位于 PCL 前内侧和外侧半月板后角纤维之下，附着于胫骨内侧髁间嵴后部，后根的损伤主要与膝关节退行性变有关。

外侧半月板前根附着于外侧髁间嵴前部，位于 ACL 前方，如果在 ACL 重建手术中胫骨隧道偏外有可能造成医源性损伤。外侧半月板后根位于髁间嵴后部的水平位置，紧靠 ACL 后外侧束的后方，对膝关节的旋转稳定（尤其当膝关节存在后外侧不稳定时）有明显的控制作用，因此高度轴移的 ACL 损伤经常合并有外侧半月板后根损伤。

半月板腘肌腱区是指外侧半月板的中后 1/3，此处有腘肌腱裂口，外侧半月板的侧方与关节囊通过短纤维相连，但与外侧副韧带间有腘肌腱隔开（图 43-3）。这样特殊的解剖结构不但造成活动度大，稳定性也差，容易损伤，也提示缝合方法应该有所不同。腘肌腱区的半月板与关节囊不直接相连，与动脉环不紧贴，而且腘肌腱与外侧半月板之间还相互承受压力，其半月板表面也无滑膜血管翳附着，这些原因使半月板腘肌腱区成为相对"缺乏血管区"，损伤后难以愈合。

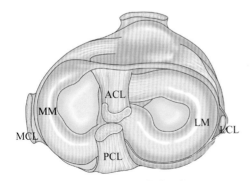

图 43-2　膝关节半月板

MM：内侧半月板；LM：外侧半月板；ACL：前交叉韧带；PCL：后交叉韧带；MCL：内侧副韧带；LCL：外侧副韧带

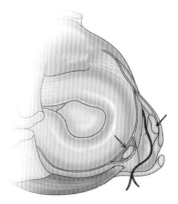

图 43-3　半月板腘肌腱区

红色箭头为腘肌腱，左侧为外侧半月板，黑色箭头为外侧副韧带，两者之间红色的为膝外侧动脉，后下方黄色的为腓总神经

43.1.2 组织结构

半月板表面覆以薄层软骨,内部为纤维软骨样结构,由胶原纤维和软骨细胞构成;外侧胶原纤维以环形排列为主,内侧少量胶原纤维呈放射状排列(图43-4)。以上结构使半月板具有很强的抗拉伸应力,利于将垂直的纵向应力转化为横向环形的应力。因此,半月板周边环行纤维的连续性对维持半月板的形状及功能非常重要。半月板部分切除或桶柄状撕裂时只要周边完整,半月板仍然能保存其功能。若半月板呈放射状撕裂,且撕裂波及边缘破坏了半月板周边环行纤维的连续性时则其立即丧失负荷传导功能。

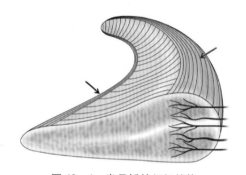

图 43-4　半月板的组织结构

红色箭头为环状纤维,黑色箭头为放射状纤维,红色分支状的为营养血管

43.1.3 营养结构

半月板一度被认为是没有血液供应的组织,所以半月板血液供应的研究结果对治疗原则的改变有重要意义。半月板血液供应主要来源于膝内、外侧动脉及膝中动脉,血管由邻近关节囊及滑膜进入半月板上、下表面及边缘。研究发现,妊娠8～10周时形成半月板,有丰富的血液供应;出生时半月板全部有血管分布和血液供应;到10岁左右,半月板的血管只存在于其外周约30%的区域;成年以后,半月板仅外侧10%～30%有血液供应。半月板内侧2/3缺乏血液供应,亦无神经支配,营养来自滑膜,因此,半月板撕裂引起疼痛必定是损伤了半月板的外1/3或是其韧带附着处受到牵扯,而半月板内侧2/3则更易发生不可逆的永久性损害。

1982年,Arnoczky等根据半月板的血液供应特点对半月板进行了红白分区(图43-5),红-红区指半月板滑膜缘1～3 mm范围,有丰富的血液供应,

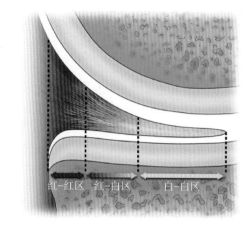

图 43-5　半月板血液供应的分区

具有完全愈合的潜力;红-白区指红-红区内侧3～5 mm范围,由红-红区毛细血管的终末支供应血液,有愈合的潜力;白-白区指红-白区内侧部分,为无血液供应区,营养完全由滑液供应,愈合能力差。半月板特殊部位的血液供应如整个腘肌腱区的血液供应较差,而半月板根部的血液供应则非常丰富。

43.2　病因与发病机制

43.2.1 急性损伤

半月板急性损伤多由扭转外力引起,当一腿承重,小腿固定在半屈曲、外展位时,身体及大腿猛然内旋,内侧半月板在股骨髁与胫骨之间受到旋转暴力而致撕裂(图43-6),扭伤时膝关节屈曲程度越

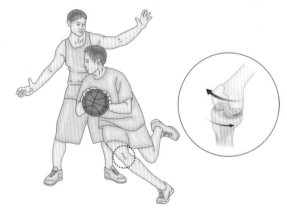

图 43-6　内侧半月板急性损伤

大,撕裂部位越靠后。外侧半月板损伤的机制相同,但作用力的方向相反。在严重损伤病例,半月板、交叉韧带和侧副韧带可同时损伤。

43.2.2 关节不稳

膝关节不稳定容易造成半月板损伤,例如 ACL 损伤后如果没能及时治疗,由于膝关节长期处于不稳定状态,一般都会继发内侧半月板后角或者半月板 Ramp 区(内侧半月板后角与滑膜的结合部)损伤。

43.2.3 慢性劳损

举重运动员等需要长期负重下蹲的人群半月板后角承受的压力较大,损伤的机会较多,而且以水平撕裂和复合撕裂多见。

43.2.4 发育不良

发育不良导致半月板损伤曾经不被重视,主要有膝关节发育异常和半月板发育异常。膝关节发育异常主要是膝内翻畸形,又称为"O"形腿,常见于中老年女性,由于下肢力线对位不良,内侧膝关节负重过多,压力过大,引起膝关节内侧半月板和软骨的慢性损伤。半月板发育异常是指盘状半月板,因为比正常的半月板又大又厚又宽,尤其是在体部呈盘状而得名。盘状半月板的形态与股骨髁及胫骨平台并不匹配,因此并不利于膝关节的负荷传导,压力常集中于盘状半月板的中央,应力的集中容易造成其过早退行性变,在此基础上发生半月板内的分层撕裂。盘状半月板越肥厚越容易发生(图 43 - 7)。

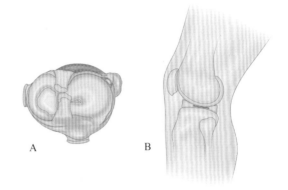

图 43 - 7 盘状半月板

A. 外侧半月板呈盘状;B. 盘状半月板中央最容易出现分层撕裂

半月板损伤按照病因分为创伤性损伤和退行性损伤,前者多由扭转等间接暴力引起,常为纵形撕裂及放射状撕裂;后者则由微小创伤和劳损等引起,常为水平撕裂、瓣状撕裂及复合撕裂。常用的分类方法是 O'Connor 法(图 43 - 8),按照形态分为纵形撕裂、水平撕裂、斜形撕裂、放射状撕裂以及变异型撕裂,变异型撕裂又分为瓣状撕裂、复合撕裂和退行性变撕裂。长的纵形撕裂可发展为桶柄状撕裂。

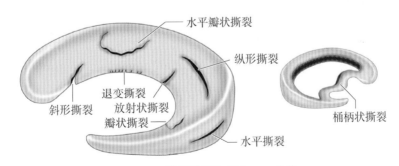

水平瓣状撕裂
纵形撕裂
退变撕裂
斜形撕裂 放射状撕裂
瓣状撕裂
水平撕裂
桶柄状撕裂

图 43 - 8 半月板损伤 O'Connor 分类

43.3 临床评估

43.3.1 病史与临床表现

多数有明确外伤史,一般见于扭转暴力损伤,损伤后膝关节出现急性疼痛、肿胀和活动受限,可伴有机械性交锁症状。异常或退行性半月板损伤起病不明显,患者常无明确外伤史,膝关节疼痛和肿胀的症状并不明显。

43.3.2 体格检查

局限性关节间隙压痛对半月板损伤的诊断及定位有重要意义。检查时将患者膝关节置于半屈曲位,在膝关节内侧和外侧间隙,沿胫骨髁的上缘即半月板的边缘部用拇指由前往后逐点按压,损伤处会有固定压痛。

半月板损伤的体征很多,最常见的是麦氏征(McMurray sign)阳性(图43-9)。检查时患者仰卧,检查者一手握其小腿踝部,另一手扶住其膝部将髋与膝尽量屈曲,然后使小腿外展、外旋或内收、内旋,逐渐伸直,出现疼痛或响声即为麦氏征阳性,可以根据疼痛和响声来确定损伤的部位。尽管麦氏征对半月板损伤的诊断率不高,但对盘状半月板损伤的诊断仍然很重要。

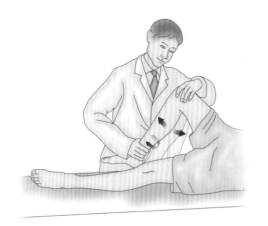

图43-9 麦氏征检查示意图

43.3.3 影像学检查

影像学检查包括 X 线、B 超、CT、关节造影、MRI 等。MRI 检查是评估半月板损伤最灵敏的影像学检查方法,诊断准确率远高于麦氏征等临床体征,不但可以明确损伤的位置和形态,还可以了解膝关节其他组织损伤的情况。

(1)MRI 检查序列

半月板 MRI 检查应该进行膝关节矢状位、冠状位和轴位的扫描(图43-10)。矢状位的扫描层面垂直于股骨髁后缘连线,可以同时观看到半月板的前、后角,但这个扫描位置对 ACL 显示不够清晰。所以,一般选择斜矢状位,既可以清楚显示半月板,也可以同时显示 ACL。冠状位的扫描层面平行于膝关节长轴,可以同时看到内、外侧半月板。轴位的扫描层面平行于半月板,很多医生不重视轴位,其实这个位置对于半月板损伤的诊断也极为重要。

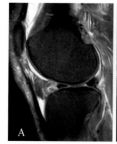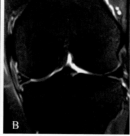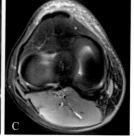

图43-10 膝关节半月板的 MRI 检查序列

A. 矢状位;B. 冠状位;C. 轴位

(2)正常半月板的 MRI 表现

正常半月板含有 I 型胶原纤维,不管 MRI 如何扫描,所有序列半月板成像都呈现为均匀的低信号。由于半月板外周较厚、内侧菲薄,MRI 不同切面下半月板的成像表现为类矩形、蝴蝶结形和三角形。

(3)病变半月板的 MRI 表现

半月板出现退行性变和撕裂时,关节液渗透至板内的病变部位,局部质子浓度增高,T_1、T_2 值降低,使低信号的半月板内出现局部高信号,但高信号并不等同于损伤(撕裂)。

(4)半月板损伤的 MRI 分级

根据 MRI 所表现的信号不同,Stoller 将半月板损伤分为 4 级(图43-11)。

0 级:正常的半月板,形态规则,表现为均匀一致的低信号。

I 级:半月板内部出现小灶性的类圆形信号增

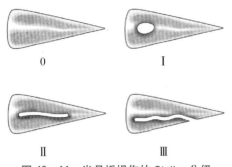

图 43－11　半月板损伤的 Stoller 分级

高影，未达半月板表面；组织学改变为半月板内局限性早期黏液样变性、软骨细胞缺乏或出现少细胞区，代表退行性变。

Ⅱ级：半月板内部出现线形的中等信号增高影，可延伸到半月板的关节囊缘，但未达半月板表面，主要原因是半月板中间穿越纤维区将半月板分为上、下两部分，起到缓冲作用。正常情况下它与半月板的其他部分同为低信号，因而 MRI 不显像，但半月板的黏液样变性最容易发生在中间穿越纤维区，MRI 呈现水平的略高信号线。它是Ⅰ级信号改变的延续，也代表退行性变。

Ⅲ级：半月板内的高信号达到半月板的关节面，通常代表半月板撕裂。Ⅲ级还可进一步分型，ⅢA 型指线状高信号达到关节面边缘；ⅢB 型指不规则高信号达到关节面边缘。

将半月板改变的信号称为Ⅰ度、Ⅱ度和Ⅲ度损伤给患者造成很大的疑惑及恐慌，统一称为Ⅰ级、Ⅱ级和Ⅲ级信号可能更为合适。

（5）半月板损伤的 MRI 表现

Ⅲ级信号是半月板损伤最基本的表现，只要发现明确的Ⅲ级信号就能确诊。如果发现半月板 MRI 表现不是正常的体部领结或者前（后）角三角形结构、外形过大或者过小，或者出现外移、脱位、消失等改变，也可以诊断为半月板损伤。

（6）常见半月板损伤的 MRI 表现

1）半月板纵形撕裂：半月板的撕裂口垂直于半月板表面，一般多见于半月板后角以及体部的红-红区、红-白区，长的纵形撕裂常发展为桶柄状撕裂。MRI 的冠状位、矢状位上可见到与半月板长轴方向平行并与胫骨平台垂直的Ⅲ级信号（图 43－12）。外侧半月板腘肌腱区的纵形撕裂易与腘肌腱裂孔混淆，须注意鉴别。

2）半月板斜形撕裂：指半月板内侧游离缘斜形

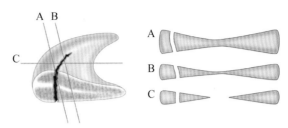

图 43－12　半月板放射状撕裂的 MRI 表现示意图

A. 矢状位出现垂直的Ⅲ级信号，类矩形中断；B. 矢状位出现垂直的Ⅲ级信号，"蝴蝶结"中断；C. 冠状位出现垂直的Ⅲ级信号，三角形中断

走向体部的全层撕裂，长的斜形撕裂可形成瓣状撕裂，以半月板后角、体部多见。MRI 的冠状位、矢状位上可见到Ⅲ级信号的方向与胫骨平台成一定角度（图 43－13）。

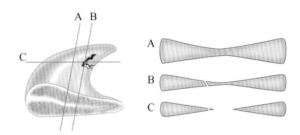

图 43－13　半月板斜形撕裂的 MRI 表现示意图

A. 小的斜形撕裂矢状位类矩形正常；B. 矢状位出现Ⅲ级信号，不垂直于胫骨平台，"蝴蝶结"中断；C. 冠状位出现Ⅲ级信号，有一个小三角

3）半月板水平撕裂：又称为层裂、鱼嘴样撕裂，是指半月板横行位的撕裂，累及半月板游离缘至滑膜面，使半月板分成上、下两层，以内侧半月板后角、腘肌腱区及盘状半月板多见，常无外伤史。MRI 表现为水平线样高信号与胫骨平台平行，累及半月板的游离缘（图 43－14）。盘状半月板 MRI 检查一般

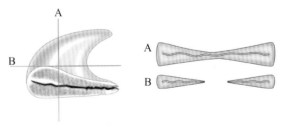

图 43－14　半月板水平撕裂的 MRI 表现示意图

A. 矢状位类矩形内部出现长条形高信号；B. 冠状位出现水平线样Ⅲ级信号，累及半月板游离缘

都出现水平撕裂,越肥厚越容易出现。半月板囊肿常合并有水平撕裂,因此临床医生不要满足于半月板囊肿的诊断,应该认真阅片,看是否有半月板水平撕裂。

4) 半月板放射状撕裂:半月板放射状撕裂犹如车轮一样,撕裂同时垂直于半月板的长轴和胫骨平台,好发于内侧半月板后角、半月板腘肌腱区等处。MRI 除了显示高信号的方向与半月板的长轴方向垂直外,因损伤程度、位置和扫描方位而不同,会出现半月板截断、缩短、消失等征象(图 43-15)。

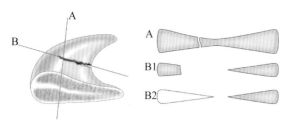

图 43-15 半月板放射状撕裂的 MRI 表现示意图

A. 矢状位出现Ⅲ级信号,类矩形中断(截断征);B1. 如果撕裂未达边缘,冠状位三角形部分缺失(半月板缩短);B2. 如果撕裂达边缘,冠状位三角形消失(幽灵征)

5) 半月板桶柄状撕裂:桶柄状撕裂后半月板一分为二,未移位的外侧片为桶,被推移或翻转至髁间窝的内侧部分相当于柄,一般内侧多于外侧,常合并ACL 损伤。MRI 上的表现有以下特征:①碎块内移征,冠状位或矢状位上髁间窝内可见条状或团块状低信号半月板碎块影。②外周残半月板征,冠状位上外围的半月板(母体)明显变小,其内信号可异常或无异常。③双 PCL 征,矢状位上 PCL 的前下方出现与之平行的低信号条状阴影,实际上是撕裂的内侧半月板向髁间窝内移至 PCL 的前下方所致。④空领结征,矢状位上正常半月板用 4~5 mm 层厚扫描,可见到至少 2 个层面的半月板呈"领结样"。半月板桶柄状撕裂后,有一部分移位至髁间窝,仅有小部分残留,因此很少能见到完整的"领结"形态。⑤半月板翻转征,矢状位上在半月板前角后方又出现边界清晰的半月板结构,后角变短或消失,也称为双前角征或双峰征。⑥双 ACL 征,矢状位上 ACL 的前方或后方出现低信号条状阴影(图 43-16)。

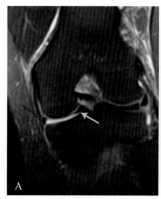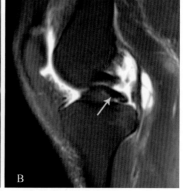

图 43-16 半月板桶柄状撕裂的 MRI 影像

A. 冠状位内侧半月板母体变小(红色箭头),髁间窝出现异常的半月板节段(黄色箭头);B. 矢状位出现双 PCL 征,上方为 PCL 信号(红色箭头),下方为半月板信号(黄色箭头)

6) 外侧半月板后根损伤:常是 ACL 损伤的合并伤。MRI 上的表现有以下特征(图 43-17):①冠状位,可见到外侧半月板后角靠近止点处有垂直线性缺损,也称为截断征或裂隙征;②矢状位,可见到外侧半月板后角缺失,也称为幽灵征或者空半月板征;③轴位,可见到在外侧半月板后根处高信号,也称为横向线性缺损,分离移位者更加明显,这对外侧半月板后根伤的诊断有非常重要的作用,但往往被忽视。

7) 内侧半月板后根损伤:一般都是膝关节退行性变导致膝内翻引起,中老年女性多见。MRI 上的表现有以下特征:①组织变性,半月板后角退行性变严重、范围广,邻近软骨可有损伤。②横向线性缺损,轴位上可见到内侧半月板后根处有一裂隙不连续。③垂直线性缺损,冠状位上可看到一裂隙出现在 PCL 和半月板之间,通常为高信号线状影。④半

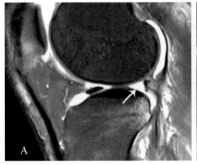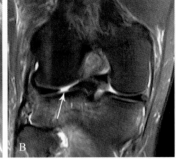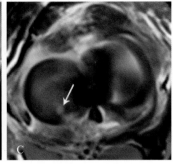

图 43 - 17 外侧半月板后根损伤的 MRI 影像

A. 矢状位外侧半月板后角缺失(幽灵征);B. 冠状位外侧半月板后角靠近止点处出现截断征;C. 轴位外侧半月板后根处有横向线性缺损

月板缺失,矢状位上半月板后角信号在 PCL 前方突然消失或被高信号填充(图 43 - 18)。⑤体部外突,冠状位上内侧半月板向关节外移位>1 mm 为阳性,根部损伤患者半月板外移常>3 mm,也称为半月板挤压征。

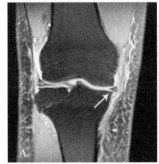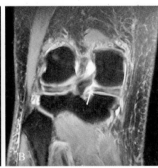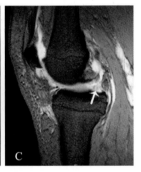

图 43 - 18 内侧半月板后根损伤的 MRI 影像

A. 冠状位见内侧半月板外突;B. 冠状位内侧半月板后根垂直线性缺损;C. 矢状位内侧半月板后角缺失

8) 盘状半月板:盘状半月板因为比正常半月板大、厚、宽,所以 MRI 上的典型特征是矢状位上连续出现 3 个及以上层面显示半月板前后角相连(即所谓的"蝴蝶结"),冠状位显示为一个长条形或"哑铃状"的信号(图 43 - 19)。但要保证 MRI 检查时是采

用标准的 5 mm 层厚扫描,否则结果就不可信。盘状半月板严重撕裂者往往不会出现矢状位上 3 个及以上的"蝴蝶结"和冠状位上的长条形或"哑铃状"信号,必须加以鉴别。

43.3.4 诊断与鉴别诊断

半月板损伤的诊断需要病史、症状、体征以及影像学检查相结合,其中关节间隙的疼痛及局限性压痛对临床有重要的意义。MRI 对半月板损伤的诊断有较高的准确率,信号及形态的改变是半月板损伤的直接表现,只要在 MRI 上发现这些改变,就能够诊断半月板损伤。如果发现半月板的邻近组织有病变,应该推测半月板可能有损伤,但这些表现是间接的,还需要补充其他证据来佐证。例如与半月板

图 43 - 19 盘状半月板 MRI 表现示意图

矢状位扫描连续出现 3 个及以上的"蝴蝶结"

毗邻的软骨出现明显的损伤改变,应该想到该处的半月板可能也有损伤;如果已经发现了半月板囊肿,也应该推测到该处的半月板有损伤,这样的阅片方法目的性更强,准确率也更高。此外还应该从发病机制诊断半月板损伤,例如新鲜的 ACL 损伤,MRI 上有明显的"接吻征",应该想到有外侧半月板后根撕裂的可能;相反,如果是一个受伤时间较长的陈旧 ACL 损伤,应该想到有内侧半月板后角损伤或者 Ramp 区损伤的可能,通过这样的思考,诊断才可能更加准确全面。

临床上要注意将半月板损伤与膝关节骨关节炎等引起的半月板改变相鉴别。这种情况下的半月板撕裂仅仅是骨关节炎众多病理改变中的一个,不要简单地将其诊断为半月板损伤。

43.4 治疗

半月板损伤很少情况下能非手术治疗。手术治疗已由切开治疗发展为关节镜下微创治疗,由传统的半月板全切除发展为半月板部分切除、半月板缝合修复等个性化治疗方式。由于半月板对膝关节功能的重要性,尽可能多地保留半月板原有结构,减少半月板切除部分,已成为治疗半月板损伤的共识与原则。处理半月板之前要恢复膝关节的正常力线及稳定,这是半月板手术成败的前提,因此,对合并膝内翻等畸形者需要进行截骨手术,对 ACL 损伤者需要进行韧带重建手术等。

43.4.1 非手术治疗

发生在半月板红-红区的、小的、无移位或者不完全撕裂在损伤初期给予恰当处理是能够愈合的,这也是非手术治疗的指征。治疗措施包括佩戴支具或者石膏固定4~6周,允许患者扶拐杖部分负重走,固定期间进行股四头肌功能锻炼,去除固定后进行膝关节康复训练。但临床上很难对半月板是否在红-红区损伤做出定位诊断,对撕裂大小及是否完全撕裂更难做出定性诊断,所以,非手术治疗是否能够获得愈合不太明确。

43.4.2 手术治疗

半月板手术必须遵循缝合、部分切除、次全切除、全切除的次序,因此,半月板手术处理前必须通过关节镜检查明确半月板损伤的部位、类型等情况,判断是否能够进行半月板修复,确定不能修复时再考虑进行半月板切除手术。

(1)半月板切除

开放式半月板全部切除手术有较好的早期疗效而曾经成为标准的手术。之后逐渐有人提出质疑,1948 年,Fairbank 获得了半月板切除术后最终将导致骨关节炎发生的影像学证据;1962 年,日本的渡边正义首次报道了关节镜下半月板部分切除术,该手术因微创、风险较低以及功能恢复快,成为近代运动医学经典术式并开展至今。目前,对于患者年龄较大、退行性病变撕裂、复合撕裂等,仍然进行半月板切除手术。在保证半月板残留边缘光滑、稳定、接近正常半月板形态的前提下,尽量多保留半月板组织是半月板切除手术的原则。

O'Connor 将半月板切除分为部分切除、次全切除和全切除 3 种类型。半月板部分切除术仅切除松动不稳定的半月板碎片,例如桶柄状撕裂的内侧缘、瓣状撕裂的瓣或斜行撕裂的瓣,保留稳定的半月板边缘组织。半月板次全切除术用于因撕裂的类型和范围而需要切除部分半月板边缘的病例;所谓"次全"是因为在大多数病例中保留了半月板的前角和中间 1/3 部分,常见于半月板后角的复合撕裂或退行性变撕裂。如果半月板与其周边滑膜附着部位脱离,并且半月板内病变和撕裂较广泛,则需要行半月板全切除术。

(2)半月板缝合

自 1885 年 Annandale 首次进行半月板损伤缝合修复术以来,经历了从开放至镜下、从单一方法至多种方法、从一片质疑到逐步认可的漫长过程。如今,关节镜下半月板缝合修复技术已经非常成熟并普及。

经典的半月板缝合适应证只有红-红区的纵形撕裂,随着设备的改进、技术的提高,适应证也在扩展,目前常见的可修复的半月板撕裂包括半月板桶柄状撕裂(或纵形撕裂)、内侧半月板后角 Ramp 区损伤、半月板后根损伤、部分放射状撕裂、外侧半月板囊肿、盘状半月板成形后残留的撕裂等,可修复的半月板损伤往往合并 ACL 损伤。但缝合时还需要考虑患者的年龄、病程、下肢力线、合并损伤等诸多因素,缝合的最终目的是半月板损伤得到愈合,不能为了缝合而缝合。常用的缝合方法有以下 3 种。

1) 由外而内缝合：1983 年，由 Henning 首先报道。缝合时缝线通过穿刺针从膝关节外侧穿过皮肤、关节囊和半月板的外缘，再穿过撕裂的半月板内侧移位部分进入关节，然后通过第 2 针送入的线环或引线将缝线引出关节外，用缝线自身的两端在关节囊表面打结，完成一组缝合。重复此缝合步骤修复撕裂的半月板（图 43 - 20）。该方法的优点是简便，采用普通注射针头或腰椎穿刺针即可，也可以采用专门的缝合套件。但是需要辅助切口，缝合比较费时，不能控制关节内半月板的出针口，缝合不够整齐。适用于半月板的前角和体部的损伤，对半月板后角损伤不适用。

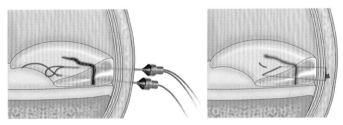

图 43 - 20　半月板撕裂由外而内缝合

2) 由内而外缝合：1985 年，由 Warren 首先报道。该技术是半月板缝合的基本技术，由缝合长针及套管来完成。缝合长针有两种，即两缝合针之间连接有不可吸收线的一次性缝合针和尾端有孔由术者自行穿线可反复使用的缝合针。缝合时关节镜直视下经前入口插入套管，套管置入定位在距半月板边缘 3～4 mm 处，经套管插入缝合长针，于断端纵向垂直缝合半月板并穿至关节囊外，将缝线引出；第 2 针距第 1 针稍偏向外侧进针，使两针形成一组水平或垂直褥式缝合，然后将线结打在关节囊外（图 43 - 21）。该方法正好与由外而内缝合方法相反，从关节内向关节外穿针引线，也在关节外打结固定，它可以控制关节内半月板的进针部位，缝合更加整齐可靠。但手术中缝合长针从关节内穿出到关节外时，有可能损伤隐神经、腓总神经和腘动脉，因此需要添加后内侧或后外侧辅助切口，放置牵引器加以保护。适用于半月板前角、体部及后角的撕裂。

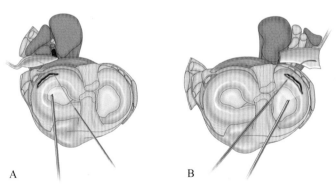

图 43 - 21　半月板撕裂由内而外缝合

A. 外侧半月板由内而外缝合；B. 内侧半月板由内而外缝合

3) 全关节内缝合：1991 年，由 Morgan 首先报道。全关节内缝合技术有缝合器技术、缝合钩技术、缝合钳技术、缝合锚技术和经骨道技术等方法，由于不需辅助切口、操作简单、创伤小、手术时间短等优点，适用于半月板后角、体部损伤，也适用于前角损伤，但需要专门的手术器械。

A. 缝合器技术（图 43 - 22）：是最常用的全关节内缝合技术，由于操作简便、快捷而深受广大医生欢迎。目前快速锁定缝合器（rapid-loc）、快速固定缝合器（fast-fix）等比较常用，特别适用于半月板后角等损伤。该技术有移植物破裂、软骨损伤、容易损伤后方血管等缺点，而且费用昂贵。

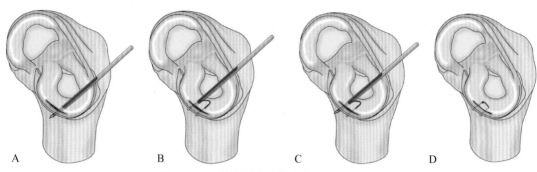

图 43 - 22　缝合器全关节内半月板缝合技术

　　A. 缝合器经裂口穿出至半月板后缘后将第 1 个固定结推出；B. 同样的方法推出第 2 个结；C. 抽出缝合器；D. 用推结器将结拉紧、剪线，完成缝合

　　B. 缝合钩技术（图 43 - 23）：是常用的半月板全关节内缝合方法之一，由于涉及半月板显露、钩头选择、缝合、推过线、理线、打结、剪线等一系列操作，对手术医生的要求较高，学习曲线稍长。但使用广

泛，价格低廉，熟练后操作方便、快捷，可用于内侧半月板后角的 Ramp 区损伤、外侧半月板后根损伤、外侧半月板腘肌腱区的撕裂，半月板前角纵形撕裂和半月板放射状撕裂等。

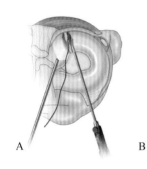
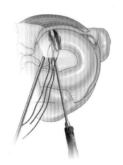
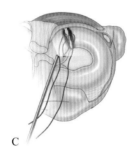
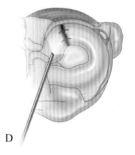

图 43 - 23　缝合钩全关节内半月板缝合技术

　　A. 首先用左转 45°缝合钩穿刺撕裂的外侧，过线；B. 更换右转 45°缝合钩缝合撕裂的内侧；C. 使用过线技术，用第 2 根缝线牵引第 1 根缝线，使之跨越撕裂的两侧；D. 关节镜直视下打结、剪线，完成缝合。用同样方法缝合第 2 针

　　C. 缝合钳技术：来源于肩关节镜技术，很多医生感到肩袖的缝合钳使用方便、快捷便将其挪用于半月板损伤的缝合（图 43 - 24）。如今市场上已经有了更为精细的、专门的半月板缝合钳销售。由于缝合钳技术简化了操作，大大缩短了手术时间，特别适

用于较难缝合的半月板后根、腘肌腱区等部位的损伤，常配合经骨道缝合技术使用。

　　D. 缝合锚技术：由 Engelsohn 等在 2007 年首先报道。利用缝合锚钉修补方法治疗内侧半月板后根部损伤，通过增加后内侧入路，在内侧半月板后根部足印区打入锚钉，再利用缝合钩或者缝合钳穿刺过线，打结，完成缝合固定（图 43 - 25）。缝合锚技术是一个很好的方法，但不管是内侧还是外侧半月板后根的损伤，缝合锚技术都存在无合适入路、置入困难、拧入锚钉无法垂直骨面等诸多问题，除非锚钉的制作发生革命性的改变或者有了更好的手术入路选择，否则其很难成为一个简单、便捷并广泛使用的方法。

　　E. 经骨道技术：是全关节内缝合方法中比较特殊的一种技术，最先用于半月板根部损伤的修复

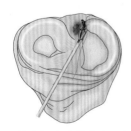

图 43 - 24　缝合钳全关节内半月板缝合技术

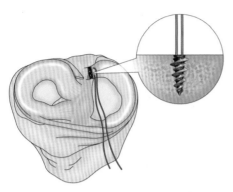

图 43‑25　缝合锚全关节内半月板缝合技术

（图 43‑26）。2006 年，Raustol 等首先报道了经骨道缝合的方法来修复内侧半月板后根损伤，对半月板根部损伤的治疗有了革命性的改变。同年，Petersen 和 Zantop 也报道了经骨道缝合方法修复外侧半月板后根。由于外侧半月板后根损伤的发病率更高、需要修复的机会更多、修复相对内侧而言更容易，所以相关文献报道多。手术时需要将半月板后根止点处的软骨刮除，用 ACL 胫骨瞄准器或者专门的瞄准器瞄准钻隧道，还需利用缝合钩、缝合钳等穿刺、过线，然后将缝线经骨道拉至胫骨结节内侧打结固定。目前该技术还被用于半月板体部放射状撕裂、半月板脱位、半月板移植等手术，均取得了较好的临床疗效。

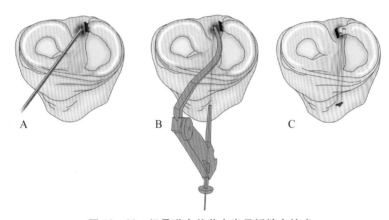

图 43‑26　经骨道全关节内半月板缝合技术

A. 关节镜下清理残端，刮除后根附着部软骨；B. 利用瞄准器钻 1～2 个骨隧道；C. 利用缝合钩或缝合钳穿刺过线，并换成 2 号聚酯不可吸收缝线（爱惜邦），缝线经骨道拉至胫骨结节内侧，打结固定

43.5　半月板各类损伤的手术技术

43.5.1　半月板纵形撕裂

半月板白-白区的纵形撕裂可以切除，而完全的、1 cm 以上红-红区及红-白区纵形撕裂应该缝合，一般间隔 5 mm 左右缝合 1 针。前角的纵形撕裂建议采用由外而内方法，体部及后角纵形撕裂采用由内而外方法，缝合器技术等全关节内缝合方法也可以选择。

43.5.2　半月板水平撕裂

由于水平撕裂波及半月板的红-白和白-白区，大部分病例需要进行半月板部分切除，也就是切除不稳定的或较薄的一层，保留稳定的或较厚的一层，一般都是切除半月板的胫骨面。如果两层都没办法保留，就将半月板修整成三角形，尽量不要做保留梯形的切除。常规方法切除半月板的胫骨面有一定的难度，利用刨削刀穿破冠状韧带直接切除，简单易行。半月板前角的水平撕裂可以用 90°篮钳通过改良入路进行半月板前角胫骨面切除，或者用腰椎穿刺针自外向内插入半月板的上层将其掀起，可清晰显露半月板下层以方便切除。

为保留更多的半月板，对部分半月板水平撕裂的患者在切除白-白区的基础上可以进行缝合，常规的半月板缝合方法一般都可以采用。内侧半月板后角的水平撕裂用缝合器全关节内缝合有一定的优势；有医生喜欢用缝合器上下穿针环形抱合的方法，建议用该方法时裂口内注入血凝块以促进愈合(图43-27)。

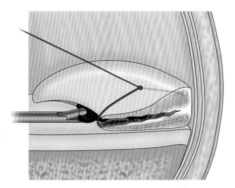

图43-27 半月板水平撕裂缝合并注入血凝块

半月板水平撕裂经处理后用缝合器等方法缝
合,抽紧固定之前在裂口之间注入血凝块

43.5.3 半月板放射状撕裂

半月板游离缘的放射状撕裂犹如车轮,撕裂同

时垂直于半月板的长轴和胫骨平台,若不及时处理,撕裂可以一直横向延伸到半月板的滑膜边缘导致其环形张力丧失,严重影响膝关节功能。半月板放射状撕裂容易发生在半月板后根部以及外侧半月板体部靠近腘肌腱区处,内侧半月板体部也经常发生。由于半月板后根部的放射状撕裂与体部的损伤机制不同,处理方法也有差别,本节将在半月板后根损伤手术技术中讨论,这里着重介绍半月板体部放射状撕裂的处理。

半月板部分切除曾经是半月板体部放射状撕裂的唯一方法,将半月板修整至边缘光整,避免进一步损伤;如果损伤波及关节囊,则只能进行大部分切除甚至全部切除,这将会对膝关节的功能造成严重影响。尽管有各式各样的半月板放射状撕裂缝合方法的报道,但难以缝合、缝合后对位不佳、容易再撕裂、不愈合率高等主要问题还没有被解决。可以用经骨道技术缝合半月板体部放射状撕裂(图43-28),即在裂口中央偏内处用瞄准器及2.0 mm克氏针钻骨

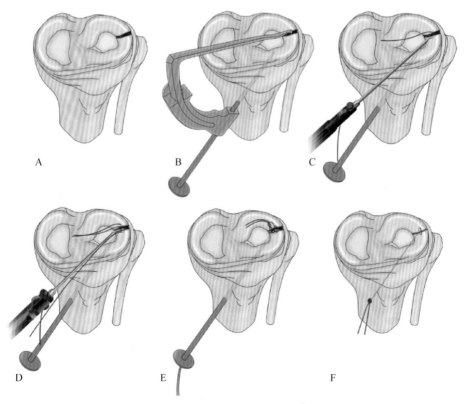

图43-28 半月板腘肌腱区放射状撕裂经骨道缝合

A. 半月板腘肌腱区撕裂一般分离较远;B. 用瞄准器在撕裂中央偏内钻骨隧道;C. 缝合钩先在一侧穿刺过线;D. 缝合钩在另一侧穿刺过线;E. 换线后骨隧道插入对折引线;F. 将缝线自骨隧道拉出,打结固定,撕裂分离的半月板就能对位,在此基础上再进一步缝合

道,缝合钩分别在裂口两侧穿刺、过线,"U"形穿过裂口上方完成边对边缝合;然后将缝线经骨道拉出至胫骨结节前内侧打结固定,用胫骨平台作为复位平台准确对位;将撕裂漂浮的半月板临时固定在胫骨平台上面;在此基础上再用由外而内或由内而外的方法缝合,最终将复杂问题简单化。

43.5.4 半月板桶柄状撕裂

半月板桶柄状撕裂是一种严重的损伤,要根据患者的年龄、病程、撕裂部位、合并损伤以及术者自身的情况等决定治疗方法。如果有缝合指征、术者有条件及能力就应该进行半月板的缝合,无法缝合时可以把移位的内侧块切除。半月板桶柄状撕裂的切除手术只需要切除移位的内侧块即可,切除时先将移位的半月板内侧块后部切断,再切断其前部,最后将其整块取出。

半月板桶柄状撕裂的缝合修复涉及半月板的显露、移位半月板的复位以及多种缝合技术,手术难度较大。首先需要将移进髁间窝的半月板内侧部分复位,可用探针或钝的直钳等使其复位;如果半月板内侧部分较大,则必须屈曲并外翻膝关节,用Piecrusting技术打开膝关节内侧室以方便内侧部分复位;也可用腰椎穿刺针自外而内引入5号聚酯不可吸收缝线,抽紧缝线在体位打结使移位的半月板内侧部分复位固定,如此可将一个复杂的半月板桶柄状撕裂转变成为一个简单的纵形撕裂(图43-29)。在复位的基础上再灵活应用各种缝合技术进行缝合,一般前角及体部采用由外而内的缝合方法,前角、体部及后角均可采用由内而外的缝合方法,后角的缝合也可以采用缝合器或缝合钩技术进行缝合,也建议裂口间注入血凝块以促进愈合。

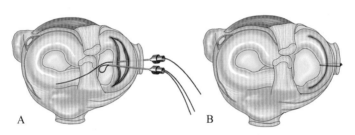

图43-29 半月板腘肌腱区桶柄状撕裂经骨道缝合

A. 由外而内穿入5号聚酯不可吸收缝线;B. 将缝线抽紧体位打结,就能将分离的半月板桶柄状撕裂复位转变成为简单的纵形撕裂,在此基础上再进一步缝合

43.5.5 半月板 Ramp 区损伤

1988年,德国的Michael J. Strobel医生首次用Ramp一词描述了半月板Ramp区损伤,即指膝关节内侧半月板后角与滑膜的结合部损伤。Ramp区半月板损伤极少单独发生,大多伴有ACL损伤,其发生可能与ACL损伤过程中出现的胫骨相对股骨过度前移和外旋有关,多见于陈旧性的、病程较长的、年轻患者的ACL损伤,平均发病率为16.6%。由于Ramp区半月板损伤没有特异性体征,MRI检查的诊断准确率也不是100%,所以最简单直接的确诊方法是手术时关节镜插入到后内侧进行检查。

Ramp区半月板损伤如果不处理一般不会自然愈合,损伤可以继续向前方延伸,形成更大的内侧半月板桶柄状撕裂;或者形成半月板后角的复合撕裂,

造成整个后角的不稳定。Ramp区血液供应丰富,处理后极少不愈合。如果撕裂的部位较长,明显不稳定,则需要进行缝合修复。经典的手术方法是用缝合钩技术进行全关节内缝合(图43-30)。韩国的Ahn JH团队推荐前外侧髁间窝入路70°关节镜观察,经后内入路全关节内缝合,愈合率达84.3%。国内冯华推荐高位后内侧间室入路30°关节镜观察,经后内入路全关节内缝合,愈合率为85.3%。用Pie-crusting技术松解内侧副韧带浅层后,从前方也能够充分显露半月板Ramp区,再用半月板缝合器直接进行缝合。

43.5.6 腘肌腱区半月板损伤

腘肌腱区半月板的急性损伤一般为后根损伤的延伸或单独的放射状撕裂,慢性损伤一般为水平撕

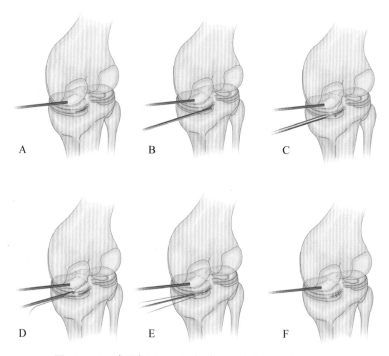

图 43-30 半月板 Ramp 区损伤双后内入路缝合钩缝合

A. 建立高后内入路观察,后内入路操作;B. 清理半月板裂口;C. 缝合钩经后内入路进行缝合;D. 将缝线拉出;E. 关节镜下打结、推结、固定,完成第 1 针缝合;F. 根据裂口长短依次缝合

裂,甚至复合撕裂。由于其结构特殊、稳定性差、血液供应不良,修复困难,采用常规的由外而内或者由内而外的缝合方法并不适用,建议尽可能选择全关节内缝合的方法。可以想办法将由外而内或者由内而外的缝合转变为全关节内的方法进行缝合,例如用腰椎穿刺针由外向内引线,将缝线在腘肌腱裂口处拉入关节内,在关节内打结缝合。缝合钩技术也是较好的方法,但要选择不同方向及角度的缝合钩才能完成。缝合器技术简单,但必须严格控制深度,既要避免缝合在腘肌腱上,更要防止损伤腓总神经。对于腘肌腱区的放射状撕裂,半月板一般分离较远,经骨道技术可以化繁为简,在此基础上再选择其他缝合方法加固。

43.5.7 内侧半月板后根损伤

内侧半月板后根损伤一般为慢性退行性损伤,急性者少见。对于急性创伤性损伤,以手术修复半月板后根为主,如果合并有膝内翻,可能需要同时矫正。慢性退行性损伤的治疗重点在于明确并处理导致关节退行性变的原因,常需要截骨矫正下肢力线,

后根部损伤可以同时进行修复或者不修复。经骨道技术缝合是内侧半月板后根损伤经典的修复方法;缝合锚技术也可以使用,通过增加后内侧入路,在内侧半月板后根部足印区打入锚钉并进行缝合固定。

43.5.8 外侧半月板后根损伤

外侧半月板后根损伤的受伤机制被认为与 ACL 的受伤机制相关,常是 ACL 损伤的合并伤。研究表明,7%～12% ACL 损伤患者伴有外侧半月板后根部损伤,而在普通人群中发生率仅为 0.8%。研究还认为,外侧半月板后根损伤与膝关节高度轴移有密切的关系,因此外侧半月板后根损伤的修复对膝关节的稳定有重要意义。经骨道技术缝合是经典的手术方法,缝合锚、缝合钩和缝合器技术也可以选择。

43.6 康复原则及要点

康复训练对半月板手术后的恢复极为重要。半

月板切除手术后 4 周内主要是控制膝关节肿痛,尽快进行踝泵、股四头肌收缩及膝关节屈伸锻炼;术后 5~8 周争取膝关节能够完全屈伸,恢复日常活动;术后 9~12 周应恢复正常生活,并进行强化训练;术后 13 周及以后争取膝关节力量的恢复,逐渐重返体育运动。

半月板缝合修复手术与半月板切除手术不同,需要给予适当的保护以利于半月板愈合,所以术后需佩戴支具及扶拐保护 6 周左右,术后 6 周内屈膝不要超过 90°,半年内避免全蹲及跑步,其余的康复训练方法参照上述半月板切除手术。

(米 琨 张 华)

本章要点

1. 膝关节间隙的疼痛及局限性压痛对于诊断半月板损伤最重要,麦氏征阳性的参考价值并不高。

2. MRI 检查对半月板损伤有极高的敏感性与特异性,应该重视 MRI 阅片。

3. 处理半月板损伤之前要尽可能恢复膝关节的正常力线及稳定性。

4. 半月板手术必须遵循缝合、部分切除、次全切除、全切除的次序,尽可能多地保留半月板原有结构特别是半月板周边环行纤维的连续性。

5. 经典的半月板缝合术适应证只有红-红区的纵形撕裂,目前对于红-白交界区和相对复杂的撕裂类型也可以进行修复,并已获得满意疗效。

6. 半月板缝合的方法有由外而内、由内而外和全关节内 3 种,各有优、缺点,手术中应根据具体情况灵活选用。桶柄状撕裂等复杂损伤的缝合常需要多种方法并用。

7. 半月板 Ramp 区损伤经典的手术方法是建立后内侧入路,用缝合钩进行缝合;Pie-crusting 技术松解后可以用缝合器从前方直接缝合。

8. 对腘肌腱区半月板损伤建议尽可能选择全关节内缝合的方法。

9. 外侧半月板后根损伤常是 ACL 损伤的合并伤,与高度轴移密切相关,损伤后应尽可能修复。

10. 内侧半月板后根损伤一般是退行性损伤,在膝关节内侧间室退行性变、膝内翻等患者中多见,在矫正力线的同时可以选择修复或者不修复。

主要参考文献

[1] 冯华,AHN J H. 半月板损伤修复与重建[M]. 北京:人民军医出版社,2013.

[2] 刘心,冯华,张辉. 关节镜辅助内侧副韧带浅层松解在内侧半月板修复中的应用[J]. 中国运动医学杂志,2017,36(10):5-8.

[3] 张晋,冯华,洪雷,等. 无移位半月板桶柄样撕裂的诊断与可修复性判断[J]. 中国运动医学杂志,2008,27(5):593-596.

[4] AHN J H, BAE T S, KANG K S, et al. Longitudinal tear of the medial meniscus posterior horn in the anterior cruciate ligament-deficient knee significantly influences anterior stability[J]. Am J Sports Med, 2011,39(10):2187-2193.

[5] ARNOCZKY S P, WARREN R F. Microvasculature of the human meniscus[J]. Am J Sports Med, 1982,10(2):90-95.

[6] FENG H, HONG L, GENG X S, et al. Second-look arthroscopic evaluation of bucket-handle meniscus tear repairs with anterior cruciate ligament reconstruction: 67consecutive cases[J]. Arthroscopy, 2008,24(12):1358-1366.

[7] HENNING C E. Arthroscopic repair of meniscus tears[J]. Orthopedics, 1983,6(9):1130-1132.

[8] JAMES E W, LAPRADE C M, FEAGIN J A, et al. Repair of a complete radial tear in the midbody of the medial meniscus using a novel crisscross suture transtibial tunnel surgical technique: a case report[J]. Knee Surg Sports Traumatol Arthrosc, 2015,23(9):2750-2755.

[9] JOHNSON D H, PEDOWITZ R A. 实用骨科运动医学——高级理论与关节镜外科[M]. 陈世益,王予彬,李国平,主译. 北京:人民军医出版社,2008.

[10] LIU X, FENG H, ZHANG H, et al. Arthroscopic prevalence of ramp lesion in 868 patients with anterior cruciate ligament injury[J]. Am J Sports Med, 2011,39(4):832-837.

[11] MCMURRAY T P. The semilunar cartilages[J]. Br J Surg, 1942,29:407.

[12] MORGAN C. The "all-inside" meniscus repair[J]. Arthroscopy, 1991,3:120-125.

[13] NAKAMURA R, TAKAHASHI M, KURODA K, et

al. Suture anchor repair for a medial meniscus posterior root tear combined with arthroscopic meniscal centralization and open wedge high tibial osteotomy[J]. Arthrosc Tech, 2018,7(7): 755 - 761.

[14] RAUSTOL O A, POELSTRA K A, CHHABRA A, et al. The Meniscal ossicle revisited: etiology and an arthroscopic technique for treatment[J]. Arthroscopy, 2006, 6: 687.

[15] SNYDER R L, JANSSON K A. Peripheral meniscus repairs anterior to the popliteal hiatus[J]. Arthroscopy, 2000,16(8): 19 - 20.

[16] STOLLER D W, MARTIN C, CRUES J V, et al.

Meniscal tears: pathological correlation with MR imaging[J]. Radiology, 1987,163: 731 - 738.

[17] STROBEL M J. Manual of arthroscopic surgery[M]. New York: Springer, 1988: 171 - 178.

[18] TAPASVI S R, SHEKHAR A, PATIL S S. Knotless medial meniscus posterior root repair[J]. Arthrosc Tech, 2018,7(5): 429 - 435.

[19] WOODMASS J M, JOHNSON D J, WU I T, et al. Horizontal cleavage meniscus tear treated with all-inside circumferential compression stitches [J]. Arthrosc Tech, 2017,6(4): 1329 - 1333.

前交叉韧带损伤

　　前交叉韧带（ACL）是膝关节的静力性稳定结构，对膝关节的稳定起着至关重要的作用。ACL断裂后可以产生明显的膝关节不稳，严重影响膝关节的运动功能，随之继发关节软骨、半月板等结构损伤，导致关节退行性变和骨关节炎。ACL断裂是骨科运动医学的常见疾病。

　　临床实践与研究结果表明，ACL断裂后应尽早重建，以恢复膝关节的稳定性。在过去的30多年间，关节镜下ACL重建已成为ACL断裂的主要治疗方法。ACL重建技术和理论经过不断发展，

渐趋成熟。

44.1　解剖与生物力学

　　ACL是防止膝关节向前移位的主要结构。针对ACL的解剖和功能，学者们已经开展了广泛的研究。为了达到重建ACL的目的，研究重点往往集中在韧带与骨性标志物之间的关系上。在股骨端，ACL前缘起始于股骨外侧髁内侧壁上的骨嵴；在胫

骨端,ACL 后缘止于胫骨髁间隆突前方的骨面。

ACL 是一整条韧带,在其整个活动范围中,该韧带的各部分都绷紧。将 ACL 作为一个整体来看,在膝关节屈伸过程中,ACL 是一个等长(矩)结构,在膝关节任何一个角度,ACL 都保持恒定张力,由不同纤维结构来承担张力。在对 ACL 功能解剖的研究中,Odensten 和 Gillquist 发现 ACL 在解剖结构上并未分离成不同束。但他们证实了当 ACL 被扭曲 90°时,随着膝关节屈曲,韧带中不同纤维的长度和张力都发生了变化。因此,他们认为 ACL 中存在不同的功能部分。基于 ACL 不同功能部分的概念,Girgis 等将 ACL 分为前内束和后外束两束。Amis 和 Dawkins 等支持 ACL 的这种双束结构,并根据它们的胫骨插入点来定义前内束和后外束。前内束和后外束分别起源于 ACL 在股骨侧起点的近端和远端。Odensten 和 Gillquist 发现这 2 条纤维束不是等距的,屈曲时前内束延长,后外束缩短(图 44-1)。这些纤维长度的变化与它们在膝关节屈曲过程中参与整个 ACL 动作的改变有关。正因为如此,单纯的前内束断裂将对前抽屉试验(ADT)产生较大的影响,而单纯的后外束断裂将对 Lachman 试验产生较大的影响。后外束在抵抗内、外旋转中也起重要的作用。

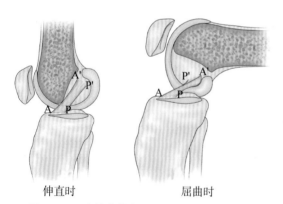

伸直时　　　　屈曲时

图 44-1　膝关节伸直时和屈曲时 ACL 的形态
AA′:前内束;PP′:后外束

胫骨旋转时主要由联合关节囊结构、侧副韧带、关节表面和半月板的几何形状来限制,交叉韧带只发挥次要作用。但最近的证据表明,如果前内束和后外束在功能上保持完整,ACL 在维持旋转稳定性方面的作用将会更大。尽管如此,内侧副韧带在解剖结构上比 ACL 更适合于保持旋转稳定性,并且由于其附着处与胫骨旋转轴的距离更远,因此具有控制扭转或松弛的机械优势。内侧副韧带只有在 ACL 消失后才会对 ADT 产生明显的阻力。当 2 根韧带都消失时,如果不受肌肉活动的控制,膝关节会出现较大的胫骨偏移,并且容易受前方应力的影响。内侧结构的损伤伴随 ACL 损伤时将进一步影响膝关节前方的稳定性。

44.2　病因与发病机制

ACL 断裂常发生于如足球、篮球、滑雪等膝关节负荷较大、需要扭转动作的体育运动中。在 ACL 的损伤机制中,非接触性损伤最为多见,由减速、落地、加速和后退等动作导致;接触性损伤则常涉及膝外翻伤,多伴随半月板和内侧副韧带的损伤。

几项针对 ACL 损伤因素的研究发现,这种损伤与髁间窝狭窄存在关联。Souryal 和 Freeman 对 902 名运动员进行了前瞻性研究,发现 ACL 撕裂运动员与未发生 ACL 撕裂运动员相比他们的髁间窝宽度具有统计学意义。Harner 等将 31 名非接触性双侧 ACL 损伤患者与 23 名无膝关节损伤史的对照者进行比较,下肢 CT 检查分析显示,膝关节损伤组股骨外侧髁明显宽大,可能是导致髁间窝狭窄的主要原因。最近的一项荟萃分析表明,髁间窝宽度减少或狭窄是 ACL 损伤的易发因素。一项比较有或没有 ACL 撕裂的男性和女性髁间窝宽度的研究发现,女性的髁间窝宽度比男性窄,ACL 撕裂患者的髁间窝宽度比对照者窄。这些研究结果可以使我们早期识别出单侧,尤其是双侧 ACL 撕裂风险增加的个体。此外,这可能是女性运动员 ACL 撕裂发生率较高的原因之一。在一些双束重建的女性翻修患者中,明确发现髁间窝狭窄是再撕裂的重要因素。

女性 ACL 损伤的原因一直是人们关注的焦点。调查受伤率的研究指出,在相同的运动项目中,女性发生 ACL 损伤的次数是男性的 4~8 倍。造成这种差异的可能原因有外在因素(如肌肉强度)和内在因素(如关节松弛、髁间窝宽度、膝关节外侧关节腔内的压力增加和承受负荷的刚度降低)。Beynnon 等发现,胫骨平台外侧坡度每增加一个等级,女性 ACL 损伤的风险则会增加 21.7%。然而目前几乎没有客观证据能够支持这一假说。一项最近的荟萃分析显示,肌肉的训练和强化可以降低女运动员

ACL 损伤的风险,尤其是 18 岁以下的女运动员。

ACL 撕裂时的相关损伤会影响手术处理和预后。与跳跃机制相关的损伤表现出明显较高的半月板撕裂率。Bowers 等查阅了他们的 ACL 损伤数据库中的患者身高、体重和体重指数(BMI)。在 ACL 重建时,这 3 个变量的增加都与关节相关疾病的发生率升高有关。因此,有理由认为,通过减轻体重和 BMI,患者可以减少相关损伤,改善 ACL 重建的预后。

44.3 临床评估

44.3.1 病史与临床表现

(1) 病史

ACL 损伤患者的典型病史是有外伤史,患者通常会描述自己曾在进行膝关节扭转运动时经历减速性的损伤。

(2) 临床表现

ACL 急性损伤时,可能有韧带撕裂声、膝关节剧痛,然后很快出现明显肿胀,导致膝关节伸直、屈曲受限。慢性损伤多表现为运动时膝关节不稳定,在运动中出现膝关节错动感或打软腿,尤其是在急转、急停或变速折返运动时,一般正常直行多无不稳定。慢性 ACL 损伤常伴发半月板、软骨和骨关节炎的发生和发展,患者有膝关节疼痛、关节交锁等症状。

44.3.2 体格检查

体格检查包括常规膝关节检查(如有无肿胀、畸形、压痛点,以及关节活动度和大腿肌肉维度等)和以下特殊检查。

(1) 前抽屉试验(ADT)

患者平卧,髋关节屈曲 45°,膝关节屈曲 90°,放松下肢肌肉。检查者坐在患者足部(方便固定其下肢),双手握住其胫骨上段,分别在中立位、内旋位、外旋位向前牵拉(图 44 - 2)。根据胫骨相对于股骨前移的程度与健侧做比较并进行分度:前移 0~5 mm 为 Ⅰ 度,5~10 mm 为 Ⅱ 度,>10 mm 为 Ⅲ 度。

有研究报道,ADT 假阴性率较高,分析存在以下原因:①急性损伤患者由于关节内血肿,膝关节剧烈疼痛等原因,膝关节屈曲到 90°时疼痛加剧,膝

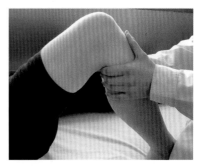

图 44 - 2 前抽屉试验

关节周围肌肉紧张。②膝关节屈曲到 90°时,附着于胫骨的内侧半月板前后角贴在内侧股骨髁的凸面,起到"门楔子"的作用,阻止胫骨前移,因而出现假阴性。另外,半月板的阻挡和大腿的不完全固定可能使硬性或软性止点无法分辨,即无法分辨是韧带的完全撕裂,不完全撕裂还是无韧带撕裂的关节囊松弛。③后交叉韧带(PCL)松弛或断裂时,会导致检查者误判,认为 ADT 阳性的关节不稳、胫骨前移仅仅是因为股骨从下沉处返回至中立起始位置。

(2) Lachman 试验

作为评估 ACL 损伤最常用的检查方法,灵敏度较高。患者平卧,膝关节屈曲 20°。检查者站在其患侧,嘱其放松肌肉,一只手固定其大腿下段,另一只手握住其胫骨上段,前后错动膝关节,根据胫骨前移的程度(参考 ADT 分度)以及是否有软/硬性止点进行判断(图 44 - 3)。Lachman 试验阳性并伴有软性止点,考虑 ACL 完全断裂;Lachman 试验阳性并伴有硬性止点,考虑 ACL 部分损伤;Lachman 试验阴性并伴有硬性止点,考虑 ACL 正常。

与 ADT 比较,Lachman 试验能够检查急性期由于关节内积血、关节疼痛无法屈曲到 90°的患者。而且由于没有半月板的阻挡,检查准确率明显提高,

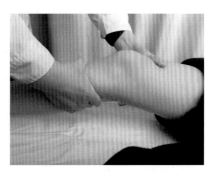

图 44 - 3 Lachman 试验

同时能够更准确地体会到韧带的止点感觉。

（3）轴移试验

行轴移试验（pivot shift test，PST）时患者平卧，放松肌肉，检查者立于其患侧，一只手握住其患侧足部，另一只手固定于患侧小腿上段，施加轴向、外翻和内旋力量，同时缓慢屈曲膝关节，如出现膝关节轴向错动感为阳性（图44-4）。检查者的主观感觉和患者放松程度对 PST 的结果影响较大。

于大腿远端髌骨上极处施加一垂直向下的压力（图44-5）。正常 ACL 因连续性良好可在被施加向下作用力时，产生杠杆作用，带动足跟离开床面；ACL损伤时因韧带连续性中断，在股骨远端施加向下作用力时，因不能产生杠杆作用，足跟无法离开床面，为杠杆试验阳性。

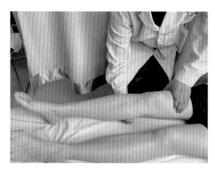

图 44-5　杠杆试验

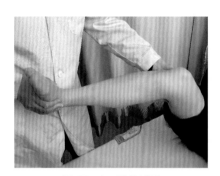

图 44-4　轴移试验

PST 的原理是对膝关节施加一个外翻、内旋力矩，沿内侧副韧带产生一个拉力负荷，以及对外侧面产生一个压力负荷，当膝关节承受外翻力矩、从完全伸直到屈曲时，胫骨外侧平台因内旋倾斜而承受一个向前脱位的力，若 ACL 未断裂，能抵抗这个力量，可防止胫骨向前半脱位；若 ACL 断裂，不能抵抗这个力量，则外侧胫骨平台向前半脱位、胫骨内旋，常发生在膝关节屈曲 20°～40°时。

（4）杠杆试验

行杠杆试验（lever test）时患者平卧，检查者立于其患侧，一只手握拳置于其患侧小腿近端 1/3 处约腓骨小头下方平面使膝关节屈曲 20°，另一只手置

最近研究发现，在上述 4 种试验中，杠杆试验的特异性最高，特别是对于肢体粗壮患者和膝关节半月板桶柄样撕裂交锁患者。改良杠杆试验与传统杠杆试验的操作方法相比，改良试验更加精确。陈世益等对传统杠杆试验进行了改良，使精确性明显提高，假阴性率下降 40%。

改良杠杆试验在小腿上段相当于胫骨结节水平后方处作为杠杆支点，在股骨下端相当于髌骨上缘处施加向下的压力。如果无法使足跟离开床面，为试验阳性，表明 ACL 断裂；如果能够使足跟离开床面，为试验阴性，表明 ACL 完整（图 44-6A、B）。传统杠杆试验在小腿中上 1/3 处作为杠杆支点，无论向下压力的施力点在髌骨上缘还是在股中下 1/3，均能相对容易地抬起足跟，造成假阴性（图 44-6 C、D）。

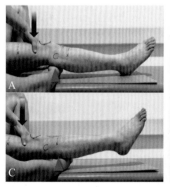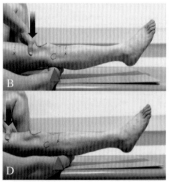

图 44-6　改良杠杆试验

蓝色三角形：为杠杆支点；红色箭头：向下压力的施力点

44.3.3 胫骨前移程度测量

KT－1000 或 2000 关节动度测量仪是通过定量测量胫骨前移程度来判断 ACL 损伤与否的有效工具(图 44－7)。测量时患者取仰卧位,先测量健侧,后测量患侧。方法:双腿置于仪器股骨支撑平台上,调节平台高度使膝关节被动屈曲 30°,双足跟置于足底支撑平台上,外踝紧贴双侧挡板,保证小腿外旋约 15°。确认关节测量仪上的关节线刻度位置对准膝关节的关节线,固定关节测量仪。调零刻度转盘,嘱患者放松肌肉。测量时检查者一只手握髌骨挡板稳定髌骨,另一只手通过拉手对小腿施加前向拉力,随拉力增加可依次听到 3 声不同音调的声响,分别反映前向拉力大小为 15 lb(6.8 kg)、20 lb(9 kg)和 30 lb(13.6 kg)。测量结束后比较双侧结果。正常个体的 ACL 双侧前向松弛度测量差值<2 mm,如>3 mm 即有病理意义,>5 mm 提示为 ACL 完全断裂。若患侧数值较健侧>3 mm 即为阳性结果。

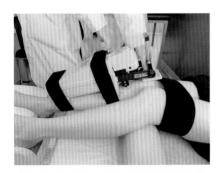

图 44－7　KT－1000 关节动度测量仪

44.3.4　影像学检查

(1) X 线和 CT

应常规进行膝关节 X 线检查,以评估撕脱性骨折、骨骺情况及关节退行性变等骨性结构情况。必要时进行 CT 检查以更详细地评估骨性结构。三维 CT 重建观察髁间窝形态与骨嵴,在翻修手术前对判断骨道位置有重要参考价值。

(2) MRI

MRI 检查对软组织分辨率和敏感性高的特点使其成为目前 ACL 损伤最为重要的影像学检查方法,还可以同时评估伴随的损伤,如半月板损伤、软骨损伤及其他韧带损伤等。

由于 ACL 的解剖特点,常规 MRI 扫描方向无法满足精确诊断的需要,因此沿 ACL 的方向扫描对于诊断有重要的作用。MRI 影像上正常的 ACL 是起自股骨外侧髁内侧面,斜向前内侧走行,止于胫骨髁间隆起前方的一条边缘清晰、光滑、具有张力感的低信号带(图 44－8)。连续性中断是 ACL 断裂最直观的表现(图 44－9)。Lee 等提出 ACL 断裂的 MRI 诊断标准:①ACL 前缘呈不规则波浪状;②T_2WI 成像中 ACL 信号内有高信号;③矢状面上 ACL 信号不连续;④当伴有上述征象之一时,前部呈弓状的 PCL 可支持 ACL 撕裂。

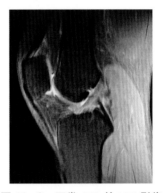

图 44－8　正常 ACL 的 MRI 影像

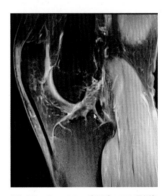

图 44－9　ACL 断裂 MRI 影像

MRI 检查不可作为 ACL 断裂的唯一诊断标准,临床上有部分 ACL 断裂后残端移位不明显,而是以瘢痕黏附于 PCL 或股骨髁的内侧面(图 44－10)。该类情况需要临床医生对正常 ACL 的影像有清晰的认识,可以通过冠状位和矢状位上 ACL 的方向和角度来辨别,更重要的是与临床体格检查及病史三者结合以诊断。

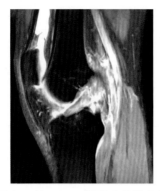

图 44 - 10　ACL 断裂后断端移位不明显的 MRI 影像

44.4　治疗

44.4.1　治疗原则

　　ACL 损伤的治疗原则是恢复患者膝关节稳定性,减少并发症,使患者尽可能恢复到受伤以前的关节运动学功能。

44.4.2　非手术治疗

　　ACL 部分损伤、运动时无膝关节不稳定的患者,ACL 完全断裂但身体状况不适合手术的患者,ACL 完全断裂但无运动需求的患者都可以采取非手术治疗。

　　对于那些对膝关节活动要求不高并且不参加体育运动的人来说,非手术治疗是一个可以考虑的选择,因为这一群体患者的活动量造成的膝关节持续不稳定的概率较小。非手术治疗的初始治疗目标是减少肿胀,恢复膝关节运动功能,然后进行力量和稳定性训练,整个治疗过程必须有经验丰富的物理治疗师指导。McDaniel 和 Dameron 指出,接受非手术治疗的 ACL 完全撕裂患者中,70%的患者可以恢复单一方向的运动。Giove 等也报道,在接受了加强腿部肌肉锻炼的项目后,59%的患者恢复了体育活动。然而,非手术治疗患者的膝关节在进行突然停止和旋转运动时表现不佳。Buss 等评估了非手术治疗的老年、低需求患者急性、完整 ACL 损伤的治疗结果并指出,70%的患者能够继续进行中等需求的运动。该研究的平均随访时间为 46 个月。

　　非手术治疗方法包括早期患肢固定,针对疼痛、肿胀等进行对症治疗,进行肌力训练和活动度锻炼等,必要时可以使用护膝辅助。

44.4.3　手术治疗

　　ACL 撕裂是否重建的决定不仅应基于有无膝关节不稳定症状,还应基于患者的生活方式和活动需求。在 Fithian 等对 ACL 重建的前瞻性非随机试验中,58 例患者被分为低、中、高活动度组,中、高活动度组进行重建。在平均 6.6 年的随访中,早期重建可降低膝关节松弛、不稳定、晚期半月板撕裂和进一步手术的发生率。

　　近年来许多临床医生在实践中没有严格遵循基于年龄和运动需求的指导原则,因为整体活动水平才是最重要的指标。人们普遍认为,年轻人对活动水平要求高,因而对膝关节康复水平要求更高。然而,也有许多老年人参加高水平的休闲体育活动,如高尔夫、网球、乒乓球、保龄球等,而且时间更长。因此,年龄本身不应该是 ACL 重建的禁忌证。Plancher 等报道了 97%的 40 岁以上患者 ACL 重建后的良好或优秀结果,平均随访 55 个月。参与该项研究的所有患者都对手术感到满意,大多数患者都能完全恢复体育活动,包括网球和滑雪运动。

　　对于愿意接受久坐不动生活方式和降低活动水平的患者,可以考虑非手术治疗,并接受门诊康复计划。还有一种理想化的选择是,先对所有 ACL 撕裂的患者进行非手术治疗,并对这种治疗方法失败的患者进行重建。这种方法可能需要几个月的观察期来决定是否需要行重建手术。事实上,大多数患者不愿意接受这段时间的保守治疗。因此,我们建议对日常活动需求较大的有症状患者进行早期重建。如果把早期重建和保守康复与延迟重建做比较就会发现,早期重建成本更低、效率更高。对于这些患者,早期重建手术的目的是在不进一步损伤膝关节的基础上使他们恢复日常活动。

　　ACL 重建最早的手术方式是由 Hey Groves 于 1917 年提出的"阔筋膜过顶法"。随后相继出现了鹅足转移术、髂胫束固定术及其他术式。1936 年 Campbell 采用髌韧带重建 ACL 的手术方式;1937 年 Whereas Macey 报道了采用半腱肌腱重建 ACL 的手术方式;1981 年 Lipscomb 报道了使用半腱肌腱和股薄肌腱重建 ACL 的手术方式;1983 年 Zaricznyj 报道了使用对折的半腱肌腱作为移植物的重建方法。以上手术方式均为开放性手术,手术过程复杂、创伤大、并发症较多,且术后恢复多不理想。

随着关节镜技术的出现和迅猛发展,ACL重建手术也有了新的飞跃,人们对ACL重建手术的认识和手术方式的思考也进入了新境界,如解剖重建、等长重建、保残重建等。关节镜下ACL重建手术具有创伤小、视野好、术中定位准确、并发症少、术后康复快等优势。目前,关节镜下ACL重建手术已成为ACL重建手术的"金标准"。

ACL重建的目的是恢复膝关节的稳定性,满足活动需要,提高生活质量,恢复竞技水平,延长运动生命,减缓骨关节炎的发生,避免半月板等其他组织的继发性损伤。

(1) 适应证

ACL断裂后需要恢复关节稳定性,以恢复运动能力及避免继发性损伤,复合型韧带损伤,而不仅仅是韧带的连接和关节的稳定。重建手术适用于伴有半月板损伤和软骨损伤且无手术禁忌证者。

(2) 手术时机

ACL重建手术的时机选择一直存在争议。普遍认为伤后立即行ACL重建手术可能导致关节纤维化风险增加。Shelbourne等比较伤后1周内和3周后行重建手术的结果,发现1周内重建手术组关节纤维化发生率显著升高。目前较多的研究者认为应该在血肿吸收、肌力开始恢复、膝关节活动度恢复尚可、创伤反应基本消退后再行ACL重建手术,一般在伤后3~4周后为宜。

(3) 手术方法

主要包括移植物选择、骨道定位、内固定选择等,其中移植物选择与骨道定位是手术成功的关键。

1) 移植物选择:目前常用的移植物主要包括自体移植物、异体移植物、人工韧带。自体移植物被广泛应用于韧带重建手术,常用的有骨-髌腱-骨、腘绳肌腱、股四头肌腱、腓骨长肌腱等。最为常用的是骨-髌腱-骨和腘绳肌腱,它们的初始强度都高于正常的ACL。大量的研究显示,早期的随访它们均表现出令人满意的治疗效果,术后能够使大部分患者的膝关节恢复稳定性。但有腱股愈合不良和力学衰减的影响,远期效果并不理想。

但不容忽视的是采用自体移植物的患者在一定程度上存在供区并发症。自体骨-髌腱-骨重建ACL一度被认为是ACL重建的"金标准",但其供区并发症较多,如膝前痛和跪地痛、髌骨骨折、髌腱断裂、髌股关节病、髌腱腱病、伸膝无力、屈曲挛缩

等,一直是困扰手术医生的问题。自体腘绳肌腱作为移植物常见的并发症是屈膝肌力减弱和隐神经及其分支支配区域感觉异常。

相比之下,异体移植物不存在供区并发症的风险,还可以获得与自体移植物初始强度类似的稳定性,这是其临床应用中的显著优点。但供体短缺、疾病传播、排异风险、异体质量、消毒灭活等组织库质量问题不容忽视。更重要的是,异体移植物供者的年龄对力学的影响很大,一个70岁供者的肌腱力学强度只有20岁供者的40%。异体移植物在经过灭活处理后力学强度丢失较大,在年轻患者中应用存在较高的手术失败率。Bottoni等进行了一项前瞻性随机对照研究,最短10年的随访结果表明采用自体移植物重建ACL的失败率为8.3%,而采用异体移植物的失败率高达26.5%。

由于这些问题的存在,学者们试图为ACL重建手术移植物的种类探索出新的途径,避免传统移植物的缺陷,从而实现更好的临床疗效。

人工韧带的研究开始较早,因其早期恢复、无供区并发症以及即时力学强度较满意等特点使其曾被作为理想的移植物。然而,早期人工材料差、无仿生设计、手术技术不精准使多数人工韧带疗效不佳,其高失败率、严重术后并发症频有报道,因而被临床淘汰。但一种称作"韧带先进增强系统"(ligament advanced reinforcement system,LARS)的新型人工韧带(由法国医生 J. P. Laboureau 发明)在临床用于ACL重建中显示出良好的短、中期效果,手术失败率及并发症发生率都很低。作为新一代人工韧带,可使患者早期恢复运动成为LARS应用于ACL重建的一个优点,而且LARS重建ACL的远期失败率也不高。随着更长期和多方面研究的进行,人工韧带或许会为我们打开另一个移植物应用的广阔空间。

2) 重建方式:随着关节镜技术的飞速发展,ACL的重建方式也变得越来越丰富。从传统的单束重建到双束、三束重建,从过顶位重建到解剖位重建,临床医生希望能够通过术式的探索与改进,最大限度地恢复患者的膝关节功能。虽然研究显示几种术式都有优点,但似乎所有的手术方式都仍有不足,因此目前尚无公认的、最为理想的手术方式,对于采用哪种手术方式重建ACL仍存在争议。

A. ACL单束过顶位重建:20世纪90年代,M. Marcacci等首先提出"过顶位"的概念。ACL单束

过顶位重建在当时被认为是最等长、效果最确切、最佳的重建方式。单束过顶位重建理论认为，正常膝关节在运动时，股骨外侧髁的内侧壁有一个等长点（位于髁间窝最后端，接近于过顶点位置），该点是最佳股骨隧道定位点，重建 ACL 手术成功率较高。

骨隧道的定位对于重建手术的结果至关重要，单束过顶位重建也不例外。单束过顶位重建股骨隧道的定位通常采用经胫骨技术，手术操作相对简便，可重复性强，胫骨隧道的定位在一定程度上决定着股骨隧道定位理想与否。通常从前内侧入路插入胫骨定位器顶端（一般胫骨定位器的角度设定在 50°～55°），根据移植物的长短做适当调整，定位器与矢状面的角度通常控制在 45°，这样可以使通过胫骨隧道定位的股骨隧道达到合适的位置。胫骨隧道内口的定位通常使用外侧半月板前角后缘、胫骨嵴和 PCL 前缘 3 个参照点。通常采用的是以下两种方法：①通过外侧半月板前角后缘的水平线与经过内侧胫骨嵴的垂线的交点进行定位；②在位于髁间凹底面 PCL 前缘前方 7 mm 处的位置进行定位，然后建立胫骨隧道。应避免胫骨隧道偏前。胫骨隧道太偏前会导致移植物与髁间凹发生撞击，最终导致手术失败。然后通过胫骨隧道建立股骨隧道。股骨隧道的定位是通过"表盘法"实施的，"过顶点"通常在 11 点（右膝）或 1 点（左膝）位置。一般建议在屈膝 90°位定位，使用偏心导向器于"过顶点"定位，制备股骨隧道。股骨隧道后壁与髁的后壁之间需要留一层骨质，所留骨质的厚度可根据移植物的直径确定，可通过使用不同刻度的偏心导向器实现。经验丰富的临床医生可以不使用偏心导向器而直接定位，这样可以在一定程度上减小对胫骨隧道的依赖。

近 10 年来，随着 ACL 重建技术的发展，发现过顶位重建在膝关节退行性变的预防方面作用有限。导致膝关节退行性变的主要原因很可能是重建术后关节正常的运动学功能没有得到恢复。过顶位可有效控制膝关节前后稳定性，但对于膝关节旋转稳定性的控制效果欠佳。从解剖学角度也可发现 ACL 在股骨端的足印区位于股骨外侧髁的内侧面，而不是在过顶点，过顶点实际位于 ACL 股骨足印区的上方。并且有研究显示，哪怕定位点的些许变动都会导致 ACL 的长度和张力的大幅改变。因此，由于不是解剖位重建，单束过顶位重建的 ACL 只是使膝关节处于一种代偿状态，无法恢复膝关节正常的"J"形（滑动、滚动、转动）联合运动。经过长期研究后发现，非解剖位重建的韧带会导致术后膝关节更早、更快地发生软骨退行性变。因此使用此方法的医生在逐渐减少。

B. ACL 双束重建：1938 年，Palmer 首先提出 ACL 由前内束和后外束构成，两束各有其特殊功能。两束在膝关节伸展时平行、屈曲时扭转缠绕，这一观点已得到了广泛的认可。

基于这一理论，1999 年 Muneta 等在单束重建的基础上开展了经胫骨的双束重建。与单束重建不同，常规的双束重建胫骨端和股骨端各建立 2 个隧道。其中股骨隧道选择在 10 点 30 分和 11 点 30 分位置（右膝）或者 12 点 30 分和 1 点 30 分位置（左膝）。胫骨隧道内口位于胫骨髁间嵴顶端前方 7 mm 处，前内束胫骨隧道内口位于内侧，后外束胫骨隧道内口位于外侧。

理论上，双束重建具有移植物更接近正常 ACL 的解剖结构和通过增加骨隧道来增加移植物与隧道的接触面积以达到促进愈合的目的。

随后有大量关于双束重建 ACL 的文章报道。Mae 等的尸体标本研究显示，在整个膝关节活动范围内，双束重建能够发挥更大的稳定膝关节的作用。Yasuda 等报道了四骨道双束解剖位重建 ACL 的 2 年随访研究结果，在胫骨前移松弛度和临床轴移松弛度评价方面，双束解剖位重建优于单束重建。随访 2 年后，采用 Noyes 主观膝关节评价两种术式无差别，但膝关节屈曲 30°时的胫骨前移松弛度和临床轴移松弛度，双束解剖位重建均小于单束和双束非解剖位重建。

虽然有一些基础研究为双束解剖位重建提供了力学证据支持，但在临床研究方面其优越性的证据相对较少。

Hamada 等报道，在主观及膝关节稳定性测量上，单束与双束重建并无明显统计学差异。Kondo 等报道了 328 例前瞻性队列研究结果，随访 2 年，发现双束重建在前移松弛度和轴移松弛度方面优于单束，但 Lysholm 评分差异无统计学意义，且在其他临床评价和并发症方面的差异也均无统计学意义。Adachi 等报道了 108 例单束重建和双束重建的比较研究结果，平均随访 32 个月，发现在膝关节稳定性和本体感觉方面也无明显差异。

双束重建理论上的优势在临床上却无法得到充分体现，分析原因，双束重建可能只是在形式上而无法在功能上恢复 ACL 的运动学功能；胫骨隧道无法实现解剖定位、自体移植物强度在韧带化过程中仍无法达到理想的强度都是造成这种状况的可能原因。

双束解剖位重建能够恢复 80%～90% ACL 足印区面积，但是其在尽可能多地恢复了足印区面积的同时，也给膝关节带来了一系列的问题。Harner 曾质疑双束重建可能带来的双倍风险：增加骨隧道的同时是否会给以后的翻修带来困难？增加骨隧道的同时是否增加了股骨外侧髁的骨折风险？增加了骨隧道的同时是否增加了移植物与股骨髁间和 PCL 撞击的可能性？相当比例的双束重建后外束经常最先断裂，最终还是回归单束？还有卫生经济学方面的问题等。

双束解剖重建 ACL 技术参见 44.7 节。

C. ACL 单束解剖位重建：随着对 ACL 解剖功能和生物力学的进一步研究以及对单束过顶位重建和双束重建存在问题的探讨，有学者尝试通过改变股骨隧道位置来重建 ACL 以达到更好地恢复膝关节功能的目的。有研究显示，移植物在矢状面、冠状面、轴面上越倾斜，对膝关节功能恢复越好。在长期的临床实践中，人们也越来越认识到股骨隧道定位越接近解剖足印区中心点，重建后的膝关节功能恢复就越接近正常。

单束重建已经积累了大量的短、中和远期疗效数据支持其有效性，大量文献报道单束重建具有较高的成功率。对于单束重建的临床研究已有长达数十年随访的报道，而且多数研究认为在控制前后稳定性方面单束重建与双束解剖位重建无明显差异，在国际膝部文件委员会（International Knee Documentation Committee，IKDC）评分、Lysholm 评分以及其他一些临床评价方面两者差异无统计学意义，仅在控制旋转稳定性方面双束解剖位重建优于单束重建。如果单束重建能够在控制术后旋转稳定性方面有所提高，将会在提高术后疗效的同时降低双束重建带来的潜在风险。因此，人们在单束解剖位重建 ACL 股骨隧道的选取上做了相应的研究。Matthew 等对尸体标本的研究发现，选取 ACL 股骨足印区中心点作为骨隧道，能在保证前方稳定性的情况下尽可能恢复膝关节的旋转稳定性，在生物力学上为单束解剖位重建 ACL 提供依据。

单束解剖位重建股骨隧道的定位对重建手术的结果至关重要，要求股骨隧道位置位于解剖足印区的中心点；与单束过顶位重建股骨隧道的定位方法不同，单束解剖位重建通常采用经内侧附加入路定位技术，其受胫骨隧道约束少、自由度更高、定位更准确，但手术操作相对复杂。

在一个针对 72 例 ACL 单束重建患者的 3 年随访研究中发现，单束解剖位重建能使患者的关节稳定性与功能均得到显著改善。在对动物的研究中也发现，单束解剖位重建和双束重建 ACL 在膝关节动态观察中并无明显差别。对 24 例关节镜下过顶位与解剖位单束重建 ACL 患者平均 20 个月的随访研究中发现，两种术式均可达到临床满意的效果，但解剖位重建有更好的旋转控制功能。

ACL 单束重建与双束重建的争论已经持续多年，目前越来越多的医生倾向于采用单束重建的方法，可能是因为单束重建手术成功率和重建后患者的主观满意度都较高，而且技术已经相对成熟，潜在并发症较少。单束过顶位重建用于对膝关节旋转稳定性无特殊要求的患者，可获得良好的效果和相对较低的并发症发生率。

双束解剖位重建的必要性多是基于体外生物力学研究。从这些研究结果来看，双束解剖位重建比单束重建能够较好地恢复膝关节正常的解剖关系和运动功能。然而目前的临床研究还不明确其对关节功能的积极影响与单束重建的差别程度，需要中、长期的临床研究包括旋转稳定性测量和骨关节炎进展来肯定现有生物力学和短期临床结果。

D. ACL 类等长重建：近 20 年间，ACL 重建术从骨道定位、移植物选择到重返运动都经历了较大的理念变化。其中骨道定位是影响 ACL 重建的关键技术，已经有学者注意到，不同骨道定位会引起移植物不等长现象，造成移植物-骨道滑动（graft-tunnel motion，GTM）。该现象早在 20 世纪 90 年代末就有一些学者描述，认为过大的 GTM 会对移植物与骨道界面愈合产生影响，改变局部力学环境，造成移植物异常张力和部分纤维束的撕裂。也有学者认为 GTM 是"雨刮器效应"或"蹦极效应"的直接表现，造成骨隧道周围骨质吸收，发生骨道扩大。临床还发现不等长重建会造成膝关节屈伸过程中移植物张力过大，限制术后膝关节活动度，造成移植物张力性拉松或失败和软骨损伤。

Scott Rodeo 的动物研究认为，ACL 重建后 GTM 确实存在，移植物不同部分的 GTM 幅度不同。GTM 幅度与移植物-骨的界面宽度成正相关，与移植物-骨愈合程度成负相关。Junsuke Nakase

等运用 MRI 对 ACL 重建术后的患者进行 GTM 研究,发现 GTM 影响移植物与骨愈合情况各不相同,"雨刮器效应"造成了前后方向的 GTM,影响了前后方向的愈合过程。

因此,可能刻意复制正常韧带的技术设想无法实现人类真正的 ACL 解剖结构与生物力学特性。陈世益等据此提出了"类等长重建"的观点,通过找到股骨外侧髁内侧面的股骨和胫骨止点类等长位点,使膝关节屈伸 0°～120°过程中移植物在关节腔内最大 GTM 幅度<2 mm,确保股骨-胫骨隧道内口间距离在膝关节屈伸过程中保持不变,从而避免或减少移植物与骨道间的滑动,促进移植物与骨道愈合,减少移植物张力,保护移植物不被过度拉伸,同时避免骨道扩大,减少"蹦极"和"雨刮器效应",对保护移植物尤为重要。

类等长重建方法:一般将股骨外侧髁间嵴与分叉嵴交界处的后方 2.0～3.0 mm 处作为股骨隧道等长位点。若术中未能观察到外侧壁骨嵴,则将定位点选择在股骨后皮质线延长线上距股骨后壁约 5 mm 处。胫骨隧道一般定位于紧贴 ACL 半月形止点前缘后方 4.0～5.0 mm 处。如果胫骨隧道定位点确定了,那么在股骨外侧髁内侧面找到一个类等长区就显得非常重要。

理想的类等长重建需同时满足以下 2 个要求:①屈膝全程中(0°～120°)重建移植物的 GTM 控制在 1.0～2.0 mm;②移植物不会与髁间窝侧壁及 PCL 等结构撞击。类等长重建的位点与最近提出的"理想位(I. D. E. A. L)"不谋而合,核心是位于解剖区、直接纤维区并具有低张力、等长的特点。

详细的类等长重建 ACL 术见 44.8.3 节。

个体化的 ACL 重建技术还将长期存在。随着对 ACL 解剖及其功能的不断了解、长期的临床随访研究,以及 ACL 重建技术和理论的进一步成熟,探讨出一种更利于恢复 ACL 功能的重建方法在未来将会成为可能。

（4）并发症

与所有手术一样,ACL 重建也存在并发症,可分为术中并发症和术后并发症。术中并发症主要包括髌骨骨折、移植物过细或过短、移植物污染、隧道定位不准确、股骨隧道后壁或下壁爆裂、移植物撞击等;术后并发症包括关节粘连、肌肉萎缩、供区并发症、植入物排异、关节活动度受限、移植物松动或断裂、髌股关节病、感染和切口问题等。

44.5 康复原则及要点

ACL 重建手术的成功并不意味着治疗的结束,这仅仅只是膝关节功能恢复的开始,康复的目标和终点是重返运动。

ACL 重建的康复主要包括活动度恢复、肌力恢复、本体感觉恢复、运动相关能力训练等。具体的康复计划要在早期康复的前提下根据术前情况、手术方式、移植物选择、内固定的选择、合并损伤的处理、有无并发症等具体情况而个性化制订。此外,不能忽略术前康复的重要性,尤其是康复教育、肌力和活动度训练。

（董　宇　陈世益）

44.6 前交叉韧带重建中后侧小切口腘绳肌腱取腱方法

在进行膝关节 ACL 重建时,自体腘绳肌腱(包括股薄肌腱和半腱肌腱)是比较常用及流行的移植物。传统的取腱方法是采用前方胫骨结节内侧切口,然而前方切口具有一定技术难度。对于经验欠缺的住院医生及一些肥胖患者,前方入路具有很大挑战性,技术难点主要有以下几点:①股薄肌腱和半腱肌腱共同止于胫骨鹅足,表面还覆有缝匠肌腱腱膜,不仅从解剖上较难分离,而且覆在腘绳肌腱表面的腱膜或其他软组织还会极大地阻碍取腱器切取肌腱。②半腱肌腱有一向下走行且位置存在变异的分支肌腱。肥胖患者的该分支距离传统前方切口较远,较难被识别,盲目切割取腱常导致取腱失败。③前方取腱容易导致隐神经分支损伤。Luo 等的报道显示隐神经髌下支距离鹅足止点仅约 6 mm。因此,不论采用前方横向切口、纵向切口还是斜向切口都有损伤神经的风险。

因此,不少外科医生推荐采用后方切口来切取自体腘绳肌腱,从而避免前方入路带来的各种风险。Prodromos 等认为,从后侧小切口进入可以轻松识别并区分半腱肌腱和股薄肌腱。最重要的是,在后方切口直视下能将半腱肌腱分支剪开并防止取腱器在此将其切断。

44.6.1 解剖与生物力学

腘绳肌肌群主要由股二头肌、半膜肌和半腱肌组成，除了股二头肌的短头，其余肌肉均跨越髋关节和膝关节。半腱肌位于大腿后内侧，起自坐骨结节，向下止于胫骨结节内侧鹅足，在坐骨神经的支配下具有屈膝、伸髋的功能。股薄肌属于大腿内侧肌，起自耻骨联合下半部前缘和耻骨弓上半部分，垂直向下跨过膝关节内侧髁，向下止于胫骨结节内侧鹅足，由闭孔神经分支支配，具有内收、内旋髋关节的功能。

腘绳肌腱主要指股薄肌腱和半腱肌腱，常涉及以下解剖结构：①鹅足是由缝匠肌、股薄肌和半腱肌的肌腱从近到远在胫骨近端前内侧面共同组成的止点结构。在鹅足处，缝匠肌腱腱膜覆盖于股薄肌腱和半腱肌腱表面，采用前方入路取腱时常需切开覆盖在鹅足表面的缝匠肌腱腱膜。②半腱肌腱有一向下走行朝向内侧腓肠肌且位置存在变异的分支。研究报道显示，半腱肌腱分支距离腘窝褶皱线约2.67 cm，距离前方鹅足止点约7.61 cm。③股薄肌起自耻骨联合下半部前缘和耻骨弓上半部分，而半腱肌起自坐骨结节，因此推动取腱器切取股薄肌腱或半腱肌腱时要分别朝向不同的方向。④隐神经在膝关节的内侧分为前支和后支。前支走行于缝匠肌筋膜表面并分布在髌骨下的皮下组织中，其发出的分支因人而异；后支走行于缝匠肌下方，跨过股薄肌并穿过缝匠肌腱腱膜后，继续于其表面走行并分布于小腿和踝关节内侧。

44.6.2 取腱技术

将患者下肢平放于手术台上，髋关节轻度外展、外旋，膝关节屈曲30°，充分暴露腘窝内侧，并在腘窝皱褶处可触及腘绳肌腱。于腘窝内侧居中处沿皮肤皱褶做约2.5 cm的横向切口切开筋膜，可用组织剪剪开浅筋膜组织，注意避免损伤肌腱。用纱布包裹后的示指直接分离暴露肌腱，可活动膝关节确认其为肌腱组织。半腱肌腱通常位于切口中间且较粗，同时注意其有一向下的分支，可用组织剪剪断此分支。股薄肌腱通常位于半腱肌腱的内侧边缘，较为表浅，也相对较细。有时两根肌腱不容易分离，可将示指在肌腱周围滑动，充分分离肌腱，近至其肌腹组织，远至其前部的鹅足止点。注意半腱肌腱止点在远端而股薄肌腱止点在近端，用牵引带牵引定位肌腱。

为切取半腱肌腱，可进一步屈曲膝关节以暴露更多肌腱组织。放入开口取腱器，一只手拉住牵引线，另一只手握住取腱器沿着肌腱滑动，当触及肌腱与肌肉交界处时可感受到轻微的阻力，施加连续的反向牵引力，握住取腱器牢固平缓地顺势向近端（坐骨结节方向）滑动，完整取出肌腱近端（图44-11）。有时取腱器推进的阻力非常大，注意不要暴力推进取腱器，可伸入示指感受扩张肌肉之间的空间，轻轻调整取腱器。肌腱远端可用一短小闭口取腱器直接切取，将肌腱从止点处剥离。可采用同样的方法切取股薄肌腱，但需要注意切取近端股薄肌腱时，取腱的方向需朝向耻骨联合。

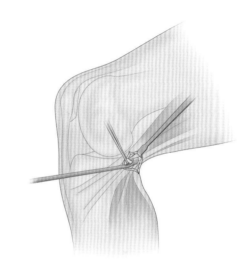

图44-11 后侧小切口切取腘绳肌腱

44.6.3 评价

目前，已经有许多研究报道应用了这种方法。相对于前方切口取腱，后方入路在技术上具有显著优势：①能够快速找到并区分股薄肌腱和半腱肌腱，避免了前方入路因为腱膜、肌腱无法分离而带来的困扰；②能够更容易地找到并剪断半腱肌腱分支，从而有效避免由于分支因素导致的取腱失败；③从后方推动取腱器，方向更容易掌握，能够顺利地取到更长的肌腱；④后方切口取腱后，相比前方入路，可以有效地减少用于植入肌腱的前方切口长度；⑤由于后方切口线位于后方腘窝皱褶线，愈合后不易观察到，比较美观。

在并发症方面，后方入路极大地减少了隐神经损伤的风险。Prodromos 等调查了 175 名取自体腘绳肌腱的患者,随访 24～113 个月,发现接受后方取腱切口的患者没有神经损伤方面的并发症。Khanna 等报道了 214 名采用后方入路取腱患者(包括儿童及成人),随访时间平均为 1.83 年,也没有发现神经损伤方面的并发症。Letartre 等报道,90 例患者采用后方水平切口切取腘绳肌腱,所有病例均没有神经损伤。需要注意的是,Letartre 等提到第 1 次采用后方切口取腱方法时并不顺利,反而比较困难,最终改为前入路取腱。因此我们建议在第 1 次采用后方入路取腱时,可以先在膝关节尸体标本上练习一次,以获取一定经验。

在手术切口方面,大部分外科医生采用沿腘窝皱褶长 3 cm 左右的水平切口。Roussignol 等报道了股薄肌腱及半腱肌腱分别与膝关节内侧髁的距离约为 14.4 mm 和 24 mm,因此 3 cm 长的切口足够同时充分地暴露股薄肌腱和半腱肌腱。Wilson 等报道了采用后方长 2～3 cm 的纵向切口也能切取半腱肌腱和股薄肌腱,但此种切口术后比较容易留下瘢痕,并不推荐。

(李　宏　陈世益)

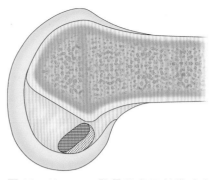

图 44 - 12　ACL 股骨足印区纤维致密
(斜线)和疏松(点状)分布

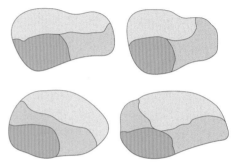

图 44 - 13　ACL 胫骨足印区纤维受力情况
(颜色越深表示受力越大)

44.7　双束解剖重建前交叉韧带

从 ACL 的足印区组织学研究结果看,无论股骨止点还是胫骨止点的足印区,其纤维致密区都是以长条状分布为主,用单个圆形骨道和单个椭圆形骨道对其重建,覆盖率显然不足(图 44 - 12、图 44 - 13)。

ACL 的前内束和后外束在股骨止点上占据很大一片长方形区域。已经发表的一些解剖学研究结果显示,除非更换手术器械和移植物,否则用现有手术工具和移植物,大片长方形区域的双束重建技术仍是最简单易行并符合大体解剖结构重建的解决方案。

目前为止,双束重建 MRI 影像学研究还比较匮乏,但 ACL 的 MRI 影像显示其有双束或多束结构的并不在少数(图 44 - 14)。

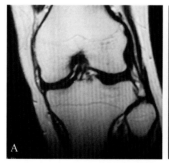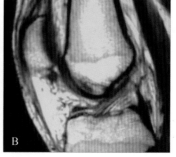

图 44 - 14　ACL 的 MRI 影像
A. 双束;B. 多束

如果韧带断裂，又希望恢复到最佳状态，更优选择应该是能很好地重建其天然结构的解剖双束重建技术（图 44-15）。但是重建天然结构并非易事，天才运动解剖学家 Paul Goláno 指出，我们"探寻自然而非创造自然"。

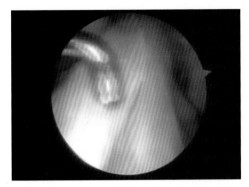

图 44-15 ACL 双束重建的关节镜下所见

44.7.1 尝试双束重建前交叉韧带的原因

尝试双束重建 ACL 有以下原因：

1）可更好地重建 ACL 股骨和胫骨止点足印区致密纤维区的区域结构分布。

2）对 ACL 单束重建文献的荟萃分析发现，传统单束重建的手术成功率是 69%～95%。也有报道传统单束重建的失败率达到 10%～20%。因此，需要一种再断率更低的术式。

3）生物力学研究发现，传统单束重建虽然可以较好地解决胫骨前向不稳的问题，但是不能满意解决与胫骨内旋同时的外翻扭力。虽然将单束重建的股骨骨道定位在 10 点或 2 点比在 11 点或 1 点可以更好地控制膝关节的旋转稳定性，但仍然不能完全恢复正常膝关节的动力学特征。因此，需要能更好地重建 ACL 生物力学的术式。

4）单束重建术后残留不稳较多，应该尝试其他重建方法来解决。

5）对膝关节旋转稳定性要求更高的专业运动员，需要尝试更好的能同时重建膝关节前后和旋转稳定性的新重建方法。

6）二次探查所见单束重建与正常 ACL 的差异鼓励学者们寻求新的 ACL 重建方案。

7）循证医学证据对双束重建优势的支持：更好的前后稳定性和旋转稳定性；恢复到伤前运动水平患者的比例更高；重建 ACL 再断的比例更低；术后

膝关节半月板的再伤比例也显著降低等。

8）医学大数据的统计分析显示，双束重建术后的翻修率更低。

9）双束重建技术可以更好地解决 ACL 单纯前内束断裂或后外束断裂的各自的结构和功能重建。

44.7.2 前交叉韧带双束重建技术的演变

（1）早期基于 ACL 传统单束重建的 ACL 四骨道双束重建技术

早期的 ACL 四骨道双束重建技术几乎是传统单束重建的翻版（图 44-16）。可以说是在传统单束重建的基础上在术者认为合适的位置增加了后外束。该技术还不能称之为解剖双束重建，只能称之为非解剖双束重建技术。

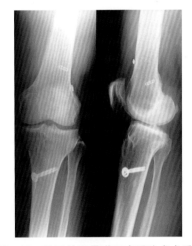

图 44-16 最早的四骨道双束重建术术后影像

前内束股骨骨道定位几乎就是传统 ACL 单束重建，该双束重建将前内束的股骨骨道定位在过顶位，超过 12 点的位置；后外束的股骨骨道定位在超过 12 点的位置。前内束的胫骨骨道用 55°的定位器定位在足印区中心点，后外束胫骨骨道在保留 3 mm 骨桥基础上定位在前内束胫骨骨道的后外侧。

（2）以骨嵴标志为参照的 ACL 四骨道解剖双束重建

可以说这是 ACL 四骨道双束重建术出现 10 年左右，双束重建技术基本成熟的标志。该技术因为是基于对 ACL 解剖的新研究成果设计的，因此可称为 ACL 的四骨道解剖双束重建技术。其特点是注重髁间窝外侧嵴(住院医师嵴)和束间嵴在前内束和后外束股骨骨道定位中的作用,使得前内束股骨骨道的定位更准确(图44-17)。但因为2012年Sasaki才发表了ACL股骨Footprint直接止点致密区的组织学结果,2017年Robert Smigielski才发表了Ribbon止点特征,该时期双束重建代表性技术往往有前内束股骨骨道稍低而后外束股骨骨道过低的问题。

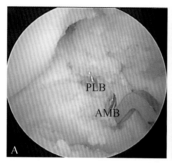 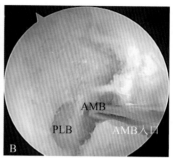

图44-17 以髁间窝外侧嵴(住院医师嵴)和内侧髁间嵴为参照的解剖双束重建术中股骨和胫骨的骨道定位

A. 以胫骨平台内侧髁间嵴为解剖标志的ACL双束重建的胫骨骨道定位方法;B. 以髁间窝外侧嵴为解剖标志的ACL双束重建的股骨骨道定位方法。PLB:后外束;AMB:前内束

该时期的胫骨骨道还是处于以ACL胫骨止点足印区为参照的阶段。总体前内束和后外束的胫骨骨道定位均偏外,但前、后位置没有明显问题。

(3) 以ACL股骨和胫骨止点足印区纤维致密区为参照的ACL四骨道解剖双束重建

该时期的四骨道解剖双束重建手术,特点是双股骨骨道位置因为考虑重建重要的致密区都被拔高,双胫骨骨道的参照点也是以胫骨内侧髁间棘的纤维致密区为主要参照而内移(图44-18)。这个时期的ACL解剖双束重建技术特点是股骨骨道变高、胫骨骨道内移。

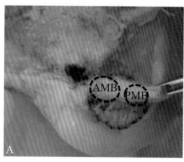 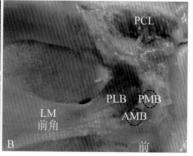

图44-18 以ACL足印区的致密区(或带状结构)为参照的ACL四骨道解剖双束重建

A. 以ACL股骨足印区的致密区(或带状结构)为参照的ACL直接止点双束重建股骨骨道定位方法;B. 以ACL胫骨足印区的致密区(或带状结构)为参照的ACL致密区双束重建胫骨骨道定位方法。AMB:前内束;PMB:后内束;PCL:后交叉韧带;PLB:后外束;LM:外侧半月板

ACL双束重建从非解剖双束重建到解剖双束重建的演变过程反映了人们对ACL足印区解剖的认识在不断更新,并在临床实践中不断被验证。

(4) 其他双束重建技术

在多种ACL双束重建技术中,有股骨两骨道、胫骨单骨道的三骨道双束重建技术,也有股骨和胫骨的单骨道中用界面钉分隔骨道内移植物形成类似双束移植物分布的 ACL 两骨道双束重建技术。但这些技术要么是胫骨端的足印区重建覆盖率不足，要么是两端都不足，还不能称为真正的 ACL 双束重建技术。

44.7.3 值得推荐的前交叉韧带双束重建技术

（1）仿生前内束和后外束三维空间的 ACL 四骨道双束重建技术

笔者近年来对 ACL 三维 MRI 扫描的部分结果研究发现（个人通讯，图片未发表），ACL 的前内束和后外束的致密区，在任何屈伸角度时都是交叉的。

ACL 纤维的致密区都显示为前内束和后外束共同构成的扁带状，并在屈伸活动中反复扭转交叉。新的 ACL 四骨道双束重建技术强调对该布局进行仿生重建。

（2）仿生前内束和后外束三维空间的 ACL 四骨道双束重建技术中股骨骨道技术

对于退行性病变严重或病程长、足印区残留纤维不清晰的，往往髁间窝外侧嵴更突出，将髁间窝外侧嵴当成股骨足印区的纤维致密区，前内束股骨骨道定位紧贴其后部 60％部分的下方。后外束股骨骨道定位在足印区纤维致密区前方 40％、纤维致密区的稍下 1～2 mm 的位置，或定位在紧贴前方 60％髁间窝外侧嵴下方再下调 1～2 mm 的位置（图 44－19），不用定位器，直接用克氏针定位，有时用尖锥、引导套管辅助克氏针准确钻入定位点。

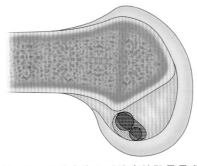

图 44－19　将前内束和后外束的股骨骨道分别定位在纤维致密区的后 60％位置和前 40％、下方 1～2 mm 位置

（3）仿生前内束和后外束三维空间的 ACL 四骨道双束重建技术中胫骨骨道技术

图 44－20 中的蓝线代表传统意义上的前内束和后外束在大体解剖上的分界线。红圈是一般解剖四骨道双束重建时的前内束和后外束的胫骨骨道位置。其中，前内束的胫骨骨道位置和其他解剖双束重建及仿生三维空间的四骨道解剖双束重建是一致的。但小红圈所示的一般解剖四骨道双束重建的后外束胫骨骨道位置与仿生前内束和后外束三维空间布局的四骨道解剖双束重建时不同，要调整到蓝色圆圈的位置。具体定位时先找到胫骨的内侧髁间棘，内侧髁间棘的后 40％定位于后外束的胫骨骨道，前 60％定位于股骨骨道。定位好以后，中立位屈伸膝关节，保证前内束无撞击即可确定这两个骨道的位置。

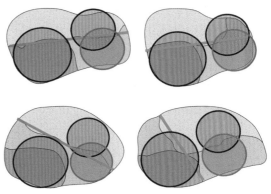

图 44－20　仿生前内束和后外束三维空间的 ACL 四骨道双束重建技术

（4）仿生三维空间前内束和后外束布局的四骨道解剖双束重建技术的术中优先考虑因素

1）后外束股骨骨道定位和胫骨骨道定位优先的原则：从后外束移植物的二次探查结果看，后外束远比前内束对骨道位置敏感。在双束重建中，如果先定位和钻取前内束骨道，另外一个骨道定位和钻取的空间有时候就不够了，这时候为了完成双束重建，就要调整骨道位置到非最佳的位置。多年的二次探查经验证明，在非最佳位置的后外束的移植物效果往往差强人意，但前内束移植物的包容性非常好，非最佳位置的前内束移植物往往也能生长和塑形良好。因此确定了后外束优先定位和钻取其股骨和胫骨骨道的原则。

2）后外束移植物直径足够粗的原则：早期对后

外束移植物直径要求不清楚的时候,往往用2股股薄肌腱重建后外束,二次探查时发现,接近1/3的后外束是失效的。后来改进用至少三折股薄肌腱重建后外束后,这种情况才得以解决。因此定下来后外束移植物直径足够粗的原则。

3)后外束股骨骨道低于前内束股骨骨道的原则:在膝关节屈伸过程中,前内束和后外束并列组成扁带状ACL整体外形,不停进行扭转运动。如果后外束高于或等同于前内束的高度,在膝关节反复屈伸中,前内束和后外束容易发生撞击,进而导致后外束的失效。

4)前内束股骨骨道高度不高于过顶位的原则:在ACL重建中,除了当初的Trans-Tibia股骨骨道定位技术经常将股骨骨道高度定位在高于过顶位的位置以外,后来的多种非解剖单束重建术中股骨骨道的高度定位在等同或低于过顶位高度是得到大家认可的。无论是哪种双束重建技术,前内束的股骨骨道位置往往高于后外束的股骨骨道位置,因此前内束的股骨骨道高度代表了双束重建股骨骨道定位的最大高度。为了保证双束重建的质量,过顶位高度是前内束股骨骨道不能超越的高度,术中应该严格控制这个高度标志。

5)沿胫骨平台内侧髁间棘定位双胫骨骨道原则:仿生前内束和后外束三维空间关系的双束重建技术中,后外束定位在胫骨平台内侧髁间棘的后端是关键,因该处原是天生后外束的足印区纤维致密区。如果将后外束胫骨骨道定位偏外,不仅不能重建屈伸运动中前内束和后外束之间的正常扭转关系,还容易被退行性病变增生的外侧髁间棘撞击磨损。前内束的胫骨端足印区虽然有"C"形、"L"形等,但是术者会发现,如果按着"C"形和"L"形分布定位前内束胫骨骨道,有时会将前内束胫骨骨道定位偏外,容易发生与髁间窝顶部的撞击。沿内侧髁间棘定位前内束,一方面重建了前内束足印区的致密区,另一方面前内束位置都很满意,很少撞击。

44.7.4 前交叉韧带双束重建的术后评估

术后评估应该特别重视Lachman试验、PST、后推KT-2000和IKDC客观评估4项内容。

(1)重视Lachman试验结果,评估后外束功能

传统ACL重建因为缺乏后外束重建,体格检查中ADT的稳定性虽然多数令人满意,但是Lachman试验时胫骨向后退让韧带松弛发生的比例较高。Lachman试验可以作为比较单、双束重建优劣的术后体格检查的重要评估内容。

(2)放松或麻醉下PST评估膝关节ACL重建术后的旋转稳定性

双束重建术后评估的重点是对后外束功能的评估。除了前面说的Lachman试验评估后外束的前后稳定性外,PST对评估后外束的旋转稳定性尤其重要。

但是,做PST的患者如果不放松大腿肌肉,只有少数人表现为PST阳性。因此完全放松下的PST才能反映真实的PST阳性率和双束重建ACL的优势。最能反映双束重建膝关节旋转稳定性优势的PST应该是在麻醉下进行。

(3)前后稳定性测量

用后推KT-2000评估膝关节前后稳定性。在用KT-1000或KT-2000测量时,先将胫骨向后推到最后的位置,将测量设备调零,再测量胫骨前移的总位移时往往就会发现,双束重建的膝关节前后稳定性好于单束重建。

(4)IKDC评分

进行ACL单、双束重建的评分,最常采用的是术后2年以上的Lysholm评分、Tegner评分和IKDC评分。从国内外文献发表的研究结果看,单、双束进行比较时,Lysholm评分、Tegner评分和IKDC主观评分鲜有差异。但如果采用IKDC客观评分,往往能发现双束重建优于单束重建。因此,建议学者在进行IKDC评分比较时,既要进行IKDC主观评分,也要进行IKDC客观评分。

(5)其他评估

其他评估如MRI所见的移植物信号和影像学质量、X线片肢体力线、CT骨道位置、高速摄影动作分析、fMRI脑功能评估、基因测序评估等,因为不是针对双束重建的独特评估,这里不再赘述。

44.7.5 前交叉韧带双束重建的术后康复

ACL双束重建的术后康复在常规单束重建的术后康复基础上要考虑以下几点:①术后1周避免膝关节过伸,以免后外束承受牵拉应力。②术后4周不负重,术后5~6周部分负重。双束重建时,因为前内束和后外束移植物早期可能存在屈伸时的互相撞击,所以适当延长不负重和部分负重的时间有利于移植物更好地塑形。③良好的股四头肌力量和50%的腘绳肌/股四头肌(H/Q)比值。良好的股四

头肌力量对所有 ACL 重建都意义重大,但是对于双束重建,如果患者的股四头肌良好,在术后异常或过多胫骨前、后移动时,保护后外束移植物是很重要的。正常 H/Q 比值在 50%～70%区间,双束重建后将 H/Q 比值恢复到 50%左右是考虑到双束重建术后,在移植物没有塑形成功之前,不希望腘绳肌力量太强(如 H/Q 比值为 80%),导致胫骨后移风险增加,从而影响移植物塑形。

(余家阔)

44.8 人工韧带重建前交叉韧带

44.8.1 人工韧带的发展

早在 19 世纪末、20 世纪初,人类便开始探索如何对 ACL 损伤进行外科治疗。1895 年,英国利兹总院的 Mayo Robson 爵士首次报道了对损伤的 ACL 进行缝合修复。1917 年,英国医生 Hey Groves 初次描述了利用自体髂胫束行 ACL 重建术。在此期间,德国医生 Fritz Lange 于 1907 年的一份报道中称其对 4 例 ACL 缺失患者采用"丝制人工韧带"联合自体腘绳肌腱进行治疗并获满意疗效。或是受此鼓舞,英国医生 Alwyn Smith 于 1918 年尝试采用丝质缝线替代受损的 ACL,然而严重的滑膜炎性反应使手术以失败告终。除丝质物外,英国医生 Edred Corner 曾在 1914 年报道了采用双银丝环重建 ACL,但其疗效现已无从考证。

20 世纪 20～50 年代,大量关于 ACL 的研究相继被报道。当时医生关心的话题主要集中于手术方式,最终关节内重建获得广泛认可,但移植物选择仍然存在争议。为了避免应用自体移植物时出现供区并发症和应用异体移植物时伴随的疾病传播风险,人工移植物成为理想选择。20 世纪 60～80 年代,应用于 ACL 重建的人工韧带得到快速发展,许多产品相继问世,较著名的有 Leeds-Keio™(Xiros, Leeds, UK)、Carbon Fiber™(Biomet, Warsaw, IN, US)、Gore-Tex™(W. L. Gore and Associates, Flagstaff, AZ, US)、Dacron™(Stryker, Kalamazoo, MI, US)、Kennedy LAD™(3M, St Paul, MN, US)、ABC™(Surgicraft, Redditch, UK)及 Trevira™(Telos, Marburg, Germany)。不同人工韧带的设计理念不尽相同,但按基本功能大致可分为 3 类。

第 1 类产品是采用抗拉强度高的惰性化纤材料制成的永久移植物,材料主要包括聚四氟乙烯和聚酯,采用针纺编制,纤维纵横交错、压合紧密。这类产品往往早期就因为纤维间的相互摩擦产生的剪切力而出现强度下降、断裂以及因磨损颗粒导致的滑膜炎,Gore-Tex™ 是典型代表。第 2 类产品则将人工韧带视作暂时性植入支架,注重促进自体纤维组织长入和替代,应用的材料主要有碳纤维,代表产品是 Carbon-Fabre™。第 3 类产品是将人工移植物视为永久性支架,在应用高强度化纤材料的同时强调了对自体组织长入的要求,其中部分产品可对自体组织起增强作用,应用的材料包括聚丙烯和聚酯,编织技术上也各有特点。以 Kennedy LAD™ 为例,该产品采用了菱形编织以减小纤维间的摩擦;Leeds-Keio™ 则采用开放编织,为自体组织长入创造空间条件;也有一些人试图通过混编技术将不同材料的特性融合入一款产品,ABC™ 便是在此思路下设计出的产品。

1980—1990 年是人工移植物大规模用于 ACL 重建的 10 年,大量人工韧带在 ACL 重建中得到广泛应用。然而过于乐观的外科医生们低估了可能出现的困难。正如英国人 Alwyn Smith 在 1918 年所陷入的困境,滑膜炎在人工韧带的临床应用中依然严重,再发松弛屡见报道,频繁出现的失败和并发症使人们对人工韧带产生了怀疑。至 20 世纪末,大量产品相继退出市场,临床有效性得到最终证实的人工韧带产品屈指可数。

44.8.2 等长与类等长重建概念

目前国内使用的人工韧带是法国人 J. P. Laboureau 研发的 LARS 人工韧带增强版,2004 年首次进入中国,使用量已超过 5 万例。该人工韧带是 PET 材料编织而成,力学强度高,但延展性或应变性比较差。所以人工韧带 ACL 重建的关键技术就是等长技术,只有等长才能使术后膝关节运动时韧带不会受到过大应力牵拉或处于完全没有张力状态。等长重建技术是指在膝关节全范围屈伸活动中,移植物能始终保持关节腔内的长度不变、张力恒定。解剖重建只是在韧带止点区植入移植物,模拟自体 ACL(存在很大延展性),而解剖位重建是不等长的,依靠移植物韧带的延展性弥补不等长的技术缺点,久而久之植入的韧带会被拉松。而植入的人工韧带如果不能做到等长,移植物与骨道之间就会产生移植物-骨道滑动(GTM),如果 GTM 较大则必然影响移植物与骨道的愈合。所谓解剖重建的韧带在屈膝过程中,不同束承受的张力不同,很难做到等长,术后韧带张力松弛或过高均会导致手术失败。

对人工韧带等长点要求的研究证明,绝对等长比较难以得到。近年,波兰人 Robrt Smigielski 重新对于 ACL 的解剖附着点做了解剖研究,发现 ACL 为扁带状形态,其股骨附着点位于股骨髁间窝外侧壁后皮质延长线上,即髁间窝外侧嵴处(图 44-21)。而胫骨附着点则位于外侧半月板前根止点的内侧,呈"C"形包绕外侧半月板根部。结合解剖和力学考虑,陈世益等提出"类等长"观点和手术方法。在寻找类等长点时,兼顾股骨和胫骨两侧附着点,尽量在解剖止点中寻找类等长点。在移植物引入胫骨和股骨隧道并完成 ACL 重建股骨端固定后,屈伸膝关节,观察关节腔内移植物的长度变化,若肉眼观察到关节腔内移植物上的标志线随着膝关节 0°～120°屈伸运动发生的移动控制在 2.0 mm 以内,即可认为移植物达到类等长重建。

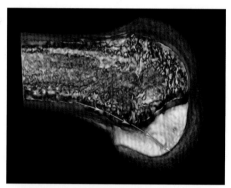

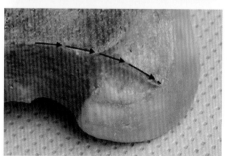

图 44-21 最近研究的 ACL 止点所谓"Ribbon 结构与条带状止点"

白色箭头提示股骨干后皮质延长线正好在髁间窝外侧嵴上(即 ACL 直接纤维的止点)

44.8.3 类等长重建前交叉韧带

(1)适应人群和禁忌人群

随着人工韧带研究的深入和类等长治疗效果的进一步明确,使用人工韧带重建 ACL 的适应证也得到进一步明确,目前认为人工韧带重建手术适应人群包括:①重返运动要求较高的运动人群及专业运动员;②希望 3～6 个月内快速恢复运动功能者;③50 岁以上没有严重骨质疏松的患者;④术前 MRI 检查可见残端或者镜下探查残端仍存在,不局限于急性损伤者;⑤自体或异体手术失败需要行韧带翻修手术者;⑥因各种原因不愿使用自体或异体移植物者。

对于有以下情况的 ACL 损伤患者,选择人工韧带时需要慎重:①术前 MRI 和关节镜下发现 ACL 残端已经明显吸收的陈旧性损伤患者;②中老年骨质疏松患者;③自身免疫性疾病、肿瘤以及有感染倾向的患者。

(2)手术入路

通常采用 3 入路:①膝关节镜外侧观察入路,探查半月板、韧带及软骨等结构;②关节镜直视下制作内侧工作入路;③为更好地观察股骨外侧髁内侧壁 ACL 止点,可于膝正中制作经髌腱入路,作为第 2 观察入路。

(3)确定股骨端等长位点

使用刨削器及射频刀清理股骨端残端,充分显露股骨外侧髁内侧壁,找到股骨外侧髁间嵴。使用 30°微骨折器定位,沿股骨外侧髁内侧面,在与外侧分叉嵴交界处后方 2.0～3.0 mm 处凿孔定位。70%的患者髁间窝外侧嵴清晰可见,可以帮助定位。经髌腱正中入路观察便于精确定位和辅助手术(图 44-22)。

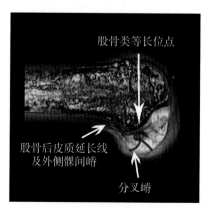

图 44-22 股骨髁间窝外侧壁 ACL 类等长位骨道定位示意图

通过股骨干后皮质延长线进行股骨隧道定位

（4）制备股骨端隧道

确定股骨端等长位点后，术者经由内侧入路置入 1 枚 LARS 导针或 2.0 mm 克氏针，将针头顶住股骨外侧髁内侧壁等长点，在助手辅助下尽可能屈曲患者膝关节，保持克氏针头始终位于定位点处，由内向外钻入克氏针，穿透膝关节外侧皮肤。于膝外侧克氏针出口皮肤处做约 2.0 cm 切口，置入 LARS 股骨侧三件套扩张器。在扩张器保护下置入 7.5 mm 空心钻，由外向内钻入股骨隧道，关节腔内镜下观察隧道内口，经导针放入空心杆，再经空心杆放入空心螺钉导丝及人工韧带牵引钢丝备用。

（5）确定胫骨端等长位点及制备胫骨隧道

镜头换至外侧入路，由正中入路使用探针拨开 ACL 胫骨残端，观察外侧半月板前根附着点，将胫骨定位器尖端置于外侧半月板的前根部偏内侧约 2.0 mm 处作为胫骨残端中心位置，经胫骨打入胫骨定位导针。于胫前透皮导针处做 2.0 cm 切口，分离皮下组织至骨膜，经导针制作 7.5 mm 胫骨隧道（图 44-23）。

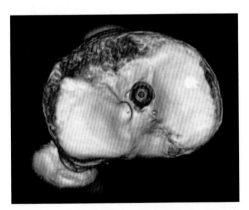

图 44-23 胫骨平台 ACL 重建类等长位骨道出口俯视图

蓝色半月形为 ACL 胫骨残端，通常为"C"形。蓝色点为胫骨隧道内口中心点。红色圆形为胫骨隧道内口

（6）引入及固定韧带

使用取线器，经由胫骨隧道抓取股骨端预留牵引钢丝，从胫骨隧道引出。将人工韧带一端牵引线挂于牵引钢丝上，由股骨侧牵出。使用牵线器环绕股骨侧牵引线，将韧带拉入关节腔内，镜下直视下确保股骨侧导丝始终位于隧道内。注意调整韧带中段自由丝在关节腔内的位置，中间丝上缘向

下回退至距股骨隧道内口下 1~2 mm 处，以避免隧道口对自由丝纤维的摩擦和切割（图 44-24）。

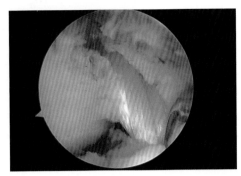

图 44-24 韧带中间自由丝上缘向下回退至距股骨隧道口 1~2 mm 处，以避免隧道口对自由丝的切割

股骨隧道挤压螺钉固定，由外向内穿过预置导丝拧入股骨侧挤压螺钉，为空心螺钉（直径 8.0 mm），直至钉尾与骨皮质平齐，然后拔出导丝，使用切割器切除股骨侧多余韧带。握住胫骨侧韧带，关节镜观察下旋转收紧中间丝。置入导丝后由外向内拧入胫骨侧固定螺钉，使用切割器切除胫骨侧多余韧带。

（7）类等长测试

根据术中骨道测量长度，在移植物上相当于关节内骨道口两端和中段 3 个部位，以可吸收缝线分别缝扎作为测量标记线（图 44-25），间距 0.8~1.0 cm。移植物先于股骨隧道端挤压螺钉固定，被动屈伸膝关节 20 个循环，在移植物胫骨出口端施加 200N 的张力，在保持移植物张力情况下，用自主设计的关节内 GTM 内测量器（图 44-26）测量移植物骨道位移程度，1.0 mm 为一间隔。GTM 测量尺头

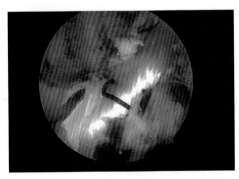

图 44-25 以可吸收缝线缝扎作为关节内移植物位移测量标记线

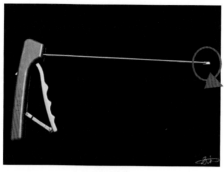
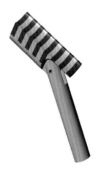

图44-26 关节内GTM内测量器(精度为0.1mm)

端通过手柄可以调节不同角度,贴于胫骨隧道内口处,紧贴移植物上,对GTM幅度进行测量并记录(图44-27)。膝关节屈曲角度从0°开始,观察移植物标记线位移情况,依次记录膝关节在0°、15°、30°、60°、90°、105°、120°时的GTM变化幅度,记录最大GTM幅度,判断移植物在关节内的等长情况。如果关节间隙较小,用关节内测量器效果不满意,可以使用复旦大学运动医学研究所自主设计的关节外测量器(图44-28)进行测量。一般而言膝关节屈伸0°~120°,最大GTM<2 mm时可认为是类等长重建(图44-29);若≥2 mm则为非等长重建(图44-30)。

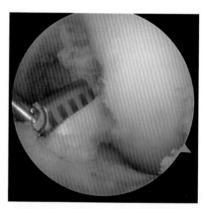

图44-27 测量关节内移植物骨道位移程度

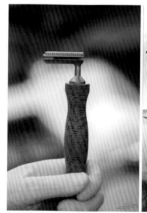
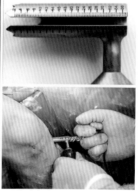

图44-28 关节外测量器

44.8.4 康复原则及要点

人工韧带的强度超自体ACL 2.5~3.0倍,韧带不需要经历再塑期和韧带化,术后康复和重返运动的速度也相应大幅提前。

(1) 术后早期康复

术后第2天即可下地部分负重,使用双拐行走。2周内做股四头肌等长收缩、直腿抬高、膝关节被动活动等训练。术后第2天屈膝角度可达90°。2周后肌力达4~5级,可完全负重并逐步弃拐行走,进

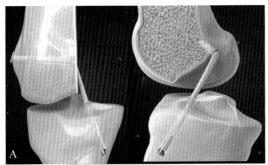

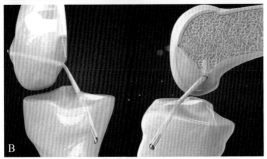

图 44 - 29　GTM＜2 mm 为类等长重建

A. 伸直位；B. 屈曲位

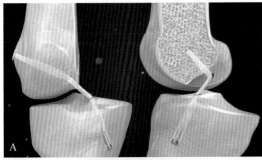

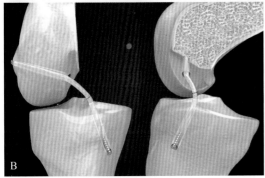

图 44 - 30　GTM≥2 mm 为非等长重建

A. 伸直位；B. 屈曲位

行行走及步态训练。

（2）术后中期康复

人工韧带重建术后的关节活动度恢复在这一阶

段非常重要。部分患者由于手术技术没有达到等长或类等长，膝关节伸直障碍或伸膝缺失或不能全屈，这一阶段通过物理康复、压沙袋、被动体疗等康复措施尽力恢复完全的关节活动度，用康复治疗弥补手术的不足。

术后 4 周屈膝角度达 120°，可做靠墙静蹲训练进一步加强肌力；步态正常后进行平衡训练及上下台阶训练。术后 6 周屈膝达最大 140°，继续之前的所有训练并将平衡训练移至倾斜板上进行，可进行慢跑训练和简单的灵敏性训练。术后 8 周伸屈膝达全角度，在持续之前所有训练的前提下可适当增加阻力或负重，进行抗阻固定单车的训练以及抗阻台阶训练。

（3）术后后期康复

术后 12 周继续之前的所有训练，进行侧向台阶练习及侧弓步练习，可以参加完整的无对抗运动。术后 16 周可对患者进行完整功能测试，如果患侧股四头肌肌力恢复，并与健侧比值＞90％、患侧腘绳肌与健侧比值＞110％、股四头肌力矩与体重比值＞65％、功能测试与本体感觉测试均与对侧相同，则可以重新参加具有对抗性的训练。

（4）重返运动

术后早期重返运动是采用人工韧带重建 ACL 的显著优势。经过系统的术后康复，患者一般可在术后 4～5 个月重返竞技体育运动，如足球、篮球等对抗性体育运动。Clare Ardern 等对利用自体腘绳肌腱重建 ACL 的患者开展了术后重返运动的研究。在一项纳入 503 例伤前具备竞技运动能力患者的研究中，术后 1 年仅 1/3 患者重返竞技运动，1/3 患者进行娱乐活动，余下 1/3 患者未能重返任何形式的体育运动。另一项纳入 314 例患者的研究中，术后 2～7 年重返伤前运动的患者不足 50％，并且术后 1 年重返竞技运动者在一定程度上未能保持运动水平。复旦大学运动医学研究所的一项纳入 86 例伤前具备竞技运动能力患者的研究中，27 例患者采用人工移植物，59 例患者采用自体腘绳肌腱。结果显示，术后 1 年采用人工移植物患者中 70％重返竞技运动，采用自体腘绳肌腱患者中仅 37％重返竞技运动。术后 10 年随访中，虽然采用人工移植物和自体腘绳肌腱者仍分别有 82％和 78％的比例可参加运动，但竞技运动分别只占 45％和 29％。

（戈允申　陈世益）

44.9 自体髌韧带重建前交叉韧带

关节镜下自体移植骨-髌腱-骨重建 ACL 撕裂是应用较广泛的一种手术方法。重建的步骤包括诊断性关节镜检查、切取移植物、准备移植物、行关节镜入路、钻胫骨和股骨隧道、穿过移植物以及在股骨和胫骨端固定移植物。在开始重建手术之前，要在麻醉下检查膝关节。在受伤的膝关节上进行 Lachman 试验和 PST,在未受伤的对侧膝关节上重复这些试验,以进行比较,并确定每个患者的膝关节正常松弛程度。麻醉下的正向 PST 是对 ACL 功能状态最敏感的临床测试,因为它能显示损伤的韧带所带来的旋转稳定性的丧失。患肢在手术部位上方应用大腿止血带后,按照常规的无菌方式准备消毒铺巾。

44.9.1 手术步骤

（1）诊断性关节镜检查

大腿止血带充气后,通过标准的膝关节镜外侧入路插入关节镜,并直视下确认 ACL 损伤程度。ACL 损伤最常见的是从股骨端附着处撕裂,产生韧带残端,通常通过关节镜很容易看到。然而,有些时候 ACL 损伤的外观可能具有欺骗性。ACL 撕裂会在 PCL 表面留下瘢痕,给人留下韧带完好无损的错误印象。在这些病例中,将患肢呈"4"字形摆放后,可以充分评估 ACL 股骨端附着部位。如果视野不佳,滑膜炎使韧带模糊,则应该毫不犹豫地通过另一个入路进行清理,移除该组织。

半月板切除或修复可以在诊断检查时进行,也可以在准备移植物时进行。如果在该阶段处理半月板,则需要建立第 2 个内侧操作入路。否则,移除关节镜,将注意力转移到接下来需要处理的移植物上。

（2）切取髌韧带

在皮肤上画髌骨和胫骨结节标志点,从髌骨下极垂直切口至胫骨结节内侧 1 cm。根据皮肤皮瓣的生长情况来确定肌腱切开的宽度与皮肤切口的规划。使用 9 mm 或 10 mm 双体船形刀片在肌腱上从髌骨到胫骨结节处切开,注意保持与肌腱纤维平行。一般切取的髌腱不超过整体的 1/3。切口从髌骨近端至肌腱止点 25 mm 处,从胫骨结节远端至肌腱止点 25 mm 处。使用小的模板锯来切割骨块,深度约

为 8 mm。在进行切割时,可以沿着刀片切割方向用一个 10 mm 的模板作为参考,再用弯曲的取骨器械小心地取出骨块。

在切取 9 mm 或 10 mm 直径的骨块后,用膝关节韧带关节仪对其力学稳定性进行测试。一些学者研究了植骨直径对术后膝关节稳定性的影响,从手术到下次膝关节镜检查的平均时间为 6.6 个月。在检查时,9 mm 组的平均两侧差异为 1.02 mm,10 mm 组的平均两侧差异为 1.14 mm,两组在膝关节稳定性方面没有显著差异。

（3）移植物准备

首先从移植物上去除多余的软组织,然后用尺子将骨块的直径调整到 9 mm 或 10 mm 的宽度。将取自胫骨结节的骨块准备好后放置在股骨隧道中,在股骨隧道中,它的解剖结构和弯曲度较少的几何形状提供了最大的骨填充性。骨块的边缘是圆形的,以允许移植物顺利通过,并使用大小合适的隧道模板检查移植物的直径。在髌骨栓上钻 3 个孔,在胫骨结节骨块上钻 1 个孔,将不可吸收缝线穿过这些孔。缝线有助于移植物的通过和位置固定。最后,测量移植物的总长度。一般情况下,如果总长度在 92～97 mm,可以用螺钉固定。在这个测量范围之外的移植物则通常在胫骨端用螺钉和垫圈固定。

（4）切迹成形

第 2 个关节镜入路位于髌腱内侧,可以提高术野的可视性。然后用关节内刨刀去除 ACL 的残余部分。沿着髁间切迹侧壁清除软组织附着物,注意不要损伤相邻的 PCL。对于要切除的髁间窝骨质的量,目前学术界仍然存在争议,最终取决于临床医生的经验以及在手术中的评估。

部分学者注意到,正常尸体膝关节股骨内、外侧髁内表面之间的平均最大距离为 21 mm,他们建议切迹成形术应该恢复切迹宽度到这一数值。有一种切迹成形术后切迹宽度的适当指标,这个指标是髁间切迹宽度与总股骨髁的腘槽宽度的比值,该比值应至少达到 0.250,以防止撞击。很多学者研究了胫骨隧道的位置与所需的切迹宽度之间的关系。胫骨 ACL 隧道需要从髁间顶取出最多 6 mm 的骨,而相比之下在胫骨 ACL 插入位置后 2～3 mm 的隧道只需要取出最少量的骨。通过在尸体膝关节上使用力传感器确定移植物与顶部接触的弯曲角度,进一步明确了切迹成形术的要求。对于胫骨隧道偏心放置的膝关节,发生接触的角度平均为 12.8°,需要切

除 4.6 mm 的骨才能实现零撞击。当胫骨隧道位于髁间顶后 4～5 mm 处时,这个接触角减小到 4.1°,并且只需要切除 1.3 mm 的骨以防止撞击。我们更倾向于一种激进的切迹成形术,即从切迹侧壁的前边缘切除多达 6 mm 的骨以防止任何可能对移植物的撞击。

切迹成形术的范围对髌股关节的影响一直是研究的焦点。Morgan 等测量了不同程度的(3、6、9 mm)切迹成形术后髌股关节接触面积和压力,各组间无统计学差异。他们的结论是常规的切迹成形术并不影响髌股关节。在临床工作中,与切迹宽度相关的髌股关节并发症并不多见。

（5）骨道定位与制作

胫骨和股骨隧道的位置选择对 ACL 重建手术的效果有重要影响。几项研究观察了隧道位置对移植物撞击的临床结果的影响。必须避免股骨隧道的前路放置,以防止移植物过度紧张,从而限制膝关节的充分屈曲。同样,胫骨隧道的过度前置可能导致移植物撞击和早期重建失败。为了确定可重复的胫骨隧道定位标志,Morgan 等的研究确定了髁间 ACL 中心插入点平均位于 PCL 前缘前 7 mm 处,膝关节弯曲至 90°。这是胫骨隧道的理想位置。

我们通常将胫骨隧道钻具导轨固定在 55°。导针通过内侧入路放置,利用 PCL 前缘、外侧半月板前角后缘、胫骨平台棘间区等多个标志定位。隧道的位置使移植物能够覆盖 PCL。胫骨近端导针的起始点约为胫骨结节内侧一指宽,内侧关节线外侧两指宽。将导销插入隧道后,用铰刀钻通隧道,并用锉刀打磨隧道关节内边缘,以防止移植物磨损。一直以来,医生们都在努力使胫骨隧道的长度适当,以防止过短的隧道对移植物的挤压,并防止过长的隧道对股骨端固定和股骨隧道的放置造成困难。然而,多数临床实践发现这并不总是准确的,而且可能会受手术技术上的变化影响。

经胫骨打通这个隧道。导针作为隧道中心,在左膝通常被放置在 1 点 30 分至 2 点的位置,在右膝通常在 10 点至 10 点 30 分的位置。导针插入深度为 35 mm,以确保隧道有足够的空间且不会侵犯后皮质。骨内的压痕或印记可以用铰刀手工在导针上做成,以确认与后皮质的正确位置,这也确保了后皮质是完整的。然后将隧道扩至 30 mm,膝关节处于弯曲位置,取下铰刀,将关节镜置于内侧端口,在移植物通过前直接观察隧道来评估后皮质的完整性。

等距测试可以在此时进行,也可以在进入股骨隧道之前进行,获得的等径仪读数可确定移植物的位置,从而在整个运动范围内保证相等的长度和张力。然而,由于移植物在骨隧道内的偏心放置,这些读数可能与最终的移植物等高线相差很大。此外,由于正常 ACL 是非等距的,如果维持解剖结构,则不需要关节内等距测试。

（6）引入及固定

在股骨隧道上钻一个钉,同时将髋关节和膝关节固定在一个完美的位置。这个位置应允许针尖穿过软组织,从大腿远端前外侧的皮肤上穿出,用于将股骨骨块内的缝线穿过股骨隧道。通过抓住骨块两端的缝线将移植物拉入关节并使移植物通过隧道。插入移植物,使股骨骨块松质骨在股骨隧道内面向前外侧。由于将固定螺钉插入皮质表面可能导致韧带附着处的破坏,不得不使螺钉放置在松质骨表面的移植物上。通过人工拉动骨块缝线将拉力施加到移植物上,评估移植物的方向。用关节镜观察胫骨隧道关节内侧以验证胫骨骨块未进入关节。

44.9.2　术后处理

如果术中没有做骨隧道的评估,可以在复苏室通过 X 线片来评估骨隧道的位置。手术结束后,麻醉师在返回复苏室之前可以做股神经阻滞镇痛。患者膝关节被安置在一个铰接的膝关节支架上。所有患者在手术当天都可以出院回家。由于神经阻滞,要求患者使用支架和拐杖直到神经阻滞结束,这一过程通常在 24 小时内。然后,患者可以在没有拐杖的情况下活动;当他们感到患膝舒适时,就可以停止支撑。

所有患者都要接受标准化、有监督的术后康复方案,重点是立即负重和获得全方位的运动,包括早期的完全伸展。当两侧股四头肌力量相等时,膝关节的康复才被认为是成功的。股四头肌力量相等的定义是通过等速测试将未受伤腿的力量控制在 10% 以内。当达到这一目标时,患者可以恢复全部活动,包括恢复体育活动。

44.9.3　并发症的预防与处理

与 ACL 重建相关的并发症分术中和术后两类。术中并发症包括髌骨骨折、隧道放置不正确、股骨后皮质破坏、移植物骨折和缝合撕裂伤;术后并发症包括髌骨骨折、股四头肌或髌腱撕脱、运动丧失、移植物伸展失败、髌股关节症状和股四头肌无力。

隧道的正确布置对 ACL 重建的结果至关重要。扩孔前仔细评估导针的位置，可防止隧道放置错误。重新定位导针要比修正已扩孔隧道的位置容易得多。如果一个扩孔隧道被注意到有轻微的错位，改变移植物块和螺钉的方向可能会得到适当补偿。例如，如果注意到胫骨隧道稍前，将移植物放置在隧道的后方和螺钉的前方，将有效地使移植物的插入位置移动到孔中心的后方。当扩孔隧道出现严重错位时，应在正确的位置重新扩孔，如有需要，应使用直径较大的螺钉和植骨片以达到足够的固定效果。

股骨后皮质的破坏可能发生在无意中扩孔太深时，或没有保持股骨在扩孔过程中弯曲的位置。当这种并发症发生时，用螺钉固定将不再牢靠，因为移植物将被螺钉从股骨后方推出。需要在股骨远端外侧面用螺钉和桩通过单独的切口固定，也可以采用传统的双切口技术更向前放置隧道。在将铰刀推进股骨隧道的过程中保持清晰的视野，插入深度不超过 30 mm，可以避免这个问题。

在隧道内，螺钉与螺钉的间隙相等，可导致移植物骨折和缝合撕裂伤。在这种原位移植中，随着螺钉的插入，移植物变得过度压缩并可能断裂。紧密放置也容易导致螺钉与缝线接触，造成移植物撕裂和张力损伤。隧道扩孔超过 1 mm 可防止螺钉过密集。此外，通常在股骨骨块的末端放置一根缝线，并使用比股骨骨块长度短的螺钉，就可以防止螺钉触及缝线时导致的撕裂。在胫骨端，螺钉应在直视下插入以避免缝线缠结。如果在该端发生撕裂伤，胫骨块可进入关节内，穿过髌骨肌腱缺损，钻出新的孔，然后将骨块穿过关节，从内到外穿过胫骨隧道。如果发生骨块骨折，可以将缝线放置在肌腱的末端，并绑在螺钉和柱子上。

ACL 重建术后髌骨骨折的发生率较低的文献报道多为病例报道。间接力可以导致不同的髌骨骨折模式。有研究发现，星状骨折在术后早期（5 周内）可以发生而不直接损伤。这一时期以后，断裂形态更可能是横向的。在取骨过程中，可以通过不加深切口超过 8 mm 和保持 45°的矢状位锯片朝向髌骨表面来避免髌骨骨折。切割过程也不应超出碎片的边缘，以避免可能的应力上升。术中发生髌骨骨折时，应将髌骨碎片牢固固定，以方便术后早期活动。

尽管 ACL 重建术初期效果良好，但术后可能发生并发症，不利于远期疗效。髌骨和胫骨撕脱性骨折是罕见的，但当它们发生时则是灾难性的。一些病例报道记录了这种并发症，其中一些发生在术后 6 年。Nixon 等注意到，在手术时未闭合的髌腱供体位置在 2 年后组织学上与正常肌腱相同。另一些研究表明，肌腱的超声波信号在 1 年后恢复正常。这个时间段可以解释为什么大部分的撕裂发生在手术后的头 10 个月内。

ACL 重建术后运动功能的丧失一直是人们关注的焦点。这种并发症的发生可能是由于术前、术中或术后的因素。术前存在积液、活动范围受限以及伴随的韧带损伤是导致术后运动不良的因素。术中影响因素包括隧道放置错误和切迹成形术不充分。股骨隧道的前路放置会导致移植物过度紧缩和完全弯曲的丧失。胫骨隧道向前放置过远会导致移植物撞击和完全伸展的丧失。同样，不适当的切迹成形术也会导致因撞击所致的伸展性损失。术后固定和康复方案对最终活动范围有显著影响。以往的石膏固定方法在重建和治疗后强调有限的膝关节伸展，导致明显的术后关节纤维化，趋向于有限或无固定运动和更积极的康复已经降低了术后关节纤维化的概率。对于积极的康复可能导致移植物伸展和失败的担忧还没有被临床证实。用于 ACL 重建的自体髌腱移植物的组织学分析显示，移植物经过数月至数年反复拉伸近 655 101 次依然可能不会发展到坏死阶段，而且移植物可能在术后 3 周就可以存活。

44.9.4　康复原则及要点

一般康复治疗推荐术后冰敷 12 小时。术后 3 天内，每天持续被动活动 1～2 次，每次半小时，活动度 0°～30°。第 4 天开始每天适当增加活动度直到 90°。术后第 14 天拆线，开始不负重的膝关节伸屈功能锻炼。术后 3 周下地负重和休息时将支具锁定在伸膝位。术后 3 个月内休息时支具锁定在伸膝位。术后 6 个月内都要避免患膝的剧烈剪切、旋转运动。

ACL 重建术后，如患者锻炼的依从性越好，则活动度恢复得也越好。导致患者出院后康复锻炼效果不理想的原因有：无法掌握出院指导中的内容；出院后居家锻炼比较懈怠；缺乏医护人员的指导帮助。因此，对于 ACL 重建术后的随访，应该督促和指导患者完成康复计划，并且提醒患者注意锻炼后抬高患肢,冰敷 30 分钟以降低康复锻炼的不利影响。

体重指数(BMI)对 ACL 重建术后的患者关节活动度及股四头肌肌力的恢复存在一定程度的影响,建议患者在术后减轻体重,减少膝关节的负荷,这样不仅能预防或减轻骨关节炎的发生,更能够帮助患者早日恢复到受伤之前的运动水平。

(徐一宏　徐卫东)

本章要点

1. ACL 损伤重建的宗旨是功能至上,目标是恢复关节稳定性和重返运动。

2. 认清 ACL 与其起止点的骨性标志之间的关系是重建手术的关键。除了 ACL 之外,关节囊结构、副韧带、关节表面和半月板的几何形状都具有限制膝关节异常移位的作用。

3. ACL 的损伤原因除了运动暴力这些外在因素以外,还存在髁间窝狭窄这一内在因素。

4. ACL 损伤的诊断技术较为成熟,但也要与 PCL 损伤和髌骨脱位认真鉴别。

5. Lachman 试验为评估 ACL 损伤最常用的检查方法,PST 的诊断价值已引起越来越多的重视。

6. MRI 检查目前已成为 ACL 损伤最为重要的影像学检查方法。

7. ACL 重建手术是治疗 ACL 完全断裂的重要方法。不同移植物的使用应根据各种移植物的特点选择。重建方法有多种,但骨道定位点的选择至关重要。

8. 根据患者对生活和运动的需求来选择非手术治疗或是手术治疗。

9. 采用传统的前方切口来切取自体腘绳肌腱较为困难,尤其是对于经验欠缺的住院医生及肥胖患者。

10. 采用后方切口能够有效地找到并辨认股薄肌腱及半腱肌腱,并且从后方切口进入更容易找到并切断半腱肌腱分支,能够有效避免损伤隐神经分支,因而术后无下肢感觉障碍的风险。

11. ACL 双束重建的产生源于单束重建的不足,通过技术改革弥补不足,是一种有益的探索。双束重建在解剖学与生物力学方面具有优势,

临床疗效需要长期、大样本、多中心临床研究加以证实。

12. 人工韧带作为增强兼支架功能的韧带,在 ACL 重建中提供了即时高强度的力学固定,可早期恢复膝关节稳定性,达到早期康复的目的。

13. LARS 韧带既有增强功能又有支架诱导功能,由 PET 仿生材料编织而成,强度高,但黏弹性差,重建手术必须满足"等长"或"类等长"原则,手术要求高。

14. 掌握人工韧带手术指征非常重要,该手术适合急性或慢性韧带损伤且最好有残端保留的患者,特别适合运动员和有运动需求、体格粗大和肥胖的患者。

15. ACL 术后早期康复,早期重返运动。一般 12～16 周可恢复体能训练,术后 4～5 个月可重返竞技体育运动。

主要参考文献

[1] 江东,敖英芳,余家阔,等. 关节镜下同种异体骨-髌腱-骨双束重建膝关节前交叉韧带的临床比较研究[J]. 中国微创外科杂志,2011,11(12):1091-1095.

[2] 余家阔,敖英芳,于长隆,等. 关节镜下腘绳肌腱部分重建、单束重建和双束重建膝关节前交叉韧带临床效果的比较研究[J]. 中华创伤骨科杂志,2007,9(6):523-528.

[3] 余家阔,敖英芳,于长隆,等. 前交叉韧带四骨道双束重建的解剖学及临床研究[J]. 中华医学杂志,2009,89(29):2019-2024.

[4] BEYNNON B, HALL J, STURNICK D, et al. Increased slope of the lateral tibial plateau subchondral bone is associated with greater risk of noncontact ACL injury in females but not in males[J]. Sports Med,2014,42(5):1039-1048.

[5] BOWERS A L, SPINDLER K P, MCCARTY E C, et al. Height, weight, and BMI predict intra-articular injuries observed during ACL reconstruction: evaluation of 456 cases from a prospective ACL database[J]. Clin J Sport Med,2005,15(1):9-13.

[6] BROPHY R H, PEARLE A D. Single-bundle anterior cruciate ligament reconstruction: a comparison of conventional, central, and horizontal single-bundle virtual graft positions[J]. Am J Sports Med,2009,37(7):1317-1323.

［7］ CHEN T W, CHEN S Y. Long-term outcomes of ACL reconstruction using either synthetic ligament with remnant preservation or hamstring Autografts: 10 years longitudinal study［J］. Am J Sports Med, 2017, 45 (12): 2739 – 2750.

［8］ DABIRRAHMANI D, CHRISTOPHER H M, WALKER P, et al. Comparison of isometric and anatomical graft placement in synthetic ACL reconstructions: a pilot study［J］. Comput Biol Med, 2013, 43(12): 2287 – 2296.

［9］ DRAGOO J L, CASTILLO T N, BRAUN H J, et al. Prospective correlation between serum relaxin concentration and anterior cruciate ligament tears among elite collegiate female athletes［J］. Am J Sports Med, 2011,39(10): 2175 – 2180.

［10］ FIGUEROA D, CALVO R, VAISMAN A, et al. Injury to the infrapatellar branch of the saphenous nerve in ACL reconstruction with the hamstrings technique: clinical and electrophysiological study［J］. Knee, 2008, 15: 360 – 363.

［11］ FITHIAN D C, PAXTON E W, STONE M L, et al. Prospective trial of a treatment algorithm for the management of the anterior cruciate ligament-injured knee［J］. Sports Med, 2005, 33(3): 335 – 346.

［12］ GONG X, JIANG D, JIAN Y, et al. Second-look arthroscopic evaluation of chondral lesions after isolated anterior cruciate ligament reconstruction: single-versus double-bundle reconstruction［J］. Am J Sports Med, 2013,41(10): 2362 – 2367.

［13］ GRIFFIN L Y, AGEL J, ALBOHM M J, et al. Noncontact anterior cruciate ligament injuries: risk factors and prevention strategies［J］. J Am Acad Orthop Surg, 2000,8(3): 141 – 150.

［14］ HARNER C D, PAULOS L E, GREENWALD A E, et al. Detailed analysis of patients with bilateral anterior cruciate ligament injuries［J］. Sports Med, 1994,22(1): 37 – 43.

［15］ HARNER C D, POEHLING G G. Double bundle or double trouble［J］? Arthroscopy, 2004,20(10): 1013 – 1014.

［16］ HERBORT M, LENSCHOW S, FU F H, et al. ACL mismatch reconstructions: influence of different tunnel placement strategies in single-bundle ACL reconstructions on the knee kinematics［J］. Knee Surg Sports Traumatol Arthrosc, 2010, 18(11): 1551 – 1558.

［17］ INDELICATO P A, PASCALE M S, HUEGEL M O. Early experience with the GORE-TEX polytetrafluoro-ethylene anterior cruciate ligament prosthesis［J］. Am J Sports Med, 1989, 17(1): 55 – 52.

［18］ IZAWA T, OKAZAKI K, TASHIRO Y, et al. Comparison of rotatory stability after anterior cruciate ligament reconstruction between single-bundle and double-bundle techniques［J］. Am J Sports Med, 2011, 39(7): 1470 – 1477.

［19］ JIANG D, AO Y F, YU J K, et al. Double-bundle anterior cruciate ligament reconstruction using bone-patellar tendon-bone allograft: technique and 2- to 5-year follow-up［J］. Am J Sports Med, 2012, 40(5): 1084 – 1093.

［20］ JONES A P, SIDHOM S, SEFTON G. Long-term clinical review (10-20 years) after reconstruction of the anterior cruciate ligament using the Leeds-Keio synthetic ligament［J］. J Long Term Eff Med Implants, 2007, 17(1): 59 – 69.

［21］ KASETA M K, DEFRATE L E, CHARNOCK B L, et al. Reconstruction technique affects femoral tunnel placement in ACL reconstruction［J］. Clin Orthop Relat Res, 2008, 466(6): 1467 – 1474.

［22］ KENNEDY J C. Application of prosthetics to anterior cruciate ligament reconstruction and repair［J］. Clin Orthop Relat Res, 1983,(172): 125 – 128.

［23］ KHANNA K, JANGHALA A, PANDYA N K. Use of posterior hamstring harvest during anterior cruciate ligament reconstruction in the pediatric and adolescent population［J］. Orthop J Sports Med, 2018, 6: 2325967118775597.

［24］ KODKANI P S, GOVEKAR D P, PATANKAR H S. A new technique of graft harvest for anterior cruciate ligament reconstruction with quadruple semitendinosus tendon autograft［J］. Arthroscopy, 2004, 20: e101 – 104.

［25］ LETARTRE R, ISIDA R, POMMEPUY T, et al. Horizontal posterior hamstring harvest［J］. Orthop Traumatol Surg Res, 2014,100: 959 – 961.

［26］ LICHTENBERG M C, KOSTER C H, TEUNISSEN LPJ. Does the lever sign test have added value for diagnosing anterior cruciate ligament ruptures［J］? Orthop J Sports Med, 2018,6(3): 2325967118759631.

［27］ LOH J C, FUKADA Y, TSUDA E, et al. Knee stability and graft function following anterior cruciate ligament reconstruction: comparison between 11 o'clock and 10 o'clock femoral tunnel placement［J］. Arthroscopy, 2003, 19: 297 – 304.

［28］ MAFFULLI N, LONGO U G, DENARO V. Anterior

cruciate ligament tear[J]. N Engl J Med, 2009, 360
(14): 1463 - 1465.

[29] MCCULLOCH P C, Lattermann C, Boland A L, et al.
An illustrated history of anterior cruciate ligament
surgery[J]. J Knee Surg, 2007, 20(2): 95 - 104.

[30] MORGAN C D, KALMAN V R, GRAWL D M.
Definitive landmarks for reproducible tibial tunnel
placement in anterior cruciate ligament reconstruction
[J]. Arthroscopy, 1995, 11(3): 275 - 288.

[31] MUNDI R, BHANDARI M. Cochrane in CORR:
double-bundle versus single-bundle reconstruction for
anterior cruciate ligament rupture in adults (review)
[J]. Clin Orthop Relat Res, 2016, 474: 1099 -
1101.

[32] MUNETA T, SEKIYA I, YAGISHITA K, et al.
Two-bundle reconstruction of the anterior cruciate liga-
ment using semitendinosus tendon with endobuttons:
operative technique and preliminary results[J]. Arthro-
scopy, 1999, 15(6): 618 - 624.

[33] MUREN O, DAHLSTEDT L, BROSJO E, et al.
Gross osteolytic tibia tunnel widening with the use of
Gore-Tex anterior cruciate ligament prosthesis: a
radiological, arthrometric and clinical evaluation of 17
patients 13 - 15 years after surgery[J]. Acta Orthop,
2005, 76(2): 270 - 274.

[34] MURRAY A W, MACNICOL M F. 10 - 16 year
results of Leeds-Keio anterior cruciate ligament
reconstruction[J]. Knee, 2004, 11(1): 9 - 14.

[35] PEARLE A D, SHANNON F J, GRANCHI C, et al.
Comparison of 3-dimensional obliquity and anisometric
characteristics of anterior cruciate ligament graft
positions using surgical navigation[J]. Am J Sports
Med, 2008, 36(8): 1534 - 1541.

[36] PLANCHER K D, STEADMAN J R, BRIGGS K K, et
al. Reconstruction of the anterior cruciate ligament in
patients who are at least forty years old. A long-term
follow-up and outcome study[J]. Bone Joint Surg Am,
1998, 80(2): 184 - 197.

[37] POMBO M W, SHEN W, FU F H. Anatomic double-
bundle anterior cruciate ligament reconstruction: where
are we today[J]? Arthroscopy, 2008, 24(10): 1168 -
1177.

[38] PRODROMOS C C, HAN Y S, KELLER B L, et al.
Posterior mini-incision technique for hamstring anterior
cruciate ligament reconstruction graft harvest [J].
Arthroscopy, 2005, 21: 130 - 137.

[39] PRODROMOS C C. Posterior mini-incision hamstring

harvest[J]. Sports Med Arth Rev, 2010, 18: 12 - 14.

[40] RISTANIS S, STERGIOU N, SIARAVA E, et al.
Effect of femoral tunnel placement for reconstruction of
the anterior cruciate ligament on tibial rotation[J]. J
Bone Joint Surg (Am), 2009, 91(9): 2151 - 2158.

[41] ROUSSIGNOL X, BERTIAUX S, RAHALI S, et al.
Minimally invasive posterior approach in the popliteal
fossa for semitendinosus and gracilis tendon harvesting:
an anatomic study[J]. Orthop Traumatol Surg Res,
2015, 101: 167 - 172.

[42] SANDERS B, ROLF R, MCCLELLAND W, et al.
Prevalence of saphenous nerve injury after autogenous
hamstring harvest: an anatomic and clinical study of
sartorial branch injury[J]. Arthroscopy, 2007, 23:
956 - 963.

[43] SASAKI S, TSUDA E, HIRAGA Y, et al. Prospective
randomized study of objective and subjective clinical
results between double-bundle and single-bundle
anterior cruciate ligament reconstruction[J]. Am J
Sports Med, 2016, 44(4): 855 - 864.

[44] SCHINDLER O S. The story of anterior cruciate
ligament reconstruction—part 1[J]. J Perioper Pract,
2012, 22(5): 163 - 171.

[45] SCHINDLER O S. The story of anterior cruciate
ligament reconstruction—part 2[J]. J Perioper Pract,
2012, 22(6): 189 - 196.

[46] SIEBOLD R, TAKADA T, FEIL S, et al. Anatomical
"C"-shaped double-bundle versus single-bundle anterior
cruciate ligamentreconstruction in pre-adolescent
children with open growth plates[J]. Knee Surg Sports
Traumatol Arthrosc, 2016, 24(3): 796 - 806.

[47] SVANTESSON E, SUNDEMO D, HAMRIN
SENORSKI E, et al. Double-bundle anterior cruciate
ligament reconstruction is superior to single-bundle
reconstruction in terms of revision frequency: a study of
22,460 patients from the Swedish National Knee
Ligament Register[J]. Knee Surg Sports Traumatol
Arthrosc, 2017, 25(12): 3884 - 3891.

[48] TIAMKLANG T, SUMANONT S, FOOCHAROEN
T, et al. Double-bundle versus single-bundle recon-
struction for anterior cruciate ligament rupture in adults
[J]. Cochrane Database Syst Rev, 2012, 11: CD
008413.

[49] TILLETT E, MADSEN R, ROGERS R, et al.
Localization of the semitendinosus-gracilis tendon
bifurcation point relative to the tibial tuberosity: an aid
to hamstring tendon harvest[J]. Arthroscopy, 2004,

20：51－54.

［50］ WAN F，CHEN T W，CHEN S Y，et al. Effect of nearly isonetrie ACL reconstraction on graft-tunnel motion：a qualitative clinic study［J］. Orthop J Sports Med，2019,7(12)：31.

［51］ WANG H J，AO Y F，YU J K，et al. Relationship between quadriceps strength and patellofemoral joint chondral lesions after anterior cruciate ligament reconstruction［J］. Am J Sports Med，2015,43(9)：2286－2292.

［52］ WOO S L，KANAMORI A，ZEMINSKI J，et al. The effectiveness of reconstruction of the anterior cruciate ligament with hamstrings and patellar tendon：a cadaveric study comparing anterior tibial and rotational loads［J］. J Bone Joint Surg (Am)，2002，84：907－914.

［53］ YOO J H，LIM B O，HA M，et al. A meta-analysis of the effect of neuromuscular training on the prevention of the anterior cruciate ligament injury in female athletes［J］. Knee Surg Sports Traumatol Arthrosc，2010,18(6)：824－830.

［54］ ZENG C，GAO S G，WI J，et al. The influence of the intercondylar notch dimensions on injury to the anterior cruciate ligament：a meta-analysis［J］. Knee Surg Sports Tramautol Arthosc，2013,21(4)：804－815.

45 后交叉韧带损伤

45.1 解剖与生物力学

后交叉韧带（PCL）纤维从股骨内髁外侧壁起始，走行至胫骨髁间棘后缘，附着于斜坡结构。股骨起点纤维分布于髁间窝时钟 9～12 点位置，几乎占据髁间窝 1/3，面积为 PCL 中段横断面的 3 倍。其纤维呈宽厚束带样结构，长度可达 32～38 mm，宽 13 mm，强度是前交叉韧带（ACL）的 2 倍。早期多数学者将其分为前外束和后内束，膝关节从伸直到屈曲过程中，后内束逐渐松弛，前外束逐渐张紧。Covey 等将 PCL 进一步分为前中部（85％～90％）、后纵部（5％～10％）和后斜部（5％），强调偏前纤维束是 PCL 的重要构成部分，且重点维持屈曲位胫骨后稳定作用，由此解释了影像和生物力学研究的发现，即膝关节伸直位时绝大部分 PCL 纤维束处于相对松弛状态。新近研究更倾向于 PCL 主要维持膝关节屈曲位后稳定作用，且纤维束张力可能呈连续性变化，可能并未显著分束。PCL 全程位于关节内，但被后关节囊反折滑膜包裹，因此属滑膜外韧带。基于以上解剖特点，PCL 抗损伤强度较大，且损伤后在周围滑膜包裹下容易形成局限且浓度较高的血肿，为自愈创造了良好条件。2 条板股韧带从外侧半月板后角起始，走向股骨内侧髁：从 PCL 前方经过并止于股骨止点前的是 Humphrey 韧带，从 PCL

后方经过的是 Wrisberg 韧带（图 45-1）。板股韧带可能在膝关节旋转稳定中起一定作用，并可协助稳定外侧半月板后角，在外侧半月板根部断裂后能在一定程度上维持其稳定性。

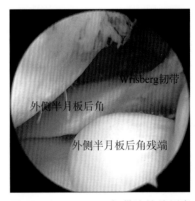

外侧半月板后角

Wrisberg韧带

外侧半月板后角残端

图 45-1　Wrisberg 韧带连接外侧半月板后角和股骨内髁

后外侧结构（posterolateral complex, PLC）是包含了 PCL 在内的多个膝关节后外结构的总称，但在文献中和 PCL 共同出现时往往特指除 PCL 外的其他后外侧结构。由动力性稳定结构（腘肌腱复合体、股二头肌腱和髂胫束）和静力性稳定结构（外侧副韧带、豆腓韧带、外侧半月板后角、后外侧关节囊、PCL）组成。其中腘肌腱复合体包括从腘肌腱发出的纤维束：腘腓韧带、腘肌胫骨束、腘肌半月板束。

腘肌腱复合体和外侧副韧带（LCL）是 PLC 最重要的组成部分，PLC 损伤后修复或重建治疗也主要针对这两种结构。

PCL 在膝关节处于 90°位后稳定作用最强，切除后可导致胫骨后移从平均 3.8 mm 增加到 14.1 mm。但其他屈曲角度下 PCL 的后稳定作用并非最强，某些研究发现伸直位至屈膝 25°～60°位切除 PCL 后几乎没有胫骨后移，提示该范围膝关节后稳定由其他结构共同担负。板股韧带在膝关节屈曲 90°位时担负了约 28% 的胫骨后移力量，切除 PCL 后其负荷可增加至 70%；PLC 的其他结构也协同负担了对抗胫骨后移，同时切除 PCL 和 PLC 甚至会导致胫骨后移增加至 20.4 mm，说明 PLC 在膝关节后稳定中起重要作用。在膝关节屈曲 70°位时共同切除 PCL 和 PLC，内翻从 0.9°±1.0°增加至 27.5°±6.4°，外旋从 30.9°±6.5°增加至 41.7°±4.9°，而单纯切除 PCL 并会不显著增加胫骨外旋。综上所述，PCL 在胫骨后稳定中贡献最大，PLC 起到重要辅助作用；PLC 对膝内翻和胫骨外旋起主要稳定控制作用。

下肢骨性结构对膝关节韧带的影响不容忽视。胫骨平台反倾对生理或重建 PCL 产生过度负荷，在合并 PCL 损伤或重建 PCL 后可考虑纠正。下肢力线内翻可显著增加 PLC 承受负荷，合并下肢内翻的 PLC 损伤应在治疗时考虑下肢力线的影响，综合决定是否需要纠正。

45.2 临床评估

45.2.1 病史

PCL 损伤占膝关节韧带损伤的 3%～44%，运动损伤和摩托车挡板伤是最常见的损伤原因。受伤机制主要有：胫骨正后向应力、屈曲位跪地伤、全屈曲损伤、过伸损伤、车祸伤。仔细询问病史和分析受伤机制在诊断 PCL 损伤中至关重要。PCL 损伤中 10%～30% 是单纯 PCL 损伤，70%～90% 合并其他韧带损伤，其中 39%～41% 为合并 PLC 损伤。LaPrade 统计数据表明，多韧带损伤占膝关节损伤的 18%，其中仅 PCL 合并 PLC 就占 2%。

45.2.2 体格检查

文献中对 PCL 损伤的检查方法较多，最早和最常用的检查方法仍是后抽屉试验（PDT），敏感性可达 90%，准确性达 96%。其准确性差的原因是中立位难以确立，故不易准确判断胫骨后移度。Step-off 试验（台阶征或 Clancy 征）（图 45-2）很好地解决了 PDT 中中立位无法确定所导致的不准确。检查者在患者膝关节屈曲 90°位向胫骨施加向后应力，拇指指腹沿髌骨内侧从股骨内髁滑向胫骨，如果能触及胫骨平台前缘并完全阻挡拇指下滑，提示胫骨无后移（0 度）；后移 0～5 mm（1 度）和 5～10 mm（2 度）提示 PCL 部分损伤；胫骨后移＞10 mm 则胫骨平台完全无法阻挡拇指下滑（3 度），提示 PCL 断裂。后凹陷试验（posterior sag test）（图 45-3）和 Daniel 试验

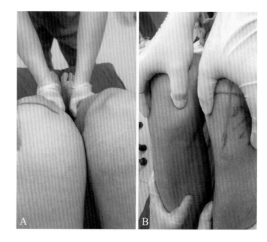

图 45-2 Step-off 试验

A. 可明确看到正常侧（右膝）胫骨相对于股骨的前移明显超过 PCL 损伤侧（左膝）；B. 拇指沿正常侧（右膝）股骨内侧髁下滑被胫骨阻挡，PCL 损伤侧（左膝）胫骨无法阻挡拇指下滑

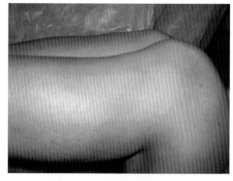

图 45-3 后凹陷试验

在后群肌用力时加强了胫骨后移，使胫骨结节塌陷效果更加明显

均通过后群肌肉主动收缩强化胫骨结节塌陷效果来协助判断 PCL 损伤。反 Lachman 试验通过软终点也可协助判断 PCL 损伤。

确定 PLC 损伤时需要做拨号试验（dial test）。患者俯卧位,双膝关节屈曲 30°位时足外旋角度相对正常侧增加 10°为阳性,提示 PLC 结构损伤（图 45-4）;30°和 90°位均为阳性,提示 PCL 和其他 PLC 结构均损伤。Jakob 反轴移试验、外旋反曲试验（external rotation recurvatum test）和后内与后外抽屉试验（Hugston test）有助于判断 PLC 损伤。PCL 和 PLC 合并损伤时还会有胫骨后移程度显著增加,且高能量下后方关节囊广泛撕裂,可能在临床上有膝关节反曲表现（图 45-5）。

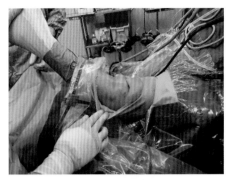

图 45-5　膝关节反曲

高能量外伤导致后方关节囊、PCL 和 PLC 损伤所致

45.2.3　影像学检查

后方应力位或跪位 X 线检查是诊断 PCL 损伤的可靠方法（图 45-6）,对比健侧,后移增加 0～7 mm 为 PCL 部分损伤（图 45-7）,8～11 mm 为单

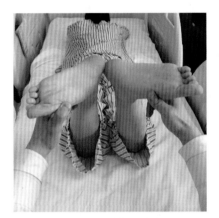

图 45-4　拨号试验

右膝外旋增加,提示 PLC 损伤

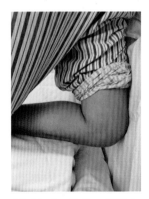

图 45-6　跪位 X 线检查

有助于判断 PCL 损伤导致的胫骨后移距离

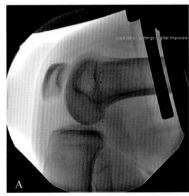

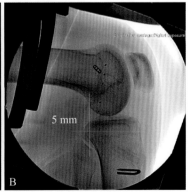

图 45-7　PCL 部分损伤 X 线影像

应力位 X 线片(B)示胫骨后移超过健侧(A)5 mm

纯 PCL 全部断裂(图 45 - 8),12 mm 以上可能为 PCL 和 PLC 等其他结构合并损伤(图 45 - 9)。标准侧位 X 线(双股骨后髁重叠)可初测胫骨平台后倾角。MRI 和 CT 检查有助于精确测量胫骨平台后倾

角。MRI 检查对于急性 PCL 损伤准确率可高达 100%,对于慢性 PCL 损伤虽然准确率高但敏感度差。PCL 信号改变、增粗、断裂、迂曲或消失等均为损伤信号(图 45 - 10)。

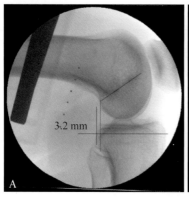
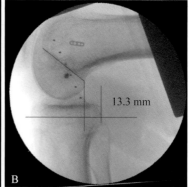

图 45 - 8 PCL 完全断裂 X 线影像

应力位 X 线片示患侧(B)胫骨后移超过健侧(A)10.1 mm

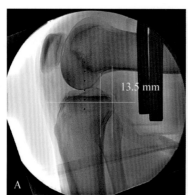
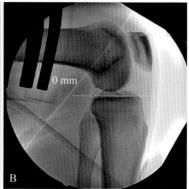

图 45 - 9 PCL 完全断裂合并 PLC 损伤 X 线影像

应力位 X 线片示患侧(B)胫骨后移超过健侧(A)13.5 mm

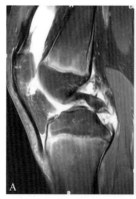
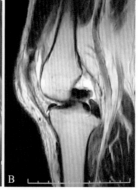

图 45 - 10 PCL 损伤 MRI 影像

A. 12 岁患者脂肪抑制像显示 PCL 从邻近胫骨止点部位断裂;B. T$_2$ 像显示 PCL 从纤维中部断裂

45.2.4 诊断与鉴别诊断

1) 美国运动医学联合会将 PCL 损伤分为以下 3 度(图 45-11):

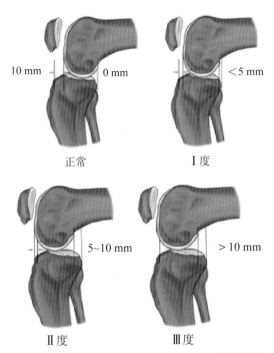

图 45-11 正常无显著胫骨后移及 PCL 损伤分度

Ⅰ度:极少韧带纤维断裂,伴有局部疼痛,无不稳定,胫骨向后移位<5 mm。

Ⅱ度:较多韧带纤维撕裂,伴有一定的功能丧失和关节反应,胫骨向后移位在 5~10 mm 之间。

Ⅲ度:韧带完全断裂,伴有明显的关节不稳定,胫骨向后移位>10 mm。

2) 根据 Fanelli 分度 PLC 损伤分为以下 3 度:

Ⅰ度:屈曲 30°外旋增加,无内翻不稳定,提示腘腓韧带和腘肌腱断裂。

Ⅱ度:屈曲 30°外旋增加,Ⅰ~Ⅱ度内翻不稳,有硬终点,提示腘腓韧带和腘肌腱断裂,PCL 部分断裂。

Ⅲ度:屈曲 30°外旋增加,Ⅲ度内翻不稳,提示腘腓韧带、腘肌腱、LCL、外侧关节囊断裂,可能有交叉韧带损伤。

45.3 治疗

45.3.1 治疗原则

Ⅰ度和Ⅱ度 PCL 损伤可非手术治疗,3 周内的急性单纯性Ⅲ度 PCL 损伤首选非手术治疗。超过 3 周的慢性单纯性Ⅲ度 PCL 损伤的治疗尚有争议,系统康复训练增加股四头肌肌力在部分患者可显著改善后向不稳,通过手术重建 PCL 也可获得良好效果。合并其他结构损伤的Ⅲ度 PCL 损伤,应尽量一期同时重建所有损伤结构,以恢复膝关节稳定性。

Ⅰ度 PLC 损伤建议非手术治疗。3 周内急性Ⅱ度和Ⅲ度 PLC 损伤需在急性期手术修复。超过 3 周但未合并 PCL 损伤的Ⅱ度 PLC 损伤可予非手术治疗。超过 3 周且合并 PCL 损伤的Ⅱ度和Ⅲ度 PLC 损伤应一期同时手术重建。

45.3.2 非手术治疗

PCL 纤维宽厚且止点范围广,损伤后部分纤维残余可能性大,全程被后关节囊反折滑膜包裹且血液供应好,损伤后周围血肿为自愈创造了良好条件。急性单纯性Ⅲ度 PCL 损伤可用石膏夹板固定膝关节于屈曲 15°位 4 周,并用棉垫尽量向前托起胫骨,以促进 PCL 在低张力位愈合。慢性期康复训练(开链训练、闭链训练和本体感觉训练)可以加强股四头肌肌力,PCL 动力支具也有助于保持胫骨后向稳定,从而促进 PCL 愈合。

Ⅰ级 PLC 损伤及超过 3 周但未合并 PCL 损伤的Ⅱ级 PLC 损伤,均可采用铰链膝关节支具部分负重 3 周。

45.3.3 手术治疗

(1) 概述

1) 适应证:慢性单纯性Ⅲ度 PCL 损伤以及合并其他结构损伤的Ⅲ度 PCL 损伤可一期手术重建。

2) 禁忌证:患者因高能量外伤合并血管损伤或污染开放伤口、活动期感染等。

3) 手术方法:关节镜下微创手术和开放式手术,方式分为 PCL 单束重建和双束重建。

4) 并发症:PCL 和 PLC 重建最严重的并发症包括腘血管损伤和骨筋膜室综合征,其他如感染、深静脉血栓形成等。

（2）关节镜下 PCL 单束重建

1）首先在关节镜下探查确定 PCL 断裂情况（图

45-12）。单束重建是多数学者最常用的手术。取腘绳肌腱编制成 4 股移植物，探查时尽量保留 PCL 残端。

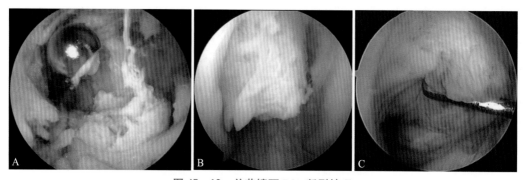

图 45-12　关节镜下 PCL 断裂情况

A. PCL 从胫骨止点断裂；B. PCL 从股骨止点断裂；C. PCL 断裂后松弛失去张力

2）制备股骨隧道：从距离髌腱外侧 1.5～2.0 cm 的远前外侧关节镜入路（图 45-13）直视下定位股骨隧道内口。早期文献中 PCL 股骨选点通常偏前外束止点中心，大约位于股骨髁时钟 11 点位置（图 45-14A），距离软骨边缘 7～8 mm。为了在更偏等长位重建 PCL，有研究更倾向于将股骨隧道

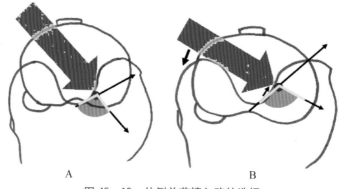

图 45-13　外侧关节镜入路的选择

A. 常规髌外侧入路；B. 远前外侧入路

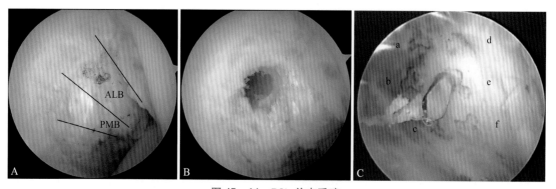

图 45-14　PCL 单束重建

A. 股骨前外束定位点，远前外侧入路下直视定位，选择前外束（髁间窝 11 点位置）作为股骨隧道内口定位点；B. 股骨定位点，远前外侧入路下直视定位，选择前外束与后内束交界部位（髁间窝 10 点 30 分位置）作为股骨隧道内口定位点；C. 股骨等长定位点，PCL 在股骨内侧髁上的止点范围扇形划分为 a、b、c、d、e、f 6 个点，其中 e 点（髁间窝 10 点 30 分位置）与 PCL 胫骨止点之间最接近等长

定位点置于前外束与后内束交界部位,大约位于股骨髁10点30分位置,相当于e点(图45-14B、C,图45-15)。打入定位导针确定位置无误后,制备与移植物同直径隧道。使用界面钉固定移植物时可选择由外向内制备股骨隧道的方法,更利于控制隧道方向和出入口位置。此方法可尽量避免股骨外侧髁软骨损伤,界面螺钉从股骨隧道内口挤入固定移植物。确实需要从内向外制备股骨隧道时(如使用 Endobutton 需阶梯隧道),采用远前外侧入路比距离髌腱外侧0.5 cm的普通外侧入路能使股骨隧道的内口和外侧骨皮质的出口位置更可控(见图45-13)。

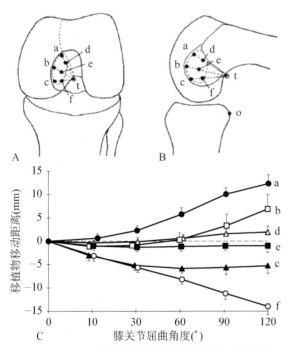

图45-15 PCL单束重建股骨等长定位点示意图(A、B)和测试(C)

[资料来源:KOSUKE O, et al. Measurements of length and tension patterns during reconstruction of the posterior cruciate ligament. Am J Sports Med,1992,20(3):351-355.]

3)制备胫骨隧道:做膝关节后内与后外侧入路(图45-16),适当清理PCL残端周围滑膜、脂肪和后纵隔,显露 PCL 胫骨止点及其下方至少20 mm 深度的胫骨后缘(图45-17)。胫骨定位器从髌内侧入路置入,跨过 ACL 上方从 PCL 残端内侧绕至胫骨后方斜坡下定位。为避免"杀手转角"(killer turn)(图45-18),胫骨定位器前端应尽量伸

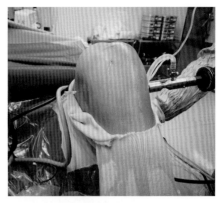

图45-16 膝关节后内侧入路建立方法

从膝关节后外侧入路经后外侧间室,穿过后纵隔到后内侧间室,光源照射直视下做后内侧入路

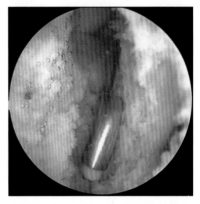

图45-17 PCL胫骨残端后方情况

适当清理 PCL 残端周围滑膜、脂肪和后纵隔,显露PCL胫骨止点及其下方至少20 mm 深度

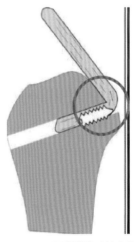

图45-18 PCL胫骨"杀手转角"示意图

如在原 PCL 止点斜坡解剖重建 PCL 胫骨止点,移植物在胫骨出口处压在锐角的骨隧道一侧,造成移植物切割损伤,称为杀手转角

至胫骨平台下方 20 mm 或更低处(图 45 - 19),跨过 PCL 在原斜坡上的止点,以确保移植物出胫骨隧道内口后附着处为隧道钝角,减少韧带磨损切割(图 45 - 20)。

引至合适位置。先固定股骨侧,固定胫骨侧前应将膝关节置于 0°～30° 屈伸范围,向前托起胫骨,避免其后坠,用 9.1 kg(20 lb)的力量拉紧移植物并将其固定于胫骨侧(图 45 - 22)。

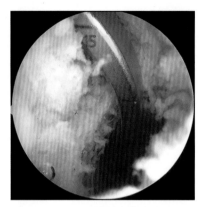

图 45 - 19　PCL 胫骨止点定位

在平台以下 20 mm 处定位 PCL 胫骨隧道内口

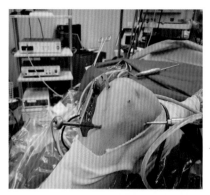

图 45 - 21　PCL 胫骨隧道外口

在胫骨嵴外侧定位 PCL 胫骨隧道外口(左膝)

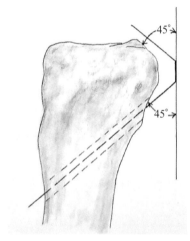

图 45 - 20　PCL 胫骨止点避免"杀手转角"

如在胫骨平台 20 mm 以下制备胫骨隧道,移植物出胫骨隧道内口后附着处为隧道钝角,减少韧带磨损切割

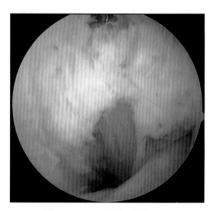

图 45 - 22　重建后的 PCL

股骨止点周围组织是保留的原 PCL 残端

胫骨隧道外口放置在胫骨嵴偏外侧(图 45 - 21),能更好地减少 PCL 移植物转折角以及在胫骨隧道内口的接触应力,降低韧带磨损或过度负荷。以后内侧入路为观察通道,从后外侧入路插入关节镜通道鞘管以保护后方血管、神经。直视下打入导针后,用移植物同号直径空心钻制备胫骨隧道。预置牵引线,并将关节镜通道鞘管置入牵引线前方以备协助牵拉移植物经过隧道。牵引线穿过胫骨和股骨隧道,在后方关节镜鞘的辅助牵引下将移植物

(3) 关节镜下 PCL 解剖双束重建

实验室尸体研究测试证明,PCL 双束重建能获得比单束重建更强的膝关节稳定性。尽管临床随访尚未能明确双束重建具有更显著的临床优势,但因为引入了更粗壮、容量更大的移植物,可望使膝关节获得更好的稳定性。PCL 双束重建通常需要取腓骨长肌腱、对侧腘绳肌腱、股四头肌腱-骨、异体肌腱或人工韧带才能准备足够的移植物以完成手术。

解剖双束重建的胫骨选点通常在胫骨 PCL 原止点斜坡上,前 3/5 部分为前外束隧道内口,后 2/5 为后内束隧道内口(图 45 - 23A)。股骨止点以股骨髁间窝 10 点 30 分为中心做前外束股骨隧道内口,

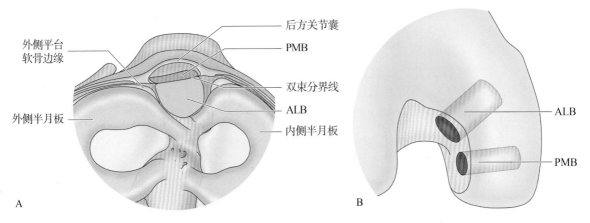

图 45－23　PCL 解剖双束重建胫、股骨止点

PMB：后内束；ALB：前外束

以 9 点为中心做后内束股骨隧道内口，隧道下缘不超过股骨内侧髁软骨缘（图 45－23B）。双束移植物中粗的一束应该分配给前外束，细的移植物分配给后内束。与单束重建类似方法引入移植物并固定。

（4）PLC 急性损伤修补缝合术

PLC 急性损伤通过保守治疗的愈合率极低，应尽量手术修复。使用膝关节外侧略偏后弧形切口〔曲棍球棒（hockey-stick）切口〕，沿髂胫束后缘切开并向前牵开。显露腓总神经，有神经损伤的病例应常规游离探查腓总神经全程。仔细在瘢痕中辨别后 PLC 各结构，修复缝合损伤的股二头肌腱、腘肌腱和 LCL，端对端断裂可直接以不可吸收缝线缝合修复；腱止点部位断裂可使用 Anchor 锚钉缝合修复至原止点（图 45－24），或用粗的不可吸收缝线编织缝合肌腱断端，将其引入位于腱止点原位的骨隧道内，用界面螺钉挤压固定。

（5）PLC 慢性损伤重建

PLC 慢性损伤重建方法分为解剖重建和功能重建，以改善患膝外旋不稳、内翻或反曲。解剖重建采用半腱肌备用，使用切口与 PLC 修复缝合类似，游离腓总神经全长并向后牵拉保护，沿髂胫束后缘切开显露膝外侧结构瘢痕。

制备腓骨头隧道：显露腓骨头，部分切开股二头肌腱止点，从后向前下斜行制备腓骨头隧道，可获得更长的骨隧道，有利于界面螺钉固定移植物和腱-骨愈合。制备胫骨隧道：从胫骨前外 Gerdy 结节内下为入口，向后外至腘肌腱的腱-腹交界部位；胫骨隧道出口距离腓骨头后方隧道口近端 1 cm 处。制备股骨隧道：LCL 股骨隧道位于股骨外上髁最凸点偏后方。腘肌腱股骨止点常有残端，可以此为定位标志；若无残端，应定位于 LCL 股骨止点前下方，腘肌腱沟最前端（图 45－25）。LCL 移植物走行从股

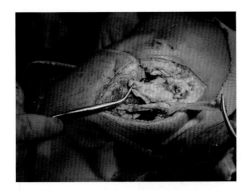

图 45－24　游离探查腓总神经损伤

使用 Anchor 锚钉修复缝合损伤的股二头肌腱

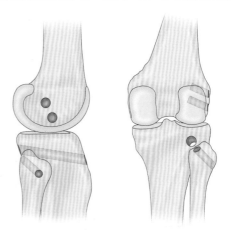

图 45－25　PLC 重建骨隧道示意图

骨止点到腓骨头隧道前方,PLC 走行从胫骨隧道到股骨隧道,均采用界面螺钉固定。

因 PLC 的胫骨隧道出口与腓骨头隧道后方出口距离很近,部分学者采用功能重建 PLC,如 Larson 法,不需做胫骨隧道。股骨和腓骨头隧道同解剖重建法,LCL 移植物从 LCL 股骨止点起始,从腓骨头前方隧道口穿过隧道后,变为 PLC 移植物转向 PLC 股骨隧道固定(图45-26A)。股骨隧道用界面螺钉固定,腓骨隧道口处用缝线缝合固定移植物。该方法简单易行,适合初学者采用。同时重建 PCL 和 PLC 后可以纠正术前显著的膝关节反曲(图45-26B、C)。

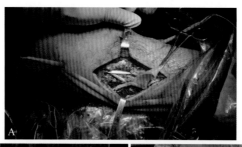

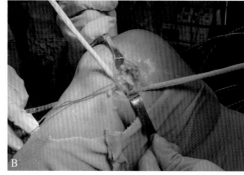

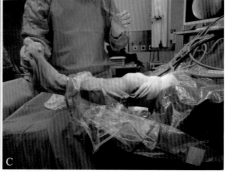

图 45-26 PLC 慢性损伤重建术

A. Larson 法重建 LCL 和 PLC,用自体半腱肌依照 Larson 法功能重建 LCL 和 PLC,同时用人工韧带重建 PCL;B."Y"形人工韧带重建 LCL 和 PLC,使用人工韧带重建 PCL 和腘肌腱,胫骨侧已经固定,图示 2 个游离端分别为 PCL 和腘肌腱重建物,自体半腱肌重建 LCL;C. 重建 LCL、PCL 和腘肌腱后膝关节反曲消失(与图45-5所示为同一患者术后照片)

伴有胫骨平台反倾的陈旧性 PCL 损伤,可考虑 PCL 重建术同时行前方开放楔形胫骨高位截骨 (high tibial osteotomy,HTO)(图45-27)。如同时有 PLC 和 PLC 损伤且伴有膝关节下肢力线内翻,在胫骨内翻病例(PTA<85°)可考虑外侧闭合楔形 HTO,同时纠正胫骨平台反倾和下肢力线内翻;如下肢力线内翻产生在股骨端,可考虑股骨截骨纠正。

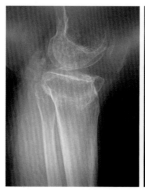
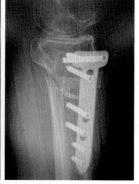

图 45-27 前方开放楔形 HTO 纠正胫骨平台反倾

（6）胫骨端后方骨块嵌入法重建 PCL

胫骨端后方骨块嵌入法重建 PCL 适合采用后方开放式手术和前方关节镜手术联合的方式，也称为胫骨 Inlay 技术。特点是使用带骨块移植物，如髌腱或股四头肌腱，在胫骨侧原 PCL 止点斜坡以骨槽固定的方式解剖重建 PCL 胫骨止点。在合并胫骨骨折的 PCL 损伤中，也可在开放复位骨折的同期行胫骨 Inlay 法重建 PCL。

患者取健侧卧位，患髋外旋外展位，使小腿垂直于手术台面。关节镜探查后，膝关节髌上做正中切口，长 5～6 cm，取股四头肌腱-骨后编织缝合肌腱端

备用（图 45 - 28A、B）。骨块宽、厚均约 1 cm，长 1.5～2 cm；肌腱长 7～9 cm（图 45 - 28C）。使用锯片宽度＜1 cm 的笔式小型摆锯，结合较窄、较薄的骨刀有助于顺利取出髌骨骨块。髌腱中 1/3 取材的骨-髌腱-骨移植物也是较好的带骨移植物，通常两端骨块宽、厚均在 8～10 mm（图 45 - 28D），缺点是长度不足。将下肢恢复到伸直侧卧位，膝关节后方正中偏内侧"S"形切口，切口长度 7～8 cm，在关节线上下比例分配为 2：3。显露腓肠肌内侧头，从其内侧钝性剥离到达关节囊后方，"S"形拉钩牵引腓肠肌内侧头以保护腘血管和神经（图 45 - 29）。触及双股

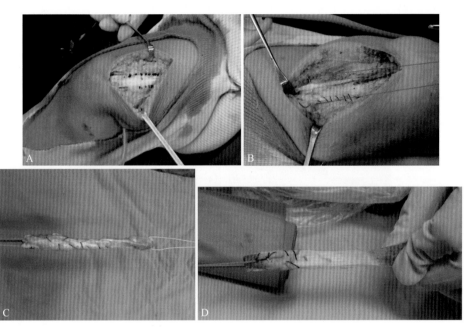

图 45 - 28　胫骨 Inlay 法重建 PCL 的取材

A. 取中 1/3 股四头肌腱，深度达股直肌腱全层和股中间肌上 2/3；B. 取材完毕后缝合取材区，取材区因保留了股中间肌下 1/3 未与关节腔相通；C. 股四头肌腱-骨移植物；D. 骨-髌腱-骨移植物

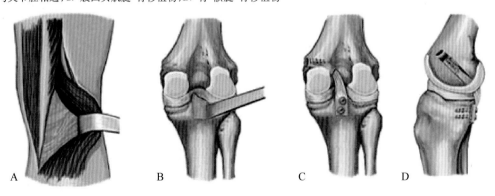

图 45 - 29　膝关节后方入路行带骨块移植物 PCL 重建术

A. 膝关节后方正中偏内侧切口经腓肠肌内侧头外侧入路（或内侧入路）；B. 在胫骨原 PCL 斜坡止点做骨槽；C. 固定带骨块移植物重建 PCL 后从后向前视正位；D. 固定带骨块移植物重建 PCL 后侧位

骨后髁,在双髁中间切开后方关节囊,显露 PCL 胫骨止点(图 45-30)。做与移植物骨块相同大小骨槽后嵌入骨块,用 2 枚螺钉固定(图 45-31),将肌腱牵引线从膝关节前方入路引出。恢复小腿垂直于手术台面,关节镜下股骨隧道制备同前文所述。使用界面螺钉挤压固定移植物于股骨隧道内(图 45-32)。

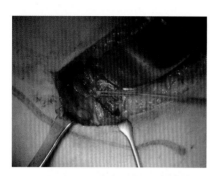

图 45-30　后方入路 PCL 重建术

膝关节后方正中偏内侧切口,向外侧牵拉腓肠肌内侧头显露关节囊后方

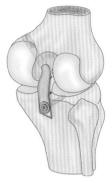

图 45-31　胫骨侧 Inlay 技术固定带骨块移植物

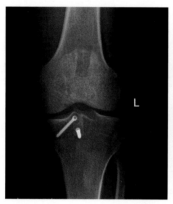
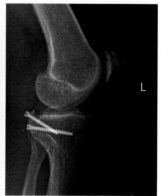

图 45-32　重建 PCL 术后 X 线影像

45.4　康复原则及要点

PCL 重建术后在护具保持下(伸直位)患者可早期扶拐行走。因 PCL 在膝关节高屈曲位时张力大,术后 6 周内应避免膝关节屈曲超过 90°～100°。术后 6～8 周内应佩戴膝关节支具,坚持股四头肌等长收缩训练,逐步开展闭链训练、本体觉训练和开链训练。6 周后韧带与隧道初步愈合,开始进行 90°～100°的屈曲训练,逐渐去掉支具,佩戴运动护膝锻炼。

(郭　林)

本章要点

1. PCL 的功能解剖和运动学特点决定了其损伤病理和治疗方法。

2. 单纯Ⅲ度 PCL 损伤少见,多有 PLC 或后方关节囊等结构损伤。PLC 在膝关节后稳定、外旋和内翻位稳定中起重要作用。

3. Ⅰ～Ⅱ度、急性期单纯Ⅲ度 PCL 损伤首选非手术治疗。

4. 急性Ⅱ级和Ⅲ级 PLC 损伤可手术修复,但合并 PCL 损伤时应尽早同期重建。

5. 正确的股骨隧道定位是确保 PCL 等长重

建的根本。PCL 胫骨侧隧道内口定位应尽量低于斜坡,以避免"杀手转角"。

6. 双束重建可获得比单束重建更好的膝关节稳定性。

7. 开放式手术和截骨术在 PCL 及 PLC 损伤治疗中不可忽视。

主要参考文献

[1] CASTLE T H J, NOYES F R, GROOD E S. Posterior tibial subluxation of the posterior cruciate-deficient knee [J]. Clin Orthop Relat Res, 1992,(284): 193 – 202.

[2] HARNER C D, BAEK G H, VOGRIN T M, et al. Quantitative analysis of human cruciate ligament insertions[J]. Arthroscopy, 1999,15(7): 741 – 749.

[3] HARNER C D, JANAUSHEK M A, MA C B, et al. The effect of knee flexion angle and application of an anterior tibial load at the time of graft fixation on the biomechanics of a posterior cruciate ligament-reconstructed knee[J]. Am J Sports Med, 2000,28(4): 460 – 465.

[4] HARNER C D, XEROGEANES J W, LIVESAY G A, et al. The human posterior cruciate ligament complex: an interdisciplinary study. Ligament morphology and biomechanical evaluation[J]. Am J Sports Med, 1995, 23(6): 736 – 745.

[5] JACKMAN T, LAPRADE R F, PONTINEN T, et al. Intraobserver and interobserver reliability of the kneeling technique of stress radiography for the evaluation of posterior knee laxity[J]. Am J Sports

Med, 2008,36(8): 1571 – 1576.

[6] KUSAYAMA T, HARNER C D, CARLIN G J, et al. Anatomical and biomechanical characteristics of human meniscofemoral ligaments [J]. Knee Surg Sports Traumatol Arthrosc, 1994,2(4): 234 – 237.

[7] MAKRIS C A, GEORGOULIS A D, PAPAGEORGIOU C D, et al. Posterior cruciate ligament architecture: evaluation under microsurgical dissection[J]. Arthroscopy, 2000,16(6): 627 – 632.

[8] NIELSEN S, OVESEN J, RASMUSSEN O. The posterior cruciate ligament and rotatory knee instability. An experimental study[J]. Arch Orthop Trauma Surg, 1985,104(1): 53 – 56.

[9] OGATA K, MCCARTHY J A. Measurements of length and tension patterns during reconstruction of the posterior cruciate ligament [J]. Am J Sports Med, 1992, 20(3): 351 – 355.

[10] PACHE S, AMAN Z S, KENNEDY M. Posterior cruciate ligament: current concepts review[J]. Arch Bone Jt Surg, 2018,6(1): 8 – 18.

[11] RACE A, AMIS A A. Loading of the two bundles of the posterior cruciate ligament: an analysis of bundle function in a-P drawer[J]. J Biomech, 1996,29(7): 873 – 879.

[12] VELTRI D M, DENG X H, TORZILLI P A, et al. The role of the cruciate and posterolateral ligaments in stability of the knee. A biomechanical study[J]. Am J Sports Med, 1995,23(4): 436 – 443.

[13] VELTRI D M, DENG X H, TORZILLI P A, et al. The role of the popliteofibular ligament in stability of the human knee. A biomechanical study[J]. Am J Sports Med, 1996,24(1): 19 – 27.

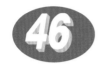

内侧副韧带与后内侧结构损伤

46.1 解剖与生物力学

膝关节的内侧支持结构分为3层：第1层是缝匠肌的深筋膜；第2层包括内侧副韧带（MCL）的浅层、内侧髌股韧带、髌胫韧带、后斜韧带（posterior oblique ligament，POL）等；第3层包括MCL的深层及关节囊。单纯性MCL损伤与膝关节后内侧结构（posteromedial complex，PMC）损伤的概念是完全不同的。单纯性MCL损伤往往继发于低能量创伤，多累及MCL的浅层，一般只导致屈膝30°外翻不稳定，而在伸直位外翻稳定。PMC损伤则往往继发于高能量创伤，累及MCL的全层、POL及后内侧关节囊，导致膝关节屈膝30°及伸直位外翻均不稳定，后果较为严重。从治疗角度而言，单纯性MCL损伤以非手术治疗为主，而PMC损伤在多数情况下需要手术治疗。

46.1.1 内侧副韧带

内侧副韧带浅层（superficial medial collateral ligament，sMCL）是膝关节内侧区域的主要结构，它上起自股骨内侧髁，下在胫骨有远、近2个附着点。远端止点为MCL前部纤维，呈扇形在鹅足的深部形成广泛的附着区域；近端止点为MCL后部纤维，斜向后下在胫骨内侧髁后缘处与关节囊整合形成附着区域（图46-1）。sMCL是限制膝关节外翻和胫骨外旋的主要结构，在膝关节屈曲30°时，sMCL承担了大约78%的限制外翻的力量，而在膝关节完全伸直时，承担了大约57%的限制外翻的力量。sMCL对旋转稳定性的主要贡献是在膝关节屈曲超过30°之后。

内侧副韧带深层（deep medial collateral ligament，dMCL）是内侧关节囊的增厚部分，主要由板股韧带和板胫韧带构成。从生物力学的角度来

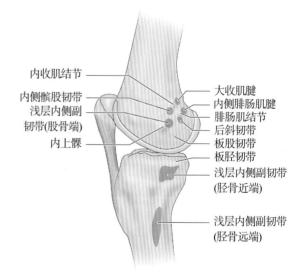

内收肌结节
内侧髌股韧带
浅层内侧副
韧带（股骨端）
内上髁

大收肌腱
内侧腓肠肌腱
腓肠肌结节
后斜韧带
板股韧带
板胫韧带
浅层内侧副韧带
（胫骨近端）
浅层内侧副韧带
（胫骨远端）

图46-1 膝关节内侧结构的解剖附着区域

看,dMCL 是限制膝关节外翻及旋转的次级结构,并在膝关节屈曲 30°～90°时起限制外旋的作用。

46.1.2 膝关节后内侧结构

PMC 包括动力性稳定结构和静力性稳定结构。动力性稳定结构包括鹅足三肌(缝匠肌、半腱肌、股薄肌)、腓肠肌内侧头和半膜肌;静力性稳定结构包括 MCL、POL 和后内侧关节囊(图 46-2)。PMC

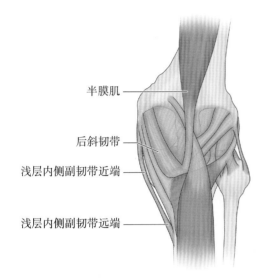

半膜肌

后斜韧带

浅层内侧副韧带近端

浅层内侧副韧带远端

图 46-2 膝关节后内侧结构

对膝关节后内侧的稳定性起主要作用,其中 MCL 和 POL 协同限制胫骨的外翻和外旋,当两者同时损伤时会导致膝关节明显的外翻和旋转不稳定。POL 是膝关节囊在后内侧的增厚部分,近端起始于股骨内侧髁与内收肌结节之间,远端呈扇形展开并附着于胫骨和关节囊后方。POL 由前、中、后 3 束组成,形成三角形结构,止于胫骨平台后内侧角的中央束,在接近伸膝位时限制膝关节的外翻以及胫骨内侧平台的前、后移位。另外,中央束延伸到半膜肌腱远端,附着在后关节囊并与之相融合,加强 MCL 的深层。POL 和 sMCL 在对抗内旋上存在互补关系,POL 对膝关节外翻和旋转稳定性的贡献主要是在膝关节 0°～30°范围内。

46.2 临床评估

医生首先要了解患者的病史,导致膝关节外翻及外旋的受伤机制提示可能有 MCL 的损伤(图 46-3)。体格检查方法包括评估膝关节的疼痛部位、肿胀程度、血肿位置以及膝关节稳定性,可初步判断 MCL 的损伤部位与程度。膝关节的稳定性检查包括前后、内外翻和旋转稳定性检查。检查膝关节内侧稳定性的特异性方法包括伸直位和屈膝 30°位的外翻应力试验(图 46-4)以及 Slocum 试验。

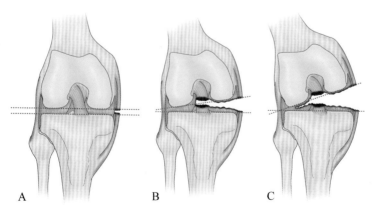

A   B   C

图 46-3 外翻力量可能损伤的结构

A. MCL 损伤;B. MCL 损伤,后内侧关节囊损伤的同时合并前或后交叉韧带单独损伤;C. MCL 损伤,后内侧关节囊损伤的同时合并前、后交叉韧带均损伤

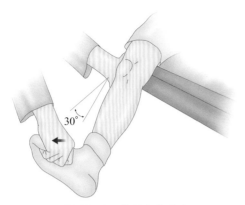

图 46-4 外翻应力试验

若膝关节在伸直时外翻应力试验阴性而在屈曲30°时外翻应力试验阳性,表明膝关节仅有 MCL 损伤。若在膝关节伸直 0°和屈曲 30°时都存在外翻应力试验阳性,意味着 PMC 损伤(包含 MCL 损伤),且可能合并其他韧带的损伤。

Slocum 试验是中立和外旋位相对比的前抽屉试验(ADT)。在膝关节 PMC 正常的情况下,外旋位较中立位 PMC 紧张,胫骨前移幅度减小。在 PMC 损伤的情况下,外旋位胫骨前移幅度反而加大,有胫骨内侧平台向前脱位的感觉,此即为 Slocum 试验阳性,适用于膝关节内侧结构慢性损伤后失稳的检查。对于急性损伤,因为屈膝动作会加剧患者的疼痛而难以进行,可以在麻醉状态下检查。

MCL 损伤从组织结构上分为 3 度:Ⅰ度为少量纤维撕裂,无松弛;Ⅱ度为 MCL 及 POL 部分撕裂,

纤维仍然存在着一定的张力,伴或不伴有病理性的松弛;Ⅲ度为 MCL 及 POL 完全断裂及松弛。MCL 损伤的临床分级参考美国《运动损伤命名法标准》,按膝关节屈曲 30°外翻应力下相较于健侧内侧关节间隙增宽的程度分级:Ⅰ级,内侧关节间隙增宽 3～5 mm;Ⅱ级,内侧关节间隙增宽 5～10 mm;Ⅲ级,内侧关节间隙增宽>10 mm(图 46-5)。

MRI 检查可显示膝关节内侧结构损伤的部位及程度(图 46-6),以及是否合并有软骨、半月板及其他韧带的损伤情况。Ⅰ度损伤表现为 MCL 局部水肿,纤维轻度撕裂;Ⅱ度损伤表现为 MCL 走行区部分断裂伴高信号;Ⅲ度损伤表现为 MCL 走行区完全断裂并伴有迂曲回缩。

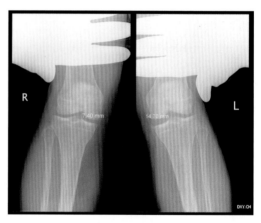

图 46-5 外翻应力下双侧对比判断 MCL 损伤程度

左膝屈曲 20°～30°时施加外翻应力并与正常的右膝相对比,左膝内侧关节间隙增宽了 7.3 mm,提示左膝 MCL 损伤(Ⅱ级)

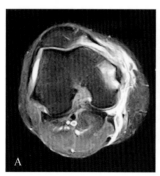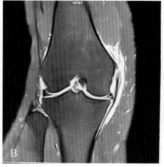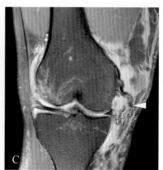

图 46-6 MCL 损伤的 MRI 影像

A. MRI 横断面可见 MCL 损伤累及后内侧关节囊;B、C. 冠状面可见 MCL 损伤的不同程度(连续性存在及完全断裂、迂曲)

46.3 治疗

46.3.1 非手术治疗

单纯 MCL 损伤（Ⅰ～Ⅱ度，伸直无不稳）通过非手术治疗均能获得好的疗效。单纯的Ⅲ度 MCL 损伤非常罕见。Ⅲ度 MCL 损伤如果为上止点损伤，通常可采用保守治疗，如果合并伸直不稳，属于 MCL 和 PMC 同时损伤的类型，在不合并其他韧带损伤的前提下，可试行非手术治疗，但应密切观察，如存在持续不稳应手术治疗。非手术治疗常使用石膏或铰链护具固定（4～6 周），铰链护具可以提供 20%～30% 的 MCL 抵抗外翻应力的作用，允许患者在一定程度下通过锻炼逐渐承受重量，有利于早期康复。

46.3.2 手术治疗

Ⅲ度 MCL 损伤如果为下止点损伤通常建议积极手术，这种情况下合并其他韧带损伤的发生率较高（78%），其中 95% 为合并 ACL 损伤。对于Ⅰ度或Ⅱ度 MCL 损伤合并 ACL 损伤者，建议非手术治疗，支具固定 4～6 周，然后行 ACL 重建。

Ⅲ度 MCL 损伤（MCL 和 PMC 同时损伤的类型）合并 ACL 和（或）PCL 损伤的情况（图 46-7），在重建交叉韧带后，应同时修复 MCL 及 PMC 的损伤部位，以增加膝关节内侧的稳定性，并降低重建交叉韧带的失效风险。

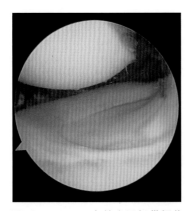

图 46-7　PMC 合并交叉韧带损伤

PMC 损伤合并 ACL 和 PCL 损伤，关节镜下不需给予外翻应力即可见内侧半月板全貌及后内侧关节囊的损伤范围，在交叉韧带重建后需同时修复 PMC

MCL 损伤合并 ACL 和（或）PCL 损伤，重建所取的自体肌腱应避免取患侧的腘绳肌腱，以免进一步削弱膝关节内侧的稳定性。

MCL 和 PMC 手术治疗分为韧带修复和韧带重建两种方式。韧带修复包括 MCL 损伤部位的锚钉缝合、股骨端止点原位修补和 PMC 的加强修复（用锚钉将 MCL 近端与 POL 缝合在一起）。

对于陈旧性膝关节 MCL 损伤，撕裂的韧带断端回缩、瘢痕粘连等可导致 MCL 在非功能位愈合（或不完全愈合）和残留松弛，应行重建手术。内侧结构重建可选用的材料包括自体肌腱（主流）、同种异体肌腱及人工韧带。异体肌腱的优势在于避免了取腱区的损伤，但存在排斥反应及传染疾病的可能性。人工韧带的优势在于术后可早期运动，但手术对等长性的要求较高。

重建方法分为功能重建和解剖重建（单束重建和双束重建）。Kim 等通过半腱肌同时重建 MCL 及 POL，保留半腱肌的胫骨侧作为重建的 MCL 胫骨端，游离另一端重建 MCL 的股骨端。单束重建主要是重建 MCL 的浅层结构（图 46-8）。手术时，患者仰卧位，取膝内侧正中切口，在解剖位置寻找等长点。双束重建为矢量重建，理论上更接近于结构重建。Laprade 等采用双肌腱、四股道分别重建了 MCL 及 POL，但双束重建确定等长点存在着一定难度。手术时，分别在膝关节屈曲 30° 内翻条件下拉紧 MCL 移植物，在伸直位 0° 时拉紧 POL 移植物，挤压螺钉固定（图 46-9）。

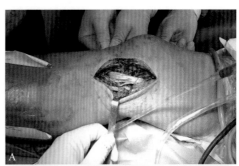

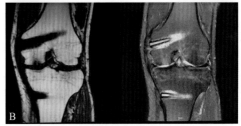

图 46-8　单束重建 MCL 的浅层结构

A. 术中；B. 术后 MRI 影像

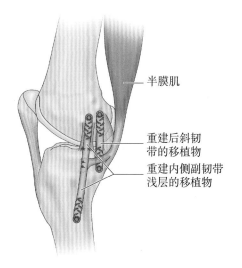

半膜肌

重建后斜韧带的移植物

重建内侧副韧带浅层的移植物

图 46－9　解剖重建 MCL 及 POL

46.4　康复原则及要点

无论是非手术治疗还是手术治疗,术后均应佩戴铰链式护具,限制患肢的内、外翻。术后 1～4 周,非负重下膝关节活动范围在 0°～90°之间。术后鼓励股四头肌的等长练习、直腿抬举、踝泵等训练,避免肌肉萎缩、粘连及低位髌骨等并发症。术后 4～6 周,MCL 和 PMC 同时损伤的患者需在保护下进行负重练习,此后可进行闭链运动,并可在双上肢抓扶下进行下蹲练习,但屈膝应限制在 70°以内。告知患者应避免胫骨外、内旋,在足部固定时不能做肢体的旋转动作。第 7 周开始可允许完全负重,逐渐恢复正常的步态。一般推荐重建术后 16 周内不要进行对抗性或反复的腘绳肌练习。术后 16～20 周,如果患肢的力量、关节活动度及本体感觉都恢复良好,可以进行等长收缩训练、慢跑。膝关节内侧结构修复的同时还进行了交叉韧带重建的患者也可采用类似的康复计划,但完全恢复运动的时间还会更长。

（王岩峰　陈世益）

本章要点

1. 掌握膝关节内侧与后内侧的解剖结构及其生物力学非常重要。

2. MCL 是对抗外翻的主要稳定结构,也是对抗胫骨前移的次级稳定结构。

3. MCL 与 POL 共同控制膝关节的外翻和外旋。

4. 单纯 MCL 损伤（Ⅰ～Ⅱ度）,非手术治疗效果良好。

5. Ⅲ度 MCL 损伤多合并 PMC 的损伤,建议手术治疗。

6. MCL 合并交叉韧带损伤,在交叉韧带重建后,需要再评估内侧结构的稳定性并制订治疗方案。

7. PMC 损伤合并其他韧带（如前、后交叉韧带）损伤时,在交叉韧带重建的同时需修复内侧损伤结构。

8. 对膝关节内侧结构解剖及功能的认识以及对损伤类型的评估,对确定治疗方案尤为重要。

主要参考文献

[1] DONG J T, CHEN B C, MEN X Q, et al. Application of triangular vector to functionally reconstruct the medial collateral ligament with double-bundle allograft technique[J]. Arthroscopy, 2012, 28(10): 1445 - 1453.

[2] ELLIOTT M, JOHNSON D L. Management of medial-sided knee injuries[J]. Orthopedics, 2015, 38(3): 180 - 184.

[3] HALINEN J, LINDAHL J, HIRVENSALO E, et al. Operative and nonoperative treatments of medial collateral ligament rupture with early anterior cruciate ligament reconstruction: a prospective randomized study [J]. Am J Sports Med, 2006, 34(7): 1134 - 1140.

[4] KIM S J, LEE D H, KIM T E, et al. Concomitant reconstruction of the medial collateral and posterior oblique ligaments for medial instability of the knee[J]. J Bone Joint Surg Br, 2008, 90(10): 1323 - 1327.

[5] LAPRADE R F, WIJDICKS C A. Surgical technique: development of an anatomic medial knee reconstruction [J]. Clin Orthop Relat Res, 2012, 470(3): 806 - 814.

[6] MIYAMOTO R G, BOSCO J A, SHERMAN O H. Treatment of medial collateral ligament injuries[J]. J Am Acad Orthop Surg, 2009, 17(3): 152 - 161.

[7] WIJDICKS C A, EWART D T, NUCKLEY D J, et al. Structural properties of the primary medial knee

ligaments[J]. Am J Sports Med，2010，38(8)：1638 - 16460.

［8］WIJDICKS C A，GRIFFITH C J，JOHANSEN S，et al. Injuries to the medial collateral ligament and associated medial structures of the knee［J］. J Bone Joint Surg Am，2010，92(5)：1266 - 1280.

外侧副韧带与后外侧结构损伤

47.1 解剖与生物力学

膝关节外侧结构由数条韧带和肌腱组成,其中以外侧副韧带及后外侧结构尤为重要,主要起到限制膝关节内翻、外旋及前后位移的作用。膝关节后外侧结构在解剖上的重要组织结构包括外侧副韧带、腘腓韧带、腘肌腱、腘股骨韧带及后外侧关节囊。静力性稳定结构包括外侧副韧带、腘腓韧带、弓状韧带复合体、腓肠豆腓侧副韧带及后外侧关节囊。动力性稳定结构包括股二头肌、髂胫束及腘肌腱复合体。

47.1.1 外侧副韧带的解剖

外侧副韧带呈弥散和线绳状,宽度为 4~5 mm,厚约 2.6 mm,长约 69.9 mm。外侧副韧带起源于股骨外上髁,其附着的中心不是同心圆的,而是位于股骨外上髁的近端约 1.4 mm 和后方约 3.1 mm。远端附着于腓骨头前外侧面约 8.1 mm。外侧副韧带是限制膝关节内翻的主要稳定结构,同时也是限制胫骨外旋及后移的次要稳定结构。

47.1.2 后外侧结构的解剖

后外侧结构包括许多复杂的结构组织,并不容易被理解和描述,在影像学和个体之间体现出可变性和差异性。

髂胫束和股二头肌组成后外侧结构浅层。髂胫束为阔筋膜张肌腱与阔筋膜浅层和深层纤维共同组成,起于髂前上棘及髂棘前部,向下在远端主要止于胫骨平台前外部。髂胫束可分为浅层、深层及骨膜层。浅层在远端止于胫骨前外侧的 Gerdy 结节,很少损伤,前方较薄的纤维附着于髌骨外侧和髌腱,与股外侧肌纤维形成髌骨外侧支持带;深层附着于股骨外侧髁上结节浅层,汇入股骨远端肌间隔,较易损伤;骨膜层位于深层的深面及后部,于股骨外侧髁上形成悬吊条束,远端止于胫骨结节后方及 Gerdy 结节近端。髂胫束深层和骨膜层通常被称为"Kaplan 纤维"。股二头肌位于髂胫束后方,长头起于坐骨结节,短头起于股骨粗线外侧唇的下半部及外侧肌间隔。两头在股骨下 1/3 处合并为一总腱,纤维止于腓骨茎突及腓骨头并再向远端止于 Gerdy 结节(图 47 - 1)。

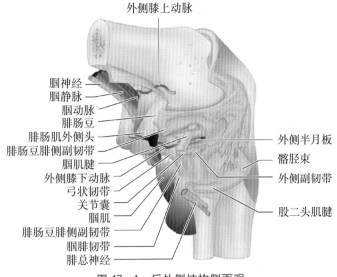

图 47‐1　后外侧结构侧面观

后外侧结构的中间层及深层主要结构包括股外斜肌腱、外侧髌股韧带、外侧副韧带、腓肠豆腓侧副韧带、弓状韧带、腘肌腱及腘腓韧带等。股外斜肌腱为斜行走向,平均 38°向内前下附着于髌骨外侧缘。外侧髌股韧带为连接髌骨外侧最宽部分和股骨外上髁的韧带。腓肠豆为腓肠肌外侧头处的籽骨,如存在,其连接腓骨且平行于外侧副韧带所形成的韧带称为腓肠豆腓侧副韧带。弓状韧带起于覆盖在股骨髁后方的关节囊,筋膜逐渐增厚形成韧带走行于腘肌腱外侧,向远端止于腓骨头后方,尸体解剖研究报道其发生率为 24％～80％。腘肌腱近端附着于股骨远端腘肌沟近端约 1/5 处,位于股骨外侧髁前下方。腘肌源自胫骨平台后方近端、比目鱼肌线上方。腘肌腱自股骨侧止点向后下方,穿过外侧半月板外侧,弧形下降至胫骨后方、腓骨头内侧,在此位置变为肌肉组织。腘肌腱发出 3 个束止于外侧半月板。腘腓韧带起自肌-腱交接上方的腘肌腱,远端止于腓骨头右上角的茎突(图 47‐2)。

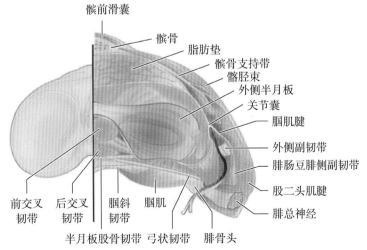

图 47‐2　后外侧结构横断面观

47.1.3 外侧副韧带及后外侧结构的生物力学

外侧副韧带是限制膝关节内翻的主要静力性结构,拉伸强度为 295 N。在膝关节所有屈曲角度施加内翻应力时,外侧副韧带在屈曲 30°时所受的应力负荷最大。胫骨外旋力矩测量研究显示其力矩在膝关节屈曲 0°时为最大,在屈曲 90°时显著减小。切除外侧副韧带在膝关节低屈曲时显著增加膝关节内翻角度,因此外侧副韧带被认为是膝关节所有屈伸范围中限制内翻的主要结构,是在膝关节接近伸直时限制胫骨外旋的主要结构。

后外侧结构是在膝关节所有屈曲角度下限制胫骨外旋的结构。单独切除后外侧结构在膝关节屈曲 30°时能平均最大增加胫骨外旋 13°,在屈曲 90°时减小到平均 5.3°。而单独切除后交叉韧带对胫骨外旋没有影响。只切除后外侧结构还能在膝关节所有屈曲角度时使胫骨后移增加,尤其在膝关节屈曲早期,因此在膝关节近伸直位时,限制胫骨后移的主要结构为后外侧结构而非后交叉韧带。后外侧结构与后交叉韧带的作用相互依赖,后外侧结构能减少后交叉韧带在胫骨后移时所有的负荷。后交叉韧带缺如的膝关节在屈曲 30°时,腘肌腱承受最大胫骨后移所产生的应力。如未修补后外侧结构,前交叉韧带重建移植物在施加膝关节内翻及内翻内旋力矩时所有的负荷增大。后外侧结构还起到微弱限制胫骨内旋作用,其中起主要作用的是腘肌腱。近年来的一些研究显示,外侧副韧带、腘肌腱及腘腓韧带是控制膝关节内翻及胫骨外旋的 3 个关键结构,解剖重建这些韧带的膝关节在屈曲 0°、60°和 90°时经受内翻负荷或在膝关节所有屈曲角度下经受外旋扭矩负荷与正常膝关节的表现并没有显著性差异。

47.2 病因与发病机制

外侧副韧带和后外侧结构损伤往往是复合伤,大都合并其他膝关节韧带或神经、血管损伤,单纯性外侧副韧带或后外侧结构损伤较少见。通常由运动损伤、跌倒扭伤和交通事故引起。损伤机制是多方面的。单纯性外侧副韧带损伤的发生率<2%,可以是直接接触应力,比如膝关节内侧直接暴力;也可以是非接触应力,比如膝关节过伸扭伤。当膝关节处于拉伸状态时,直接撞击胫骨近端可能会导致孤立的后外侧结构损伤。膝关节的过度伸展和内翻应力也会导致后外侧结构损伤。此外,当膝关节处于屈曲状态或胫骨处于外旋位置时,后方应力可能导致后外侧结构损伤。膝关节侧向脱位可导致后外侧结构严重损伤。

47.3 临床评估

47.3.1 病史与临床表现

完整的病史采集有助于避免对外侧副韧带及后外侧结构损伤的忽视,尤其在合并有膝关节交叉韧带损伤的病例中,患者大多有高能量损伤病史。外侧副韧带与后外侧结构损伤的症状包括广泛的压迫性疼痛、淤血、水肿和硬化。外侧副韧带损伤患者的主诉经常有伤处钝痛及关节不稳感。膝关节后外侧疼痛是孤立性急性后外侧结构损伤的典型症状。慢性损伤患者的主诉有广泛的疼痛,如内侧关节线疼痛、外侧关节线疼痛和后外侧疼痛。当膝关节处于伸直状态时,通常可表现出关节功能上的不稳定,例如膝关节在下楼梯等活动期间进入过度伸展状态。患者可能有合并的腓总神经损伤,会出现感觉异常或麻木感。如合并腘动脉损伤,可触及足背动脉搏动微弱或消失。患者在站立位时膝关节可表现为内翻畸形,而步态周期可产生内翻力矩增高,出现内翻推力步态。

47.3.2 体格检查

患侧膝关节可有明显肿胀,伴有外侧及后外侧局部软组织淤血,可触及广泛的压痛,以外侧关节线和后外侧部位为主,有时也可触及内侧关节线压痛。膝关节屈曲 30°内翻应力试验阳性,提示孤立性外侧副韧带损伤可能性大,还提示可能有后外侧结构损伤。如膝关节伸直位外侧松弛,提示外侧副韧带损伤合并交叉韧带损伤。当外侧副韧带损伤确诊时,必须对后外侧结构进行评估。特殊物理检查对诊断后外侧结构损伤非常重要。

(1) 拨号试验

拨号试验(dial test)为诊断膝关节后外侧结构损伤的重要物理检查之一。检查时患者可仰卧或俯卧,髋关节和大腿中立,检查者握住患者足跟并屈曲膝关节至 30°（大腿仍位于床上），对双侧下肢施加外旋应力，如患侧外旋较健侧＞10°提示膝关节后外侧结构损伤。膝关节屈曲 90°时重复该试验，外旋增大提示后外侧结构和后交叉韧带复合损伤。若只在 30°时阳性，表明很可能为单纯性后外侧结构损伤。

（2）外旋反屈试验

外旋反屈试验（external rotation recurvatum test）用于评估后外侧结构的稳定性。患者取仰卧位，检查者握住患者双侧踇趾并向上提升使膝关节高于床面。伤侧膝关节较对侧非对称反屈（过伸）、内翻和外旋＞10°提示后外侧结构损伤。如果还合并后交叉韧带损伤，则阳性程度更大。

（3）后外侧外旋试验

后外侧外旋试验（posterolateral external rotation test）结合了拨号试验和后外侧抽屉试验。行后外侧抽屉试验检查时，患者膝关节屈曲 80°且足部外旋 15°，检查者对其胫骨施加向后的应力，如同时发生胫骨外旋及后移增加，提示为阳性。而行后外侧外旋试验时，检查者同时对膝关节施加外旋及后移的应力，胫骨向后外侧半脱位提示试验阳性。仅在膝关节屈曲 30°时阳性，提示单纯性后外侧结构损伤可能性大；如在屈曲 30°和 90°均阳性，还提示合并后交叉韧带损伤。

（4）反向轴移试验

检查者一手扶患者足部，另一手扶其小腿，先屈曲膝关节至最大限度，同时外旋小腿，如果有后外侧角不稳，这时会有胫骨外侧平台向后外侧的脱位，此时施以外翻应力，并逐渐伸直膝关节，在接近 40°时，由于髂胫束自股骨外上髁后侧向前侧的滑动，带动胫骨外侧平台复位而产生弹响感，此为反向轴移试验（reverse pivot shift test）阳性。

（5）内翻应力试验

当外侧副韧带完整、膝关节屈曲 20°～30°时行内翻应力试验（varus stress test）未提示阳性。当存在腘肌腱或腘腓韧带等后外侧结构损伤、膝关节屈曲 20°～30°时施加内翻应力，可存在外侧间隙增宽。

47.3.3 影像学检查

应首先拍摄膝关节正、侧、轴位及应力位 X 线片，评估是否存在外侧间隙增宽及撕脱性骨折情况。下肢全长 X 线检查能提示有无慢性损伤导致的下肢对线畸形。

内翻应力位 X 线片对诊断后外侧结构损伤非常有帮助。膝关节屈曲 20°时拍摄内翻应力位片显示外侧间隙明显增宽＞4 mm，提示后外侧结构Ⅲ度损伤（图 47－3）。

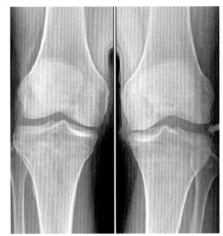

图 47－3　内翻应力位 X 线影像
显示外侧关节间隙较健侧明显增宽

MRI 是在后外侧结构损伤临床诊断困难的情况下最为有效的影像学检查方法。MRI 检查还可同时观察半月板、交叉韧带、侧副韧带损伤等，对术前准备具有重要意义。T_2 加权斜冠状面 MRI 检查对评估后外侧结构损伤最为敏感（图 47－4）。MRI 检查应在伤后 12 周内进行，12 周后 MRI 诊断的敏感性降低。

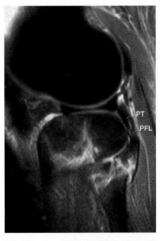

图 47－4　损伤的腘肌腱和腘腓韧带 MRI 影像

47.3.4 诊断与鉴别诊断

外侧副韧带和后外侧结构损伤的诊断应根据高能量受伤史、临床表现、特殊物理检查和影像学检查综合得出。在膝关节骨折、交叉韧带损伤和半月板损伤时,应特别注意检查外侧副韧带和后外侧结构,这些结构往往容易被忽视而导致漏诊。鉴别诊断方面应将重点放在复合伤的诊断上,根据体格检查及 MRI 表现鉴别出是孤立性损伤还是复合性损伤,因为这对于治疗方案的选择和预后影响很大。

47.4 治疗

47.4.1 治疗原则

外侧副韧带和后外侧结构损伤的治疗目标是重建膝关节稳定性,使患者获得正常的膝关节活动范围,避免并发症及其他合并韧带损伤治疗的失败。通常认为单纯性外侧副韧带或后外侧结构Ⅰ度、Ⅱ度损伤可予非手术治疗,Ⅲ度损伤或合并其他韧带、神经和血管损伤者需手术治疗。手术治疗的时机取决于伴随的半月板损伤、内侧间隙和软组织条件及神经、血管损伤情况,大多数专家推荐手术在伤后2周之内进行。

47.4.2 外侧副韧带损伤的治疗

单纯性外侧副韧带损伤在临床上并不多见,考虑到外侧副韧带撕裂并不像内侧副韧带撕裂那样容易愈合,对于单纯性外侧副韧带损伤者应适当放宽手术指征,而对于复合性损伤者则应手术治疗。

（1）非手术治疗

单纯性外侧副韧带Ⅰ度或Ⅱ度损伤一般采用非手术治疗。膝关节近伸直位固定3～4周,冰敷和口服非甾体抗炎药可缓解疼痛和消除肿胀。待疼痛和肿胀缓解,拆除固定装置后在保护下行功能锻炼和力量训练。6周后可完全负重行走锻炼。

（2）手术治疗

单纯性外侧副韧带Ⅲ度撕裂或复合性损伤需尽早进行手术修复。大多数专家建议48～72小时内手术,一般不超过1周,若超过2周则手术效果较差。当外侧副韧带在附着处撕裂,在膝关节伸直位

仍可解剖复位时,可以进行修复。术中暴露近端或远端止点的损伤处,通过缝线牵拉韧带确定是否能够修复。非生物吸收性缝线锚钉可用于将外侧副韧带缝合修复至其附着处。外侧副韧带实质损伤、体部损伤及无法解剖复位的情况下则需要进行韧带重建手术。对于慢性损伤者也是推荐韧带重建术而不是初期修复术。重建术可分为非解剖重建、等长重建及解剖重建等,尚未有文献证实哪种为最佳方式。

1）周围韧带锚钉缝线修补加强术:远、近端止点处的不完全断裂通常需要周围韧带缝线加强缝合。止点撕裂可在相应位置进入后,松解剥离周围软组织,自髂胫束股骨外侧髁处分离至 Gerdy 结节形成一束韧带,用可吸收缝线加强缝合至止点撕裂处。近端止点撕裂也可使用股二头肌腱加强缝合。如长度不够可适当前移止点位置,锚钉打入皮质后缝线将残端及加强物重叠缝合。

2）股二头肌腱转位固定术:膝关节后外侧入路,在外侧副韧带股骨侧止点前方钻孔为等长肌腱固定做准备,打入直径 6.5 mm 螺钉及垫圈,向后分离肌间隔,将股二头肌腱向前拉至髂胫束前内侧。屈膝 90°,缓慢伸直,随着转位肌腱被拉紧,拧紧螺钉和垫圈以固定肌腱(图 47 - 5)。

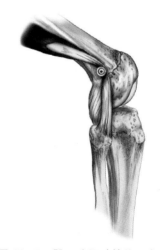

图 47 - 5　股二头肌腱转位固定术

3）半腱肌解剖重建术:在外侧副韧带腓骨头止点处钻隧道,适当剖开髂胫束,确认股骨端止点并钻隧道。屈膝 20°位并施加外翻应力,将自体半腱肌移植入隧道用阻滞螺钉固定(图 47 - 6)。

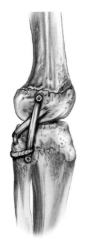

图 47-6　半腱肌解剖重建术

47.4.3　后外侧结构损伤的治疗

后外侧结构损伤的治疗方式取决于受伤的时间和损伤的程度。急性后外侧结构损伤相比慢性损伤手术治疗有更高的成功率,特别是急性损伤 3 周内的一期后外侧结构修复可能有最佳的临床效果。因此损伤的急性期进行后外侧结构的损伤探查和治疗是必需的,以避免延迟诊断和治疗而可能导致的功能损失。

（1）非手术治疗

单纯性后外侧结构的Ⅰ度和Ⅱ度损伤(无关节运动异常或不稳)可通过非手术治疗获得良好的临床效果。用允许完全活动范围的膝关节非铰链式支具固定,推荐应用 2～4 周,前 2 周下肢行保护性负重,以后逐步进行康复计划。随着肌肉力量的改善,开始进行特殊运动练习并逐步加强。

（2）手术治疗

对于后外侧结构Ⅲ度损伤、Ⅱ度损伤合并其他韧带组织损伤及慢性损伤遗留关节松弛不稳者,建议手术治疗。

急性后外侧结构损伤定义为 3 周内的损伤,推荐手术治疗。急性韧带损伤可直接缝合修复或进行韧带加强术。如损伤严重或韧带组织强度不够,可选择韧带加强术或重建术。腘绳肌腱、股二头肌腱及髂胫束为较好的移植物。解剖重建优于非解剖重建。修复或重建的同时应修复治疗其他合并的损伤。

慢性后外侧结构损伤为持续 3 周以上的损伤。

由于伤处纤维瘢痕组织形成和粘连,直接修复韧带较为困难且愈合能力差。因此,对于慢性损伤推荐韧带重建术。此外,在治疗慢性韧带损伤时下肢对线异常也不能被忽视。如果下肢对线较正常内翻超过 3°或髋膝轴线在胫骨平台内侧 30% 范围内通过,应行胫骨高位截骨术。

1）直接修复或周围韧带缝线修补加强术:可经外侧直线或曲线形切口暴露后外侧结构,切口位于 Gerdy 结节与腓骨头之间远端。与皮肤切口走行一致分离髂胫束。手术应充分显露和探查髂胫束、股二头肌、腓总神经、外侧副韧带、腘腓韧带、弓状韧带复合体以及腘肌等结构。建议显露腓总神经,如远端损伤,可探及股二头肌的远端断裂或外侧副韧带腓骨头端断裂,并可行股二头肌和外侧副韧带的修复或重建。可通过直接缝合修复,经骨钻孔缝合修复,锚钉缝合或应用阻滞螺钉等。通常在膝关节屈曲 30°～60°胫骨中立或轻度内旋位下,由深至浅逐层修复。

2）经腓骨头隧道重建术(外侧副韧带或腘腓韧带重建):建立股骨双隧道,在股骨外上髁外侧副韧带止点处钻入一隧道,在此隧道前方也钻入一隧道作为腘肌腱或腘腓韧带止点。隧道方向指向股骨内上髁。腓骨头侧止点为腓骨头远端前外部外侧副韧带止点,腓骨头近端前内部作为腘腓韧带止点,贯通腓骨隧道。具体应根据外侧副韧带或后外侧结构以哪种损伤为主而定。移植物可为自体腘绳肌或同种异体肌腱,将移植物拉进腓骨头隧道,两个尾端分别通过阻滞螺钉固定在股骨侧隧道处。此技术不需要通过胫骨隧道。

3）经胫骨近端-腓骨隧道重建术(腘肌腱重建):此技术中股骨外上髁处外侧副韧带和腘肌腱止点与经腓骨头隧道相同,不同的是将腘肌腱移植物远端重建止点放在胫骨平台后外侧处。

47.5　康复原则及要点

膝关节外侧副韧带及后外侧结构损伤的康复方案主要根据损伤程度和手术情况而定,但大多数专家支持循序分期的康复方案。

手术治疗后传统康复方案为膝关节伸直位支具固定和非负重活动 6 周。康复治疗在术后立即进行,最初的康复治疗着重于恢复胫股关节和髌股关节的活动度。最初的 2 周内被动关节活动范围应在 0°～90°内,然后逐渐加强到可以达到的范围。术后 6 周可在固定自行车上训练和部分负重行走。在能够完全负重行走后,康复治疗着重于肌肉耐力训练。随后康复治疗侧重于渐进的肌肉力量发展。单独腘绳肌强化是受到限制的,以避免增加重建组织的应力,直到术后至少 4 个月。一旦恢复合适的肌肉强度和力量,就可以开始跑步或进行灵敏度训练。术后约 6 个月,在检查肌肉力量、关节稳定性和运动范围均恢复后,允许患者返回体育活动。

(张　峻　徐一宏　徐卫东)

本章要点

1. 外侧副韧带与后外侧结构在膝关节外侧结构中尤为重要。

2. 后外侧结构包含许多复杂的结构组织,具有个体可变性与差异性。

3. 外侧副韧带及后外侧结构损伤往往是复合伤,大多合并其他韧带或神经、血管损伤。

4. 特殊物理检查对早期明确诊断、治疗及预后极为重要。

5. 对急性Ⅲ度损伤、合并其他韧带血管和神经损伤及慢性损伤者推荐手术治疗。

6. 外侧副韧带、腘肌腱及腘腓韧带是主要的重建结构。

主要参考文献

［1］LAPRADE R F, WENTORF F. Diagnosis and treatment of posterolateral knee injuries［J］. Clin Orthop Relat Res, 2002,(402)：110 - 121.

［2］LAPRADE R F, WOZNICZKA J K, STELLMAKER M P, et al. Analysis of the static function of the popliteus tendon and evaluation of an anatomic reconstruction：the "fifth ligament" of the knee［J］. Am J Sports Med, 2010,38：543 - 549.

［3］LEE K H, JUNG Y B, JUNG H J, et al. Combined posterolateral corner reconstruction with remnant tensioning and augmentation in chronic posterior cruciate ligament injuries：minimum 2-year follow-up［J］. Arthroscopy, 2011,27：507 - 515.

［4］MERICAN A M, AMIS A A. Anatomy of the lateral retinaculum of the knee［J］. J Bone Joint Surg Br, 2008,90(4)：527 - 534.

［5］MOORMAN C T, LAPRADE R F. Anatomy and biomechanics of the posterolateral corner of the knee［J］. J Knee Surg, 2005,18：137 - 145.

［6］NIKI Y, MATSUMOTO H, OTANI T, et al. A modified Larson's method of posterolateral corner reconstruction of the knee reproducing the physiological tensioning pattern of the lateral collateral and popliteofibular ligaments［J］. Sports Med Arthrosc Rehabil Ther Technol, 2012,4：21.

［7］RANAWAT A, BAKER C L, HENRY S, et al. Posterolateral corner injury of the knee：evaluation and management［J］. J Am Acad Orthop Surg, 2008,16：506 - 518.

［8］WILSON W T, DEAKIN A H, PAYNE A P, et al. Comparative analysis of the structural properties of the collateral ligaments of the human knee［J］. J Orthop Sports Phys Ther, 2012,42(4)：345 - 351.

膝关节多发韧带损伤

48.1 膝关节解剖与生物力学

维持膝关节稳定的解剖结构包括静力性结构和动力性结构,其中静力性结构主要包括骨、韧带、半月板、关节囊,而动力性结构主要包括肌肉、肌腱(图48-1)。

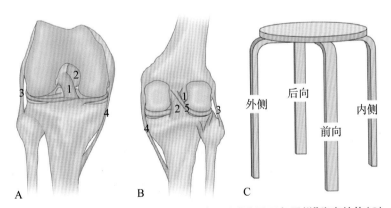

图48-1 膝关节前(A)、后(B)解剖示意图和"凳子四条腿样"稳定结构(C)

　　1:前交叉韧带(ACL);2:后交叉韧带(PCL);3:外侧副韧带(LCL);4:内侧副韧带(MCL);5:半月板股骨韧带(MFL)

48.1.1 膝关节前方稳定结构

膝关节前方稳定结构包括 ACL、伸膝装置、前方关节囊等(图 48-2)。ACL 是维持膝关节前向稳定性最重要的结构,主要作用是限制胫骨的过度前移及内旋。膝关节伸膝装置包括股四头肌、股四头肌腱、髌股关节、髌腱、胫骨结节及其周围附着的韧带,完整的伸膝装置是完成日常生活、维持膝关节屈伸活动的基础。有学者发现前外侧关节囊有前外侧韧带(anterolateral ligament,ALL),起源于股骨的外上髁近后侧,止于胫骨的前外侧,为关节囊的增厚部分。ALL 的作用为辅助 ACL 抵抗胫骨前移和内旋,防止膝关节轴移现象。

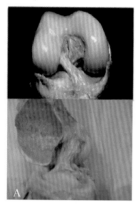
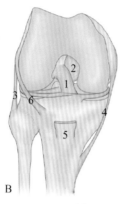
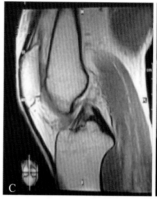
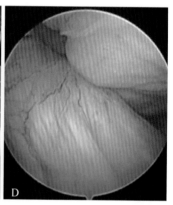

图 48-2 膝关节前方稳定结构

A. 解剖结构图;B. 解剖示意图;C. MRI 示 ACL;D. 关节镜下见 ACL。1:ACL;2:PCL;3:LCL;4:MCL;5:髌腱;6:ALL

48.1.2 膝关节后方稳定结构

膝关节后方的稳定结构包括 PCL、后方关节囊和腓肠肌内、外侧头等(图 48-3)。PCL 起于股骨内侧髁的外侧面,向后下止于胫骨平台后下方的凹陷处,主要作用是防止胫骨的过度后移,为维持膝关节的稳定性发挥重要的作用。膝关节后方关节囊结构较前方增厚,为纤维膜性结构,如果撕裂会影响关节后向稳定性。腓肠肌位于小腿后方,内、外侧头分别起自股骨内、外上髁,向下与比目鱼肌腱膜融合,形成粗大的跟腱止于跟骨结节。膝关节前后向脱位常导致后方软组织结构损伤。

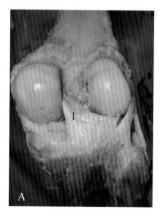
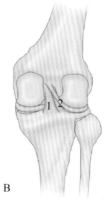
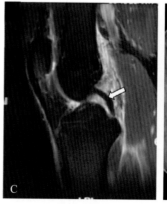
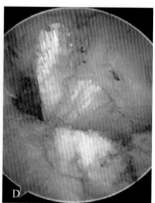

图 48-3 膝关节后方稳定结构

A. 解剖结构图;B. 解剖示意图;C. MRI 示 PCL;D. 关节镜下见 PCL。1:PCL;2:MFL

48.1.3 膝关节内侧软组织结构

膝关节内侧的软组织结构包括 MCL、后内侧结构(PMC)、内侧髌股韧带(MPFL)、腘绳肌腱等(图48-4)。MCL 位于内侧关节囊和关节囊韧带浅面,起自股骨内上髁,止于关节面下方 7~10 cm,胫骨干骺端内侧后半部、鹅足肌腱深面的骨面,分为浅层和深层,两层之间有滑囊存在。正常情况下,前方入路的关节镜下是看不到内侧半月板的后内侧滑膜缘的,如果看到半月板长在后内侧关节囊的边缘,说明有 MCL 撕裂损伤。PMC 是膝关节内侧结构的后1/3,处于 MCL 浅层,纵行纤维后缘与 PCL 内缘之间,对膝关节的稳定性非常重要,尤其是腘斜韧带和后内侧关节囊是维持膝关节 PMC 稳定的重要结构。腘绳肌腱是由半膜肌腱、半腱肌腱和股二头肌腱构成。

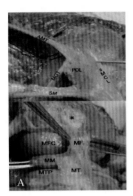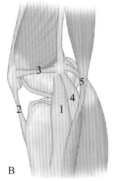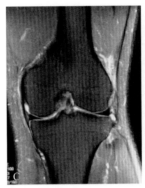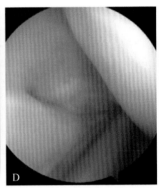

图 48-4　膝关节内侧软组织结构

A. 解剖结构图;B. 解剖示意图;C. MRI 显示;D. 关节镜下损伤表现。1:MCL;2:髌腱;3:MPFL;4:腘斜韧带;5:半膜肌肌腱

48.1.4 膝关节外侧软组织结构

膝关节外侧的软组织结构包括 LCL、后外侧结构(PLC)、腘肌、股二头肌腱、髂胫束、腓总神经等(图48-5)。LCL 起于股骨外侧髁,止于腓骨头,为膝关节外侧重要的稳定结构。PLC 是位于膝关节后外侧区域复杂的特殊解剖结构,承担着维持膝关节内翻、外旋及胫骨后移稳定性的重要作用。腘肌起于胫骨近端后内侧,紧贴胫骨后侧骨面,较宽的肌性部分呈三角形,向外上方斜行延伸,逐渐形成腱性部分,斜穿 LCL 的深面,最终以腱性部分附着于股骨外侧髁 LCL 附着点前下方。股二头肌腱分长头和短头。髂胫束起自髂嵴前方的外侧缘,止于胫骨前外侧区域的 Gerdy 结节。此外髂胫束还通过髂髌带、髂胫束深层及被膜骨性层与股骨远侧相连。腓总神经自坐骨神经分出后沿股二头肌内侧缘向外下走行,绕腓骨颈穿腓骨长肌近端达腓骨颈前面,分为腓浅神经和腓深神经。

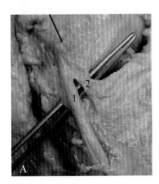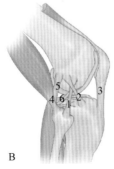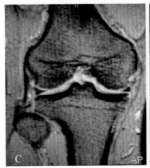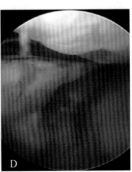

图 48-5　膝关节外侧软组织结构

A. 解剖结构图;B. 解剖示意图;C. MRI 示正常结构;D. 关节镜下腘肌腱损伤表现。1:LCL;2:ALL;3:髌腱;4:股二头肌腱;5:腓肠肌外侧头;6:腘肌腱

48.2 相关概念与损伤机制

48.2.1 相关概念

膝关节多发韧带损伤诊治困难,疗效有不确定性,临床医生需要全面综合的骨科运动医学知识和技术才能诊治好此伤病。目前,关于膝关节多发韧带损伤脱位还有很多难题未解决,有待进一步研究。

（1）定义

1）膝关节多发韧带损伤:是指膝关节4组韧带中有2组及以上的韧带损伤。

2）膝关节不稳:是指内和（或）外侧胫股关节错开导致正常对合关系部分丧失,膝关节2组及以内的韧带功能不足（可以是1组或2组韧带损伤表现的不稳,也可以是3组及4组韧带损伤经自愈或手术治疗后表现出来的2组及以内的韧带不稳）。膝关节不稳主要表现为三维立体平面（X、Y、Z平面）中的单向及单平面的旋转不稳,至少有1个三维立体平面中的1个平面的稳定性是正常的。可分为前、后向不稳,侧方不稳,后内及后外旋转不稳（组合有PCL＋PMC和PCL＋PLC）,前内及前外旋转不稳（组合有ACL＋MCL和ACL＋LCL）。

3）膝关节多发韧带损伤脱位:是指膝关节3组及以上的韧带（或与韧带相关联的骨结构）损伤,导致胫股关节正常对合关系完全丧失。可分为前向脱位、后向脱位、侧方脱位以及旋转脱位。

韧带损伤与脱位的关系:韧带损伤为原因,脱位为结果。脱位是膝关节3组及以上韧带或是韧带相关联的骨结构损伤后导致胫股关节失去完全正常的对合关系。有3种情形:①一过性脱位,胫股关节失去正常的对合关系,很快自行复位恢复对合关系,就诊时已恢复到非脱位状态,但仍存在关节多向松弛,容易被漏诊。Wascher等报道超过50％的膝关节脱位患者可自行复位。②经过闭合手法复位后,关节基本恢复正常对合关系,但仍存在多向松弛。③闭合手法复位不能完全恢复对合关系,或关节始终复位不全,必须手术才能完成关节的完全复位。

膝关节脱位有3种方式:①内、外侧胫股关节均完全脱位;②内侧胫股关节完全脱位而外侧胫股关节在位;③外侧胫股关节完全脱位而内侧胫股关节在位。临床表现为前向脱位、后向脱位及内、外侧旋转脱位（图48-6）。脱位在自愈或治疗后也可表现出多种关节不稳。

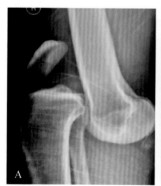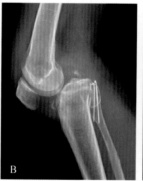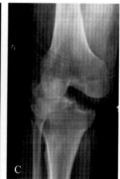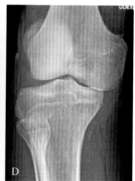

图48-6 膝关节脱位方式

A. 前向脱位;B. 后向脱位;C. 外侧旋转脱位;D. 内侧旋转脱位

（2）发病率

对膝关节多发韧带损伤脱位的认识在过去30年间发生了巨大的变化。早期曾经认为脱位的发生率很低,在所有骨科损伤中只占0.02％～0.2％,许多骨科医生在整个职业生涯中都很难遇到。但近些年来发生率显著升高,越不发达地区,发病率越高。

可能的原因有:高能量的交通车祸伤发生率增加;创伤急救水平的提高增加了多发性创伤患者的存活率,被救治患者存留的膝关节脱位病例数增加;极限运动增多;隐匿性脱位临床检出率提升。然而在发达地区,尤其是建设已较完备的城市,膝关节脱位发病率越来越少。

（3）预后

膝关节多发韧带损伤脱位是膝关节损伤中最严重的一种。由于病情复杂且影响因素众多，如精确评估受伤程度和诊断、精准把握手术时机和手术技术、修复和（或）重建治疗远期疗效的不确定性等，该疾病的疗效往往有较大的差异，导致致残率、截肢率、医疗纠纷发生率都高于膝关节低能量损伤。

据研究报道，治疗的优良率在急性期约 58.4%，在陈旧期约为 45.5%；4 组主要韧带均损伤患者的临床治疗结果更差；高能量损伤术后康复比低能量损伤更为困难；开放性患者的术后效果最差；约有 43% 的患者合并感染，17% 的患者可能需要进行截肢手术，这些患者重返工作和运动的概率显著下降。

近年来，临床上更多倾向于采取手术治疗，使膝关节脱位治疗的短期和长期疗效都有了显著改善。Dedmond 与 Almekinders 完成的一项对膝关节脱位采取手术与非手术治疗的荟萃分析结果为采用手术治疗效果更好并提供了重要的证据支持。作者纳入了 15 项平均随访 2～5 年的临床研究，结果显示：手术组与非手术组相比，患者的膝关节活动度（平均 123° 与 108°，$P<0.001$）、屈曲挛缩程度（平均 0.54° 与 3.5°，$P<0.05$）和 Lysholm 评分（平均 85.2° 与 66.5°，$P<0.001$）都有显著的统计学差异，手术组治疗效果明显优于非手术组。此外，手术组患者往往能够更好地恢复到伤前的工作状态（58% 与 50%）或体育运动水平（31% 与 14%）。Wrong 等回顾比较了 15 例接受手术治疗与 11 例接受闭合复位固定治疗的膝关节脱位患者的功能指标，总体膝关节活动度无统计学差异，但手术组显示患侧膝关节有更好的稳定性（膝关节前后稳定性平均差为 4.8 mm，$P<0.05$），以及更好的总体膝关节功能评分（如 IKDC 评分，平均差 12.1，$P<0.05$）。患者主观评估显示，手术组膝关节不稳定的发生率为 26.7%（$n=4$），而闭合复位固定组为 90.9%（$n=10$）。

48.2.2　损伤机制

应力作用并释放在膝关节的解剖结构上，导致膝关节稳定结构中 2 组及以上韧带的负荷超过其最大限度而发生损伤，3 组及以上韧带损伤导致胫股关节过度移位而错失对合关系而发生膝关节脱位。

造成膝关节韧带损伤的常见方式大致分为 4 类：①过伸；②前、后方向位移；③股骨相对于胫骨内翻、屈曲和外旋；④股骨相对于胫骨外翻、屈曲和内旋。

如果暴力直接作用于伸直位的膝关节前方或起跳后膝关节伸直位着地常造成 ACL 损伤；如果暴力作用很强，则可进一步造成 PCL、后关节囊撕裂损伤。前后方向的应力作用于膝关节，根据胫骨移位的方向，可导致 ACL 或 PCL 损伤。负重下肢外侧遭到撞击时，膝关节外翻、屈曲和内旋，造成膝关节 MCL 损伤，如果作用力足够大，ACL 和 PCL 也可发生损伤，形成外侧旋转脱位；膝关节内翻、屈曲和内旋的损伤机制常造成膝关节 LCL、ACL、PCL 损伤，如发生内侧旋转脱位，也可伴有腓总神经损伤。

（1）力与结构损伤的关系

膝关节遭受外部非生理性应力作用时，可导致相关结构的损伤。韧带和骨结构的相对强弱产生不同的损伤类型。当骨结构较强时，附着处韧带结构由于较大的牵张应力常发生韧带断裂；韧带结构较强时，胫股关节的骨结构发生骨折，同时损伤的结构还可能包括半月板等；骨骼和韧带结构均比较强时，肌肉、肌腱结构则会发生断裂。当关节脱位错动明显时，关节过度活动，血管、神经结构会因牵拉或者压迫而遭受损伤；皮肤完整性丧失，导致关节开放性损伤（表 48-1）。

表 48-1　外部应力与损伤结构的关系

暴力作用的解剖结构及其强弱	作用机制	暴力作用或能量释放的结果
骨，相对较强	张开牵拉（内、外翻）	韧带断裂
韧带，相对较强	挤压、撞击（内、外翻）	骨折
半月板	挤压、牵拉	半月板损伤
骨、韧带，均较强	肌肉强烈收缩	肌肉、肌腱断裂
关节	牵拉、压迫	血管、神经损伤
皮肤、软组织及关节囊	切割、刺入、撕裂关节囊	关节开放性损伤

（2）骨折块与关节韧带稳定性和关节骨性支撑作用的相关性

膝关节多发韧带损伤脱位中韧带损伤类型包括韧带实质部损伤和韧带止点撕脱性骨折。骨折块上可有韧带附着，也可表现为单独的关节软骨面的骨折；既可骨折-脱位，也可脱位伴骨折，还可骨折-脱位再伴骨折。因此骨折块与关节韧带的关系及其对关节骨性稳定性的影响往往成为制订治疗策略的关键。

骨折-脱位类型中，面积较大的关节内骨折块常附着主要韧带，对于关节支撑及韧带稳定起双重作用;脱位伴骨折类型中,较小的边缘性骨折块上无主要韧带附着,不起主要韧带稳定和骨性支撑作用;韧带(肌腱、关节囊)、半月板止点撕脱性骨折的骨折块没有主要的关节承重面,常为韧带及其他软组织损伤的特殊类型,对关节稳定性起重要作用,而不影响骨性支撑作用(表48-2)。

表48-2　骨折块韧带稳定性和骨性支撑的作用

骨折块类型	累及关节面情况	备注
大型骨折块	关节支撑和骨性稳定(≥3/4关节软骨面)	至少有1组韧带附着

续　表

骨折块类型	累及关节面情况	备注
小型骨折块	小部分支撑关节(<1/2关节软骨面)	无韧带及稳定结构附着
韧带(肌腱、关节囊)、半月板、撕脱性骨折的骨折块	无关节软骨面,不支撑关节	主要韧带附着

(3)外部应力作用方向与韧带损伤和脱位的关系(表48-3)

表48-3　外部应力作用方向与韧带损伤和脱位的关系

项目	暴力方向			
	前方暴力	后方暴力	外翻旋转暴力	内翻旋转暴力
韧带损伤	ACL、PCL、PMC、PLC	ACL、PCL、MCL、PLC	PMC、ACL、PCL	ACL、PCL、PLC
脱位方向	前向脱位(胫骨在前)	后向脱位(胫骨在后)	后外侧旋转锁定性脱位(PLC轴心)	内侧旋转脱位(PMC轴心)
举例				
膝关节脱位(KD)分型	KD-Ⅳ	KD-Ⅳ	KD-Ⅲ-M	KD-Ⅲ-L

(4)合并伤

膝关节多发韧带损伤脱位的合并伤常见,比单纯性韧带损伤更为严重且难以治疗,严重者可导致肢体坏死,需行截肢手术,甚至可危及生命。

1)开放性损伤:膝关节常见的合并伤为开放性损伤。根据皮肤伤口是否与关节腔相通可分为闭合性脱位和开放性脱位。开放性脱位需要急诊手术,彻底清创,将污染伤口变成清洁伤口,将开放伤变成闭合伤(图48-7)。

2)可复性和不可复性手法闭合复位脱位(图48-8):脱位患者就诊后医生在非麻醉或麻醉状态下经过手法可以达到膝关节完全解剖复位称为可复性膝关节脱位;若无论如何经手法都不能达到膝关节完全解剖复位的则称为不可复性膝关节脱位。

3)合并血管损伤:膝关节多发韧带损伤脱位常由高能量损伤引起,可能合并灾难性的血管损伤。血管损伤的绝对征象包括活动性出血、四肢末梢缺血和血肿进行性增大。当出现这些征象时需急诊行血管成像检查,并请血管外科医生协助诊疗。观察患肢颜色、毛细血管充盈情况等间接体征对于评估血管损伤有帮助,但这些征象的可靠性和临床实用性目前尚不清楚。任何情况下,手术医生应当在评估下肢血管情况时触摸足背动脉和胫后动脉的搏动以了解血管情况。研究显示,足背动脉搏动正常可以排除血管损伤,且敏感性达到100%。体格检查的同时进行踝肱指数(ankle brachial index,ABI)检

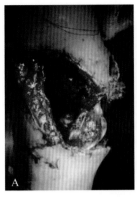
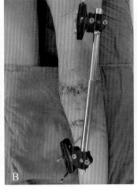
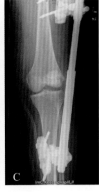

图 48-7　左膝开放性脱位及清创缝合支架外固定术

A. 开放性膝关节脱位(膝关节 4 组韧带损伤、伸膝装置完全断裂);B. 急诊手术行清创及外固定支架固定;C. 术后 X 线片

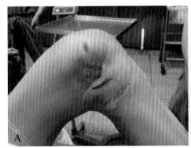
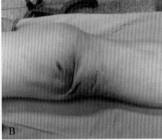
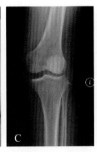
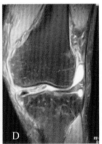

图 48-8　左膝后外侧旋转锁定性脱位(KD-Ⅲ-M型)切开复位修复与重建

A. 膝关节屈曲位,内侧可见"酒窝征";B. 试行手法复位失败;C. X线片显示内侧胫股关节增宽;D. MRI 片显示股骨端撕脱的 MCL 及关节囊卡压在内侧胫股关节

查(即测量踝部胫后动脉或胫前动脉以及肱动脉的收缩压,得到踝部动脉压与肱动脉压之间的比值)。如 ABI≥0.9,继续密切观察;如 ABI<0.9,则进行 CT 血管造影以证实有无血管损伤。CT 血管造影能更快地获得图像,利于医生迅速做出诊断和处理,缺点是较多的放射暴露和有创。一项怀疑肢体创伤患者有血管损伤的总体研究证明,CT 动脉造影的敏感性和特异性超过 90%(图 48-9)。经导管动脉造影能够诊断出绝大部分的重要血管损伤。与导管动脉造影相比,B 超是无创、安全且经济的检查方法,远比 CT 或 MRI 的动脉造影便宜且操作方便,如有血管损伤,B 超可以明确有无回声中断和血管异常充填。

　　血管损伤分为动脉损伤和静脉损伤。损伤类型可以是血管完全断裂,也可以是血管内膜损伤继发血栓形成(图 48-10)。①动脉损伤:是急危重症,直接决定肢体的存活,是首要评估的重点,可分为动

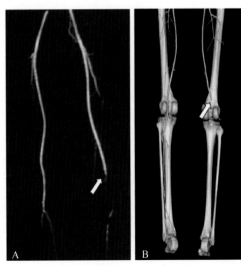

图 48-9　传统血管造影(A)和 CT 血管造影(B)

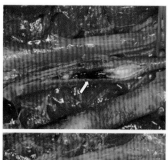
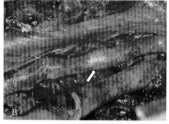

图 48－10　腘动脉损伤及修复

　　A. 腘动脉内膜损伤导致血栓形成；B. 利用大隐静脉桥接、重建、修复腘动脉

脉断裂和动脉血栓形成,前者需要急诊手术处理,后者可引起肢体缺血坏死,所以需要严密观察,必要时果断采取措施,甚至手术介入(图 48－11),但所有的处理必须是在建立好关节稳定性的基础上进行,否则将继发或加重修复或重建的血管再损伤。②静脉损伤:主要是下肢深静脉血栓形成,容易在术中及围术期继发致死性大面积肺动脉血栓栓塞,严重时可导致死亡,故静脉挫伤亦需要严密观察,积极采取抗凝措施,术后严格评估。如血栓脱落风险较大,需要手术取栓或安置静脉滤网后方可行膝关节手术。因此,必须提高临床风险意识,在围术期迅速诊断、评估和处置合并的血管损伤,避免不良后果的发生。在维持关节复位和稳定的基础上,尽快修复血管和恢复血液供应。

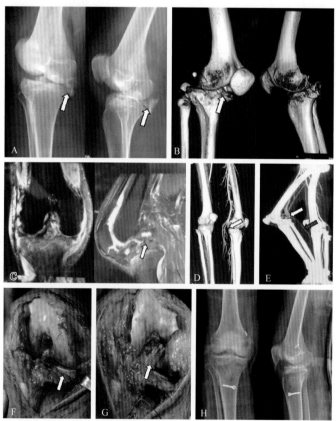

图 48－11　右膝陈旧性脱位伴腘动脉血栓形成、腓总神经及胫神经损伤、胫骨平台前方骨折(KD-Ⅳ-C型)

　　行膝关节探查,清理关节内、外及后侧软组织松解＋腘血管、神经探查松解＋关节复位＋胫骨平台骨折复位及可吸收螺钉固定＋PCL重建(自体腘绳肌腱)＋MCL修复

　　A. X线片示右膝脱位伴骨折,见胫骨前方折块;B. CT 三维重建进一步显示骨折情况;C. MRI 示 ACL＋PCL＋PMC＋PLC损伤;D. CTA 示右侧腘动脉下段狭窄;E. 积极抗血栓治疗 6 周后下肢 CTA 示右侧腘动脉起始段狭窄(白色箭头),远端部分再通(红色箭头);F. 术中复位胫骨前方骨折块;G. 术中同时行 PCL 重建;H. 术后 X线片示 PCL 重建术后改变,关节已复位且对位良好

4) 合并神经损伤：在膝关节多发韧带损伤脱位中神经损伤并不少见，尤其是内侧旋转脱位最容易发生腓总神经损伤，前后脱位容易发生胫神经及血管损伤。腓总神经损伤的部位多位于腘部至腓骨颈部，损伤的形式可以是完全断裂，也可以是牵拉致神经纤维断裂松弛，还可以是从坐骨神经主干上完全撕脱。腓总神经损伤可在韧带修复或重建手术时同期行探查修复或松解。若早期无条件手术，可屈膝位制动，行神经营养治疗及康复治疗，观察3～4个月后若无明显恢复，建议手术探查。胫神经损伤多为牵拉伤，建议早期神经营养治疗及康复理疗，观察3～4个月后若无明显恢复，建议手术探查。总之，

术前应该仔细评估有无神经损伤，在整个治疗过程中给予保护以不发生及不加重神经损伤，并创造有利条件促进损伤神经最大限度地恢复，避免漏诊及医源性神经损伤。

5) 合并骨折：是指膝关节构成骨以外邻近部位的骨折，骨折块不参与膝关节面的支撑和稳定性构成，不属于脱位伴骨折型（KD-Ⅵ型），重点是治疗韧带损伤，可同时按膝关节外骨折处理。

6) 合并软骨损伤：软骨损伤可以发生在胫骨、股骨、髌骨，主要以中心塌陷性骨软骨骨折和边缘性骨软骨劈裂塌陷骨折为主（图48-12），与脱位伴骨折（KD-Ⅵ型）同时发生。

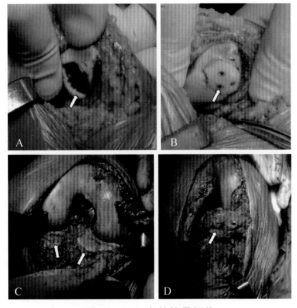

图 48-12 合并软骨损伤

A. 髌骨骨软骨骨折；B. 可吸收棒固定髌骨骨软骨块；C. 胫骨平台骨软骨粉碎性骨折；D. 撬拨骨软骨，可吸收棒固定胫骨平台骨软骨

7) 合并半月板损伤：该损伤在膝关节多发韧带损伤脱位中种类最多、最复杂，可有前、后根撕脱及撕脱性骨折，也可有大的纵形桶柄样撕裂，甚至有半月板移位及脱位至内、外侧间沟或后关节囊及骨折块之间（图48-13）。

（5）韧带与骨损伤要素

韧带与骨的损伤都可导致膝关节不稳和脱位，共有31项损伤要素。

1) 3种ACL损伤类型（3个要素）：包括实质部

撕裂、韧带止点撕脱和韧带止点撕脱性骨折。

2) 3种PCL损伤类型（3个要素）：包括实质部撕裂、韧带止点撕脱和韧带止点撕脱性骨折。

3) 4种PMC损伤类型（4个要素）：包括实质部撕裂、韧带止点撕脱、韧带止点撕脱性骨折和剥脱损伤（peel-off）。

4) 4种PLC损伤类型（4个要素）：包括实质部撕裂、韧带止点撕脱、韧带止点撕脱性骨折和剥脱损伤（peel-off）。

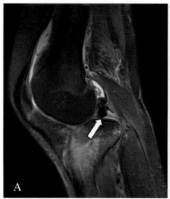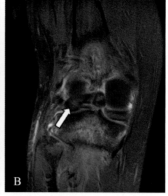

图 48-13　右膝关节 MRI 影像

A. 矢状位片显示外侧半月板前角缺失，半月板位于后方（白色箭头）；B. 冠状位片显示外侧半月板脱出至外侧胫股关节间室的后外侧（白色箭头）

5）股骨内、外侧髁，胫骨内、外侧平台骨折（4 个要素）：4 组知名韧带附着在骨折块上。

6）合并动脉损伤（断裂、血栓）（2 个要素）。

7）合并静脉损伤［断裂（可忽略）、血栓］（2 个要素）。

8）合并骨折（1 个要素）：骨折块上无 4 组知名韧带中的任意 1 组韧带附着。

9）合并软骨损伤（1 个要素）。

10）合并内、外侧半月板损伤（2 个要素）。

11）合并髌骨、髌韧带及伸膝装置损伤（1 个要素）。

12）合并神经损伤（胫神经、腓总神经）（2 个要素）。

13）开放性损伤（1 个要素）。

14）合并全身其他损伤（相对于膝关节修复重建手术的禁忌）（1 个要素）。

48.3　临床评估

膝关节脱位患者通常情况下同时伴有多个系统的损伤，首先要按照创伤急救的基本原则进行诊治，即抢救生命、创伤程度评估、创伤的分期治疗。待早期复苏和患者生命体征平稳后，对肢体进行全面的体格检查。评估是诊治创伤的根本和基础，评估所用的临床思维必须类似于侦察员的思维，不能遗漏任何蛛丝马迹。膝关节多发韧带损伤的评估（包括量化）离不开三大依据：病史与临床表现、体格检查

和影像学检查。

48.3.1　病史与临床表现

病史主要包括外伤史、疼痛史和功能障碍史。

（1）外伤史

1）受伤时间非常关键，是决定分期诊断的重要指标。急诊期：≤24 小时；急性期：≤3 周；陈旧期或慢性期：＞3 周。

2）受伤时的身体状态（如站、走、下坡、坠下）与膝关节损伤的组织结构和程度有关。

3）外力：①来源，内部或外部力（扭伤多是源于自身内部的作用力）。②作用方式，直接或间接。③作用点，内、外侧或四周。④能量高低，高能量或低能量。在膝关节脱位中都是高能量损伤，尤其是扭伤的内在高能量损伤容易被误认为是外在的低能量损伤。⑤多重伤，如高处坠落伤或机械损伤（如下肢卷入旋耕机）有多重反复受伤，损伤机制非常复杂。

（2）受伤过程及伤后即刻表现

受伤时即有胫股关节错动及错开的感觉，有50％的膝关节脱位只有一瞬间，之后可自行复位。伤后 3～5 分钟内出现膝关节明显的肿胀。伤后受伤部位有疼痛及受力时疼痛加重提示损伤结构所在部位。伤后膝关节出现功能障碍。其他合并损伤，如局部和全身有无流血（开放性损伤）、无力和麻木，或血管、神经损伤的表现。

48.3.2　体格检查

体格检查基本要素为：双下肢显露充分，与健

侧对比,不加重原发损伤,不同病程主次分明。

（1）病程

急诊期主要查看：①有无多发伤、复合伤等致命性损伤；②膝关节畸形与肿胀,有无伤口；③下肢血液供应情况；④下肢神经功能（运动及感觉功能）。

急性期主要查看：①关节是否已复位,畸形是否被纠正,"酒窝征"是否消失；②是否有血管与神经功能损伤,是否有骨筋膜室高压；③适当行稳定性的体格检查,如 ADT/PDT 和内、外翻应力试验。

陈旧期主要查看：①关节活动度、畸形是否被纠正；②关节稳定性体格检查并量化,查看韧带松弛程度；③神经功能恢复情况；④行走步态。

（2）严格按骨科"视、触、动、量"检查要素进行

1）视：即视诊,主要检查外观对称性及皮肤改变等,可以两侧对比检查,在负重及非负重状态下分别望诊。急性损伤时,下肢软组织肿胀、淤血、膝关节腔内积液。慢性损伤时,表现为不同程度的肌肉萎缩、肢体变细,早期的肌肉萎缩主要发生于股四头肌内侧头,有时可通过望诊发现。膝关节后外侧旋转纽扣卡锁式脱位常可在膝关节内侧皮肤上出现典型的"酒窝征",一旦发现应首先考虑切开复位的可能性。

2）触：即触诊,内容包括皮肤温度、是否肿胀和疼痛等方面。触诊部位包括髌上囊、股四头肌腱止点、髌腱、关节间隙、髌骨等。对怀疑膝关节脱位的患者尤其要注意检查下肢动脉搏动情况,动脉搏动减弱或消失是血管损伤的直接征象。如果发现肢体冰凉、毛细血管充盈迟缓、皮肤苍白、皮肤发绀或颜色斑驳等均应高度怀疑血管损伤。建议密切观察下肢血液供应,发现问题及时行外科手术探查或床旁血管造影。

3）动：即活动范围检查,主要包括屈曲、伸展。以屈曲动作为主,两侧对比检查。膝关节脱位患者常存在各方向韧带松弛度,关节活动度明显增加,膝关节严重失稳。胫骨前移增加提示 ACL 损伤,胫骨后移增加提示 PCL 损伤。膝关节活动明显受限并关节畸形提示膝关节仍处于脱位状态,应及时复位。

4）量：即量诊,包括关节活动度和肢体周径、下肢力线等的测量。股四头肌的测量需在髌骨上极近端 10～15 cm 处用皮尺测量。小腿肌肉萎缩的测量需在髌骨下极远端 10～15 cm 处用皮尺测量。测量时需在双膝同样伸直、肌肉完全放松时进行,且需两侧对照。Q 角代表髂前上棘到髌骨中心和胫骨结节到髌骨中心这 2 条连线的夹角,正常男性 8°～10°、女性 10°～20°。患者取仰卧位,髋、膝均伸直位测量。

（3）膝关节多发韧带损伤脱位的特殊体征

包括：①小腿上段后沉征；②"酒窝征",即关节后外侧旋转纽扣卡锁式脱位；③明显内、外翻畸形,行走时膝内翻不稳步态；④伸直位膝关节僵直畸形征；⑤伸不全膝关节僵直畸形征；⑥其他。

48.3.3 影像学检查

（1）X 线

1）膝关节正、侧位片,双下肢站立位全长正位片（图 48-14）。

2）应力位片（量化）：①前向；②后向；③内翻；④外翻（图 48-15）。

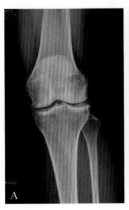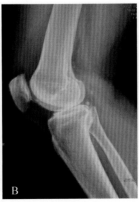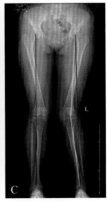

图 48-14 膝关节 X 线片

A. 正位片；B. 侧位片；C. 下肢站立位全长正位片

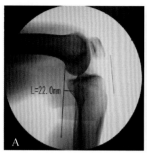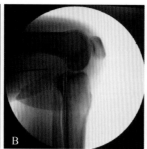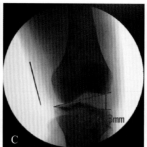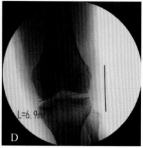

图 48 - 15 膝关节 X 线片（各个方向的应力位）

A. 前向应力胫骨前移；B. 后向应力胫骨后移；C. 内翻应力外侧间隙张开；D. 外翻应力内侧未张开（表明内侧结构稳定）

（2）CT 及 CT 三维重建

可以清楚显示是否存在骨折以及骨折的特点和移位情况。如各种撕脱性骨折、股骨髁骨折、胫骨平台骨折、腓骨头撕脱性骨折、髌骨骨折等（图48 - 16）。

（3）MRI

1）韧带损伤的急性期见图 48 - 17。

2）韧带损伤自然愈合期和韧带损伤修复及重建后愈合期的 MRI 随访评估有重要的临床康复指导价值（图 48 - 18）。

3）对软骨、半月板损伤的评估见图 48 - 19。

4）MRI 可帮助认清韧带与骨折块之间的关联性（图 48 - 20）。

（4）B 超

1）评估动脉损伤的具体情况（图 48 - 21）。

2）评估可能存在的血栓的状态，包括血栓的部位、长度范围等。

（5）血管造影

用于确诊血管损伤的部位和类型（图 48 - 22）。

（6）步态分析

步态分析是记录、测量和解释步行的生物力学过程，可以在步态功能障碍的情况下为临床决策提供指导。对膝关节多发韧带损伤脱位的慢性或陈旧性损伤以及治疗后的患者进行步态随访，可评估步态平衡性及稳定性，从而做出相应的康复调整或手术干预。

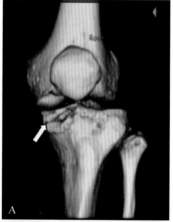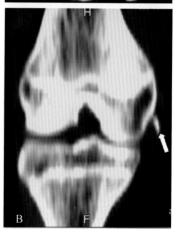

图 48 - 16 膝关节 CT 及 CT 三维重建

A. 左膝关节 CT 三维重建，显示胫骨前内侧劈裂塌陷性骨折（箭头）；B. 右膝关节 CT 检查，显示 MCL 股骨止点撕脱性骨折（箭头）

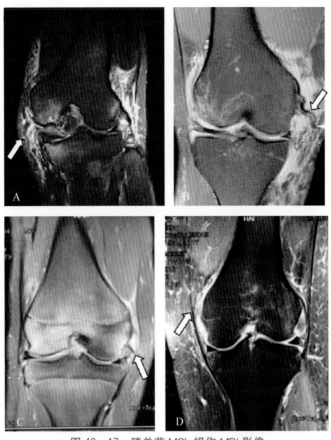

图 48－17　膝关节 MCL 损伤 MRI 影像

A. 左膝 MCL 实质部损伤；B. 右膝 MCL 下止点撕脱性损伤；C. 右膝 MCL 上止点撕脱性骨折；D. 左膝 MCL 股骨止点非骨性撕脱性损伤

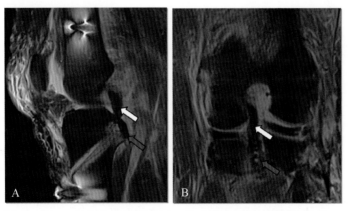

图 48－18　MRI 示全关节镜下 Inlay 技术重建 PCL 术后的膝关节

A. 股四头肌腱（白色箭头）；B. 髌骨上极骨块（红色箭头）

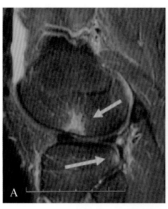
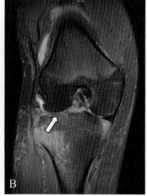
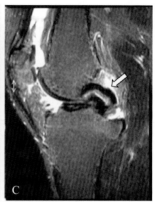

图 48 - 19　软骨、半月板损伤 MRI 影像

　　A. "对吻征",股骨外侧髁、胫骨平台后方骨,软骨损伤(白色箭头);B. MRI 示右膝外侧半月板缺如(白色箭头);C. MRI 示内侧半月板桶柄样撕裂,"双后叉征"

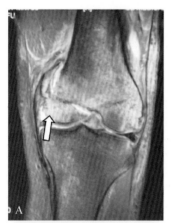

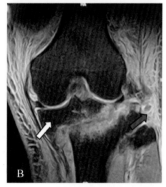

图 48 - 20　韧带与骨折块之间的关联性

　　A. MRI 示左膝股骨内侧髁 Hoffa 骨折,骨折块上有 PCL 和 MCL 附着;B. MRI 示左膝胫骨内侧平台及髁间区骨折,骨折块上 ACL、PCL 和 MCL 附着,同时显示 LCL 腓骨头止点撕脱性骨折(红色箭头)

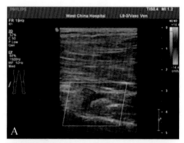

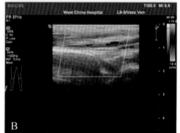

图 48 - 21　B 超检查

　　A. 胫前动脉未见血流信号;B. 足背动脉未见血流信号

48.3.4　分期、分型及诊断

（1）诊断要素

膝关节稳定性结构损伤的诊断要素: 4 组主要韧带＋4 块大骨(股骨、胫骨、腓骨头、髌骨)的损伤。

合并伤的诊断要素: 开放性损伤,动脉损伤(断裂、血栓),静脉损伤(断裂、血栓),合并膝关节其他骨折,软骨损伤,内、外侧半月板损伤,合并髌骨、髌韧带及伸膝装置损伤,合并神经(胫神经、腓总神经)损伤,合并全身其他损伤(膝关节修复重建手术的禁

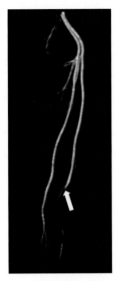

图 48-22　血管造影示腘动脉血流中断及远端部分再通

忌证)。

需要更多的临床实践经验开发新的诊断要素和方法以实现更精准的诊治。

(2)分期诊断及其治疗价值

1)急诊期(≤24小时):挽救生命和保存肢体,尽力复位关节并维持关节复位,放松对血管、神经的牵拉。

2)急性期(≤3周):修复及加强治疗的最主要时期,完成所有结构的修复与重建治疗。

3)陈旧期(>3周):不可修复结构或修复后的不稳定结构的重建及再翻修重建。

分期诊断的治疗价值重点是突出治疗时机及手术方式的选择。

(3)分型诊断

文献中关于膝关节多发韧带损伤脱位的分型主要有3种方式。

1)根据致伤能量分型,将膝关节脱位分为高能量脱位和低能量脱位(表48-4)。

表 48-4　膝关节损伤能量分型

分型	表现
高能量脱位	机动车碰撞伤、高坠伤,通常为多发性损伤
低能量脱位	运动伤、摔伤,通常为单独性损伤

2)按照脱位方向分型,即 Kennedy 分型系统(表48-5)。该分型系统根据胫骨相对于股骨的脱位方向分型,分为前向脱位、后向脱位、内侧脱位、外侧脱位和旋转脱位。其中,旋转脱位又可进一步分为前内侧旋转脱位、前外侧脱位、后内侧脱位和后外侧脱位。该分型系统简洁,易于理解,但未体现损伤类型,不能有效指导关节脱位的处理。另外,该分型很难用于膝关节已复位患者。

表 48-5　膝关节脱位按照脱位方向分型(Kennedy 分型)

分型	胫骨相对于股骨的位置
前向脱位	胫骨位于股骨前方
后向脱位	胫骨位于股骨后方
外侧脱位	胫骨位于股骨外侧
内侧脱位	胫骨位于股骨内侧
旋转脱位	
前内侧	胫骨位于股骨前内侧并发生旋转
前外侧	胫骨位于股骨前外侧并发生旋转
后内侧	胫骨位于股骨后内侧并发生旋转
后外侧	胫骨位于股骨后外侧并发生旋转

3)根据受损结构分型,是由 Schenck 提出的有关韧带损伤模式的一种解剖分型标准,是目前临床常用的 KD 分型标准(表48-6)。其中,有关膝关节后内侧及后外侧结构损伤的分型包括 KD-Ⅲ型、KD-Ⅳ型、KD-Ⅴ3M 型、KD-Ⅴ3L 型、KD-Ⅴ4 型,而 KD-Ⅲ型为最常见的损伤类型。虽然该分型标准对损伤韧带进行了描述,但仍有以下不足:①KD-Ⅰ、Ⅱ型中仅对陈旧性脱位中的韧带修复愈合情况予以描述,缺乏对关节功能不全的认识,未能体现脱位发生机制,并且不能将脱位以及韧带损伤所致的关节不稳进行区分;②KD-Ⅲ-M 型中忽略了后外侧旋转锁定式脱位;③缺少对脱位伴骨折的分型,如旋转脱位伴胫骨平台前方骨折,存在忽略该类型损伤的可能;④膝关节脱位还包括开放性脱位、陈旧固定性脱位以及同时合并半月板、软骨、伸膝装置损伤的脱位,但该分型标准均未包含。因此,Wascher 等在该分型标准基础上补充了有关动脉、神经损伤的亚型,形成了改良 Schenck 分型标准(表48-7)。该改良分型标准临床应用相对简单,但在确定治疗策略时需要区分可修复病变(撕

表 48-6 按损伤结构名称组合进行分型（Schenck 分型）

分型	相应韧带损伤
KD-Ⅰ	ACL 或 PCL 断裂
KD-Ⅱ	ACL 及 PCL 同时断裂
KD-Ⅲ	
KD-Ⅲ-M	ACL 及 PCL 同时断裂合并后内侧结构断裂
KD-Ⅲ-L	ACL 及 PCL 同时断裂合并后外侧结构断裂
KD-Ⅳ	ACL 及 PCL 同时断裂合并后内侧及后外侧结构断裂
KD-Ⅴ	
KD-Ⅴ1	ACL 或 PCL 断裂伴骨折
KD-Ⅴ2	ACL 及 PCL 同时断裂伴骨折
KD-Ⅴ3M	ACL 及 PCL 同时断裂合并后内侧结构断裂伴骨折
KD-Ⅴ3L	ACL 及 PCL 同时断裂合并后外侧结构断裂伴骨折
KD-Ⅴ4	ACL 及 PCL 同时断裂合并后内侧及后外侧结构断裂伴骨折

表 48-7 改良 Schenck 分型标准

分型	相应韧带损伤
KD-Ⅰ	ACL 或 PCL 断裂
KD-Ⅱ	ACL 及 PCL 同时断裂
KD-Ⅲ	
KD-Ⅲ-M	ACL 及 PCL 同时断裂合并后内侧结构断裂
KD-Ⅲ-L	ACL 及 PCL 同时断裂合并后外侧结构断裂
KD-Ⅳ	ACL 及 PCL 同时断裂合并后内侧及后外侧结构断裂
KD-Ⅴ	
KD-Ⅴ1	ACL 或 PCL 断裂伴骨折
KD-Ⅴ2	ACL 及 PCL 同时断裂伴骨折
KD-Ⅴ3M	ACL 及 PCL 同时断裂合并后内侧结构断裂伴骨折
KD-Ⅴ3L	ACL 及 PCL 同时断裂合并后外侧结构断裂伴骨折
KD-Ⅴ4	ACL 及 PCL 同时断裂合并后内侧及后外侧结构断裂伴骨折
C	膝关节脱位类型合并动脉损伤
N	膝关节脱位类型合并神经损伤

C 表示动脉损伤；N 表示神经损伤

裂)和可自然愈合病变(囊-膜分离)。另外,该分型标准无针对性临床治疗方案,影响了其临床指导作用。

在以往分型的基础上,结合多年来的临床诊治经验,笔者将损伤结构与脱位方式组合,并结合损伤时期,提出了膝关节多发韧带损伤脱位的华西诊断体系(Huaxi classification for knee multiple ligament injuries dislocation,HXKMLD),简称 HX 分型(表 48-8)。首先,体现在对骨折块的认识,骨折块分为3 种类型:①韧带(肌腱、关节囊)、半月板止点撕脱性骨折,归于韧带及其他软组织损伤的特殊类型,不纳入骨折损伤类型;②软骨面积较大的关节内骨折,骨折块常附着 4 组知名韧带的 1~3 组,代表关节面支撑性和韧带稳定性都有丧失;③脱位伴骨折,是以韧带多发性损伤为主,脱位时股骨髁与胫骨平台错位撞击所发生的骨折,通常为边缘性劈裂塌陷小骨折,其骨折块上无主要知名韧带附着或中心小凹陷骨折。其次,体现在对膝关节脱位的认识上,分为内侧胫股关节、外侧胫股关节,以及整个胫骨、股骨完全脱位;旋转脱位是指膝关节的内或外侧结构正常未受损,作为膝关节脱位时的旋转中心轴,而另一侧结构发生损伤,胫骨相对股骨发生旋转并脱位。因而,采用真实结构损伤并有旋转脱位同侧作为命名依据,而不是以未损伤侧作为命名。此分型系统共6 种,在分型中加入了骨折-脱位分型,并且在内侧旋转脱位中加入了不可复位分型。更细化的分期加入,可对治疗方案及手术时机选择起重要指导作用。分型第 1 部分加入了膝关节脱位是否开放,是否复位,是否有神经、血管损伤;分型第 3 部分加入了对脱位伴骨折,软骨和半月板损伤的评估,避免这些损伤的漏诊。

HXKMLD 综合了 Kennedy 分型和改良Schenck 分型。以损伤结构和脱位同侧为命名侧,刚好与 Kennedy 分型相反,这样更能紧密地与损伤结构相对应(表 48-9)。在本书中对膝关节多发韧带损伤脱位的中文诊断名称还是按传统书籍及文献的表述进行内、外侧命名。

表 48-8　膝关节多发韧带损伤结构与脱位方式组合的华西分期分型(HX 分型)

分期 脱位类型	亚型	损伤结构	合并结构损伤	备注
		①急诊期(≤24 小时);②急性期(≤3 周);③陈旧期(>3 周)		
HX-Ⅰ型 (脱位轻型)	A(前向轻型)	ACL+PLC+PMC		此类患者损伤时 PMC 与 PLC 于股骨髁剥脱皮样损伤,关节复位后 PMC 及 PLC 同样复位,非手术治疗方可愈合,成为单纯的 ACL 或 PCL 损伤
	P(后向轻型)	PCL+PLC+PMC		
HX-Ⅱ型 (脱位罕见)	M(内侧完全脱位)	ACL+PCL+PMC+PLC	开放(O) 是否复位(R) 血管(C) 神经(N) 其他骨折(B) 半月板(M) 软骨(C)	膝关节于伸直 0°位侧方暴力导致的正侧方脱位,内侧或者外侧结构自内向外,或自外向内均损伤 HX-Ⅱ型多见于巨大开放性损伤
	L(外侧完全脱位)	ACL+PCL+PMC+PLC		
HX-Ⅲ型 (脱位旋转)	M　A(前内侧旋转脱位)	PMC+ACL　可复位		膝关节内侧旋转脱位:以正常 PLC 外侧结构为旋转轴心,发生内侧结构损伤致脱位,易发生纽扣卡锁式脱位
	P(后内侧旋转脱位)	+PCL　不可复位		
	L　A(前外侧旋转脱位)	PLC+ACL+PCL		外侧旋转脱位:PMC 为轴心发生外侧损伤致脱位,易发生腓总神经损伤
	P(后外侧旋转脱位)			
HX-Ⅳ型 (脱位重型)	S(单纯型)	ACL+PCL+PMC+PLC		PMC 和 PLC 在股骨髁剥脱损伤(peel-off 损伤)
	C(复杂型)	ACL+PCL+PMC+PLC 可合并腓肠肌内外侧止点撕脱+髌韧带损伤或髌骨骨折		损伤严重,关节复位后仍无张力,难以维持和恢复关节稳定性,易发生神经、血管损伤,需要手术修复或重建
HX-Ⅴ型 (骨折-脱位)	股骨骨折型	股骨内侧髁(PCL+PMC)		骨折脱位具有:①膝关节支撑骨块上至少有 1 组及以上韧带附着,骨折块上连有 ACL、PCL、MCL、LCL 等止点;②骨折块影响关节面支撑及韧带稳定性,复位好骨折,关节复位和稳定都获得主要恢复
		股骨外侧髁(ACL+PLC)		
	胫骨骨折型	内侧　　外侧　　前方　　后方		
HX-Ⅵ型 (脱位伴骨折)	F(股骨骨折)	多组韧带损伤脱位伴股骨内侧髁中心凹陷或边缘劈裂骨折		以上任意 HX-Ⅰ型至 HX-Ⅴ型脱位均有可能发生,骨折块位于边缘非主要支撑膝关节,<1/2 软骨面,无知名韧带附着
		多组韧带损伤伴股骨外侧髁中心凹陷或边缘劈裂骨折		
	T(胫骨骨折)	内侧　　外侧　　前方　　后方		

表 48-9　不同分型的脱位名称区别

HX 分型	Kennedy 分型*	Schenck 分型	损伤结构	脱位方式
内侧旋转脱位	外侧旋转脱位	KD-Ⅲ-M	ACL + PCL + MCL 或 PMC 损伤	内侧胫股关节脱位,外侧结构正常,胫骨相对股骨轻度外移
外侧旋转脱位	内侧旋转脱位	KD-Ⅲ-L	ACL + PCL + LCL 或 PLC 损伤	外侧胫股关节脱位,内侧结构正常,胫骨仍然是相对于股骨外移

* 本章所用分型

(4) 标准诊断名称举例

左膝关节陈旧性外侧旋转脱位 KD-Ⅲ-M 型(ACL-a、PCL-a、MCL-d)(图 48-23)。英文字母诊断缩写:KD-Ⅲ-MC(ACL-a、PCL-a、MCL-d),T(c)W(c)R(r)。其中,ACL-a 为前叉韧带实质部损伤;PCL-a 为后叉韧带实质部损伤;MCL-d 为 MCL 剥脱损伤;T(c)为陈旧期;W(c)为闭合损伤;R(r)为可复位。

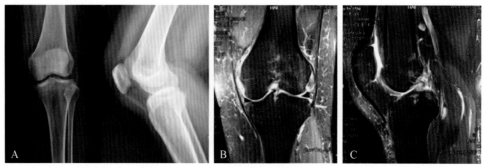

图48-23　左膝关节陈旧性外侧旋转脱位(已复位,KD-Ⅲ-M型)
A. X线片；B. MRI片冠状位；C. MRI片矢状位

48.4　治疗

48.4.1　治疗流程、策略与方案

　　膝关节多发韧带损伤脱位诊治的总原则：挽救生命，保存肢体，恢复功能。诊治流程如图48-24所示，其中伴血管损伤的诊治流程见图48-25。膝关节多发韧带损伤的治疗目前争议仍然较多，主要在于手术的时机以及韧带修复的方法。

　　如果对 ACL/PCL 的损伤进行单纯的修复，术后松弛的可能性较大，且理想的手术适应证较窄(仅适用于止点的撕脱性损伤)。

　　多发韧带损伤后需要重建的韧带数量一般是2条及以上，重建移植物的选择和来源将是一个巨大的挑战，特别是在当前国内同种异体移植物缺乏、人工韧带还未普及应用的情况下。未来组织工程移植物重建可能是一个比较理想的选择。手术时机往往取决于手术医生的技术和医院的条件。目前大多数专家推荐尽可能于急性期完成手术，但也有一些专家建议分期手术治疗，前者认为急性期解剖结构清楚，周围韧带有修复的可能，可以减少不必要的重

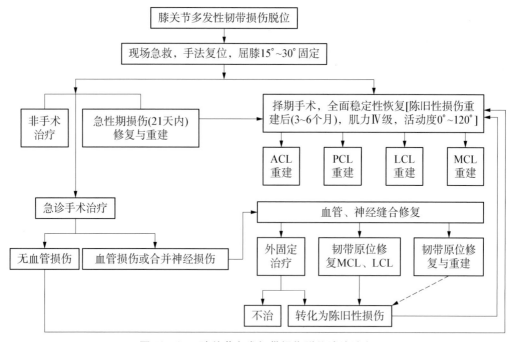

图48-24　膝关节多发韧带损伤脱位诊治流程

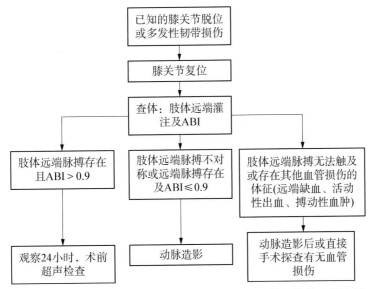

图 48 - 25　华盛顿医学中心关于膝关节多发韧带损伤伴血管损伤的诊治流程

建,但急性期的修复重建有可能增加血管损伤的风险;后者则认为二期会有一个比较好的手术视野,前期的康复可以获得良好的膝关节活动度。

(1)基本手术治疗技术

除合并有相关并发症而无法耐受手术和有手术禁忌证的患者外,都应该采取关节复位和结构修复与重建,一期与二期或分期及再翻修手术治疗的时间可进行个体化选择。

基本治疗技术分为以下 4 类:①探查确诊,镜下检查和进一步评估。②切除性手术,在微创的基础上彻底切除对身体有危害的组织。③修复性手术,解剖对位和形态结构性修复(软、硬);压应力与张应力把控;美观性。④重建性手术,自体、异体、人工韧带、组织工程。

1)骨折复位及内固定和关节截骨技术:

A. 解剖复位+稳定固定:金属固定技术、非金属固定技术。

B. 截骨手术:矫正下肢力线的截骨手术、恢复支撑的关节内截骨术。

2)韧带修复重建技术(图 48 - 26):

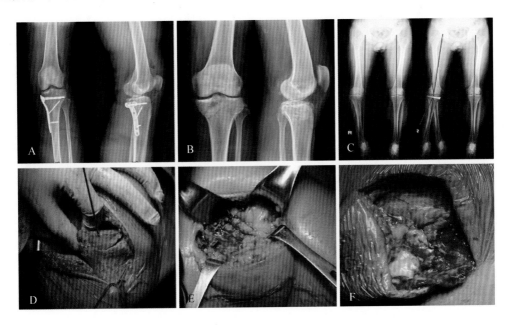

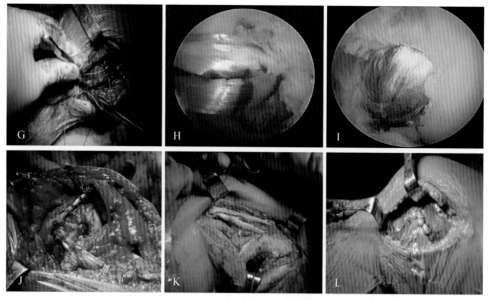

图 48 - 26　韧带修复重建技术

A. 急性期左膝 KD-V 型胫骨平台骨折行切开骨折复位金属钢板螺钉内固定;B. 急性期左膝 KD-V 型胫骨平台骨折切开复位骨折非金属内固定;C. 陈旧期右膝内侧旋转脱位(KD-Ⅲ-L 型)矫正下肢力线的截骨;D. 关节内截骨;E. 韧带直接缝合修复;F. 韧带经骨隧道穿骨缝合;G. 锚钉修复;H. ACL 重建;I. PCL 重建;J. MPFL 重建;K. MCL 重建;L. 关节囊修复

A. 韧带修复:直接缝合修复、穿骨缝合、锚钉缝合。

B. 韧带重建:是治疗多发韧带损伤的最关键、最核心的手术技术(已在前章节详细介绍)。

4 组韧带收紧固定的先后顺序为:PCL→ACL→PLC→PMC。先骨折复位固定,后韧带修复与重建。

华西医院韧带修复与重建手术操作顺序总结于表 48 - 10。

表 48 - 10　韧带修复与重建手术操作顺序
(华西医院)

- 诊断性关节镜检查和半月板及关节软骨损伤的治疗;
- PCL 胫骨隧道建立;
- PCL 股骨隧道建立;
- ACL 股骨隧道建立;
- ACL 胫骨隧道建立;
- PCL 移植物在完全伸直位拉紧,在屈曲 90°时固定;
- ACL 移植物在完全伸直位拉紧和固定;
- 在屈曲 30°内翻伴轻微外旋时修复、增强或重建 MCL 深层和浅层,收紧 MCL 并固定;
- 在接近完全伸直位修复后斜韧带和后内侧关节囊收紧并固定;
- 在屈膝 30°外翻伴轻度内旋时修复、增强或重建 PLC,修复关节囊时收紧固定

3) 关节囊修复:

A. 常规修复:内、外侧关节囊修复,必要时对后关节囊及腓肠肌内侧头撕脱性损伤应给予修复。修复后关节囊以伸直 0°位收紧打结固定,修复外侧关节囊以伸直 0°外翻位收紧打结固定;反之伸直 0°内翻位收紧打结固定内侧关节囊。

B. 对外侧旋转纽扣卡锁式脱位,应充分保留并松开关节囊,予以完整解剖修复内侧关节囊为佳,不可为了解扣随意切除或切断关节囊。

(2)膝关节多发韧带损伤脱位不同分期的治疗策略

1) 急诊期(≤24 小时):尽早诊断,尽早治疗。

手术指征:①开放性膝关节脱位伴多发韧带损伤;②伴有危及肢体存活的动、静脉损伤;③继发骨筋膜室综合征;④不可手法复位的膝关节脱位(相对指征)。

2) 急性期(≤3 周):解决组织水肿、炎症反应。2~3 周后炎症反应轻,粘连轻,术后功能好。

手术指征:①外侧旋转纽扣卡锁式脱位;②伴有 MCL/PLC 断裂(无张力)——涵盖大多数脱位;③骨折脱位;④脱位伴骨折。

3) 陈旧期(>3 周):非手术治疗后,关节复位

已经到位且屈伸均复位；未完全复位；伸复位，屈未复位。

手术指征：①限制性非手术治疗者，合并心、脑、肺损伤及感染。②非限制性非手术治疗＋择期手术者，内、外侧结构损伤是从止点骨面剥离非骨性撕脱性损伤，MCL/LCL 单纯性损伤，关节囊无明显损伤。③关节解剖复位做部分修复或重建，外固定支架固定 6 周维持复位，6 周后去除维持复位，功能锻炼 6 周，评估肌力 IV 级以上，关节活动度 0°～120°，再评估稳定性，进行修复＋重建手术。

（3）手术方案

具体手术方案见表 48-11。

表 48-11　HX-KDML I 治疗体系

要素	关节复位		稳固		血管（动脉或静脉）		神经〔胫神经和(或)腓总神经〕	
	可复位	不可复位	可维持	不可维持	断裂	血栓	断裂	牵拉伤
急诊手术	复位	麻醉下或手术切开复位	结构修复及重建后外固定维持复位	结构修复或重建后外固定支架固定	必要时急诊修复或重建；人工或自体血管。术后予以外固定支架	溶栓治疗	手术修复	予以地塞米松、营养神经药物治疗
急性期	复位	手术切开复位	结构修复及重建后外固定维持复位	结构修复或重建后外固定支架固定	必要时急诊修复	抗血栓治疗，必要时安装滤网	手术修复	予以地塞米松、营养神经药物治疗、针灸治疗
择期手术（陈旧性损伤）	复位	关节镜下松解或手术切开复位	结构修复及重建后外固定维持复位	结构修复或重建后外固定支架固定	—	—	神经移植，必要时行功能重建	神经营养药物、针灸治疗，必要时行功能重建
二期手术或翻修	复位	关节镜下松解或手术切开复位	结构修复及重建后外固定维持复位	结构修复或重建后外固定支架固定	—	—	神经移植，必要时行功能重建	神经营养药物、针灸治疗，必要时行功能重建

要素	韧带					
	ACL			PCL		
	实质部	撕脱损伤	撕脱骨折	实质部	撕脱损伤	撕脱骨折
急诊手术	放弃韧带修复与重建	韧带穿骨缝合法进行复位固定	骨块复位固定（金属钉＋可吸收螺钉＋经骨加强固定）	韧带重建	韧带穿骨缝合法进行复位固定	骨块复位固定（金属钉＋可吸收螺钉＋经骨加强固定）
急性期手术	放弃韧带修复与重建	韧带穿骨缝合法进行复位固定	骨块复位固定（金属钉＋可吸收螺钉＋经骨加强固定）	韧带重建	韧带穿骨缝合法进行复位固定	骨块复位固定（金属钉＋可吸收螺钉＋经骨加强固定）
择期手术（陈旧性损伤）	放弃韧带修复与重建	韧带穿骨缝合法进行复位固定以及重建加强或直接重建	骨块复位固定（金属钉＋可吸收螺钉＋经骨加强固定）	韧带重建	韧带穿骨缝合法进行复位固定以及重建加强或直接重建	骨块复位固定（金属钉＋可吸收螺钉＋经骨加强固定）
二期手术或翻修	根据需要进行韧带重建	韧带翻修重建	骨块复位固定（金属钉＋可吸收螺钉＋经骨加强固定）或行韧带重建术	韧带重建或翻修	韧带翻修重建	骨块复位固定（金属钉＋可吸收螺钉＋经骨加强固定）或行韧带重建术

要素	韧带			关节囊及 PMC、PLC 次级稳定结构
	MCL、LCL、腘肌腱、股二头肌腱、MPFL、髌韧带			
	实质部	撕脱损伤	撕脱骨折	
急诊手术	直接"8"字缝合修复＋减张	韧带穿骨缝合法进行复位固定	骨块复位固定(穿骨缝合)或其他	修复
急性期手术	直接"8"字缝合修复＋减张	韧带穿骨缝合法进行复位固定	骨块复位固定(穿骨缝合)	修复
择期手术(陈旧性损伤)	韧带重建	韧带穿骨缝合法进行复位固定以及重建加强或直接重建	骨块复位固定(穿骨缝合)	修复或重建
二期手术或翻修	韧带重建或翻修	韧带翻修重建	骨块复位固定(穿骨缝合)或行韧带重建术	修复或重建

要素	半月板		软骨	骨折	
	前角和(或)后角	体部		股骨髁	胫骨平台
	撕脱骨折	撕裂		内髁 Hoffa、外髁 Hoffa、前后成角畸形	内侧塌陷、外侧塌陷、内外翻畸形、前后成角畸形
急诊手术	骨折块固定	缝合修复或修整成形	缝合修复或修整成形	撕脱软骨复位固定或微骨折	骨折复位固定
急性期手术	骨折块固定	缝合修复或修整成形	缝合修复或修整成形	撕脱软骨复位固定或微骨折	骨折复位固定
择期手术(陈旧性损伤)	骨折块固定	缝合修复或修整成形	缝合修复或修整成形	软骨损伤处修整,必要时行微骨折	骨折复位固定必要时截骨矫形
二期手术或翻修	骨折块固定	缝合修复或修整成形	缝合修复或修整成形	软骨损伤处修整,必要时行微骨折	骨折复位固定必要时截骨矫形

注:股骨髁"择期手术"行"骨折复位固定必要时截骨矫形","胫骨平台"行"骨折复位固定必要时截骨矫形＋植骨固定";"二期手术"股骨髁"骨折复位固定必要时截骨矫形","胫骨平台"骨折复位固定必要时截骨矫形＋植骨固定"。

48.4.2 不同分期、分型的诊疗要点

(1)膝关节多发韧带损伤外侧旋转脱位(KD-Ⅲ-M 型)的诊治要点

1)概述:该型损伤我们认为是 ACL＋PCL＋PMC 损伤,以外侧结构(PLC 完好)为旋转中心轴的损伤,可有 ACL＋PCL＋MCL 或 ACL＋PCL＋PMC 损伤。应按流程进行诊断评估,排除是否存在活动性出血和血管、神经损伤(如前所述)。对肢体的形态和是否有明显的畸形错位以及开放性损伤进行全面评价。同时还应观察是否有皮下血肿,皮肤瘀斑或者水泡等。膝关节内侧旋转损伤时股骨内侧髁穿破膝关节前内侧关节囊形成纽扣样卡锁,通常会在膝关节内侧出现"酒窝征",看似关节复位,但实际 X 线片表现为内侧关节间隙增宽、胫股关节有错移、关节未完全复位,体格检查见关节伸直轻度受限,尽力伸直位前后向很紧(图 48-27)。

2)外侧旋转纽扣卡锁式脱位的治疗难点和关键技术:一旦发现膝关节内侧复合损伤后出现"酒窝征",意味着膝关节内侧旋转损伤时股骨内侧髁穿破膝关节前内侧关节囊形成纽扣样卡锁。这个体征的出现往往提示膝关节脱位需要急诊手术复位。卡锁的软组织往往是内侧的关节囊和软组织结构,有时候也合并有内侧的半月板、MCL、MPFL,甚至股四头肌内侧头部分肌束。一旦卡锁时间过久没得到有效的松解,如超过 24 小时以上,可能引起卡锁软组织的缺血坏死。手术只能切除这部分坏死软组织,造成内侧软组织的缺如,增加内侧手术修复的难度。同时,久不复位的膝关节脱位势必加重血管和神经损伤的风险。因此,一旦发现膝关节多发性韧

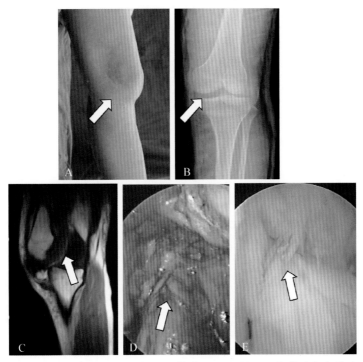

图 48‑27　急性期左膝后外侧旋转脱位(KD‑Ⅲ‑M型)的诊断和治疗

A. 膝关节内侧皮肤"酒窝征";B. X线示内侧关节间隙较对侧增宽,胫骨内缘相对股骨内缘向外侧半脱位;C. MRI示股骨内侧髁间窝由后向前下嵌顿软组织;D. 穿骨缝合的 ACL 股骨止点撕脱伤;E. ACL 修复2年后的关节镜下形态和结构接近正常

带损伤脱位合并内侧"酒窝征"的患者,应该立即考虑急诊手术松解内侧卡锁的软组织,并复位脱位的　　　膝关节(图 48‑28)。

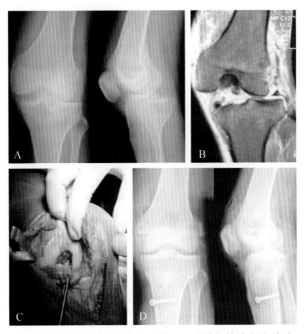

图 48‑28　急性期左膝 KD‑Ⅲ‑M 型脱位的诊断和治疗

切开解锁卡压组织,修复 MCL 及内侧关节囊,并 PCL 重建。A. 术前左膝 X线示内侧胫股关节增宽;B. 左膝 MRI 示MCL、关节囊等软组织卡压;C. 解锁内侧卡锁组织,并予以修复;D. 术后 X线示膝关节对位良好

患者入院后在排除其他危及生命的合并伤外,应立即行膝关节正、侧位 X 线及 MRI 检查,明确膝关节的脱位分型以及软组织卡锁情况。如果患者膝关节卡锁明显,治疗的第 1 步就是对内侧卡锁的软组织进行松解,然后彻底复位。有关节镜的医院应尽可能在镜下完成卡锁组织的解扣松解,然后根据伤情完成一系列的手术。若基层医院条件不具备,则可以考虑切开卡锁软组织进行解锁,复位膝关节,修复相应结构,然后予以外固定,待局部条件好转后再考虑行二期关节镜下膝关节的稳定性修复与重建。

(2)膝关节多发韧带损伤内侧旋转脱位(KD-Ⅲ-L 型)的诊治要点

1)概述:膝关节内侧旋转脱位即是 Schenck 分型的 KD-Ⅲ-L 型,是指膝关节以内侧正常结构为旋转轴的膝关节外侧结构和 ACL、PCL 损伤为主的旋转脱位损伤,通常为膝关节内翻及小腿外旋,有时

也发生小腿内旋,可能损伤的韧带结构包括 PLC、ACL 和 PCL 等,内侧结构一般完好。如果旋转暴力足够大,还可能合并股二头肌建、腓总神经损伤,甚至腘血管损伤。如果内翻暴力较大,则可能合并内侧胫骨平台边缘、内侧股骨髁中心的塌陷性骨折(图48-29);也可合并 PLC 外侧股骨髁外侧面撕脱及撕脱性骨折。膝关节外侧旋转脱位发生后,除了前后向明显失稳外,常会出现膝关节内侧旋转、内翻不稳,导致患肢负重、行走迟发膝内翻和"打软腿"等功能障碍。如合并腓总神经损伤,则会带来更大的下肢功能障碍,致残率相对较高。轻、中度的膝关节后、外侧不稳如果得不到适当的治疗,也可能由于持续的失稳和继发的内翻导致关节软骨退行性变加重,发生更严重的膝内翻和骨关节炎。也可伴发胫骨平台前内侧的劈裂塌陷性骨折或不稳定状态下的骨性膝内翻,需骨折复位或对陈旧性骨折畸形愈合行关节内截骨矫形和力线纠正。

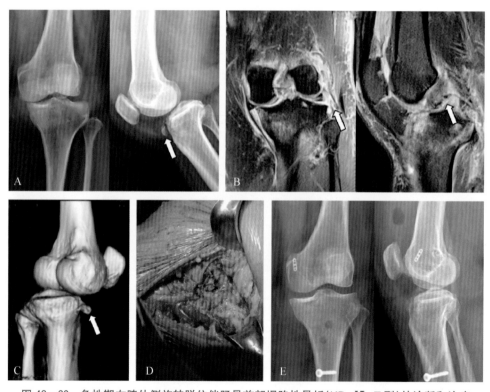

图 48-29　急性期左膝外侧旋转脱位伴胫骨前部塌陷性骨折(KD-Ⅵ-T 型)的诊断和治疗

切开骨折复位,PCL 重建,腓总神经探查,LCL 重建。A. 术前 X 线片;B. 术前 MRI 示左膝 PLC、ACL、PCL 损伤;C. 术前 CT 示旋转脱位;D. 术中重建 PCL 之后采用部分股二头肌腱重建 LCL;E. 术后 X 线片

2）关节镜下外侧沟通过（lateral gutter drive-through，LGDT）试验：对怀疑膝内侧旋转脱位的患者，术中关节镜检查非常重要，因为可以避免遗漏合并的膝外侧损伤以及判断损伤的程度。外侧间室比较容易看见腘肌腱，但医生应该同时查看外侧沟，通过腘肌腱下表面向下走行的垂直纤维来评估腘腓韧带的情况。在屈膝 30°位内翻膝关节，如果外侧胫股间隙＞1 cm 则表示膝外侧结构Ⅲ度损伤。LGDT 试验是一种诊断膝关节后外侧旋转不稳定的可靠方法，对于诊断腘肌腱股骨侧撕脱的敏感度高于其他损伤类型。LGDT 试验的敏感度与后外侧旋转不稳定程度相关。LGDT 试验方法：患者取平卧屈膝30°位，由术者助手维持膝关节正确对位关系，关节镜从标准外侧通道进行观察，在外侧沟可以看到腘肌腱的股骨侧止点，将镜头与腘肌腱和股骨外侧髁之间的间隙往后外室方向深入，镜头可以进入后外室，即为 LGDT 试验阳性；反之，如果镜头不能从腘肌腱和股骨外侧髁之间进入后外室，则为 LGDT 试验阴性。

3）治疗要点：膝关节内侧旋转脱位均需采取手术治疗。需要综合考虑的重要因素包括患者的年龄、活动水平、合并症、损伤的整体情况和受伤时间等。通常来讲，PLC 的 Ⅰ 级和 Ⅱ 级中度损伤非手术治疗也可获得良好的效果。然而，严重的 Ⅱ 级和所有 Ⅲ 级 PLC 损伤非手术治疗功能疗效差，可遗留松弛，造成关节软骨和半月板退变损伤，建议尽早手术。

目前，对于膝关节内侧旋转脱位的外科治疗方式没有绝对统一的观点。治疗方式的选择基于急性损伤（≤3 周）或慢性损伤（＞3 周）而有所不同。文献中对膝关节内侧旋转脱位治疗反映出一个共识：如果进行 ACL、PCL 重建，为了减少 ACL、PCL 移植物早期失败的风险，应同时外科治疗 PLC（修复或重建）。

A. 急诊及急性期手术：腘动脉损伤的患者应急诊手术，行动脉探查修复、桥接等，恢复患肢血液供应，避免肢体坏死或骨筋膜室综合征导致的残疾。如果膝关节内侧旋转脱位无法复位或者无法通过外固定维持复位，则需要考虑急性期手术，恢复膝关节稳定性。对于有明显骨折（包括撕脱性骨折）的膝关节内侧旋转脱位也考虑急性期手术，复位、固定骨折，恢复韧带的稳定性。对于有神经损伤（尤其是腓总神经损伤）的患者，应积极手术探查松解，恢复其

正常的走行和张力，改善血液供应，恢复神经功能尤为重要。PLC 手术时机的选择非常重要，急性 PLC 损伤手术有更高的成功率，最好是在 2～3 周内进行，同时进行 ACL、PCL 重建，最大限度一期修复或重建 PLC 来增强后外侧稳定性。PLC 一期急性损伤结构可通过直接缝合、经骨钻孔缝合、锚钉缝合或应用界面螺钉等方式修复，通常在膝关节屈曲 30°～60°胫骨中立或轻度内旋位下，由深至浅逐层修复。一些病例由于损伤严重或损伤组织质量较差，无法直接修复，可采用腘绳肌腱、股二头肌腱、髂胫束或同种异体移植物进行 PLC 的加强重建修复或重建术。

B. 二期手术：适用于慢性损伤的修复及重建。慢性膝关节内侧旋转脱位是指受伤 3 周以上的损伤，该类患者（ACL、PCL 合并 PLC 损伤）延误治疗的情况并不少见，可能是因为初诊时漏诊或者非手术治疗失败而造成，也可能是患者处于损伤的亚急性期（3～6 周）。相比急性损伤，由于慢性损伤周围结构继发广泛的瘢痕形成，软组织质量较差以及内翻导致对线不良，修复手术常受到限制，而需要行 ACL、PCL 及 PLC 重建术（图 48 - 30）。手术目的是：力求重建 ACL、PCL，恢复前后向稳定性；重建 PLC 以维持外侧复合体稳定；重建腘肌和（或）腘腓韧带以维持外旋稳定。手术方式取决于具体损伤的结构及程度。

必须强调的是，对于慢性膝关节多发韧带内侧旋转脱位或术后功能差的患者，评估肢体的力线非常重要，因为长期膝关节后外侧不稳而导致患者出现Ⅲ度膝内翻的情况并不少见。对于这些患者，开放式胫骨高位楔形截骨术联合韧带重建治疗效果较好（图 48 - 31）。Noyes 等的一项研究中，41 例慢性损伤患者行 ACL 重建联合 HTO（其中 18 例为Ⅲ度膝内翻需行 PLC 重建），结果显示 71% 的患者效果良好或非常好，85% 的患者膝关节不稳得到了纠正。

C. PLC 重建关键技术：PLC 解剖重建可能包含腓骨头到股骨外上髁（LCL 或腘腓韧带重建）、胫骨近端后外侧到股骨外上髁（腘肌重建）2 个重要结构。具体手术方式的选择取决于需要修复或重建的结构。尽管文献中阐述了许多重建技术，但因缺乏稳定的长期临床效果，目前尚无统一的手术方式，解剖重建目前为大多数医生所推荐。

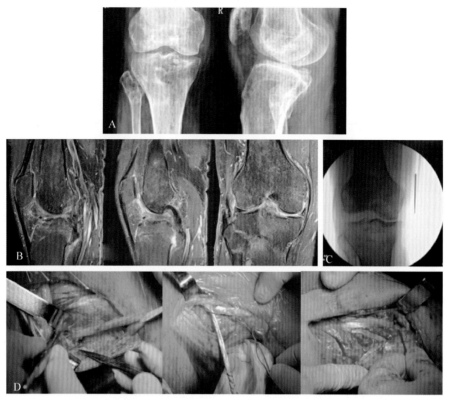

图 48-30　陈旧性右膝内侧旋转脱位(已复位,KD-Ⅲ-L 型)的诊断和治疗

行 PCL 重建、腓总神经探查术和 LCL 重建术。A. 术前 X 线片;B. 术前 MRI 示 ACL 和 PLC 损伤;C. 术中内翻应力位 X 线片显示外侧间隙明显张开;D. 术中探查保护腓总神经,取自体腘绳肌腱重建 PLC

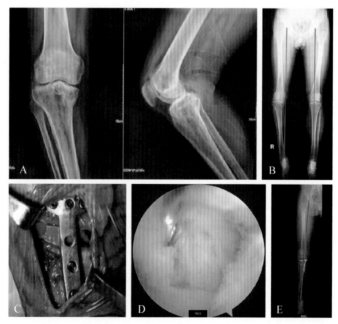

图 48-31　陈旧性右膝内侧旋转脱位伴腓总神经损伤(已复位,KD-Ⅲ-L 型)、
右胫骨平台陈旧性骨折伴内翻畸形行 HTO 截骨和 PCL 重建

A. 术前右膝正、侧位 X 线片;B. 术前下肢站立位全长位 X 线片;C. 术中右侧胫骨高
位截骨钢板内固定;D. PCL 重建;E. 术后下肢负重活动全长 X 线正位片

在 LCL 完整的 PLC 损伤病例中,可重建腘肌腱和腘腓韧带。无论哪种重建都应将移植物在 LCL 深处置入到 LCL 股骨止点前方重建腘肌腱,或经腓骨隧道重建腘腓韧带。非解剖重建可行股二头肌腱固定术,手术中将完整的股二头肌腱固定到股骨外上髁,但要保持植入物远端的完整性。囊外 PLC 悬吊术可应用髂胫束或同种异体或自体跟腱移植。行股二头肌腱分离和转位时,应仔细保护腓总神经,过度牵拉可导致医源性神经损伤(图 48 - 32)。

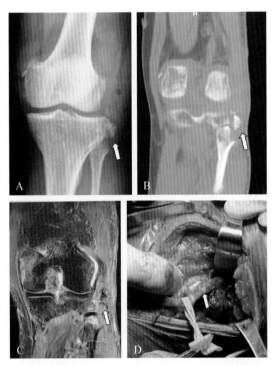

图 48 - 32 急性期左膝内侧旋转脱位(KD - Ⅲ - L 型)的诊断和治疗

A. 左膝关节 X 线片示腓骨头撕脱性骨折;B. 左膝 CT 片示撕脱性骨折块;C. 左膝 MRI 片示外侧信号杂乱及撕脱性骨折块;D. 术中松解并保护腓总神经,避免医源性损伤

对于慢性 PLC 和交叉韧带Ⅲ度以上损伤的患者,交叉韧带重建应与 PLC 重建联合施行。另外,对在步态起步相存在明显膝内翻的慢性 PLC 损伤患者,应行附加矫正性外翻 HTO。由于外侧闭合楔形截骨可能导致 PLC 松弛和累及断裂的近端胫腓关节,因此首选内侧开放高位胫骨楔形截骨。截骨术应尽可能在 PLC 重建前实施,因为未经矫正的内翻对线不良所产生重复的牵张应力可导致 PLC 重建手术失败。

D. 重要结构修复的关键技术及要点:

a. LCL 修复和重建:Fanelli 等采用部分股二头肌腱转移术修复、重建 LCL,即将中 1/3 的股二头肌腱近端转位,固定到股骨外上髁止点来重建 LCL。研究者在 41 例 PCL/PLC 联合重建的患者中使用这种方法联合后外侧关节囊转位修复 PLC,结果发现后外侧稳定性有所恢复,且 71% 的患者术后膝关节比正常膝关节更紧。虽然患者功能评分结果良好,但这种非解剖修复和重建手术获得的表面上的过度稳定是否会随着时间推移而变得正常,甚至逐渐减弱至松弛,尚不得而知,而过度的张力是否对其他关节内结构有影响也未知。

b. 腘腓韧带修复和重建:腘腓韧带已被证实对维持膝关节外侧稳定有重要作用,故除了 LCL 重建以外,当前还强调腘腓韧带重建。Veltri 和 Warren 描述用分束的髂胫束或跟腱移植物来重建腘肌和腘腓韧带,移植物骨块固定在共同的股骨隧道,另一端两束移植物分别通过近端胫骨和腓骨隧道固定,然后再单独处理 LCL。Stannard 等描述了所谓的"改良式双尾"技术,即胫骨同种异体肌腱通过胫骨和腓骨隧道紧拉,并使用螺钉和 Spiked-Washer 钉固定于股骨外侧髁等长点。与 Veltri 等的方法不同,这种重建术式采用从前外侧到后内侧方向腓骨隧道的方式来重建腘肌、腘腓韧带和 LCL。观察到的 22 位患者(包括 7 位采用 ACL/PLC 联合重建)术后膝关节功能恢复良好,术后 2 年的总体失败率为 9%。

(3) 膝关节多发韧带损伤前/后脱位(KD-Ⅳ型)的诊治要点

1) 概述:该膝关节多发韧带损伤脱位类型是指内、外侧胫骨相对于内、外侧股骨完全发生前/后移,称为膝关节前/后向脱位。重点是损伤重,4 组韧带均有损伤,血管、神经损伤的发生率最高,自行复位

率相对较低,就诊时膝关节仍可处在完全脱位的状态。通过 X 线检查最容易了解脱位方式,体征是膝关节 4 个方向均松弛。MRI 检查可充分评估 4 组韧带损伤的部位、类型及合并伤,可为诊疗方案提供最佳指导。

特殊情况是内、外侧结构在股骨端的剥脱损伤(图 48-33)。膝关节容易复位,而且复位后伸膝时内、外侧较稳定,在早期完全伸直 0°位小腿完全向前托起的外固定保守治疗 6~8 周情况下,可让内、外侧结构完全解剖修复达到内、外侧结构稳定的完全恢复,后期仅需要行 PCL 和 ACL 重建,关节运动中心轴也容易恢复,甚至部分患者完全不需要行 PCL 和 ACL 重建,其膝关节功能也能满足生活及工作需

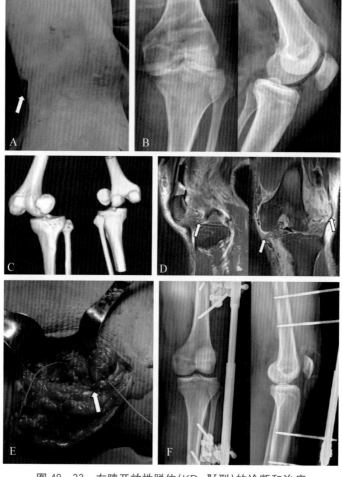

图 48-33 左膝开放性脱位(KD-Ⅳ型)的诊断和治疗

行左膝清创缝合+外固定支架固定术。A. 左膝内侧后方可见伤口与外界相通;B. 伤后 X 线片示左膝关节脱位;C. 术前 CT 三维重建;D. 术前 MRI 片示左膝 ACL+PCL+MCL+LCL(非骨性撕脱损伤);E. 术中清创缝合;F. 术后 X 线片示外固定支架,关节复位良好

要。此特殊损伤类型属于急性期,可保守治疗,仅占小部分比例。对严重的该类损伤,容易发生前后向的完全及部分(半)固定性脱位,治疗难度相当大,并且很难经过手术直接恢复患者膝关节运动中心轴,因其没有可参照的完全正常的结构面(4 个结构面),所以急性期的诊治尤为重要。

2) 治疗要点:韧带结构的处理。该型膝关节脱位造成前、后、内、外 4 组韧带损伤,从而造成膝关节各向松弛及功能障碍。对于膝关节前、后向脱位的患者,恢复其稳定性的关键就是恢复正常的韧带功能。

A. 急性期韧带处理:急性期患者多有 4 组韧带损伤。ACL、PCL 损伤需要手术修复或重建以恢复其稳定性;对于内、外侧韧带实质部损伤患者,需要同期行内、外侧结构的修复或加强修复治疗;对于内、外侧韧带止点部位损伤患者,可以行止点部位的修复及减张缝合修复,推荐穿骨缝合;对于一部分内、外侧韧带止点部位剥脱损伤患者,复位后体格检查内、外侧稳定性良好的情况下,可以早期行膝关节外固定,6~8 周后取消固定,进行膝关节活动度训练,多数剥脱损伤患者可以恢复并维持韧带张力,必要时只需要手术处理 ACL、PCL。

B. 陈旧期韧带处理:进入陈旧期后,很多膝关节前、后向脱位患者的侧方结构(特别是 MCL)张力可能恢复,残留的膝关节复位丢失和多向不稳需要手术治疗。ACL、PCL 功能需要手术重建治疗;侧方结构可以采取修复和(或)重建方式治疗,推荐韧带重建。对于侧方结构剥脱损伤的患者,部分需要在此期进行 ACL、PCL 重建,若剥皮样结构不能完全恢复稳定,可能也需要在此期一并修复或重建。

C. 翻修期韧带处理:膝关节前、后向脱位是非常严重的损伤,很多患者在急性期和陈旧期手术治疗后仍不能得到满意的效果,可能进入翻修期。翻修期处理的重点是尽量松解和恢复膝关节完全复位的稳定性。翻修时要求尽量使用自体材料,若材料不足,可以考虑异体肌腱或人工韧带重建。对于侧方结构的翻修,建议行重建,不建议单纯缝合修复。力线矫正应充分放在首位。

(4) 膝关节多发韧带损伤脱位与骨折(KD-V型)诊治要点

1) 概述:膝关节多发韧带损伤脱位除了单纯性韧带及韧带止点撕脱性骨折外,还可有韧带附着和带有关节面的大块骨骨折的损伤。虽然股骨力线和胫骨力线的对合丧失,但是主要骨折块上胫股关节的关节面对合尚好,同时还有 1 组及以上的真正韧带损伤,表现为膝关节脱位的假象,这就是骨折-脱位类型,应与脱位伴骨折和韧带止点撕脱性骨折的脱位相鉴别。

2) HX 分型:膝关节多发韧带损伤脱位 HX 分型中将骨折与脱位之间的关系分为两种情况,即脱位伴骨折和骨折-脱位。脱位伴骨折是膝关节脱位合并有构成膝关节的骨折,骨折块上无 4 组知名韧带附着,但在某些情况下骨折块的解剖复位仍非常重要,否则可能导致膝关节骨性结构不稳。骨折-脱位是指骨折移位后表现为膝关节脱位假象,股骨力线及胫骨力线不在位,骨折块上至少有 1 组及以上的知名韧带附着,同时伴发膝关节 4 组其余韧带至少 1 组及以上韧带损伤,骨折部位包括股骨内侧髁、外侧髁、胫骨平台内侧及外侧或胫骨平台(表48-12)。骨折块的复位及固定直接影响关节的支撑和稳定性,治疗关键是对骨折块进行一期复位和固定。

表 48-12 骨折-脱位(KD-Ⅴ型)的 HX 分型(按解剖结构分型)

亚 型	损伤类型
HX-Ⅴ-1(MF)	股骨内侧髁 Hoffa(带有 PMC+PCL)+ACL
HX-Ⅴ-2(LF)	股骨外侧髁 Hoffa(带有 PLC+ACL)+PCL
HX-Ⅴ-3(MT)	内侧胫骨平台骨折(带有 ACL+PCL+PMC)+PLC
HX-Ⅴ-4(LT)	外侧胫骨平台骨折(带有 ACL+PCL,PLC 松但完整)
HX-Ⅴ-5(TT)	胫骨平台粉碎性骨折(带有 ACL+PCL+PMC,PLC 松弛但结构完整,胫腓上关节分离)

3) 治疗:

A. 脱位伴骨折:在脱位伴骨折类型中,骨折块上无 4 组知名韧带附着,但骨折处有参与膝关节的支撑构成,如胫骨平台边缘压缩性骨折、股骨远端关节面压缩性骨折等。这种膝关节脱位伴骨折的治疗目标是恢复骨折块对膝关节的支撑作用,同时避免关节僵硬。由于该类骨折通常是膝关节不稳的一小部分,因而只要有指征,就可以在进行韧带修复与重建的同期联合行骨折复位简单内固定术。这类骨折是膝关节恢复稳定所做手术的一部分，因此不必像股骨髁或胫骨平台主要支撑区的关节内骨折那样，需要计划分期重建手术。其他脱位合并骨折的类型包括部分胫骨近端和股骨远端骨折以及髌骨骨折，都应按骨折创伤诊治原则处理。

a. 胫骨平台边缘压缩性骨折：膝关节后脱位导致的胫股关节错位容易使胫骨平台前方受压而导致

压缩性骨折（图48-34）。这些不属于撕脱性骨折，受伤机制也不尽相同。这种压缩性骨折是由于膝关节过伸时受到应力挤压所致，建议在急性期行韧带重建的同时治疗该类骨折。对塌陷的关节面进行撬拨及抬高，解剖复位植骨，可使用小型的支撑接骨板或皮质螺钉进行固定。注意应避免螺钉的位置与 ACL 或 PCL 骨隧道发生冲突，对移植物造成损伤。

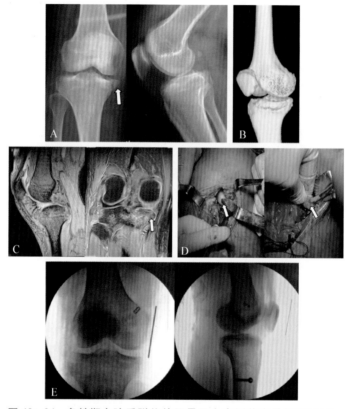

图48-34 急性期右膝后脱位伴胫骨平台内侧前方骨折（已复位，KD-Ⅵ-T型）的诊断和治疗

行切开复位可吸收螺钉内固定和 PCL 重建。A. 术前 X 线片示胫骨内侧骨折块（白色箭头）；B. 术前三维 CT 片示胫骨内侧平台骨折；C. 术前 MRI 片示 PCL，LCL、PLC 损伤伴内侧胫骨平台骨折（白色箭头）；D. 术中见胫骨内侧平台边缘骨折，骨折块复位后克氏针临时固定，然后再用可吸收螺钉固定；E. 术中透视显示骨折复位良好，内固定位置满意

b. 股骨髁远端关节面的压缩性骨折：该类型骨折通常是由于异常的应力作用于脱位的膝关节所致，大多数合并有 ACL 断裂。这种压缩性骨折很小或是位于关节负重面周围时通常不需要处理。塌陷压缩深度＞1 cm 时，则需要进行处理。

c. 膝关节脱位中的髌骨骨折：发生膝关节脱位

时，由于伸膝装置断裂或髌骨骨折导致膝关节伸膝装置受到损伤。受伤机制均为高能量暴力，常合并其他部位的损伤。对合并髌骨骨折者（图48-35），建议进行韧带重建同时对髌骨骨折复位内固定。术后需注意康复训练，避免关节僵硬。

B. 骨折-脱位：膝部支撑骨块上至少有 4 组知

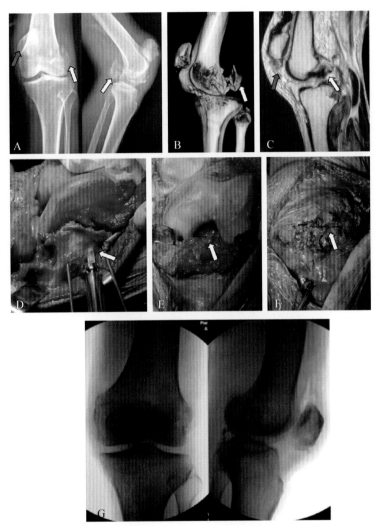

图 48-35　急性期左膝骨折-脱位(KD-Ⅴ-F-L 型)伴股骨外侧髁骨折、髌骨下极骨折的诊断和治疗

行切开复位内固定,ACL 穿骨缝合修复。A. 术前 X 线片示股骨外侧髁骨折(白色箭头)、髌骨向内上方脱位(红色箭头);B. 术前三维 CT 片示髌骨骨折、股骨外侧髁骨折;C. 术前 MRI 片示髌韧带断裂(红色箭头)、前 PCL 损伤;D. 股骨外侧髁骨折块复位后用克氏针临时固定,然后再用可吸收螺钉固定(白色箭头);E. ACL 止点撕脱性骨折穿骨缝合固定;F. 穿骨缝合修复髌韧带;G. 术中 X 线透视见骨折复位满意,髌骨高度恢复正常

名韧带中的 1 组及以上附着,同时伴有膝关节非支撑骨的韧带损伤达到 3 组及以上,所表现出来的是股骨与胫骨力线上的对合关系丧失。主要包括股骨髁和胫骨平台骨折。

a. 股骨髁骨折:包括内侧髁和外侧髁骨折。一般合并有膝关节的 ACL、PCL 韧带损伤。有文献报道了股骨髁骨折合并膝关节脱位的情况。Schenck 首次报道了 4 例股骨端骨折-脱位的患者,其中有 2 例的 PCL 依旧附着在股骨内侧髁的骨折块上。他

们发现,对股骨内侧髁进行切开复位内固定后能够恢复 PCL 的稳定性,但由于膝关节活动范围受限,患者的预后较差。当关节内的骨折与韧带重建同时进行手术或者再次手术的时间间隔很短时,关节感染的风险非常高(75%)。因此,一些学者建议对于韧带损伤行非手术治疗,或者只有当骨折愈合、关节恢复活动度后再进行韧带分期重建。

b. 胫骨平台骨折(图 48-36):

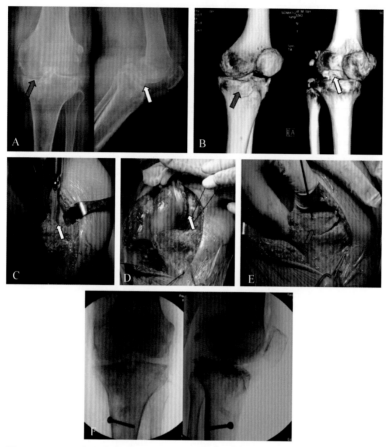

图 48‑36 左膝关节骨折‑脱位伴胫骨平台内侧骨折(已复位,KD‑Ⅵ‑Ｔ型)的诊断和治疗

　　行切开复位内固定和 PCL 重建。A. 术前 X 线示内侧胫骨平台塌陷骨折(红色箭头),ACL 止点撕脱性骨折(白色箭头);B. 术前 CT 三维重建示胫骨内侧平台骨折(红色箭头),ACL 撕脱性骨折块(白色箭头);C. 术中见 ACL 止点撕脱性骨折,采用可吸收螺钉固定;D. 取自体腘绳肌腱重建 ACL;E. 胫骨平台骨折复位,用可吸收螺钉固定;F. 术中 X 线透视显示骨折复位良好

　　Ⅰ. 对血管、神经的评估和处理放在首位。对于骨折合并有血管损伤者,建议根据患肢缺血时间和骨折处理的难易程度来决定血管损伤和骨折的处理顺序。对缺血时间在 1 小时内、骨折易于复位和固定者,先处理骨折;对骨折复杂,预估手术时间较长或缺血时间在 1 小时以上者,先修复血管以恢复血液供应,然后在血液供应良好的前提下处理骨折。

　　对于合并腘动脉损伤者,考虑肢体缺血再灌注损伤有不同程度的并发症,包括肌红蛋白尿、少尿、急性肾衰竭、肺再灌注损伤或多器官功能衰竭,甚至是厌氧菌感染、坏疽、败血症等危及生命的风险。当小腿及远端缺血坏死时间超过 48 小时,建议截肢以保护患者的生命。为了避免截肢,需要临床医生早期通过体格检查和 CTA 进行快速诊断,必要时进行手术探查确定有无血管损伤。早期处理损伤的血管可降低患者的截肢率。

　　在进行肢体血液供应评估的同时,还要进行神经损伤评估,因为高达 40% 的膝关节脱位合并神经损伤,而且 50% 的神经损伤无法完全恢复。对神经损伤的处理方法为尽早行神经松解,解除卡压和牵拉,复位减张,再行恢复血液供应手术。膝关节脱位合并腓总神经损伤的发生率为 19.2%～25%。研究发现,腓总神经损伤与血管损伤有很大的关系,因此,出现腓总神经损伤时应该高度怀疑血管损伤。

综上所述,膝关节脱位有较高的发生腓总神经损伤的概率,应引起临床医生的高度重视,做到早发现、早诊断、早处理。

Ⅱ. 软组织损伤的处理:由于胫骨平台骨折伴膝关节脱位常由高能量损伤引起,软组织损伤严重,如果处理不当,软组织坏死和感染的发生率最高可达50%～80%。对于伴有软组织损伤的患者,早期推荐使用外固定架,待软组织恢复完全后再进行内固定治疗。根据不同损伤类型应用不同的手术入路及固定方式。

Ⅲ. 韧带损伤的处理:目前对治疗胫骨平台骨折合并膝关节多发韧带损伤脱位的手术时机以及手术方式的选择存在诸多争议。建议优先处理骨折,待关节活动度恢复、骨折愈合良好后,再重新评估膝关节稳定性。对有韧带松弛但无不稳定症状者,考虑非手术治疗。对既有韧带松弛又有不稳定症状者,则建议行韧带重建手术。

对合并侧副韧带损伤的患者,如果只行简单的修复手术,推荐在胫骨平台固定的同时进行修复。若不对侧副韧带进行处理,就会导致异常应力作用于已修复的关节面,从而使膝关节后期发生冠状面明显不稳。如果损伤的侧副韧带需要重建,考虑软组织不能耐受,则建议分期手术。

如果一期重建韧带,建议优先重建 PCL,随后重建 MCL 和 PLC,ACL 重建则可留待二期处理。

48.5 康复原则及要点

康复原则是恢复膝关节活动度、强度和功能(图48-37)。对于有 PLC 及 PCL 结构损伤的患者,应术后 8 周内下地不负重,8 周后才开始下地逐渐部分负重行走,12 周后完全负重,围术期加速康复外科(ERAS)康复。康复总原则是在术中保证关节有全范围活动度又稳定的前提下,循序渐"激"快速康复。

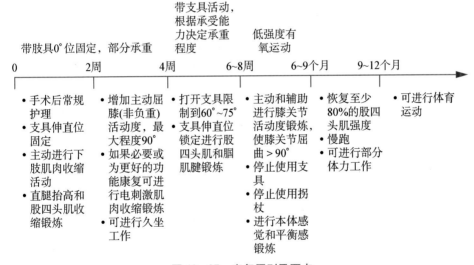

图 48-37 康复原则及要点

(李 箭 陈 刚 唐 新 李 棋 熊 燕 付维力 张 钟)

本章要点

1. 维持膝关节稳定性的结构分为动力性稳定结构和静力性稳定结构:以 4 组韧带和 4 块骨为主体,同时还有软骨、半月板、关节囊及关节周围肌肉、肌腱参与,以维持膝关节三维立体的稳定。

2. 膝关节多发韧带损伤主要表现为膝关节不稳和脱位两方面,其表现类型与 4 组韧带结构损伤的不同类型和不同组合密切相关。

3. 膝关节多发韧带损伤脱位是一种发病率低、疗效优良率低、截肢率高的膝关节严重损伤,是指膝关节发生 3 组及以上韧带稳定结构损伤,有 3 个平面的松弛。大多数脱位患者就诊时已复位,一部分未复位的患者也可经手法闭合复位,还有少部分患者无法手法闭合复位。脱位大多数是闭合的,也有少部分是开放的;脱位以韧带与韧带、韧带与骨、骨与韧带的不同损伤类型构成,如Schenck 分型 KD-Ⅰ、KD-Ⅱ、KD-Ⅲ-M、KD-Ⅲ-L、KD-Ⅳ和 KD-Ⅴ(骨折-脱位类型、脱位伴骨折),需详细分期、分型及评估诊断。

4. 膝关节多发韧带损伤脱位治疗以挽救生命、保活肢体、恢复功能为总原则,脱位关节的尽早复位和维持复位是根本,骨和韧带的修复与重建都必须满足该目标,先骨后韧带,必须在关节稳定的基础之上行合并损伤(包括血管、神经、半月板、软骨、骨、伸膝装置等)的修复与重建,才能避免相应结构再损伤,取得优良的临床疗效。

5. 膝关节多发韧带损伤术后康复应在循序渐"激"、保证膝关节稳定性的基础上尽早恢复肌力、活动度、平衡性、协调性及其所有运动功能,最终达到患者回归正常生活和功能恢复的目标。

6. 医生要诊治好膝关节多发韧带损伤,必须具备全面的膝关节骨科创伤和运动医学的相关知识和技术。

主要参考文献

[1] BECKER E H, WATSON J D, DREESE J C. Investigation of multiligamentous knee injury patterns with associated injuries presenting at a leveli trauma center[J]. J Orthop Trauma, 2013,27(4): 226 - 231.

[2] BOYCE R H, SINGH K, OBREMSKEY W T. Acute management of traumatic knee dislocations for the generalist[J]. J Am Acad Orthop Surg, 2015,23(12): 761 - 768.

[3] BRATT H D, NEWMAN A P. Complete dislocation of the knee without disruption of both cruciate ligaments [J]. J Trauma, 1993,34(3): 383 - 389.

[4] CLAES S, VEREECKE E, MAES M, et al. Anatomy of the anterolateral ligament of the knee[J]. J Anat, 2013,223(4): 321 - 328.

[5] COHEN A P, KING D, GIBBON A J. Impingement fracture of the anteromedial tibial margin: a radiographic sign of combined posterolateral complex and posterior cruciate ligament disruption[J]. Skeletal Radiol, 2001,30(2): 114 - 116.

[6] COOPER D E, SPEER K P, WICKIEWICZ T L, et al. Complete knee dislocation without posterior cruciate ligament disruption. A report of four cases and review of the literature[J]. Clin Orthop Relat Res, 1992, (284): 228 - 233.

[7] DEDMOND B T, ALMEKINDERS L C. Operative versus nonoperative treatment of knee dislocations: a meta-analysis[J]. Am J Knee Surg, 2001,14(1): 33 - 38.

[8] DELEE J C, RILEY M B, ROCKWOOD C A. Acute straight lateral instability of the knee[J]. Am J Sports Med, 1983, 11(6): 404 - 411.

[9] DOUMA M R, BURG M D, DIJKSTRA B L. Knee dislocation: a case report, diagnostic vascular work-up, and literature review[J]. Case Rep Emerg Med, 2017, 2017: 9745025.

[10] ENGEBRETSEN L, RISBERG M A, ROBERTSON B, et al. Outcome after knee dislocations: a 2 - 9 years follow-up of 85 consecutive patients[J]. Knee Surg Sports Traumatol Arthrosc, 2009,17(9): 1013 - 1026.

[11] EUSTACE S, DENISON W. Pictorial review: magnetic resonance imaging of acute orthopaedic trauma to the upper extremity[J]. Clin Radiol, 1997,52(5): 338 - 344.

[12] FANELLI G C, GIANNOTTI B F, EDSON C J. Arthroscopically assisted combined posterior cruciate ligament/posterior lateral complex reconstruction[J]. Arthroscopy, 1996,12(5): 521 - 530.

[13] FANELLI G C. The multiple ligament injured knee: a practical guide to management[M]. [S. l.]: Springer, 2012: 333 - 340.

[14] FENG H, SONG G Y, SHEN J W, et al. The "lateral gutter drive-through" sign revisited: a cadaveric study exploring its real mechanism based on the individual posterolateral structure of knee joints[J]. Arch Orthop Trauma Surg, 2014,134(12): 1745 - 1751.

[15] FROSCH K H, AKOTO R, HEITMANN M, et al. Arthroscopic reconstruction of the popliteus complex: accuracy and reproducibility of a new surgical technique [J]. Knee Surg Sports Traumatol Arthrosc, 2015, 23 (10): 3114 - 3120.

[16] GARTH W P, WILSON T. Open reduction of a lateral femoral notch associated with an acute anterior cruciate ligament tear[J]. Arthroscopy, 2001,17(8): 874 - 877.

[17] KENNEDY J C. Complete dislocation of the knee joint [J]. J Bone Joint Surg Am, 1963, 45: 889 - 904.

[18] LACHMAN J R, REHMAN S, PIPITONE P S.

Traumatic knee dislocations: evaluation, management, and surgical treatment[J]. Orthop Clin North Am, 2015,46(4): 479 – 493.

[19] LAPRADE R F, ENGEBRETSEN A H, LY T V, et al. The anatomy of the medial part of the knee[J]. J Bone Joint Surg Am, 2007,89(9): 2000 – 2010.

[20] LEVY N M, KRYCH A J, HEVESI M, et al. Does age predict outcome after multiligament knee reconstruction for the dislocated knee? 2- to 22-year follow-up[J]. Knee Surg Sports Traumatol Arthrosc, 2015,23(10): 3003 – 3007.

[21] MASSARA M, PRUNELLA R, DE CARIDI G, et al. Traumatic anterior knee dislocation with popliteal artery injury: the importance of a prompt diagnosis and treatment to obtain lower limb salvage[J]. Ann Vasc Surg, 2017,43: 309. e1 – 309. e3.

[22] MEDINA O, AROM G A, YERANOSIAN M G, et al. Vascular and nerve injury after knee dislocation: a systematic review[J]. Clin Orthop Relat Res, 2014,472(9): 2621 – 2629.

[23] MOATSHE G, DORNAN G J, LØKEN S, et al. Demographics and injuries associated with knee dislocation: a prospective review of 303 patients[J]. Orthop J Sports Med, 2017,5(5): 2325967117706521.

[24] MOORE T M. Fracture-dislocation of the knee[J]. Clin Orthop Relat Res, 1981, (156): 128 – 140.

[25] NICANDRI G T, CHAMBERLAIN A M, WAHL C J. Practical management of knee dislocations: a selective angiography protocol to detect limb-threatening vascular injuries[J]. Clin J Sport Med, 2009,19(2): 125 – 129.

[26] NICANDRI G T, DUNBAR R P, WAHL C J. Are evidence-based protocols which identify vascular injury associated with knee dislocation underutilized[J]? Knee Surg Sports Traumatol Arthrosc, 2010,18(8): 1005 – 1012.

[27] ROESSLER P P, SCHÜTTLER K F, STEIN T, et al. Anatomic dissection of the anterolateral ligament (ALL) in paired fresh-frozen cadaveric knee joints[J]. Arch Orthop Trauma Surg, 2017,137(2): 249 – 255.

[28] SCHENCK R C J R. The dislocated knee[J]. Instr Course Lect, 1994, 43: 127 – 136.

[29] SCHENCK R C, MCGANITY P L, HECKMAN J D. Femoral-sided fracture-dislocation of the knee[J]. J Orthop Trauma, 1997,11(6): 416 – 421.

[30] SHELBOURNE K D, KLOOTWYK T E. Low-velocity knee dislocation with sports injuries. Treatment principles[J]. Clin Sports Med, 2000, 19(3): 443 – 456.

[31] SHETTY G M, WANG J H, KIM S K, et al. Incarcerated patellar tendon in Hoffa fracture: an unusual cause of irreducible knee dislocation[J]. Knee Surg Sports Traumatol Arthrosc, 2008,16(4): 378 – 381.

[32] SPAGNOLO R, PACE F. Management of the Schatzker vi fractures with lateral locked screw plating[J]. Musculoskelet Surg, 2012,96(2): 75 – 80.

[33] STANNARD J P, SHEILS T M, LOPEZ-BEN R R, et al. Vascular injuries in knee dislocations: the role of physical examination in determining the need for arteriography[J]. J Bone Joint Surg Am, 2004,86(5): 910 – 915.

[34] WASCHER D C, DVIRNAK P C, DECOSTER T A. Knee dislocation: initial assessment and implications for treatment[J]. J Orthop Trauma, 1997,11(7): 525 – 529.

[35] WASCHER D C. High-velocity knee dislocation with vascular injury. Treatment principles[J]. Clin Sports Med, 2000, 19(3): 457 – 477.

[36] WONG C H, TAN J L, CHANG H C, et al. Knee dislocations—a retrospective study comparing operative versus closed immobilization treatment outcomes[J]. Knee Surg Sports Traumatol Arthrosc, 2004, 12(6): 540 – 544.

膝关节软骨损伤和骨关节炎

49.1 膝关节软骨损伤

49.1.1 膝关节软骨的解剖与生物力学

膝关节软骨是透明软骨,覆盖在骨性关节的表面,在膝关节活动时起到承受负荷、吸收机械性冲击和震荡、减少摩擦的作用。正常的膝关节软骨是受力学和体液双重调节的活体组织,其完整性是膝关节正常活动的重要因素。

膝关节软骨由细胞外基质(ECM)和散在其中的软骨细胞组成,软骨细胞仅占总体积的10%。ECM的主要成分是水分(70%～80%)、蛋白多糖和胶原(95%为Ⅱ型胶原),还有少量糖蛋白、蛋白质、

脂肪和无机盐。蛋白多糖具有较强的亲水性,能够使软骨承受较大的压力;Ⅱ型胶原使软骨具有抗拉刚度和强度,并参与维持软骨形态。关节软骨本身并无血液供应和神经组织营养,其营养主要由滑液和软骨下骨的血管供应,软骨面边缘的营养和血液主要由软骨周围骨膜内的血管末梢提供。由于缺乏血液供应和神经组织营养,软骨自身修复能力较弱,损伤后难以愈合。关节软骨从形态上可分为4层:浅表层、中间层(或移行层)、深层以及钙化软骨层。关节软骨分层排列反映了关节软骨功能适应的生物力学变化,浅表层主要承受剪切力,中间层和深层主要承受压力载荷,钙化软骨层将关节面附着于软骨下、骨质上(图49-1)。

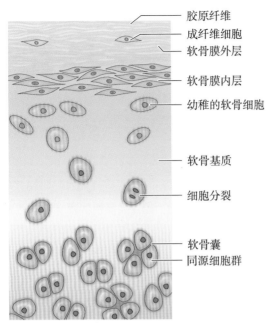

图 49-1 关节软骨微观结构

胶原纤维
成纤维细胞
软骨膜外层
软骨膜内层
幼稚的软骨细胞
软骨基质
细胞分裂
软骨囊
同源细胞群

49.1.2 临床评估

（1）病史、临床表现与发病机制

详细询问病史有利于膝关节软骨损伤的诊断和治疗，包括患者的年龄、起始症状（隐匿性或外伤性）、疼痛部位、外伤史及相关手术史、诱发因素等。年轻人因活动量大是软骨损伤的好发人群，而且软骨损伤往往由急性创伤所致。中老年患者的软骨疾病多为退行性变，为膝关节骨关节炎。

膝关节软骨损伤往往没有特异性症状和体征，患者常主诉患膝疼痛、肿胀、打软腿、关节交锁等，可以只出现上述症状中的一种，也可以是上述症状同时出现。膝关节软骨损伤可单独出现，也可合并其他损伤，如半月板损伤、韧带损伤、髌骨不稳等。疼痛部位和诱发因素在一定程度上可以反映软骨损伤的部位，如股骨内、外侧髁软骨损伤疼痛通常位于膝关节内侧或外侧间室，在负重或高冲击活动时疼痛加重；髌骨或股骨滑车软骨损伤的疼痛主要位于膝关节前方或髌骨周围，在下跪、爬楼梯及久坐时疼痛加重。

膝关节软骨损伤的病情程度个体差异较大，可以是孤立、微小、表浅的局灶性损伤，也可以是累及整个股骨髁的软骨全层损伤，甚至伴有软骨下骨缺损，如重度骨性关节炎；在膝关节的 3 个间室（内侧

胫股关节间室、外侧胫股关节间室和髌股关节间室）里都可以出现软骨损伤。其中，股骨髁部软骨损伤发病率最高，可以达到 43%～58%，髌骨软骨损伤的发病率为 11%～36%，股骨滑车软骨损伤的发病率为 6%～16%。

引起关节软骨损伤的病因和发病机制较为复杂，主要病因包括急性创伤、炎症、退行性变及软骨下骨病变等。软骨下骨病变主要包括剥脱性骨软骨炎（osteochondritis dissecans，OCD）及局部骨缺血性坏死（avascular necrosis，AVN）等。

除外各种急性创伤导致软骨损伤外，目前主流的软骨损伤机制还有以下几种：①氧化应激学说。氧化应激是指机体在遭受各种有害刺激时，体内的活性氧自由基（reactive oxygen species，ROS）和活性氮自由基（reactive nitrogen species，RNS）等高活性分子生成增加，且氧化程度超出了抗氧化系统的清除能力，使氧化系统和抗氧化系统失衡，从而导致软骨组织损伤。该学说认为氧化应激是膝关节软骨损伤发生、发展的重要病理基础。②软骨营养代谢异常学说。由于胶原的合成与分解受内分泌系统影响，年龄增长致内分泌系统异常，从而造成软骨代谢异常。③生物生化改变学说。关节软骨内水分含量随年龄增长而逐渐减少，导致软骨弹性下降、抵抗形变的能力下降而易受损伤。

（2）体格检查

1）步态异常：部分患者可出现跛行或防痛步态。一旦出现异常步态常提示膝关节损伤，需进一步体格检查或寻找具体病因，明确有无软骨损伤。

2）膝关节周围压痛点：患者取仰卧位，检查者触诊膝关节内、外侧，髌骨周围及髌下脂肪垫内、外侧。根据压痛点位置可以初步鉴别是关节内还是关节外因素，以及明确软骨损伤的具体解剖部位。若膝关节内侧或外侧间室骨性边缘压痛，往往提示股骨内或外侧髁软骨损伤可能；膝关节前方或髌骨周围压痛，需考虑髌骨或股骨滑车软骨损伤。

3）关节积液：患者取仰卧伸膝位进行检查，检查者一手于髌上囊加压，另一手向后下压髌骨，能感到髌骨和股骨髁碰撞，松手后髌骨又浮起，即为浮髌试验阳性，提示有大量关节积液。单纯软骨损伤较少引起大量关节积液，大量关节积液往往同时合并骨软骨骨折或韧带损伤。急性外伤所引起的关节积液意味着关节血肿。陈旧性损伤所导致的关节积液

常提示关节内的组织结构损伤尚未修复。无明显外伤原因的关节积液常为全身性疾病在关节部位的表现,即各种原因的滑膜炎。

4) 关节活动度受限:患者取仰卧位,检查者被动活动其膝关节,双侧对比,如伸直或屈曲明显受限,考虑关节交锁可能;如软骨全层剥脱或骨软骨骨折,可形成关节游离体,导致关节活动度受限。

5) 肌肉萎缩:患者取仰卧位,检查者行双侧下肢对比,测量双侧大腿、小腿同一水平的周径。膝关节损伤后可继发肌肉失用性萎缩,特别是股四头肌,软骨损伤也不例外,体格检查时需要同时评估肌肉萎缩程度。

6) 髌骨研磨试验:患者取仰卧位,检查者一手压其髌骨,一手握住小腿下方,屈伸膝关节过程中,出现摩擦感或捻发音即为阳性,提示髌骨、股骨关节软骨损伤可能。

7) Wilson 试验:患者取仰卧位,膝关节屈曲90°,检查者内旋其患侧膝关节,并逐渐伸直,期间诱发出疼痛,然后逐步让膝关节外旋,疼痛减轻或消失即为阳性,常提示股骨内侧髁软骨损伤或 OCD。改良方法是让检查者用拇指按压可能诱发的软组织疼痛点,会增加其阳性率。

(3) 影像学检查

1) X 线:对软骨损伤的临床诊断价值有限,如怀疑膝关节软骨损伤,建议完善双下肢全长 X 线检查,了解下肢力线情况,完善负重位 X 线评估关节间隙是否变窄、有无骨赘等退行性变,偶可见关节游离体形成(图49-2)。

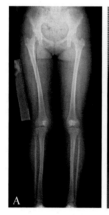
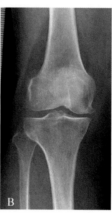
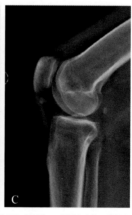

图49-2 双下肢全长正位 X 线片和膝关节正、侧位 X 线片(负重位)

A. 右下肢轻度外翻;B. 右膝关节内侧关节间隙变窄,周围骨赘形成;C. 见游离体形成

2) CT:CT 相对于 X 线的优势是能提供断层扫描图像且分辨率更高,对软组织、骨与关节均能显示,所以对骨软骨骨折的诊断优势明显,可以清晰显示关节内的游离体及骨软骨骨折。CT 三维重建可更加直观地显示骨软骨缺损的部位及范围。当MRI 检查诊断软骨损伤证据不足或存在禁忌时,CT可作为补充检查协助诊断软骨损伤(图49-3)。

3) MRI:MRI 检查是目前公认的评价关节软骨损伤最好的影像学方法,可以直接全面显示膝关节软骨形态,具有高分辨率、多参数、多平面成像和无创等优点。膝关节 MRI 常用的快速自旋回波序列(fast spin echo, FSE)主要包括 T_1 加权成像(T_1 weighted image, T_1WI)、T_2 加权成像(T_2 weighted

image, T_2WI)和质子密度加权成像(proton density weighted imaging, PDWI),它们是评估软骨损伤最常用的序列。T_1WI 序列对解剖结构显示较好,但不能很好地区分中等信号强度的软骨和低等信号强度的关节液。T_2WI 序列可以在高信号强度关节液的对比下更好地显示低-中强度的软骨信号,但较难区分软骨下骨和关节软骨深层。随着 MRI 技术的不断提高以及 3.0 T 以上 MRI 的应用,软骨损伤 MRI 诊断的灵敏度进一步提高,其中脂肪抑制(fat saturation, FS)+FSE 或 3D 阶梯回波序列是目前最精确和应用最广泛的技术。

膝关节软骨损伤的 MRI 主要表现如下:关节软骨面局限性信号异常、软骨剥脱、软骨下骨水肿以

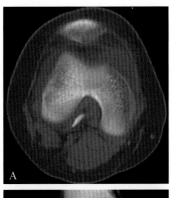

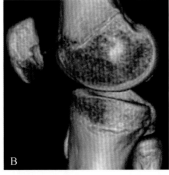

图 49-3　CT 平扫与三维重建

A. CT 片示髁间窝内游离体形成；B. 三维重建示髌骨骨软骨骨折，提示游离体来源部位

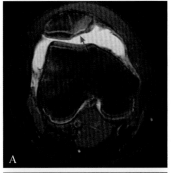

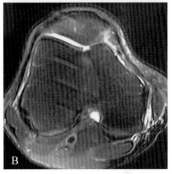

图 49-4　膝关节 MRI-FS＋FSE 影像

A. 轴位示髌骨软骨局灶性损伤（箭头）；B. 轴位示股骨滑车软骨损伤

及骨软骨剥脱分离等。MRI 可以敏感地发现骨小梁微骨折所致的骨髓水肿和出血(图 49-4)。目前尚没有统一的软骨损伤的分级方法，但基本都是根据软骨关节面是否完整、软骨损伤的深度、软骨碎块是否有分离或移位等来综合评估。Oeppen 等将急性膝关节软骨损伤的 MRI 表现分为 5 级：1 级，软骨轮廓完整、信号异常；2 级，软骨缺损表浅或浅裂

隙；3 级，软骨缺损较深或深裂隙；4 级，伴有关节软骨面下骨髓水肿的软骨全层损伤；5 级，伴有骨软骨碎片分离的骨软骨损伤。

另外，MRI 也可以用来随访评估软骨损伤手术效果，随访评估膝关节软骨修复术后的自然恢复过程(图 49-5)，有利于判断不良效果的早期表现，以及对随访结果进行评价。MRI 是一种非侵入性的极好的检查方法。

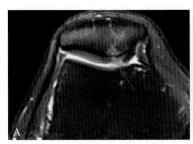

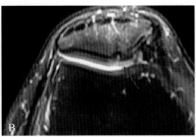

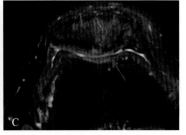

图 49-5　MRI 随访自体骨软骨移植术后患者

A. 术前 MRI 片提示髌骨软骨局灶性损伤；B. 自体骨软骨移植术后 6 个月 MRI 片提示骨软骨已经初步愈合；C. 自体骨软骨移植术后 24 个月提示移植骨软骨已经愈合但有退行性变

4) B超：B超可以动态检查屈伸状态下关节及其周围软组织的形态结构变化,对关节软骨损伤程度和预后的判断具有较高的临床诊断价值。B超有创伤小、效率高等优点,但准确性会受操作者的技术和经验影响,比较适合作为膝关节软骨损伤临床评估的辅助方法。

（4）诊断与鉴别诊断

膝关节软骨损伤无特异性症状和体征,详细询问病史和体格检查并结合MRI等影像学检查,有利于膝关节软骨损伤的诊断,并进一步鉴别诸如半月板或韧带损伤。

关节镜对诊断软骨损伤有明显优势,通过关节镜技术可以清晰显露关节软骨的形态,使检查者通过肉眼直观地了解软骨损伤情况,是目前公认的评价软骨损伤的"金标准"。Curl等报道的31 516例膝关节镜手术中,通过关节镜证实有软骨损伤的有19 827例,占63%。Widuchowsk等也发现了相近的结果,在25 124例患者（平均年龄39岁）中,膝关节镜镜下证实有软骨损伤的患者占60%,其中68%损伤分布于股骨髁局部,29%为骨关节炎（OA）,3%为OCD。国际上评价关节镜下软骨损伤程度的Outerbridge分型和国际软骨修复协会（ICRS）分型已被临床医生广泛应用（表49-1）。

表49-1 Outerbridge分型和ICRS分型

Outerbridge分型	ICRS分型
Ⅰ度：表面轻度的水泡（软化和肿胀）	Ⅰ度：表浅、钝性的缺口和表浅开裂
Ⅱ度：损伤直径<1 cm的毛糙和浅表溃疡、纤维化	Ⅱ度：损伤深度小于软骨厚度的一半
Ⅲ度：损伤直径≥1 cm深溃疡,无软骨下骨暴露	Ⅲ度：损伤深度大于软骨厚度的一半但未达到软骨下骨
Ⅳ度：全层撕裂合并软骨下骨暴露	Ⅳ度：全层撕裂合并软骨下骨暴露

49.1.3 治疗

（1）治疗原则

膝关节软骨损伤的治疗原则是根据年龄在正常的生物力学环境内尽可能修复软骨,目标是缓解疼痛、解除机械症状、改善关节功能和提高生活质量。

主要的治疗方法包括非手术治疗和手术治疗。

（2）非手术治疗

非手术治疗包括非药物治疗和药物治疗。

非药物治疗主要是指减轻膝关节的负荷,包括控制体重、改变活动方式、加强关节肌肉的锻炼等,推荐低强度有氧健身运动（如步行、骑单车、游泳等）；另外,膝关节支具或矫形器有助于改善力线和髌骨运动轨迹,可改善部分患者的症状；传统的中医针灸治疗和经皮电刺激治疗对于某些疼痛具有缓解作用,但并不适用于所有的疼痛治疗,且美国骨科医师学会（AAOS）指南不推荐此方法。

药物治疗主要包括应用止痛药、局部注射用药以及应用营养软骨类药物等。止痛药推荐对乙酰氨基酚和非甾体抗炎药。传统的关节内注射用药包括糖皮质激素、透明质酸、几丁糖等,短期临床效果较好,中远期效果仍存在争议。营养软骨类药物如氨基葡萄糖、软骨素、胶原蛋白水解物、非皂化鳄梨大豆素（一类直接软骨保护及缓解OA患者症状的药物）等。但是目前暂无有力证据支持这些药物作为常规疗法,英国国家卫生与临床优化研究所（NICE）和AAOS的新版指南中明确"不推荐"。

因为关节软骨损伤后再生能力有限,学界开始关注如何通过生物制剂促进软骨修复。目前的生物注射剂有各类生长因子、富血小板血浆（PRP）和干细胞,还处于临床观察研究阶段,尚无高等级证据支持其有效,但已经得到越来越多的重视。

生长因子是有助于生长和组织内环境稳定的生物活性多肽,如转化生长因子（TGF）、骨形态发生蛋白（BMP）和成纤维细胞生长因子（FGF）等。生长因子能影响细胞分化和同化,可能成为骨关节损伤的解决方案之一。最近的基础科研显示,生长因子在软骨再生中发挥重要的作用,有望成为关节软骨修复临床获益的基础。

PRP是自体全血经离心后得到的血小板浓缩物,含有大量的生长因子和炎症调节因子,有促进组织修复并抑制炎症的效果。PRP中的纤维蛋白原可被激活形成纤维蛋白胶,有利于填充关节软骨缺损、促进软骨修复,目前已有较多研究证实PRP关节腔内注射治疗可缓解OA症状和改善关节功能（图49-6）。

间充质干细胞（MSC）不仅具有自我更新的能力,还具备在适当条件下分化为其他特定细胞的潜能,也包括向透明软骨细胞分化的可能。MSC除了

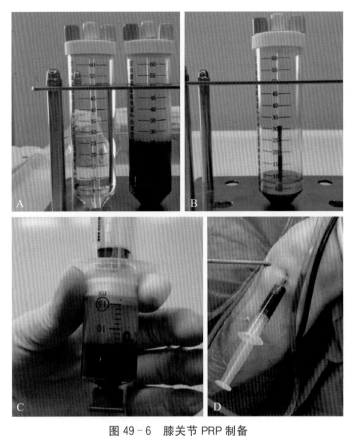

图 49 - 6　膝关节 PRP 制备

A～C. 2 次或 1 次离心获取 PRP；D. 用注射器将 PRP 注入膝关节内

具有分化特性,还有营养作用,以及分泌在局部组织环境下发挥保护性免疫调节功能的生物活性因子的作用。因此,干细胞疗法有望成为一种治疗关节软骨损伤的重要方法之一。

（3）手术治疗

如果非手术治疗无效,应积极选择手术治疗。手术方法包括关节清理术、钻孔术、骨髓刺激术、自体骨软骨移植术、同种异体骨软骨移植术（OCA）、自体软骨细胞移植术（ACI）、组织工程软骨移植术等。以下主要介绍关节清理术、钻孔术及骨髓刺激术等在内的传统手术方法。

1）适应证：关节软骨全层缺损（Ⅲ～Ⅳ度损伤）或经非手术治疗不能有效缓解者。具体手术策略的选择应参考软骨缺损的大小及患者对运动的要求。

2）禁忌证：关节感染、风湿或其他系统性关节炎、关节力线不良及重度 OA 患者。

3）手术方案：临床上常根据软骨损伤的面积和患者对运动水平的要求来制订具体手术方案（图 49 - 7）。总体而言,小面积（<2 cm²）的软骨缺损最好使用微骨折或自体骨软骨移植术,其中自体骨软骨移植术和 ACI 因其更持久的存活时间及临床功能改善更适合有高要求的患者。中等面积（2～4 cm²）的软骨缺损,对于要求不高的患者可考虑低成本、微创的微骨折手术,对于要求较高的患者使用 ACI、自体骨软骨移植术、OCA 以及组织工程软骨移植术,均能取得满意的修复效果。对于大面积（>4 cm²）的软骨缺损,ACI、OCA 和组织工程软骨移植术都有着良好的修复效果,但是 OCA 更适合于连带软骨下骨缺损的病例及其他治疗方案失败的患者。应该根据每位患者的缺损面积、年龄、治疗要求以及费用等情况制订个性化的治疗方案。

4）关节镜下清理术：行关节镜检查的同时进行关节腔灌洗、清理,主要是打磨清理软骨损伤处,清除不稳定的软骨碎片、稳定成形剩余软骨边缘、部分切除增生滑膜等。此法创伤小,但没有任何生物学

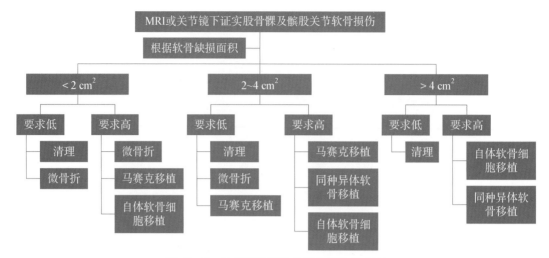

图 49-7　治疗膝关节软骨损伤的临床方案

证据证实其对软骨损伤有修复作用。有学者采用盲法进行临床随机对照试验发现,灌洗清理组与非灌洗清理组的疼痛缓解情况并无明显差别,认为关节镜下灌洗清理术并未实际解决患者的疼痛,而更多的是作为一种安慰剂来对患者进行干预。

5) 软骨下骨钻孔术:临床中该术式常用于 OA和 OCD 患者,通过对软骨损伤处的软骨下骨钻孔,促使局部纤维软骨样组织的生成来恢复关节的光滑

度,从而改善症状和功能,但其形成的修复组织结构复杂,且耐磨性较差。临床研究表明,软骨下骨钻孔术后短期内预后良好,但远期效果不太理想。

6) 骨软骨骨折复位固定术:对于急性骨软骨骨折或部分不稳定型 OCD 患者,应评估骨软骨骨折块的大小和部位,若骨软骨骨折主要累及负重关节面,则优先考虑行骨软骨骨折复位内固定术,选择可吸收螺钉进行复位,无须二次手术取出螺钉(图 49-8)。

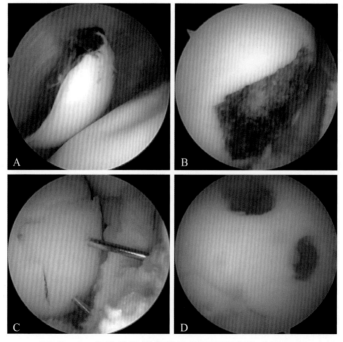

图 49-8　急性骨软骨骨折关节镜下行复位内固定术

A. 镜下找到骨软骨块;B. 缺损位于股骨外侧髁负重关节面;C. 用克氏针临时复位骨软骨块;D. 用可吸收螺钉固定

对于部分不稳定型 OCD 患者行再固定处理,也可取得满意效果。

7) 骨髓刺激术:又称微骨折术,是软骨下骨钻孔术的改良版。微骨折术也是基于软骨损伤的自主修复反应,通过刺激骨髓出血,在手术局部形成骨髓凝块,进一步形成纤维软骨样组织填补缺损(图 49-10)。该手术使用具有各种角度的微骨折骨锥,在受损软骨下骨面上钻取合适数量的微孔(直径 2~3 mm,孔间距 3~4 mm)。适用于 40 岁以下的年轻患者,2~4 cm² 的全层软骨损伤。有研究显示,微骨折术可使 75% 的患者(年轻人群、运动员)疼痛缓解并恢复关节功能。但中老年、肥胖患者,缺损面积超过 4 cm²,理论上该术式并没有优势。

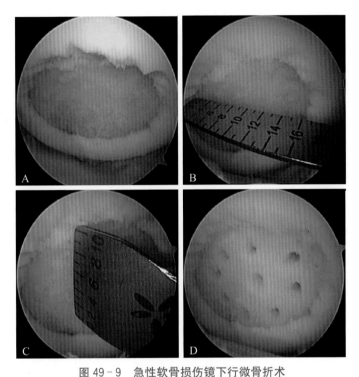

图 49-9　急性软骨损伤镜下行微骨折术

患者,男性。A~C. 股骨髁软骨损伤面积 1.6 cm×1.2 cm;D. 去除损伤软骨至正常软骨边缘后,行微骨折术

除外以上手术方式,软骨修复手术还包括软骨马赛克移植、软骨细胞移植和组织工程软骨移植。

49.1.4　康复原则及要点

膝关节软骨修复术后正确合理的康复锻炼是术后最重要的环节,对达到满意的手术效果至关重要。由于膝关节软骨损伤部位、大小及手术方式的不同,康复锻炼方式也有所不同,目前主张个体化康复策略。康复的主要目标是促进软骨愈合、减少功能障碍、预防关节僵硬、降低术后并发症的发生率。

术后早期对膝关节的保护很重要,建议术后即刻采取膝关节铰链式支具保护,优点是可完全伸直位制动保护膝关节,也可满足在一定范围内早期被动活动,减少再次受损的风险。

术后早期能否负重因人而异,不同软骨损伤部位决定了术后患肢的负重方案的差异。若为股骨滑车软骨损伤术后,建议在膝关节支具完全伸直位保护下患肢负重行走;若为股骨髁部软骨损伤术后,建议 4 周内在膝关节支具完全伸直位保护下患肢非负重行走,6 周内部分负重,6 周后完全负重下地行走,逐渐丢拐恢复正常步态和生活。

术后早期被动活动,每天需达到 6~8 小时,建议从早期即开始持续被动运动,可以促使关节液分泌,增加软骨的新陈代谢和营养活性,同时可以预防关节僵硬。被动运动建议早期开始，但应限定在一定的屈伸角度范围内。术后 0～4 周内，视患者忍受程度，被动运动建议控制在膝关节 0°～90°范围内；4 周后循序渐进增加被动运动角度，6 周内达到 120°，12 周内达到健侧活动度。

术后早期指导患者行股四头肌肌力训练。股四头肌是稳定膝关节最主要的动力装置，而关节制动保护及限制负重行走均可导致股四头肌萎缩，应尽早加强肌肉力量训练。早期可行股四头肌等长收缩、直腿抬高等训练，之后在患肢可忍受范围内行抗阻肌力训练。

总之，修复术后的软骨组织容易再次受损，康复锻炼时建议采用早期活动、限定活动度以及部分负重的方式，需长时间坚持、循序渐进开展。但康复阶段常会出现疼痛和关节肿胀，干扰患者的康复训练，可通过冰敷、抬高患肢来缓解组织肿胀，必要时加用非甾体抗炎药缓解疼痛，以期达到满意的康复效果。

49.2 膝关节剥脱性骨软骨炎

49.2.1 病因和发病机制

剥脱性骨软骨炎（OCD）在 1887 年被德国医生 Konig 首次命名，至今已有 100 余年历史，当时被描述成神秘的膝关节骨软骨炎症。该病是导致膝关节疼痛和功能不良的少见病因之一。膝关节剥脱性骨软骨炎研究小组（Research in Osteochondritis Dissecans of the Knee，RODK）最近将该病总结为伴有骨吸收、塌陷和死骨形成的一种获得性骨软骨病。

OCD 总体患病率是 0.095‰～0.29‰，高发于青少年群体，高发年龄为 10～20 岁。12～19 岁年龄段的青少年发病率是 6～11 岁年龄段的 3.3 倍。男性多于女性，为（2～4）∶1。最好发的部位是股骨远端，特别是股骨内侧髁的外侧面，其次是肘关节和踝关节。

目前确切的病因仍不太清楚，多认为是多因素致病。可能的原因有遗传、炎症、自发性骨坏死和反复的微损伤。以前认为该病是炎症导致，所以命名为软骨炎，但是后来很多研究无法证实其为炎症。一般认为，自发性骨坏死是发生在生长发育期间软骨下骨的成熟时期，这个时期往往是软骨下骨的血液供应正从青少年时期的方式向成人方式转变的时候，容易发生缺血性坏死。因为 OCD 高发于青少年

运动员，所以也被认为是微损伤导致，这是最被学界认可的病因。

OCD 最好发的部位是股骨内侧髁的外侧面（图 49-10），约有 64% 的病变发生于此；其次是股骨外侧髁，约占 32%。最初病变位于软骨下骨，表面的软骨可能完整；随着病变的进展，累及的骨软骨块逐渐缺血并变得不稳定，甚至可能剥脱下来成为游离体，造成关节面骨软骨的缺损。患者会出现机械性交锁或者反复的关节积液，一般需要 MRI 检查确诊该病。

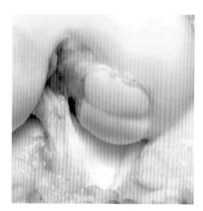

图 49-10　OCD 的好发部位

49.2.2 临床评估

（1）病史与临床表现

临床症状取决于发病年龄和疾病的进展程度。青少年的 OCD 疼痛经常呈间歇性，与活动相关，膝前痛多见，但是无法准确定位。成人多表现为关节积液、活动度减小和机械性交锁。大多数患者起病早期多无明显症状，有反复多次轻微外伤病史，主诉长时间活动或上下楼梯时膝关节疼痛，多为钝痛。一旦骨软骨块脱落游离，可有交锁、打软腿等急性期症状，甚至部分患者可触摸到游离体。患者负重行走时疼痛是最多见的症状，约占 80%。有时候患者没有明显的症状，因为其他的膝关节疾病而偶然被发现。详细询问病史和疼痛规律很重要。

（2）体格检查

患者多表现为下肢力线内翻、局部压痛、关节活动度减小、关节肿胀和积液，但需排除其他的骨折和韧带损伤。Wilson 试验可用于 OCD 的检查，主要用于股骨内侧髁的检查，具体方法是：将患侧膝关节慢慢被动地从 90°伸直到 30°，同时内旋胫骨，此时疼痛产生，再外旋胫骨，疼痛缓解或消失，视为试验

阳性。该方法的原理是胫骨内侧髁间棘撞击股骨内侧髁的外侧面产生疼痛，由此可以推测该类患者行走时多呈小腿外旋步态。

（3）影像学检查

1）X线：OCD可以通过普通X线初步诊断。X线检查一般包括标准站立前后位片、侧位片和髁间凹位片（膝关节屈曲30°～50°的前后位片）。青少年和成人应该拍摄双膝X线片进行对比，因为30％的患者可能出现双侧病变。OCD也可能出现在双侧的骨化中心而导致症状左右交替。X线检查可以定位病变的位置、判断骺线的位置及闭合情况，并排除其他可能的原因。X线片上OCD表现为卵圆形的透光区，周围可见硬化带；偶尔可见股骨髁的骨缺损和关节内游离体。但是，X线检查无法评估病灶的大小，也无法判断骨软骨块的稳定性（图49-11）。

2）CT和MRI：CT（或CT造影）和MRI检查可以更准确地显示病灶，尤其是MRI检查对于OCD的检出敏感度高，可以鉴别发育性骨化中心和OCD，并显示膝关节骨软骨病损的部位、范围、形状、软骨和软骨下骨的情况，以及有无游离体，在关节镜手术时可以帮助判断病灶的稳定性。MRI根据剥脱的骨软骨碎块与骨床交界面信号的改变，可以较准确地评估骨软骨碎块的稳定性，交界面信号不高

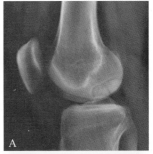

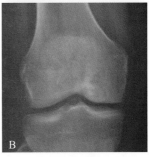

图 49-11　普通 X 线显示 OCD 病灶

A. 侧位片；B. 正位片。显示股骨内侧髁的外侧面上 OCD 病灶，尚未剥脱

提示骨碎片稳定或愈合，高信号则是骨碎片不稳定的可靠征象（图49-12）。

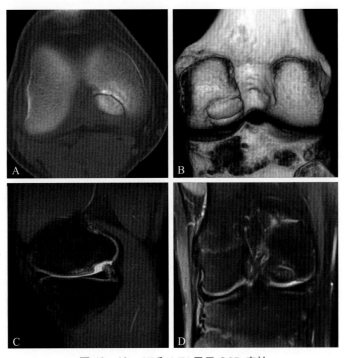

图 49-12　CT 和 MRI 显示 OCD 病灶

A、B. CT 三维重建显示股骨内侧髁外侧面 OCD 病灶尚稳定；C. MRI 显示股骨内侧髁病灶已剥脱，局部缺损；D. MRI 显示股内侧髁外侧面 OCD 病灶比较稳定

根据病程不同，I. Heft 等学者基于 MRI 片上的表现提出一种 OCD 的分期方法，具体为：1 期，软骨下骨有很小的信号改变但没有明显的边界；2 期，骨软骨病灶具有明确的边界，但和宿主骨之间没有潜在的液体信号；3 期，骨软骨病灶具有明确的边界，但和宿主骨之间部分可见液体信号；4 期，骨软骨病灶具有明确的边界但还在原位，但已经被液体信号完全包绕；5 期，游离体形成。

因为 OCD 病灶是否稳定非常重要，一定程度上决定了治疗方案，所以学界提出了判断病灶稳定性的方法。临床应用较多的是 De Smet 提出的方法，即 T_2WI 出现以下 4 个征象被认为是 OCD 病灶不稳定：①在骨软骨块和宿主股骨髁之间有高亮线，

长度≥5 mm；②分离的圆形骨软骨病灶深部呈现高信号≥5 mm；③上表面的软骨缺损≥5 mm；④有液体信号穿过关节表面软骨和软骨下骨并达到病灶。这 4 个征象可以用于任何一个关节。如果诊断困难，可以进行 MRI 造影。

3）关节镜：关节镜下评估是骨软骨块是否稳定和决定后续治疗的"金标准"。ICRS 基于术中骨软骨块的完整性和稳定性提出了一种术中分类方法，具体是：①软骨表面完整但软化；②软骨表面破裂，但是骨软骨块触之稳定；③骨软骨块断裂，触之不稳定但是维持在原位；④关节面缺损，骨软骨形成游离体（图 49-13）。

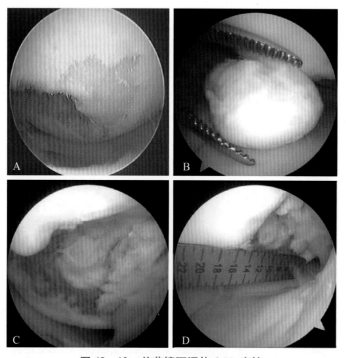

图 49-13 关节镜下评估 OCD 病灶

A、C. 关节镜下可见股骨内侧髁外侧面的 OCD 病灶；B. 游离体形成；
D. 术中可以用关节镜下的标尺测量缺损大小

（4）诊断和鉴别诊断

Bradley 和 Dandy 将 OCD 限制为患者的股骨内侧髁在 10～20 岁期间出现的同心圆状的扩展性病变，并逐渐发展为火山口样的缺损，由此可见年龄对于诊断的重要性。但是迄今为止，该病没有统一的诊断标准，因为 OCD 的临床表现多种多样，没有特异性，从无痛、轻度疼痛到负重痛，从轻度积液到机

械性交锁，发病人群从青少年到成人，症状变化多样，所以鉴别诊断的疾病谱很广。青少年 OCD 主要应与髌股关节疾病、髌腱炎、Osgood-Schlatter 病、髌下脂肪垫撞击、滑膜皱襞综合征和盘状半月板等鉴别，成人 OCD 则主要应与髌股关节炎、膝关节 OA、软骨软化、髌腱炎、髌下脂肪垫撞击、滑膜皱襞综合征、游离体和肿瘤鉴别。

49.2.3 治疗

(1) 治疗原则

OCD 治疗的重点是早发现、早治疗。采用非手术治疗、手术治疗以及多学科综合治疗方法,以获得良好的长期效果。

(2) 非手术治疗

非手术治疗一般用于幼年或儿童期的 OCD, I. Heft 分期在 1~3 期以内的患儿很多可以在 6~18 个月内自愈。分期在 1 期并且没有症状的成年患者若病变是偶然被发现,多数可以采取非手术治疗,但是需要密切随访直至观察到病灶愈合。非手术治疗的方法包括减少负重、1~2 周内制动膝关节,然后开始少量的轻体力活动,3 个月内避免膝关节进行高冲击运动。此外,应当进行适当的理疗,包括股四头肌等长收缩、软组织拉伸。当疼痛减轻、体格检查正常、X 线显示病灶已经愈合则可以恢复运动。值得注意的是,有软骨病损的青少年患者非手术治疗的失败率可达 50%。

(3) 手术治疗

当非手术治疗 3~6 个月无效后,如果确定患者膝关节症状由 OCD 引起,或者病变已达 2 期,可以考虑手术治疗。青少年患者如果病灶不稳定、已经形成游离体或者骨骺已经闭合,也应考虑手术治疗。

1) 游离骨块摘除术:直径<2 cm 的小游离碎块、多个碎块、软骨碎块以及不能固定的碎块大部分可以通过关节镜手术摘除。是否需要处理病损取决于病灶位置、面积大小及患者年龄等因素。

2) 钻孔术:如果关节镜探查发现患者骨软骨炎病灶稳定、骨骺已经闭合、表面软骨完整,可以施行钻孔术以促进病灶愈合(图 49-14)。研究显示,愈合率和症状缓解率可达 92%~100%。

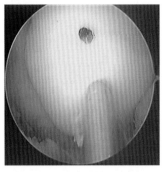

图 49-14 关节镜下钻孔术

关节镜探查见 OCD 病灶稳定,
可施行克氏针钻孔术

3) 骨软骨块原位固定术:如果病灶直径>2 cm 或者病灶小但已经不稳定、尚未脱落或者短期内脱落的新鲜骨软骨块可以进行原位固定术。在进行固定前需要打磨火山口状缺损的底部至正常松质骨,底部辅助钻孔处理,再复位骨软骨块。固定材料可选择克氏针、金属螺钉或可吸收螺钉等。克氏针物美价廉、固定比较稳固,缺点是可能发生退针现象;金属螺钉固定的愈合率可以达到 84%,缺点是 6~12 周后需要再次手术取出螺钉;可吸收螺钉不需要第 2 次取出手术,并且愈合率可以达到约 90%,是理想的固定材料(图 49-15)。

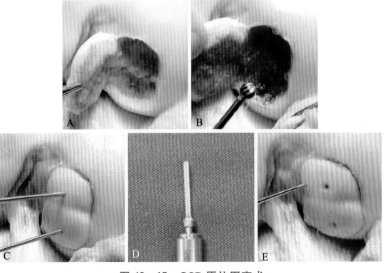

图 49-15 OCD 原位固定术

A. OCD 病灶位于股骨内侧髁的外侧面;B. 剥离骨软骨块,予磨钻新鲜化;C. 用克氏针或导针临时固定骨软骨块;D. 固定骨块用的可吸收螺钉;E. 用可吸收螺钉固定骨软骨块后的外观

4) 软骨表面替代术：包括微骨折术、自体骨软骨移植术、ACI 和 OCA。微骨折术见前述。自体骨软骨移植术花费少，骨与骨界面愈合快速且愈合率高，缺点是取材处会有一定的骨软骨损伤。OCA 一般用于较大面积的病损，甚至可以应用部分髁部移植治疗超大缺损，有研究表明其优良率可以达到 72%，但是价格昂贵，国内未能商品化，无法成规模使用。

49.2.4 康复原则及要点

OCD 不同的治疗方式和康复原则不尽相同。非手术治疗的康复原则见前述，主要的目标是防止肌肉萎缩、维持膝关节活动度。游离体摘除术后可以立即恢复活动和负重，术后连续 6 周的被动活动证实对病损有效。施行骨软骨块原位固定和软骨表面替代术的患者应该在保护下负重 4～6 周，根据累及负重关节面的大小决定负重的时间和负荷量的大小，应在早期行积极的肌力训练防止肌肉萎缩，积极恢复活动度。软骨移植术后每天被动活动治疗非常重要，可以帮助软骨获得营养，促进软骨愈合。恢复日常活动一般需要 3 个月，低强度运动一般需要持续 3～6 个月，高强度对抗性的运动多在 1 年后方可进行。

49.3 软骨移植

软骨损伤的手术方案可根据骨软骨缺损部位及修复方法分类，姑息性治疗一般不修复损伤的软骨和骨，以软骨清理、打磨及成形为主；修复性治疗常采用一些生物学材料替换缺损区，包括骨髓刺激术、自体骨软骨移植术和 OCA 等。目前研究热门的再生治疗策略为软骨损伤提供了更好的选择，有助于重建天然骨软骨组织，即重建具有真实生理及生物力学功能的透明软骨组织，主要包括 ACI、基质诱导自体软骨细胞移植术（MACI）以及组织工程化 MACI 等。对于软骨损伤面积 2～4 cm²、要求较高的年轻患者，软骨移植手术是较为理想的手术方案。以下将重点介绍几种软骨移植手术方案。

49.3.1 自体骨软骨移植术

自体骨软骨移植术是一种骨软骨镶嵌技术，又称"马赛克移植术"。手术技术主要包括 2 步：①根据软骨缺损面积取相应大小和数量的自体非负重区的骨软骨柱（股骨髁边缘或髁间窝周围）（图 49-16）；②将自体骨软骨柱移植到软骨缺损处，即通过移植正常的透明软骨来填充、替代损伤软骨。自体骨软骨移植术具有取材方便、植入稳定、愈合成活率高、关节软骨修复能力强、不存在移植物成活及排斥反应等优点。该技术多于关节镜下完成（图 49-17）。对于初学者、特殊部位（如髌骨、股骨后髁等）的软骨损伤以及缺损面积较大的情况，关节镜下往往操作困难，可考虑行切开手术完成该术式（图 49-18）。

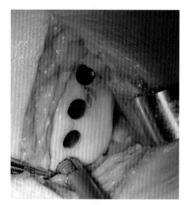

图 49-16 非负重区（股骨髁边缘或髁间窝周围）取材

适应证：①年龄<50 岁；②负重区、局灶性、有症状的 Ⅲ～Ⅳ 级软骨损伤；③损伤面积 1～4 cm²；④不稳定 OCD。

禁忌证：①关节感染、风湿或其他系统性关节炎；②重度骨性关节炎；③可能加速损伤部位退行性变的关节力线不良或关节不稳；④软骨下骨缺损深度>10 mm。

并发症：①骨软骨柱骨折；②不愈合；③软骨帽断裂，游离体形成；④关节粘连；⑤创伤性关节炎；⑥供区疼痛。

Hangody 等在一项大样本临床研究中报道，831 例自体骨软骨移植术治疗患者平均随访时间 9.6 年，其中 92% 的距骨损伤、91% 的股骨髁软骨损伤、86% 的胫骨损伤和 74% 的髌股关节软骨损伤，疗效良好或优秀。越来越多的临床资料表明，年轻、局灶性软骨损伤的患者行该术式的临床效果优于微骨折术。Gudas 在一项随机对照研究中报道，自体骨软

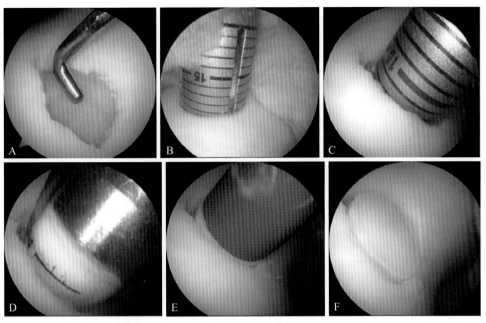

图 49 - 17　股骨滑车软骨损伤自体骨软骨移植术

　　A. 股骨滑车软骨局灶性全层损伤，面积约 1 cm^2；B. 于股骨髁边缘取相应大小正常骨软骨柱；C. 受区制备相应大小及深度的骨软骨槽，并测深度(建议小于供区软骨柱高度 1 mm)；D. 行自体骨软骨柱移植；E. 调整软骨面高度，避免出现台阶；F. 镜下自体骨软骨移植术后

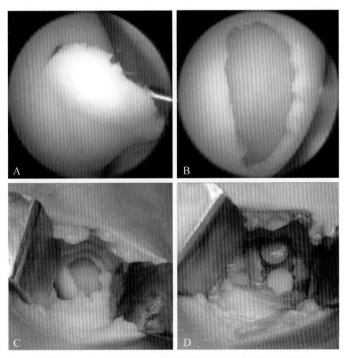

图 49 - 18　股骨外侧髁软骨损伤自体骨软骨移植术

　　A. 镜下探查见股骨外侧髁软骨损伤；B. 镜下清理不稳定软骨，评估软骨损伤范围；C. 初学者镜下操作相对困难，可转微创小切口行切开手术；D. 自体骨软骨移植术后

骨移植术治疗后 92% 的患者恢复到伤前运动水平，而微骨折术治疗后只有 52% 的患者恢复到伤前运动水平。

49.3.2　同种异体骨软骨移植术

OCA 也是一种骨软骨镶嵌技术，不同于自体骨软骨移植术，它是将同种异体的骨软骨柱移植到较大面积的骨软骨缺损处的手术技术。优点是适合软骨缺损面积较大的患者，可获得与损伤区完全匹配的骨软骨，具有与损伤区软骨相似的生物学特性，在组织的面积匹配上有更加广泛的选择，避免了供区的继发性损伤。然而，目前 OCA 在临床上的广泛应用仍受多种因素限制，如供体来源、安全问题及免疫排斥风险等。

适应证：①大面积软骨Ⅲ～Ⅳ级损伤（2～4 cm² 及以上）；②大面积的 OCD；③伴有大量软骨下骨缺损；④骨软骨损伤修复失败的翻修术。

禁忌证：①关节感染、风湿或其他系统性关节炎；②重度 OA；③关节力线不良或关节不稳；④过敏体质。

并发症：①免疫排斥反应；②骨软骨柱骨折；③不愈合；④软骨帽断裂，游离体形成；⑤关节粘连；⑥创伤性关节炎。

临床研究表明，OCA 总成功率达到 50%～90%，长期临床效果良好。Levy 等报道了一项 122 例 OCA 患者的研究，显示 OCA 术后的移植物存活率在术后 10 年达 82%，术后 15 年达 74%，术后 20 年达 66%。Gross 等报道了另一项 60 例 OCA 患者的研究，显示在术后 5 年移植物的存活率达 95%，术后 10 年达 85%。

49.3.3　自体软骨细胞移植术

目前对于软骨损伤公认的再生性治疗方法是 ACI，是一种基于自体软骨细胞培养的疗法，将自体软骨细胞体外培养扩增后，利用载体或支架（自体骨膜或胶原等基质材料）提供结构支持，通过二次手术与宿主组织修复整合。1987 年瑞典学者首次报道了 ACI。自 1994 年被首次运用到临床以来，ACI 经过了多次技术改进。

第 1 代 ACI 技术：先取自体软骨细胞体外培养扩增，二次手术需要获取患者骨膜，利用骨膜覆盖软骨缺损区，植入培养的软骨细胞。但这种修复手术长期临床效果不稳定，且整个过程复杂，同时取自体骨膜也会造成供区受损。

第 2 代 ACI 技术：先取自体软骨细胞体外培养扩增，再利用可吸收Ⅰ/Ⅲ型胶原膜代替自体骨膜来覆盖软骨细胞，可减少取骨膜处的并发症，但仍需分期手术，且存在缝合覆盖创面操作复杂、软骨细胞流失与分布不均匀、软骨细胞悬浊液固定困难等问题，无法保证软骨三维填充构建。

第 3 代 ACI 技术：即 MACI，是将自体软骨细胞直接种植在三维空间支架或胶原膜上，体外培养扩增 3～4 周后，二期手术通过纤维蛋白胶将细胞-支架复合物修复缝合于缺损区域（图 49-19、图 49-20）。该技术无需采集骨膜，能够提供三维空间支架，可以维持软骨细胞的表型，有利于细胞基质的分泌，具有操作技术相对简单和损伤小等优势，不足之处包括仍需分期手术、费用昂贵、治疗周期相对较长等。

Mccarthy 等和 Niemeyer 等报道了应用第 2 代 ACI 技术治疗缺损面积＞4 cm² 的全层软骨损伤，分别随访 5 年和 10 年，Lysholm 和 IKDC 评分结果显示患者术后膝关节功能较术前明显改善。Pietschmann 等及 Schneider 等报道了 MACI 术后平均随访 2～5 年，显示临床效果均令人满意。

适应证：①患者年龄＜50 岁；②有症状的大面积（≥4 cm²）软骨Ⅲ～Ⅳ级损伤；③大面积 OCD。

禁忌证：①关节感染、风湿或其他系统性关节炎；②重度 OA；③关节力线不良或关节不稳。

并发症：①软骨细胞过度增生肥大，骨赘形成；②软骨下囊肿形成；③创伤性关节炎。

ACI 和 MACI 技术均包含以下 2 个步骤：①在镜下从非负重区（股骨髁边缘或髁间窝边缘）软骨面获取正常软骨组织，以进行自体软骨细胞体外培养；②移植扩增软骨细胞。组织工程化的 MACI 简化了移植技术的第 2 步，它的不同之处在于支架材料的运用，主要包括 3 个基本要素——支架、生长因子和种子细胞，涉及材料学、工程学及生命科学等领域。

支架是为了模拟体内 ECM 的三维环境而构建的一个组织传导体系，可以为周围再生组织提供结构支撑，并能为细胞迁移、黏附和分化提供空间。支架材料来源可分为 4 类：①蛋白质来源支架（如纤维蛋白、胶原、明胶等）；②糖类来源支架（如琼脂、聚乳酸/聚乙醇酸、透明质酸、海藻盐酸等）；③合成或人工聚合物来源支架（如羟基磷灰石、聚乙烯、聚乙醇等）；④复合支架（不同种类混合搭配支架）。合成材料相比天然支架具有易成型、生产便利和可控降

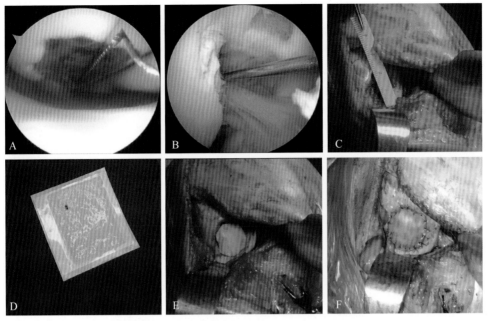

图 49-19　股骨外侧髁软骨损伤行 MACI 技术修复

A. 镜下评估软骨损伤范围；B. 取自体非负重区正常全层软骨细胞于体外扩增培养；C. 二期行切开手术，准确测量缺损范围；D. 准备大小匹配的移植物；E. 完全覆盖软骨损伤缺损处；F. 将移植物缝合修复于缺损区域

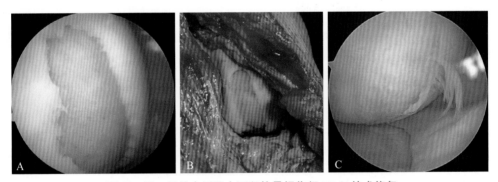

图 49-20　股骨内侧髁大面积软骨损伤行 MACI 技术修复

A. 镜下清理不稳定的损伤软骨，并取自体非负重区正常全层软骨细胞于体外扩增培养；B. 二期行切开手术，通过纤维蛋白胶将细胞-支架复合物固定于缺损区域；C. 二次镜下见软骨覆盖良好

解能力，已被广泛用于组织工程的体内、外研究。

目前发现许多生长因子对骨软骨细胞的生长和迁移有特定影响，单独应用支架材料并不能为骨软骨再生提供足够支持，需要添加不同浓度的生长因子来促进骨软骨的再生。有研究表明，骨形态发生蛋白（BMP）对刺激新骨或软骨形成有强大作用。此外，血小板来源生长因子（PDGF）、成纤维细胞生长因子（FGF）、胰岛素生长因子（IGF）、转化生长因子-β（TGF-β）、血管内皮生长因子（VEGF）等也具有不同程度的促进骨软骨形成的功能。

组织工程"种子"细胞具有再生能力，可生成软骨 ECM，并最终像正常软骨一样发挥生理作用。目前常用的"种子"细胞是自体非负重区全层软骨细胞，但机体内来源细胞较少，取材较困难，且分离时采用的胶原酶对软骨细胞有破坏作用，导致体外培养和扩增时表型缺失而发生去分化现象。基于干细胞在细胞治疗和组织工程中的重要作用，目前已有多种干细胞应用于骨软骨组织工程，主要包括：骨髓来源间充质干细胞（MSC）、滑膜 MSC、脂肪来源的 MSC 以及脐带血 MSC 等。骨髓来源 MSC 是一种可自我更新、向不同谱系分化的多功能祖细胞，是治疗关节软骨缺损很有前景的"种子"细胞来源。滑膜MSC 具有较大的成软骨分化潜能，因其取材方便，且不同年龄捐献者的细胞在体外培养扩增超过 10 代仍可保持多谱系分化潜能而备受关注。脂肪组织MSC 来源更丰富，可广泛用于再生医学领域。

总之，大面积软骨损伤（≥4 cm²）的患者都应该根据其具体缺损面积、部位、年龄、治疗效果要求以及费用等不同情况制订个性化的治疗方案，使患者软骨移植手术获得优良的效果。然而，如何重建一个完全天然的骨软骨组织、恢复正常软骨和软骨下骨的功能和力学特性，目前仍是再生医学和组织工程领域的一个重大挑战。

49.3.4　康复原则及要点

软骨移植术后康复锻炼的主要目标是减少功能障碍、预防关节僵硬、降低术后并发症的发生率。根据膝关节软骨损伤部位、大小及手术方式的不同决定具体康复锻炼方式。建议术后即刻采取膝关节铰链式支具保护，并于 4 周内在 0°～90°范围内早期被动活动，8～12 周后恢复正常膝关节活动度。若为股骨滑车软骨损伤，软骨移植术后建议在膝关节支具完全伸直位保护下患肢负重行走。若为股骨髁部软骨损伤，建议术后 0～4 周内在膝关节支具完全伸直位保护下患肢不负重行走，6 周内部分负重，6 周后完全负重下地行走，逐渐丢拐恢复正常步态和生活。术后早期指导患者行股四头肌肌力训练十分重要，千万不可忽视。

（张　华）

49.4　高位胫骨截骨术

49.4.1　概述

高位胫骨截骨术（high tibial osteotomy，HTO）是将胫骨近端撑开（开放）或减去（闭合）楔形骨块后，把下肢力线从发生磨损的膝关节内侧间室转移到相对正常的外侧间室，通过减轻压力负荷达到缓解骨关节炎（OA）疼痛症状的目的。1958 年 Jackson 等首次提出了胫骨上端截骨术（upper tibial osteotomy）。1965 年 Conventry 提出了更为安全的胫骨结节以上水平截骨，即 HTO。目前应用较多的是高位胫骨内侧开放截骨术（opening wedge high

tibial osteotomy，OWHTO），多用于冠状面内翻或后倾角度异常的矫形。高位胫骨外侧闭合截骨术（closing wedge high tibial osteotomy，CWHTO）需同时进行腓骨截断，操作相对复杂，多用于内翻角度过大或合并有旋转畸形的患者。本节所指的 HTO 即是 OWHTO。

膝内翻的原因包括：①生理性内翻；②骨发育不良；③OA 内侧间室退行性变；④内侧半月板损伤或大部切除术后；⑤骨折畸形愈合、创伤性关节炎；⑥膝关节韧带损伤、松弛，内翻伴过伸。

膝关节 OA 的分度可参照 Ahlback 的 X 线片分级标准。Ⅰ级为关节间隙变窄（50% 关节软骨磨损）；Ⅱ级为关节线消失；Ⅲ级为轻度骨磨损；Ⅳ级为中度骨磨损（磨损 0.5～1 cm）；Ⅴ级为严重骨磨损及存在关节半脱位。

下肢站立位全长 X 线片的主要测量角度包括：胫骨近端内侧角（MPTA，87°）；股骨远端外侧力学角（mLDFA，88°）；关节线汇聚角（JLCA，0°～2°）；胫骨近端后角（PPTA，81°）。掌握各角度的正常值与变异范围，便于判断畸形位置及是否纳入适应证（图 49-21）。也可以参考包含膝关节和胫骨全长的

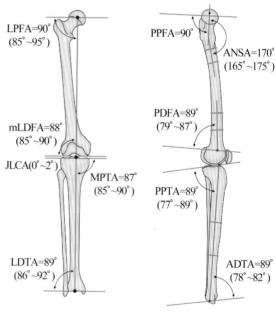

图 49-21　下肢力学角度的正常值与变异范围

LPFA：股骨近端外侧角；mLDFA：股骨远端机械轴外侧角；JLCA：关节线相交角；MPTA：胫骨近端内侧角；LDTA：胫骨远端外侧角；PPFA：股骨近端后角；ANSA：股骨标准颈干角；PDFA：股骨远端后角；PPTA：胫骨近端后侧角；ADTA：胫骨远端前侧角

X线片来测量内翻角度：胫骨近端的骺端轴线（epiphyseal axis）垂直于胫骨平台；骺端轴线与胫骨机械轴之间的夹角即为胫骨内翻角（tibial bone varus angle，TBVA），平均值为 2.8°±2.7°。

标准的站立侧位 X 线片方便测量胫骨平台后倾角（posterior tibial slope，PTS）（图 49 - 22）。PTS

通常指骨性后倾角，平均值为 9°±3°，如果将软骨和半月板考虑在内，那么胫骨后倾角将减小 5°～6°。PTS 过大，负重状态下胫骨相对于股骨的前移趋势增加，前交叉韧带（ACL）承受的张力负荷增加，易致损伤或功能不全（图 49 - 23）。反之，PTS 过小，负重状态下胫骨相对于股骨的后移趋势增加，后交叉韧带（PCL）承受的张力负荷增加，易致损伤或功能不全。

HTO 将下肢负重力线由受累的内侧间室转移至胫骨平台中心或偏外处，通过改善力学环境延缓内侧间室软骨的退行性变，并在一定程度上促使软骨再生以及内侧半月板根部损伤的修复（图 49 - 24）。

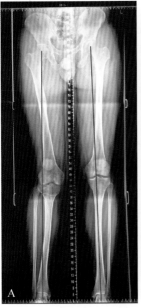
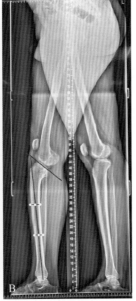

图 49 - 22　双下肢负重位全长 X 线片

A. 正位 X 线片示右膝伸直受限引起假性外翻；B. 侧位 X 线片示右膝高位髌骨及胫骨平台后倾角过大

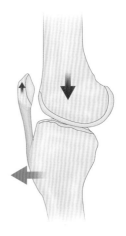

图 49 - 23　胫骨平台倾斜角过大的力学效果

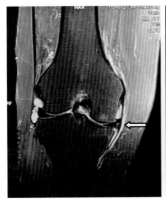
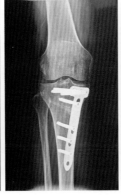
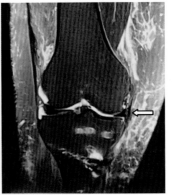

图 49 - 24　内侧半月板后根损伤 HTO 术后（半月板复位）

49.4.2　适应证与禁忌证

（1）适应证

适应证包括：①年龄<65 岁（尚有争议）；②胫

骨内翻畸形>5°、MPTA<85°、外侧间室基本正常；③内侧单间室 OA、内侧半月板损伤或切除术后；④骨折畸形愈合、遗留创伤性关节炎；⑤交叉韧带功能不全合并 PTS 异常（过大或过小）；⑥PCL 合

并后外侧结构(PLC)损伤,膝内翻(不稳)。

HTO的年龄界限报道不一,有文献认为男性的年龄上限是65岁,女性的年龄上限是60岁。但由于关节炎的程度并不与患者的实际年龄完全相符,因此还需要评估患者的生理年龄(活跃状态)。膝关节应具备相对满意的活动度,屈曲>90°,屈曲挛缩<10°。

相对年轻的患者,X线提示轻、中度内侧间室OA,MRI常显示内侧半月板后角及后根部损伤,站立位下肢全长X线片的MPTA<85°。该类患者HTO术后的满意度较高,保膝的预期时间较长。

内侧半月板退行性变、损伤或切除均会导致内侧间室进展性OA。对该类患者应先评估是否存在骨性力线不良,如果存在力线不良应先予以矫正,否则单纯行关节镜下清理、半月板缝合或成形术效果均不理想。关节镜下行半月板部分切除术,如果破坏了原有的环形结构又会加速关节软骨退行性变的病程。对ACL缺损合并内翻膝的年轻患者可分别行HTO和ACL重建手术,经验丰富的医生也可以同期完成。

HTO双平面截骨加大平台后倾角可用于缓解PCL功能不全导致的后移趋势,有利于改善后向稳定性。反之,HTO减小前倾角可用于缓解ACL功能不全导致的前移趋势,有利于改善前向稳定性。

PCL合并PLC损伤会导致胫骨相对股骨后移,对抗膝关节内收力矩的力量减弱,导致膝关节内翻、过伸及胫骨外旋等不稳定情况。如果只进行韧带重建,在负重时因膝内翻畸形会使重建的韧带张力过大、失败风险增大。该类损伤导致的关节不稳和继发性膝内翻,将HTO作为治疗方案的一部分,通过重建下肢力线来降低侧向拉伸载荷及内收力矩,并提高旋转稳定性,有较好的临床效果。HTO术后膝关节如果获得了满意的稳定性,韧带重建可不必再进行。如HTO术后仍存在关节不稳的症状,可在6~8周后行韧带重建术。这也被称为"力线优先"原则。

(2)禁忌证

禁忌证包括:①高龄、重度骨质疏松;②过度肥胖、重度吸烟;③炎性关节病、感染;④重度OA、骨缺损、多间室受累;⑤膝关节屈曲挛缩、活动范围小。

高龄患者常合并肌肉萎缩、骨质疏松以及多间室软骨退行性变,外侧间室软骨的压力负荷承受能力降低,术后骨愈合能力差,康复速度较慢。如果术前为非活跃状态,术后疗效及满意度可能不高,需要慎重评估。过度肥胖多同时合并基础疾病,患者发生切口愈合不良、内固定失效及截骨角度丢失的风险较高。重度吸烟则影响骨愈合。

炎性关节病,如类风湿关节炎、强直性脊柱炎、结核性骨关节炎、痛风性关节炎、色素沉着绒毛结节滑膜炎、关节感染等,可能同时合并膝内翻,但实质是关节各间室软骨均受累。

对于重度OA(软骨磨损严重,骨对骨)患者,应选择人工关节置换术(单髁置换或全膝关节置换术),避免截骨术适应证的扩大。

HTO手术属于关节外操作,如果患者术前关节活动度差、存在屈曲挛缩等情况,HTO术后不会改善其活动范围。

49.4.3 手术规划

术前规划包括评估患者年龄、活跃程度、期望值与耐受力,分析关节内、外畸形角度,需要矫正畸形的部位,目标力线位置和PTS等。

(1)体格检查

内容包括检查外观、疼痛区域、关节活动度及稳定性。

(2)影像学检查

标准的双下肢负重位全长X线片才能获得准确的测量角度。局部X线片及MRI可评估各间室骨关节炎分期,骨质疏松程度,软骨、半月板及韧带情况。

(3)术前截骨规划

利用Miniaci法进行HTO术前规划,步骤简单。用直尺和量角器即可测量畸形部位、截骨线、合页位置以及拟撑开角度等(图49-25)。截骨的高度不同,选择的截骨钢板与技术操作也有所不同(图49-26)。

(4)力线的位置

生理状态下,下肢机械轴通过膝关节的中心或稍偏内。即使力线居中的膝关节,负荷也并非均匀分布,而是内侧间室约60%、外侧间室约40%。因此内侧间室OA仅恢复至正常力线并不够,建议将力线矫正至稍偏向外侧间室。1979年Fujisawa等通过对54例截骨术患者的观察随访,提出将负重线

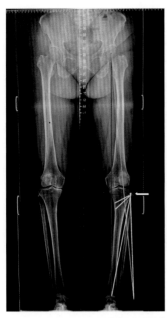

图 49 - 25　HTO 术前截骨规划

红线：术前力线。绿线：术后
力线。黄线之间夹角：矫正角度。
白色箭头：折页位置

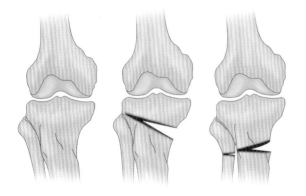

图 49 - 26　胫骨上端不同的截骨位置

（weight-bearing axis，WBA）的平均值定为胫骨平台由内而外的 62.5% 处，该点位于胫骨平台外侧髁间嵴偏外，相当于下肢机械轴 3°～5° 外翻。2018年 Martay 等利用膝关节有限元素模型研究力线位置与胫骨平台压力分布的关系，从生物力学的角度将 HTO 手术目标力线的可接受安全区域设定为 50%～60%，并以 55% 作为新的目标力线位置，大约落在胫骨平台的外侧髁间嵴（图 49 - 27、图 49 - 28）。

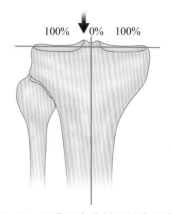

图 49 - 27　胫骨平台外侧髁间嵴区域为常用的目标力线位置

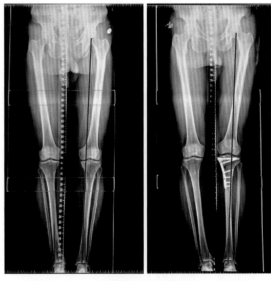

图 49 - 28　内侧间室 OA 伴软骨下骨囊性变

HTO 将力线调整到外侧髁间嵴位置

（5）髌股关节

术前应观察髌骨轴位片和侧位片，采用 Insall-Salvati 指数（ISI）和 Caton-Deschamp 指数（CDI）测定髌骨高度。低位髌骨常用指标为 CDI<0.6，ISI<0.8；高位髌骨常用指标为 CDI>1.2，ISI>1.2。HTO 会进一步拉低髌骨，同时髌腱张力及髌股关节压力升高，理论上术后会减小最大的屈曲角度。因此对于内翻畸形较大患者，HTO 时建议采用双平面胫骨结节下行截骨，不影响髌骨位置，不改变髌股间室压力（图 49 - 29～图 49 - 31）。此外，如患者存在轻度的髌股关节炎，应告知其髌股关节疼痛症状不能完全改善，但髌股关节炎并不是 HTO 的禁忌证。

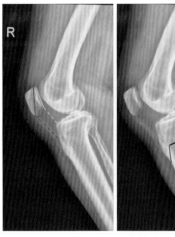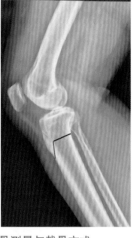

图 49‐29　髌骨测量与截骨方式

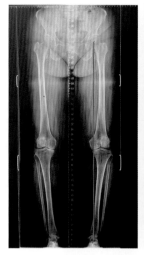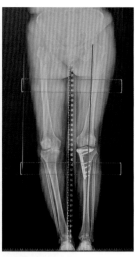

图 49‐30　HTO 双平面下行截骨术前、术后 X 线片

术前 ISI(红虚线/红实线)；CDI(绿色虚线/绿色实线)。黑线＋绿线：双平面 HTO 上行截骨；黑线＋红线：双平面 HTO 下行截骨。黑线即横向截骨线与胫骨平台后倾平行，上行或下行截骨线应与黑线成 110°角

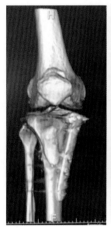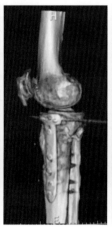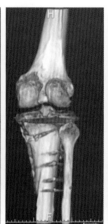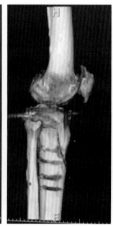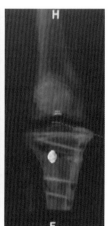

图 49‐31　HTO 双平面下行截骨术后三维 CT 影像

49.4.4　手术技术要点

1) 手术床可满足术中下肢的全长透视，推荐应用"G"形臂及截骨专用的动力和摆锯。

2) HTO 的切口需显露鹅足区，在胫骨远端及后方的止点松解内侧副韧带浅层。胫骨后方在 Hoffman 钩保护下完成对后内侧皮质骨的截骨。

3) 双平面截骨的稳定性好，多数情况下撑开的截骨线(轴点)指向腓骨小头尖部(平台外侧骨皮质与上胫腓关节上缘处)、外侧软骨下 1.5～2 cm。在此处撑开，折页断裂风险较低，骨质愈合快。

4) HTO 在矢状面力线调整过程中，如果维持平台后倾角度不变，截骨平面前后缘撑开比例接近 1∶2(撑开间隙呈前窄后宽的梯形)。

5) HTO 有意加大后倾，术中注意避免出现膝关节伸直受限；HTO 有意减小后倾，术中需要注意避免膝关节过伸或屈曲受限。

6) 术中透视膝关节确定力线杆位置时，需模拟患肢负重，在伸直状态给予膝关节一定的轴向、外翻压力。

7) 胫骨外侧皮质铰链(折页)能否成功保留，关系到矫形的准确性和术后患者是否能够早期负重。

49.4.5　康复锻炼

使用截骨专用钢板及锁定螺钉支持患者术后早期部分负重进行功能锻炼。建议患肢初期可拄双拐部分负重,同时加强膝关节屈伸角度及力量练习(直腿抬高、股四头肌收缩、踝泵运动),避免肌肉萎缩,改善静脉回流。在 6～12 周内逐渐增加负重至100%。术后定期进行影像学检查,评估骨质愈合情况。术中如折页折断,需待骨折愈合后再负重。

49.4.6　并发症

HTO 常见并发症,如合页处骨折、关节内骨折,会破坏截骨部位的稳定性、骨愈合进程及承重能力。下肢深静脉血栓的发生也不可忽视,要给予预防性抗血栓治疗。此外,切口愈合不良、感染、内固定物松动、矫正角度丢失、骨质延迟愈合等也有报道。矫正不足,会导致内侧室的压力负荷改善不充分;矫正过度,会导致膝、踝关节面倾斜,外侧间室退行性变加速。两种情况可能导致保膝时间缩短,并可能增加将来人工膝关节置换手术的难度。

49.5　单髁膝关节置换术

49.5.1　概述

单髁膝关节置换术(unicompartmental knee arthroplasty,UKA)是对膝关节单间室病变进行表面替换以保留其他正常结构为目的的手术技术。UKA 与全膝关节置换术(total knee arthroplasty,TKA)均起源于 20 世纪 70 年代,目前已有 40 余年的应用历史。随着假体设计的改进和手术技术的成熟,文献报道的 UKA 假体生存率已与 TKA 相当,逐渐得到医生们的认可。Witjes 等认为 TKA 与 UKA 术后均可进行低强度及高强度活动,但 UKA 患者对术后运动能力的恢复(包括强度较大的运动类型)较 TKA 患者明显更满意。目前 UKA 占膝关节置换手术的 10%～15%,有学者认为至少 1/3 的关节置换患者应行 UKA。与 TKA 相比,UKA 具有创伤小、康复快、本体感觉好和感染率低等优点。

大多数膝关节 OA 患者内侧间室的软骨退行性变是分阶段的:从内侧半月板退行性变到前内侧软骨磨损,关节间隙逐渐狭窄,再到软骨全层磨损(骨对骨),最终形成关节失稳、多间室受累的"终末期 OA"。膝关节单间室 OA 的手术方案包括:关节镜清理术,软骨、半月板移植术,截骨矫形术,UKA。当软骨全层磨损达到"骨对骨"的程度时,UKA 的疗效是最为确切的。

前内侧骨关节炎(anteromedial osteoarthritis,AMOA)与自发性骨坏死(spontaneous osteonecrosis of the knee,SONK)是内侧间室 UKA 的经典适应证。

目前国内的单髁关节假体有活动平台与固定平台两种类型,活动平台适合内侧间室的置换,固定平台可应用于内、外侧间室的置换,在假体生存率和膝关节功能评分方面两者均有优良表现。

49.5.2　适应证与禁忌证

(1) 内侧间室 UKA 的适应证

适应证包括:① 年龄＞55 岁(尚有争议);②AMOA(骨对骨);③SONK;④关节稳定、韧带功能完好;⑤外侧间室软骨厚度完整;⑥内翻畸形应力下可以被动纠正;⑦ROM＞105°,屈曲挛缩＜15°,内翻＜5°;⑧体重指数(BMI)＜35 kg/m² (尚有争议)。

近年来有大量报道指出＜60 岁的患者行 UKA 也有良好的临床效果,其 10 年假体生存率＞90%,15 年假体生存率＞85%。这与假体工艺和手术技术的进步有关,所以目前大部分医生不再以年龄为限制筛选患者。

AMOA 是指 ACL 和内侧副韧带(MCL)功能完好的情况下,股骨髁在胫骨平台矢状面上"前滑后滚"的运动,造成内侧平台前部软骨磨损为主的现象。

SONK 多见于老年女性,多累及单侧股骨髁或胫骨平台,常被误诊为 OA。早期可非手术治疗,如保护性负重。如果合并有关节外畸形,可以采用截骨术转移力线减轻负荷。对 X 线片及 MRI 示坏死宽度与股骨髁宽度的比值＞50%者,建议行 UKA治疗。

肥胖、体重过重意味着更大的压力负荷,传统认为该类患者早期假体松动风险高。但近年有很多临床报道证实,无论是固定平台还是活动平台,肥胖患者(BMI＞32 kg/m²)均有令人满意的假体生存率,所以肥胖目前已不再是禁忌证。

（2）内侧间室 UKA 的禁忌证

禁忌证包括：①感染性、炎性关节炎；②关节不稳（韧带损伤或缺失）；③骨质疏松（尚有争议）；④内、外翻畸形无法被动纠正；⑤ROM＜90°，屈曲挛缩＞15°，内翻＞5°；⑥严重的髌股关节炎；⑦HTO 病史。

ACL 功能丧失会导致胫骨前移、MCL 结构性短缩、关节不稳及假体松动风险增高，因而被视为禁忌证。

炎性关节炎因为全关节均存在滑膜炎症及软骨侵蚀，UKA 无法彻底去除病因。

被动纠正是指在侧方应力作用下膝关节的内、外翻畸形可以纠正。外翻应力 X 线透视下的外侧间室间隙正常提示外侧间室软骨良好。

轻、中度髌股关节炎不是禁忌证，而伴有髌骨外侧面全层软骨磨损、髌骨半脱位、外侧关节面形成凹槽的重度髌股关节炎则被归为禁忌证。

HTO 术后患者行 UKA 的假体生存率为66%，远远低于 AMOA 患者的96%。HTO 目的是推迟关节置换的时间，HTO 术后的膝关节冠状面力线和矢状面后倾都经历调整，原有的力学环境已经改变，再行 UKA 存在着不确定性，如需手术建议行 TKA。

（3）外侧间室 UKA 的适应证

适应证包括：①外侧单间室退行性变，症状局限于外侧间室；②外侧半月板切除术后继发外侧室 OA；③韧带功能完整、外翻畸形在应力下可被动纠正；④ROM＞105°，外翻畸形＜10°。

（4）外侧间室 UKA 的禁忌证

禁忌证包括：①其他间室存在退行性变；②炎性关节病；③韧带功能不全；④固定外翻畸形，外翻畸形在应力下无法被动纠正；⑤外翻畸形＞10°，屈曲＜90°，屈曲挛缩＞10°。

49.5.3　体格检查及影像学检查

（1）体格检查

通过单指试验确定疼痛点位置，如与影像学检查结果符合，是有意义的体征。患者的主要体征为下肢内翻畸形5°～15°，站立或行走时膝关节内侧疼痛。患肢伸直时存在内翻是因为前内侧软骨磨损而出现胫股关节面"骨对骨"的情况。膝关节逐渐屈曲90°时因胫骨"后滚"机制，胫骨、股骨接触区域后移至软骨健康的区域，内翻可自行纠正。

患者膝关节屈曲活动度最好≥120°，这是术中显露并安装假体的要求；UKA 可纠正 5°～10°的屈曲挛缩。后关节囊的挛缩及后方增生的骨赘在 UKA 的术野中很难彻底松解及清除。

患者负重位时内翻膝并股骨相对胫骨外侧移位或外翻膝并股骨相对胫骨内侧移位提示关节存在不稳，是 UKA 的相对禁忌证，应仔细体格检查并结合 MRI 检查进一步评估软组织状态。

（2）影像学检查

首先拍摄局部、负重位全长以及侧方应力下 X 线片（图 49-32），以评估力线角度和关节内、外侧畸形及外侧间室软骨情况。内侧间室全层软骨磨损（骨对骨）是 UKA 治疗的最佳适应证（图 49-33）。

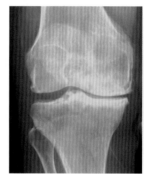
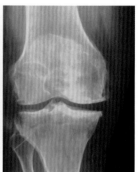

图 49-32　侧方应力下可见外侧间室正常

膝关节屈曲 20°外翻应力下拍摄 X 线片，提示内侧副韧带未挛缩、外侧间室软骨厚度良好

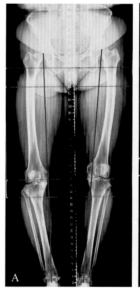
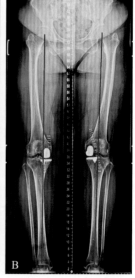

图 49-33　UKA 可矫正软骨磨损导致的内翻畸形、恢复力线及 MCL 张力

A. 术前双下肢全长 X 线片；B. 术后双下肢全长 X 线片

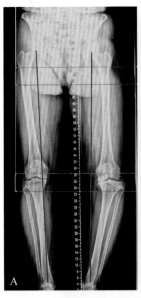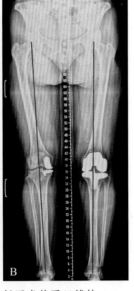

图 49-34 双下肢全长手术前后 X 线片

A. 术前,示左膝 OA 内翻角度大伴关节不稳;B. 术后,左膝 TKA 和右膝 UKA

重度膝关节 OA 屈曲、内翻角度过大伴关节不稳时,建议行 TKA(图 49-34)。MRI 检查对关节炎的评估及 SONK 的诊断很有意义(图 49-35)。

49.5.4　手术技术要点

1) 推荐应用固定架将患者腿悬空,允许术中膝关节被动屈曲>120°。

2) 不必过分追求小切口,适当的切口方便直视下评估其他间室及假体植入情况。

3) 内侧 UKA 时,MCL 不可松解过中线,否则易造成假体植入过度填充,导致力线过度外移。外侧 UKA 不可松解任何软组织。

4) 胫骨端截骨厚度与假体试模的厚度相当,但也要评估软骨磨损的部分。股骨端截骨通过屈伸平衡来评估。

5) 胫骨平台截骨后倾角 5°～7°,如果>7°则假体失败率增加。

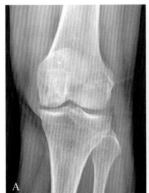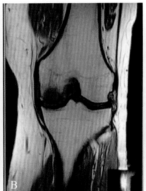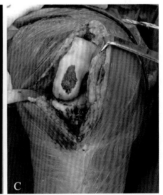

图 49-35　股骨髁 SONK 及软骨层剥脱

A. 术前 X 线片;B. 术前 MRI 片;C. 术中所见

6) 胫骨端假体型号要尽量覆盖到平台皮质骨的边缘,以抵抗假体下沉。

7) 内侧单髁要求屈伸间隙平衡,外侧单髁允许屈曲位稍松弛,侧方应力下均有 1～2 mm 间隙。

8) 内侧 UKA 允许术后残留轻度内翻,外侧 UKA 建议残留轻度外翻,矫正过多可以造成对侧间室的退行性变加速(图 49-36～图 49-38)。

49.5.5　术后康复

UKA 术后第 2 天即可完全负重下地行走,并屈伸膝关节进行活动度练习(踝泵、抬腿、伸膝、屈膝),尤其强调膝关节的伸直练习。每次练习后局部冰敷有利于消肿。术后允许早期出院回家进行康复锻炼。

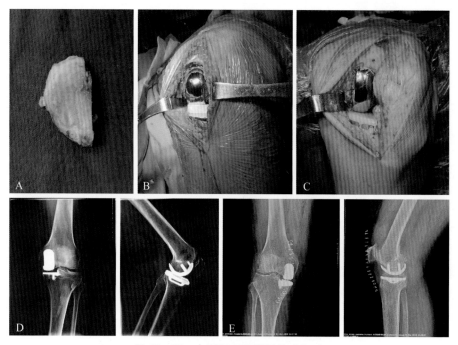

图 49 - 36　内侧间室单髁置换术（一）

A. 前内侧磨损的平台软骨；B. 活动平台单髁置换，术中假体安装完毕；C. 固定平台单髁置换，术中假体安装完毕；D. 活动平台单髁置换术后 X 线片；E. 固定平台单髁置换术后 X 线片

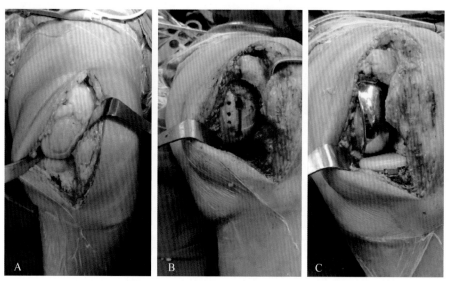

图 49 - 37　内侧间室单髁置换术（二）

A. 内侧间室 OA；B. 研磨至软骨下骨；C. 安放假体

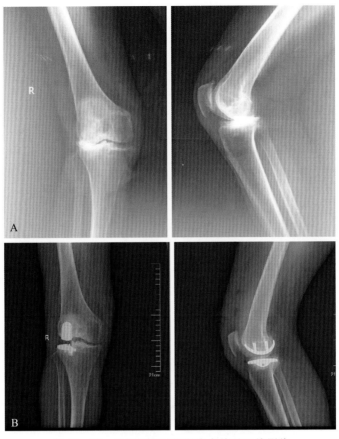

图 49-38　外侧间室单髁置换术前后 X 线影像

A. 术前；B. 术后

（王岩峰）

本章要点

1. 关节软骨为透明软骨，由于其缺乏血液供应和神经组织营养，导致自身修复能力较弱，损伤后难以愈合。MRI 是目前公认的评价关节软骨损伤最好的影像学方法，而关节镜检查是诊断软骨损伤的"金标准"。

2. 主要的手术方法有关节清理术、微骨折术、自体骨软骨移植术（马赛克移植）、OCA、ACI 等。

3. OCD 是导致膝关节疼痛和功能不良的罕见病因之一。膝关节剥脱性骨软骨炎研究小组最近将此病总结为伴有骨吸收、塌陷和死骨形成的一种获得性骨软骨病灶，最好发的部位是股骨内侧髁的外侧面。

4. 青少年 OCD 疼痛经常呈间歇性，与活动相关；膝前痛多见，但是无法准确定位。成人 OCD 多表现为关节积液、活动度减小和机械性交锁。有时候因为其他的膝关节疾病偶尔发现之，治疗的重要一环是早发现、早治疗。

5. 软骨移植手术包括自体和异体软骨移植术，自体软骨移植术包括自体骨软骨移植、ACI 和 MACI 等；异体软骨移植术主要是指 OCA。软骨移植术是解决大面积软骨缺损较为理想的方案。

6. ACI 技术通过将自体软骨细胞体外扩增培养后，利用载体或支架（自体骨膜或胶原等基质材料）提供结构支持，通过二次手术与宿主组织修复整合，是有良好临床效果的软骨再生策略。

7. 截骨术即骨的矫形术。HTO 是通过关节外矫形调整下肢的负重力线，延缓骨关节炎的进展并改善关节的稳定性。适用于年轻、活跃并伴有一定程度胫骨内翻的膝关节内侧 OA 患者。体格检查结合负重位全长 X 线、MRI 等影像学资料进行全面评估,对评估手术适应证及制订术前计划尤为重要。

8. HTO 术前要充分评估患者的年龄、关节炎程度、骨愈合能力、活跃程度、耐受力、期望值及疗效的可持续时间。术中需反复 X 线透视,确认矫正的目标力线以及胫骨平台的后倾角度。手术并发症包括切口愈合不良、感染、血栓形成、折页处骨折、骨质延迟愈合、矫正丢失等。

9. UKA 即单间室置换,其原理是替代磨损的软骨界面。内侧间室 UKA 的适应证:膝关节 AMOA 和 SONK。

10. UKA 要求膝关节的韧带功能良好、关节稳定。手术技术要点:屈伸间隙平衡、恢复软组织韧带张力。UKA 的优势:创伤小、康复快、感染率低、本体感觉好。活动平台与固定平台假体各有优势,随访均有良好表现。

主要参考文献

[1] ACCADBLED F, VIAL J, SALES DE GAUZY J. Osteochondritis dissecans of the knee [J]. Orthop Traumatol Surg Res, 2018, 104(1S): S97 - S105.

[2] ARUN G R, KUMARASWAMY V, RAJAN D, et al. Long-term follow up of single-stage anterior cruciate ligament reconstruction and high tibial osteotomy and its relation with posterior tibial slope[J]. Arch Orthop Trauma Surg, 2016, 136(4): 505 - 511.

[3] BEREND K R, BEREND M E, DALURY D F, et al. Consensus statement on indications and contraindications for medial unicompartmental knee arthroplasty [J]. J Surg Orthop Adv, 2015, 24(4): 252 - 256.

[4] BRITTBERG M, LINDAHL A, NILSSON A, et al. Treatment of deep cartilage defects in the knee with autologous chondrocyte transplantation[J]. N Engl J Med, 1994, 331(14): 889 - 895.

[5] BROWN W E, POTTER H G, MARX R G, et al. Magnetic resonance imaging appearance of cartilage repair in the knee[J]. Clin Orthop Relat Res, 2004, (422): 214 - 223.

[6] CAPITO R M, SPECTOR M. Scaff old-based articular cartilage repair[J]. IEEE Eng Med Biol Mag, 2003, 22 (5): 42 - 50.

[7] CAPLAN A I. Why are MSCs therapeutic? New data: newinsight[J]. J Pathol, 2009, 217(2): 318 - 324.

[8] CREMA M D, ROEME F W, MARRA M D, et al. Articular cartilage in the knee: current MR imaging techniques and applications in clinical practice and research[J]. Radiographics, 2011, 31(1): 37 - 61.

[9] CRUZ A I, SHEA K G, GANLEY T J. Pediatric knee osteochondritis dissecans lesions[J]. Orthop Clin North Am, 2016, 47(4): 763 - 775.

[10] CURL W W, KROME J, GORDON E S, et al. Cartiage injuries: a review of 31516 knee arthroscopies [J]. Arthroscopy, 1997, 13(4): 456 - 460.

[11] DE BARI C, DELL'ACCIO F, TYLZANOWSKI P, et al. Multipotent mesenchymal stem cells from adult human synovial membrane[J]. Arthritis Rheum, 2001, 44(8): 1928 - 1942.

[12] DE SMET A A, FISHER D R, GRAF B K, et al. Osteochondritis dissecans of the knee: value of MR imaging in determining lesion stability and the presence of articular cartilage defects[J]. AJR Am J Roentgenol, 1990, 155(3): 549 - 553.

[13] EDMONDS E W, POLOUSKY J. A review of knowledge in osteochondritis dissecans: 123 years of minimal evolution from König to the rock study group [J]. Clin Orthop Relat Res, 2013, 471(4): 1118 - 1126.

[14] FEUCHT M J, MAURO C S, BRUCKER P U, et al. The role of the tibial slope in sustaining and treating anterior cruciate ligament injuries[J]. Knee Surg Sports Traumatol Arthrosc, 2013, 21(1): 134 - 145.

[15] FUJISAWA Y, MASUHARA K, SHIOMI S. The effect of high tibial osteotomy on osteoarthritis of the knee an arthroscopic study of 54 knee joints [J]. Orthopedic Clinics Of North America, 1979, 10(3): 585 - 608.

[16] GALEA A, GIUFFRE B, DIMMICK S, et al. The accuracy of magnetic resonance imaging scanning and its influence on management decisions in knee surgery[J]. Arthroscopy, 2009, 25(5): 473 - 480.

[17] GETGOOD A, BROOKS R, FORTIER L, et al. Articular cartilage tissue engineering: today's research, tomorrow's practice[J]? J Bone Joint Surg (Br), 2009, 91(5): 565 - 576.

[18] GIMBLE J M, GRAYSON W, GUILAK F, et al. Adipose tissue as a stem cell source for musculoskeletal regeneration[J]. Front Biosci (Schol Ed), 2011, 3: 69 -

81.

[19] GROSS A E，SILVERSTEIN E A，FALK J，et al. The allotransplantation of partial joints in the treatment of osteoarthritis of the knee[J]. Clin Orthop Relat Res，1975,108(108)：7 - 14.

[20] GUHL J F. Arthroscopic treatment of osteochondritis dissecans[J]. Clin Orthop Relat Res, 1982, (167)：65 - 74.

[21] GUILAK F，RATCLIFFE A，LANE N，et al. Mechanical and biochemical changes in the superficial zone of articular cartilage in canine experimental osteoarthritis[J]. J Orthop Res,1994,12(4)：474 - 484.

[22] HAMITON T W，PANDIT H G，JENKINS C，et al. Evidence-based indications for mobile-bearing unicompartmental knee replacement in a consecutive cohort of 1000 knees[J]. J Arthroplasty, 2017,32(6)：1779 - 1785.

[23] HANTES M E，NATSARIDIS P，KOUTALOS A A，et al. Satisfactory functional and radiological outcomes can be expected in young patients under 45 years old after open wedge high tibial osteotomy in a long-term follow-up[J]. Knee Surg Sports Traumatol Arthrosc，2018,26(11)：3199 - 3205.

[24] HERMAN B V，GIFFIN J R. High tibial osteotomy in the ACL-deficient knee with medial compartment osteoarthritis[J]. J Orthop Traumatol, 2016,17(3)：277 - 285.

[25] HOLLAND T A，BODDE E W，CUIJPERS V M，et al. Degradable hydrogel scaffolds for in vivo delivery of single and dual growth factors in cartilage repair[J]. Osteoarthritis and Cartilage，2007,15(2)：187 - 197.

[26] HURST J M，BEREND K R. Mobile-bearing unicondylar knee arthroplasty：the Oxford experience [J]. Orthop Clin North Am, 2015,46(1)：113 - 124.

[27] KESSLER J I，NIKIZAD H，SHEA K G，et al. The demographics and epidemiology of osteochondritis dissecans of the knee in children and adolescents[J]. Am J Sports Med，2014,42(2)：320 - 326.

[28] KÖNIG F. The classic：on loose bodies in the joint. 1887[J]. Clin Orthop Relat Res,2013,471(4)：1107 - 1115.

[29] LEE D C，BYUN S J. High tibial osteotomy[J]. Knee Surg Relat Res, 2012,24(2)：61 - 69.

[30] LEVY Y D，GÖRTZ S，PULIDO P A，et al. Do fresh osteochondral allografts successfully treat femoral condyle lesions[J]. Clin Orthop Relat Res, 2013,471(1)：231 - 237.

[31] LINDÉN B. The incidence of osteochondritis dissecans in the condyles of the femur[J]. Acta Orthop Scand，1976，47(6)：664 - 667.

[32] MANO J F，REIS R L. Osteochondral defects：present situation and tissue engineering approaches[J]. J Tissue Eng Regen Med，2007,1(4)：261 - 273.

[33] MARLOVITS S，ZELLER P，SINGER P，et al. Cartilage repair：generations of autologous chondrocyte transplantation[J]. Eur J Radiol，2006,57(1)：2431.

[34] NEPPLE J J，MILEWSKI M D，SHEA K G. Research in osteochondritis dissecans of the knee：2016 update [J]. J Knee Surg，2016,29(7)：533 - 538.

[35] OEPPEN R S，CONNOLLY S A，BENCARDI，et al. Acute injury of the articular cartilage and subchondral bone：a common but unrecognized lesion in the immature knee[J]. AJR Am J Roentgenol，2004,182 (1)：111 - 117.

[36] REES J L，PRICE A J，LYNSKEY T G，et al. Medial unicompartmental arthroplasty after failed high tibial osteotomy[J]. J Bone Joint Surg Br，2001,83(7)：1034 - 1036.

[37] RIECKE B F，CHRISTENSEN R，TORP-PEDERSEN S，et al. An ultra-sound score for knee osteoarthritis：a cross-sectional validation study [J]. Osteoarthritis Cartilage，2014,22(10)：1675 - 1691.

[38] RODRIGUEZ L V，ALFONSO Z，ZHANG R，et al. Clonogenic multipotent stem cells in human adipose tissue differentiate into functional smooth muscle cells[J]. Proc Natl Acad Sci USA，2006,103(32)：12167 - 12172.

[39] SACOLICK D A，KIRVEN J C，ABOULJOUD M M，et al. The treatment of adult osteochondritis dissecans with autologous cartilage implantation：a systematic review[J]. J Knee Surg,2019,32(11)：1102 - 1110.

[40] SAVARESE E，BISICCHIA S，ROMEO R，et al. Role of high tibial osteotomy in chronic injuries of posterior cruciate ligament and posterolateral corner[J]. J Orthop Traumatol，2011,12(1)：1 - 17.

[41] SPAHN G. Complications in high tibial (medial opening wedge) osteotomy[J]. Arch Orthop Trauma Surg，2004,124(10)：649 - 653.

[42] WIDUCHOWSKI W，WIDUCHOWSKI J，TRAZSKA T. Articular cartilage defects：study of 25, 124 knee arthroscopies[J]. Knee，2007,14(3)：177 - 182.

[43] ZBOJNIEWICZ A M，LAOR T. Imaging of osteochondritis dissecans[J]. Clin Sports Med，2014,33 (2)：221 - 250.

膝关节康复原则与技术

50.1 膝关节创伤及术后康复的基本原则

50.1.1 基本原则

膝关节创伤及术后康复治疗时需要遵循以下原则。

（1）因人而异

由于创伤或手术的不同，患者的性别、年龄、体质、心理状况、家庭情况、经济状况等因素均有可能影响康复计划的实施，所以需要在制订和实施康复计划的过程中因人而异、适时调整、边评估边落实。

（2）循序渐进

膝关节康复内容应从少到多，程度应从易到难，训练量应从小到大，让患者逐步适应并改善肢体功能。

（3）正确保护

膝关节不仅有活动功能，还要承担体重，在创伤及术后早期应用合适的运动康复支具和辅具可以协助或部分代替肢体功能，防止意外活动，有时还有矫

正畸形的作用。良好的支具保护可以保证康复动作及训练的安全进行，也有助于尽早恢复行走、跑跳，早日回归正常生活和工作。

（4）整体康复

既要恢复膝关节附近的肌力、活动度和下肢本体感觉、运动能力，同时也要考虑加入全身的功能训练，要根据生活、职业情况加入作业训练。核心肌群训练也是非常重要的内容。

50.1.2 康复计划要点

膝关节创伤及术后康复的计划要点一般包括康复治疗的时间表或分期、各阶段功能评定和治疗重点。根据创伤及手术的部位和种类制订相应的康复计划。康复通常分为急性期康复、回归生活康复和回归运动康复。

（1）急性期康复（伤后或术后1~2周）

1）控制出血、疼痛及肿胀：适度的制动休息、局部冷疗、加压包扎和抬高患肢均有助于减轻局部炎症，减少出血、肿胀和疼痛，使后续的肌力和活动度训练正常有序地进行。

2）关节活动度训练：在病情允许的情况下，可对膝关节进行被动活动训练。膝关节近端和远端的未伤关节均可做主动活动，必要时予以被动活动或助力活动，尽可能恢复各关节的正常功能范围。

3）肌肉力量训练：在无明显疼痛的情况下，可对患膝附近肌群进行静力性训练，可以预防肌肉萎缩，有助于肌力恢复。还可根据病情采用表面肌电刺激，减少肌肉萎缩的发生和发展。尤其需要注意避免股四头肌内侧头的萎缩。必要时可对患肢进行负重训练，在带减重装置的功率车上做站立、行走等训练（图50-1）。

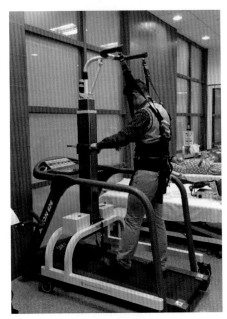

图50-1　带减重装置的功率车

4）药物的合理应用：对创伤及术后炎症反应比较严重的患者应适度给予消炎镇痛药物，以减轻疼痛、减少肿胀，保障康复动作的正确完成。

（2）回归生活康复（伤后或术后2周至3个月）

1）肌肉力量训练：本阶段可进行助力训练、主动训练及抗阻训练，也可使用低频脉冲表面肌电刺激。根据恢复情况，增加耐力训练，促进功能恢复。可根据条件增加器械训练。如果训练过程中出现疼痛、肿胀，除了冷疗等对症处理外，需酌情降低训练强度和训练量。

2）关节活动度训练：通过主动活动、被动活动及关节功能牵引等方法牵拉关节囊、韧带及周围组织，恢复关节活动度。适时采用短波、超声、微波等

物理因子治疗也有助于活动度的恢复。

3）阶梯负荷训练：使患肢逐渐承受不同重量的负荷，以保证患肢的正常应力，避免骨与软骨的退行性变，同时训练膝关节周围稳定结构的活动能力。

4）神经-肌肉控制训练：患肢肌力和稳定性良好，能完全负重时，可进行静态和动态的本体感觉练习，增强下肢平衡功能和协调运动能力。

5）日常生活能力训练：随着肌力和活动度的恢复，可进行日常生活和工作的实用功能训练，如移动、站立、行走、上下楼梯、骑车等。

（3）回归运动康复（伤后或术后3～9个月）

1）肌肉力量训练：本阶段可根据恢复情况使用器械进行抗阻训练及耐力训练，促进功能恢复，可以选用等速训练仪评估和训练（图50-2）。如果训练过程中出现疼痛、肿胀，除了给予冷疗等对症处理外，需酌情降低训练强度和训练量。

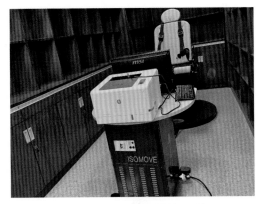

图50-2　等速测试训练系统

2）柔韧性训练：通过牵拉关节囊、韧带及周围组织，恢复关节周边结构的灵活性和柔韧性，保证运动训练顺利进行。

3）心理适应训练：在增加训练负荷的同时，根据受伤当时的情况和目前的恢复状态采用不同场景、不同对手、不同强度的训练，逐渐增强运动信心，加强运动能力。

4）神经-肌肉控制训练：可加强动态本体感觉练习，增强下肢平衡功能和协调运动能力，促进恢复运动训练，同时避免再损伤。

5）运动项目训练：对专业运动员或运动爱好者，可根据运动项目的特点制定训练动作和内容，如跑跳、旋转、急停、急转、带球训练、抗干扰训练等。

50.2 运动康复支具的应用

50.2.1 概述

运动康复支具是指肢体创伤及术后为提高运动功能而使用的体外支撑装置,具有固定和矫正、稳定和支持、保护和减荷、代偿和助动的作用。

临床治疗、功能训练和支具保护是现代运动医学、骨科、康复医学的重要组成部分。尤其是近端关节损伤和术后需要动静结合,及早采用支具有利于恢复患肢的运动功能和训练,促进疾病康复。

50.2.2 常用的膝关节支具

(1) 不可调节的膝托

膝关节创伤及术后早期,膝关节需要放置在伸直位制动休息,采用膝托比较简便易行(图50-3)。

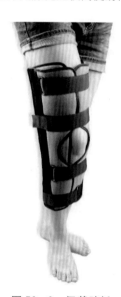

图50-3 佩戴膝托

(2) 可调节的数字卡盘式支具

膝关节创伤及术后允许关节有适度的活动范围时,即可选用可调节关节角度的数字卡盘式支具,如用于韧带损伤的 X-Act ROM Knee 术后限位支具(图50-4)。

(3) 骨关节炎(OA)支具

对于老年性 OA 患者,如果是单侧间室疾病,如关节软骨损伤、半月板损伤、胫骨平台骨折、软骨下骨缺血性坏死等,可使用三点力线的免荷支具(图

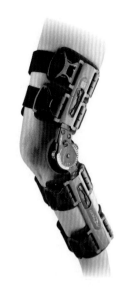

图50-4 DJO X-Act ROM Knee 术后限位支具

50-5)。如果是双侧间室均受损,可使用 EAVY 的膝关节减压辅具(图50-6)。

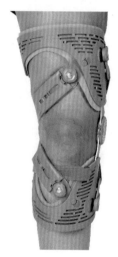

图50-5 Ossur 免荷1号 OA 矫形支具

(4) 髌骨不稳支具

髌骨外侧不稳患者在肌力平衡没有恢复、髌骨轨迹不正常时,可采用 Tru-Pull 医用外固定支具(图50-7),其有独立式拉带设计,可为髌骨在弯曲和伸展时提供精确且持续的拉力,辅助髌骨重新复位。

(5) 运动支具

韧带和半月板损伤及术后患者在早期恢复立位训练时,可佩戴定制的运动支具以尽早恢复运动训练。FullForce 医用外固定支具(图50-8)的四点杠

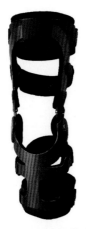

图 50‐6 EAVY 膝关节减压辅具

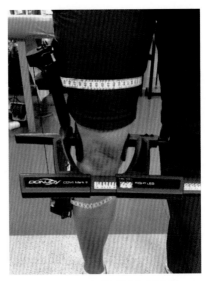

图 50‐9 卡尺测量有关数据

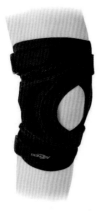

图 50‐7 Tru-Pull 医用外固定支具

50.3 步态分析技术

50.3.1 基本原理

行走是正常人体重复率最高的运动方式,膝关节或下肢的损伤会引起步态的改变。随着三维动作捕捉技术的提高,步态分析可以得到人体运动学和动力学数据,可用于评估和制订治疗方案,还可用于各种关节移植物、支具及其他运动康复器具的研发。

由于人体是由多个部位通过关节连接而成的,步态分析的原理就是将人体视作一个多链节刚体系统,通过测出各关节角度、节段尺寸、重心在空间的位置变化,用数学参数、曲线等确定人体空间运动规律。

步态分析系统主要由动作捕捉系统和测力台组成,还可外接表面肌电仪。系统采集人体在步行过程中各个关节点的精确三维坐标、足底与支撑面之间的压力(垂直、左右、前后 3 个方向的力),结合表面肌电仪采集的肌电信号,通过专业的步态分析软件进行三维重建与模型分析,从而得到人体运动时的步态参数。

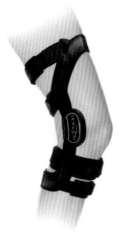

图 50‐8 FullForce 医用外固定支具

50.3.2 正常人的步态特征

(1)步态周期

1)传统 4 期法:行走时,一侧足跟着地到该足

杆设计及 ForcePoint 铰链技术均可为前交叉韧带提供最大限度保护,需要专用卡尺测量数据定制(图 50‐9)。

跟再次着地所用的时间称为步态周期。成年人一般行走时每分钟有 62 个步态周期。1 个步态周期又分为支撑期和摆动期,有 2 个双支撑期、1 个单支撑期和 1 个摆动期,共 4 期。支撑期占整个步态周期的 60%～65%,摆动期占 35%～40%。单侧下肢站立时称单支撑期,双侧下肢同时站立时称双支撑期。

2)美国加利福尼亚州 Rancho Los Amigos (RLA)法:在 1 个步态周期中找出 8 个典型动作姿势位点,将步态周期分成 7 个时段:预承重期、支撑中期、支撑末期、摆动前期、摆动初期、摆动中期、摆动末期。重点在支撑期的受力情况。

(2)距离-时间指数

常用的有步长、步幅、步速、步频等。步长是一侧足跟到另一侧足跟的距离。步幅是一侧足跟着地到再次着地时的距离,即连续 2 个步长的和。步长或步幅主要取决于身高,会随着下肢长度的增加而增加。步长还跟髋、膝关节开始承重的角度及对侧膝关节在支撑末期的瞬时角度相关。老年人步长逐渐减少,70 岁以上会减少 10%～20%。老年人支撑期延长,摆动期缩短;双支撑期延长,单支撑期缩短。女性会通过提高步频来提高步速,男性会通过提高步幅来提高步速。

(3)关节活动角度特点

运动学分析 3 个空间方向的关节运动:矢状面、水平面和冠状面。一般测量矢状面的研究较多。正常状态下,膝关节在步态周期中的活动范围从 $7.0°±5.7°$ 至 $70.2°±5.8°$,髋关节屈曲高峰平均为 $27.6°±4.2°$,踝关节在跖屈时为 $15.7°±6.5°$ 和背伸为 $10.9°±3°$。老年人屈髋角度比年轻人增加 3°。70 岁以上老年人和 2 岁以内幼儿行走时的下肢关节活动度相似。

(4)关节力矩与受力特点

为消除身高、体重对力矩的影响,一般用力矩/体重×身高对力矩进行标准化。青壮年人群正常步速时的最大屈膝力矩为 2.9%±2.5% 体重×身高,慢跑时为 13.1%±5.3% 体重×身高,上楼梯时为 4.3%±2.8% 体重×身高,下楼梯时为 7.5%±2.6% 体重×身高。步速增加时,青壮年人群下肢各关节峰力矩和功率都会显著增加。

50.3.3 膝关节损伤患者的步态特征

(1)膝关节前交叉韧带(ACL)损伤患者的步态特征

1)股四头肌逃避步态:ACL 损伤患者在行走

时会调整出一种代偿的步态方式,通过改变屈膝、屈髋角度,尽量避免股四头肌收缩,防止胫骨前移,重新达到关节内、外力矩的再一次平衡。Burchuck 于 1990 年提出了"股四头肌逃避步态"理论,之后也被不少研究者观察并证实,但也有学者发现 ACL 损伤不会引起股四头肌逃避步态。

2)ACL 损伤后下肢关节的代偿性变化:ACL 损伤后患肢会出现髋关节屈曲角度增大,预承重期伸髋肌群如腘绳肌拉力增加,同时改变髋关节的长度-拉力效应,从而减少胫骨前移,保证膝关节稳定。

(2)膝关节 OA 患者的步态特征

膝关节 OA 患者步速慢、步频低、步长短、摆动时间长、双支撑期时间长,这些表现是疼痛使关节外力矩减少的特征性步态。经给予止痛药治疗后,患者的步速、步频和髋、膝、踝关节外力矩均可显著改善。外翻支具可有效减少膝关节内侧间室压力,使步行能力明显提高,髋、膝、踝关节附近的力矩无明显变化。

50.4 表面肌电

50.4.1 基本原理

肌纤维(细胞)与神经细胞一样具有很高的兴奋性,属于可兴奋细胞。发生兴奋处的细胞膜两侧出现的可传导电位即动作电位。肌肉的收缩活动是细胞兴奋引起的动作电位沿着细胞膜传导向细胞深部(通过兴奋-收缩耦联机制)层层递进引起的。

肌纤维安静时细胞膜内、外两侧存在的电位差称为静息电位(或膜电位),静息电位常规是膜外电位为零,膜内电位约为 -90 mV。

肌肉受刺激而产生兴奋,膜电位减小,达到某一临界水平时,膜电位突然从负值变成正值,然后以几乎同样迅速的变化恢复到正常负的静息电位水平。这种兴奋时膜电位的一次短促、快速而可逆的倒转变化,便形成动作电位,是肌细胞兴奋的特征性表现。

通常肌纤维总是在神经系统支配下产生兴奋而发生收缩活动。支配肌纤维的运动神经元产生兴奋,发放神经冲动(动作电位)并沿轴突传导到末梢,释放乙酰胆碱作为递质,实现运动神经-肌肉接头处的兴奋传递,而后引起肌纤维收缩。

肌电图（electromyogram，EMG）测量是采用细胞外记录电极将体内肌肉兴奋活动的复合动作电位引导到肌电图仪上，经过适当的滤波和放大，将电位变化的振幅、频率和波形在记录仪或示波器上显示。肌电图可记录肌肉在静止或收缩时的生物电信号，常用来检查神经-肌肉兴奋及传导功能等，以此确定周围神经、神经元、神经-肌肉接头及肌肉本身的功能状态。

表面肌电信号（surface electromyography，sEMG）是肌肉收缩时伴随的电信号，是在体表无创检测肌肉活动的重要方法，其应用主要集中在康复医学和体育科学两大领域，也可用于模式识别等生物医学工程领域。

50.4.2　应用策略

sEMG 可以从人体很多部位获取，携带着相应部位的运动功能信息。例如行走、跑步、下蹲时，腿上的肌电信号反应腿部的运动状态。sEMG 对于研究人体运动状态有非常重要的价值，在医疗康复工程中，它可以用于患者治疗以及支具、人工假肢等的研究。

（1）肌电与运动和力的关系

平滑处理后的肌电信号与肌肉产生的力之间是线性或弧线性的关系，肌电信号的量度与骨骼肌产生的力是一致的。

1）反应时间：指从刺激到主动响应发动的时间。受到同样条件的刺激时，主动反应的时间明显要比反射性反应的时间要长。本体感受刺激后肌肉主动响应的反应时间一般在 80～120 毫秒，而对肌肉牵张的单突触神经反射的反应时间只有 40 毫秒。主动响应本体感受刺激的反应时间可以通过训练缩短，这就是运动康复和运动训练的科学依据之一。

2）电力学延迟现象：在运动发动之前，神经肌电信号已经显示，在短暂的时限后，主动运动才开始发动，该现象称为电力学延迟现象。延迟时限的长短取决于肌肉和软组织的弹性及受力大小。

3）屈曲-松弛现象：指在肌电检测过程中，当关节在终末屈曲状态时，屈曲对侧肌的肌电信号逐渐减低，这是由于终末屈曲的肌肉和关节周围的肌腱、韧带、关节囊等组织被拉长，神经运动控制对侧肌肌肉活动减低而造成的。这个现象在疼痛时会消失，提示关节内有病变。

（2）肌电检测时机及内容

肌肉活动量可以用于治疗或训练前后的评估，也可以协助寻找最佳治疗或训练方法；肌肉间的活动关系有助于了解患者或运动员是否正确使用肌肉、是否协调活动，以及效率如何；肌肉抗疲劳的耐力情况对于训练方案调整有指导意义。一般需要引入力矩、位置、速度和加速度等指标来进行肌电信号的对应关系分析，观察肌肉活动的时间、大小、时限和控制情况。

（3）在膝部的临床应用

膝关节创伤后造成关节功能障碍，肌电分析可以检测到肌电活动的变化。比如，膝关节内侧半月板损伤或 ACL 损伤后，临床最常见的是股四头肌内侧头的肌电活动降低。用表面肌电还可以对关节功能进行评估，判断或决定是否需要进一步治疗和治疗效果是否达到目标。

ACL 重建术后康复训练一直是运动医学探讨的课题，在第 2 阶段康复期主要进行各种肌力训练，最好利用表面肌电来观察肌肉的恢复情况，还可做肌电反馈治疗；在第 3 阶段，需要做更大量的竞技动作训练，仅凭等速肌力测试不足以评估何时能重返激烈的运动训练和比赛，不仅要了解关节力矩情况，还需要了解神经-肌肉功能是否真正复原。如果表面肌电仍在高位，说明患侧神经-肌肉系统仍处于高应激状态，还需要做康复训练，患者难以参加大强度竞技训练和比赛，否则容易再次受伤。

50.5　物理因子治疗

50.5.1　分类及基本原理

物理因子治疗是利用人工或自然界物理因素作用于人体，通过对局部的直接作用和神经、体液的间接作用引起人体反应，调整血液循环，改善营养代谢，提高免疫功能，调节神经系统功能，促进组织修复，改善病理过程，达到治病目的，是康复治疗的重要内容。运动康复常用的物理因子治疗方法有以下几种。

（1）电疗法

包括静电疗法、直流电疗法、低频电疗法、中频电疗法、高频电疗法、超高频电疗法、离子导入疗法、射频疗法等。

1) 直流电疗法：

A. 单纯直流电疗法：是将直流电作用于人体以治疗疾病的方法，有促进骨折愈合的作用。小剂量直流电阴极，可促进骨生长。高热、恶病质、心力衰竭、急性湿疹、有出血倾向患者禁用。

B. 直流电离子导入疗法：是利用直流电将药物离子导入人体以治疗疾病的方法。

2) 低频脉冲电疗法：应用频率<1 000 Hz的各种波形的脉冲电流治疗疾病，这种电流具有强刺激作用。

A. 感应电疗法：应用感应电流治疗疾病的方法称为感应电疗法，旧称法拉第电疗法。适用于失用性肌萎缩、神经功能丧失等疾病患者。

B. 神经-肌肉电刺激疗法：应用低频脉冲电流刺激神经-肌肉，引起肌肉收缩治疗疾病的方法。

3) 中频正弦电疗法：使用频率为1 000～100 000 Hz的正弦交流电进行治疗的方法。

A. 干扰电疗法：用两路频率相差0～100 Hz的中频正弦电流交叉地输入人体形成干扰场，使之内生0～100 Hz的低频调制的脉冲中频电流，以治疗疾病。可用于局部血液循环障碍性疾病，如缺血性肌痉挛；周围神经疾病，如神经痛、神经炎、周围神经损伤或炎症引起的神经麻痹和肌肉萎缩等。

B. 等幅的中频正弦电疗法：应用频率1 000～5 000 Hz的等幅中频正弦电流进行治疗。可用于肌肉、韧带、关节的劳损、扭伤、挫伤、炎症等。

4) 高频电疗法：应用频率>1 000 kHz的交流电治疗疾病的方法。

A. 短波疗法：应用3～30 MHz高频电磁波的治疗方法。

B. 超短波疗法：应用30～300 MHz电磁波的治疗方法。

C. 微波疗法：应用300 MHz～300 GHz的特高频电磁波的治疗方法。

（2）磁疗法

磁疗法是利用磁场作用于人体一定部位或穴位治疗疾病的方法，包括静磁场疗法、脉冲磁场疗法、低频磁场疗法、中频电磁场疗法和高频电磁场疗法等。

（3）光疗法

光疗法是利用日光或人工光线（红外线、紫外线、超激光等）预防和治疗疾病以及促进机体康复的方法，包括红外线疗法、可见光疗法、紫外线疗法、激光疗法等。

1) 红外线疗法：是利用红外线治疗疾病的方法，适用于治疗风湿性关节炎、神经根炎、多发性末梢神经炎、痉挛性麻痹、周围神经损伤等。

2) 紫外线疗法：是利用紫外线治疗各种疾病的方法，适用于治疗各种炎症、骨折和神经痛等。

（4）超声疗法

1) 普通超声疗法：是利用超声波治疗疾病的方法，适用于炎症、扭伤、挫伤等。

2) 超声药物透入疗法：是利用超声波把药物经过完整的皮肤或黏膜透入人体内的治疗方法。

（5）冲击波疗法

冲击波疗法是物理学和医学相结合的交叉学科新技术，其原理是利用液电、压电或电磁等发生器产生一种具有高压强性、短时性和宽频性的脉冲声波（图50-10）。冲击波具有直接机械冲击效应和空化作用间接产生的机械效应，可以引起人体组织和细胞变化而达到治疗作用。该疗法近几年在运动康复及再生修复领域应用广泛。

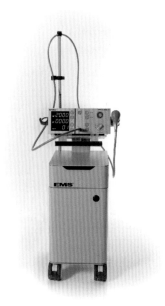

图50-10　冲击波仪

1) 效应机制：

A. 机械效应：冲击波振动可以引起组织细胞内应力改变，产生细胞质运动和胞质颗粒振荡，刺激细胞膜弥散过程，促进新陈代谢，加强血液和淋巴循环，改善组织营养，提高功能恢复。

B. 空化效应：空化效应是冲击波独有的特性。由于组织中含有大量的微小气泡，气泡在冲击波的作用下急速膨胀和破碎，利于疏通闭塞的微细血管，松解关节软组织粘连。

C. 声学效应：冲击波与其他声波一样是由物理的机械振动产生的，通过振源周围各种弹性介质分子的疏密交替运动向四周纵向转播。冲击波频率低、波长长，因此衰减小、传播远、穿透力强。

D. 热效应：冲击波在生物体内传播过程中振动能量不断地被媒质吸收转变为热能，使媒质温度升高，可增强血液循环，降低肌肉和结缔组织的张力，缓解痉挛，同时又可降低神经兴奋性，起到镇痛的作用。

2）在运动康复中的治疗作用：

A. 扩张血管和血管再生作用：空化效应有利于疏通闭塞的微细血管，并通过对血管内皮细胞生长因子的作用，促进血管新生，增加局部损伤组织的血液供应，促进局部组织代谢。

B. 组织损伤再修复作用：使受侵袭的组织发生微损伤，机体产生微小的炎症反应，诱发生长因子聚集，引起细胞和组织生成，诱导修复过程。

C. 镇痛及神经末梢封闭作用：作为一种高强度的压力波，冲击波会对神经末梢产生超刺激，特别是对痛觉感受器，使神经的敏感性降低、疼痛的神经传导受阻，从而缓解疼痛。

D. 炎症及感染控制作用：神经膜的极性发生变化，导致细胞内、外离子交换过程活跃，加快代谢分解终产物的清除和吸收，有利于慢性炎症的减轻和消退。

E. 组织粘连松解作用：冲击波在传递过程中会造成不同密度组织之间产生能量梯度差及扭拉力，达到分离粘连、松解挛缩的目的。

3）适应证：①软组织损伤，如钙化性肌腱病、肩袖损伤、肱骨内/外上髁炎、大转子疼痛综合征、鹅足腱炎、髂胫束摩擦综合征、髌腱腱病、腓骨肌腱病、跟腱腱病、足底筋膜炎等。②骨组织损伤，如骨折不愈合或者延迟愈合、应力性骨折、距骨骨软骨损伤、无关节紊乱的股骨头坏死、无关节紊乱的剥脱性骨软骨炎、骨髓内水肿、骨关节炎等。③其他，如伤口延迟愈合或不愈合、皮肤溃疡、肌筋膜综合征、皮下脂肪团等。

4）禁忌证：①全身性疾病，如严重心脏病、心律失常及高血压；严重内科疾病，如心、肺、肝、肾等重要脏器功能障碍；各类肿瘤、血栓形成、出血性疾病、凝血功能障碍；使用免疫抑制剂；妊娠。②局部因素，如治疗区域存在恶性肿瘤（不是基础疾病）；治疗区域作用于胎儿、肺组织、骨骺板、大脑和脊柱。

5）不良反应：体外冲击波治疗时，偶尔会有一些软组织肿胀、血肿、短暂性骨水肿等不良反应，一般3～5天即可消失。

50.5.2 物理因子治疗在膝部的临床应用

（1）髌腱炎

髌腱是连接髌骨与小腿胫骨之间的肌腱，当其受损或出现炎症时称为髌腱炎，又称髌腱末端病，俗称"跳跃膝"。非手术治疗包括减少活动、休息、理疗及应用非甾体抗炎药。目前已经减少采用局部激素注射，以免髌腱脆性增加，引起髌腱撕裂。冲击波疗法是近年来比较推崇的治疗方式之一，局部镇痛和消肿的效果非常明显，总有效率为73.5%～87.5%。

（2）胫骨结节骨软骨炎

多见于爱好剧烈运动的少年，男多于女，可单侧或双侧发病，多有外伤史。该病主要是髌韧带的胫骨结节附着处发生肌腱炎、腱鞘炎或肌腱下滑囊炎，与邻近形成的病灶钙化和骨化一起造成局部隆突。年轻患者多以休息等非手术治疗为主，成年患者多选用冲击波治疗。

（3）鹅足腱炎

鹅足是缝匠肌、股薄肌、半腱肌3块肌肉的腱性部分在胫骨近端内侧的附着点，因形态似鹅足而得名，也称鹅足腱。跑步时如果缺少稳定性力量，膝关节在整体抬膝、触地和蹬腿过程中出现过度内扣、屈伸或旋转，鹅足腱很容易被拉扯，承受额外的牵引压力，导致鹅足腱损伤。休息等非手术治疗无效时可以采用冲击波治疗，疗效确切。

（4）髂胫束综合征

髂胫束综合征俗称"跑步膝"，是由于髂胫束与股骨外上髁摩擦出现的以膝关节外侧疼痛为特征的疾病。突然增加跑步距离会加重对髂胫束的刺激；过度训练，肌肉在尚未复原完全的状态下继续工作都容易导致受伤。常见于长跑运动员和自行车运动员。X线检查有时可见到股骨外上髁处软组织肿胀影，骨质无改变。MRI检查可以发现局部有高信号。非手术治疗无效时可以考虑冲击波疗法。

（5）肌筋膜综合征

肌筋膜综合征是一种局部肌肉疼痛症，表现为骨骼肌或肌筋膜紧张,有压痛、易激惹,有时存在疼痛触发点,也称"激痛点"或"扳机点"。肌肉的过度使用、不良姿势、结构退行性变、神经受压、内分泌代谢异常、肌力不平衡均有可能导致发病。目前常用的诊断标准有5个主要标准和3个次要标准。主要标准是:①区域性疼痛;②疼痛或触发点牵涉痛区域的感觉异常;③受累肌肉有紧张性条索;④紧张性软组织条索内可触及剧烈疼痛点;⑤局部有一定程度的运动受限。次要标准是:①压痛点反复出现并有感觉异常;②抓触或针刺疼痛条索时会诱发局部抽搐反应;③伸展肌肉或按压触痛点可以缓解疼痛。满足5个主要标准和至少1个次要标准才能诊断为肌筋膜综合征。缓解疼痛和肌肉痉挛的理疗、消炎镇痛药物、肌肉松弛药、针灸、适度的功能训练均可用于治疗该病。冲击波治疗是近年来比较推崇的治疗方法,采用准确的定位和合适的剂量,往往能取得较好的治疗效果。

(6)创伤和手术后软组织粘连及挛缩

由于交通和工业化的发展,车祸伤等创伤发生率居高不下,因此带来的外伤和手术也呈上升趋势,伤后和术后的软组织粘连问题也时有发生,以往常用药物、应用支具、理疗、训练、手术等治疗,各有优、缺点。冲击波疗法是近年来发现的较为有效且不良反应较少的治疗方法。

(李云霞)

本章要点

1. 膝关节创伤及术后康复需要遵守一些基本原则:因人而异、循序渐进、正确保护、整体康复。

2. 膝关节创伤或术后的康复计划要点一般包括:康复治疗的时间表或分期、各阶段功能评定、各阶段治疗重点。

3. 常用的膝关节支具有以下几种:不可调节的膝托、可调节的数字卡盘式支具、骨关节炎支具、髌骨不稳支具、软性护膝等。

4. 通过步态分析技术获得人体运动学和动力学数据,可用于评估和制订治疗方案,还可用于各种关节移植物、支具及其他运动康复器具的研发。

5. 表面肌电测试可对关节功能进行评估,用于判断或决定是否需要进一步治疗和治疗效果是否达到目标。

6. 物理因子治疗是利用人工或自然界物理因素作用于人体,通过对局部的直接作用和神经、体液的间接作用引起人体反应,调整血液循环,改善营养代谢,促进组织修复,从而达到治病目的。

主要参考文献

[1] 邢更彦. 骨肌疾病体外冲击波疗法[M]. 2版. 北京:人民军医出版社,2015.

[2] CARCIA C R, SCIBEK J S. Causation and management of calcific tendonitis and periarthritis[J]. Curr Opin Rheumatol, 2013,25(2):204 - 209.

[3] CUCCURULLO S J. Physical medicine and rehabilitation board review[M]. 3rd ed. New York:Demos Medical Publishing, 2015.

[4] FOLDAGER C B, KEARNEY C, SPECTOR M. Clinical application of extracorporeal shock wave therapy in orthopedics:focused versus unfocused shock wave[J]. Ultrasound Med Biol, 2012,38(10):1673 - 1680.

[5] GOERTZ O, HAUSER J, HIRSCH T, et al. Short-term effects of extracorporeal shock waves on microcirculation[J]. J Surg Res, 2015,194(1):304 - 311.

[6] KERTZMAN P, CSÁSZÁR B M, FURIA J P, et al. Radial extracorporeal shock wave therapy is efficient and safe in the treatment of fracture nonunions of superficial bones:a retrospective case series[J]. J Orthop Surg Res, 2017,12:164.

[7] KON E, FILARDO G, DROBNIC M, et al. Non-surgical management of early knee osteoarthritis[J]. Knee Surg Sports Traumatol Arthrosc, 2012,20(3):436 - 449.

[8] LIAO C D, XIE G M, TSAUO J Y, et al. Efficacy of extracorporeal shock wave therapy for knee tendinopathies and other soft tissue disorders:a meta-analysis of randomized controlled trials[J]. BMC Musculoskelet Disord, 2018,19:278.

[9] LYON R, LIU X C, KUBIN M, et al. Does extracorporeal extracorporeal shockwave therapy enhance healing of osteochondritis dissecans of the rabbit knee? A pilot study[J]. Clin Orthop Relat Res, 2013,471(4):1159 - 1165.

[10] SPEED C. A systematic review of shockwave therapies in soft tissue conditions:focusing on the evidence[J]. Br J Sports Med, 2014,48(21):1538 - 1542.

[11] TRONCATI F, PACI M, MYFTARI T, et al. Extracorporeal shock wave therapy reduces upper limb spasticity and improves motricity in patients with chronic hemiplegia: a case series [J]. Neuro Rehabilitation, 2013,33(3): 399 - 405.

[12] VAN DER JAGT OP, PISCAER T M, SCHADEN W, et al. Unfocused extracorporeal shock wave induce anabolic effects in rat bone[J]. J Bone Joint Surg Am, 2011,93(1): 38 - 48.

第七篇
小腿部与足踝部关节

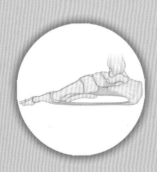

小腿运动损伤

51.1　小腿肌肉损伤

　　小腿肌肉损伤在运动损伤中非常常见，主要包括肌肉拉伤和挫伤。小腿肌肉拉伤中以内侧肌肉拉伤最常见，男性更易发生，特别是 40～60 岁人群，可能与该年龄段的人运动要求比较高而肌肉弹性下降有关。20％的患者临床表现相对隐匿。拉伤肌肉中，以腓肠肌最常见（48.7％），大部分累及内侧头（94.7％），其次是比目鱼肌（46.2％）。小腿肌肉挫伤常见于钝性物体的直接砸伤，导致肌肉水肿，适当休息后恢复较好。

51.1.1　解剖与生物力学

　　腓肠肌起自股骨内、外侧髁的后部，内、外侧束于腘窝下方合并下行，于小腿中段与比目鱼肌腱合并形成跟腱，止于跟骨后结节。腓肠肌的主要功能

是跖屈踝关节，其次是辅助屈曲膝关节，并有助于膝关节的后方稳定以及膝关节屈伸活动时半月板的移动。大多数小腿肌肉拉伤发生在肌肉-肌腱连接处。

51.1.2　病因与发病机制

　　小腿肌肉拉伤常发生在腓肠肌偏心性收缩过程中，即膝关节伸直、踝关节背伸位时，因腓肠肌在过度牵拉状态下收缩导致，如网球运动中后腿支撑腿发力状态；也可在踝关节跖屈位收缩过程中出现，如举重运动员推举较大重量的杠铃时。

51.1.3　临床评估

　　（1）病史与临床表现
　　小腿肌肉拉伤时，患者通常听到"砰"的一声，或描述为"感觉棍子打在小腿上"。小腿后方疼痛会辐射到膝盖或脚踝，踝关节运动受限。极度跖屈对抗性背伸时，小腿后方疼痛症状明显。有时小腿后

方皮肤会出现淤青。

（2）体格检查

患侧小腿不对称肿胀和皮肤颜色淤青，可能蔓延至踝和后足。肿胀消退后，可见小腿后方肌肉近端饱满，远端明显凹陷。沿腓肠肌走行压痛，在肌肉-肌腱连接处更为明显。被动背伸踝关节或主动对抗性跖屈踝关节，表现为中至重度疼痛。测量两侧小腿周径（胫骨结节平面）可能不对称。

（3）影像学检查

小腿或胫、腓骨 X 线及 CT 检查仅见局部软组织肿胀，主要用来排除撕脱性骨折（特别是当患者描述为闻及撕裂声或小腿区域有撞击或外伤史时），但并不能提供肌肉拉伤的其他信息。

MRI 和 B 超检查可用于诊断或随访小腿肌肉损伤。MRI 是最敏感和最可靠的成像方法，这种技术能够比其他成像方式（如 CT、B 超）更好地显示受损软组织区域。

B 超是诊断和随访腓肠肌内侧头断裂的一种有效检查方法，可以用来快速评估腓肠肌内侧的结构。研究表明，B 超检查很少能够发现比目鱼肌损伤。B 超检查成本低于 MRI。

（4）诊断与鉴别诊断

明确的外伤史和触及肌腱或肌肉断端、跟腱处压痛、跖屈或对抗性背伸踝关节疼痛明显加重，即可诊断小腿肌肉拉伤。B 超和 MRI 检查可明确损伤的程度、位置和并发症等。

需与以下疾病鉴别诊断：腘窝囊肿破裂、深静脉血栓形成、足底肌腱断裂、腓肠肌内侧头断裂后急性室间隔综合征、慢性运动性骨筋膜室综合征、胫后肌腱断裂或肌腱炎、腘动脉栓塞综合征、腓肠肌异常断裂。

51.1.4　治疗

（1）治疗原则

采用以休息、制动为主的非手术治疗，缓解局部疼痛，恢复运动功能。

（2）非手术治疗

小腿肌肉拉伤的早期治疗遵循 RICE 原则（rest，休息；ice，冰敷；compression，适当加压；elevation，抬高患肢）或 POLICE 原则（protect，保护；optical loading，适当负重；ice，冰敷；compression，适当加压；elevation，抬高患肢），特别是伤后 48～72 小时内。当主动活动足踝无明显疼痛时，可适当负重。

伤后 3 天至 2 周为治疗中期，运动时小腿疼痛明显缓解，踝关节跖屈位固定角度逐渐恢复正常，嘱患者行主动背伸活动，疼痛及肿胀加重时可辅以冰敷治疗。待疼痛及肿胀缓解，适当给予按摩、放松治疗，从小腿远端（跖骨头）向近端（腓肠肌止点）梯度挤压可帮助消肿。如果单足站立能忍受疼痛则可部分负重，并增加训练强度，如平衡训练等，最终达到患肢完全负重。

伤后 2～4 周，小腿疼痛绝大部分会缓解或消失，足踝关节活动度及力量逐渐恢复正常，此时可增加自行车等运动项目并恢复正常的训练。对运动强度要求较高的体育爱好者，其小腿后方肌群的力量强度很难恢复至受伤前水平，可能与恢复期瘢痕形成有关。

药物治疗主要是口服非甾体抗炎药缓解疼痛症状。小腿急性拉伤时，毛细血管、小血管破裂后引起局部肿胀，释放炎症因子导致疼痛。理论上，COX－2 抑制剂可有效控制疼痛且不会增加出血倾向。

小腿肌肉拉伤最常见的并发症是瘢痕组织形成，这也是导致小腿后方慢性疼痛或肌肉力量下降的主要原因。另外，由于患者制动时间相对过长，容易导致深静脉血栓形成。

（3）手术治疗

小腿肌肉损伤以非手术治疗为主，当出现下列情况时考虑手术治疗：①合并小腿三头肌（即腓肠肌和比目鱼肌）止点撕脱性骨折；②严重挫伤导致肌肉坏死；③局部血肿机化或形成皮下血肿，严重影响患者正常生活。手术以清理血肿、清除坏死组织和修复肌腱止点等为主。

51.1.5　康复原则及要点

运动员何时能够重返赛场是以没有疼痛并完全恢复活动状态为前提。这段时间可能持续 1～12 周，重返运动的时间取决于组织损伤的程度。绝大多数病例经积极非手术治疗后，小腿肌肉拉伤的预后令人满意，但少部分病例因为瘢痕形成常恢复较慢。

小腿肌肉拉伤的预防较为困难，但有规律的体育活动和小腿后方肌群柔韧性训练有助于减少受伤概率。为体育爱好者提供适当的伸展和热身技术指导，可以最大限度地防止再次受伤。

（穆米多　陶　旭）

51.2 跟腱损伤

跟腱损伤的定义比较模糊，准确表达包含跟腱腱病和跟腱断裂两大类。跟腱断裂（achilles tendon rupture）是指由外伤等因素导致的跟腱连续性中断；跟腱腱病（tendinopathy）是指由跟腱或跟腱周围的炎症引起后跟部疼痛、肿胀和功能受损的临床综合征，通常是由于过度使用导致。

51.2.1 解剖与生物力学

跟腱是小腿最强壮的肌腱，由腓肠肌腱和比目鱼肌腱向下合并而成，呈扇形止于跟骨结节后方，称为足印（footprint）。跟腱长约 15 cm，自上而下逐渐变窄增厚，以跟骨结节上方 3～6 cm 处最窄。跟腱的主要功能是跖屈踝关节，维持踝关节平衡，参与跑跳和行走等动作。跟腱前方有胫后肌腱，腓骨长、短肌腱，趾（姆）长屈肌腱，协同跖屈踝关节。跟腱前方的骨性隆起为跟骨后上结节，又称为 Haglund 结节，过分膨大时可引起跟腱前撞击，最终导致跟腱前滑囊炎及跟腱止点炎。

跟腱断裂按断裂程度分为部分断裂和完全断裂；按受伤时间分为急性断裂、亚急性断裂和陈旧性断裂；按受伤方式分为开放性断裂和闭合性断裂；按受伤部位分为跟腱止点断裂、跟腱体部断裂和跟腱肌-腱连接处断裂。

51.2.2 病因与发病机制

跟腱断裂通常高发于年龄在 30～50 岁的男性，男女比例为（4～20）∶1；最易发生在两类人群，一类是平时运动少而间断性参加高强度体育活动的人，另一类是长期进行低强度长时间锻炼的人。跟腱断裂绝大多数为间接暴力所致，偶尔为直接暴力。直接暴力包括锐器切割跟腱致开放性跟腱断裂，钝器砸压致跟腱挫伤、部分断裂等。间接暴力较为常见，如过度或过频繁的跑跳运动，跟腱受反复牵拉应力。

主要发病机制有：①跟腱的血液供应主要来源于小腿三头肌与跟骨，跟腱止点侧及肌-腱连接处均有较好的血液供应，但是跟腱止点上方 3～6 cm 处血液供应少、宽度相对较窄、应力集中，受损伤后修复能力较弱，易发生退行性变、脂肪变，最终导致跟腱断裂。微血管多普勒超声检查显示跟腱腱病时局部血液供应更差。②在跑、跳等剧烈运动或踝关节对抗性背伸时，跟腱作为主要提踵肌肉，受应力最大，最高可达体重的 8～10 倍，在退行性变基础上可发生断裂。病理研究发现：除切割性损伤外，间接性损伤均有一定程度的跟腱腱病表现，如透明变性、纤维性变、脂肪细胞浸润、血管增生等退行性变。

跟腱腱病可分为跟腱非止点性腱病和跟腱止点性腱病。跟腱非止点性腱病包括跟腱炎、腱周炎、跟腱腱周炎；跟腱止点性腱病包括一系列累及跟腱止点的腱病，如跟骨后滑囊炎、跟腱后滑囊炎、Haglund 畸形、跟腱止点性腱周炎、跟腱止点性跟腱炎等。肌腱病变以肌腱内紊乱和退化为特征；而肌腱周围炎表现为胶原破坏、胶原纤维分离、基质黏蛋白增加、细胞增多、神经和血管长入及腱周围的急性或慢性炎症。大量的组织病理学研究表明，跟腱腱病是由神经源性炎症引起（如 P 物质和降钙素基因相关肽等增加），而非由原发性前列腺素介导的炎症。

51.2.3 临床评估

（1）病史与临床表现

急性损伤时，患者在运动中突然感觉足跟部疼痛，像是被别人"踩了一下"，可听见"断裂的响声"，即刻出现足跟部疼痛、肿胀、瘀斑，行走无力，提踵不能。跟腱陈旧性损伤患者多表现为跛行，或描述为"拖着走"，提踵力量下降或不能。

跟腱腱病的临床表现相对隐匿。跟腱周围炎患者在活动时或剧烈运动后出现跟腱局部灼痛，随跟腱腱病发展疼痛逐渐加重。跟腱腱病患者在活动后小腿胀痛或触及后跟膨大。

（2）体格检查

急性完全性跟腱断裂可见局部轻度肿胀（也可无明显肿胀）、皮下淤血，跟腱走行处有明显压痛及触之有空虚感，踝关节跖屈力量减弱，患足站立时提踵不能，轻微用力可使踝关节背伸活动增加。Thompson 征：患者取俯卧位，双足置于检查台边，检查者挤压小腿后方肌群，足被动跖屈为阴性，足不能被动跖屈为阳性。O'Brien 针刺试验：患者取俯卧位，将输液针刺于跟腱止点近端 10 cm 处，被动跖屈足部，针倾斜为阴性，针不动或与运动方向相反为阳性。症状不明显者常被误诊，最终导致陈旧性损伤。体格检查时见小腿后方肌肉萎缩，断裂跟腱间瘢痕形成，Thompson 征为可疑阳性或阴性，踝关背伸角度比健侧小,足跟较突出。跟腱腱病的体征并不明显,有时可触及跟腱内结节或触及跟腱增厚。跟腱周围炎的典型症状为跟腱止点近端2~6 cm处运动后炎症表现,如局部皮温较健侧略高、轻度肿胀、弥漫性压痛等。

（3）影像学检查

X线检查主要用于观察跟腱止点钙化或止点骨赘形成,并不能用于诊断跟腱腱病或跟腱周围炎。B超检查作为跟腱断裂主要诊断方法之一,可动态观察跟腱连续性回声。值得注意的是,B超检查并不能像MRI检查一样可区分跟腱腱病与跟腱部分撕裂。MRI检查能明确跟腱断裂情况,区分跟腱周围炎、跟腱腱病和跟腱前滑囊炎。跟腱断裂时MRI表现为跟腱低信号区连续性中断,末端迂曲,T_2及脂肪抑制像可见高信号。跟腱周围炎MRI检查可显示跟腱内及腱周组织水肿信号,亦可表现为跟腱增厚及纤维化。跟腱腱病的增强MRI检查显示跟腱退行性变,偶尔表现为跟腱的部分断裂。

（4）诊断与鉴别诊断

明确的外伤史和触及跟腱连续性中断即可诊断跟腱断裂。B超及MRI检查可明确损伤的程度、位置及跟腱退行性变的情况。

需与以下疾病鉴别诊断:跟腱滑囊炎、小腿肌肉拉伤、腓肠肌拉伤、Haglund畸形等。

51.2.4 治疗

（1）治疗原则

恢复跟腱连续性,尽早恢复患肢功能。

（2）非手术治疗

1）跟腱断裂:适用于老年、对运动功能要求不高、有全身性疾病及皮肤完整性差的患者。对于有糖尿病、伤口愈合问题、血管疾病、神经病变或严重全身性疾病的患者,因手术治疗风险较高（如感染、伤口破裂、修复裂开、神经-血管损伤、围术期并发症）,建议选择非手术治疗。

非手术治疗需要非负重下石膏或支具固定。膝、踝关节跖屈位固定,每周更换外固定并逐渐增加足背伸。石膏拆除后,使足抬高,直至使用中立位踝足支具。固定治疗时间共6~8周。保守治疗的效果与手术治疗效果相似,但恢复运动时间较手术治疗者明显延长,且发生再断裂率较手术治疗者高。该方法的弊端是跟腱挛缩、后跟无法着地。因此,跟腱愈合后,患者需积极地进行康复训练,垫足跟垫负

重,每周或每2周进行一次调整,直至足跟能着地。

非手术治疗的优点是无伤口并发症、医疗费用较低;缺点是复发率较高（最高约40%）和再撕裂后修复困难。由于跟腱断端未在直视下修复,其间可能有瘢痕形成或修复后肌腱弹性下降而被动拉长,导致足底跖屈力和肌耐力下降。急性跟腱断裂非手术治疗后患者的功能和满意度良好。一份研究表明,采用管型石膏或康复靴帮助患者立即负重并接受早期功能康复,可使康复效果更为满意。

2）跟腱腱病及跟腱周围炎:休息是治疗跟腱腱病、跟腱周围炎的前提,高强度训练的运动员更要保证充足的休息。如果患者希望在等待伤势痊愈的同时保持良好的体能,可选择踝关节背伸强度较低的训练项目,如游泳、骑自行车（后跟踩着踏板）或水中慢跑。症状较轻的患者可以继续跑步训练,但前提是减少跑步量,并尽量避免上下坡等特殊地面。若后跟疼痛症状加重,应借助拐杖或行走靴使跟腱得到彻底休息。

对于跟腱周围炎,冰敷和服用非甾体抗炎药对降低炎症、缓解疼痛有帮助。将足跟踮起10~15 mm,可帮助缓解跟腱张力以减轻症状。应避免使用喹诺酮类药物,因为该类药物会增加跟腱断裂的风险。

跟腱腱病的保守治疗与跟腱周围炎的治疗相似,但冰敷或非甾体抗炎药治疗跟腱腱病的效果没有治疗跟腱周围炎的效果好。目前,对跟腱腱病的治疗主要采取离心训练等物理疗法,满意率可以达60%~90%,可帮助患者更好地回归运动,这可能与跟腱周围新生血管减少有关。跟腱腱病的物理治疗包括:早期,根据足跟部疼痛程度控制运动强度,如主动背伸踝关节并轻柔地伸展小腿,无痛下功能锻炼;中期,以小腿肌群肌力训练为主;后期,积极进行小腿伸展运动及踝关节主动对抗性运动。值得注意的是,对于运动要求较高的运动员,在冲刺、跳跃等剧烈活动前应充分热身小腿肌肉。

慢性难治性跟腱周围炎或跟腱腱病患者夜间可用夹板将踝关节保持在5°背伸位以充分伸展跟腱,但此方法可能会影响患者的睡眠。激素类药物注射治疗仍然存在争议,反复多次注射可造成跟腱断裂。注射硬化剂和（或）富血小板血浆（PRP）对于部分难治性跟腱周围炎或跟腱腱病有效。局部按摩或针灸等中医治疗有一定辅助作用。

体外冲击波治疗（ESWT）是治疗慢性止点性或非止点性跟腱病的一个重要手段。低能量ESWT

可通过增加血流来减轻疼痛和改善功能。高能量
ESWT也显示了止点性跟腱病治疗的前景。

（3）手术治疗

适应证：急性跟腱断裂。

相对禁忌证：长期吸烟、患糖尿病且血糖控制
不满意、老龄且合并严重基础疾病不能耐受麻醉及
手术。

直接缝合：患者取俯卧位，双侧患肢消毒铺单。
为避免损伤腓肠神经，建议于跟腱内缘内侧0.5 cm
处行纵向直切口，锐性切开皮肤、皮下及跟腱腱鞘，
保护皮瓣及跟腱腱膜组织，采用改良Kessler、
Krackow或Bunnell等缝合方法，用光滑的尼龙线
或高强度不可吸收缝线直接缝合跟腱断端。对于马
尾状撕裂，顺行整理断裂肌腱纤维，采用Bunnell缝
合方法缝合肌腱，必要时可选择跖肌腱加强修复，同
时使用可吸收缝线在跟腱周围多处行间断缝合以加
强固定效果。值得注意的是，对于新鲜跟腱断裂，缝

合固定张力无须过高，以缝合后屈膝时足部自然下
垂位置与对侧相近为宜。伤口感染、不愈合问题是
开放性修复的主要并发症之一，多见于糖尿病、吸烟
患者。减少腱膜下剥离、外侧进针打结等手术技巧
可帮助减少伤口感染、不愈合等问题。

微创缝合：随着微创技术的发展，经皮微创缝
合跟腱越来越常见，具有切口小、感染率低、术后恢
复运动时间短等优点，腓肠神经嵌顿、跟腱断端对位
关系欠佳等仍然是其主要弊端。借助穿针导向器、
腱内引导器等器械可以简化操作步骤并降低手术并
发症。

关节镜下缝合：直视下清理、缝合、修复是关节
镜的优势，同样适合跟腱断裂缝合。方法是：触及
跟腱断端，于跟腱内缘内侧0.5 cm处关节镜入路。
注入生理盐水20 ml为关节镜置入造腔；置入关节
镜后，清理跟腱断端（图51-1），在关节镜直视下采
用改良Kessler缝合法缝合跟腱。

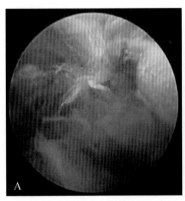
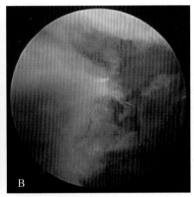

图51-1 关节镜下跟腱断裂表现

A. 清理前断端不整齐；B. 清理后断端整齐

陈旧性跟腱断裂的断端短缩通常为3～4 cm，文
献报道短缩最长可达6 cm，并伴小腿三头肌挛缩，其
修复方法有：①Bosworth法，由腓肠肌中间纵行取
1条13～15 cm腱膜，向下翻转于远端盘绕后固定。
②Lindholm法，在腓肠肌两侧边各翻1条腱膜与跟
腱远端缝合。③V-Y腱成形术，切除或切开断端间
瘢痕，在腓肠肌的肌肉、腱移行部下方1 cm向下，做
腱的倒"V"形切开，"V"臂的长度约大于缺损段的
1.5倍，将"V"部向下拉以使腱的腱端接触，在无张
力下直接缝合，然后缝合倒"V"部。对未切除瘢痕
者，可将远端劈开，行鱼嘴状插入缝合，缝合下移的
倒"V"部。

51.2.5 康复原则及要点

对于修复断端张力不高或新鲜的跟腱断裂修复
术患者，术后2周内膝下短腿石膏固定；对于修复断
端张力较高或陈旧性跟腱断裂修复术患者，建议超
膝关节并屈膝位固定2周。术后2～4周，支具保护
下功能康复；术后4～6周，更换行走靴，其内垫足跟
垫，垫的高度以站立时无明显张力为宜；术后6周至
3个月，逐渐去除足跟垫，适当增加负重；术后6个
月内不做剧烈运动。

（马 林 陶 旭）

51.3 胫后肌腱功能不全与副舟骨源性平足症

胫后肌腱功能不全是获得性平足症的主要原因之一,不同类型的副舟骨均可引起胫后肌腱功能不全,从而导致平足畸形。副舟骨源性平足症临床上非常常见,主要临床特点为中足内侧隆起、疼痛和足部不同程度平足畸形;严重时,表现为后足外翻、前足外展。

51.3.1 解剖与生物力学

胫后肌起源于胫、腓骨骨间膜和下 1/3 的骨表面,小腿下 1/3 为肌-腱连接部,胫后肌腱直接通过内踝后侧并形成锐角,肌腱沟很浅,屈肌支持带将胫后肌腱紧密限制于肌腱沟内,因此胫后肌腱的走行位于胫距关节轴的后侧、距下关节轴的内侧,作用为跖屈和内翻后足。相比踝周其他肌腱,胫后肌腱距离距下关节最远,因此对距下关节的内翻具有最大的杠杆力量。胫后肌腱在弹簧韧带内侧走行,止于舟骨结节。胫后肌腱特殊性还在于其有 9 个止点区

域,分别为足舟骨,内、中、外侧楔骨,骰骨,第 2、3、4、5 跖骨基底。由于其止点位于中足,因此还具有前足旋后的功能。

胫后肌腱的主要功能是维持后足稳定、对抗外翻应力及防止后足外翻。胫后肌从足跟着地到足跟离地属于站立相肌肉。在足跟着地后,通过离心收缩减少距下关节旋前。在站立相中期,胫后肌腱有稳定跗骨间关节的作用。在推进期,胫后肌腱收缩可内收跗横关节,启动距下关节内翻。该作用对腓肠肌-比目鱼肌复合体有 2 点益处:①可以锁定跗横关节,使行走时腓肠肌-比目鱼肌复合体可以最大限度地跖屈踝关节;②使跟腱的牵拉方向内移,使腓肠肌-比目鱼肌复合体通过逐渐增加的杠杆作用成为距下关节的主要内翻肌。如此,足在步态周期的推进期便可提供坚强的杠杆支撑。

副舟骨是足舟骨结节第 2 骨化中心的先天性异常,在舟骨结节处形成独立的副骨。副舟骨分为 3 种类型:Ⅰ 型(籽骨型),即副舟骨被包绕在胫后肌腱内;Ⅱ 型(假关节型),即副舟骨与舟骨结节之间形成假关节;Ⅲ 型(鸟嘴型),即舟骨结节本身肥大(图 51-2)。

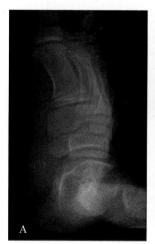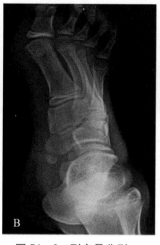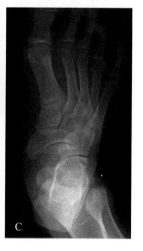

图 51-2　副舟骨分型
A. Ⅰ型;B. Ⅱ型;C. Ⅲ型

51.3.2 病因与发病机制

胫后肌腱功能不全绝大多数是由于肌腱慢性损伤导致肌腱变性,从而弹性丧失,逐渐拉长或部分断裂,甚至完全断裂。急性损伤断裂非常少见。胫后

肌腱急性断裂初期足纵弓可以通过静力性稳定结构来维持。副舟骨导致的胫后肌腱功能不全尤其常见。Ⅰ 型:副舟骨被包绕在胫后肌腱中与胫后肌腱形成内部撞击,导致胫后肌腱功能不全;Ⅱ 型:最常见,即副舟骨与舟骨结节之间形成假关节,胫后肌腱

全部或者大部分止于副舟骨，负重时足舟骨与副舟骨发生分离，导致胫后肌腱功能不全；Ⅲ型：即舟骨结节本身肥大，肥大的舟骨结节与胫后肌腱产生磨损，使胫后肌腱变长或断裂，导致胫后肌腱功能不全。

胫后肌腱功能不全使其与拮抗肌——腓骨短肌的对抗消失，从而造成后足外翻。在急性胫后肌腱损伤初期，未受损的骨性韧带结构尚可维持正常的足部力线。在胫后肌腱损伤后期，足跖侧韧带尤其是弹簧韧带力量减弱，失去维持足纵弓的功能，导致足纵弓塌陷。胫后肌腱功能不全造成的后足外翻改变了跟腱的机械拉力，跟腱的牵拉力线外移至距下关节轴线的外侧，导致后足外翻，进而形成后足外翻畸形。当胫后肌腱功能减弱时，平足进行性发展，骨性结构发生改变，如距骨跖屈、跟骨外翻和内旋、足舟骨和骰骨外翻。当平足畸形严重到需要内侧软组织来稳定时，便会造成外翻畸形和胫距关节磨损，最终形成骨关节炎。另外，相对短缩的腓肠肌-比目鱼肌复合体可发生永久性挛缩。

51.3.3　临床评估

（1）病史与临床表现

患者多因踝-后足疼痛就诊，少量活动即感足和踝部疲劳，行走时患足支撑无力。由于足部平铺而致穿鞋困难，但主诉是疼痛。初期时疼痛位于足内侧，随着长时间地中前足旋前，距骨外侧突的前面撞击跗骨窦底部，疼痛逐渐局限于外侧，畸形可逐渐变为固定，此时的主诉通常为外侧疼痛。偶尔可见急性外伤伴足弓快速塌陷的情况，但通常患者并无明确外伤史，而仅能回忆起足弓逐渐塌陷。

（2）体格检查

首先需要裸足站立，暴露膝关节以下肢体；由于患肢有外旋倾向，因此必须确保患者站立并保持双膝向前，在该体位下内踝的肿胀非常明显（图51-3）。逐渐出现前足外展、后足外翻，足弓塌陷，可见腓骨远端撞击跟骨。然后腓骨下的皮肤可出现褶皱。直接按压腓骨下的区域会引起踝和后足的疼痛。该体位下外旋肢体90°保持受力，此时可在足内侧观察到塌陷的距舟关节，距骨头的跖侧可发现胼胝体，也可发现第1跖楔关节塌陷。

检查时让患者背对检查者，同时双膝向前。可观察到后足外翻，其外翻程度可以通过测角仪进行测量。这个位置下还可以发现患者内踝的肿胀程

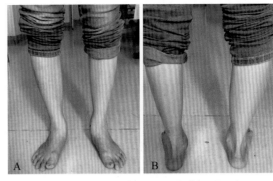

图51-3　双足前面观(A)及背面观(B)

度，疾病早期后足尚未外翻，较之健侧，患足内侧肿胀更明显。此外，从后方观察可发现前足明显外展，露趾征可明确前足外展情况。通过提踵试验评估胫后肌腱的力量和功能。首先，检查者让患者双足提踵站立，检查者评估双侧后足的内翻程度是否对称，若不对称则提示患侧胫后肌腱不能内翻距下关节，与跗横关节交锁，通过腓肠肌-比目鱼肌复合体抬高足跟。单足提踵时，为了保持平衡，可以让患者手扶桌子或墙壁，但检查者必须确保患者身体不前倾或屈膝。

患者取坐位，检查患者踝关节被动活动度，评估距下关节和跗横关节。紧握第1跖骨和中足评估第1跖楔关节的稳定性，通过矢状面可以观察并评估跖楔关节是否存在半脱位。当中足僵硬时，仅凭简单的跖屈和背伸不一定能发现阳性结果，必须双侧对照。这种手法也能检查是否有中足的疼痛和关节炎。沿胫后肌腱走行按压可以引发疼痛以评估胫后肌腱及其腱鞘的情况。

患者取俯卧位，通过屈膝90°及踝关节跖屈位来评估距下关节活动度。因为松弛腓肠肌-比目鱼肌复合体可以避免其对距下关节活动的影响，可更精确评估距下关节的活动度。

（3）影像学检查

1) X线：X线检查评估通常包括负重下的足正侧位、踝关节正位及后足力线位片。先天性平足患者应拍摄对侧足X线片进行比较。虽然早期患者X线片可能表现正常，但有助于排除导致患者平足和疼痛的其他异常，如跗骨联合、退行性关节炎和陈旧性创伤。足部侧位X线片可评估侧位距跟角、侧位距骨-跖骨角和楔骨高度（楔骨高度是内侧楔骨和第5跖骨基底之间的距离）。足部正位X线片可观察

是否有副舟骨,评估正位距跟角、正位距骨-跖骨角和距舟关节匹配角。测量距舟关节匹配角时,需要分别连接距骨头及足舟骨近端关节面内、外侧,并做两个关节面连线的垂线,交角即是关节匹配角。踝关节正位片用于评估距骨倾斜程度和踝关节损伤情况。后足力线位 X 线片可观察后足力线情况,主要用于评估后足外翻的严重程度。

2) MRI:可观察踝关节、距下关节、距舟关节、跟骰关节是否出现关节炎,也可以观察胫后肌腱与副舟骨的关系,即胫后肌腱完全绕过副舟骨、部分止于副舟骨及全部止于副舟骨,对评估胫后肌腱及弹簧韧带退行性变及损伤情况均具有重要价值。

(4)诊断与鉴别诊断

根据患者的临床症状、X 线及 MRI 检查结果,胫后肌腱功能不全和副舟骨源性平足症的诊断并不困难。目前多采用 Johnson、Strom 和 Myerson 提出的平足分期。

Ⅰ期:患者主要表现为胫后肌腱腱鞘炎,即后足内侧胫后肌腱走行区域的肿胀、疼痛。此期患者能够完成患足的单足提踵,无足弓塌陷、前足外展和后足外翻。

Ⅱ期:患者出现柔韧性足弓塌陷、前足外展和后足外翻。Ⅱ期又分为ⅡA期和ⅡB期。ⅡA期患者症状主要在足内侧,能够完成单足提踵;ⅡB期患者出现腓骨下撞击和完全性胫后肌腱功能障碍,即患足单足提踵障碍。

Ⅲ期:发展为僵硬性平足,患者坐位时距下关节不能复位,若试图将跟骨恢复至解剖位置会使前足代偿旋后、腓肠肌-比目鱼肌复合体紧张。此阶段患者内踝疼痛消失、外踝疼痛加重,疼痛部位位于腓骨下缘。

Ⅳ期:踝关节在外翻状态下长期负重导致胫距关节外侧区域性关节炎。

51.3.4 治疗

(1)非手术治疗

大多数情况下,对副舟骨源性平足症患者应优先考虑非手术治疗。尽管目前尚无标准的治疗方案提出,但平足症的治疗取决于患者就诊时疾病的发展阶段。目前公认的治疗方法包括制动、药物治疗、理疗、佩戴支具及穿矫正鞋具。

(2)手术治疗

副舟骨源性平足症手术方法包括 6 类,即软组织手术、截骨矫形术、关节制动术、关节融合术、辅助性手术及一些复合性手术。手术方案的制订要根据患者年龄、症状与体征、影像学结果、关节炎程度、活动水平、需求与愿望综合考虑。

1)副舟骨切除和软组织手术:副舟骨源性平足症软组织手术主要针对Ⅰ期和ⅡA期患者,术式包括胫后肌腱腱鞘滑膜切除术、胫前肌腱转移加强胫后肌腱、Kidner 胫后肌腱加强术、踇长及趾长屈肌腱转位术(图 51-4)、Young 氏肌腱悬吊术、弹簧韧带修复和重建手术。

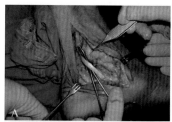
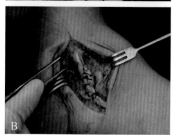

图 51-4　踇长屈肌腱转移加强
胫后肌腱术

A. 显露胫后肌腱;B. 术后

2)截骨矫形术:手术目的是矫正骨性结构,保存关节功能,术式包括:①延长外侧柱的 Evens 截骨术和改良 Evans 截骨术;②延长内侧楔状骨和跖屈内侧柱的 Cotton 截骨术;③延长外侧柱并内移跟骨的跟骨"Z"字或 Scarf 截骨延长术(图 51-5);④矫正后跟力线的后跟内移截骨术。

3)关节制动术:主要是距下关节制动术,方法是通过跗骨窦切口在距下关节植入距下关节制动器,阻挡距下关节活动,增加跖屈角度。该术式主要适用于Ⅱ期且年龄未满 12 周岁的儿童,成人很少单独使用。

4)关节融合术:当平足症进展到Ⅲ期或Ⅳ期时,即僵硬性平足畸形伴踝-后足关节出现关节炎时,可采取关节融合术。其中最常采用内侧柱关节融合术,包括:①当内侧柱塌陷时可采取舟楔关节

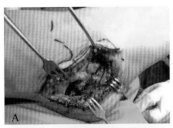

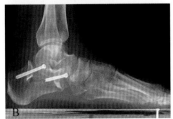

图 51-5　跟骨 Scarf 截骨术

A. 术中；B. 术后 X 线片

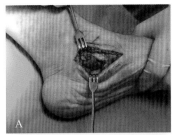

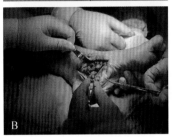

图 51-7　副舟骨切除术

A. 显露副舟骨；B. 切除副舟骨

和(或)跗楔关节融合术,当距骨头半脱位或骨性关节炎时可采取距舟关节融合术(图 51-6)。②距下关节融合术。外侧柱关节融合术主要是跟骰关节融合,适应证是明显的前足外展合并跟骰关节炎;很少单独使用,多与距舟关节融合联合使用。当踝-后足多关节出现关节炎时也可采用多关节融合术或全距周关节融合术。

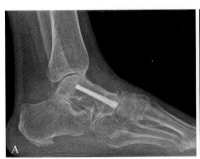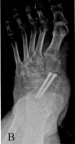

图 51-6　距舟关节融合术后 X 线片

5) 辅助性手术及复合性手术:辅助性手术包括副舟骨切除术(图 51-7)、内侧副韧带(三角韧带)修复术、挛缩腓肠肌-比目鱼肌复合体延长术等。此外,还需要根据患者的情况设计个性化的手术方案。这些手术方案往往是一些复合性手术,如软组织手术结合距下关节制动术、软组织手术结合截骨手术、截骨手术结合关节融合术等。

51.3.5　康复原则及要点

由于胫后肌腱损伤、副舟骨源性平足症的治疗方法多样,术后康复原则有所不同。对于软组织手术患者,多于 3～6 周内穿戴免负重石膏或足靴,6 周后可逐渐恢复至完全负重。对于截骨或者关节融合手术患者,6～8 周后开始部分负重,12 周后 X 线片显示骨愈合后可完全负重。

(陈　万　谭晓康)

51.4　腓骨肌腱损伤

51.4.1　解剖与生物力学

腓骨长肌和腓骨短肌起自腓骨外侧,沿腓骨外侧向远端走行,腓骨长肌覆盖部分腓骨短肌。肌腹向下移行为 3～4 cm 的肌腱,两肌腱经过外踝后缘的腓骨肌腱沟处自上而下急转向前,此处成角最大。腓骨短肌腱向前止于第 5 跖骨基底;腓骨长肌腱绕过足底斜行向足内侧,止于内侧楔骨和第 1 跖骨基底部外侧面。腓骨肌受腓浅神经支配,收缩时起外翻踝关节的作用,腓骨长肌腱和胫后肌腱共同起维持足弓的作用。

从外踝近端 4 cm 到跟骨腓侧骨突,腓骨长、短肌腱共用同一个腱鞘。位于跟骨腓侧骨突以远部分的腱鞘分为2条。在跟骨腓侧骨突处交叉下行,腓骨短肌腱向前下走行止于第5跖骨基底部,而腓骨长肌腱走行止于骰骨跖侧和第1跖骨的跖侧。一部分腓骨长肌腱中可能会见到籽骨。目前对于籽骨出现的概率高低还存在争议。Sarrafian认为籽骨总是出现,并且要么是软骨性,要么是纤维软骨性;然而Pfitzner发现尸体标本中籽骨出现率为8.5%。腓骨肌籽骨可能完全骨化,或接近完全骨化,或形成多个部分。腓骨肌籽骨和腓骨长肌腱在跟骨外侧和骰骨跖外侧这两个位置相邻。

腓肠神经的走行位置与腓骨肌腱的关系很重要。在外踝末端上方,肌腱在腓肠神经的前方,腓肠神经可能有分支与腓浅神经相交联。在外踝以远,可有2根或者更多的神经分支与肌腱交叉。其中1个分支在腓骨尖以远1~2 cm,另外一个分支在腓骨尖以远约4 cm。腓肠神经的主干位于腓骨长肌腱上方,于跟骰关节近侧约2 cm处交叉,而后在跟骰关节近端约1 cm处与腓骨短肌腱交叉。

通常可以根据损伤的部位来区分是腓骨长肌腱损伤还是腓骨短肌腱损伤。腓骨长肌腱损伤常位于腓骨肌籽骨区域,而腓骨短肌腱损伤多位于腓骨远端。

51.4.2　病因与发病机制

（1）腓骨长肌腱损伤

单纯的腓骨长肌腱损伤比较罕见。腓骨肌籽骨通常可作为肌腱撕裂的一个诊断标志物。如果腓骨肌籽骨较正常位置轻微向近端移位,提示肌腱可能破裂。Thompson和Patterson认为,腓骨肌籽骨容易使位于腓骨肌籽骨远端的腓骨长肌腱发生退行性撕裂。Truong等认为,糖尿病或甲状旁腺功能亢进可造成非创伤性腓骨长肌或腓骨肌籽骨断裂。也有观点认为,局部注射类固醇激素是造成撕裂的原因之一。Pierson和Inglis发现,腓骨长肌腱疼痛最常见的位置在跟骨腓侧骨突和下支持带水平位置。

（2）腓骨短肌腱损伤

Bassett和Speer认为,腓骨短肌腱撕裂是由外部因素,如腓骨远端或腓骨长肌腱导致的。在尸体标本研究中,发现跖屈15°~25°,腓骨短肌将承受来自腓骨长肌腱的压力,并与腓骨尖发生撞击（图51-8）;当显著跖屈（>25°）时,腓骨肌腱完全位于腓骨沟内;当较小的跖屈（15°~25°）时,腓骨肌腱会"危险地跨过腓骨末端",并有损伤的风险。当足发生跖屈内、外翻损伤时,可损伤腓骨肌支持带,随之

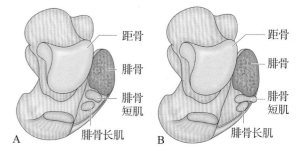

图51-8　小腿足踝截面示腓骨长、短肌的关系

A. 腓骨肌腱正常解剖;B. 腓骨短肌被挤压在腓骨远端与腓骨长肌间

腓骨短肌腱也发生损伤。

腓骨短肌腱的纵向撕裂可能由腓骨肌腱沟内的机械性刺激或磨损引起。踝关节创伤时可发生撕裂,并伴随踝关节外侧不稳定或腓骨肌上支持带的功能丧失。据文献报道,远端撕裂与跟骨腓侧骨突增大相关。

Sobel等对大量腓骨肌腱进行实验室检查,当给腓骨长肌施以张力,足处于内翻位时,于腓骨沟内的腓骨短肌承受更大的压力。他们发现,扁平的腓骨短肌腱变宽,腓骨短肌腱前部从腓骨沟向前滑动并且越过腓骨前唇,被夹在锋利的腓骨后缘。研究发现,腓骨短肌腱断裂均发生在这一平面。

51.4.3　临床评估

（1）病史与临床表现

1）腓骨长肌腱损伤:急性足底及外踝疼痛可发生在创伤之后（如足踝旋转、内外翻损伤）。在慢性病例,应注意踝关节不稳综合征和踝关节扭伤反复发作或运动后足底外侧疼痛情况。MacDonald和Wertheimer强调,腓骨长肌腱损伤的诊断很容易被延误。

体格检查时可观察到沿腓骨长肌腱远端走行区域的局部压痛、滑膜炎及滑膜增厚。肌腱在跨越跟骨腓侧骨突位置、跨越跗骨三角区或腓骨长肌进入骰骨沟处可触及明显疼痛。腓肠神经远端的感觉减退可加重。第1序列对抗跖屈时疼痛可加重。用力外翻足时也可出现疼痛或软弱无力。

2）腓骨短肌腱损伤:患者可能感觉到外踝部突然发出"砰"（或"啪"）的声响或回忆起外踝受伤史。局部可能会出现肿胀,但瘀斑不多见。疼痛通常位于外踝后方,且随活动而加重。顽固的腓骨肌腱滑膜炎与足踝区域肿胀可能出现相应症状。疲劳、无力及踝关节不稳定可能是肌腱断裂的首发症状。部

分患者会经历进行性加重的外翻步态,使得在行走时"足无法与地面持平"。

腓骨短肌腱损伤患者可有类似于腓骨肌腱鞘炎的症状。沿腓骨肌腱走行位置的压痛可能晚于腓骨末端压痛的出现。其他可能出现的临床表现有腓侧肌力下降和足外翻力量减弱,在主动过度外翻时可出现疼痛,在足被动内翻时也可出现疼痛。腓骨肌腱走行区域内可能出现中、重度水肿。

因为患者的腓骨长肌肌力可足以维持外翻活动,所以对腓骨短肌肌力的检测存在困难。双侧对比试验可帮助检出患侧肌力的相对减弱。此外,还需做从足内翻位开始抗阻外翻的试验。该试验可用于检出外翻力减弱。肌力评估还有一个测试是让患者保持足外翻位,检查者施以外力使足内翻,嘱患者尽力抵抗,记录抵抗力量的大小和足的角度。另外,对患者步态的观察可发现轻度的跟骨内翻,提示腓骨肌肌力下降或早期功能不全造成的内翻功能障碍。

腓骨肌腱半脱位可于患足背伸外翻在触诊腓骨后缘时发现。如果存在腓骨短肌腱的纵向撕裂,当其向前半脱位越过腓骨前缘时,会出现疼痛性弹响。

此时,检查者嘱患者做足跟的环转运动并触摸腓骨后侧沟内的肌腱,同时与健侧对比腓骨肌腱脱位跳出沟内的频率和强度以及患区的疼痛程度。

Sobel 等报道了腓侧压缩试验。方法是:嘱患者取坐位,膝关节主动屈曲 90°,足自然下垂,检查者将拇指放置于腓骨后缘上支持带的位置,轻轻按压腓骨肌腱,在患者用力外翻并背伸踝关节时可能会发生疼痛、弹响和纵形撕裂肌腱的跳跃;在部分腓骨肌腱半脱位时可触及弹动感。

（2）影像学检查

1）腓骨长肌腱损伤:X 线检查应包括足与踝关节的正、侧及斜位片。Thompson 和 Patterson 指出,进行连续摄片时腓骨肌籽骨的位置是个很有用的参照。斜位 X 线片可显示腓骨肌籽骨向近端收缩（图 51-9）,同时可发现跟骨腓侧骨突增大。Kilkelly 和 McHale 推荐应用 MRI 检查诊断腓骨长肌腱断裂。放射性核素扫描可显示腓骨肌质破坏或骨折后摄取增多。Chadwick 等证实,MRI 在靠近肌腱近端水肿区域中对于鉴别腓骨肌籽骨骨折有较高的准确性（图 51-10）。

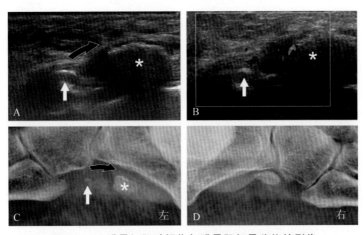

图 51-9　腓骨短肌腱损伤与腓骨肌籽骨移位的影像

A. B 超显示腓骨肌腱撕裂;B. 彩超显示腓骨肌籽骨骨折处的充血、撕裂;
C. X 线片显示腓骨肌籽骨(＊)向近端移位;D. 对侧健足腓骨肌籽骨位置正常

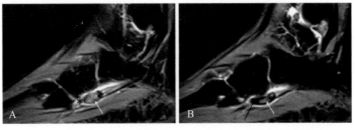

图 51-10　腓骨长肌腱鞘内水肿及腓骨长肌腱籽骨 MRI 影像

A. 腓骨长肌腱鞘内水肿(黑色箭头);B. 腓骨长肌腱内籽骨(白色箭头)

2）腓骨短肌腱损伤：X线检查无法直接显示腓骨短肌腱损伤，可以使用腱鞘造影，但目前已多被MRI所取代（图51-11）。MRI可以显示腓骨肌腱的纵形撕裂、增粗变形、腓骨肌或第4腓骨肌的嵌顿。Sobel等通过尸体标本研究证明，MRI有助于腓骨肌腱异常的诊断。但由于"魔角作用"，MRI对腓骨肌腱撕裂诊断的敏感性较足踝部的其他肌腱低很多。足的体位对MRI敏感性有明显的影响，Mengiardi等的研究发现，当患者俯卧位时检查有更高的精准性。B超对于腓骨肌腱撕裂的诊断有一定帮助，但对检查者的操作技术有较高要求。

（3）诊断与鉴别诊断

由于腓骨肌腱损伤在临床上漏诊率很高，诊断需通过病史、体格检查及辅助检查综合判断。有症状的腓骨长肌腱损伤的鉴别诊断包括急性腓骨肌籽骨骨折或腓骨肌籽骨的部分分离、陈旧性腓骨肌籽骨骨折慢性分离、狭窄性腓骨长肌腱腱鞘炎、腓骨肌籽骨的远端或近端腓骨长肌撕裂、腓骨肌籽骨近端

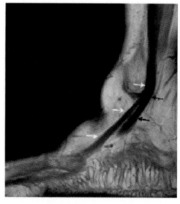

图51-11　MRI显示腓骨长肌腱（黑色箭头）及腓骨短肌腱（白色箭头）

或远端的腓骨长肌腱磨损或完全断裂，以及跟骨腓侧骨突增大（图51-12）。腓骨短肌腱损伤需与可引起外踝部疼痛的疾病鉴别，如踝关节外侧不稳定、距下关节不稳定、腓骨肌腱半脱位、跗骨融合、腰椎间盘突出症、腓骨肌腱炎以及腱鞘炎等。

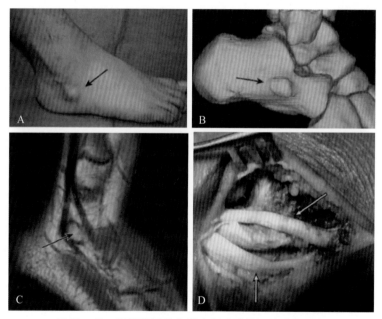

图51-12　跟骨腓侧骨突增生导致腓骨肌腱功能障碍

A. 增大的骨性突出即为跟骨腓侧骨突（箭头所示）；B. 增大跟骨腓侧骨突三维CT扫描图像（箭头所示）；C. T_1WI显示增大结节下面的腓骨长肌腱被推至下方（箭头所指）；D. 术中照片显示增大的跟骨腓侧骨突将腓骨长、短肌腱分开（箭头），导致腓骨长肌腱腱鞘炎

51.4.4 治疗

（1）非手术治疗

主要包括：①小腿支具、充气支具或夹板行患肢制动，外用黏性胶布、加压包扎绷带；②矫形设备进行患肢制动及理疗；③口服非甾体抗炎药；④对于部分肌腱断裂的顽固性病例，可使用骨髓浓缩物或外周血提取的富血小板血浆（PRP）治疗。

（2）手术治疗

对于持续疼痛、肿胀和功能障碍者，可给予手术治疗。通常根据出现症状的部位决定手术方式。典型的腓骨短肌腱纵形撕裂有局部纤维化的复杂纵形撕裂。如果存在退行性变，需切除断裂纤维的同时一期修复肌腱的主体部分，尝试把剩余肌腱缝合成管状。使用可吸收或不可吸收缝线从肌腱前方和后方修补肌腱。不可吸收缝线的优势在于其维持机械强度时间长，可在肌腱修复的早期分担部分应力，对肌腱可能延迟愈合患者这一优势更加明显。不可吸收缝线的缺点在于其本身或线结带来的摩擦可能会造成局部产生症状或狭窄。对于肌腱严重退行性变的病例，Brodsky 和 Karuse 认为在剩余肌腱直径小于正常 1/3 时使用肌腱固定术，同时将腓骨短肌腱远、近端固定于腓骨长肌腱上。

治疗方案包括：腓骨肌籽骨切除（腓骨长肌腱）、肌腱修复，切除主要撕裂或缺损，肌腱清创（保留超过一半时），向近侧反折修复缺损或加强缝合（保留不足一半时），游离肌腱移植（自体或异体），或腓骨短肌腱固定于腓骨长肌腱。

51.4.5 康复原则及要点

腓骨肌籽骨切除术后采用小腿石膏托将足于中立位和踝关节轻度外翻位固定。术后 2～4 周采用可行走支具固定至术后第 6 周，并指导患者开始进行渐进式患肢功能锻炼。参与体育活动至少推迟至术后第 12 周。

肌腱固定术与肌腱移植术于术后采用石膏或夹板固定足、踝于中立位 2～4 周，可扶拐患肢免负重行走。术后第 2 周开始进行功能锻炼，第 8 周开始进行渐进性力量训练。术后第 8～12 周可拆除外固定支具。术后 3～6 个月，在走路、跑步和应力活动时使用镫形支具。

（陈前博　陈　万）

本章要点

1. 小腿肌肉拉伤以腓肠肌内侧头较为常见。临床症状不典型可能造成误诊，应详细询问病史、仔细体格检查并结合影像学检查，降低误诊率。小腿肌肉拉伤以非手术治疗为主。

2. 由于肌肉拉伤后局部瘢痕形成，因此小腿肌肉拉伤的复发率较高。

3. 跟腱损伤包括跟腱断裂及跟腱腱病。详细询问病史和严格体格检查对跟腱断裂的诊断更为重要，不能仅靠影像学检查。跟腱腱病的临床症状并不明显，需借助影像学检查。

4. 外科手术治疗跟腱断裂效果较好，而跟腱腱病非手术治疗的效果较好。

5. 胫后肌腱的主要功能是维持后足稳定、对抗外翻应力及防止后足外翻。胫后肌腱功能不全是引起成年人获得性平足症的主要原因之一。

6. 不同类型的副舟骨均可引起胫后肌腱功能不全，从而导致平足畸形。

7. 副舟骨源性平足症手术方法主要有软组织手术、截骨矫形术、关节制动术、关节融合术、辅助性手术及一些复合性手术。

8. 腓骨肌腱是腓骨长肌腱及腓骨短肌腱的总称，主要作用是使足外翻、外展、上提足跟和稳定踝关节。

9. 腓骨肌籽骨异常常提示腓骨长肌腱断裂，腓骨短肌腱损伤多与腓骨长肌腱施加应力有关。

10. 腓骨肌腱损伤由于既往认识不足，临床误诊、漏诊常见；MRI 检查对诊断腓骨肌腱损伤有重要作用。手术方式较多，可根据损伤部位及损伤性质选择不同手术方法。

主要参考文献

［1］唐康来，王正义. 重视成年人平足症的诊断与治疗［J］. 中华医学杂志，2010，90(33)：2305－2307.

［2］ADACHI N，FUKUHARA K，KOBAYASHI T，et al. Morphologic variations of the fibular malleolar groove with recurrent dislocation of the peroneal tendons［J］. Foot Ankle Int，2009，30(6)：540－544.

［3］AL-ABBAD H，SIMON J V. The effectiveness of extracorporeal shock wave therapy on chronic achilles tendinopathy：a systematic review［J］. Foot Ankle Int,

2013,34(1)：33－41.

［4］ ASPLUND C A, BEST T M. Achilles tendon disorders
［J］. BMJ, 2013,346：f1262.

［5］ BRODSKY J, KRAUSE J. Peroneus brevis tendon
tears：pathophysiology, surgical reconstruction,
and clinical results［J］. Foot Ankle Int, 1998,19：271－
279.

［6］ BROWN D E. Ankle and leg injuries［M］//Walsh W,
Shelton G L, eds. The team physician's handbook.
Philadelphia：Hanley & Belfus, 1990, Vol 1：448－
449.

［7］ CANALE T. Campbell's operative orthopaedics［M］.
8th ed. St. Louis：Mosby, 1998：1413－1425.

［8］ CARR A J, NORRIS S H. The blood supply of the
calcaneal tendon［J］. J Bone Joint Surg Br, 1989,71
(1)：100－101.

［9］ CHADWICK C, HIGHLAND A M, HUGHES D E, et
al. The importance of magnetic resonance imaging in a
symptomatic "bipartite" os perineum：a case report［J］.
J Foot Ankle Surg, 2011,50：82－86.

［10］ CHILDRESS M A, BEUTLER A. Management of
chronic tendon injuries［J］. Am Fam Physician, 2013,
87(7)：486－490.

［11］ COUGHLIN M J, SALTZMAN C L, ANDERSON R
B. 曼氏足踝外科学［M］. 9 版. 唐康来, 徐林, 主译. 北
京：人民卫生出版社,2015.

［12］ DARBY J, HODSON-TOLE E F, COSTEN N, et al.
Automated regional analysis of B-mode ultrasound
images of skeletal muscle movement［J］. J Appl
Physiol, 2012, 112(2)：313－327.

［13］ DE JONGE S, DE VOS R J, WEIR A, et al. One-year
follow-up of platelet-rich plasma treatment in chronic
Achilles tendinopathy：a double-blind randomized
placebo-controlled trial［J］. Am J Sports Med, 2011,
39(8)：1623－1629.

［14］ DELAND J T. Adult-acquired flatfoot deformity［J］. J
Am Acad Orthop Surg, 2008,16：399－406.

［15］ DI MATTEO B, FILARDO G, KON E, et al. Platelet-
rich plasma：evidence for the treatment of patellar and
Achilles tendinopathy — a systematic review ［J］.
Musculoskelet Surg, 2015,99(1)：1－9.

［16］ ECKER T M, BREMER A K, KRAUSE F G, et al.
Prospective use of a standardized nonoperative early
weightbearing protocol for achilles tendon rupture：17
years of experience［J］. Am J Sports Med, 2016, 44
(4)：1004－1010.

［17］ FRIGG A M, VALDERRABANO V, KUNDERT H

P, et al. Combined anterior tibial tendon rupture and
posterior tibial tendon dysfunction in advanced flatfoot
［J］. J Foot Ankle Surg, 2006,45：431－435.

［18］ GAIDA J, ALFREDSON H, FORSGREN S, et al.
Decreased tumour necrosis factor alpha (tnf-a) in serum
of patients with achilles tendinopathy：further evidence
against the role of inflammation in the chronic stage［J］.
Br J Sports Med, 2014,48(7)：597.

［19］ GLAZER J L, HOSEY R G. Soft-tissue injuries of the
lower extremity［J］. Prim Care, 2004,31(4)：1005－
1024.

［20］ HECKMAN D S, REDDY S, PEDOWITZ D, et al.
Operative treatment for peroneal tendon disorders［J］. J
Bone Joint Surg Am, 2008,90(2)：404－418.

［21］ JASIEWICZ B, POTACZEK T, KACHI W, et al.
Result of simple excision technique in the surgical
treatment of symptomatic accessory navicular bones［J］.
Foot Ankle Surg, 2008,14(2)：57－61.

［22］ JOHNSON M D. Physiology of musculoskeletal growth
［M］//Sallis R E, Massimino R, eds. ACSM's
essentials of sports medicine. St. Louis：Mosby, 1997,
Vol 1：534－538.

［23］ KOULOURIS G, TING A Y, JHAMB A, et al.
Magnetic resonance imaging findings of injuries to the
calf muscle complex［J］. Skeletal Radiol, 2007,36(10)：
921－927.

［24］ KUWADA G T. Surgical correlation of preoperative
MRI findings of trauma to tendon and ligaments of the
foot and ankle［J］. J Am Podiatr Med Assoc, 2008,98：
370－373.

［25］ LEGOME E, PANCU D. Future applications for
emergency ultrasound［J］. Emerg Med Clin North Am,
2004,22(3)：817－827.

［26］ LINDBERG F, ÖHBERG F, GRANÅSEN G, et al.
Pennation angle dependency in skeletal muscle tissue
doppler strain in dynamic contractions［J］. Ultrasound
Med Biol, 2011,37(7)：1151－1160.

［27］ LOPEZ R G, JUNG H G. Achilles tendinosis：
treatment options［J］. Clin Orthop Surg, 2015,7(1)：
1－7.

［28］ MACDOANLD B D, WERTHEIMER S J. Bilateral os
perineum fractures：comparison of conservative and
surgical treatment and outcomes ［J］. J Foot Ankle
Surg, 1997,36：220－225.

［29］ MENGIARDI B, PFIRRMANN C W, SCHOTTLE P
B, et al. Magic angle effect in MR imaging of ankle
tendons：influence of foot positioning on prevalence and

site in asymptomatic subjects and cadaveric tendons[J]. Eur Radiol，2006，16：2197 – 2206.

[30] MYERSON M S，BADEKAS A，SEHON L C. Treatment of stage Ⅱ posterior tibiai tendon deficiency with flexor digitorum longus tendon transfer and calcaneal osteotomy[J]. Foot Ankle Int，2004，25(7)：445 – 450.

[31] OCHOA L M，BAERJEE R. Recurrent hypertrophic peroneal tubercle associated with peroneus brevis tendon subluxation[J]. AJR Am J Roentgenol，2004，183：985 – 988.

[32] PEDOWITZ R，SAGLIMBENI A. The leg［M］// Safran M R，McKeag D B，Van Camp S P，eds. Manual of sports medicine. Philadelphia：Lippincott-Raven，1998，Vol 1：460 – 466.

[33] REES J D，LICHTWARK G A，WOLMAN R L，et al. The mechanism for efficacy of eccentric loading in Achilles tendon injury：an in vivo study in humans[J]. Rheumatology (Oxford)，2008，47(10)：1493 – 1497.

[34] SCOTT R T，HYER C F，GRANATA A. The correlation of Achilles tendinopathy and body mass index[J]. Foot Ankle Spec，2013，6(4)：283 – 285.

[35] SOBEL M，GEPPERT M J，OLSON E J，et al. The dynamics of peroneus brevis tendon splits：a proposed mechanism，technique of diagnosis，and classification of injury[J]. Foot Ankle，1992，13：413 – 422.

[36] STEVENS M，TAN C W. Effectiveness of the Alfredson protocol compared with a lower repetition-volume protocol for midportion Achilles tendinopathy：a randomized controlled trial[J]. J Orthop Sports Phys Ther，2014，44(2)：59 – 67.

[37] TANG K L，THERMANN H，DAI G，et al. Arthroscopically assisted percutaneous repair of fresh closed achilles tendon rupture by Kessler's suture[J]. Am J Sports Med，2007，35(4)：589 – 596.

[38] TAUNTON J，SMITH C，MAGEE D J. Leg，foot and ankle injuries. Athletic injuries and rehabilitation[M]. Philadelphia：WB Saunders Co，1996，Vol 1：730 – 736.

[39] THOMPSON F M，PATTERSON A H. Rupture of the peroneus longus tendon. Report of three cases[J]. J Bone Joint Surg Am，1989，71：293 – 295.

[40] TONARELLI J M，MABRY L M，ROSS M D. Diagnostic imaging of an achilles tendon rupture[J]. J Orthop Sports Phys Ther，2011，41(11)：904.

[41] VAN GINCKEL A，THIJS Y，HESAR N G，et al. Intrinsic gait-related risk factors for Achilles tendinopathy in novice runners：a prospective study[J]. Gait Posture，2009，29(3)：387 – 391.

[42] YOSHIDA K，ITOIGAWA Y，MARUYAMA Y，et al. Application of shear wave elastography for the gastrocnemius medial head to tennis leg[J]. Clin Anat，2017，30(1)：114 – 119.

[43] ZHANG B M，ZHONG L W，XU S W，et al. Acupuncture for chronic Achilles tendnopathy：a randomized controlled study[J]. Chin J Integr Med，2013，19(12)：900 – 904.

52.1　踝关节不稳

踝关节不稳是指踝关节周围韧带受损后导致踝关节结构或功能不稳定，引起踝关节反复扭伤，可造成关节软骨损伤，重者形成创伤性关节炎。踝关节不稳涉及韧带完整性、本体感觉、神经-肌肉控制、平衡能力、姿势控制受损等诸多因素。踝关节不稳的种类较多，本节主要介绍下胫腓联合损伤、外侧副韧带损伤、内侧副韧带损伤及多韧带损伤等。

52.1.1　下胫腓联合损伤

（1）解剖与生物力学

下胫腓联合是一个微动关节，其静态稳定结构由腓骨远端的凸面、胫骨远端的凹面即腓骨切迹以及连接两个骨性结构的韧带构成。腓骨切迹面向后成角约30°，深度及形态存在变异。根据临床 CT 检查观察（王满宜等），胫骨的腓骨切迹存在3种形态，即扁平形（flat）、波形（wave）和新月形（cresent）（图52-1），其中扁平形深度最浅，新月形最深（＞4 mm）。韧带包括下胫腓前韧带（anterior inferior

tibiofibular ligament，AITFL）、下胫腓后韧带（posterior inferior tibiofibular ligament，PITFL）、下横韧带（inferior transverse ligament，ITL）、骨间韧带（interosseous ligament，IOL）和骨间膜（图52-2），对维持踝关节稳定性具有重要意义。其中 AITFL 提供稳定性的35％，从胫骨的前结节（Chaput 结节）发出，止于腓骨的 Wagstaffe 结节，宽约20 mm，厚约5 mm，主要功能是抵抗外旋和后移；PITFL 提供稳定性的33％，从胫骨的后结节（Volkmann 结节）发出，止于外踝后方，呈四边体形，比 AITFL 更加致密，走行倾向于水平，宽约18 mm，厚约0.6 mm，是抵抗内旋的主要韧带；ITL 为 PITFL 的远端横行与靠前的纤维束，可看作 PITFL 的深层结构，主要功能是限制腓骨向后移位；IOL 提供稳定性的22％，为骨间膜增厚形成的锥形纤维结构，主要功能是限制腓骨向外移位。下胫腓联合伴随着踝关节的运动而运动，可灵活调节胫、腓骨之间的相对运动，维持踝关节的力学稳定性。腓骨围绕其垂直轴发生旋转，当踝关节背伸时，下胫腓增宽，外踝向前上移并外旋3°～5°；踝跖屈时下胫腓变窄，外踝向外下移并内旋3°～5°。踝关节由最大跖屈到

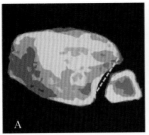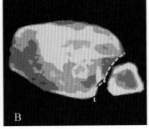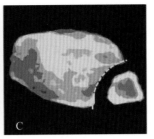

图 52-1　胫骨的腓骨切迹形态

A. 扁平形；B. 波形；C. 新月形

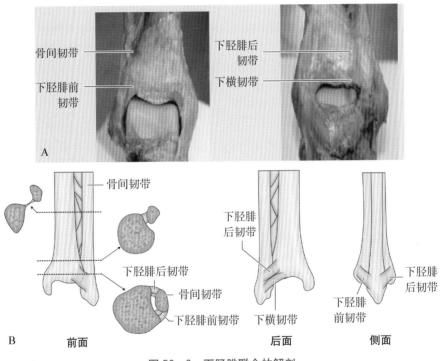

图 52-2　下胫腓联合的解剖

A. 实体解剖图；B. 示意图

最大背伸时，腓骨外旋 2°，踝穴增宽 1.3 mm。正是这种特殊的解剖和运动特点，使得前宽后窄的距骨在踝关节内活动时，关节始终处于匹配状态。下胫腓联合分离可明显减少胫距关节的接触面积和破坏应力分布的均匀性，当距骨在踝穴内发生 1 mm 移位时，胫距关节接触面积减少约 60%，接触应力可增加约 43%。

（2）病因与发病机制

踝关节过度外旋、外翻、背伸是引起下胫腓联合损伤的重要因素，其中最常见的机制为过度外旋及背伸。持续的外旋力量在导致 AITFL 损伤的同

时还可引发 IOL、骨间膜的撕裂。在此过程中，PITFL 常得以保存。更大的外旋力量可导致腓骨的螺旋形骨折，骨折线可高至腓骨近端（Maisonneuve 骨折）。

过度背伸旋前的力量使较宽的距骨前部楔形分离踝穴，导致 AITFL、IOL 及 PITFL 依次断裂，从而引起单纯性下胫腓联合损伤；足受到外旋和外翻暴力时，距骨外展推挤外踝向外上移位，导致 AITFL、PITFL 及 IOL 同时受到牵拉断裂，出现下胫腓联合分离，可同时伴有腓骨骨折、内踝骨折或内侧副韧带（又称三角韧带）断裂。

（3）临床评估

1）病史与临床表现：有明确的外伤史，伴有或不伴有下胫腓联合损伤的踝部骨折表现相同。外踝局部疼痛、瘀斑、肿胀。患者常述有扭曲暴力（导致损伤），可以与运动有关或无关，有时负重时踝关节不稳。外旋、外翻暴力导致的踝关节扭伤应特别注意是否存在单纯性下胫腓联合损伤。

2）体格检查：触诊时常有压痛和捻发音。内踝肿胀提示内侧副韧带损伤或内踝骨折。AITFL 处压痛是该类损伤的典型特征，阳性预测值高达70％。下胫腓联合损伤越重，压痛点越靠近近端。相对于外踝扭伤，该类损伤踝部的肿胀和瘀斑程度较轻。伤后踝关节在矢状位上的活动因疼痛受限，特别是踝关节背伸外旋时疼痛加剧，关节松弛及负重站立障碍。骨间膜处受伤后，数日不能负重。检查者要特别注意触诊整个踝及腓骨全长以避免漏诊。一些特殊的检查可以帮助诊断不伴外踝骨折的下胫腓联合损伤。目前常用的检查有 Cotton 试验、背伸加压试验、交叉腿试验、外旋应力试验、挤压试验、腓骨横移试验，其中外旋应力试验结果最为可靠。但以上检查方法可加重局部损伤，且易出现假阳性。

A. Cotton 试验：检查者一手固定患者患肢胫骨远端，一手推移该患肢足跟部，如果向外移位超过3 mm 为阳性。

B. 外旋应力试验：患者取坐位，膝关节屈曲90°，踝关节取中立位，被动外旋足部诱发下胫腓联合或骨间膜处疼痛为阳性。

C. 挤压试验：检查者手握患者小腿中段，用力将腓骨向胫骨方向挤压，如能引起下胫腓联合疼痛为阳性。

D. 腓骨横移试验：检查者前后推动患者患肢腓骨远端时，活动度较健侧大，并引起下胫腓联合处疼痛为阳性。

E. 交叉腿试验：患者坐位，将患侧脚交叉放置于健侧脚上，对患侧膝关节向下施加轻度压力，诱发下胫腓联合疼痛为阳性。

F. 背伸加压试验：踝关节背伸后挤压胫、腓骨远端，下胫腓联合疼痛减弱为阳性。

各种特殊检查中，外旋应力试验灵敏度为71％；挤压试验特异性最高，为88％；下胫腓前韧带起止点压痛灵敏度最高为92％。临床诊断时需将多种体格检查结果结合参考以提高诊断率。

3）影像学检查：

A. X 线：对于体格检查发现下胫腓联合前方有压痛或怀疑有下胫腓韧带损伤的患者，需常规行X 线检查，因为下胫腓韧带损伤患者中 10％～50％都存在撕脱性骨折。通过 X 线片可以观察到Tillaux-Chaput 结节、Wagstaffe 结节及 Volkmann 结节等处大小不等的撕脱性骨折块，可间接反映下胫腓韧带的损伤情况，也有助于排除胫、腓骨及距骨骨折，明确有无高位腓骨骨折（Maisonneuve 骨折）。在慢性下胫腓联合损伤患者的 X 线片上常可看到下胫腓韧带的骨化。X 线检查包括双侧的踝关节前后位、侧位、踝穴位、外旋外展应力位及负重位和小腿全长位片（排除高位腓骨骨折）（图 52 - 3）。

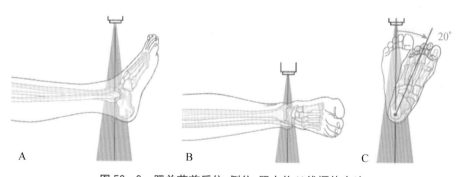

图 52 - 3　踝关节前后位、侧位、踝穴位 X 线摄片方法

A. 前后位；B. 侧位；C. 踝穴位

从 X 线片上可以观察踝穴是否对称，可测量内踝间隙（medial clear space，MCS）、下胫腓重叠（tibiofibular overlap，TFO）距离与百分比、下胫腓间隙（tibiofibular clear space，TCS）等参数（图 52 -

4）。临床上多从 TCS 有无增宽、TFO 是否减少及 MCS 是否增宽来判断有无下胫腓联合分离，但评估的准确性有限，目前尚无评估下胫腓联合损伤的最佳影像学参数。

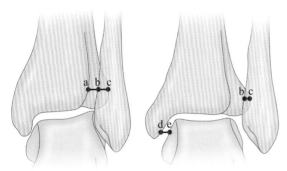

TCS(ab) < 6 mm 　　TFO(bc) > 1 mm
TFO(bc) > 6 mm 　　MCS(de) < 4.5 mm

图 52-4　踝关节前后位示意图

a、b 连线为 TCS；b、c 连线为 TFO；d、e 连线为 MCS

Harper 和 Keller 提出诊断下胫腓联合分离的 3 条放射学标准：①前后位 TCS＞6 mm；②踝穴位 TFO＜1 mm；③前后位 TFO＜6 mm 或＜腓骨宽度的 42%。符合上述任何 1 条，下胫腓联合分离即可诊断。Pneumaticos 认为下胫腓重叠易受投照体位的影响、随着旋转而变化，而 TCS 在外旋 5°到内旋 25°之间保持不变，因此 TCS 是诊断下胫腓联合分离最可靠的参数。

Rose 等认为，无腓骨骨折时，MCS＞5 mm 提示下胫腓联合损伤伴内侧副韧带损伤，并且指出 MCS 增大是判断下胫腓联合分离最可靠的 X 线表现。Micheal 等提出，外旋外翻应力造成 MCS 增宽≥1 mm 即提示潜在下胫腓联合损伤。

研究表明，胫骨下端前、后结节的大小及腓骨切迹的深浅不一，只有 75% 的腓骨切迹呈凹沟状，其余或平坦或呈波纹状，从而使下胫腓联合分离的放射学诊断变得复杂而困难。

下胫腓联合可疑损伤患者常规 X 线片上无阳性表现时，采用外旋外展应力位摄片可发现隐匿性下胫腓联合分离（图 52-5）。

B. CT：CT 在诊断下胫腓联合损伤方面比 X 线更具优势。CT 可发现 2 mm 的下胫腓联合分离，而常规 X 线片只能显示不低于 4 mm 的分离。CT 轴位影像对显示下胫腓联合损伤最准确，但踝关

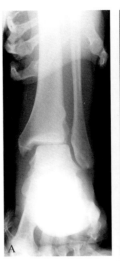
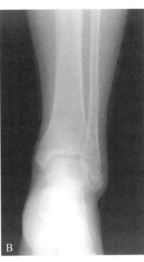

图 52-5　外展外旋应力位前后 X 线片

下胫腓联合不稳，内踝间隙增大。A. 外旋外展位，提示下胫腓分离；B. 常规 X 线片无阳性表现

CT 扫描中每个层面的胫腓间距不相等，对下胫腓联合损伤具有诊断意义的部分位于胫骨的腓骨切迹高度层面。该层面包含了构成下胫腓联合的 4 条韧带，韧带的损伤表现为腓骨同胫骨的前结节、腓骨切迹、后结节之间的距离增宽。CT 扫描通过精确测量上述间距并与健侧比较，可具体诊断下胫腓联合损伤的程度和部位。胫骨的腓骨切迹明显的解剖标志为其前后各有一突起，称为前、后结节。前结节垂直高度为 1～1.5 cm，CT 扫描中以前结节最突出的层面为诊断层面，可以发现撕脱性骨折、下胫腓不匹配，也可以作为诊断下胫腓联合损伤的补充手段。

需要注意的是腓骨切迹的解剖存在变异，67% 的腓骨切迹为深切迹，胫腓骨覆盖减少提示下胫腓联合损伤；而 33% 腓骨切迹为浅切迹，即使胫腓骨覆盖为 0 mm，患者的下胫腓联合仍有可能是正常的，因此，与对侧肢体对照评估更可靠。

C. MRI：下胫腓韧带复合体可在 MRI 上清晰显示，可重复性高，且能判断有无内侧副韧带损伤，对诊断下胫腓联合分离具有优势，敏感性为 91%，特异性为 100%。相对于关节镜检查，MRI 可提高对下胫腓联合的可视化，这可能是其拥有较高检出率的原因。下胫腓联合韧带损伤在 MRI 上的诊断标准包括韧带断裂、扭曲和不显像。MRI 的诊断准确率更高，但有一定的假阳性率。

D. B 超：是诊断下胫腓联合损伤的新手段。目前应用 B 超检测下胫腓联合分离还较少，但因其无

创、方便、费用低廉,相对其他检查方式具有优势。下胫腓联合韧带与周围组织连接处的声波衰减少,超声波可穿透下胫腓联合,从而显示出强回声。术后随访时B超可作为一种经济方便的工具动态观察手术疗效。由于其缺乏敏感性,需要有经验的肌骨超声医生完成诊断。

4)临床分型:下胫腓联合损伤的分型较多,每种分型都有各自的不足。最佳的分型方法应考虑到症状持续的时间、累及韧带的数量、损伤程度、韧带的类型(下胫腓联合韧带、内外踝韧带)及踝关节的分离程度。Scranton根据受伤时间与临床检查将下胫腓联合损伤分为急性损伤、亚急性损伤和慢性损伤。

A. 急性损伤(损伤6周以内):可分3度。Ⅰ度:AITFL部分撕裂,关节稳定(外旋应力试验阴性,稳定试验阴性,X线检查阴性),损伤机制为单纯外旋;Ⅱ度:AITFL完全撕裂和IOL部分撕裂,关节稳定或不稳定(外旋应力试验阳性,稳定试验阳性,X线检查阴性),损伤机制为外旋合并背伸;Ⅲ度:下胫腓联合完全撕裂,合并内侧副韧带撕裂,合并或不合并骨间膜撕裂,关节不稳定(外旋应力试验阳性,X线检查阳性),损伤机制为外旋合并背伸、合并或不合并外展。

B. 亚急性损伤(损伤超过6周,尚未达到3个月):分A、B两型。A型:不合并关节炎;B型:合并关节炎。

C. 慢性损伤(损伤超过3个月):分A、B两型。A型:不合并关节炎,不存在骨性融合;B型:存在骨性融合,合并关节炎。

欧洲运动创伤、膝关节外科和关节镜学会足踝协会(ESSKA-AFAS)的共识是将急性单纯性下胫腓联合损伤(6周以内的1条或多条下胫腓联合韧带损伤,可伴或不伴内侧副韧带损伤)分为稳定型与不稳定型。不稳定型损伤又可以分为潜在和明显下胫腓联合分离。单纯稳定型下胫腓联合损伤可保守治疗,单纯不稳定型及非单纯性下胫腓联合损伤则需手术治疗。

稳定型的损伤指AITFL损伤伴或者不伴IOL损伤,内侧副韧带完整。

潜在下胫腓联合分离的特点是AITFL断裂伴或不伴IOL和内侧副韧带损伤,常规X线检查无异常,而应力位X线、MRI或关节镜检查可以发现上述损伤。

明显下胫腓联合分离的特点是AITFL和内侧副韧带断裂,通过常规X线检查即可发现。

明显不稳定性下胫腓联合损伤常规影像学检查结果即可做出诊断。如何区分稳定型与潜在下胫腓联合分离是临床诊断的重点与难点,需要通过仔细询问病史,了解受伤机制及细致的体格检查,并通过CT、MRI、关节镜等检查明确诊断,以防漏诊。

5)诊断与鉴别诊断:患者有明确的外伤史,早期诊断是基于对损伤机制的熟练掌握、仔细的体格检查以及对相关韧带、踝穴关系合理的影像学检查。合并内外踝骨折的下胫腓联合损伤通过X线、CT检查容易做出诊断。急性单纯性下胫腓联合损伤往往因症状不明显或X线检查难以发现而出现漏诊或未得到合适的治疗,从而导致后续的踝关节疼痛、运动能力下降,并加速踝关节退行性变。潜在下胫腓联合分离应引起重视,外旋外翻应力造成踝关节MCS增宽超过1mm即提示潜在下胫腓联合损伤,必要时可结合MRI、关节镜等检查做出明确诊断。

下胫腓联合损伤需与外踝扭伤相鉴别。

(4)治疗

下胫腓联合损伤治疗的目标是解剖复位下胫、腓骨关系和撕脱的骨块,修复相关的韧带(如内侧韧带),早期康复锻炼及避免或减少并发症。

1)非手术治疗:稳定的急性单纯性下胫腓联合损伤,可选择保守治疗,如控制疼痛、限制炎症反应和保护踝关节。治疗方法主要包括休息、冰敷、加压包扎、抬高患肢、石膏及支具固定等,同时应佩戴踝套或穿高帮鞋以保护踝关节。患者应避免负重1~2周,然后开始在支具保护下负重行走,并进行踝关节伸屈活动锻炼。恢复正常运动需在伤后4~8周。

2)手术治疗:潜在和明显的下胫腓联合分离以及合并骨折的下胫腓联合损伤均应考虑手术治疗。手术方式包括:螺钉固定、胫腓骨钩板、缝扣线缆系统、锚钉固定和韧带重建等。需要注意的是,合并内侧副韧带损伤的急性单纯性下胫腓联合损伤属于不稳定型损伤,必须采取手术治疗。出现后踝Volkmann骨折时应首先考虑固定后踝骨块而不是植入下胫腓螺钉,因为PITFL与ITL可以维持踝关节70%的旋转稳定性,所以PITFL完整时固定后踝比固定下胫腓联合更为重要。

螺钉固定是治疗下胫腓联合损伤的"金标准"。在良好复位的基础上,采用复位固定螺钉(皮质骨螺钉)而不是加压螺钉固定,因为复位固定螺钉足以维持下胫腓联合复位,而加压螺钉可能会导致过度加压,引起下胫腓联合间隙狭窄,从而限制踝关节背伸。

(邓银栓　唐康来)

52.1.2　踝关节外侧副韧带损伤

（1）解剖与生物力学

踝关节外侧副韧带由3部分组成,分别是距腓前韧带(anterior talofibular ligament,ATFL)、跟腓韧带(calcaneofibular ligament,CFL)和距腓后韧带(posterior talofibular ligament,PTFL)(图52-6)。在这3个结构之中,ATFL和CFL是维持踝关节外侧稳定关键的结构。这是由于PTFL是位于踝关节后外侧深部的结构,比较粗大和坚韧,很少出现损伤,而一旦出现损伤,往往合并踝关节的脱位和骨折。

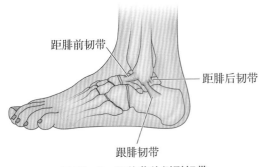

图 52-6　踝关节外侧副韧带

ATFL是由踝关节前外侧关节囊增厚并延伸形成,从腓骨远端前缘到距骨颈,距离相对较短。ATFL的方向随踝关节的位置而改变。当踝关节处于跖屈位时,ATFL与足的长轴平行;踝关节处于背伸位时,ATFL与腓骨的长轴垂直。ATFL在踝关节处于背伸和中立位时应变最小,当踝关节逐渐跖屈时应变逐渐增加。施加于踝关节的内翻和内旋的力矩能够增加ATFL的应变。

CFL是跨越踝关节和距下关节的关节外韧带,起于外踝尖前方,向后斜行止于跟骨的外侧中部,与其下方的腓骨肌腱鞘有紧密的联系。Brostrom的研究发现,CFL在踝关节屈伸活动中处于放松状态,只有对踝关节施加一个旋后的力量它才会紧张。CFL的应变随着踝关节由背伸到跖屈过程中逐渐增加,最大应变发生在踝关节跖屈位施加一个内翻的力矩时。CFL对于距下关节的稳定性也起重要作用。

（2）病因与发病机制

1）急性损伤:踝关节外侧副韧带扭伤可能涉及多种原因。内因包括患者存在多发性关节松弛、后足内翻、高弓足等解剖因素,以及患者以前扭伤后存在机械性不稳定。外因包括地面不平、鞋子不合适等。

踝关节外侧副韧带损伤通常发生于踝关节处于跖屈位时受到内翻和(或)内旋的暴力。无论踝关节在扭伤过程中是否存在负荷,韧带都可能损伤,因此,胫距关节面对踝关节外侧的稳定作用比踝关节外侧副韧带要小。

首先发生ATFL损伤,随后出现CFL不同程度的损伤。很少见的情况下,持续施加的暴力造成PTFL撕裂,从而造成距骨的脱位并且可能合并骨折。临床研究发现,单独的CFL撕裂非常罕见。Rasmusse和Brostrom的临床研究均证实了这一观点。

根据体格检查,踝关节外侧副韧带损伤可分为3级。Ⅰ级损伤:ATFL和(或)CFL的拉伤,韧带并没有撕裂;Ⅱ级损伤:ATFL撕裂但CFL完整;Ⅲ级损伤:ATFL和CFL均存在撕裂。Ⅲ级损伤还可能涉及PTFL损伤,一旦该韧带出现撕裂将导致踝关节脱位。

2）慢性损伤:踝关节外侧副韧带慢性损伤并无严格的时间定义。Van Rijn等的研究发现,踝关节外侧副韧带损伤经过1年治疗后仍然有5%～33%的患者存在疼痛和不稳定。对于这类患者,评估的关键在于判断其是否存在机械性不稳定,即客观评价韧带是否存在松弛的情况。

Singer和Jones按照距骨倾斜程度和应力下前抽屉试验检查的结果,将踝关节外侧副韧带损伤分为稳定型和不稳定型。

（3）临床评估

1）病史与临床表现:病史对于医生了解损伤机制、分辨急慢性损伤、确定治疗方案均非常重要。踝关节急性扭伤患者具有踝关节"打软腿"或扭伤病史。如果扭伤后患者能够继续行走,踝关节外侧轻度肿胀提示韧带存在轻度或中度的损伤。有些患者可能感受到或听到"砰"的一声,这种情况下ATFL和(或)CFL完全撕裂的可能性大。如果患者存在损伤后无法负重的情况,则需要进一步检查确认患者是否存在软骨损伤或骨折。

了解患者受伤前的运动水平,如之前是否存在扭伤、疼痛、关节"打软腿"、活动受限等病史,以及踝关节扭伤时的位置,对于明确诊断、判断预后是非常关键的信息。

如果踝关节扭伤时处于背伸位置可能造成下胫腓韧带和内侧副韧带的损伤。如果踝关节处于背伸位时损伤过程伴有弹响,并且弹响发生后疼痛随之减轻,提示可能存在腓骨上支持带的急性撕裂或腓骨肌腱的滑脱。

2) 体格检查:对整个足踝进行详细的检查能够避免遗漏合并损伤和邻近结构的损伤。特别对于损伤后数小时或数天才接受检查的患者,弥漫性的肿胀可能掩盖特殊部位的损伤。

A. 视诊:急性损伤可以观察到踝关节外侧的肿胀、淤血,并且肿胀逐渐加重。扭伤后外踝的下方立即肿胀是踝关节外侧副韧带损伤的特征性表现,应当与其他足部肿胀进行鉴别,如跗骨窦区和中足区肿胀提示距下关节损伤或中足损伤;踝关节间隙水平上方的肿胀提示下胫腓联合损伤或腓骨的骨折;外踝后方的肿胀提示腓骨上支持带的撕裂或腓骨肌腱的滑脱或损伤。尽管 Funder 等报道通过肿胀程度和韧带压痛的情况来判断损伤的严重程度比依照关节的松弛程度来判断病情要准确,但肿胀程度与损伤严重程度不完全相关。

B. 触诊:足、踝、小腿后方向上到膝关节都应当进行触诊,检查有无压痛和畸形,或两者同时存在,特别是踝关节内侧副韧带、外侧副韧带、下胫腓前(后)韧带、腓骨全长、胫距关节前后缘、跗骨窦、腓骨肌腱、跟腱区都应当进行触诊。ATFL 和 CFL 解剖区域的局部压痛能够提示特定韧带的损伤,但不具有特异性。被动活动踝关节能够产生不同程度的疼痛,如果踝关节肿胀明显可能影响对病情的判断。外踝后方腓骨肌腱的压痛提示腓骨上支持带损伤,对腓骨肌腱施加向前和向外的压力可能造成肌腱滑脱。

C. 神经、血管检查:需要对踝关节的主动活动范围进行记录,对足背动脉进行触诊,对感觉和运动功能进行评估。严重的踝关节韧带损伤造成腓神经和胫后神经的牵拉损伤以及筋膜间隔综合征的情况都有报道,要避免漏诊。应当仔细评估腓骨肌腱的功能,主动地背伸和外翻可能造成腓骨肌腱的半脱位。腓骨肌力弱是造成踝关节外侧不稳定的重要因素。

D. 特殊检查:评估踝关节外侧副韧带松弛最

普遍应用的检查是前抽屉试验(图 52 - 7)和距骨倾斜试验。前抽屉试验是通过施加应力来测量距骨相对于胫骨向前的位移,首先由 Dehne 和 Anderson 应用于临床,检测 ATFL 的松弛程度。踝关节跖屈10°时进行检查能够获得最大限度的位移。CFL 是否松弛并不能增加前抽屉试验胫骨相对前移的距离。前抽屉试验可以在患者坐位或仰卧位时进行。患者坐位时,膝关节应当屈曲超过长椅或检查台的边缘,踝关节应当可以下垂成马蹄状。检查者用一只手稳定住患者小腿的远端,用另一只手对其足跟施加向前的力量,使距骨从胫骨远端的下方向前半脱位。改良前抽屉试验可以在患者仰卧位时应用。患者膝关节屈曲,踝关节跖屈呈马蹄状,检查者用一只手固定其前足于检查台上,另一只手施加力量于其小腿远端的前面,向后方推胫骨,以评估距骨相对胫骨前移的距离(图 52 - 8)。

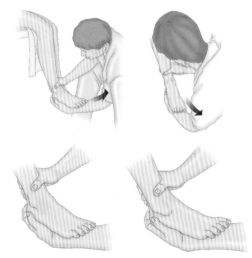

图 52 - 7 前抽屉试验

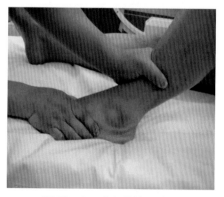

图 52 - 8 改良前抽屉试验

距骨倾斜试验是通过对后足施加内翻应力,测量胫骨远端和距骨顶之间的角度,对于评估 CFL 的松弛有诊断意义。ATFL 松弛而 CFL 完整的情况下距骨倾斜试验是阴性的。Rubin 和 Witten 报道,正常踝关节的距骨倾斜角度为 $0° \sim 23°$。Cox 和 Hewes 对大量海军军官的调查研究表明,正常踝关节在手法施加内翻应力的情况下只有 5° 或更小的距骨倾斜。这些研究出现差异可能是由于施加负荷的方式、持续时间、踝关节的位置以及是否应用麻醉等因素有所不同造成。踝关节跖屈位,检查首先从 ATFL 开始,随后检查 CFL。如果 ATFL 单独损伤,距骨倾斜只有轻度的增加,ATFL 和 CFL 合并损伤将明显增加距骨倾斜的角度。距骨倾斜试验时,患者取坐位,足踝无支撑跖屈 $10° \sim 20°$,检查者用一只手在其内踝的近端稳定住小腿远端的内侧面,另一只手缓慢地向其后足施加内翻的力量(图 52-9)。距骨的外侧面在后足内翻时应当进行触诊,以确定胫距关节是否发生了倾斜。与健侧踝关节对比能够帮助判断两者的区别。

必须注意只有在踝关节严重不稳定的情况下,距骨倾斜试验才会阳性。如果前抽屉试验或距骨倾斜试验提示有异常的松弛,而由于存在疼痛、肿胀和肌肉痉挛妨碍获得满意的临床检查结果,则应当拍应力位 X 线片来测量松弛程度。

3) 影像学检查:

A. X 线:

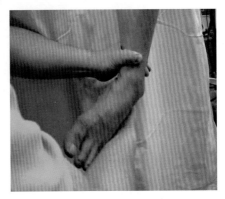

图 52-9　距骨倾斜试验

a. 常规 X 线片:对于踝关节损伤,应常规进行前后位、踝穴位、侧位踝关节 X 线检查。有时踝关节的内翻位损伤可能造成腓骨尖的撕脱性骨折。对于反复内翻位损伤的患者,踝关节 X 线检查可能发现外踝尖端的小骨和下胫腓联合的异位骨化以及胫距关节不同程度的退行性变。

b. 应力位 X 线片:可以采用手法施加最大应力,也可以采用应力试验检测仪器,如 Telos 装置,这样可以施加固定的应力,便于获得重复的结果。施加应力通常为 150 N。在拍前抽屉试验和距骨倾斜试验应力位片时应保持踝关节跖屈 10°。在前抽屉试验应力位侧位片上测定胫骨远端关节面后缘与距骨的垂直距离(图 52-10)。

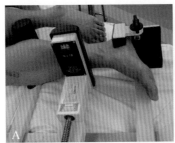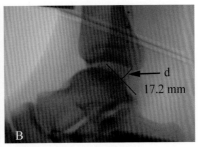

图 52-10　前抽屉试验应力位拍片及测量

A. 采用 Telos 装置拍摄前抽屉试验应力位片,施加应力 150 N;B. 测量胫骨远端关节面后缘与距骨的垂直距离(d)

距骨倾斜应力位片在踝关节处于内旋 30° 踝穴位时进行测定,用胫骨远端关节面平行线与距骨顶关节面平行线的夹角来表示距骨倾斜的角度(图 52-11)。

健侧踝关节常规拍片进行对比。Cass 等研究发现,对慢性踝关节外侧副韧带损伤患者进行应力位 X 线片检查能够获得稳定、可重复的数据。在前抽屉试验应力位 X 线片中,如果距骨前移绝对值 > 10 mm(或与健侧差值 > 5 mm)提示 ATFL 松弛。距骨倾斜试验应力位片中,如果距骨倾斜角绝对值

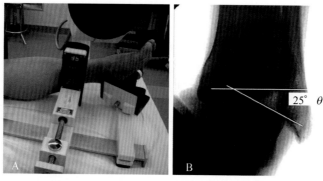

图 52‐11 距骨倾斜试验应力位拍片及测量

A. 采用 Telos 装置拍摄距骨倾斜试验应力位片,施加应力 150 N;B. 胫骨远端关节面平行线与距骨顶关节面平行线的夹角(θ角)

>10°(或与健侧差值>5°)提示 CFL 松弛。

临床研究发现,单纯 ATFL 松弛患者多见,一旦检查发现 CFL 松弛,往往合并 ATFL 松弛。单纯的 CFL 松弛患者非常少见。应力试验和应力位 X 线片能够确定踝关节是否存在机械性不稳定。

c. 踝关节造影:是由 Brostrom 首先开展的检查,对于发现外侧、内侧和下胫腓联合韧带复合体的撕裂非常有效。由于 ATFL 和踝关节囊的外侧面关系紧密,若这条韧带撕裂常显示踝关节囊外侧面相应位置的造影剂漏出。同样,下胫腓韧带撕裂也可以在关节造影中显示出来。CFL 的撕裂在关节造影中显示为造影剂流入腓骨肌腱鞘。由于这是一项有创性检查,因此临床应用造影剂检查踝关节韧带损伤的研究非常少。

B. MRI:能够清楚地显示 ATFL 的形态和损伤情况,但必须进行横断位的扫描,T₂压脂序列图像能够清楚地展示正常 ATFL 的形态和损伤韧带的情况(图 52‐12)。然而,MRI 无论在横断位、冠状位还是矢状位均难以显示 CFL 的全貌,往往需要加扫描斜行横断位及斜矢状位。

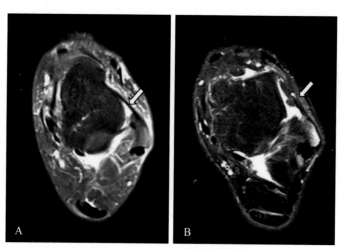

图 52‐12 ATFL 横断位 MRI 影像

A. 箭头显示正常的距腓前韧带;B. 箭头显示撕裂、中断的距腓前韧带

此外,MRI 还能够提供是否存在距骨软骨、内侧副韧带、下胫腓联合及腓骨肌腱损伤的详细信息。

4) 诊断与鉴别诊断:大多数踝关节外侧副韧带损伤涉及 ATFL,严重损伤可能合并 CFL 损伤。诊断的确立主要依靠对损伤机制的了解以及仔细的体格检查来进行判断。损伤的严重程度可以通过应力试验和应力位 X 线片来进行评估。前抽屉试验阳性提示 ATFL 松弛,距骨倾斜试验阳性提示 CFL 松弛,但在绝大多数 CFL 松弛患者中 ATFL 也同时存在松弛。韧带撕裂的解剖形态通过 MRI 能够清楚地进行展示,特别是 ATFL 的撕裂。

踝关节外侧副韧带损伤的鉴别诊断应当包括中足和距下关节的损伤和骨折、腓骨肌腱的滑脱、踝关节骨折以及距骨的骨软骨骨折。通过详细询问病史、细致的体格检查和适当的影像学检查能够获得准确的结论。

(4) 治疗

1) 治疗原则:

A. 急性踝关节外侧副韧带损伤的处理原则:稳定的急性踝关节外侧副韧带损伤应采用非手术治疗,包括休息(rest)、冰敷(ice)、加压(compression)、抬高(elevation)。这几项治疗首字母组合到一起被称为 RICE 治疗原则。多数患者经过 RICE 治疗能够获得良好的恢复。

不稳定的急性踝关节外侧副韧带损伤的治疗存在争议,如Ⅱ、Ⅲ级损伤。需要考虑踝关节是否存在机械性不稳定、患者的运动水平与需求、手术治疗能否降低再次损伤发生率等因素。

如果踝关节外侧副韧带损伤为开放性损伤,合并骨折、软骨损伤及严重的Ⅲ级损伤,则应在急性期进行手术。

B. 慢性踝关节外侧副韧带损伤的处理原则:踝关节外侧副韧带损伤在急性期无论采取哪种非手术治疗仍然会有大约 20% 的患者可能出现踝关节持久的疼痛、反复扭伤和不稳定等残余症状。对这些患者需要进行详细的评估,确定是否存在机械性不稳定与合并损伤,了解患者的运动需求,严格筛选患者,把握手术适应证。

2) 非手术治疗:大多数踝关节外侧副韧带损伤患者通过急性期的 RICE 治疗原则、康复训练以及在剧烈运动中佩戴护踝可以得到满意的治疗效果。

急性踝关节内翻位损伤采用半限制型支具进行固定比弹力绷带和贴布更好。在伤后 3～5 天进行冰敷能够起到止痛和消肿的作用,也有学者主张采取间断冰敷的治疗方法,冰敷的时间可延长到 3～4 周。传统观点建议伤后对踝关节进行 4～6 周的固定。近年来,多位学者研究发现,伤后制动 5～7 天后,局部炎症水肿消退的情况下,可以进行早期的关节活动度训练,并在监控和护踝保护下进行部分负重功能康复训练,能够使患者更快地恢复工作和运动功能。

Freeman 等在 1965 年的研究中发现,踝关节扭伤后进行本体感觉训练有助于患者的恢复。Petersen 等的回顾性研究证实,急性踝关节扭伤后进行神经-肌肉训练有助于患者的康复。Van Rijn 等对急性踝关节外侧副韧带损伤患者进行平均 1 年随访,发现在监控和护踝保护下进行功能康复训练比传统单纯固定治疗的再扭伤发生率低,主观评估结果更佳。

在伤后 3～5 天可以适当应用非甾体抗炎药进行止痛,但由于其对软组织愈合具有抑制作用,所以不建议长期应用。

局部激素注射能够有效地减轻疼痛和水肿。但激素注射会阻止中性粒细胞和炎性细胞在损伤区的聚集,从而影响炎症介质和细胞因子的释放。激素注射还会抑制成纤维细胞的功能、影响注射区域胶原合成。有研究表明,激素注射后的局部胶原组织的质量有所下降,因此运动员应当避免局部激素注射治疗。

富血小板血浆(PRP)局部注射是近年来逐渐流行的促进韧带愈合的辅助治疗方法。有研究表明,PRP 注射能够促进成纤维细胞活性和神经、血管形成,刺激生长因子,从而促进局部软组织愈合。然而,PRP 局部注射对于韧带愈合的远期疗效还未被证实。Paoloni 等的研究表明,当前仍然缺乏随机对照研究的证据支持 PRP 注射对促进韧带愈合有效。

3) 手术治疗:

A. 手术适应证:判断踝关节外侧副韧带损伤是否需要手术,医生需要考虑的主要因素有:①是否存在韧带松弛,即机械性不稳定;②是否存在合并损伤,如软骨损伤、踝关节撞击综合征;③非手术治疗 3～6 个月效果不佳;④高水平运动员的需求。当前仍然缺乏高等级循证医学研究结论规范手术适应证。

B. 切开手术:踝关节外侧副韧带手术治疗方法多样,临床报道的术式多达 50 种以上,大致分为 3 种类型:韧带解剖修补、韧带非解剖重建和韧带解剖重建。

a. 韧带解剖修补:踝关节外侧副韧带修补是指对受损或断裂的外侧副韧带进行直接缝合,或者使用经骨髓道穿线缝合或带线锚钉将韧带拉紧重新固定到韧带的解剖附着点上,恢复其连续性及张力。Brostrom 于 1966 年提出的对 ATFL 和 CFL 进行解剖原位修补术式一度成为治疗慢性踝关节外侧副韧带损伤的经典术式(图 52 - 13)。在 1980 年,Gould

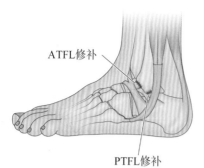

图 52 - 13　Brostrom 原位解剖修补术

等对这一术式进行改良,在韧带原位修补的基础上,将伸肌下支持带游离后缝合到腓骨骨膜上来增加韧带修补的强度。近年来,随着带线锚钉技术的进展,Karlsson 等将 ATFL 和 CFL 从腓骨止点处切断,将腓骨止点新鲜化之后打入带线锚钉,拉紧韧带残端,用锚钉尾线对韧带残端进行缝合修补,取得了良好的疗效(图 52 - 14)。

多项临床研究表明,解剖修补术式具有操作简单、符合正常解剖力学特点、能够保持距下关节的正常活动范围等优点,但对韧带残端条件要求较高。若韧带残端薄弱挛缩、强度差,原位解剖修补术将无

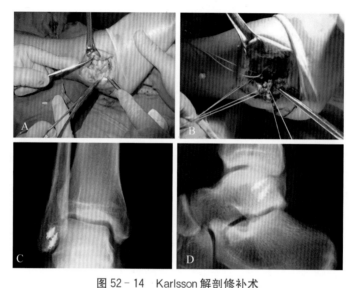

图 52 - 14　Karlsson 解剖修补术

A. 探查韧带残端条件;B. 腓骨端打入锚钉;C. 术后前后位 X 线片;
D. 术后侧位 X 线片

法有效地重建踝关节外侧稳定性,无法获得满意效果。

b. 韧带非解剖重建:非解剖重建手术有多种方法,大多数采用的方法是牺牲部分腓骨短肌的肌腱,在腓骨上钻出隧道,然后将腓骨短肌的部分肌腱穿过隧道,改变方向后固定到腓骨和距骨或跟骨上,间接地限制踝关节内翻、距骨的前移以及距下关节的活动。经典的方法包括 Evans、Watson-Jones 和 Chrisman-Snook 术式(图 52 - 15)。

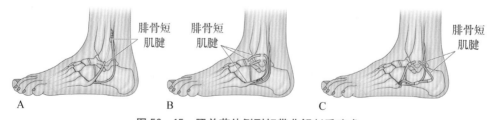

图 52 - 15　踝关节外侧副韧带非解剖重建术

A. Evans 术式;B. Watson-Jones 术式;C. Chrisman-Snook 术式

非解剖重建手术适用于韧带残端条件差、无法将韧带残端缝合到腓骨止点的患者。早期的临床报道结果满意，但近期的研究逐渐揭示出非解剖重建手术存在的许多问题，包括关节活动度的丧失、不稳定的复发、术后创伤性关节炎的发生、腓骨肌腱切取后足部小肌肉的跖屈动力和静力平衡的丧失，以及肌腱薄弱和骨道破裂等问题。

c. 韧带解剖重建：近年来，随着固定材料和肌腱游离移植技术的进步，更多的学者采用自体或同种异体的肌腱或韧带组织对外踝韧带进行解剖重建，临床报道短期内获得了满意的疗效。解剖重建手术也有多种方法，基本原理是将游离的移植物按照 ATFL 和 CFL 的解剖止点进行固定，替代撕裂的韧带，重新恢复踝关节外侧的稳定性（图 52 - 16）。移植物的选择多样，可来源于自体或同种异体的肌腱，还有人工合成的材料，如人工韧带、Internal Brace 等材料。移植物的腓骨端以及距骨和跟骨端的固定方式多种多样，可采用界面螺钉以及带线锚钉等固定。短期和中期随访均获得满意的疗效。

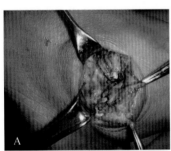

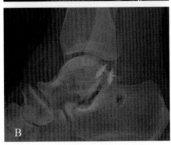

图 52 - 16　踝关节外侧副韧带解剖重建术

A. ATFL 和 CFL 重建术中图像；B. 术后侧位 X 线片

C. 关节镜手术：近年来，随着关节镜手术技术的进展，对于踝关节外侧副韧带损伤患者应用关节镜辅助手术可以对关节内结构进行评估，对合并损伤（如关节软骨损伤及踝关节撞击综合征）进行相应的治疗，还可以对韧带损伤的严重程度进行直接的评估，对关节松弛程度进行动态的观察。随着微创技术的发展，更多医生开始尝试在关节镜下进行 ATFL 和 CFL 的修补和重建手术，短期随访获得了良好的疗效。关节镜技术对于治疗踝关节外侧副韧带损伤的重要意义在于能够对关节内的合并损伤进行相应的处理，再结合切开手术技术或关节镜下进行韧带的修补或重建，能够使患者获得更全面的治疗。

（5）康复原则与要点

踝关节外侧副韧带损伤急性期非手术治疗的目的在于恢复踝关节稳定性的同时兼顾关节活动度与力量，因此大量研究支持支具保护下的早期功能康复治疗。在伤后半限制性的支具固定 7～10 天后可以允许部分负重，随后渐进性地进行力量训练和本体感觉训练。伤后 4～6 周逐渐恢复正常行走，恢复运动的时间在伤后 3 个月左右。

踝关节外侧副韧带的术后康复计划在于早期恢复关节活动度，后期恢复肌肉力量和本体感觉。一般在术后 3～4 周进行支具的保护，术后 3 周开始关节被动活动训练，术后 4 周开始部分负重，术后 6 周允许完全负重并逐渐开始力量训练和本体感觉训练，术后 3～6 个月恢复运动。

（王雪松）

52.1.3　踝关节内侧副韧带损伤

（1）解剖与生物力学

1）解剖：踝关节内侧副韧带位于胫后肌腱、趾长屈肌腱以及姆长屈肌腱深层，韧带纤维由内踝发出，呈扇形向下分别止于足舟骨、距骨和跟骨，因此又称为三角韧带。按照解剖层次，内侧副韧带分为浅层与深层，两层之间有脂肪垫分隔。浅层内侧副韧带包括胫舟韧带、弹簧韧带、胫跟韧带以及浅层胫距后韧带 4 束，纤维束跨过胫距关节与距下关节（图 52 - 17A）；深层为深层胫距前与胫距后韧带 2 束，纤维束仅跨过胫距关节（图 52 - 17B）。

胫舟韧带位于内侧副韧带最前方，起于内踝前丘，行向前内，止于足舟骨背内侧面，恰位于距舟关节面前缘。弹簧韧带的胫骨止点在内踝前丘、胫舟韧带后方，纤维束扁平向下走行，止于弹簧韧带，内侧为深层胫距前韧带，外侧为屈肌支持带。胫跟韧带起于内踝丘间沟前部，向下止于跟骨的载距突后缘、弹簧韧带止点后方，内侧为深层胫距后韧带，前

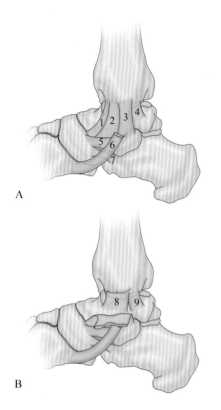

图 52 - 17　踝关节内侧副韧带解剖

A. 浅层；B. 深层。1：胫舟韧带；2：弹簧韧带；3：胫跟韧带；4：浅层胫距后韧带；5：弹簧韧带上层；6：胫后肌腱；7：弹簧韧带下层；8：深层胫距前韧带；9：深层胫距后韧带

外侧为胫骨后肌腱鞘。浅层胫距后韧带位于浅层内侧副韧带的最后方,起于内踝丘间沟中心,止于内侧距骨体后下部、后内侧距骨结节前上方。深层胫距前韧带位于胫舟韧带和弹簧韧带深层,起于内踝下前方,向前内下行走,止于距骨内侧面的前上部,恰位于距骨滑车关节面下方。深层胫距后韧带位于胫跟韧带及浅层胫距后韧带深层,是内侧副韧带中最大、最粗的一束,起于内踝后丘及丘间沟,向下止于距骨体内侧面的后上方,距骨关节面的下方。

2) 生物力学：内侧副韧带是踝关节所有韧带中最强壮的韧带,其最主要的功能是维持踝关节内侧稳定性,可限制距骨外移、外翻、过度外旋以及前移。胫舟韧带、弹簧韧带和胫距前韧带深层主要限制踝关节跖屈和旋前,切除后踝关节接触面积下降43%,局部压力增加30%。胫距后韧带和胫跟韧带主要限制踝关节外翻及外移。另外,在踝关节处于不同位置时,内侧副韧带不同部分张力不一样。胫舟韧带、弹簧韧带、胫距前韧带深层前部在踝关节处于跖屈位时紧张;胫跟韧带、胫距前韧带深层后部和胫距后韧带在踝关节处于背伸位时紧张。当踝关节处于不同位置时遭受暴力可能导致内侧副韧带不同部分发生损伤。

(2) 病因与发病机制

内侧副韧带急性损伤多在踝关节外旋、外翻及跖屈时发生,有时踝关节背伸时也会发生。损伤由直接或间接暴力引起,直接暴力(如压砸、冲撞以及打击)可导致踝关节脱位伴骨折,软组织损伤常较严重,并可造成开放性骨折。有研究证实,Ⅳ型旋后-外旋及旋前-外旋型骨折时多伴有内侧副韧带的损伤。间接暴力多见于高处下落、跑跳或滑倒时扭伤。内侧副韧带损伤后如未及时处理可发展为慢性损伤,出现慢性踝关节不稳的症状。一些足踝部的其他疾病如胫后肌腱功能不良也会出现内侧副韧带松弛。在成人获得性平足症Ⅳ期,由于距骨在踝穴内呈外翻畸形,出现内侧副韧带松弛。

内侧副韧带损伤按照严重程度分为拉伤、部分断裂、完全断裂3度。按照损伤部位分为3型：Ⅰ型韧带近端撕裂；Ⅱ型韧带中间部位撕裂；Ⅲ型韧带远端撕裂。

(3) 临床评估

1) 病史与临床表现：踝关节内侧副韧带急性损伤可出现局部疼痛、肿胀、瘀斑以及活动受限。如果伴随骨折,可出现成角畸形和重叠移位。

慢性损伤者常主诉初次踝关节扭伤后关节不稳、踝关节内侧疼痛及肿胀,偶发关节弹响或交锁,并可出现反复扭伤或打软腿和因运动时有恐惧感而不敢使用踝关节。这些症状往往出现在跑跳、行走于不平整的地面或上下楼梯时。如果伴随胫后肌腱功能不良,还会出现跟骨外翻畸形。

2) 体格检查：完整的体格检查包括行走步态、下肢对线的测量、踝关节活动度的测量、压痛部位、踝关节稳定性检查、本体感觉测试以及平衡功能测试等。对于急性损伤,特别是合并骨折及踝关节脱位的,更为重要的是评估神经、血管功能以及周围组织损伤。

肢体对线情况应当在患者站立位时进行评价,双侧对比,观察是否伴有后足外翻畸形。这种畸形在提踵后即消失,这有别于胫后肌腱功能不良引起的后足外翻畸形,后者的畸形即使在提踵后也不会消失。

压痛位置多见于内侧沟、内侧副韧带和弹簧韧带上方。有的患者沿胫后肌腱走行区域会出现压痛，这时要考虑伴有胫后肌腱功能不良。如果同时伴有外侧不稳，也可出现踝关节外侧及距下关节部位压痛。

踝关节稳定性测试包括距骨倾斜试验、外翻应力试验、外旋应力试验以及前抽屉试验。做稳定性检查时，患者踝关节处于中立位，检查者一手固定患者胫骨下端，一手握住足跟，分别施加外翻、外旋或向前的应力，判断距骨移动程度；并进行双侧对比，如果距骨外翻较健侧侧倾＞5°或前移＞10 mm，则考虑为阳性。外旋应力试验常用于评估内侧副韧带浅层有无损伤，外翻应力试验常用于评估内侧副韧带深层有无损伤。

3) 影像学检查：

A. X 线检查：明确有无其他伴发损伤，如骨折、距骨骨软骨损伤及下胫腓联合损伤等。慢性关节不稳患者需要负重位 X 线检查，以排除畸形的存在，如严重的跟骨外翻畸形。急性患者应力位 X 线检查有助于判断内侧副韧带损伤。可采用重力（患者侧卧位，利用重力的作用使踝关节产生外旋及外移的力量）及人工外旋应力试验，麻醉下进行试验可增加敏感性。一般认为 MCS 增大超过 5 mm 提示内侧副韧带损伤。

B. CT 检查：不能评估韧带损伤情况，但有助于判断是否存在其他骨性异常，如骨折、骨软骨伤、踝关节或距下关节骨关节炎等。

C. B 超检查：可动态评估内侧副韧带损伤，对急性损伤较为敏感。另外，也可同时检查是否存在胫后肌腱腱鞘积液及损伤。

D. MRI 检查：可发现内侧副韧带增粗、迂曲或断裂（图 52 - 18A），同时还能了解其他伴随损伤，如软骨（图 52 - 18B）、下胫腓联合、胫后肌腱以及外侧副韧带损伤等。

E. 关节镜检查：有助于判断是否存在内侧不稳，同时还可检查关节内其他病变，如软骨损伤、滑膜炎、前内侧撞击等。可根据关节镜下检查情况将韧带损伤分为 3 度：Ⅰ度损伤，轻度不稳，距骨活动度增加，MCS≤2 mm；Ⅱ度损伤，中度不稳，距骨可出现半脱位，MCS≤5 mm；Ⅲ度损伤，重度不稳，距骨可出现完全脱位，MCS＞5 mm，不需要使用牵引即可轻松进入后踝间室。

（4）治疗

1) 非手术治疗：大部分独立的内侧副韧带损伤

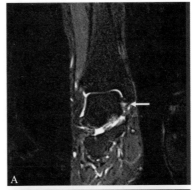

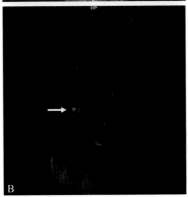

图 52 - 18　踝关节内侧韧带损伤的 MRI 影像

A. 内侧韧带部分断裂（白色箭头）；B. 距骨内侧骨软骨损伤（白色箭头）

均可采用非手术治疗。以前的观点认为，MCS＜5 mm 均可采用非手术治疗，但是，目前发现 MCS 并不能精确评估韧带损伤情况。

非手术治疗方案包括保护、休息、制动、冰敷，以及应用非甾体抗炎药缓解疼痛和抑制炎症反应及止血。可以佩戴踝关节支具，限制活动 3～4 周，在此期间同时进行功能锻炼，如踝关节跖屈、背伸活动和股四头肌收缩锻炼等。

对于更加严重的Ⅲ度损伤，需要佩戴石膏 2～3 周，之后更换行走支具，并进行至少 3 周的功能训练，包括本体感觉与平衡功能训练、踝关节周围肌肉力量训练等，以减少慢性踝关节不稳及其他并发症的发生率。

2) 手术治疗：

A. 急性损伤的修补：如果伴随其他损伤，如下胫腓联合损伤、踝关节骨折脱位、距骨骨软骨损伤，或者关节探查发现Ⅲ度损伤时，需要考虑手术治疗。另外，踝关节骨折复位后如果踝关节 MCS 仍然增宽，有可能是内侧副韧带断端嵌顿于关节内，此时需要考虑手术探查及修复。较为常见的损伤是内侧副韧带近端止点撕裂,可以用带线锚钉将撕裂的断端重新缝合至其内踝止点。如果韧带在实质部撕裂,可以将两断端进行重叠缝合。

通常急性内侧副韧带损伤不需要重建。内侧副韧带重建术往往见于一些严重创伤,如内踝碾压伤、内侧副韧带缺如、无法直接进行修补,可采用游离肌腱进行内侧副韧带重建。

B. 慢性损伤的手术治疗:

a. 开放修补:非手术治疗半年以上无效的慢性内侧不稳患者需要考虑手术治疗。除了将胫舟韧带及弹簧韧带缩短重叠缝合至内踝以外,还可以利用内踝骨膜进行加强缝合。如果伴有外侧副韧带如距腓前韧带和跟腓韧带的损伤,可同时进行外侧副韧带修补。另外,需要探查胫后肌腱和弹簧韧带。对于伴有胫后肌腱功能不良和获得性平足症的患者,可以行跟骨截骨合并内侧副韧带修补。

针对Ⅰ型损伤:沿着内踝前沿做一纵向切口,保留胫舟韧带及弹簧韧带,通常在2束韧带之间有纤维隔分离。清理内踝止点,在内踝尖上方6 mm处植入1枚2.9 mm带线锚钉,将胫舟韧带和弹簧韧带缝合固定至内踝止点,最后再用0号可吸收缝线加强缝合。

针对Ⅱ型损伤:切口同上,将撕裂韧带残端分离成浅、深两层,深层和浅层分别用1枚2.9 mm的带线锚钉重新固定于内踝尖上方6 mm处和足舟骨结节上缘,最后再用0号可吸收缝线加强缝合。

针对Ⅲ型损伤:清理并保留胫舟韧带和弹簧韧带,用2根不可吸收缝线将弹簧韧带和弹簧韧带进行缝合。在足舟骨结节上缘处植入1枚2.9 mm带线锚钉,将胫舟韧带远端撕脱残端重新缝合固定到足舟骨结节。

b. 关节镜下修补:随着关节镜技术的逐渐成熟,关节镜下内侧副韧带修补也成为可能。Lui、Kim等分别介绍了关节镜下行内侧副韧带修补手术技术。Vega等报道了一组共13例患者在关节镜下采用缝合联合修补踝关节外侧副韧带和内侧副韧带,平均随访35个月,术后评分较术前明显提高。作者认为关节镜下修补内侧副韧带是一种安全、有效、可重复的手术技术。

关节镜手术的优势在于可以在直视下评估内侧副韧带损伤情况,定位也较为精确(图52-19),同时也可以发现关节内其他伴随损伤,如骨软骨损伤(图52-20A)、游离体(图52-20B)、滑膜炎、前方撞击征等。

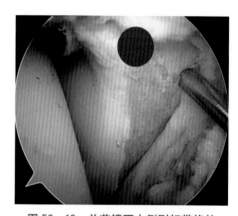

图52-19 关节镜下内侧副韧带修补

通过内踝尖画一条直线,与通过关节面的线相垂直,两线相交的交点(红点位置)的内下方0.5 mm处为锚钉植入位置(克氏针所示)

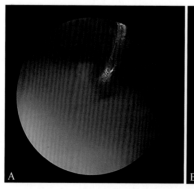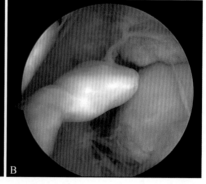

图52-20 关节镜下探查
A. 距骨内侧骨软骨损伤(探针探查);B. 踝关节内游离体

c. 重建手术：相对于急性损伤，慢性内侧副韧带损伤更倾向于重建手术。重建手术指征为保守治疗无效、韧带残端稀薄或缺如无法修补以及严重的获得性平足症。重建手术的目的是恢复内侧韧带结构的完整性，维持内侧稳定。

Wiltberger 等取胫后肌腱的一半作为移植物进行内侧副韧带重建，保留远端止点，近端游离，肌腱穿过内踝隧道再进行自身缝合。这种手术方式并非解剖重建，且牺牲了胫后肌腱的部分功能，目前不被大部分学者推荐。

目前的手术技术多采用游离肌腱进行解剖重建内侧副韧带。Jeng、Ellis 等采用同种异体或自体肌腱移植物重建内侧副韧带治疗Ⅳ期获得性平足症。他们在内踝、距骨和跟骨载距突上分别制作骨隧道，将移植物反折段引入内踝隧道，两游离端分别引入距骨和跟骨侧隧道，然后分别用挤压螺钉固定以重建胫距前韧带和胫跟韧带。

（5）术后康复

术后佩戴行走靴 6 周，期间可部分负重。6 周后更换护具，继续佩戴 6 周，以避免再次发生扭伤，同时行踝关节功能锻炼，包括踝关节被动与主动活动、肌力训练（先由等长收缩慢慢过渡到等张收缩）、平衡功能训练等。一般 3 个月后可恢复慢跑、游泳，半年后可恢复其他运动。重返伤前运动水平的评估标准包括：关节活动度恢复正常、肌力达到健侧 90% 以上、关节稳定性良好、平衡功能和本体功能测试正常或接近正常。

（李宏云）

52.1.4　踝关节多韧带损伤

踝关节多韧带损伤尚无明确定义，损伤累及踝关节内侧副韧带、外侧副韧带及下胫腓韧带等 3 组韧带中不同的 2 组以上韧带可以被认为是踝关节多韧带损伤。踝关节多韧带损伤严重影响患者踝关节稳定性，较快导致踝关节退行性变，多需要早期手术治疗，以恢复踝关节稳定性，改善症状，延缓退行性变，避免产生踝关节毁损性损伤。

（1）解剖与生物力学

踝关节韧带包括 3 组：①内侧副韧带，即三角韧带，可分为浅、深两层。浅层包括胫舟韧带、弹簧韧带、胫跟韧带和胫距后韧带，这些韧带抵抗距骨外旋，并维持距骨与内踝之间的稳定性。深层包括胫距前韧带、胫距后韧带，阻止距骨的侧向移位和外

旋，是主要的内侧稳定结构。②下胫腓韧带，由 AITFL、IOL、PITFL 和 ITL 组成，主要维持下胫腓联合的稳定性。③外侧副韧带，由 ATFL、CFL 和 PTFL 组成，可限制踝关节内翻、内旋和前移。3 组韧带协同作用，和骨组织一起构成踝关节稳定环，维持踝关节的功能及稳定性。

（2）病因与发病机制

常见病因有踝关节脱位、严重扭伤或严重踝关节骨折（如旋前-外展型骨折或 Weber B 型骨折中内侧副韧带合并下胫腓联合分离）、踝关节反复多次扭伤导致各组韧带先后损伤（常为慢性外侧踝关节不稳患者在外侧副韧带损伤的基础上，再次损伤后导致下胫腓韧带损伤或内侧副韧带损伤）。

（3）临床评估

1）病史与临床表现：急性损伤时，患者多有明显的踝关节肿胀、疼痛和行走受限，部分患者 X 线片可以显示骨折或关节脱位。慢性损伤患者可有明显关节不稳定或活动受限，可伴疼痛等症状。受伤时发出的"噼啪"声并不能区分有无韧带断裂。踝在受伤时屈曲感觉并不能区分断裂与否，但是疼痛的强度是不同的。韧带断裂患者常被迫停止活动，而没有断裂的患者通常可以继续活动。至于肿胀的程度，韧带断裂患者常立即肿胀，而韧带没有断裂的患者肿胀出现较晚。

2）体格检查：急性损伤患者踝关节肿胀、广泛压痛。由于疼痛，患者不能耐受抽屉试验等检查。早期的体格检查可靠性低，通常在损伤 4～5 天后进行体格检查可靠度更高。踝关节外侧韧带断裂的患者延迟体格检查的特异性和敏感性分别为 84% 和 96%。

延迟体格检查（外伤 4～5 天后）目前被认为是诊断急性踝关节外侧副韧带断裂的"金标准"。慢性损伤患者可以存在以下部分或全部阳性体征：①活动度受限，特别是背伸活动度受限；②韧带相关的试验（图 52－21）阳性，如前抽屉试验、反向前抽屉试验、Cotton 试验等；③局部压痛，多为前外侧软组织撞击或前外侧骨软骨损伤等引起的踝关节前外侧压痛，也可出现前内或前方踝关节间隙压痛；④其他合并损伤导致的阳性体征，如骨赘增生可以在局部触及异常骨性凸起。

3）影像学检查：常规踝关节正、侧位 X 线片可以显示骨折及下胫腓联合分离、内侧沟增宽等韧带损伤的间接征象。对于正位 X 线片上有以下几种表

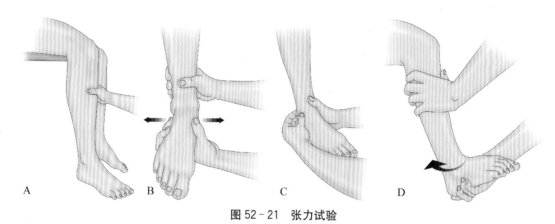

图 52-21　张力试验

A. 挤压试验(脚和脚踝)；B. Cotton 试验；C. 腓骨平移试验；D. 强制外旋试验

现者,需要考虑下胫腓联合损伤:①TCS>6 mm;②TFO>42‰腓骨宽度;③MCS 增宽>4 mm。

对于某些特殊的损伤,如 Maisonneuve 骨折,还需要加拍胫腓骨全长位片以关注腓骨近端。踝穴位 X 线片对于下胫腓联合损伤敏感性更高。CT 可以更精确地评价下胫腓联合间隙、腓骨远端旋转等征象及后踝骨折等损伤,有助于术前了解病情及术后评估复位程度。但 X 线和 CT 检查并不能直观判断踝关节主要韧带的损伤。

MRI 是目前诊断韧带损伤最精确的检查方法之一,高场强(3.0T)MRI 具有更好的敏感性和特异性。急性损伤时,MRI 上显示韧带周围水肿信号及骨髓水肿。慢性损伤时,MRI 上显示韧带肿胀增粗,可有松弛表现。一些间接征象,如韧带信号度(SNR)、前/后距腓韧带夹角等,均可以提示相关韧带的损伤。

与 MRI 检查相比,B 超检查简便易行、价格低廉,可以动态评估韧带损伤,能辨别 1 mm 以上的踝关节内侧副韧带、外侧副韧带和下胫腓联合前韧带损伤,但 B 超的检查结果严重依赖于操作者的经验。

4)诊断与鉴别诊断:结合患者外伤史、体格检查阳性体征和影像学检查结果多可以初步诊断踝关节韧带损伤,但是需要仔细全面地评估踝关节 3 组韧带并辨别损伤结构。同时,踝关节多韧带损伤往往伴有骨、软骨或肌腱的损伤以及周围关节(如距下关节等)的损伤,需要在诊断时加以鉴别。

(4)治疗

鉴于踝关节多韧带损伤的危害性,在条件允许的前提下,建议及早手术,以避免以后产生踝关节快速毁损性退行性变。

1)非手术治疗:一般限于有手术禁忌证的患者,如急性期局部开放性污染性伤口、慢性期严重骨性畸形但疼痛症状尚不明显等。非手术治疗可以采用外固定等对症处理,以减轻疼痛症状。

2)手术治疗:只要没有手术禁忌证,建议及早手术治疗踝关节多韧带损伤。常见的手术禁忌证有:关节处开放性污染性伤口;患侧踝关节周围、患侧下肢或全身性未经控制的感染;全身情况差不能耐受麻醉或手术。对于急性期患者,在治疗骨性损伤的同时,采用不同方式修复所有 3 组韧带。外侧副韧带损伤多可以通过缝线锚钉进行修复。下胫腓联合损伤多为 AITFL 和 IOL 损伤,前者可以通过缝线锚钉修复或带袢钢板加强,后者可以采用螺钉、带袢钢板或肌腱重建方法固定。在修复外侧和下胫腓联合的稳定性后,对于内侧副韧带的损伤是否需要处理仍有不同意见。多数学者还是认为需要同时修复内侧副韧带,以避免可能残留的关节稳定性缺失。

关节镜技术在急性踝关节多韧带损伤的处理中具有良好的应用前景。关节镜可以直观地探查 3 组韧带可能存在的损伤(图 52-22),清理嵌顿于关节内的韧带残端及同时存在的软骨等损伤,进而在关节镜下修复内、外侧副韧带。目前,关节镜下修复外侧副韧带已被证明可以获得与开放式手术类似的疗效。

慢性踝关节多韧带损伤多出现不同的功能障碍,如步态不稳、疼痛或活动度受限等,并可同时伴有骨性畸形,如骨折畸形愈合等。随着时间的延长,出现关节退行性变的征象,如骨赘增生、软骨损伤等。慢性多韧带损伤患者即使经过手术治疗也往往不能完全修复所有的骨性或软骨性损伤。对于已经

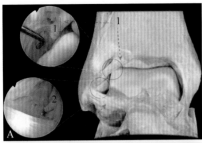

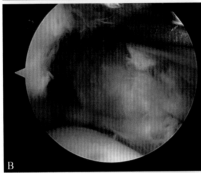

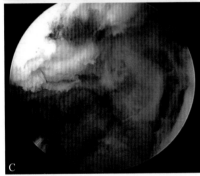

图 52‑22　关节镜下观察

A. 正常的踝关节韧带结构（1：AITFL；2：ATFL）；B. AITFL 和 IOL 撕裂；C. 内侧副韧带撕裂

存在广泛严重关节软骨损伤的患者，可以采用关节融合等技术。对于关节软骨损伤仍不严重的患者，可以考虑施行保踝手术。对于单纯多韧带损伤患者，可以采用韧带重建来治疗内、外侧副韧带的慢性损伤。但慢性下胫腓联合损伤多很难完全复位，通过带袢钢板或韧带重建技术可以改善其稳定性，有助于延缓关节退行性变。在处理韧带损伤时，需同时治疗合并存在的严重力线异常、软骨损伤、骨赘及可能存在的其他损伤。

（5）康复原则

踝关节多韧带损伤的康复原则是尽可能恢复正常踝关节功能。往往需要在确保骨折、韧带损伤愈合和恢复良好的关节活动度、肌力之间寻找平衡。

一般而言，除骨折外，石膏固定不建议超过 3 周，在韧带修复或重建术后即可开始关节周围肌肉等长收缩训练。术后 2 周开始可以进行踝关节背伸的主动和被动练习，并开始扶拐部分负重。术后 4 周可以进行内、外翻和跖屈等关节活动度练习。术后 6 周开始脱拐完全负重行走。经过正规的康复训练，在恢复活动度、肌力、平衡感觉等前提下，术后 1 年左右可以恢复对抗性运动。

（华英汇）

52.2　踝关节撞击综合征

踝关节撞击综合征是指各种软组织或骨性摩擦、撞击或挤压造成的踝关节疼痛或活动受限的一组疾病，多数伴有或并发踝关节的炎性改变，损伤机制多为运动损伤。踝关节撞击综合征的相关因素包括骨性结构和软组织结构异常。踝关节撞击综合征是引起踝部疼痛、功能障碍的常见病之一，普通人群发生率为 30%，运动员为 40%，占运动损伤的 15%~20%。创伤、不稳是踝关节撞击综合征的重要原因，影响踝关节的背伸和跖屈。

治疗分为非手术治疗和手术治疗，非手术治疗包括休息、冰敷、口服非甾体抗炎药、关节腔内注射玻璃酸钠等；手术治疗包括开放式手术和关节镜手术，开放式手术显露困难、创伤大及易损伤血管、神经，因此关节镜手术已成为潮流与趋势。

踝关节撞击综合征按部位可分为前踝撞击征、前外踝撞击征、前内踝撞击征、后踝撞击征、后内踝撞击征及后外踝撞击征。

52.2.1　前踝撞击征

（1）病因与发病机制

前踝撞击征是指急性或慢性创伤后踝关节前方形成骨赘和软组织增生，从而引起以足背伸痛为主的一系列症状和体征。在各种踝关节撞击综合征中，前踝撞击征发生率最高，是前踝疼痛的主要原因。病因学特点主要为反复的背伸性微损伤，旋前性损伤导致前内侧关节软骨损伤和纤维组织增生，反复的直接损伤，跖屈性损伤导致的关节囊撕脱，最后导致关节囊内前方胫骨顶和距骨骨赘。引起症状的关键因素为骨赘形成合并增生性滑膜反应。

（2）临床评估

临床症状为前踝疼痛、僵硬、肿胀、踝关节背伸活动受限；体育活动时症状加重；前踝和中足疼痛，可以放射至外踝，起初疼痛位置不确定，逐渐局限化。体征为距骨颈可触及外生骨赘；踝关节背伸、跖屈疼痛加重。Scranton 分度分为 4 度：Ⅰ度，滑膜撞击，X 线示骨赘直径约 3 mm，有炎性反应。Ⅱ度，骨软骨反应性骨赘直径>3 mm。Ⅲ度，严重的外生骨赘，可伴有或不伴有碎裂；距骨背侧可见继发骨赘形成，常伴有骨赘的碎裂。Ⅳ度，距骨和胫骨关节骨性关节炎改变。

影像学特点为踝关节前方关节囊内骨赘，滑膜反应或水肿，前方和内侧软骨异常，骨髓水肿；镜下表现为踝关节前方骨赘形成、滑膜增生及水肿（图52-23）。

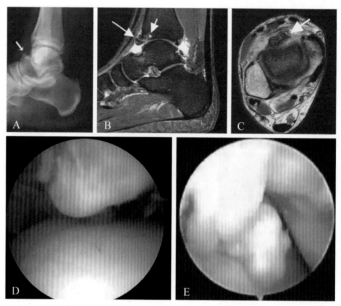

图 52-23　典型前踝撞击征的影像

A. X 线片；B、C. MRI 片；D、E. 关节镜下

（3）治疗

45%～59%无症状的职业运动员有胫距前方骨赘，前方滑膜增厚与瘢痕形成是产生症状的关键，大多数患者康复治疗有效；关节镜下骨赘和软组织清理已成为首选，多采用前内及前外侧入路。疾病进展更多依赖于骨关节炎程度及周围软组织情况。

治疗应依据分期而定。Ⅰ期：骨赘反应区直径<3 mm，常为非骨性软骨反应，先非手术治疗，若症状持续可选用关节镜下切除增生组织；Ⅱ期：骨赘形成直径>3 mm，经关节镜切除胫前增生反应组织；Ⅲ期：骨赘反应常伴有断裂和继发性距骨骨赘形成，即"对吻"损伤，关节镜下切除胫骨前骨赘；Ⅳ期：有晚期关节炎改变，伴前或后位骨赘形成，踝关节镜下或开放性踝关节融合术。

52.2.2　前外踝撞击征

前外踝撞击征相对少见，占踝扭伤的 3%，常见原因有：AITFL 慢性损伤（瘢痕组织、增生肥厚）、踝关节内翻扭伤和暴力跖屈，常伴随踝关节不稳。临床症状为前外踝疼痛、肿胀，踝关节背伸活动受限。影像学特点：异常的 AITFL、瘢痕组织、不规则或结节样软组织影、软骨缺损、骨赘形成等。

Bassett 韧带是引起前外踝撞击征及踝关节弹响的常见原因之一，其又称前胫腓韧带（图52-24），为 AITFL 的异常增生，平行位于 AITFL 下方，两者被纤维脂肪组织隔开，在镜下表现为类半月板样结构。

关节镜下诊断和治疗的临床效果非常好，但距骨软骨损伤、下胫腓关节损伤及术后再次内翻损伤常影响手术疗效。

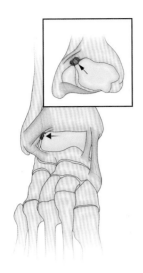

图 52 - 24　Bassett 韧带(箭头)和韧带异常增生(右上图箭头)

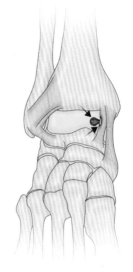

图 52 - 25　前内踝撞击征

骨赘(上箭头);撞击部(下箭头)

52.2.3　前内踝撞击征

前内踝撞击征为内翻损伤引起的少见并发症,可能合并内旋,常导致前内侧关节囊损伤、软骨损伤、骨赘形成,重复性微小损伤引起滑膜炎和关节囊增厚,胫距韧带前方形成类半月板样结构。前内踝撞击征的四联征包括类半月板样损伤、前胫距韧带增厚、软骨损伤、前内侧角软骨表面骨赘(图 52 - 25)。

52.2.4　后踝撞击征

后踝撞击征来源于踝关节跖屈时,跟骨后结节

与胫骨后方之间的软组织和距骨后方受到挤压,由长期反复、强力的跖屈活动引起,较少发生于急性创伤,常累及关节囊软组织,如 PTFL、后踝间韧带、蹈长屈肌腱等。影像学特点主要表现为距骨、跟骨、胫骨骨水肿,后方滑膜炎,腓骨肌腱腱鞘炎,关节囊及后方韧带增厚等。

后踝部常见的骨性结构异常包括距骨后缘突起、距后三角骨、距骨后结节骨折、胫骨后缘突起、钙化游离体、Haglund 畸形等(图 52 - 26)。软组织异常包括后踝软组织水肿、滑膜增生、后关节囊肥厚、

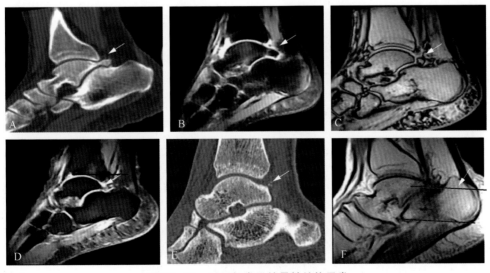

图 52 - 26　后踝部常见的骨性结构异常

A. Stieda 骨性突起;B. 距骨后结节骨折;C. 距后三角骨;D. 胫骨后缘下垂;E. 钙化游离体;F. Haglund畸形

蹬长屈肌肌腱炎和后踝间韧带肥厚等。

关节镜下清理已成潮流与趋势，手术入路对手术的操作及疗效起重要作用，目前的关节镜入路包括跟腱旁双侧入路（缺点是如果需要处理前踝病变，术中需要更换体位，存在后踝观察盲区）、外侧入路（缺点是易损伤腓肠神经）、内侧入路（缺点是易损伤踝管内神经和肌腱）、前侧入路（缺点是操作困难，需要充分牵引，无法同时观察后距下关节）、双侧共轴入路（缺点是易损伤踝管内神经和肌腱）。

唐康来等在避开腓骨长、短肌腱及外侧副韧带，充分保护腓肠神经，兼顾后距下关节和后踝关节腔，暴露充分及视野清晰的基础上，设计了后外侧同轴双入路，前方入路为腓骨尖下缘、CFL前方，后方入路为与腓骨尖平齐，跟腱前方 0.5～1 cm（图 52 - 27）。2013 年 3 月起，37 例经严格非手术治疗 6 个月以上无效的患者采用该入路行镜下清理，结果 36 例疗效满意（97.3%），37 例中无一例发生并发症，AOFAS 评分由术前的 78.75±6.52 增高到术后的 90.27±3.31。该入路安全性好，神经损伤小，临床疗效好，并发症发生率低，对后踝及后距下关节都具有良好视野，是一种有效的微创治疗方法。

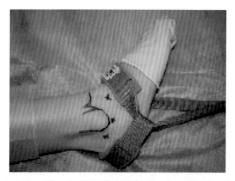

图 52 - 27　距下关节镜"唐氏三入路"示意图

（袁成松　马　林）

52.3　距骨骨软骨损伤

距骨骨软骨损伤（osteochondral lesions of the talus）曾经被认为是一种罕见的损伤，有研究报道其在人体的所有骨软骨损伤中仅占 4%。随着影像学检查技术的进步，人们发现以前的研究明显低估了该

类疾病的发病率，有研究报道急性踝关节扭伤和骨折病例中合并距骨骨软骨损伤的比例甚至达到 50%。

该类病变最早被 Konig 命名为剥脱性骨软骨炎。Konig 等认为该类病变的病因是由于软骨下骨出现缺血坏死，最终导致带有关节软骨的骨块与软骨下骨分离。1959 年，Berndt 和 Harty 将该类疾病命名为"距骨软骨骨折"，并设计了分期系统。当前，更多学者研究发现，这类损伤与创伤因素关联更大，与局部缺血和炎症关联相对较小，因此建议以"距骨骨软骨损伤"来命名该类损伤。

52.3.1　解剖与生物力学

距骨顶被胫骨远端滑车关节覆盖，承载人体重量。距骨形状为梯形，前关节面比后关节面平均宽2.5 mm，内、外侧关节面与内、外踝相关节。距骨没有肌肉或肌腱附着，大约 60% 的表面被关节软骨覆盖。距骨的大多数血液供应通过跗骨窦的周围软组织进入距骨颈。足背动脉主要供应距骨头和距骨颈。跗骨窦动脉由腓动脉和足背动脉分支组成，跗骨管动脉由胫后动脉分支组成，两个动脉汇聚进入距骨颈。

52.3.2　病因与发病机制

创伤造成的距骨损伤最容易累及距骨前外侧软骨，较少累及距骨后内侧软骨。Canale 和 Belding 研究发现，所有距骨外侧骨软骨损伤的患者都有外伤史，而仅 64% 距骨内侧骨软骨损伤患者有外伤史。距骨前外侧骨软骨损伤通常由于内翻和背伸暴力导致距骨顶的前外侧面撞击腓骨而造成。外侧损伤通常比较浅，接近圆片状，可能是由于剪切暴力产生切线应力而形成。

距骨内侧骨软骨损伤通常是由于内翻、跖屈和外旋暴力造成的，由于后内侧距骨顶撞击胫骨远端关节面产生相对垂直的暴力，往往造成相对比较深的杯状损伤。

部分距骨骨软骨损伤患者无明确外伤史，有研究认为非创伤性距骨骨软骨损伤与原发性局部缺血有关。有学者发现非创伤因素包括家族遗传性，同一患者双侧发病，以及在同卵双胞胎中发生相同的内侧距骨骨软骨损伤。

生物力学研究表明，距骨骨软骨损伤的大小与踝关节负重时的接触压力有关。Christensen 等发现如果损伤面积大于 7.5 mm×15 mm，则踝关节负重时的接触压力将明显增加,具有统计学显著性差异。因此,距骨骨软骨损伤的大小是决定预后的重要因素。

有学者对距骨骨软骨损伤进展和踝关节最终发生骨关节炎的相关性进行了研究。McCullough 和 Venugopal 研究了 15 例采用不同方法进行治疗的距骨骨软骨损伤患者,平均随访时间达 15 年。他们发现非手术治疗的患者通常无法获得 X 线片上显示的愈合。然而,除非骨块完全分离,较少患者最终发展为严重的骨关节炎。

Bauer 的研究对 30 例距骨骨软骨损伤患者进行了平均 20 年随访,发现大多数患者不会发展成为严重的踝关节骨关节炎。这项研究还发现,儿童距骨骨软骨损伤(骨骼不成熟的)有高度的愈合潜力,通常经非手术治疗能够恢复。

52.3.3　临床评估

(1) 病史与临床表现

距骨骨软骨损伤患者多数存在踝关节扭伤病史,症状缺乏特异性,主要表现为踝关节慢性疼痛,并且合并间歇性肿胀。活动量增多可能加剧肿胀和疼痛。有些患者可能出现机械性症状,比如弹响和交锁。也有患者存在踝关节反复扭伤、力弱,以及活动受限。如果患者存在背伸或跖屈受限可能合并踝关节撞击综合征。如果患者存在踝关节不稳定症状则需要进一步检查,许多距骨骨软骨损伤患者合并韧带损伤。

(2) 体格检查

局部压痛是距骨骨软骨损伤的典型表现。踝关节背伸时在距骨后方有压痛提示存在后内侧软骨损伤。踝关节跖屈时在距骨前外侧有压痛提示前外侧软骨损伤。如果合并踝关节不稳定,前抽屉试验及距骨倾斜试验可能阳性。如果合并踝关节撞击综合征,患者关节可能存在活动受限。

(3) 影像学检查

1) X 线:对于怀疑距骨骨软骨损伤的患者,应常规进行 X 线检查,通常拍踝关节前后位、侧位和踝穴位 X 线片。但 X 线片对于较轻的、软骨下骨无明显破坏的距骨骨软骨损伤检出率不高,容易出现漏诊。

Stroud 和 Marks 建议对急性踝关节损伤存在血肿或距骨局部压痛的患者进行负重位的 X 线检查(前后位、侧位和踝穴位)。以不同的跖屈和背伸角度进行拍片可以帮助对后内和前外侧损伤进行诊断。Stone 等建议对侧踝关节也进行 X 线检查,因

为有 10%～25% 的患者对侧也存在损伤。

1959 年,Berndt 和 Harty 的研究开始对距骨骨软骨损伤进行分期,但他们发表的文章中并未明确说明这个分期系统是基于 X 线片还是手术中的发现。尽管如此,这一系统仍然成为当前最广泛应用的影像学分期系统。1 期:距骨软骨压缩;2 期:距骨软骨不完全骨折;3 期:距骨骨软骨完全骨折,无移位;4 期:距骨骨软骨完全骨折,有移位(图 52-28)。

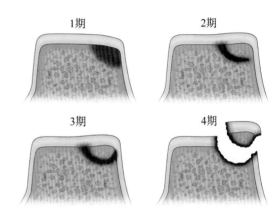

图 52-28　Berndt 和 Harty 距骨骨软骨损伤分期系统

Loomer 等对这个分期系统进行了改良,加入了软骨下骨囊肿这一期。Ⅰ期:距骨软骨压缩;Ⅱ期:距骨骨软骨不完全骨折;Ⅲ期:距骨骨软骨完全骨折,无移位;Ⅳ期:距骨骨软骨完全骨折,有移位;Ⅴ期:距骨软骨下骨囊性变(图 52-29)。

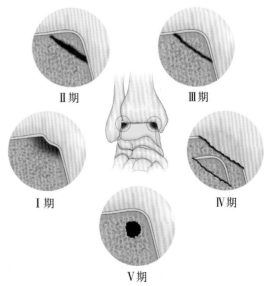

图 52-29　Loomer 距骨骨软骨损伤分期系统

2) CT：CT 对于显示游离骨块、软骨下骨的破坏及骨软骨骨块的分离更加清晰。Ferkel 根据 CT 扫描制定了一个分期系统。这个系统与 Berndt 和 Harty 的分期系统有一定的关联，也考虑到了骨块的分离、软骨下囊肿的存在及骨坏死的范围。I 期：距骨软骨下骨囊性变，软骨表面完整；ⅡA 期：距骨软骨下骨囊性变，软骨表面破裂；ⅡB 期：距骨软骨下骨囊性变，软骨表面缺损；Ⅲ 期：距骨骨软骨完全骨折，无移位；Ⅳ 期：距骨骨软骨完全骨折，有移位（图 52 - 30）。

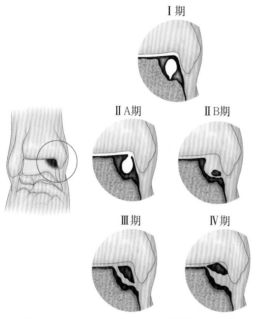

图 52 - 30　Ferkel 距骨骨软骨损伤分期系统

3) MRI：MRI 能够发现常规 X 线片无法发现的软骨下骨和软骨的隐匿损伤。距骨骨软骨损伤患者典型的 MRI 表现包括：T_1 表现为低信号，T_2 表现为围绕骨软骨骨块周边信号增高。MRI 还能显示治疗前后距骨骨软骨损伤区域的变化。Higashiyama 等在治疗前后对 22 例距骨骨软骨损伤患者进行了 MRI 扫描，T_1 的低信号区域和 T_2 的高信号区域经过关节镜下的钻孔手术后范围减少或消失。

关节内注射钆造影剂进行磁共振血管造影检查（MRA）对于分析关节软骨损伤的范围、是否稳定以及显示关节内的游离体很有帮助。

MRI 对于软骨形态及软骨下信号的变化非常敏感。Diapola 等在 1991 年建立了一个基于 MRI 的分期系统。Hepple 等于 1999 年对这一分期系统进行了改良。这个分期系统与 Berndt 和 Harty 的分期系

统类似，但加入了对软骨损伤更为细致的描述。1 期：距骨软骨压缩；2A 期：距骨骨软骨不完全骨折，合并周围骨髓水肿；2B 期：距骨骨软骨不完全骨折，不合并周围骨髓水肿；3 期：距骨骨软骨完全骨折，无移位；4 期：距骨骨软骨完全骨折，有移位；5 期：距骨骨软骨损伤合并软骨下骨囊性变（图 52 - 31）。

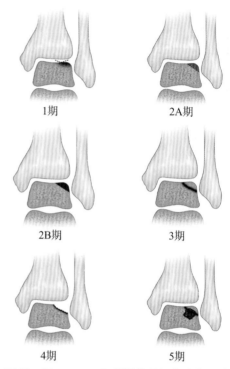

图 52 - 31　Hepple 距骨骨软骨损伤分期系统

（4）诊断与鉴别诊断

根据踝关节慢性疼痛，合并间歇性肿胀、弹响，交锁病史及距骨存在局部压痛的体征，结合影像学检查能够确立诊断。患者可能合并踝关节撞击综合征和（或）踝关节韧带损伤。需要根据进一步检查的结果进行鉴别诊断。如果合并踝关节不稳定，前抽屉试验及距骨倾斜试验可能阳性。合并踝关节撞击征患者关节可能存在屈伸活动受限。

52.3.4　治疗

（1）治疗原则

通常距骨骨软骨损伤初步治疗为非手术治疗。有症状而 X 线片没有明显损伤表现的患者可以进行一段时间的制动和理疗。有研究表明，初期的非手术治疗并不会对后期的手术治疗产生反作用。

Pettine 和 Morrey 研究发现,相对严重的损伤也有通过非手术治疗获得愈合的机会。非手术治疗 6 周后仍然存在症状的患者应当进行 MRI 的进一步评估。如果存在非手术治疗无效或病情恶化的情况,则需要考虑手术治疗。治疗方式的选择与损伤的位置和大小、患者的症状持续时间以及活动水平密切相关。

(2) 非手术治疗

无症状或症状较轻的儿童患者通过不同的非手术治疗方法能够获得良好的恢复,治疗方法包括减少运动、制动、保护下部分负重等。

成人患者距骨骨软骨损伤自行愈合的可能性很小。对于存在囊性变的患者,非手术治疗的优良率只能达到 54%。Tol 对 14 篇文献进行回顾研究发现,对于 Berndt 和 Hardy 分期的 1 期、2 期和 3 期损伤患者,采用休息和限制活动对 59% 的患者有效,能够减轻临床症状;采用支具制动对 41% 的患者有效;两种方法结合对 45% 的患者有效。然而非手术治疗的时间从 3 周至 4 个月不等。

Canale 和 Belding 等的研究建议,对于 Berndt 和 Hardy 分期的 1 期、2 期和 3 期损伤患者可以采取非手术治疗。临床结果与损伤大小没有明显的关联,尽管有些患者经过非手术治疗损伤的范围有可能缩小,但疼痛症状仍有可能持续存在。

Shearer 等的研究发现采用非手术治疗距骨骨软骨损伤患者有大约 50% 的优良率,患者晚期很少发展为骨关节炎。

(3) 手术治疗

由于患者的个体差异(如活动能力、年龄、退行性变)和损伤差异(如位置、大小、损伤程度),手术治疗的结果受到多种因素的影响。手术治疗的方法大致可以分为 3 类:①关节镜下游离体取出,联合或不联合骨髓刺激技术(微骨折、刮匙、磨削或经关节的钻孔);②对距骨骨软骨损伤进行内固定或通过逆行钻孔进行囊变区域的植骨;③通过自体骨软骨移植、异体骨软骨移植或软骨细胞移植技术恢复透明软骨的再生。

1) 关节镜手术:其对于治疗距骨顶软骨损伤具有并发症少、允许患者早期关节活动、康复时间短、功能恢复快等优点。Schimmer 等在 6 年内完成了 413 例踝关节镜手术,他们认为应当对所有距骨骨软骨损伤患者进行踝关节镜手术。除去微创手术的优势,关节镜手术对于进一步确定损伤的范围、程度,治疗合并损伤以及确定治疗方案有很大帮助。

在关节镜手术中一旦确定骨软骨损伤不适合进行内固定,应当彻底切除游离骨软骨块及不稳定的软骨,并对骨床进行清理、新鲜化。对软骨下骨进行微骨折钻孔处理能够提供血管长入的通道,促进缺血的骨块再血管化,刺激纤维血凝块的形成和纤维软骨的修复。纤维软骨主要由Ⅰ型胶原组成,其生物力学特性比透明软骨相对较差。临床研究表明,切除游离骨软骨块并对缺损区进行新鲜化和钻孔手术能够达到 85% 的优良率。手术的结果与损伤的面积、深度,患者年龄,是否是首次手术等因素相关。有研究表明,直径<15 mm 的损伤采用微骨折钻孔治疗能够获得良好的疗效。因此,首次手术、相对年轻、距骨软骨损伤面积较小、软骨下骨无明显囊性变是关节镜下清理新鲜化和微骨折钻孔处理较好的手术适应证。

2) 内固定和逆行钻孔:距骨骨软骨损伤进行内固定手术的理想适应证是年轻患者、急性损伤、损伤的大小和厚度适合进行该手术。然而,当前缺乏足够的证据来确定适合进行内固定损伤的具体大小和厚度。

传统的金属螺钉对软骨损伤进行内固定需要对螺钉进行埋头处理。对损伤区域的显露(尤其是后内侧损伤)常出现困难,有时需要进行内踝截骨来改善术野的显露。采用可吸收螺钉固定能够避免二次手术取钉并减少对软骨表面的破坏。

软骨下骨囊性变而软骨表面完整的病例适合采用逆行钻孔并结合植骨的治疗方法。通过空心钻进行逆行钻孔,能够对囊性病变进行彻底清理,并植入自体松质骨进行填充,使损伤区域获得良好的愈合,并且具有不破坏关节软骨面的优点。Taranow 等的研究表明逆行钻孔具有良好的临床疗效。

3) 自体骨软骨移植、同种异体骨软骨移植及软骨细胞移植技术:这 3 项手术技术的治疗目的在于修复距骨的透明软骨覆盖。根据距骨骨软骨损伤的大小、深度、损伤的时间等多项因素的差异,这 3 种方法分别具有不同的优势和局限性。

自体骨软骨移植技术具有取材简单、移植成活率高、骨性愈合牢固等优点,适合于面积较小、损伤较深、存在囊性变及微骨折手术失效的翻修病例,但存在供区并发症、不适合大面积软骨缺损患者的局限性。先前的研究建议对直径＜10 mm的骨软骨损伤进行自体骨软骨移植手术,但没有文献对最大面积进行界定。

通常将患者病变同侧的股骨滑车或股骨髁取出的有活力的骨软骨栓移植到距骨软骨缺损区域。对于距骨内后方的损伤,由于显露困难往往需要进行内踝截骨(图52-32)。

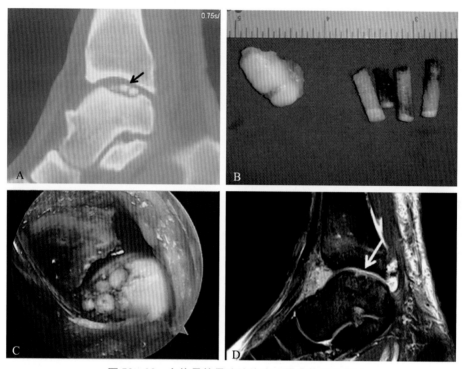

图52-32 自体骨软骨移植治疗距骨骨软骨损伤

A. 术前CT显示 Ferkel Ⅳ期距骨骨软骨损伤;B. 术中取出游离软骨,根据缺损面积取自体骨软骨柱;C. 内踝截骨后,行自体骨软骨马赛克移植手术;D. 术后6个月MRI显示软骨愈合良好

Berlet等的研究是对距骨骨软骨损伤患者进行自体骨软骨马赛克移植手术,在术后6～9个月采用MRI进行随访发现移植物能够获得良好的成活。

Gautier等对11例距骨骨软骨损伤患者进行自体骨软骨移植手术,损伤面积平均为18 mm×10 mm,平均随访24个月,患者获得满意的疗效。Hangody等对36例自体骨软骨移植手术患者进行了2～7年的随访,所有损伤直径均＜10 mm,94%的患者获得优良的疗效,没有供区并发症。

同种异体骨软骨移植手术适合治疗损伤面积较大、深度较深的软骨缺损,但有需要组织库支持、缺乏新鲜冷冻移植物材料、移植物存在排异反应、后期坏死退行性变等缺点。

自体软骨细胞移植技术随着组织生物工程学的发展而逐渐得到开展。适合治疗损伤面积较大、深度比较浅的病例。但有需要二次手术、价格昂贵、技术要求高等缺点。

最近的一些研究获得了令人鼓舞的良好结果,Koulalis等报道对8例患者进行了自体骨软骨细胞移植治疗,经过平均17.6个月随访获得优良的结果。平均损伤面积为14.4 mm×12.8 mm。Browne等在一项5年的前瞻性多中心研究中发现,有79%的患者治疗有效,疗效优于骨髓刺激手术治疗的患者。

近年来,由唐康来等推出的骨膜-骨复合体移植治疗 Loomer Ⅴ期取得令人鼓舞的结果,成功率超过95%,被认为是一种最为成功的手段,逐渐被国内外推广运用。

52.3.5 康复原则与要点

距骨骨软骨损伤术后患者的康复治疗目的是获得正常的踝关节活动度。无论是进行了微骨折术还是自体骨软骨移植术的患者,均被要求在术后第1天开始踝关节被动活动度训练。开始负重的时间通常在术后6～8周,要根据每个患者的具体情况及合并损伤来制订康复计划,逐渐开始被动关节活动、主动关节活动、力量训练及本体感觉训练,其中还包括减轻水肿的理疗和药物治疗。恢复运动的时间通常为术后6个月。

（王雪松）

本章要点

1. 下胫腓联合是维持踝关节力学稳定和功能的重要结构。下胫腓联合分离有3个条件:踝关节内侧结构损伤(内踝骨折、内侧副韧带损伤)、下胫腓联合失去完整性、骨间膜损伤。

2. 踝关节外侧副韧带由 ATFL、CFL 和 PTFL 组成,前两者是维持踝关节外侧稳定性的关键韧带。

3. 前抽屉试验和距骨倾斜试验是评估踝关节外侧稳定性的重要体格检查。应力位 X 线片和 MRI 是确立诊断的重要影像学检查。

4. 急性踝关节外侧副韧带损伤多采用非手术治疗。慢性踝关节外侧副韧带损伤手术适应证主要在于评估患者是否存在机械性不稳定和合并损伤,以及患者的运动水平。

5. 踝关节内侧副韧带又称三角韧带,按照解剖层次可分为浅、深两层,是踝关节所有韧带中最强壮的韧带。

6. 踝关节撞击综合征发生率高,是常见运动损伤。非手术治疗效果往往较差,大多数需要手术治疗,手术多采用关节镜手术为主。

7. 距骨骨软骨损伤患者症状与体征缺乏特异性。X 线检查容易漏诊,CT 与 MRI 是确立诊断的重要检查手段,分期系统对于确定治疗方案有重要指导意义。患者的年龄,受伤时间,骨软骨损伤的大小、深度及是否存在囊性变是确立治疗方案的重要因素。

主要参考文献

[1] BARAVARIAN B, THOMPSON J, NAZARIAR D. Plantar plate tears：a review of the modified flexor tendon transfer repair for stabilization[J]. Clin Podiatr Med Surg, 2011,28(1)：57 - 68.

[2] BECHER C, DRIESSEN A, HESS T, et al. Arthroscopic treatment of chronic osteochondral lesions of the talus：long-term results[J]. Knee Surg Sports Traumatol Arthrosc, 2010,18：656 - 663.

[3] BERNDT A L, HARTY M. Transchondral fractures (osteochondritis dissecans) of the talus[J]. J Bone Joint Surg, 1959,41A：988 - 1020.

[4] CAMPBELL K J, MICHALSKI M P, WILSON K J, et al. The ligament anatomy of the deltoid complex of the ankle：a qualitative and quantitative anatomical study [J]. J Bone Joint Surg Am, 2014,96(8)：e62.

[5] CANALE S T, BELDING R H. Osteochondral lesions of the talus[J]. J Bone Joint Surg, 1980,62A：97 - 102.

[6] CAPRIO A, OLIVA F, TREIA F, et al. Reconstruction of the lateral ankle ligaments with allograft in patients with chronic ankle instability[J]. Foot Ankle Clin, 2006,11(3)：597 - 605.

[7] CHHABRA A, SOLDATOS T, CHARLION M, et al. Current concepts review：3T magnetic imaging of the ankle and foot[J]. Foot Ankle Int, 2012,33(2)：164 - 71.

[8] CHO B K, PARK K J, PARK J K, et al. Outcomes of the modified Brostrom procedure augmented with suture-tape for ankle instability in patients with generalized ligamentous laxity [J]. Foot Ankle Int, 2017,38(4)：405 - 411.

[9] CHOI W J, KIM B S, LEE J W. Osteochondral lesion of the talus：could age be an indication for arthroscopic treatment[J]. Am J Sports Med, 2012,40：419 - 424.

[10] CHUN K Y, CHOI Y S, LEE S H, et al. Deltoid ligament and tibiofibular syndesmosis injury in chronic lateral ankle instability：magnetic resonance imaging evaluation at 3T and comparison with arthroscopy[J]. Korean J Radiol, 2015,16(5)：1096 - 1103.

[11] DOTY J F, COUGHLIN M J. Metatarsophalangeal joint instability of the lesser toes[J]. J Foot Ankle Surg, 2014,53(4)：440 - 445.

[12] EARLL M, WAYNE J, BRODRICK C, et al. Contribution of the deltoid ligament to ankle joint contact characteristics：a cadaver study[J]. Foot Ankle

Int，1996,17(6)：317－324.

［13］ELLIS S J，WILLIAMS B R，WAGSHUL A D，et al. Deltoid ligament reconstruction with peroneus longus autograft in flatfoot deformity［J］. Foot Ankle Int，2010,31(9)：781－789.

［14］ELMAJEE M，SHEN Z，A'COURT J，et al. A systematic review of plantar plate repair in the management of lesser metatarsophalangeal joint instability［J］. J Foot Ankle Surg，2017,56(6)：1244－1248.

［15］FERKEL R D，ZANOTTI R M，KOMENDA G A，et al. Arthroscopic treatment of chronic osteochondral lesions of the talus：long-term results［J］. Am J Sports Med，2008,36：1750－1762.

［16］GOULD N，SELIGSON D，GASSMAN J. Early and late repair of lateral ligament of the ankle［J］. Foot Ankle，1980,1(2)：84－89.

［17］GROSS A E，AGNIDIS Z，HUTCHISON C R. Osteochondral defects of the talus treated with fresh osteochondral allograft transplantation［J］. Foot Ankle Int，2001,22(5)：385－391.

［18］GUILLO S，BAUER T，LEE J W，et al. Consensus in chronic ankle instability：aetiology，assessment，surgical indications and place for arthroscopy［J］. Orthop Traumatol Surg Res，2013，99（8 Suppl）：S411－S419.

［19］HANGODY L，KISH G，MODIS L，et al. Mosaicplasty for the treatment of osteochondritis dissecans of the talus：two to seven year results in 36 patients［J］. Foot Ankle Int，2001,22(7)：552－558.

［20］HENNRIKUS W L，MAPES R C，LYONS P M，et al. Outcomes of the Chrisman-Snook and modified-Bröstrom procedures for chronic lateral ankle instability ［J］. A prospective，randomized comparison. Am J Sports Med，1996,24(4)：400－404.

［21］HEPPLE S，WINSON I G，GLEW D. Osteochondral lesions of the talus：a revised classification［J］. Foot Ankle Int，1999,20(12)：789－793.

［22］Hintermann B，Knupp M，Pagenstert G I. Deltoid ligament injuries：diagnosis and management［J］. Foot Ankle Clin，2006,11(3)：625－637.

［23］HINTERMANN B. Medial ankle instability［J］. Foot Ankle Clin，2003,8(4)：723－738.

［24］HUA Y，CHEN S，JIN Y，et al. Anatomical reconstruction of the lateral ligaments of the ankle with semitendinosus allograft［J］. Int Orthop，2012,36(1)：2027－2031.

［25］IBRAHIM S A，HAMIDO F，AL MISFER A K，et al. Anatomical reconstruction of the lateral ligaments using Gracillis tendon in chronic ankle instability：a new technique［J］. Foot Ankle Surg，2011,17(4)：239－246.

［26］JENG C，BLUMAN E，MYERSON M. Minimally invasive deltoid ligament reconstruction for stage Ⅳ flatfoot deformity［J］. Foot Ankle Int，2011,32(1)：21－30.

［27］JUNG H G，KIM T H，PARK J Y，et al. Anatomic reconstruction of the anterior talofibular and calcaneofibular ligaments using a semitendinosus tendon allograft and interference screws［J］. Knee Surg Sports Traumatol Arthrosc，2012,20(8)：1432－1437.

［28］KAIKKONEN A，LEHTONEN H，KANNUS P，et al. Long-term functional outcome after surgery of chronic ankle instability. A 5-year follow-up study of the modified Evans procedure［J］. Scand J Med Sci Sports，1999,9(4)：239－244.

［29］KARLSSON J，BERGSTEN T，LANSINGER O，et al. Lateral instability of the ankle treated by the Evans procedure. A long-term clinical and radiological follow-up［J］. J Bone Joint Surg Br，1988,70(3)：476－480.

［30］KELLETT J J，LOVELL G A，ERIKSEN D A，et al. Diagnostic imaging of ankle syndesmosis injuries：a general review［J］. J Med Imaging Radiat Oncol，2018，62(2)：159－168.

［31］KERKHOFFS G M，VAN DIJK C N. Acute lateral ankle ligament injuries in the athlete：therole of surgery ［J］. Foot Ankle Clin，2013,18：215－218.

［32］KIM J G，GWAK H C，LEE M J，et al. Arthroscopic deltoid repair：a technical tip［J］. J Foot Ankle Surg，2017,56(6)：1253－1256.

［33］KOULALIS D，SCHULTZ W，HEYDEN M. Autologous chondrocyte transplantation for osteochondritis dissecans of the talus［J］. Clin Orthop，2002,395：186－192.

［34］LIU W，LI H，HUA Y. Quantitative magnetic resonance imaging (MRI) analysis of anterior talofibular ligament in lateral chronic ankle instability ankles pre- and postoperatively［J］. BMC Musculoskelet Disord，2017,18(1)：397.

［35］LOOMER R，FISCHER C，LLOYD-SCHMIDT R，et al. Osteochondral lesions of the talus［J］. Am J Sports Med，1993,21：13－19.

［36］LUI T H. Endoscopic repair of the superficial deltoid ligament and spring ligament［J］. Arthrosc Tech，2016，

5(3)：e621－625.

[37] MATSUI K，BURGESSON B，TAKAO M，et al. Minimally invasive surgical treatment for chronic ankle instability：a systematic review[J]. Knee Surg Sports Traumatol Arthrosc，2016,24(4)：1040－1048.

[38] MCCULLOUGH C J，VENUGOPAL V. Osteochondritis dissecans of the talus：the natural history[J]. Clin Orthop，1979,144：264－268.

[39] NGAI S S，TAFUR M，CHANG E Y，et al. Magnetic resonance imaging of ankle ligaments[J]. Can Assoc Radiol J，2016,67(1)：60－68.

[40] NIGG B M，SKARVAN G，FRANK C B，et al. Elongation and forces of ankle ligaments in a physiological range of motion[J]. Foot Ankle，1990,11 (1)：30－40.

[41] PAOLONI J，DE VOS R J，HAMILTON B，et al. Platelet-rich plasma treatment for ligament and tendon injuries[J]. Clin J Sport Med，2011,21(1)：37－45.

[42] PETERSEN W，REMBITZKI I，KOPPENBERG A，et al. Treatment of acute ankle ligament injuries：a systematic review[J]. Acta Orthop Trauma Surg，2013,133：1129－1141.

[43] PETTINE K A，MORREY B F. Osteochondral fractures of the talus：a long-term follow-up[J]. J Bone Joint Surg，1987,69B：89－92.

[44] POLZER H，KARZ K，PRALL W，et al. Diagnosis and treatment of acute ankle injuries：development of an evidence-based algorithm[J]. Orthop Rev，2012,4：22－23.

[45] QUILES M，REQUENA F，GOMEZ L，et al. Functional anatomy of the medial collateral ligament of the ankle joint[J]. Foot Ankle，1983,4(2)：73－82.

[46] SAVAGE-ELLIOTT I，MURAWSKI C D，SMYTH N A，et al. The deltoid ligament：an in-depth review of anatomy，function，and treatment strategies[J]. Knee Surg Sports Traumatol Arthrosc，2013,21(6)：1316－1327.

[47] SCHUBERTH J M，COLLMAN D R，RUSH S M，et al. Deltoid ligament integrity in lateral malleolar fractures：a comparative analysis of arthroscopic and radiographic assessments[J]. J Foot Ankle Surg，2004,43(1)：20－29.

[48] SCHUMAN L，STRUIJS P A，VAN DIJK C N. Arthroscopic treatment for osteochondral defects of the talus. Results at follow-up at 2 to 11 years[J]. J Bone Joint Surg，2002,84B(3)：364－368.

[49] SHEARER C，LOOMER R，CLEMENT D. Nonoperatively managed stage 5 osteochondral talar lesions[J]. Foot Ankle Int，2002,23(7)：651－654.

[50] TAKAO M，MATSUI K，STONE J W，et al. Arthroscopic anterior talofibular ligament repair for lateral instability of the ankle[J]. Knee Surg Sports Traumatol Arthrosc，2016,24(4)：1003－1006.

[51] TAKAO M，UCHIO Y，KAKIMARU H，et al. Arthroscopic drilling with debridement of remaining cartilage for osteochondral lesions of the talar dome in unstable ankles[J]. Am J Sports Med，2004,32：332－336.

[52] TARANOW W S，BISIGNANI G A，TOWERS J D，et al. Retrograde drilling of osteochondral lesions of the medial talar dome[J]. Foot Ankle Int，1999,20(8)：474－480.

[53] TOL J L，STRUIJS P A，BOSSUYT P M，et al. Treatment strategies in osteochondral defects of the talar dome：a systematic review[J]. Foot Ankle Int，2000,21(2)：119－126.

[54] VAN BERGEN C J，KOX L S，MAAS M，et al. Arthroscopic treatment of osteochondral defects of the talus：outcomes at eight to twenty years of follow-up [J]. J Bone Joint Surg Am，2013,95：519－525.

[55] VAN DEN BEKEROM M，KERKHOFFS G，MCCOLLUM G，et al. Management of acute lateral ankle ligament injury in the athlete[J]. Knee Surg Sports Traumatol Arthrosc，2013,21：1390－1395.

[56] VAN RIJN R M，VAN OS A G，BERNSEN R M，et al. What is the clinical course of acute ankle sprains? A systematic literature review[J]. Am J Med，2008,121：324－331.

[57] WATSON T S，REID D Y，FRERICHS T L. Dorsal approach for plantar plate repair with weil osteotomy：operative technique[J]. Foot Ankle Int，2014,35(7)：730－739.

[58] WILTBERGER B R，MALLORY T M. A new method for the reconstruction of the deltoid ligament of the ankle[J]. Orthop Rev，1972,1：37－42.

[59] WU S P，ZHANG F H，YU F B，et al. Medial malleolus and deltoid ligament reconstruction in open ankle fractures with combination of vascularized fibular head osteo-tendinous flap and free flap transfers[J]. Microsurgery，2009,29(8)：630－635.

[60] XU X，HU M，LIU J，et al. Minimally invasive reconstruction of the lateral ankle ligaments using semitendinosus autograft or tendon allograft[J]. Foot Ankle Int，2014,35(10)：1015－1021.

［61］ YASUDA T，SHIMA H，MORI K，et al. Simultaneous reconstruction of the medial and lateral collateral ligaments for chronic combined ligament injuries of the ankle［J］. Am J Sports Med，2017，45 (9)：2052－2060.

［62］ ZENGERINK M，STRUIJS P A，TOL J L，et al. Treatment of osteochondral lesions of the talus：a systematic review［J］. Knee Surg Sports Traumatol Arthrosc，2010，18：238－246.

后足运动损伤

53.1 距下关节不稳及跗骨窦综合征

53.1.1 解剖与生物力学

(1) 距下关节

距下关节又称距跟关节,是由距骨和跟骨构成的关节,由距骨下关节面与跟骨上关节面组成。该关节包括前、中、后3个关节面(图53-1)。距下关节在人体负荷传递和后足运动中起重要作用,具有内翻、外翻、跖屈、背伸、内收、外展三维6个自由度

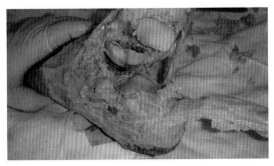

图53-1 距下关节解剖

活动。其中,内、外翻活动是人体适应在不平坦地面上行走时的重要稳定机制。一般认为,正常距下关节有25°内翻和10°外翻活动度。

距下关节稳定是人体直立行走和运动的必要条件,包括静力性和动力性稳定机制。距下关节通过天然弧形关节面嵌合结构维持自身稳定,通过关节周围的一些韧带结构来维持关节的静力性稳定。距下关节的韧带结构涉及不同层次,浅层包括跟腓韧带(calcaneofibular ligament, CFL)(图53-2A)、外侧距跟韧带(lateral talocalcaneal ligament, LTCL)(图53-2B)和下伸肌支持带(inferior extensor retinaculum, IER)外侧根(图53-2C)。LTCL不是一个恒定的结构,很多时候与CFL纤维融合在一起,42%的尸体标本中仅有CFL,而LTCL缺如;中层由颈韧带(cervical ligament, CL)(图53-2D)和IER中间根(图53-2E)组成;深层由距跟骨间韧带(interosseous talocalcaneal ligament, ITCL)(图53-2F)和IER内侧根(图53-2E)组成。研究表明,CFL是维持距下关节内翻稳定最重要的结构,CFL切断后距下关节内翻稳定性下降77%;其次重要的结构是ITCL,"Y"字形的ITCL可以控制距下

关节过度外翻和外旋；而 CL 和 IER 外、中、内侧根可以控制过度内翻和内旋。因此，ITCL 和 CL 主要是维持距下关节的旋转稳定。总的来说，距下关节周围的韧带结构复杂，不同韧带对维持距下关节稳定性既有独立作用又有协同作用，共同维持了后足的稳定。距下关节的动力性稳定主要由后足的肌群来完成，其中，胫后肌是距下关节内翻的主要动力肌，而腓骨短肌是距下关节外翻的主要动力肌，两者肌力平衡协调才能维持距下关节的动力性稳定。任何损伤距下关节静力性和动力性稳定结构的因素都会导致距下关节功能失衡，进而出现运动功能丧失。

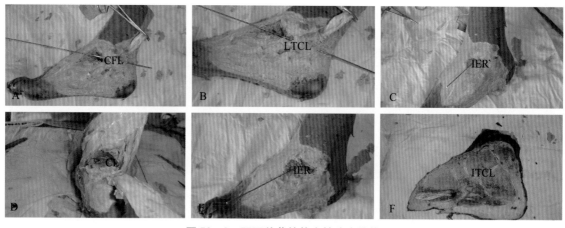

图 53－2　距下关节的静力性稳定结构

A. 跟腓韧带（CFL）；B. 外侧距跟韧带（LTCL）；C. 下伸肌支持带（IER）外侧根；D. 颈韧带（CL）；E. IER 中间根；F. 距跟骨间韧带（ITCL）

后足畸形也是导致距下关节不稳和功能障碍的一个重要原因。下肢或后足的内翻畸形会导致位于距下关节外侧的 CFL 长期处于高应力状态，日积月累就会失效并最终发生距下关节不稳。因此，对慢性距下关节不稳的患者，应首先检查下肢力线和距下关节周围内、外翻肌力的平衡是否有异常，其次检查维持静力性稳定的韧带结构的状况。

（2）跗骨窦

跗骨窦存在于距骨颈和跟骨前上侧之间，是一个由后内向前外走行的锥形腔隙，位于距下关节前中关面与后关节面之间。其中有许多重要结构，包括脂肪垫、小血管、神经、滑膜和韧带，这些微小的神经分支和血管结构往往用肉眼很难发现，在组织切片中才能显示（图 53－3）。跗骨窦周围的韧带一共有 5 条，分别是 CL、ITCL 及 IER（外、中、内侧根）。这些韧带发挥稳定距下关节的功能，并且在关节囊的周围构成物理屏障。

通常，根据管腔的形态不同把跗骨窦分为两部分：前外侧腔隙较大，称为跗骨窦腔；后内侧腔隙较小，称为跗骨窦管。跗骨窦腔为漏斗形，有 2 口 4 壁：外口朝向前外侧，内口朝向后内侧，上壁为距骨前下面，下壁为跟骨前上面，内壁为距骨颈和距骨头，外壁为距骨体。跗骨窦腔后缘为跗骨窦管，其后方与载距突相邻。

53.1.2　病因与发病机制

（1）距下关节损伤和不稳的发病机制

距下关节内翻活动度远大于外翻活动度，因此在负重情况下人体极易发生内翻位踝关节扭伤，导致踝关节不稳。踝关节不稳通常情况下都伴随着距下关节不稳，研究报道 10%～25% 的踝关节外侧不稳患者都伴有距下关节不稳，甚至在某些极端案例中发生率高达 75%，但是距下关节不稳较易漏诊。

目前普遍认同的"后足内翻扭伤机制"是造成距下关节损伤不稳的主要发病机制，即跟骨内翻导致后足外侧韧带牵拉损伤，甚至撕裂，从而引起剧烈疼痛和踝关节-距下关节不稳。根据损伤的外侧韧带顺序分为踝关节跖屈内翻和背伸内翻两类。

1）跖屈内翻机制：当后足内翻、踝关节跖屈时，距腓前韧带处于紧绷状态易于损伤，暴力负荷首先传递到距腓前韧带造成损伤，距骨在踝穴内由前外向后内扭转，距骨与外踝之间距离相对增加，暴力进

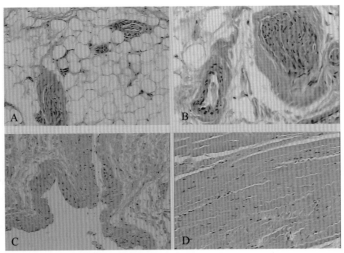

图 53 - 3 跗骨窦内组织的镜下表现

A. 脂肪垫；B. 小血管和神经；C. 滑膜；D. 韧带

一步持续会撕裂 CFL，导致距下关节活动度增加，最后扭断 ITCL 和 CL。该机制常发生在下楼梯或穿高跟鞋扭伤时，由于距骨穹隆的解剖形态使得踝关节在跖屈位时内翻活动松弛，更易造成踝关节和距下关节同时不稳。

2) 背伸内翻机制：大多发生在步行足跟着地期或爬楼梯时，踝关节呈自然状态下背伸内翻状态，若足部接触不平坦地面则易引起背伸内翻位的损伤。此时，暴力负荷首先传递到处于紧绷状态的 CFL 而易于损伤，但距腓前韧带处于松弛状态免于损伤；紧绷的 CFL 最先被撕裂，造成距下关节不稳；暴力持续会进而扭断 ITCL 和 CL。

踝关节跖屈位损伤多伴有距腓前韧带损伤和距骨倾斜，而踝关节背伸位损伤多伴有 CFL 损伤和跟骨倾斜。因此，踝关节背伸状态下发生内翻损伤更易出现距下关节不稳。另外也有一些研究报道认为，距下关节不稳可以不来源于 CFL 损伤，某些前移旋转的独特损伤机制会造成 ITCL、CL 损伤和距下关节不稳。有一些距下关节不稳的患者没有明显的扭伤史，多主诉平地站立时足跟部受异物直接撞击后反复出现疼痛不适。例如，在一些激烈的体育对抗活动中(如篮球、排球、体操等)，当跟骨着地急停时，由于身体惯性因素，距骨继续前移，但距骨在踝穴中是稳定的，外力作用下跟骨产生相对移位，导致 ITCL 或 CL 损伤。

(2) 跗骨窦综合征的发病机制

1960 年，Denis O'Conner 首次提出了跗骨窦综合征的概念，定义为跗骨窦内及其周围的一个或多个结构异常引起局部疼痛。跗骨窦综合征发病的确切原因尚不明确，患者往往有踝关节内翻扭伤病史。扭伤时由于跗骨窦内韧带、血管、神经末梢等发生损伤，窦内出现水肿、出血、韧带撕裂，导致无菌性炎症、变性及纤维化，引起一系列的临床症状和体征。目前其发病机制的主流观点有两种，即窦间韧带损伤机制和窦内压力增高机制。

1) 窦间韧带损伤机制：当人体全身负荷从 ITCL 传递到距骨和跟骨时，跗骨窦前外侧 CL 受力较大，特别容易发生牵拉伤。ITCL 和 CL 损伤导致跗骨窦外口相对扩大，损伤的脂肪、滑膜、瘢痕等组织长期嵌顿于距下关节而导致慢性疼痛。

2) 窦内压力增高机制：外力造成跗骨窦内组织损伤引起无菌性炎症，炎症持续性发展使跗骨窦内组织异常增生、肥厚、渗出、粘连，最终导致局部压力增高。

另外也有研究认为，跗骨窦内血管损伤后，局部淤血压迫周围组织导致跗骨窦内压力增高，从而引起慢性疼痛。

53.1.3 临床评估

(1) 距下关节不稳

1) 病史与临床表现：距下关节不稳分为急性损伤和慢性不稳。急性损伤的临床表现比较典型，往往存在损伤部位局部的疼痛、肿胀及活动受限。若距下关节的初次损伤未得到规范的治疗，则可能迁延成距下关节的慢性不稳。慢性不稳的患者通常有反复发作的踝关节外侧扭伤病史,因此,踝关节外侧不稳和距下关节不稳在临床上常难以区分。距下关节慢性不稳患者多主诉跗骨窦和外踝下方疼痛,仅少数患者主诉不适感或无力感,活动后症状加重;患者会有反复出现的后足"扭转"或"脱出"的感觉,这些症状会因剧烈的体力活动而加重,尤其是在不平坦的地面或夜间行走的情况下,患者常有恐惧感,往往需要依靠支具或后足护具来维持后足的稳定性以适应行走。

2) 体格检查:对于急性期距下关节损伤的患者,可以观察到距下关节周围损伤局部有明显的肿胀、瘀斑,有的患者甚至有一定的内翻畸形,在跗骨窦和外踝下方距下关节间隙有明显的压痛点。距下关节慢性不稳的患者的压痛点可能不是一个确定的部位,由于长期受伤、瘢痕组织增生,可能存在伴随损伤,距下关节周围有广泛疼痛,尤其是内翻挤压后足会引起距下关节外侧的明显疼痛。评估距下关节的活动度时通常会发现距下关节的内翻角度增加,跟骨的前向平移也会增加。距下关节的活动范围应与健侧肢体的检查结果进行对比分析才有意义。

距下关节不稳可以通过前抽屉试验(图53-4A)和内翻应力试验(图53-4B)来评估。检查时需要固定住患者踝关节和距骨,可以通过距下关节内注射1%利多卡因或其他麻醉药让患者的疼痛防御反射和

痉挛消除,这样更有利于进行无痛的体格检查,以便医生能够做出精准的诊断和对损伤程度的评估。

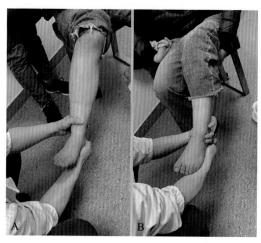

图53-4 距下关节不稳的体格检查
A. 前抽屉试验;B. 内翻应力试验

3) 影像学检查:对于距下关节急性损伤,应首先进行踝关节和距下关节的常规X线正、侧位摄片,以评估局部骨骼有无骨折或脱位(图53-5A),必要时可进行薄层CT扫描和三维重建以减少漏诊(图53-5B)。不推荐对距下关节急性损伤患者拍摄应力位片。急性期损伤可不必进行MRI检查,但对于损伤严重的患者可以考虑MRI检查来帮助治疗选择。

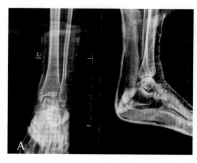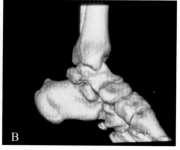

图53-5 距下关节急性脱位影像
A. X线未见骨折;B. CT三维重建示距骨后内侧突骨折

对于距下关节慢性损伤,除了进行踝关节和距下关节的常规X线摄片,还应进行应力位摄片,包括内翻应力位(图53-6A)、前向应力位(图53-6B)和应力下 Broden 位片(图53-6C)。距下关节1%利多卡因局部麻醉后应力位摄片可以提高准确率和阳性率。Broden 位片拍摄时要求患足强力内翻跖屈、

球管对着跗骨窦的位置并向尾侧倾斜40°。距骨与跟骨关节面应该是平行的,如果在应力位摄片两者之间不平行且成角>5°(图53-7A)、跟骨内移(图53-7B)或前移>5 mm(图53-7C),即可诊断为距下关节不稳。

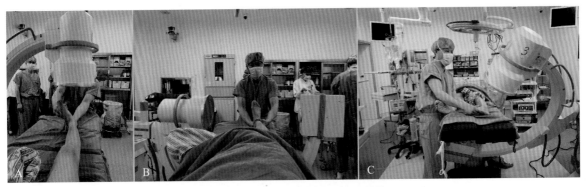

图 53‑6 距下关节不稳应力下摄片

A. 内翻应力位；B. 前向应力位；C. Broden 位

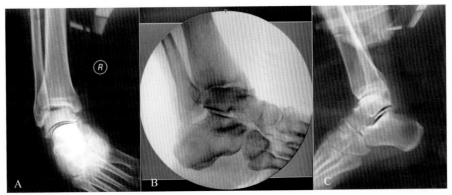

图 53‑7 距下关节不稳应力下摄片结果

A. 跟骨内翻内移成角；B. 跟骨内移；C. 跟骨前移

距下关节造影也可用于评估韧带断裂和相关的病理状况，但临床应用很少。标准的关节造影包括关节腔内注射造影剂和 X 线摄片。距下关节造影对慢性距下关节不稳患者 CFL 断裂的诊断敏感性为 92％，特异性为 87％。距下关节造影对明确哪个韧带损伤具有一定的辅助诊断价值。

此外还可以进行 CT、MRI 检查。对于长期不稳定的距下关节，CT 断层和三维重建可以发现跟骨向内侧和（或）前方移位（图 53‑8）。MRI 检查不但可以确认韧带受伤和损伤的程度（图 53‑9A 和 B），而且可以显示是否存在关节软骨损伤（图 53‑9C）和腓骨肌腱损伤等情况。关节软骨损伤和腓骨短肌腱撕裂是距下关节不稳最常见的继发性损伤。

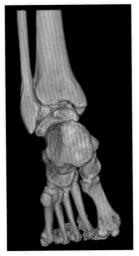

图 53‑8 慢性距下关节不稳三维 CT 影像

显示跟骨向内和向前移位

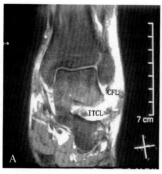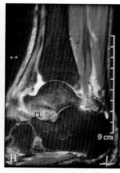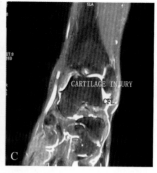

图 53 - 9　MRI 显示距下关节不稳时韧带的损伤状况

A. CFL 和 ITCL 完全撕裂；B. CL 大部分撕裂；C. CFL 完全撕裂伴踝关节软骨损伤

4) 诊断与鉴别诊断：根据病史、体格检查、影像学检查大多可确立诊断。必要时采用关节镜技术动态观察距下关节的活动情况（图 53 - 10），如果跟骨内移或前移＞5 mm 可以明确诊断。距下关节慢性不稳应与踝关节慢性不稳相鉴别，但有时两者会合并存在。距下关节不稳分为功能性不稳和机械性不稳，两者之间需鉴别。患者有不稳的病史，但体格和影像学检查均提示 CFL、ITCL、CL 等韧带结构完整且功能良好，距下关节在应力下无过度位移提示功能性不稳，反之则为机械性不稳。另外，还需与距后三角骨损伤、踝关节外侧沟附属小骨、跗骨联合、距下关节滑膜炎、距骨骨软骨骨折等鉴别。

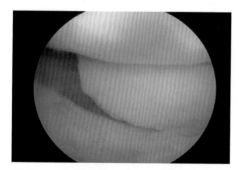

图 53 - 10　关节镜下动态评价距跟关节面的活动情况

（2）跗骨窦综合征

1) 病史与临床表现：典型的临床表现为患者有踝关节扭伤病史，有跗骨窦区的疼痛，同时伴有后足不稳或无力的感觉。患者自诉经常有后足扭转或不稳的感觉，但却没有真正发生扭转的动作，尤其是在不平地面上行走时更为明显。上述症状劳累时加重，休息后减轻。有的患者主诉疼痛可累及踝关节

外侧和中足外侧。

2) 体格检查：主要为跗骨窦区的压痛。通常踝关节和距下关节的活动是正常的。对跗骨窦区进行局部封闭治疗，压痛明显减轻。距下关节和踝关节应力试验检查均无不稳的表现。

3) 影像学检查：跗骨窦综合征主要累及的是软组织，骨质及关节一般无异常病变，故普通 X 线摄片常阴性。CT 三维重建技术可以直观地显示整个跗骨窦的立体结构，同时测量其容积，但对跗骨窦综合征的诊断价值不大，主要是用于鉴别诊断。MRI 是诊断和鉴别诊断跗骨窦综合征最主要和最重要的影像学检查方法。跗骨窦内的软组织（脂肪、韧带、神经及血管等）在 MRI 图像上较易区分，有助于做出相应诊断。韧带损伤时，正常的韧带低信号内出现不规则高信号（图 53 - 11A），或者低信号的连续性中断（图 53 - 11B）。韧带损伤严重时，韧带结构信号消失，韧带区域出现积液高信号，或出现瘢痕纤维组织中等信号（图 53 - 11C）。跗骨窦及跗骨管内脂肪及滑膜增生表现异常信号也非常常见（图 53 - 11D）。

4) 诊断与鉴别诊断：由于目前跗骨窦综合征尚无公认的特异性的诊断标准，主要依赖病史和 MRI 检查，所以其诊断是症状诊断和排他性诊断。患者有跗骨窦区域的疼痛和压痛，跗骨窦内封闭治疗可获得暂时或长期疼痛缓解，MRI 有异常信号，临床检查可以排除踝关节和距下关节不稳，实验室检查尿酸、红细胞沉降率、抗"O"、C 反应蛋白及类风湿因子等能排除距下关节炎症，同时可排除其他类似表现的足踝部位病变（如软骨损伤、跗骨联合、平足症等）才能最终确立诊断。现行较为普遍接受的鉴别诊断方法是跗骨窦内局部注射利多卡因诊断性封

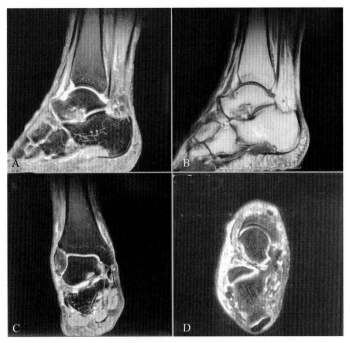

图 53-11　跗骨窦综合征在 MRI 检查中显示异常

A. ITCL 出现不规则高信号；B. CL 连续性中断；C. 跗骨窦内韧带结构信号紊乱，出现积液高信号和瘢痕组织中等信号；D. 跗骨窦及跗骨管内信号完全异常

闭治疗,若疼痛不缓解则可否定跗骨窦综合征的诊断。除了与以上已知的踝关节和距下关节病变相鉴别外,还应与交感神经功能不全症或局部疼痛综合征鉴别。这些患者可有小腿及足部的神经感觉异常,如小腿发凉、皮温低,皮肤颜色加深,足趾、足底麻木等。骨髓水肿综合征也应鉴别,MRI 片上可见跟骨骨髓腔内弥漫性高信号,有时距骨骨髓腔内也有高信号灶。

53.1.4　治疗

(1) 距下关节损伤和不稳的治疗

1) 治疗原则：急性损伤导致距下关节不稳的患者应首选非手术治疗和功能康复。极少的情况下,如患者年轻、影像学证据明确距下关节重要稳定结构严重损伤,患者对日后运动有比较高的要求,也可考虑进行手术治疗以尽早恢复距下关节稳定性。慢性距下关节功能性不稳应首选非手术治疗；机械性不稳经非手术治疗 3～6 个月无效,特别是有明显机械性不稳症状者,建议手术修复或重建相关的稳定结构。

2) 非手术治疗：治疗距下关节急性损伤的目的

是防止损伤向慢性机械性不稳定发展。虽然大多数学者同意保守治疗加功能康复的方法,但仍有10%～30%的急性损伤发展为慢性距下关节不稳。急性距下关节损伤的治疗包括固定、制动、冰敷、适当加压、抬高患肢和物理治疗。物理治疗通常包括加强腓骨肌外翻肌力和改善踝关节距下关节本体感觉功能。

慢性距下关节功能性不稳患者往往对功能康复的反应良好。由于维持踝关节稳定的静力性稳定装置(CFL)也会影响距下关节的稳定性,因此,针对距下关节稳定性的物理治疗也包括踝关节稳定性中涉及的相关肌群,不仅包括腓骨肌,还包括踝关节和后足周围的整体肌群强化,尤其是跟腱的伸展和灵活性训练。刚性支撑的足踝矫形器对维持距下关节的稳定性也很有用,高帮鞋或靴子也有助于减轻疼痛,增加稳定性。

3) 手术治疗：由于对维持距下关节稳定的静力性韧带结构的功能尚未达成共识,所以目前尚无公认的治疗距下关节不稳的方法,较多学者认为大多数距下关节不稳均为内翻位不稳且往往合并踝关节不稳,CFL 同时跨越踝关节和距下关节并维持两个关节的稳定性,因此,踝关节韧带修补或重建的方法也可用于距下关节不稳的治疗。例如,Brostrom 手术在紧缩 ATFL 的同时会上提 CFL,起到恢复 CFL 张力和增强距下关节稳定性的作用,因此,该术式也被一些学者用于距下关节不稳的手术治疗。Elmslie 和 Chrisman‐Snook 手术原本是用来进行踝关节不稳的功能性重建技术,也被用于距下关节不稳的重建。单纯开放或关节镜下修补或重建 CFL 也能很好地恢复距下关节的稳定性,成为治疗距下关节不稳的有效手术方法。但也有一些学者认为除了 CFL 外,ITCL 和 CL 也是维持距下关节稳定性的重要结构,因此,同时重建这 3 种静力性韧带结构才能更好地维持距下关节的稳定。目前代表性的技术有三韧带重建技术(tri‐ligamentous reconstruction)和韩国学者 Jung 提出的重建技术。也有学者认为,ITCL 才是维持距下关节旋转稳定性的重要结构,因此单独开放或镜下重建 ITCL 就能恢复距下关节的稳定性。Kato 最早提出用部分跟腱移植进行 ITCL 重建并取得满意的效果,Pisani 采用腓骨短肌腱的前半部分来开放重建 ITCL 同样也取得了良好的效

果,国内北京大学第三医院报道了镜下重建 ITCL 的技术。

4) 手术技术:

A. 开放式手术或关节镜下 CFL 修补术:开放式手术或关节镜下 CFL 修补术的原理基本一致,适用于 CFL 断裂,但断端质量良好并具备缝合修补的条件。由于 CFL 大多从外踝处撕脱,故 CFL 的修补多在外踝处进行,在原 CFL 止点处置入锚钉,通过腓骨长、短肌定位在其深面找到 CFL 的断端,陈旧性的病例此处多为膜性组织,一定要仔细寻找,找到腱性组织,锚钉线缝过 CFL 腱性组织,然后紧缩缝合。关节镜下手术一般选用外侧入路和前外侧入路进行,可以在外侧入路观察,通过前外侧入路置入锚钉(图 53‐12A、B),然后镜头转换到前外侧入路,从外侧入路用硬膜外穿刺针缝过 CFL 断端导入 PDS 牵引线(图 53‐12C),通过牵引线把锚钉线缝过 CFL 腱性组织,也可选用镜下缝合钳直接缝合抓出锚钉线,距下关节中立位或轻度外翻位下进行镜下打结,最后探查缝合后 CFL 的张力(图 53‐12D)。

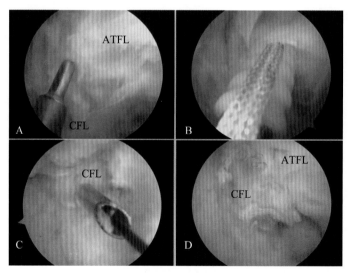

图 53‐12 关节镜下 CFL 修复手术

A. 可见 CFL 断裂,在原止点处定位;B. 置入锚钉;C. 用硬膜外穿刺针缝过 CFL 断端导入 PDS 牵引线;D. CFL 修复完毕,张力良好

B. 开放式手术或关节镜下 CFL 重建术:开放手术或关节镜下 CFL 重建术的原理基本一致,适用于 CFL 断裂,但断端质量不佳且不具备缝合修补的条件。开放式手术可以采用外踝处弧形切口或采用

微创小切口技术(分别在外踝和跟骨 CFL 原止点处做 2 个小切口)。镜下重建一般选用外侧和前外侧入路,有时需要增加前上外或前上内入路置镜观察,在原 CFL 止点偏上位置的外踝处制备一个 6 mm 的

骨隧道(图53-13A~C),然后在跟骨CFL原止点处制备一个6~7 mm的骨隧道(图53-13D~F)。可以取自体半腱肌或同种异体肌腱,对折后移植物直径可达5~6 mm。外踝止点处可以采用带襻钢板悬吊固定或挤压钉挤压固定,跟骨止点处一般选用挤压钉固定,重建完成后需确认移植腱张力良好(图53-14)。也有学者报道应用人工肌腱移植物也能获得比较好的临床疗效。

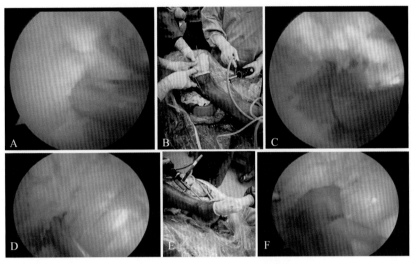

图53-13 关节镜下CFL重建术

A. 定位于CFL外踝止点处;B. 从前向后置入导针;C. 用扩孔钻制备1个6 mm的骨隧道;D. 定位于CFL跟骨止点处;E. 从外前斜向后内置入导针;F. 用扩孔钻制备1个6~7 mm的骨隧道

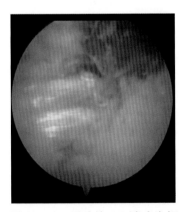

图53-14 重建的CFL张力良好

C. 三韧带重建术或Jung重建术:这些技术均适用于严重的距下关节不稳,即MRI显示除了CFL损伤外,还合并其他韧带损伤。其中,三韧带重建术可以重建ATFL、CFL和CL,Jung重建术可以重建CFL、ITCL和CL。这两种技术都采用外侧沿腓骨肌腱走形的弧形切口,从外踝后缘一直到第5跖骨基底处。三韧带重建术需要在原CL跗骨窦止点处、ATFL距骨和外踝止点处、CFL跟骨止点处制

备骨隧道,可以选用自体或同种异体腘绳肌腱作为移植物,把移植物不等长对折,对折处首先固定到ATFL距骨止点处,然后,移植物短的一头固定到CL跗骨窦止点处以重建CL,长的一头固定到外踝和跟骨止点处以重建ATFL和CFL(图53-15A)。Jung的技术稍有不同,在跗骨窦的底部做一个盲端骨隧道置入移植物,在外踝ATFL的止点以近制作一从前下向后上的骨隧道,移植物从前向后拉入该隧道实现功能近似重建ITCL和CL,然后在该隧道下方近CFL止点处制作一个同样方向的骨隧道,再把移植物从后向前拉出到CFL止点处隧道外口,最后拉进跟骨隧道以重建CFL(图53-15B)。移植物一般在后足中立位或内翻10°位收紧。

(2) 跗骨窦综合征的治疗

1) 治疗原则:非手术治疗始终是跗骨窦综合征患者的首选。推荐进行跗骨窦局部封闭治疗,一般注射1~3次后,症状可显著改善或缓解。若症状暂时减轻后很快复发,则需考虑手术治疗。手术治疗不仅可以明确诊断,还可以排除距下关节软骨损伤、距下关节不稳、距下关节炎等已知疾病,同时可以对

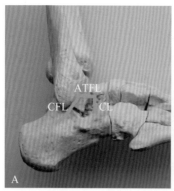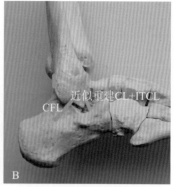

图53-15 距下关节不稳多根韧带重建术解剖图

A. 三韧带重建CL、ATFL和CFL；B. Jung技术功能近似重建ITCL和CL，解剖学重建CFL

跗骨窦区进行清理、减压并评估其内韧带、滑膜、瘢痕等情况。

2）非手术治疗：康复理疗、非甾体抗炎药的应用对于部分轻症患者可取得一定的临床疗效。局部封闭治疗是定位跗骨窦外口并注入适量局麻药物和糖皮质激素（曲安奈德或复方倍他米松）。激素具有抑制多种炎症因子的释放、稳定细胞膜减轻水肿、抑制成纤维细胞的增生防止纤维化粘连等作用。局麻药物可以阻断痛觉的传导，既能立即缓解疼痛，又可扩张血管，改善局部血液循环，从而促进炎症介质的吸收，间接促进炎症的消除。我国亦有学者报道中药结合封闭治疗取得了满意的效果，但尚待进一步的临床验证。

3）手术治疗：跗骨窦综合征的手术治疗主要是清理术，包括开放清理和关节镜下清理。随着关节镜技术的普及，目前开放清理已越来越少使用。

A. 传统开放式手术：沿跗骨窦外口做斜行切口，分离保护足背中间皮神经，显露距下关节前侧和跗骨窦，探明组织（如滑膜、脂肪、血管、韧带、瘢痕等）损伤和病变情况，彻底清除病变组织是保证术后疗效的关键，但需要注意避免广泛剥离以保护距骨的血液供应。Taillard等认为，剥离显露的范围应局限于跗骨窦区域外侧1～1.5 cm，可减少对距骨血液供应的破坏，从而降低距骨坏死的可能。需要彻底切除跗骨窦内病变脂肪组织和神经、血管末梢分支，但应尽可能保留未受损的ITCL和CL。如果ITCL已经完全瘢痕化，也可以一并切除。若术中清除过多软组织，术后需局部加压包扎，否则可能发生皮下积血，引起切口愈合不良。

B. 关节镜手术：相比传统开放式手术，关节镜

手术具有微创、组织损伤小、更易暴露跗骨窦深部、术后康复快等优势，现已成为跗骨窦综合征手术治疗的"金标准"。一般采用侧卧位或平卧位，但侧卧位更有利于通过后外侧入路进行距下关节的全面检查。最常采用的是前外侧入路和外侧入路，首先在腓骨尖前1 cm处建立外侧入路，再在关节镜引导下于前方2 cm处创建前外侧入路，可以交换这两个入路分别置入关节镜观察或置入刨刀进行清理（图53-16A）。增加内侧入路对彻底清除病灶很有帮助（图53-16B）。绝大多数跗骨窦综合征患者在关节镜下都可以发现滑膜炎病变，如滑膜充血或水肿、滑膜增生（图53-17A），其次可伴有ITCL部分损伤（图53-17B）、CL部分损伤（图53-17C）、距下关节囊损伤（图53-17D）、靠近跗骨窦区域距下关节软骨损伤退行性变（图53-17E）、纤维瘢痕粘连索带和脂肪组织退行性变增生（图53-17F）。由此可见，关节镜技术可以明确病变的具体类型，使诊断更加细致化、明确化，但一个患者可以有一个以上病理类型，所以仍被笼统地诊断为跗骨窦综合征。关节镜手术治疗既是诊断方法，也是治疗措施，根据病变情况可以确定相应的手术方式，如粘连索带松解、瘢痕切除、软骨成形、炎性滑膜清理、韧带断端纤维清理等。总之，距下关节镜手术不仅可以提高跗骨窦综合征诊断的准确率，并且可以通过镜下的微创精准治疗来获得优良的临床疗效。

53.1.5 康复原则及要点

（1）距下关节损伤的康复

急性和慢性距下关节不稳术后的患者应进行石

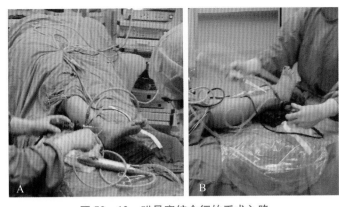

图 53 - 16 跗骨窦综合征的手术入路

A. 跗骨窦综合征最常采用的是前外侧入路和外侧入路;B. 增加内侧入路对彻底清除病灶很有帮助

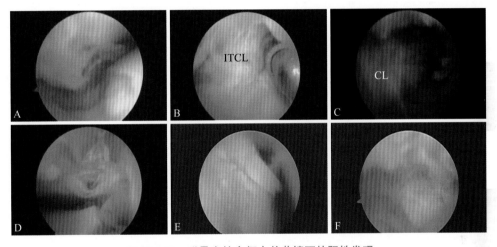

图 53 - 17 跗骨窦综合征在关节镜下的阳性发现

A. 滑膜炎症增生,嵌入距下关节;B. ITCL 部分损伤;C. CL 部分损伤;D. 距下关节囊损伤;E. 距下关节软骨损伤退行性变;F. 跗骨窦内纤维瘢痕和脂肪增生

膏或支具后足中立位或轻度外翻位固定1周,冰敷、适当加压、抬高患肢以防止下肢水肿和血栓形成。在固定期间应加强下肢肌肉力量练习和足趾活动。1周后可改为行走支具固定。2周后进行踝关节的屈伸活动练习。3周后改为行走靴辅助行走,并进行适度距下关节的内、外翻活动。6周后可以进行距下关节的主动内、外翻活动,并开始距下关节的抗阻力量练习,可以在康复师的指导下采用物理疗法来加强距下关节周围肌群肌力、距下关节活动度、本体感觉或姿势训练。2个月后可以完全负重行走。术后3~6个月如患者完全无痛,距下关节活动度恢复正常即可重返运动。距下关节慢性功能性和机械性不稳定未接受手术的患者可以进行康复治疗,重

点是加强腓骨肌的力量和本体感觉训练,恢复和重建距下关节位置控制能力,可以在后足护具保护下行走和活动。这种外部约束不仅能提供机械稳定性,还能提供一定程度的短期本体感受反馈,以促进恢复。

(2) 跗骨窦综合征康复

一般术后无需特殊固定,需抬高患肢促进静脉回流,应尽早下床活动,进行腓肠肌肌力锻炼及直腿抬高,同时尽早活动踝关节以预防僵硬,可骑自行车或踩瓶子。尽快进行距下关节功能锻炼,包括平衡功能训练、肌力训练、绷带抗阻训练。术后2个月疼痛减轻或消失即可重返运动。

(桂鉴超)

53.2 踝管综合征

53.2.1 解剖与生物力学

踝管是一个位于内踝后下方、屈肌支持带下方的纤维骨性通道。踝管底部由距骨和跟骨的内侧壁和胫骨远端的内侧壁构成。屈肌支持带构成了踝管的上、下缘及顶部。通过踝管的结构从内向外分别是胫后肌腱、趾长屈肌腱、胫后动脉、胫后静脉、胫后神经和踇长屈肌腱(图53-18)。

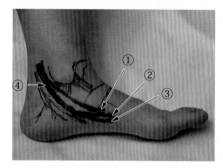

图53-18　踝管解剖与体表投影

1:胫后肌腱;2:踇长屈肌腱;3:趾长屈肌腱;4:胫后动脉及分支和胫后神经

胫后神经是坐骨神经的分支,在踝管内分支为足底内、外侧神经(图53-19)。约5%的人的胫神经在进入踝管前就分为2支。跟骨分支有较高的变异性,35%位于踝管上方,34%位于踝管内,16%为足底外侧神经的分支。足底内、外侧神经离开踝管

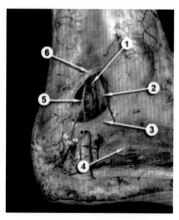

图53-19　踝管解剖图

1. 足底外侧神经;2. 足底内侧神经;3. 屈肌支持带;4. 踇展肌;5. 胫后神经跟骨分支;6. 上方支持带

后,经过宽约1 cm脂肪组织,然后进入各自的通道。足底内侧神经从踇展肌和踇长屈肌深面经过,然后向远端发出3根趾神经。足底外侧神经直接通过踇展肌肌腹,向足底外侧横穿而过。足底内、外侧神经向足底发出自主、感觉和运动神经纤维。胫后神经还发出跟骨内侧神经,它从屈肌支持带穿出后,支配足跟内侧和后侧的感觉。

53.2.2 病因与发病机制

60%～80%的踝管综合征(tarsal tunnel syndrome)都可以明确病因,病因分为内在因素、外在因素和复合因素。内在因素主要包括骨赘、屈肌支持带增生肥厚、踇短伸肌增生肥厚、脂肪瘤、肿瘤、神经源性肿瘤、静脉曲张、假性动脉瘤、副肌、血管神经鞘瘤等。有研究认为除屈肌支持带外,踝关节周围还有3个筋膜间隔(内侧、外侧和中间)为踝管潜在的压迫部位,也是内在因素。外在因素包括创伤、鞋袜过紧、后足内外翻畸形、下肢水肿、系统性炎性关节病、糖尿病和医源性原因等。

53.2.3 临床评估

(1)病史与临床表现

一些患者可能存在踝关节创伤史,症状取决于受压迫的神经分支,主要表现为足部烧灼感、刺痛,多分布于内踝后方踝管局部,可沿内侧纵弓向足底放射,有些患者足跟也可存在疼痛。疼痛性质多为烧灼感、紧绷感或者麻木感。有时疼痛会放射到患肢内侧的远端。长时间站立、穿高跟鞋或者行走后症状常加重。足踝部位于特殊的位置时,疼痛症状也可能加重。休息和腿部抬高通常缓解症状。常单侧发病,患者双侧疼痛时应排除潜在的全身疾病和多发性神经病变。

(2)体格检查

嘱患者站立位,双下肢尽可能暴露,观察患肢的整体外观,注意踝后足力线是否正常,有无内外翻畸形。踝管内存在腱鞘囊肿、滑膜囊肿、脂肪瘤或者跟距内侧骨桥的患者在踝管局部可见局限性隆起。

沿踝管区域胫后神经的走行由近及远进行叩诊,在神经被卡压的区域敲击后,其远端的支配区域常存在放射性疼痛,也就是所谓的Tinel征阳性。尽管许多患者诉其足内侧及足底麻木和感觉迟钝,但是通过体格检查常难以明确麻木存在的区域。在卡压严重的情况下,胫后神经支配的足部肌肉可能会出现萎缩和运动缺失。

足背伸外翻试验(类似于腕管综合征的 Phalen 试验):被动背伸、外翻踝关节,同时所有跖趾关节背伸,如果持续数秒后患侧足底出现疼痛症状或者疼痛加重,提示可能存在踝管综合征。注意与健侧足比较。

(3) 影像学和神经电生理检查

神经电生理学和影像学检查可以提供有用的信息,但是目前还没有诊断的"金标准"。

足部负重正、侧和斜位 X 线检查应作为踝管综合征的常规检查。可以初步评估是否存在应力性骨折、跗骨融合和骨折畸形愈合。必要时可行后足力线检查,以明确是否因为力线异常导致的踝管综合征。

B 超是一种比较简便而敏感的检查手段,可以及时发现静脉曲张、神经瘤、腱鞘囊肿、肌腱滑膜炎、跟距融合等,而且可以动态检查病变,但是其检查效果依赖于检查者的水平。有学者认为其实用性不够高,更主张用 MRI 对踝管区域软组织、关节和骨性结构异常进行检查(图 53 - 20)。有研究指出,MRI

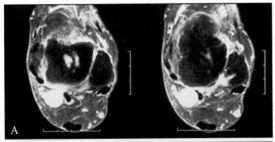

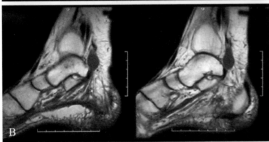

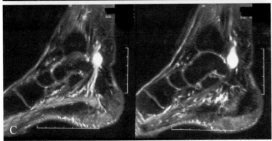

图 53 - 20 踝管综合征的 MRI 影像

A. MRI 横轴位成像;B. MRI 矢状位 T_1 加权成像;
C. MRI 矢状位 T_2 加权成像

神经造影对胫神经卡压综合征的诊断有一定作用。MRI 能够确定 88% 有症状踝管综合征患者的病因。在部分占位性病变患者中,MRI 还可显示胫神经及其分支的大小、信号的异常和足底肌肉失神经水肿。3.0 T 场强的 MRI 扫描仪越来越普遍,提供了更客观地评估、更高的信噪比和软组织对比。

在做出踝管综合征的诊断之前,建议对所有患者进行神经电生理检查,以排除其他神经性疾病或者神经近端病变。但是也不能完全依赖于这项检查,神经传导结果有较高的假阴性率,而肌电图则显示出较高的假阳性率。该疾病的诊断需要结合病史和体格检查来做出最终的判断。

(4) 诊断与鉴别诊断

如果患者的足部胫神经及其分布区域存在神经症状,应详细询问病史,然后结合明确的体格检查和针对性的辅助检查,才能做出相对准确的诊断。

应特别注意鉴别诊断,排除其他能导致误诊的临床症状。Wilemon 提出了 3 类需要与踝管综合征鉴别诊断的疾病(表 53 - 1)。

表 53 - 1 踝管综合征的鉴别诊断

类别	疾病
少见疾病	跖骨间神经瘤
	椎间盘突出症
	跖腱膜炎
	足底纤维瘤
神经内病变	周围神经炎
	周围性血管病
	糖尿病性神经病
	麻风病
	神经鞘膜瘤
	神经瘤
神经外疾病	腱鞘囊肿
	骨折(畸形愈合,骨不连,游离骨片)
	钝挫伤
	后足外翻
	风湿性关节炎
	踝管局部的静脉曲张
	狭窄性腱鞘炎
	韧带挛缩
	拇展肌挛缩
	中后足跗骨融合症
	脂肪瘤

53.2.4　治疗

（1）非手术治疗

如果患者踝管无占位性病变，可以先考虑非手术治疗（休息、穿矫正鞋、理疗、冰敷、超声波等）。常用药物包括应用非甾体抗炎药、维生素 B_6、三环抗抑郁药等，也可局部用芬太尼贴片等。也有学者提出补充维生素 B_1 能改善症状，1 个疗程一般 6 周，每次 300 mg，2 次/天；顽固性病例可继续维持剂量，每次 150 mg，2 次/天。一般骨科医生并不擅长于药物治疗疾病，可以联合神经内科医生、理疗师和疼痛门诊医生制订药物治疗方案。

在踝管局部进行封闭治疗并不经常起作用。用专门定制的矫形器可能会发挥一定的作用，特别是后足力线异常合并有踝后足不稳的患者更要考虑使用矫形器治疗。

（2）手术治疗

手术治疗的适应证包括：①正规非手术治疗 3~6 个月效果不佳，应考虑行胫神经松解术；②踝管区域存在明确的占位性病变并有胫后神经受累的定位体征；③存在明确的骨性结构畸形，需要通过矫正畸形来缓解症状。

胫神经松解术是踝管综合征手术治疗的主要方法。

术前医生应该告知患者胫神经松解术的并发症，如症状不缓解、症状加重、麻木、感觉迟钝、踝管局部持续性压痛或者感觉异常、肿胀、神经损伤、血管损伤、感染、伤口愈合不良、穿鞋困难、烧灼痛和复杂的 2 型局部疼痛综合征。术前应明确胫神经及其分支的走行，通过仔细触诊和 Tinel 征准确找到神经受卡压的部位。术中应注意彻底止血。

1）手术切口：自内踝尖近端 10 cm，在胫骨后缘 2 cm 处，向远端做一长弧形切口，纵行部分与胫骨后缘平行，到达内踝水平后，向距舟关节切开，直至抵达踇展肌中部。逐层分离皮下组织，暴露屈肌支持带。

2）辨认和松解屈肌支持带近端：踇长屈肌腱和胫后神经、血管在同一个软组织鞘内，找到胫后神经后，松解屈肌支持带近端，松解时建议用弯钳隔开支持带和踝管内容物，以防意外损伤神经血管束。

3）松解胫后神经：支持带松解开后，从近端开始辨认，并向远端钝性游离胫后神经，直至其分为 3 支的部位。在内踝远端，于踇展肌下方仔细辨认足底内

侧神经，钝性松解至距舟关节水平。如果辨认困难，也可以逆向追踪松解。在内踝尖与跟骨后下方连线稍远端仔细辨认和钝性分离足底外侧神经。如果暴露困难，也可在踇展肌边缘辨认神经，锐性切开肌肉表面的筋膜，并将其肌肉拉向下方，或者将踇展肌在跟骨上的附着部钝性剥离，细致松解后，可以减轻对足底外侧神经的压迫。另外，从足底外侧神经向后发出的第 1 个分支向跟骨下面走行，甚至可以到达跟骨骨赘的背面。因此，要在足底外侧神经后方小心分离辨认这根分支，明确有无软组织压迫这个分支。

4）注意彻底止血：当完成胫神经的松解后，应常规松开止血带，观察神经表面细微血管是否全面充盈，如果某个区域没有转变为粉色，则提示该处存在压迫，这时可考行神经外膜松解。全面止血、冲洗伤口后，如神经周围存在渗血，应在伤口放置引流，防止术后发生神经周围粘连，影响手术疗效。

53.2.5　康复原则及要点

术后 2~3 周持续佩戴前足免负重支具行走，之后开始逐步负重行走，并且逐渐开始功能锻炼。

（龚继承　唐康来）

53.3　跟痛症

53.3.1　解剖与生物力学

跖腱膜是位于足跖面的一层较厚的纤维腱膜，起于跟骨的前内侧面，呈扇形展开，解剖上可分为 3 束，即内侧束、中央束和外侧束，向远端延伸，在跖趾关节附近继续细分为 5 束，沿趾屈肌腱两侧止于近节趾骨基底部（图 53-21）。跖腱膜向后上方通过腱膜与跟腱相连续，组成跟腱-跟骨-跖腱膜复合体，跟腱的张力可通过该复合体结构传导至跖腱膜。因此，临床上有报道应用跟腱牵伸和夜间夹板固定治疗跖腱膜炎的方法。Jason 等通过三维有限元模型研究发现，随着跟腱施加的应力不断增加，跖腱膜所承受的应力会成比例增加，对跟腱过度牵伸会导致跖腱膜的过度牵伸，进而损伤跖腱膜。

Teitze 在 1921 年首次报道后跟脂肪垫是组成后跟的重要结构，它位于跟骨下方和足底皮肤之间，主要功能为缓冲震荡、吸收应力，有利于分散行走和负重时足底的冲击力。有研究发现，后跟脂肪垫在

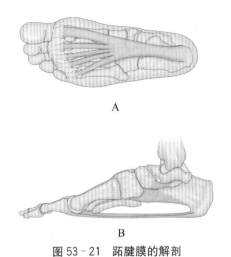

图 53 - 21 跖腱膜的解剖

A. 跖面观；B. 侧面观

行走时承受的应力为体重的 1.1 倍，在跑步时承受的应力为体重的 2.5 倍。随着年龄增长，后跟脂肪垫在 40 岁左右时开始发生退行性变，厚度和高度均减少，导致对足跟的保护作用逐渐降低，跟痛症的发病率也随之增加。

足的内侧纵弓由骨性结构和软组织结构共同维持，骨性结构包括跟骨、中足跗骨和跖骨，软组织结构主要包括跖腱膜和骨间韧带，其中跖腱膜起重要作用。跖腱膜如弓弦一样连接后足和前足，在行走和负重时承受巨大的张力，健康的跖腱膜可有效地防止足弓的塌陷。内侧纵弓的维持是保证步态正常的关键因素，如果足弓塌陷，行走时步态周期中的不同时相足的旋前和旋后时机和幅度将会发生改变，导致步态紊乱或异常，影响足的功能。跖腱膜在步态周期中发挥作用的机制称为"绞盘机制"（图 53 - 22），在步态推进期，跖腱膜紧张以维持足弓的稳定。

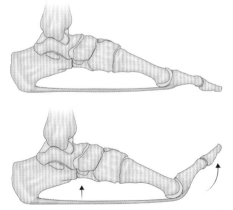

图 53 - 22 步态周期中跖腱膜"绞盘机制"

足趾背伸时，跖腱膜张力增加，缩短了跟骨和跖骨之间的距离，内侧纵弓高度增加。跖腱膜的张力和足弓本身的高度有关，足弓较高者，跖腱膜张力小；足弓较低者，跖腱膜张力大。实际上，高弓足和扁平足均有易患跖腱膜炎的生物力学指征。在有发展成扁平足畸形倾向的柔软足中，在步态推进期，绞盘机制增加了维持足弓稳定的应力，导致跖腱膜的跟骨起点处受到牵张。而高弓足在步态周期中足跟着地期由于后足外翻不足造成吸收冲击的能力下降，致使足跟部应力过高。

53.3.2 病因与发病机制

跟痛症指多种慢性疾病所致的足跟跖面疼痛，步行或站立时疼痛加重，病因有跟骨滑囊炎、足跟脂肪垫炎、跖腱膜炎、跟骨骨赘、跟骨高压、足底神经卡压等。运动员或肥胖者好发，男女比例为 2∶1，一侧或双侧发病；常见于中老年人，特别是 45～60 岁发病最多。

早在 19 世纪初期，Wood 首先提出跖腱膜炎可能是跟痛症的重要病因。20 世纪初期，有学者认为淋病、梅毒、肺结核、链球菌感染等可能导致跟痛症。随着研究的进展，相继出现了很多学说，如小神经卡压学说、跟骨高压学说、脂肪垫老化学说等，但是都无法完全解释其发病机制。据报道，因足部疾病就诊的患者中约 15％为跟痛症，而其中的 73％由跟骨骨赘和(或)跖腱膜炎引起，80％的跟痛症患者与跖腱膜炎有关。跖腱膜炎和跟骨骨赘被分别认为是跟痛症的主要病理因素和生物力学因素。有研究报道，施行跟骨骨赘切除、跖腱膜松解术治疗跟痛症取得了很好的临床疗效，说明跟骨骨赘和跖腱膜炎在跟痛症发病机制中起重要作用。跟骨骨赘作为跖腱膜炎的机械性诱因受到越来越多的重视。

跖腱膜病变包括跖腱膜撕裂和跖腱膜炎。跖腱膜撕裂常继发于急性损伤，多发生于从事竞技性运动者。跖腱膜炎多为亚急性或慢性损伤，由于跖腱膜受到反复的、积累性劳损所致，也可合并跖腱膜的撕裂，常伴有无菌性的炎症反应和跖腱膜退行性变，是跟痛症的主要病因。跖腱膜炎多发生于长跑运动员，故推测可能与跖腱膜微损伤有关。主要的危险因素包括长时间的站立、负重及跟骨骨赘。一些系统性疾病，如类风湿关节炎、糖尿病、系统性红斑狼疮、痛风等均可导致跖腱膜炎。有学者研究跟痛症患者的跖腱膜病理标本，发现病变的跖腱膜表现为胶原退行性变和自发性修复反应,具体包括新生血管形成、软骨化生、微损伤、基质钙化及钙化灶形成。这一系列的病理变化可发生于跖腱膜病变的不同阶段,这些病理变化使跖腱膜的微损伤修复失败并产生炎症反应,分泌炎症介质和细胞因子,进而导致跟痛症的临床症状。因此,病理学研究结果进一步证明跖腱膜长期、慢性、反复的过度负载是跖腱膜炎形成的重要因素。

跟骨骨赘与跟痛症关系密切。研究发现,大约75%的跟痛症患者有跟骨骨赘形成。Williams 等研究发现,部分跟骨骨赘并未造成跟痛症,因此认为跟骨骨赘不是后跟部疼痛的直接原因。Williams 等的流行病学研究结果显示,13.2%的研究对象存在跟骨骨赘,而其中跟痛症的发生率为 5.2%。Kumai和 Benjamin 对尸体标本研究的结果显示,跟骨骨赘常合并有跖腱膜的退行性变。跟骨骨赘作为跖腱膜炎的机械性诱因日益受到关注。然而,有研究发现临床上 30%的跟骨骨赘患者并无显著跟痛症临床表现,是否跟骨骨赘导致跖腱膜炎甚至跟痛症仍然存在争论。而且我们经常在临床上发现一些患者跟骨骨赘体积较小却症状明显,而另外一些患者具有较大体积跟骨骨赘而症状却相对较轻。因此跟骨骨赘与跟痛症之间可能存在相关性,跟骨骨赘可能通过某些途径造成跟痛症的临床表现。

病理和组织学研究显示,长期慢性负重和来自跖腱膜和跟腱的机械牵拉诱导跟骨骨赘通过内生软骨成骨方式形成。Johal 等影像学研究结果显示了跟骨骨赘与跖腱膜炎的高度相关性,明确跟骨骨赘、跖腱膜病变、跟痛症三者之间的关系是个重要的科学问题,推测可能是跖腱膜长期、反复牵拉所致的跖腱膜止点牵拉骨赘形成;抑或是由于跟骨结节慢性过度负载造成骨质增生导致骨赘形成。

基于以上问题,唐康来等通过关节镜下治疗跟痛症手术发现,跟骨骨赘与跖腱膜之间的关系存在两种不同的类型(图 53-23),并由此推测其导致跟痛症的发病机制。A 型:跟骨骨赘位于跖腱膜的上方,在行走负重的过程中,跟骨骨赘对跖腱膜造成撞击,长期、反复的撞击导致跖腱膜炎、跖腱膜微损伤,甚至跖腱膜撕裂。炎症和微损伤是跟痛症形成的原因。B 型:跟骨骨赘位于跖腱膜止点内,是由于机械牵伸导致跖腱膜止点通过内生软骨方式形成的牵拉骨赘,或者钙化,类似于腱止点末端病;跖腱膜止点炎症反应不明显,过度、反复的牵伸会导致跖腱膜止

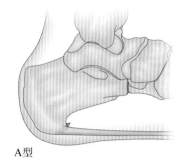

A 型

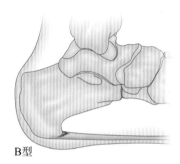

B 型

图 53-23　跟骨骨赘分型

点的撕裂,同样会形成跟痛症。其中,A 型的发病率最高。唐康来等建立的分型很好地解释了为什么有些骨赘大者却症状轻,有些骨赘没有造成跟痛症的症状,有些没有骨赘的患者却发生跟痛症。跟痛症与跖腱膜炎症的严重程度、跖腱膜撕裂大小、以及跟骨骨赘的类型、位置、长度和方向等因素均有关。

53.3.3　临床评估

跟痛症的诊断主要取决于症状、体征和辅助检查(包括 X 线和 MRI 等)。临床主要以单足或双足跟部在站立或行走时疼痛为主要特征,给日常生活带来极大的影响。

典型的 X 线表现为跟骨骨质增生,MRI 表现为跖腱膜止点增厚和信号增高等。通常需要与其他能引起后跟痛的疾病相鉴别,如跟腱止点炎和跟腱周围炎等。跟腱腱病的疼痛部位位于跟骨后结节,MRI 检查有助于确诊。若患者双侧足跟呈对称性发病,需要排除系统性疾病,如类风湿关节炎和脊柱关节病等。各种原因引起的下肢力线异常都会导致足跟部负重部位的改变,如创伤所致踝关节内、外翻畸形,长期慢性足跟部负重异常会导致步态改变、继发性平足及足跟部疼痛等症状。

53.3.4 治疗

(1) 非手术治疗

大多数跟痛症可通过非手术治疗缓解,治疗方法包括休息、垫足跟垫、服用非甾体抗炎药、跖腱膜牵伸、穿矫形鞋、局部注射类固醇激素、体外冲击波疗法及超声波治疗。

临床研究结果显示,经过 6 个月严格的非手术治疗,大部分跟痛症患者症状无复发。循证医学研究推荐采用多模式的非手术治疗治疗策略,即联合几种非手术治疗方法,发挥协同作用,可有效治疗跟痛症。充分的休息和使用镇痛药物是非手术方法治疗跟痛症的基础。牵伸跟腱、跖腱膜和足内在肌有助于缓解疼痛;局部间断冰敷有利于减轻疼痛、缓解跖腱膜炎症反应;手法按摩可短期缓解疼痛症状,但长期疗效不确切;穿矫形鞋常用于辅助治疗。Pfeffer 等研究发现,穿矫形鞋联合跖腱膜牵伸训练较单纯的跖腱膜牵伸有更好的临床疗效。Landorf 等随机对照研究结果显示,使用矫形鞋垫和常规鞋垫对于治疗跟痛症的长期疗效无显著差异。Banerjee 等研究发现,使用夜间夹板固定治疗慢性跖腱膜炎疗效确切,治疗机制为将踝关节维持在背伸位、足趾过伸位,使跖腱膜轻度牵伸状态下自我修复。类固醇激素注射治疗跟痛症应慎用,因为反复多次注射存在副作用。Kalaci 等前瞻性随机对照研究结果显示,类固醇激素注射组较对照组在注射 1 个月内可有效缓解疼痛,随访 6 个月时疗效无显著差异。类固醇激素注射的并发症包括足跟部皮肤和脂肪垫萎缩、感染及跖腱膜断裂风险增加。跖腱膜断裂是相当严重的并发症,会导致足内侧纵弓的丢失。Pankaj 等对比了富血小板血浆(PRP)、类固醇激素和安慰剂治疗跟痛症的疗效,发现 PRP 和类固醇激素可有效缓解跟痛症,而两者之间无显著差异。体外冲击波疗法治疗跟痛症的报道较多,但是其机制尚不清楚。Kudo 等做了随机双盲对照研究,高能量的体外冲击波较常规的物理治疗方法,在治疗 3 个月后疗效差异显著。最近,Scheuer 等使用体外冲击波治疗 363 例顽固性跟痛症,结果显示 76% 的患者接受单次治疗,74% 的患者疗效满意。

(2) 手术治疗

由于跟痛症病因复杂且具体分子机制仍然不明确,所以治疗方法多样并且临床效果不一,复发率较高,严重者发展为顽固性跟痛症。经严格非手术治疗 6 个月无效或复发是手术治疗的适应证。

传统手术包括小针刀松解跖腱膜、开放式手术切除跟骨骨赘及跖腱膜松解等。小针刀无法切除跟骨骨赘且定位困难,容易造成跖腱膜的撕裂,长期疗效不确切,复发率高;开放式手术创伤大,术中无法辨别跖腱膜周围的炎性病变,并发症较多,术后瘢痕形成,恢复慢,容易造成顽固性疼痛。

随着关节镜技术在足踝外科的飞速发展,关节镜下跟骨骨赘切除和跖腱膜清理术已逐渐应用于临床,其优点包括创伤小、视野清楚,可同时完成跟骨骨赘切除、跖腱膜松解、止点清理,并且因为住院周期短、并发症少、恢复快而获得临床上越来越多的应用。

Nery 等采用内外侧共轴双入路关节镜下治疗 23 例(26 足)跟痛症患者,平均随访 9.6 年,AOFAS 评分由术前的 51(41~97)分提高到术后的 89(41~97)分,疗效显著。唐康来等应用改良的关节镜技术治疗 30 例(38 足)跟痛症,平均随访 24 个月,术后 VAS 评分和 AOFAS 评分结果均较术前得到显著改善。手术要点为采用跟骨内侧双入路(图 53-24),第 1 个入路位于内踝后缘与脂肪垫交界处,第 2 个入路位于第 1 个入路前方 2.5 cm。与内外侧共轴双入路相比,该入路操作更加方便、安全、有效。术中松解跖腱膜的内侧束和中间束,保留外侧束,彻底切除骨赘,清理跖腱膜止点。根据初步的临床观察结果,对 A 型疗效佳,B 型次之。微创手术是足踝外科发展的趋势,目前该方法是治疗顽固性跟痛症的首选方法。

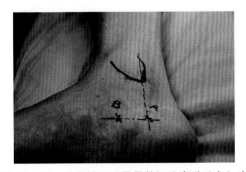

图 53-24 关节镜下跟骨骨赘切除唐氏手术入路

(周 游 唐康来)

本章要点

1. 距下关节又称距跟关节,在人体负荷传递和后足运动中起着重要作用。距下关节的静力性稳定主要由 3 根韧带维持,CFL 是维持内翻稳定的最重要结构,其次是 ITCL 和 CL,同时,后者也有维持内、外翻和旋转稳定的功能。

2. 距下关节不稳多继发于内翻位损伤,常合并踝关节不稳,但也可单独发生。距下关节不稳分为急性损伤和慢性不稳。急性损伤多选择非手术治疗,慢性功能性不稳也主要采用非手术治疗,而慢性机械性不稳则需要手术治疗。

3. 距下关节不稳手术治疗的目的是修复或重建维持其稳定性的重要韧带结构。关节镜下手术是治疗该病的发展趋势。

4. 跗骨窦综合征的诊断主要是症状诊断和排他性诊断,其主要临床表现是跗骨窦区疼痛和存在不稳的感觉。跗骨窦综合征首选非手术治疗,对非手术治疗无效的病例可选择手术治疗。关节镜下清理术治疗跗骨窦综合征具有创伤小、疗效好、康复快的优点。

5. 功能康复在距下关节疾病治疗过程中发挥重要的作用,主要是内、外翻肌力训练和本体感觉训练。

6. 踝管是由屈肌支持带通过内踝时形成的一个封闭腔隙。踝管综合征是指胫神经或其终末分支(内侧足底、外侧足底和跟骨神经分支)在踝关节内侧屈肌支持带下的纤维骨性隧道内的一种压迫性神经病变。60%~80%的踝管综合征患者可以明确病因。

7. 跟痛症是常见的运动系统疾病,病因和发病机制多样化,其中跖腱膜炎和跟骨骨赘是跟痛症最常见的致病因素。治疗上首选非手术方法,非手术治疗应联合多种方法。经过至少 6 个月严格的非手术治疗无效或复发者,可考虑手术治疗。关节镜下手术治疗跟痛症是微创、安全、有效的方法。

主要参考文献

[1] AGYEKUM E K, MA K. Heel pain: a systematic review[J]. Chin J Traumatol, 2015, 18(3): 164 - 169.

[2] AHMAD M, TSANG K, MACKENNEY P J, et al. Tarsal tunnel syndrome: a literature review[J]. Foot Ankle Surg, 2012, 18(3): 149 - 152.

[3] BANERJEE R, CHAO J C, TAYLOR R, et al. Management of calcaneal tuberosity fractures[J]. J Am Acad Orthop Surg, 2012, 20(4): 253 - 258.

[4] BAZAZ R, FERKEL R D. Results of endoscopic plantar fascia release[J]. Foot Ankle Int, 2007, 28: 549 - 556.

[5] BEIMERS L, TUIJTHOF G J, BLANKEVOORT L, et al. In-vivo range of motion of the subtalar joint using computed tomography[J]. J Biomech, 2008, 41: 1390 - 1397.

[6] CHEUNG J T, ZHANG M, AN K N. Effect of Achilles tendon loading on plantar fascia tension in the standing foot[J]. Clin Biomech(Bristol, Avon), 2006, 21(2): 194 - 203.

[7] COTCHETT M P, LANDORF K B, MUNTEANU S E, et al. Consensus for dry needling for plantar heel pain (plantar fasciitis): a modified Delphi study[J]. Acupunct Med, 2011, 29(3): 193 - 202.

[8] DIGIOVANNI B F, FRAGA C J, COHEN B E, et al. Associated injuries found in chronic lateral ankle instability[J]. Foot Ankle Int, 2000, 21: 809 - 815.

[9] DONEDDU P E, CORACI D, LORETI C, et al. Tarsal tunnel syndrome: still more opinions than evidence. Status of the art[J]. Neurol Sci, 2017, 38(10): 1735 - 1739.

[10] FANG H C. Periostitis of the os calcis: an osteoperiostealmanifestation of rheumatoid arthritis[J]. Chin Med J, 1948, 66(2): 57 - 65.

[11] HYLAND M R, WEBBER-GAFFNEY A, COHEN L, et al. Randomized controlled trial of calcaneal taping, sham taping, and plantar fascia stretching for the short-term management of plantar heel pain[J]. J Orthop Sports Phys Ther, 2006, 36(6): 364 - 371.

[12] KALACI A, CAKICI H, HAPA O, et al. Treatment of plantar fasciitis using four different local injection modalities: a randomized prospective clinical trial[J]. J Am Podiatr Med Assoc, 2009, 99(2): 108 - 113.

[13] KARLSSON J, ERIKSSON B, RENSTROM P. Subtalar ankle instability[J]. Sports Med, 1997, 24: 337 - 346.

[14] KIM C, CASHDOLLAR M R, MENDICINO R W, et al. Incidence of plantar fascia ruptures following corticosteroid injection[J]. Foot Ankle Spec, 2010, 3(6): 335 - 337.

[15] KNUPP M, STUFKENS S A, BOLLIGER L, et al. Classification and treatment of supramalleolar deformities[J]. Foot Ankle Int, 2011,32: 1023 - 1031.

[16] KOMATSU F, TAKAO M, INNAMI K, et al. Endoscopic surgery for plantar fasciitis: application of a deep-fascial approach[J]. Arthroscopy, 2011,27(8): 1105 - 1109.

[17] KUDO P, DAINTY K, CLARFIELD M, et al. Randomized, placebo-controlled, double-blind clinical trial evaluating the treatment of plantar fasciitis with an extra coporeal shockwave therapy (ESWT) device: a North American confirmatory study[J]. J Orthop Res, 2006,24(2): 115 - 123.

[18] KUMAI T, BENJAMIN M. Heel spur formation and the subcalcaneal enthesis of the plantar fascia[J]. J Rheumatol, 2002,29(9): 1957 - 1964.

[19] KWONG P K, KAY D, VONER R T, et al. Plantar fasciitis. Mechanics and pathomechanics of treatment[J]. Clin Sports Med, 1988,7: 119 - 126.

[20] LANDORF K B, KEENAN A M, HERBERT R D. Effectiveness of foot orthoses to treat plantar fasciitis: a randomized trial[J]. Arch Intern Med, 2006,166(12): 1305 - 1310.

[21] LAREAU C R, SAWYER G A, WANG J H, et al. Plantar and medial heel pain: diagnosis and management[J]. J Am Acad Orthop Surg, 2014,22(6): 372 - 380.

[22] LIM A T, HOW C H, TAN B. Management of plantar fasciitis in the outpatient setting[J]. Singapore Med J, 2016,57(4): 168 - 171.

[23] LIN C Y, LIN C C, CHOU Y C, et al. Heel pad stiffness in plantar heel pain by shear wave elastography[J]. Ultrasound Med Biol, 2015,41(11): 2890 - 2898.

[24] LOPICCOLO M, CHILVERS M, GRAHAM B, et al. Effectiveness of the cavus foot orthosis[J]. J Surg Orthop Adv, 2010,19: 166 - 169.

[25] MAHINDRA P, YAMIN M, SELHI H S, et al. Chronic plantar fasciitis: effect of platelet-rich plasma, corticosteroid, and placebo[J]. Orthopedics, 2016, 39(2): e285 - 289.

[26] MANSOUR R, JIBRI Z, KAMATH S, et al. Persistent ankle pain following a sprain: a review of imaging[J]. Emergen Radiol, 2011,18: 211 - 225.

[27] MUÑOZ G, ECKHOLT S. Subtalar arthroscopy: indications, technique and results[J]. Foot Ankle Clin, 2015,20: 93 - 108.

[28] NERY C, RADUAN F, MANSUR N, et al. Endoscopic approach for plantar fasciopathy: a long-term retrospective study[J]. Int Orthop, 2013,37(6): 1151 - 1156.

[29] O'NEILL P J, VAN AMAN S E, GUYTON G P. Is MRI adequate to detect lesions in patients with ankle instability[J]? Clin Orthop Relat Res, 2010, 468: 1115 - 1119.

[30] PAGENSTERT G I, VALDERRABANO V, HINTERMANN B. Lateral ankle ligament reconstruction with free plantaris tendon graft[J]. Tech Foot Ankle, 2005,4: 104 - 112.

[31] PFEFFER G, BACCHETTI P, DELAND J, et al. Comparison of custom and prefabricated orthoses in the initial treatment of proximal plantar fasciitis[J]. Foot Ankle Int, 1999,20(4): 214 - 221.

[32] PFEFFER G B. Plantar heel pain[J]. Instr Course Lect, 2001,50: 521 - 531.

[33] PRICHASUK S, SUBHADRABANDHU T. The relationship of pesplanus and calcaneal spur to plantar heel pain[J]. Clin Orthop Relat Res, 1994,192 - 196.

[34] ROSENBAUM A J, DIPRETA J A, MISENER D. Plantar heel pain[J]. Med Clin North Am, 2014,98: 339 - 352.

[35] SADAT-ALI M. Plantar fasciitis/calcaneal spur among security forces personnel[J]. Mil Med, 1998,163: 56 - 57.

[36] SCHENCK R C, COUGHLIN M J. Lateral ankle instability and revision surgery alternatives in the athlete[J]. Foot Ankle Clin, 2009,14: 205 - 214.

[37] SCHENCK R C, COUGHLIN M J. Lateral ankle instability and revision surgery alternatives in the athlete[J]. Foot Ankle Clin, 2009,14: 205 - 214.

[38] SCHEPSIS A A, LEACH R E, GORZYCA J. Plantar fasciitis. Etiology, treatment, surgical results, and review of the literature[J]. Clin Orthop Relat Res, 1991,5(266): 185 - 196.

[39] SCHEUER R, FRIEDRICH M, HAHNE J, et al. Approaches to optimize focused extracorporeal shockwave therapy (ESWT) based on an observational study of 363 feet with recalcitrant plantar fasciitis[J]. Int J Surg, 2016,27: 1 - 7.

[40] SCHWARTZ E N, SU J. Plantar fasciitis: a concise review[J]. Perm J, 2014,18(1): e105 - 107.

[41] SMITH W K, NORIEGA J A, SMITH W K, et al. Resection of a plantar calcaneal spur using the holmium: yttrium-aluminum-garnet (Ho: YAG) laser[J]. J Am Podiatr Med Assoc, 2001,91: 142 - 146.

[42] STRAUSS J E, FORSBERG J A, LIPPERT F G. Chronic lateral ankle instability and associated

conditions: a rationale for treatment[J]. Foot Ankle Int, 2007,28: 1041 - 1044.

[43] TAHRIRIAN M A, MOTIFIFARD M, TAHMASEBI M N, et al. Plantar fasciitis[J]. J Res Med Sci, 2012, 7: 799 - 804.

[44] THOMPSON J V, SAINI S S, REB C W, et al. Diagnosis and management of plantar fasciitis[J]. J Am Osteopath Assoc, 2014,14(12): 900 - 906.

[45] WACLAWSKI E R, BEACH J, MILNE A, et al. Systematic review: plantar fasciitis and prolonged weight bearing[J]. Occup Med(Lond), 2015,65(2): 97 - 106.

[46] WEARING S C, SMEATHERS J E, URRY S R, et al. The pathomechanics of plantar fasciitis[J]. Sports Med, 2006,36(7): 585 - 611.

[47] WEBSTER K A, GRIBBLE P A. Functional rehabilitation interventions for chronic ankle instability:

a systematic review[J]. J Sport Rehabil, 2010,19: 98 - 114.

[48] WILLIAMS P L, SMIBERT J G, COX R, et al. Imaging study of the painful heel syndrome[J]. Foot Ankle, 1987,7(6): 345 - 349.

[49] WILLIAMS S K, BRAGE M. Heel pain-plantar fasciitis and achilles enthesopathy[J]. Clin Sports Med, 2004,23(1): 123 - 144.

[50] YAN W, SUN S, LI X. The rapeutic effect of extracorporeal shock wave combined with orthopaedic insole on plantar fasciitis[J]. Zhong Nan Da Xue Xue Bao Yi Xue Ban, 2014,39(12): 1326 - 1330.

[51] ZHOU B, TANG K L, ZHOU Y, et al. Classification of calcaneal spurs and their relationship with plantar fasciitis[J]. J Foot Ankle Surg, 2015,54(4): 594 - 600.

中足运动损伤

54.1 跗跖关节损伤

54.1.1 解剖与生物力学

跗跖关节最早由拿破仑时期的法国军医 Lisfranc 在给患者做中足平面截肢后提出,故又称 Lisfranc 关节。以往对于跗跖关节损伤的认识相对狭隘,常认为该损伤仅累及跖楔关节和跖骨-骰骨间关节,而忽略了包括楔骨间关节、楔舟关节"复合体"的概念。从结构解剖上来说,中足是由骨关节和附着其上的韧带构成,它们相互关联,为足部提供固有的静态稳定性。中足包括与不同跖趾关节相关联的足舟骨、骰骨及 3 块楔骨。跖骨基底相互关联形成"拱门形"支撑中足,呈梯形的跖骨基底相互关联形成防止跖侧半脱位的脚手架结构,并构成横弓。5 个跖骨形成的"罗马拱门形"结构(图 54 - 1)与第 2 跖骨基底的"拱顶石"结构共同维持整个跗跖关节骨性结构的稳定。

跗跖关节主要依靠跖底韧带、背侧韧带及骨间韧带来维持整个关节的稳定。其中背侧韧带最弱,故损伤时常向背侧脱位。第 1、2 跖骨基底间无骨间韧带相连,因此,自内侧楔骨向第 2 跖骨基底走行的 Lisfranc 韧带是维持内侧柱稳定最主要的结构

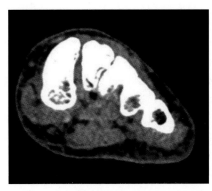

图 54 - 1 跖骨基底的"罗马拱门形"结构

(图 54 - 2),也是整个跗跖关节最重要、最强大的韧带。跗跖关节一旦失去韧带的稳定作用,其"罗马拱

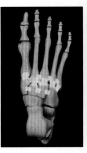
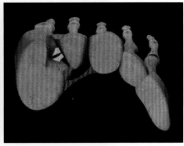

图 54 - 2 跗跖关节的韧带连接

黄色代表 Lisfranc 韧带

门形"结构将会塌陷。中足周围的软组织结构也为中足提供了动态稳定性。胫后肌腱、腓骨长肌腱能够保护和加强横弓与纵弓。胫前肌腱止于第1跖骨基底和内侧楔骨的背内侧，为内侧柱提供额外的支撑。但也有人指出，这一韧带可能是跖跗关节脱位时阻碍其复位的潜在原因之一。当第1跖骨基底相对于内侧楔骨向外侧脱位时，跖跗关节复位较困难。以上肌腱与内在肌、跖筋膜进一步加强中足足弓。

这一区域的相关结构还包括足背动脉和腓深神经。足底深支在跨过跖跗关节后1～2 cm经第1、2跖骨基底间隙向跖侧穿入。腓深神经与足背动脉伴行，支配背侧第1趾蹼间皮肤感觉。这些结构在受伤及手术探查时均容易受到损伤。

由于跖跗关节损伤常累及楔舟关节和楔骨间关节，可造成以上两关节的骨折或脱位，甚至合并足舟骨及骰骨骨折，故临床诊治时不能只局限于跖骨基底与对应楔骨和骰骨关系的复位，应强调"跖跗关节复合体"这一概念，将相应的楔骨间关节及楔舟关节乃至整个中足作为一个整体进行治疗。如跖跗关节损伤累及楔舟关节和楔骨间关节时发生漏治或误治，其预后比单纯性跖跗关节损伤更差，致畸致残率更高。

Chiodo 和 Myerson 等将中足分为三柱（图54-3）：内侧柱由第1跖骨、内侧楔骨构成，由独立关节囊包裹；中间柱包括第2、3跖骨及其对应的中间和外侧楔骨；外侧柱由第4、5跖骨与骰骨的关节组成。内侧柱及中间柱同时与楔舟关联。中足内侧柱有5°～10°的活动度，中间柱活动度最小，外侧柱活动度为10°～20°。外侧柱的灵活性使前足能适应凹凸不平的地面，这对于指导治疗有重要意义。

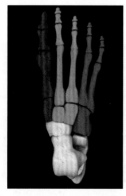

图 54 - 3　中足的"三柱"结构

红色代表内侧柱，绿色代表中间柱，蓝色代表外侧柱

因此，治疗时要求内侧柱和中间柱坚强固定，而外侧柱则只需弹性固定。

54.1.2　病因与发病机制

跖跗关节复合体损伤的原因差异较大。高能量损伤导致严重的骨折脱位，中等强度的扭伤引起轻微的关节扭伤和半脱位，低能量损伤造成严重的跖跗关节损伤。目前，伴随单纯性韧带撕裂或小撕裂的轻微损伤在运动员中越来越多见，如果不进行适当的治疗，这些问题会持续存在，并成为困扰运动员的病源。

跖跗关节损伤所致的跖跗关节不稳定归因于：Lisfranc 韧带断裂、韧带附着点骨折、中足各关节脱位或并发以上多种损伤。该损伤常见于车祸伤和高处坠落伤。在这些高能量损伤中，随着暴力在足部的传导，将造成极明显的畸形。运动员中高发的低能量跖跗关节损伤逐渐被认为是一种同样严重的损伤，其损伤机制较为隐匿，发生率比创伤性损伤更高。最初的暴力及旋转的作用方式决定了不稳定或脱位的方向及程度。损伤模式包括：前足扭转、足固定于跖屈位同时轴向负荷增加、直接压缩。根据暴力的作用方式，跖跗关节损伤被进一步划分为直接暴力损伤和间接暴力损伤两类。直接暴力型跖跗关节损伤多由跖向暴力直接作用于跖跗关节复合体所致，如重物直接砸伤中足。直接损伤通常会造成严重的挤压伤、软组织碾挫伤和不同程度的粉碎性骨折。间接暴力型跖跗关节损伤常见于足跖屈位时突然遭受轴向或扭转暴力，在力量传导过程中间接造成中足损伤，这一损伤过程通常难以被注意到。这种低能量损伤机制常见于运动员，并产生多种类型的损伤模式。由于低能量损伤通常仅造成韧带的早期损伤，运动性损伤表现通常较为隐匿。过去曾认为，足跖屈时遭受轴向暴力将导致该类型的损伤，比如足球运动员前足固定于地面、跖跗关节过伸、中足过度跖屈时，另一运动员摔倒在他的足跟上，对足跟施加直接暴力所造成的损伤。这一机制首先导致薄弱的背侧韧带断裂，进而造成跖侧关节囊破裂或跖骨基底跖侧骨折。由于跖骨基底失去了周围韧带和关节囊的限制，将向背侧脱位；当存在扭转暴力时，将同时发生内侧或外侧的移位（图54-4）。

最近针对这类损伤的研究发现，间接暴力型损伤更为常见。损伤跖跗关节复合体的主要为扭转、外展的暴力。后足固定时前足极度外展，通常会造

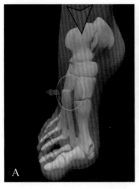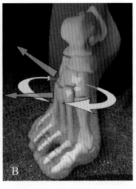

图 54-4　跗跖关节损伤机制示意图

A. 传导暴力引起的损伤；B. 旋转暴力引起的损伤

成第 2 跖骨基底骨折。当骑手的脚固定于车镫内时，身体受到巨大的扭转力，将可能发生这一机制类型的损伤。冲浪者在向后摔倒时，足被固定于冲浪板皮带上，也可能发生类似的损伤。任何通过中足的严重扭转暴力都可能造成跗跖关节损伤。

隐匿性变异型跗跖关节损伤能够累及跗跖关节邻近的关节，损伤的暴力经内侧和中间楔骨间关节传导，累及内侧楔舟关节。Myerson 等描述了这种累及近侧跗骨的损伤范围更大的跗跖关节损伤类型。另外，当跖骨极度外展和外侧脱位时，骰骨可能出现明显的压缩性骨折。当影像学上出现"胡桃夹子征"时应高度怀疑跗跖关节损伤的可能。这也同样适用于跖趾关节，足部过伸时可以引起跖趾关节脱位或半脱位，或者跖骨头或跖骨颈的骨折。半脱位的关节有可能自行复位，从而导致对这一疾病的诊断更加困难。户外运动的隐匿性跗跖关节损伤发病率逐渐增高，特别是足球运动员，鉴别诊断这一疾病就显得更为重要。

54.1.3　临床评估

（1）病史与临床表现

完整的病史和体格检查是诊断轻微跗跖关节损伤的重要部分。如果患者回忆起典型的受伤史，应记录详细的损伤过程以复原损伤机制，并明确足部疼痛的区域。发病早期，通常不能负重，并出现足踝疼痛的主诉。患者对中足区域疼痛抱怨的严重程度不尽相同，有时可以无疼痛地正常行走，但多数患者不能跑跳，部分患者完全不能负重。严重的跗跖关节复合体损伤临床表现为中足肿胀、瘀斑、畸形，影像学上较易发现异常。伤足常表现为增宽、变短，足部的广泛肿胀可能掩盖骨性畸形。如过于依赖影像

学表现可能忽视关节的损伤，延误诊断。Meyer 等对患有跗跖关节复合体损伤的大学足球运动员进行了回顾性研究，发现如果患者无法单足站立并抬起足趾、不能走剪刀步、不能跳跃并伴有中足疼痛，通常提示跗跖关节损伤严重。

（2）体格检查

对隐匿性跗跖关节损伤患者进行检查时，应常规检查足底。足底瘀斑是跗跖关节复合体损伤特征性的体征。瘀斑提示在足弓底部有损伤，这通常是足弓严重损伤的重要标志（图 54-5），虽然这一体征出现时间可能较晚，甚至是不出现。中足肿胀较明显，但仍应与健侧对比；在低能量损伤中，这一体征可能不明显。跗跖关节压痛即使在隐匿性跗跖关节损伤的病例中也很常见。第 1 和第 2 跖骨基底部的局部疼痛是轻微分离损伤的重要表现。应对足部进行仔细检查，精确定位其最明显的压痛点。

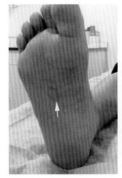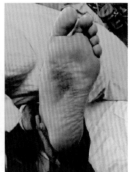

图 54-5　足底瘀斑

激发试验：对中足进行逐侧按压或固定第 2 跖骨，同时使第 1 跖骨头在矢状面上移动（使足背/足底偏离第 1 跖骨头部位置），若第 1、2 跖骨间区域疼痛则为阳性。

（3）影像学检查

1）X 线正常表现：超过 40％ 的跗跖关节损伤在首次影像学评估中被忽视，因此，高质量的足正、侧位和 30°内斜位片是评估跗跖关节损伤必不可少的检查项目。正位片评估第 1、2 关节，斜位片评估外侧 3 个关节。充分理解跗跖关节复合体的三维解剖结构，才能结合平片发现问题，减少漏诊。

足 X 线片正常解剖关系（图 54-6）：①第 1 跖骨内、外侧与内侧楔骨内、外侧对位和对线，可以通过正位片和斜位片评估；②第 1 跖骨间隙准确地与第 1 跗骨间隙对应，可以通过正位片和斜位片评估；

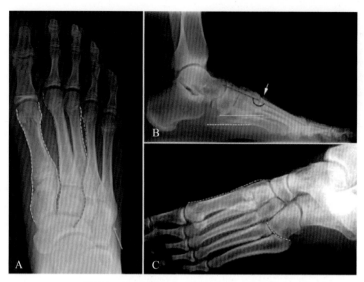

图 54 - 6 正常足正、侧、斜位 X 线影像

A. 正位片；B. 侧位片；C. 斜位片

③第 2 跖骨内侧缘与中间楔骨内侧缘在一条线上，这在正位片上最明显；④第 2 跖骨间隙与对应的跗骨间隙(中间楔骨和外侧楔骨)对位、对线，可以通过斜位片评估；⑤第 3 跖骨间隙与对应的跗骨间隙(外侧楔骨与骰骨)相连续，第 3 跖骨外侧缘与外侧楔骨外侧缘在一条线上，可以通过斜位片评估；⑥第 4 跖骨内侧缘与骰骨内侧缘呈连续的直线，可以通过斜位片评估；⑦第 5 跖骨与骰骨关系变化较多，不能用来诊断跗跖关节损伤，第 4、5 跖骨总是作为一个整体一起移位，因此可用第 4 跖骨作为评估第 5 跖骨的标志；⑧侧位片可用来评估跗跖关节，尤其是第 2 跖骨的关节，从近端跗骨到对应跖骨基底部在足背表面形成一条不间断的直线。跖骨的任何背侧移位都是异常，提示有明显的不稳定跗跖关节损伤；轻微的 1 mm 或更少的跖侧移位可能会有正常的 X 线表现，骨结构的重叠会造成诊断困难。

2) X 线异常表现(图 54 - 7)：①第 1 和第 2 跖骨分离；②第 1 和第 2 楔骨分离；③第 2 和第 3 跖骨间宽度增大；④中间楔骨和外侧楔骨间宽度增大；⑤第 2 跖骨基底部内侧或内侧楔骨外侧的轻微撕脱性骨折(斑点征)提示 Lisfranc 韧带的撕裂；⑥侧位 X 线片显示跗跖关节的矢状位排列紊乱；⑦第 2 跖骨内侧边缘相对于中间楔骨内侧边缘的正常平行排列关系丧失；⑧第 4 跖骨底内侧与骰骨边缘内侧不成一直线；⑨跖骨基底部对应的平行关系大体丧失；⑩骰骨外侧缘压缩性骨折。

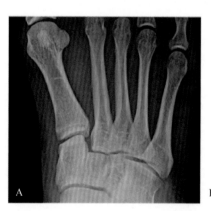
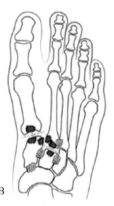
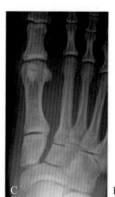
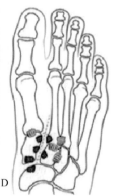

图 54 - 7 足异常正位 X 线影像及示意图

A、B. 第 1 跖楔关节；C、D. 第 1、2 楔骨分离，第 1 楔舟关节脱位

对中足损伤进行影像学评估时必须重视骨的排列和细节,以免漏掉重要损伤的细小征象。双侧负重正、侧位片对诊断至关重要,并且 X 线摄片时应该平行于跖跗关节。Faciszewsk 等认为,在负重侧位 X 线片上内侧楔骨与第 5 跖骨基底间的关系有助于判断跖跗关节损伤的预后。这一关联反映出纵弓的稳定性,如果二者连续性好,则意味着功能预后较好。有的学者认为,第 1、2 跖骨基底间距离>2 mm,则必然存在两者间的分离移位。更可靠的方法是对比患侧非负重位与负重位 X 线片或健侧 X 线片,发现 1~2 mm 差异的可确认存在不稳定(图 54 - 8)。

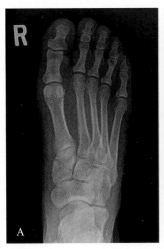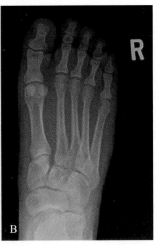

图 54 - 8　患侧正位 X 线影像

A. 非负重位;B. 负重位

旋前外展和旋后内收位应力下摄片是另一种评估稳定性的方法(图 54 - 9)。对于急诊患者,疼痛和恐惧会使这种方法变得困难,除非使用踝关节阻滞麻醉或在局部麻醉下进行部分检查。

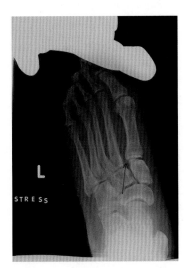

图 54 - 9　麻醉下检查中足损伤 X 线影像

3) 其他影像学检查:CT 检查能够为跖跗关节复合体损伤的情况提供更多信息,有助于确定骨折的类型、评估跖侧骨粉碎程度、定位轻度损伤位置。Lu 等指出,跖跗关节 1~2 mm 的半脱位在 X 线片上很难被发现,但在 CT 片上却容易鉴别。

放射性核素成像检查能 100% 反映跖跗关节损伤,甚至是轻微损伤,这一方面要优于 MRI 检查。

当高度怀疑跖跗关节损伤存在,但 X 线及 CT 检查均无法明确诊断时,MRI 检查就显得尤为重要。MRI 能够评估 Lisfranc 韧带的连续性并明确潜在的损伤。但由于 CT 与 MRI 均不能收集负重位影像,其可靠程度还有待进一步研究。

我们认为最精确、最经济的方法是拍摄双侧负重位正位和侧位片,并进行对比。但在诊断不明确时,可能还需要其他影像学检查。

(4) 诊断与鉴别诊断

对于任何主诉足踝疼痛或踝关节扭伤的运动员,都应仔细进行中足和跖跗关节的检查,而不是简单地将之归类为中足疼痛。Clanton 和 Garvey 指出,运动员的中足扭伤很少表现为孤立损伤,多表现为合并骨折或踝关节扭伤的类型。很多研究反复指出，延误诊断将导致功能预后较差。

跗跖关节损伤可根据影像学表现和损伤机制分型。分型能够描述大多数常见的损伤，但不能涵盖所有损伤类型，对部分严重的挤压伤意义不大。Hardcastle 分型及 Myerson 分型是以往较常用的分型方法，但对治疗的指导作用有限。Chiod 等根据"三柱"解剖概念提出"三柱损伤理论"，提出了三柱分型系统，将跗跖关节损伤分为内侧柱、中间柱和外侧柱损伤。他们认为，每一柱作为一个整体发挥功能，若其中一柱部分骨折或脱位，该柱的其他部分也可受累。其中，中间柱最常受累且最易发生创伤性关节炎；外侧柱矢状位活动，其创伤性关节炎发生率最低。虽然该分型具有简便且能对治疗提供指导的优点，但目前临床上尚未推广应用。

Nunley 提出一种专门针对运动员中足损伤和治疗的新分型方法（图 54 - 10），主要分为 3 型：Ⅰ型，临床表现为患者能负重但不能恢复至伤前活动，跗跖关节有点状压痛，负重位 X 线片示第 1、2 跖列分离＜2 mm，无内纵弓塌陷；Ⅱ型，临床表现与Ⅰ型相似，但 X 线片示第 1、2 跖列分离＞2 mm，侧位 X 线片无纵弓塌陷表现；Ⅲ型，可见第 1、2 跖列分离＞2 mm，且有纵弓塌陷，在侧位片上表现为第 5 跖骨足底面与内侧楔骨足底面的距离减少或者反转。他们认为足弓稳定的跗跖关节损伤的患者预后较足弓塌陷患者更好。

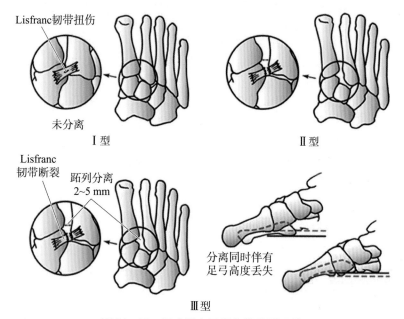

图 54 - 10　运动员中足损伤的分型系统

54.1.4　治疗

所有治疗的远期目标都是恢复无痛、稳定的跗跖关节。为了实现这一目标，需要准确地解剖复位以恢复关节对位和稳定性，同时保留关节的运动能力。治疗方法通常依据影像学检查所确定的移位和不稳定程度来决定。必须对每个运动员进行关于运动能力、状态、所处环境、恢复程度等因素的个体化评估。短期和长期治疗目标应当在与其队友、家人、经理人、教练共同商议后决定，以便提供一个每个人都能接受的可实现的远期预后。

目前的建议是，在稳定内侧柱的同时保留外侧柱的正常活动能力。稳定的解剖复位已被证明是获得良好的远期预后和降低创伤性骨关节炎的关键要素。单纯性 Lisfranc 韧带损伤常由于轻微暴力引起，预后较好；高能量损伤通常引起韧带损伤的同时合并骨折移位，预后较差。手术指征很大程度上取决于关节稳定性，而不是影像学测量所得的移位程度。跗跖关节、楔骨间关节、楔舟关节的稳定性都应包含在评估范围内。手术原则：解剖复位，坚强固定，恢复足内、外侧序列和长度，稳定整个跗跖关节。

（1）非手术治疗

目前大家普遍认为，运动员稳定无移位的中足损伤（Ⅰ型）非手术治疗能获得较好的疗效并恢复伤前的运动能力。制订非手术治疗方案前应详细评估影像学资料，且伤后紧密随访。伤后10～14天复查应力像以确定跖跗关节稳定性。在管型石膏的保护下进行4～6周的部分负重训练有助于伤后功能的恢复。在Meyer的研究中，仅有50%"损伤更严重"的运动员接受了管型石膏或夹板制动，其中33%被要求免负重。虽然他的报道中称，这一研究中绝大多数患者的远期疗效好，但仍有4例患者发生了复发性脱位。

如果在最初的6周内运动员仍然感到疼痛，则需要考虑使用控制踝关节运动的靴子或行走支具进行治疗。此外，也应考虑手术介入的可能。同时复查X线片以确认没有移位。Nunley和Vertullo对Ⅰ型的Lisfranc韧带损伤患者先使用免负重管型石膏固定6周，而后更换为定制的矫形支具保护，取得了优良的疗效。

对于接受非手术治疗的患者，必须详细告知其长期康复训练和预后的情况。

（2）手术治疗

中足损伤的手术时机取决于足部软组织情况。肿胀完全消退后才能行皮肤切口，因此手术时间可能延至伤后2周。皮肤皱褶是允许进行足部手术的可靠指征。跖跗关节轻微损伤可尝试闭合复位经皮固定的微创技术进行治疗，在获得满意复位和固定的同时减少了软组织的创伤。微创治疗失败或累及双柱或三柱的跖跗关节损伤应行切开复位内固定，手术常采用内、外侧联合切口，先复位内侧柱和中间柱，并做坚强内固定。外侧柱复位后用克氏针做弹性固定，以尽可能保留关节活动度。

术中应根据软组织条件、骨折类型及受累范围选择最优化的固定方法。克氏针使用的指征局限于开放或严重粉碎性骨折、儿童骨折或做外侧柱的弹性固定，但固定效果不佳。外固定支架可用于开放性损伤或伴有严重软组织损伤的患者，待软组织条件改善后择期更换为内固定；伴有内侧柱或外侧柱短缩的患者可用外固定支架撑开关节，维持力线的长度。外固定支架同样存在着固定效果欠佳的

缺点，如同克氏针固定，容易松动、脱出，长时间皮肤外留置易导致感染。螺钉固定是最经典、也是国内目前最常用的固定方式，复位后自跖骨向楔骨置入螺钉做跨关节固定，固定强度可靠；由于跖楔关节独特的解剖学结构，需以一定的角度及方向置入螺钉，技术要求较高，术中反复导针的穿入会造成关节软骨的医源性损伤；而螺钉的经关节固定势必会造成一定程度的关节软骨损伤。此外，对于跖骨基底部粉碎骨折或骨折线延至骨干的患者，螺钉通常无法稳定把持，这些因素都对螺钉固定造成了一定的限制。因此，近年来逐渐推崇采用微型钢板（2.7 mm）做跨关节固定，该技术要求简单，且固定的生物力学强度与螺钉相当。跨关节钢板固定还可避免关节软骨的二次损伤，为一种理想的固定方式，但长时间留置可能造成负重后螺钉及钢板断裂，因此需要向患者详细告知，若要取出，建议术后4～6个月骨性愈合后即可取出。有报道，国外学者用可吸收钉和纽扣钢板等固定物治疗跖跗关节损伤，虽然临床效果理想，但临床上很少应用。

（3）手术技术

1）轻微损伤：闭合复位内固定。对于轻微损伤患者，可先尝试闭合复位经皮固定。该技术对软组织损伤小，手术操作简便，术后软组织并发症发生率低。术中牵引前足，向前内及背侧推压脱位的跖骨基底部，复位后点式复位钳分别置于第2或第3跖骨背外侧及内侧楔骨的跖内侧，稳定内侧柱或中间柱，透视确定复位效果，然后用克氏针或空心螺钉的导针临时固定，再置入螺钉（图54-11）。

2）骨折脱位型损伤、跖跗关节复合体损伤：切开复位内固定。对于损伤类型复杂，或因软组织（如胫前肌腱）的嵌入导致闭合复位失败，以及严重粉碎性骨折或存在较大骨折块的患者，建议行切开复位内固定术。

患者取仰卧位，患侧髋部垫高，足跟放置于手术台边缘以便术中进行透视。于第1、2跖跗关节间背侧行纵向切口，以便能直视下确认并解剖复位关节脱位。复位固定顺序应先内侧柱，然后中间柱，最后外侧柱。

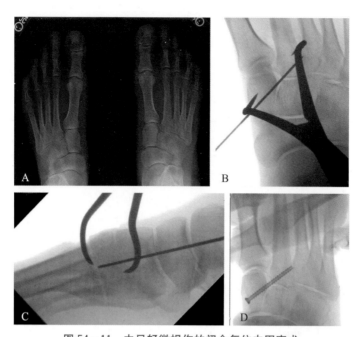

图 54‑11　中足轻微损伤的闭合复位内固定术

A. 双足 X 线正位片；B. 左足使用点式复位钳闭合复位，沿 Lisfranc 韧带方向穿入导针；C. 闭合复位侧位 X 线片；D. 沿导针方向拧入螺钉

　　三柱损伤可选择双切口，切口一般位于足背第 1、2 跖骨之间和第 4、5 跖骨之间，两切口间应保持 3 cm 间距（图 54‑12），避免皮瓣坏死。内侧和中间柱复位后需坚强内固定，如果对跖跗关节损伤实现

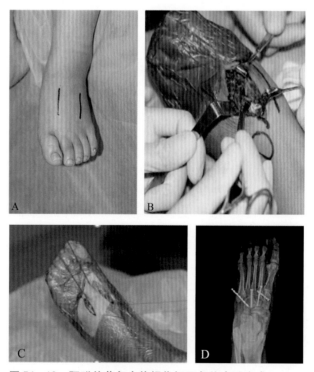

图 54‑12　跖跗关节复合体损伤切开复位内固定术

A. 足背双切口；B. 术中探查见第 1、2 跖骨间隙韧带断裂并有碎骨块；C. 术中双入路跖跗关节复位，沿导针拧入螺钉；D. 术后 X 线片

解剖复位,第4、5跖跗关节通常能自行复位。外侧柱则用克氏针行弹性固定,6周后拔除以保留其活动度。

以往临床上习惯用螺钉做内侧和中间柱的固定,文献报道跨关节的螺钉固定会导致已受累的关节面再次损伤,如果使用空心螺钉导针反复进入会

破坏10%～30%的跖跗关节面。因此,除了闭合复位内固定的病例和需行Lisfranc螺钉及楔骨间螺钉固定外,我们更常选择低模量微型钢板做跨跗楔关节固定,特别是对于跖骨基底部粉碎性骨折,钢板固定指征更加明确(图54-13)。

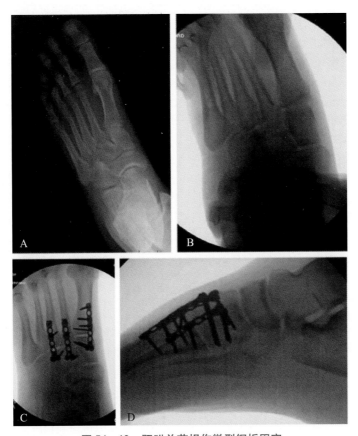

图54-13 跖跗关节损伤微型钢板固定

A. 术前X线片;B. 应力位X线片;C、D. 跖跗关节微型钢板固定足正位与侧位X线片

对于跖跗关节复合体损伤病例,楔骨的复位是复合体损伤治疗的关键,因此,手术原则上应复位距舟关节和楔骨间关节,恢复正常的楔骨间解剖关系,用螺钉稳定楔骨间关节,然后再以楔骨为模板,分别复位内侧柱和中间柱,最后再复位外侧柱。对于合并骰骨压缩性骨折者,压缩的骰骨需撑开后植骨,再行微型钢板内固定。

54.1.5 康复原则及要点

通常运动员Ⅱ型和Ⅲ型的中足损伤术后4～6周内应穿行走靴并免负重,一旦软组织愈合情况允

许,即可进行早期的无负重康复训练。有时,短腿石膏制动是更为谨慎的选择。4～6周后可以开始扶双拐进行部分负重。第8～12周时穿行走靴逐步过渡到完全负重。运动员可以通过游泳或骑单车进行平缓的关节活动训练。运动员在垫有半刚性鞋垫的硬底运动鞋保护下可以逐步恢复训练。

对于是否需要取出内植物目前尚无统一说法。一般认为,6周后需拔除外侧柱的克氏针,3个月后影像学随访确定骨折愈合可考虑取出Lisfranc螺钉,1年后才考虑取出钢板等其他内植物。术前需告知患者长期负重可能导致内植物断裂而无法取出。

54.2　第 5 跖骨基底部骨折

54.2.1　解剖与生物力学

（1）解剖

跖骨属于长骨，共有 5 块，自足内侧至外侧依次称为第 1～5 跖骨。跖骨的近端为基底部，中部为体部，远端为头部。跖骨、跗骨及足底的韧带共同组成人体的足弓，是人体站立、行走及负重时最为重要的装置。第 5 跖骨位于足部最外侧，与第 4 跖骨、骰骨组成足外侧弓，其基底部有一三角形关节面与骰骨共同组成跖跗关节，借助关节背侧、跖侧韧带相连。第 5 跖骨基底部内侧方与第 4 跖骨基底部相连，外侧方可见一乳突状隆起，称为第 5 跖骨粗隆。该处是多条肌腱的附着处，包括腓骨短肌、第 3 腓骨肌及小趾展肌外侧束部分肌腱。第 5 跖骨基底部虽然并不是人体足底主要的负重点，却是足部背伸、屈曲、外翻等各种活动的作用力点，与足部其他骨骼共同维持足部的活动。

（2）生物力学

第 5 跖骨基底部骨折的主要受伤机制是足部的内翻、内收暴力造成的肌腱暴力牵拉。第 5 跖骨基底部主要附着 3 条肌腱：小趾展肌外侧束附着于第 5 跖骨足底的侧面；腓骨短肌腱（作用为使足在踝关节处屈和足外翻及维持外侧足弓）止于第 5 跖骨粗隆尖跖外侧面；第 3 腓骨肌腱（作用为协助踝关节背伸、足外翻及外旋。）止于腓骨短肌腱远侧且略偏前

内侧。足部第 4、5 跖骨基底部由跖骨背侧韧带、跖骨跖侧韧带及跖骨骨间韧带相连，使得第 5 跖骨干骺端处于较为稳定的状态，而干骺端与近端骨干交界处以远缺乏韧带肌腱的加固。这种稳定性的差异，使得干骺端与近端骨干交界处受到肌腱牵拉时容易发生骨折，而且骨折后较其他部位更容易发生延迟愈合或不愈合。当膝关节内旋，足部内翻、跖屈时，第 5 跖骨干骺端由于多条韧带的保护，处于相对稳定的状态，而第 3 腓骨肌对第 5 跖骨干产生提拉作用，在第 5 跖骨基底部干骺交界处产生剪切力，造成第 5 跖骨基底部骨折。

（3）血液供应特点

第 5 跖骨基底部血液供应来源于滋养动脉、干骺端动脉穿支及骨膜动脉分支，相对而言较为丰富。滋养动脉位于第 5 跖骨粗隆尖远端，发自第 4 跖骨跖侧动脉，于第 5 跖骨跖内侧进入第 5 跖骨并向远端与近端分支。因此，干骺端与骨干的结合处形成相对缺血区。第 5 跖骨近端特殊的血液供应特点是第 5 跖骨基底部骨折不易愈合的前置因素。

（4）临床分型

与第 1～4 跖骨不同，第 5 跖骨基底部存在粗隆部。根据 Dameron、Lawrencehe 和 Botte 的研究，把第 5 跖骨基底部骨折分为 3 区：Ⅰ区，多为撕脱性骨折，主要指第 5 跖骨基底粗隆部骨折（图 54-14A）；Ⅱ区，又称 Jones 骨折，为第 5 跖骨基底干骺端骨折，常为横形骨折，该类型骨折有时可累及 4、5 跖间关节面（图 54-14B）；Ⅲ区，常为疲劳骨折，为干骺以远 1.5 cm 近端骨干骨折（图 54-14C）。Torg

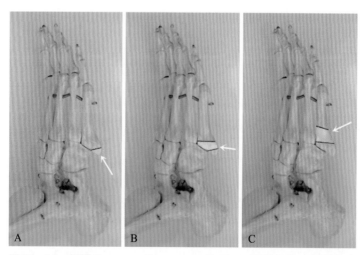

图 54-14　根据 Dameron、Lawrencehe 和 Botte 研究的第 5 跖骨基底部骨折分区

A. Ⅰ区；B. Ⅱ区；C. Ⅲ区

等根据临床表现和影像学检查将第 5 跖骨骨折分为 3 型：Ⅰ型为急性损伤，没有创伤史，髓腔没有硬化，骨折区没有增宽，只有骨膜反应；Ⅱ型为延迟骨折，有创伤史，骨折线增宽，髓腔硬化；Ⅲ型为骨不连，表现为症状反复，多次创伤史，骨膜有新骨形成，骨折区增宽，髓腔被硬化骨代替。从影像学上可简单分为：急性骨折、延迟骨折和骨不愈合。

54.2.2 病因与发病机制

第 5 跖骨基底部骨折的病因主要包括直接暴力因素（如重物打击、车轮碾压等）和间接暴力因素（如足部扭伤、暴力传导等）。间接暴力因素是导致第 5 跖骨基底部骨折常见的原因。足部踩空、足部极度内翻或者足前部猛力跖屈时超出了第 5 跖骨基底部附着肌腱的张力，使得腓骨短肌和第 3 腓骨肌强力收缩，导致撕脱性骨折；或是足前部受力撞击，外力传导至第 5 跖骨基底部，与骰骨的关节面撞击，导致第 5 跖骨基底部纵形断裂。直接暴力多为重物砸伤或是暴力打击中足外侧缘引起第 5 跖骨基底部骨折。

54.2.3 临床评估

（1）病史与临床表现

新鲜的第 5 跖骨基底部骨折，患者伤足疼痛不适、肿胀，尤其以中足外侧明显，无法下地行走。体格检查时可见伤足外侧肿胀、淤血（图 54-15），局部疼痛明显，足部主、被动活动明显受限。

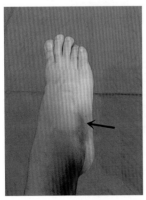

图 54-15 新鲜的第 5 跖骨基底部骨折

足外侧肿胀，第 5 跖骨基底部可见淤血

陈旧性骨折为新鲜的骨折未能及时治疗或者治疗不当，患者患足外侧持续压痛，部分患者可触及骨性突起，行走疼痛不适而无法负重或者内外翻活动。

（2）体格检查

直接触诊第 5 跖骨基底部，该区域疼痛应怀疑有局部骨折。

足内外翻试验：患者取坐位，检查者一手握住其患侧踝关节上方，另一手握住患足，将患足做内外翻活动，引起外侧疼痛表示可能存在外侧骨折或韧带损伤。

直接触诊跗跖关节复合体可以排除跗跖关节损伤。

（3）影像学检查

足 X 线正、斜位片可观察有无第 5 跖骨基底部骨折，并观察有无足部其他部位骨折。X 线检查可显示大多数第 5 跖骨基底部骨折（图 54-16A），但基底部裂缝骨折可因体位不当而难以在 X 线上发现，可行足部 CT 及三维重建检查以帮助确定诊断（图 54-16B）。MRI 检查在明确诊断的同时（图 54-16C）有助于排除足部其他不稳定损伤，如跗跖关节损伤。

（4）诊断与鉴别诊断

第 5 跖骨基底部骨折的诊断较容易。患者多有外伤史，受伤后足外侧局部疼痛、肿胀及淤血明显，负重行走及内、外翻功能障碍。第 5 跖骨基底部较为表浅，易于触诊检查，局部压痛明显，部分可触及骨擦音或骨擦感，纵向叩击痛阳性。X 线、CT 及 MRI 均可辅助骨折诊断。但由于局部解剖结构特殊性，一般需要与第 5 跖骨粗隆突起相鉴别，必须仔细询问病史和体格检查以明确是否为外伤性，并结合 X 线等辅助检查明确。对于儿童及青少年，第 5 跖骨基底部因骨骺尚未闭合，X 线上可见清晰透亮线，但透亮线边缘一般较为光滑，周围软组织无明显肿胀，可与骨折相鉴别。

54.2.4 治疗

（1）治疗原则

第 5 跖骨基底部骨折作为临床上较为常见的足踝部骨折之一，其受伤机制复杂多样。临床上，第 5 跖骨基底部骨折与踝关节的内翻暴力密切相关。既往经验认为，由于足底腱膜的稳定作用，第 5 跖骨基底部骨折的非手术治疗效果较为满意，但对于伴有外侧韧带损伤，甚至外踝撕脱性骨折的患者来说，骨

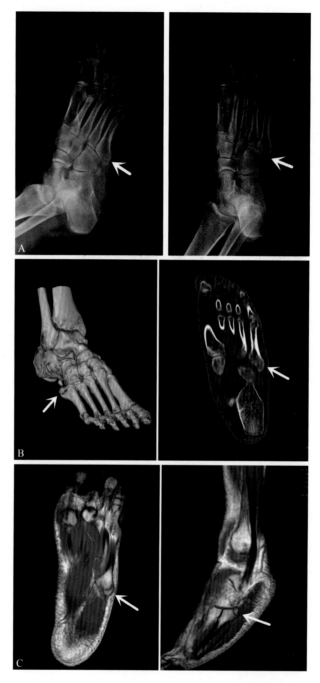

图 54-16　第 5 跖骨基底部骨折的影像学检查

A. X 线;B. CT 平扫与三维重建;C. MRI

折移位程度若>2 mm 或累及关节面,采取非手术治疗的效果往往欠佳,石膏固定的复位效果亦难以令人满意。由于存在肌腱牵拉骨块,容易引起骨块的移位,使愈合困难。因此,对于具有手术指征的第 5

跖骨基底部骨折,应及时采取合适的手术治疗,避免因非手术治疗不当而导致延迟愈合,引起后续一系列并发症发生。

（2）非手术治疗

对于部分骨折无移位或移位不明显或无明显功能障碍的患者，非手术治疗效果满意。无论手术与否，骨折早期遵循 POLICE 原则，予以患肢制动（protection）、适当负重（optimal loading）、冰敷（ice）、局部加压包扎（compression）、抬高患肢（elevation）都是合理且必要的。非手术治疗患者局部肿痛症状缓解后可尝试热敷等物理因子治疗和渐进负重等功能锻炼，促进早日恢复正常步行功能。

（3）手术治疗

第 5 跖骨基底部是足外侧纵弓及横弓的重要组成部分，其完整性影响足部功能的正常发挥。若其骨折未能及时选择正确的治疗方法，可能会造成严重的后遗症，如骨折延迟愈合或不愈合、畸形愈合、足底压力分布异常等。因此，对于部分受伤暴力较为严重、骨折移位明显的患者，或是经非手术治疗出现骨折处不愈合、畸形愈合的患者，建议手术复位内固定治疗。

第 5 跖骨基底部由于其具有粗隆部而与第 1～4 跖骨不同。该型骨折大多可经非手术治疗取得满意效果，但是如果骨折明显移位＞2 mm 或累及第 5 跖骨-骰骨关节面，骨折不愈合的可能性大，而且复位不理想，很容易导致严重后遗症，应行手术治疗。第 5 跖骨基底部的手术内固定材料有多种，主要包括克氏针、张力带钢丝、空心螺钉、带线锚钉及钢板等，应根据骨折具体情况选择合适的内固定物。

第 5 跖骨近端骨折的治疗存在多种手术方式，主要包括经皮髓内空心螺钉固定、交叉克氏针固定、张力带钢丝固定、带线锚钉固定、切开复位钢板固定等，但目前最佳固定方式尚未确定。

1）空心螺钉固定（图 54-17A）：对于骨质条件好且骨块较大、较完整者，可在 C 臂机透视下行经皮空心螺钉固定。该方法具有创伤较小、不破坏局部血液供应等优点，但钉帽可引起不适刺激感，可引发切口感染、创伤性关节炎等并发症；螺钉易移位引发伤口愈合不良，延后功能锻炼时间等。

2）克氏针及张力带钢丝固定（图 54-17B）：骨块超过 2 块且不完整时，可采用克氏针、张力带钢丝固定。克氏针内固定的优势在于操作简便、手术创伤小、费用较低，但固定效果不够理想、稳定性差、骨

折复位效果易丢失、易出现畸形愈合。严重的粉碎性骨折用克氏针内固定的效果较差，可加用张力带钢丝固定。张力带钢丝的优点包括：①直视手术，更容易达到解剖复位；②符合生物力学原则，增强骨折端的压应力，促进骨折愈合；③牢靠的内固定，且不固定任何关节，4～6 周后患者即可扶拐逐步负重行走，足功能恢复良好。但缺点在于偶见钢丝断裂的情况，同时钢丝对骨组织有切割，所以在钢丝的选择上需慎重。

3）带线锚钉固定（图 54-17C）：对于肌腱组织止点撕脱患者，可以选用带线锚钉内固定材料，通过捆绑和压附作用固定撕脱骨块、恢复肌腱功能。其优势是相对于其他微型钢板及骑缝钉治疗，对骨折端周围软组织剥离少，对血液供应影响小，且可吸收锚钉不存在二次取出内固定物的弊端。带线锚钉所带缝线强度极大，可起到类似鹰嘴骨折处张力带作用，既不存在空心螺钉的断钉风险，又比可吸收螺钉固定强度大；带线锚钉可用于撕脱小骨片，因其可用缝针带线钻孔，不存在拧入螺钉时骨质劈裂的风险；术中直视下操作，无需术中透视，减少放射辐射；可吸收带线锚钉固定所用切口小，操作简便，固定牢固，术后可早期进行功能锻炼。

4）钢板固定（图 54-17D）：对于不稳定性、骨质疏松性或是粉碎性第 5 跖骨基底部骨折，可选用锁定钩钢板内固定材料。其优势是既有锁定又有加压作用，能够牢固固定骨折端，具有良好的抗扭转力、张应力及弯曲应力作用。

54.2.5　康复原则及要点

第 5 跖骨基底部骨折非手术治疗的方法有局部冷敷、抬高患足、患肢制动、使用非负重短腿石膏固定 6～8 周等。拆除石膏后予以踝关节主、被动屈伸活动，并在可耐受疼痛下逐步进行扶拐行走直至完全负重。

对于手术后患者，由于足底腱膜的稳定性较好，在手术固定治疗第 5 跖骨基底部骨折后，一般无需石膏或支具固定，也无需非负重固定 2 周，使用矫形器具支撑骰骨以减轻第 5 跖骨基底部的应力。术后早期可尝试负重行走，在避免因负重行走引起骨折移位的基础上，降低发生失用性骨质疏松的风险，改善预后，促进骨折愈合。

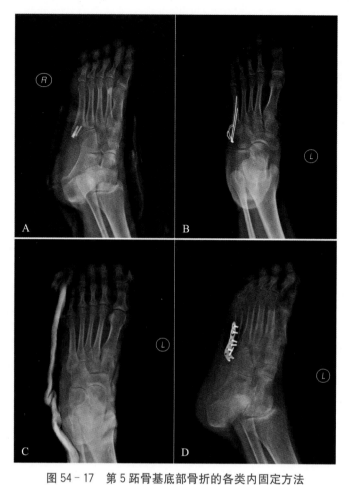

图 54-17 第 5 跖骨基底部骨折的各类内固定方法

A. 空心螺钉固定；B. 克氏针及张力带钢丝固定；C. 可吸收带线锚钉
固定；E. 钢板螺钉固定

（桂鉴超）

本章要点

1. 跖跗关节损伤是指足跖骨与跗骨间的骨折脱位，由法国人 Lisfranc 于 1815 年首先描述，为一种不常见的中足部损伤。

2. 跖跗关节复合体由 5 个跖骨基底部与相应的中足部跗骨构成，5 个跖骨形成的"罗马拱门形"结构与第 2 跖骨基底的"拱顶石"结构，共同维持了整个跖跗关节骨性结构的稳定性。

3. 第 1、2 跖骨基底间无骨间韧带相连，内侧楔骨向第 2 跖骨基底走行的 Lisfranc 韧带是维持内侧柱稳定最主要的部分。

4. 隐匿性跖跗关节损伤容易误诊，足底瘀斑是跖跗关节复合体损伤的特征性体征。

5. 运动员稳定无移位的中足损伤（Ⅰ型）通过非手术治疗能获得较好的疗效，并能恢复伤前的运动能力。

6. 手术原则是解剖复位、坚强固定、恢复足内外侧列线和长度，稳定整个跖跗关节。

7. 第 5 跖骨基底部骨折是足踝创伤中最常见的骨折之一，常由于肌腱牵拉而引起撕脱性骨折，可出现骨块移位、愈合困难。

8. 踝关节内翻暴力是造成第 5 跖骨基底部骨折的重要因素，常伴有踝关节外侧韧带损伤及外踝尖撕脱性骨折。

9. 部分第 5 跖骨基底部骨折可通过非手术

治疗取得满意疗效，如果移位明显或累及关节面则需手术治疗。手术的目的是将撕脱的骨块重建到其正常的解剖位置上去，必要时恢复肌腱合适的张力。

主要参考文献

［1］COUGHLIN M J，SALTZMAN C L，ANDERSON R A. 曼氏足踝外科［M］. 唐康乐，徐林，译. 北京：人民卫生出版社，2015.

［2］BRIANZONI S，MAMMANA C，MICHETTI E. The jones fracture classification，management，outcome，and complications：a systematic review［J］. Foot Ankle Spe，2012,5(4)：256－295.

［3］DEVRIES J G，TAEFI E，BUSSEWITZ B W，et al. The fifth metatarsal base：anatomic evaluation regarding fracture mechanism and treatment algorithms［J］. J Foot Ankle Surg，2014,54(1)：94－98.

［4］HONG C C，PEARCE C J，BALLAL M S，et al. Management of sports injuries of the foot and ankle：an update［J］. Bone Joint J，2016,98－B(10)：1299－1311.

［5］HUSAIN Z S，DEFRONZO D J. A comparison of bicortical and intramedullary screw fixations of jones' fractures［J］. J Foot Ankle Surg，2002,41(3)：146－153.

［6］KANE J M，SANDROWSKI K，SAFFEL H，et al. The epidemiology of fifth metatarsal fracture［J］. Foot Ankle Spec，2015,8(5)：354－359.

［7］KELLY I P，GLISSON R R，FINK C，et al. Intramedullary screw fixation of Jones fractures［J］. Foot Ankle Int，2001,22(7)：585－589.

［8］LAWRENCE S J，BOTTE M J. Jones' fractures and related fractures of the proximal fifth metatarsal［J］. Foot Ankle，1993,14(6)：358－365.

［9］MCKEON K E，JOHNSON J E，MCCORMICK J J，et al. The intraosseous and extraosseous vascular supply of the fifth metatarsal implications for fifth metatarsal osteotomy［J］. Foot Ankle Int，2013,34(1)：117－123.

［10］MORA A D，KAO M，ALFRED T，et al. Return to sports and physical activities after open reduction and internal fixation of lisfranc injuries in recreational athletes［J］. Foot Ankle Int，2018,39(7)：801－807.

［11］POLZER H，POLZER S，MUTSCHLER W，et al. Acute fractures to the proximal fifth metatarsal bone：development of classification and treatment recommendations based on the current evidence［J］. Injury，2012,43(10)：1626－1632.

［12］PORTER D A，BARNES A F，RUND A，et al. Injury pattern in ligamentous lisfranc injuries in competitive athletes［J］. Foot Ankle Int，2019,40(2)：185－194.

［13］SCOTT R T，HYER C F，DEMILL S L. Screw fixation diameter for fifth metatarsal jones fracture：a cadaveric study［J］. J Foot Ankle Surg，2015,54(2)：227－229.

［14］SEYBOLD J D，COETZEE J C. Lisfranc injuries：when to observe，fix，or fuse［J］. Clin Sports Med，2015,34(4)：705－723.

［15］SILVA A P，SHIMBA L G，RIBAS L H，et al. Turco's injury：diagnosis and treatment［J］. Rev Bras Ortop，2014,49(4)：321－327.

［16］SMITH T O，CLARK A，HING C B. Interventions for treating proximal fifth metatarsal fractures in adults：a meta-analysis of the current evidence-base［J］. Foot Ankle Surg，2011,17(4)：300－307.

［17］TORG J S，BALDUINI F C，ZELKO R R，et al. Fractures of the base of the fifth metatarsal distal to the tuberosity. Classification and guidelines for non-surgical and surgical management［J］. J Bone Joint Surg Am，1984,66(2)：209－214.

［18］VIVEK M，WOOK C H，SOO S J. Fractures of the proximal fifth metatarsal：percutaneous bicortical fixation［J］. Clin Orthop Surg，2011,3(2)：140－146.

［19］WEATHERFORD B M，BOHAY D R，ANDERSON J G. Open reduction and internal fixation versus primary arthrodesis for lisfranc injuries［J］. Foot Ankle Clin，2017,22(1)：1－14.

［20］ZWITSER E W，BREEDERVELD R S. Fractures of the fifth metatarsal：diagnosis and treatment［J］. Injury，2010,41(6)：555－562.

前足运动损伤

55.1 跖板损伤

55.1.1 解剖与生物力学

跖趾关节(metatarsophalangeal joint,MTPJ)的主要静态稳定结构由跖板和内、外侧副韧带组成,动态稳定性结构由外在和内在肌肉组织提供。跖板主要是由Ⅰ型胶原组成的呈矩形或等腰梯形的纤维软骨样结构,其厚约2 mm(2～5 mm)、长约19 mm(16～23 mm)、宽约11 mm(8～13 mm),近端通过薄层滑膜连接起自跖骨头跖面,远端止于近节趾骨的基底部跖面。跖板的跖面光滑,在跖骨头下变厚、变宽,并与侧副韧带、跖骨间深横韧带、屈肌腱纤维鞘和跖腱膜的远端纤维相连接,形成复合体结构(图55-1)。第2足趾的内在肌非常特殊,只有1条蚓状肌止于内侧,背侧有2条骨间肌,而跖侧没有骨间肌,所有结构均经过跖趾关节旋转轴的跖侧。跖板是防止跖趾关节过伸最重要的稳定结构,并为跖骨头和屈肌腱提供了一个光滑的滑动表面,在"绞盘机制"中也发挥了重要作用。跖板的功能除对跖趾关节起稳定作用外,还具有缓冲减震的作用。

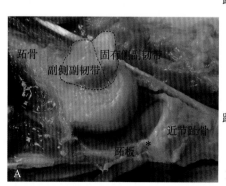
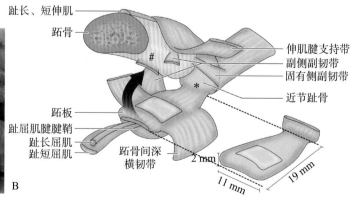

图55-1 跖板的解剖

A. 实体解剖图;B. 可视化三维示意图。#:起点;*:止点

55.1.2 病因与发病机制

跖板损伤多为慢性损伤,女性常见,因穿高跟鞋或过紧的鞋导致跖趾关节过伸。急性损伤为跖板的急性撕裂伤,多发生于从事田径、网球等运动的年轻运动员。

跖板慢性损伤导致跖板伸长、衰减并最终断裂,同时关节囊、韧带和固有肌腱也发生适应性变化,从而出现跖趾关节脱位和不稳定。跖板破裂时,近节趾骨呈背侧半脱位,伸肌腱不能伸近端和远端趾骨间关节,随着时间推移,跖板和屈肌腱倾向于向背内侧移位。

55.1.3 临床评估

（1）病史与临床表现

女性患者有穿高跟鞋或过紧的鞋经历,或者运动员有跖趾关节极度背伸导致跖板的急性损伤病史。临床表现为跖骨头足底的疼痛,即跖骨痛,多发生于第2跖骨头,其次是第3和第4跖骨头。跖板急性损伤或极少部分慢性损伤表现为突发性跖骨痛;而慢性损伤多表现为逐渐发作的跖骨痛,持续数月,在负重时加重,在大理石上行走或赤脚在坚硬表面上行走时疼痛更为明显,并且伴随步态的改变。

（2）体格检查

对于跖板损伤早期或急性损伤患者,视诊可见跖趾关节肿胀。慢性损伤后期跖趾关节的机械稳定性丧失后出现锤状趾、交叉趾、近节趾骨的背伸位、第2

趾偏向内侧并向姆趾骑跨(图55-2)。跖趾关节的稳定性也可通过抽屉试验和拔纸试验进行评估。

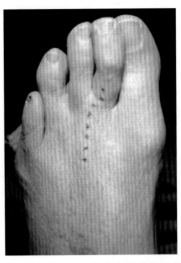

图55-2 第2跖趾关节半脱位伴锤状趾

1）抽屉试验：将跖趾关节保持在中立位或轻度背伸位,然后在近节趾骨上施加垂直剪切力使其向背侧移位(图55-3),根据平移程度按 $G_0 \sim G_4$ 级进行记录,并与邻近和健侧足趾进行比较。全身韧带松弛的患者可出现假阳性。

2）拔纸试验：即足趾的足底抓地试验。跖板损伤后足趾的跖侧屈肌强度降低导致抓地力量减弱,拔纸试验可对其进行量化。具体的方法是将长 $1\ cm \times 6\ cm$ 的纸片置于患趾尖端足底,嘱患者用足

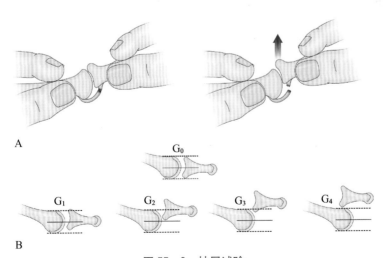

图55-3 抽屉试验

A. 操作示意图;B. 分期示意图。G_0：稳定的关节;G_1：轻度不稳定,半脱位 $<50\%$;G_2：中度不稳定,半脱位 $>50\%$;G_3：严重不稳定,接近完全脱位;G_4：关节脱位

趾踩住纸,检查者从足趾下抽出纸条(图 55-4),当纸条被压住且中段撕裂时为试验阴性,纸条完整被拔出且无撕裂时为试验阳性。

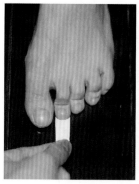
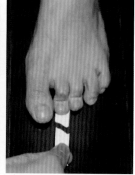

图 55-4　拔纸试验阴性

（3）影像学检查

足部负重正位、侧位和斜位 X 线片应作为跖骨痛的常规检查。正常跖趾关节应有 2～3 mm 的间隙,当近节趾骨脱位或半脱位时此间隙消失,X 线片中可见跖骨头与近节趾骨存在背侧半脱位或内、外侧偏斜;与健侧 X 线片相比时,可发现细微病变。在更严重的病例中,X 线片可证实跖趾关节完全脱位（图 55-5）。X 线片还可用于鉴别其他疾病,包括应力性骨折、Freiberg 病、退行性关节病或系统性关节炎。

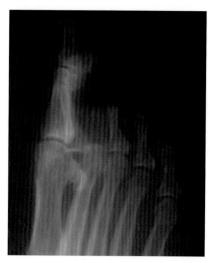

图 55-5　足部斜位 X 线片示第 2 跖趾
关节完全脱位

跖板撕裂的位置通常发生在近节趾骨止点的外侧,MRI 检查中可见位于近节趾骨基底部水平的跖板远端显示高信号改变（图 55-6）。MRI 检查的敏感性达 95%、特异性达 100%,是判断跖板损伤的"金标准",并且有助于鉴别关节内和非关节内疾病。

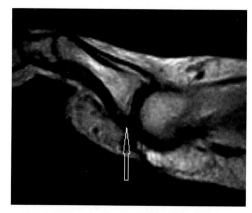

图 55-6　MRI 矢状位片示跖板撕裂（箭头）

B 超检查评估跖板损伤比 MRI 更敏感,且具有动态检查的优势,但其特异性差,不能取代 MRI,并且依赖于操作者的技术。

X 线透视关节造影不仅能检测跖板的完整性,而且能检测跖趾关节关节囊的完整性。用针头将造影剂直接注入跖趾关节,造影剂外渗进入屈肌腱鞘可诊断为跖板破裂,其结果等同于 MRI 关节造影,但该检查相对于 MRI 更经济实惠。除了造影成像可帮助诊断外,向关节内注射利多卡因或其他局部麻醉剂可以证实关节内来源的疼痛。

（4）诊断与鉴别诊断

患者足趾畸形起病隐匿,常只有在畸形变得严重并形成固定锤状趾后才会被重视,故跖板损伤的诊断和治疗延迟相当常见。基于疾病的临床表现和病理机制进行分级、分期有助于量化和判断跖板损伤和足趾畸形程度,便于决定修复计划。

临床分期：跖板损伤后引起跖趾关节不稳定,针对临床表现进行综合临床分期,Haddad 等描述了一种基于第 2 趾不稳定的临床分期,分为 $G_0 \sim G_4$（见图 55-3）。

解剖分级：也称跖板撕裂的手术分级,是根据具有跖板病理学特征的尸体标本的解剖结果进行的分级,各级别的特点见表 55-1。图 55-7 为解剖分

表 55 - 1 跖板损伤的解剖分级

级别	解剖特点
0 级	跖板或关节囊退行性变
1 级	跖板远端(近节趾骨止点处)<50%横形撕裂和(或)中央实质部<50%撕裂
2 级	跖板远端>50%横形撕裂和(或)中央实质部<50%撕裂
3 级	横形和(或)纵形广泛撕裂(可累及侧副韧带)
4 级	广泛撕裂伴纽扣孔样畸形(脱位);并发横形和纵形跖板撕裂

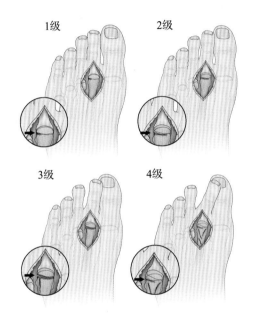

图 55 - 7 跖板损伤的解剖分级示意图

级示意图,以 3 级撕裂最常见,几乎占所有跖板损伤的一半。

跖板损伤需要与其他引起非特异性跖骨痛的疾病进行鉴别,如脂肪垫萎缩、滑膜炎、局灶性软骨损伤、关节炎、关节囊损伤、Freiberg 病、应力性骨折和神经瘤等。

55.1.4 治疗

(1) 非手术治疗

对于早期病例,采取保守措施可以减轻跖骨痛,但很少会改变疾病的进展及对线不良。常用的措施包括应用非甾体抗炎药,降低鞋跟高度,穿宽松的鞋消除足趾的压力,应用跖骨垫、绷带或胶布维持足趾

稳定于中立位,以及在关节内注射类固醇皮质激素等。但注射类固醇皮质激素可能会掩盖症状,导致关节囊和跖板的退行性变,随后出现关节半脱位或脱位。

(2) 手术治疗

伴随着关节囊不稳定的跖板撕裂相关的疼痛和畸形增加,应考虑手术治疗。早期报道的手术,如跖趾关节滑膜切除术、关节囊软组织松解联合紧缩术、伸肌和屈肌腱转移术、趾骨和跖骨截骨术,甚至截趾等,均没有解决跖趾关节不稳定的主要原因——跖板损伤。目前手术技术已经发展到可直接修复撕裂的跖板。足底入路可实现修复足底的跖板,但单纯修复跖板而不对相应的跖骨进行矫形则远期疗效不佳,且足底入路暴露邻近关节比较困难,还会使患者面临足底瘢痕组织疼痛的风险。因此,使用背侧入路并联合 Weil 截骨术可以充分暴露较小的跖趾关节,同时可短缩相应的跖骨以纠正足趾的畸形。

(3) 手术技术

Weil 截骨与背侧入路跖板修复术:切口以跖趾关节为中心,自跖骨干远端 1/3 延伸至近节趾骨中段。从趾长、短伸肌腱之间,显露、切开背侧跖趾关节关节囊,保留跖骨关节囊附着处与跖骨头相关的血管,减少侧副韧带剥离。在距离跖骨头关节面 2~3 mm 处行 Weil 截骨术。截骨面与足底平行,跖骨头向近端平移 5~10 mm,用垂直克氏针临时将跖骨头固定于近端,使用一个小的关节撑开器套入上述克氏针,于近节趾骨基底部 6 mm 处植入另一根克氏针,撑开跖趾关节并显露跖板(图 55 - 8)。或者采取布巾钳徒手牵引近节趾骨基底部,检查跖板是否撕裂。远端 1 级或 2 级横形撕裂时,放置 1~2 根水平褥式缝线修复;3 级撕裂时,将跖板从近节趾骨基底部小心剥离,剥离后形成一全厚瓣。用一关节镜缝线引导器辅助跖板缝合,根据撕裂类型可采用多种缝合技术,在跖板中央及内外侧间隔 3~5 mm 褥式缝合 3 针。跖板放置缝线后,在近节趾骨基底部钻取 2 个交叉孔,将 Weil 截骨术后的趾骨头固定到位,使用缝线引导器将缝线穿过趾骨钻孔,并在跖趾关节屈曲 25°时行背侧骨桥上缝线打结固定,此时做抽屉试验为阴性。背侧有挛缩时延长趾伸肌腱,逐层缝合关闭切口,使用纱布和胶带加压包扎维持跖趾关节跖屈位 7~10 天。

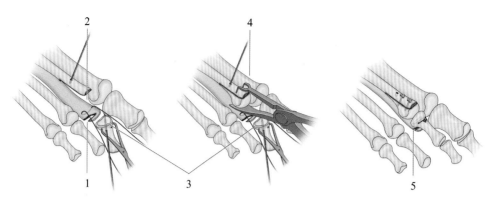

图 55 - 8　Weil 截骨后跖板修复术

1：确定撕裂的跖板；2：跖板缝合；3：缝线穿过近节趾骨基底部；4：Weil 截骨跖骨短缩固定；5：跖趾关节复位，缝线打结

55.1.5　康复原则及要点

术后每周换药 1 次，第 7～10 天开始进行积极的物理治疗，加强跖屈力量活动练习，每周进行 2～3 次趾长屈肌腱主、被动活动锻炼。手术 2 周后开始佩戴前足免负重支具行走，术后第 6～8 周开始前足负重和逐步负重行走。

（朱　敏　唐康来）

55.2　草地趾

55.2.1　解剖与生物力学

正常行走时，第 1 跖趾关节承受的重量为体重的 40%～60%；在普通的体育活动中，其承受的重量可增加到体重的 2～3 倍；在连续的跑跳活动中，其承受的重量甚至可达体重的 8 倍。所以第 1 跖趾关节囊韧带复合体的强度对运动员的功能至关重要。

关节囊韧带复合体是保持第 1 跖趾关节稳定的关键因素。第 1 跖骨和趾骨双面突出的关节面结构形成较浅的关节窝，提供了较小的稳定性。跗展肌及跗收肌的腱性部分为内、外侧关节囊提供了支撑。趾长伸肌和屈肌为关节稳定贡献最小。趾短伸肌和屈肌的腱性部分和关节囊融合是关节稳定的重要因素。

第 1 跖趾关节的稳定性主要由跖板、籽骨、关节囊、韧带（跖籽韧带、趾籽韧带、关节囊韧带、籽骨间

韧带）及短屈肌复合体组成的第 1 跖趾关节囊韧带复合体维持（图 55 - 9）。扇形的内、外侧跖籽韧带在跖骨头两边的起点呈条索状，扇形止于近节趾骨和足底，可避免跗外翻或跗内翻；跖板是关节囊的增厚部分，它融合了籽骨和跗短屈肌腱形成了内侧和外侧的趾籽韧带。内侧和外侧的籽骨共同维持第 1 跖趾关节囊韧带复合体的稳定性。跗展肌腱和跗收肌腱分别与跗短屈肌腱的内侧头和外侧头附着于内、外侧籽骨，形成短屈肌复合体，可维持第 1 跖趾关节的跖侧稳定，防止第 1 跖趾关节过度背伸。

55.2.2　病因与发病机制

草地趾（turf toe）最初由 Bowers 和 Martin 于 1976 年在文献中描述为第 1 跖趾关节囊韧带复合体损伤；20 世纪 80 年代以来，关注度最大的运动员足部损伤就是第 1 跖趾关节过伸损伤（图 55 - 10），俗称草地趾。关注点主要有两方面：一是这种损伤常发生在学校和专业的重要运动场所；二是媒体对因伤退赛的运动员的宣传。另外，人工草坪是否是该运动损伤的诱发因素仍有争议，但因该类损伤多发生在人工草地上，故称为"草地趾"。典型的草地趾多见于橄榄球运动员，但足球、排球、篮球、网球运动员及舞蹈演员也会发生。1990 年，Rodeo 等对 80 位美国国家专业橄榄球运动员进行调查，发现 45% 的运动员在职业生涯中曾经发生过第 1 跖趾关节囊韧带复合体损伤，其中 83% 发生在人工草地上。Kaplan 等对 320 名大学橄榄球运动员进行调查，结果表明草地趾的发生率仅次于外踝扭伤和下胫腓关节损伤，排在常见运动损伤的第 3 位。

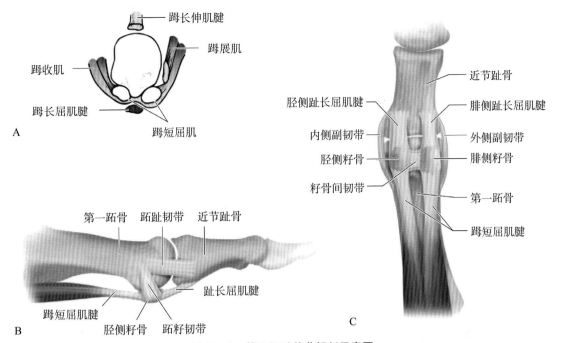

图 55‐9 第 1 跖趾关节解剖示意图

A. 正面观；B. 矢状面观；C. 剖面图

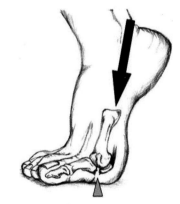

图 55‐10 第 1 跖趾关节过伸损伤机制

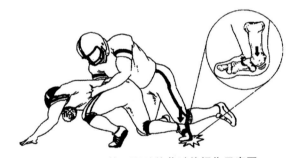

图 55‐11 第 1 跖趾关节过伸损伤示意图

草地趾是第 1 跖趾关节相关损伤的总称，损伤的严重程度由第 1 跖趾关节所承受体重的重量和用力时第 1 跖趾关节异常或过度活动的范围和方向共同决定。第 1 跖趾关节过度背伸导致的损伤是较为经典的定义（图 55‐11）。

当前足屈曲于地面并对足跟同时施加轴向应力时，轴向应力从踝关节向第 1 跖趾关节传导，使第 1 跖趾关节进行性过度背伸导致关节囊韧带复合体损伤；另外，近端趾骨的撞击或跖骨头关节面的剪切应力，也可导致跖趾关节面损伤；而蹈趾处于过伸位时应力作用于内侧，可导致内侧韧带和内侧籽骨复合体出现损伤，蹈展肌腱和外侧籽骨复合体会出现挛缩，发生创伤性蹈囊炎和蹈外翻畸形。

草地趾会导致严重的功能障碍。受伤后无法奔跑使受伤运动员经常错过训练，严重时错过比赛。比较第 1 跖趾关节损伤和踝关节扭伤，踝关节扭伤的发病率是第 1 跖趾关节损伤的 4 倍，但运动员错过训练的次数只有 2 倍。阿肯色州的研究人员发现，因蹈趾损伤错过的比赛次数比因足踝损伤错过的次数更多。在莱斯大学的研究中，运动员因蹈趾损伤平均错过 6 场比赛，如果迁延不愈，则会结束运动员的职业生涯。

55.2.3 临床评估

（1）病史与临床表现

草地趾损伤最初时关节并不是特别肿胀和疼痛，通常在 24 小时内症状加重，运动员往往在第 2 天蹒跚走进训练场。临床医生应该意识到草地趾是一个连续受伤的过程，因此和其他相似的运动损伤一样，其损伤程度有轻有重。由于国内橄榄球等运动相对不够普及，草地趾的发病率并不高，但当临床医生面对主诉为第 1 跖趾关节外伤后疼痛的运动员及运动爱好者时，应详细地进行体格检查和追问病史，以避免此类型损伤的漏诊。既往第 1 跖趾关节背伸性损伤，就诊时第 1 跖趾关节背伸活动度＜40°、局部肿胀和压痛，均高度提示该类型损伤（图 55－12）。

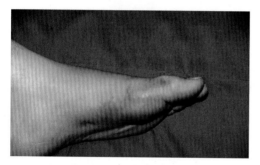

图 55－12　草地趾外观

1 度损伤：第 1 跖趾关节囊韧带复合体牵拉损伤。患者有足底和内侧局部压痛，肿胀较轻，没有瘀斑。关节活动没有明显受限。运动员承重后有轻微症状，参与训练有轻微疼痛。

2 度损伤：关节囊韧带复合体的局部撕裂。压痛更强烈、范围更广泛，肿胀和瘀斑更明显。关节活动受限。运动员承重时有中度的疼痛和跛行，使其不能正常发挥水平。

3 度损伤：关节囊韧带复合体全部撕裂。患者有严重的疼痛伴随明显的肿胀和瘀斑。在脚底和脚背都有严重的压痛。过伸引起的损伤使跖底关节囊撕裂，近节趾骨移位至跖骨头背侧，出现籽骨骨折和籽骨骨骺分离。有时出现远端的籽骨向近端移位。往往这种损伤代表第 1 跖趾关节的脱位。运动员前足不能负重，无法参加体育活动。

慢性草地趾是急性损伤时未治疗或被忽视造成的后遗症。运动员长期忍受第 1 跖趾关节的疼痛，进而造成第 1 跖趾关节畸形，包括第 1 跖趾关节向

背侧的半脱位。

（2）体格检查

对急性损伤的第 1 跖趾关节体格检查评估需要以系统、简明、准确的方式进行，最初可能会因疼痛和夹板而受阻，但对急性期的患者需要强制性体格检查。观察跗趾有无畸形，周围软组织有无瘀斑、肿胀，触诊跖骨头和颈与近节趾骨基底背侧有无关节周围骨折，籽骨是否骨折，长、短屈肌腱和伸肌腱是否损伤。触诊关节结构后，被动活动第 1 跖趾关节检查内、外侧副韧带及籽骨韧带活动范围，评价关节的稳定性及是否有脱位（图 55－13）。内、外翻应力试验可判断跖趾关节内、外侧副韧带是否损伤；垂直抽屉试验（Lachman 试验，类似于膝关节的抽屉试验）可判断跖板是否完整。

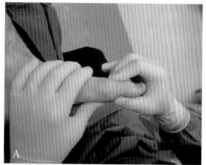

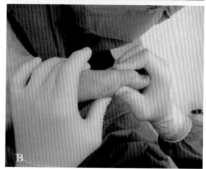

图 55－13　草地趾体格检查

A. 触诊跖趾关节；B. 被动活动跖趾关节

长期的不稳定会导致踇趾的鹅颈样畸形，这是由于踇短屈肌腱的撕裂和踇短屈肌腱与踇长伸肌间的肌力失衡导致的（图 55－14）。主动屈伸跖趾关节、趾骨间关节，可评估踇短屈肌腱、踇长伸肌腱和跖板损伤情况。

（3）影像学检查

严重的损伤应该接受规范的影像学检查来明确

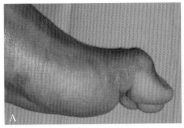
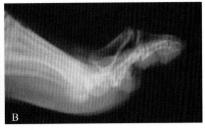

图 55 - 14 草地趾的鹅颈样畸形

A. 外观；B. X 线片

有无关节囊撕裂、籽骨骨折、籽骨骨骺分离、籽骨移位等潜在损伤。X 线检查可以发现明显或微小的撕脱性骨折、软骨损伤、籽骨位置；应与健侧的 X 线片作比较，须拍摄足部负重正位、斜位、侧位片及籽骨轴位片。在 X 线片上可显示有无籽骨脱位、籽骨间韧带的断裂或籽骨的骨折（图 55 - 15）。正常第

1 跖趾关节背伸时，籽骨会跟随跖趾关节的运动而运动；当跖板完全破裂时，籽骨不能跟随跖趾关节的运动而运动。怀疑跖板损伤时，应加拍第 1 跖趾关节背伸应力位片，可发现患侧籽骨明显向近端移位 1~2 mm。籽骨向近端移位是跖板损伤的标志（图 55 - 16）。

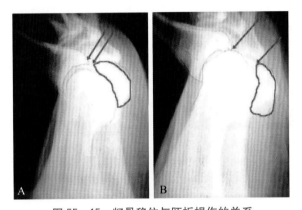

图 55 - 15 籽骨移位与跖板损伤的关系

A. 籽骨跟随跖趾关节的运动而运动；B. 籽骨未跟随跖趾关节的运动而运动，提示跖板完全破裂

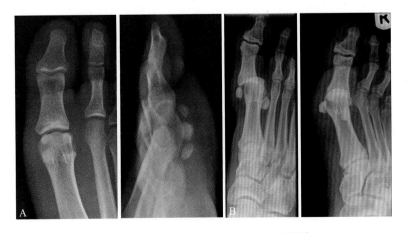

图 55 - 16 运动员跖趾关节损伤 X 线影像

A. X 线正、侧位片显示籽骨分离、跖趾关节脱位、籽骨移位；B. 当跖板完全破裂时，则籽骨不能随跖趾关节的运动而移动，仍位于第 1 跖骨头下

CT 检查能清楚显示籽骨与跖趾关节的关系,还可用于评价籽骨骨折的愈合情况。

MRI 检查是诊断韧带和软骨损伤最好的影像学方法(图 55-17)。Crain 等建议在质子密度加权、脂肪抑制、STIR 序列 3 个平面中以最佳方式评估草地趾情况。质子密度加权图像比 STIR 成像时间更短,可提供更好的分辨率,而且比脂肪抑制的 T_2 加权图像和 STIR 序列提供的解剖细节更多。为了优化较低场 MRI 扫描仪的分辨率,该视野应在 13~15 cm,切片厚度≥3.5 mm 的 STIR 图像。高场 MRI 扫描仪,如 3.0 T,可提供更好的清晰度和细节。跖骨韧带和趾骨韧带的损伤最好在矢状面上观察,内侧籽骨韧带最好在轴位图像上显示。在 MRI 图像上,对跖籽韧带结构的评估常显示不连续或水肿。骨扫描对陈旧性草地趾并发籽骨炎的诊断很有帮助,但假阳性率较高。

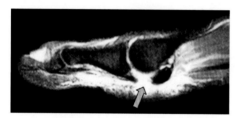

图 55-17　草地趾 3 度损伤

MRI 显示跖板完全破裂

(4) 诊断与鉴别诊断

草地趾的诊断主要依靠患者的外伤史、临床症状、体格检查和影像学检查。X 线、B 超、CT 和 MRI 是临床医生使用的主要影像诊断工具。草地趾患者有典型的第 1 跖趾关节过度背伸外伤史,因此,对于第 1 跖趾关节肿胀、疼痛的患者,尤其是急性期患者,应高度怀疑草地趾,需做双足负重正、侧位和籽骨轴位 X 线片检查。对比双足负重侧位片常能确定诊断,籽骨向近端移位是跖板完全断裂的典型征象。X 线评价应包括比较籽骨远端到关节的距离。内侧籽骨到关节的距离应<3 mm,外侧籽骨到关节的距离应<2.7 mm。第 1 跖趾关节背伸应力位 X 线片可显示关节半脱位、籽骨移位、二分籽骨、籽骨分离或籽骨骨折(图 55-18)。

当踇趾的近节趾骨骨折时,如果跖腱膜完整,胫侧籽骨的远端到关节的距离应该是不变的。这个数值应该与健侧进行对比。

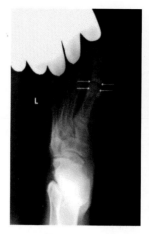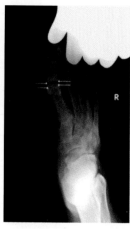

图 55-18　第 1 跖趾关节背伸应力位片

右足(正常)显示籽骨与关节间隙正常,左足(患足)显示籽骨向近端移位

在诊断时应注意与以下疾病相鉴别:跖趾关节过屈伤(沙滩趾)、籽骨关节炎、籽骨骨折、肌腱炎、第 1 跖趾关节退行性关节病、痛风性关节炎等。为了鉴别诊断,有时需实验室检查以排除痛风等疾病。

55.2.4　治疗

早期草地趾患者可采用非手术治疗,首选方法是 RICE 原则。对于草地趾 3 度损伤即第 1 跖趾关节囊韧带复合体完全断裂,给予复位、固定、冰敷、非甾体抗炎药治疗,使用短腿石膏将踇趾固定于跖屈位。草地趾通常不需要手术治疗,如果非手术治疗没有改善,则需要进行手术治疗。

(1) 非手术治疗

草地趾早期可采用非手术治疗,在急性损伤 48~72 小时内,3~4 次/天,每次持续 20 分钟的冰敷十分有效。对于 1 度损伤,即第 1 跖趾关节囊韧带复合体的牵拉伤或轻度撕裂伤,需要固定、非甾体抗炎药和冰敷治疗。对关节进行功能位固定可为运动员提供足够的稳定性,使疼痛感降到最低。可选择使用矫形鞋或碳纤维鞋垫(图 55-19A),通过减少关节的背伸压力,使第 1 跖趾关节的足底软组织得以休息;也可使用"人"字形胶带固定踇趾于轻度跖屈位(图 55-19B)。

典型 1 度损伤的运动员若症状允许可继续参加运动,但训练和比赛时都需要包扎固定足趾,同时穿鞋垫硬化过的运动鞋。2 度损伤则需要立即固定、口服非甾体抗炎药和冰敷治疗。运动员应穿矫形鞋

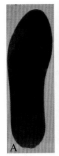
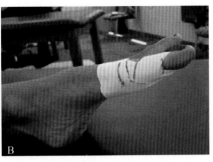

图 55-19 草地趾非手术治疗用具

A. 碳纤维鞋垫；B. "人"字形胶带固定跗趾于轻度跖屈位

或碳纤维鞋,使用"人"字形胶带或夹板固定跗趾,拐杖负重,至少停止患足跗趾运动 3~14 天,且在关节囊韧带复合体愈合后,必须完成康复计划才能安全返回赛场。3 度损伤最严重,由于第 1 跖趾关节囊韧带复合体破坏,常导致第 1 跖趾关节脱位或半脱位。如果出现脱位,就需要立即闭合复位,然后进行固定、冰敷、口服非甾体抗炎药治疗。使用短腿石膏限制跗趾运动(图 55-20),固定 8 周。另外,物理治疗和康复还需要 4~6 周。在进行跑步或爆发性运动之前应保证第 1 跖趾关节在被动背伸 50°~60°时无疼痛。如果非手术治疗有效,需要 6 个月时间才能消除症状。

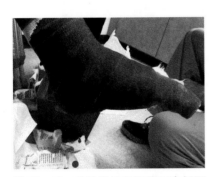

图 55-20 草地趾使用短腿石膏托跖屈位固定

疼痛是判断疾病是否恢复至受伤前状态的一个重要指标。伤后 3~5 天,不建议使用非甾体抗炎药和类固醇药物,因为类固醇药物注射和非甾体抗炎药可以掩盖疼痛,而且在损伤区域进行类固醇药物注射可能会影响软组织的愈合。因为运动减少是引起创伤后遗症的重要原因,所以关节的早期活动十分重要。休息是治疗中十分关键也是最难控制和实施的,通常运动员和教练员都认为这只是一点小伤,

然而过早返回赛场常会延长恢复期以致造成更长时间的活动受限。如果非手术治疗无改善,则需要进行手术治疗。

(2)手术治疗

当非手术治疗失败或运动员被确诊为关节不稳定时,应考虑外科手术治疗。手术治疗急性草地趾的适应证包括:关节囊大部分撕裂合并跖趾关节不稳、籽骨分离、移位明显的籽骨骨折、籽骨回缩、创伤性跗外翻、跖趾关节垂直不稳(Lachman 试验阳性)、跖趾关节软骨损伤及非手术治疗失败等。手术治疗草地趾的目的是恢复正常、稳定的第 1 跖趾关节。

手术经过:切口位于内侧或跖内侧,横跨跗趾基底部的跖侧皱褶转弯形成"J"形切口。而对跖板完全断裂者,须采用内侧和足底第 1 趾蹼双切口。切口至皮下后注意辨别并保护跖内侧的趾神经,牵开切口了解损伤情况(图 55-21)。如果是单纯的跖板撕裂伴有近端籽骨回缩,可用不可吸收线缝合,跗趾跖趾关节跖屈以帮助显露手术野(图 55-22)。

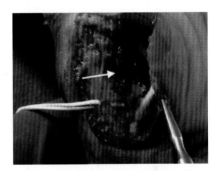

图 55-21 跖趾关节囊完全破裂(箭头)

橡皮条保护趾神经,拉钩将跗长屈肌腱向跖侧拉开

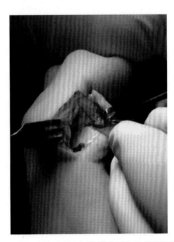

图 55-22 跗趾跖趾关节跖屈使显露更充分

横跨跖板从外侧到内侧修复软组织。如果远端软组织缺损,在近节趾骨基底部用锚钉重建。如果内侧籽骨分离,切除整块籽骨后一般需要修复剩余软组织的缺损。治疗内侧籽骨分离的另一种方法是用不可吸收线原位环扎固定来减少分离。如果远端有小的撕裂或撕脱,将远端切除并打孔将软组织固定于近端。内侧籽骨切除后可用姆展肌转位来填补足底的缺损,移位后的姆展肌起屈肌的作用,在跖侧限制姆趾背伸。

晚期草地趾的重建比早期修复更困难。跖侧软组织的重建需要软组织松解和切开筋膜,并将姆短屈肌和姆展肌延长,需要做姆趾跖趾关节清理术和远端截骨。外伤性姆外翻的矫正可通过改良的McBride 姆囊炎切除结合外侧松解来完成。对于出现爪形趾或仰趾畸形的患者,手术取决于跖趾关节的活动度。如果姆趾趾骨间关节和姆趾跖趾关节可被动活动到中立位,可以做屈-伸肌腱的移位手术。采用 Girdles - Taylor 手术将屈肌腱劈开将远端缝合于伸肌腱上或通过骨性隧道固定于近端趾骨上。对于僵硬性趾骨间关节挛缩,建议行姆趾趾骨间关节融合和屈-伸肌腱的移位术。

55.2.5 康复原则及要点

目前主要推荐固定单个脚趾(姆趾)的矫形鞋垫和外固定,以限制第 1 跖趾关节背伸活动。也可应用定制的矫形鞋。对于 1、2 度损伤,伤后制动到恢复运动的时间根据患者具体情况有所不同,为 3 天至 3 周。对于 3 度损伤,术用"人"字形足趾夹板或石膏固定 1 周,然后足趾开始保护性被动跖屈。穿靴型石膏时应避免背伸活动至少 1 个月,然后换为步行靴,进行主动和被动活动关节。4~6 个月后患趾背伸 50°~60°无疼痛时才开始轻度的体育活动。

(陈　磊　唐康来)

本章要点

1. 跖板是一种类似纤维软骨样结构的组织,位于跖趾关节的跖侧,是跖趾关节最重要的静力性稳定结构。

2. 本章所述跖板损伤为狭义上的外侧序列(第 2~5 趾)。跖板损伤是跖骨痛的常见原因,通常发生在第 2 序列,其次是第 3 和第 4 序列。

3. 跖板慢性损伤多见于女性,因穿高跟鞋或过紧的鞋导致跖趾关节过伸,从而使关节囊和跖腱膜拉长。跖板急性损伤可发生于从事田径、网球等运动的年轻运动员,表现为跖板的急性撕裂伤。

4. 跖板损伤后导致跖趾关节不稳定,后期出现锤状趾、交叉趾畸形。

5. 背侧入路并联合 Weil 截骨术可直接修复跖板,同时纠正足趾的畸形。

6. 第 1 跖趾关节的稳定性主要由跖板、籽骨、关节囊、韧带(跖籽韧带、趾籽韧带、关节囊韧带、籽骨间韧带)及短屈肌复合体组成的第 1 跖趾关节关节囊韧带复合体维持。

7. 草地趾是第 1 跖趾关节过度背伸导致的关节囊韧带复合体损伤。草地趾患者有典型的第 1 跖趾关节过度背伸外伤史。对于第 1 跖趾关节肿胀、疼痛的患者,尤其是急性期患者,应高度怀疑草地趾。

8. 草地趾通常不需要手术治疗,如果非手术治疗无改善,则需要进行手术治疗。手术治疗草地趾的目的是恢复正常、稳定的第 1 跖趾关节。

主要参考文献

[1] AKOH C C, PHISITKUL P. Plantar plate injury and angular toe deformity[J]. Foot Ankle Clin, 2018, 23 (4):703 - 713.

[2] ASHIMOLOWO T, DUNHAM G, SHARP J W, et al. Turf toe:an update and comprehensive review[J]. Radiol Clin North Am, 2018,56(6):847 - 858.

[3] BARAVARIAN B, THOMPSON J, NAZARIAN D. Plantar plate tears:a review of the modified flexor tendon transfer repair for stabilization[J]. Clin Podiatr Med Surg, 2011,28(1):57 - 68.

[4] CLOUGH T M, MAJEED H. Turf toe injury-current concepts and an updated review of literature[J]. Foot Ankle Clin, 2018,23(4):693 - 701.

[5] COUGHLIN M J, BAUMFELD D S, NERY C. Second MTP joint instability:grading of the deformity and description of surgical repair of capsular insufficiency [J]. Phys Sportsmed, 2011,39(3):132 - 141.

[6] COUGHLIN M J, SALTZMAN C L, Anderson R A. 曼氏足踝外科学[M]. 唐康乐,徐林,译. 北京:人民卫生出版社,2015.

［7］ DOTY J F, COUGHLIN M J. Metatarsophalangeal joint instability of the lesser toes［J］. J Foot Ankle Surg, 2014,53(4): 440 - 445.

［8］ DOTY J F, COUGHLIN M J. Turf toe repair: a technical note［J］. Foot Ankle Spec, 2013,6(6): 452 - 456.

［9］ ELMAJEE M, SHEN Z, A'COURT J, et al. A systematic review of plantar plate repair in the management of lesser metatarsophalangeal joint instability［J］. J Foot Ankle Surg, 2017,56(6): 1244 - 1248.

［10］ HSU R Y, BARG A, NICKISCH F. Lesser metatarsophalangeal joint instability: advancements in plantar plate reconstruction［J］. Foot Ankle Clin, 2018, 23(1): 127 - 143.

［11］ KAPLAN L D, JOST P W, HONKAMP N, et al. Incidence and variance of foot and ankle injuries in elite college football players［J］. Am J Orthop (Belle Mead NJ), 2011,40(1): 40 - 44.

［12］ MAAS N M G, VAN DER GRINTEN M, BRAMER W M, et al. Metatarsophalangeal joint stability: a systematic review on the plantar plate of the lesser toes ［J］. J Foot Ankle Res, 2016,9: 32 - 32.

［13］ MCCORMICK J J, ANDERSON R B. Rehabilitation following turf toe injury and plantar plate repair［J］.

Clin Sports Med, 2010,29(2): 313 - 323.

［14］ NERY C, BAUMFELD D, UMANS H, et al. MR imaging of the plantar plate: normal anatomy, turf toe, and other injuries［J］. Magn Reson Imaging Clin N Am, 2017,25(1): 127 - 144.

［15］ NERY C, COUGHLIN M, BAUMFELD D, et al. How to classify plantar plate injuries: parameters from history and physical examination［J］. Rev Bras Orto, 2015,50(6): 720 - 728.

［16］ NERY C, COUGHLIN M J, BAUMFELD D, et al. Lesser metatarsophalangeal joint instability: prospective evaluation and repair of plantar plate and capsular insufficiency［J］. Foot Ankle Int, 2012,33(4): 301 - 311.

［17］ PRIESKORN D, GRAVES S C, SMITH R A. Morphometric analysis of the plantar plate apparatus of the first metatarsophalangeal joint［J］. Foot Ankle, 1993,14(4): 204 - 207.

［18］ SMITH K, WALDROP N. Operative outcomes of grade 3 turf toe injuries in competitive football players ［J］. Foot Ankle Int, 2018,39(9): 1076 - 1081.

［19］ WATSON T S, REID D Y, FRERICHS T L. Dorsal approach for plantar plate repair with weil osteotomy: operative technique［J］. Foot Ankle Int, 2014,35(7): 730 - 739.

 **足踝部关节康复原则与技术**

56.1 闭链模式下的足踝运动学

目前描述踝关节的动作有两种方法定义。第一种定义是绕 3 个基本轴在 3 个基本面的运动,绕冠状轴在矢状面的运动为跖屈和背伸;绕矢状轴在冠状面运动的为内翻和外翻;绕垂直轴在水平面的运动为内收和外展。由于踝关节的动作多数在踝关节或足部的倾斜轴上运动,因此另外一种定义是以 3 平面动作(triplanar motion)来描述踝关节的运动。旋前(pronation):结合了踝关节背伸、距下关节外翻及前足外展;闭链时,踝足旋前为松弛姿势,缓冲并适应地形。旋后(supination):结合了踝关节跖屈、距下关节内翻及前足内收;闭链时,踝足旋后为锁紧姿势,推动人体前进。

步态周期的支撑相(足跟接触地面瞬间,逐步过渡到整个足底,到足跟离地后足趾离地瞬间)的足踝运动是人体最常见的闭链运动。在正常步态周期中,踝关节的活动范围为 $32°\sim35°$;在站立中期末约产生 $7°$ 踝背伸;当足跟开始离地时,在站立末期(足趾离地期)约产生 $25°$ 跖屈。

在承重反应期(足跟着地到足底平放),足跟以正中位或者稍微外翻位着地,当足底逐渐放到地面上,足踝开始旋前,胫骨随之内旋,并相对距骨向前滑动,足踝旋前时顺应地形做出变化,并吸收接触地面时的反作用力。

从站立中期到站立末期,胫骨开始外旋,后足开始旋后及锁住跗横关节,使得足部产生锁紧姿势,随着足跟离地,足部滚动到足趾上方,造成足趾伸直及足底筋膜紧缩,更加强了锁紧姿势。在腓肠肌和比目鱼肌等伸肌群的作用下造成踝关节跖屈,预备将身体向前推进。

在支撑相的闭链动作过程中,踝背伸肌群在足跟着地到足底放平的过程中对抗踝跖屈力矩并离心收缩将足部放下到地面。跖屈肌群在足跟抬离地面的过程中,向心收缩做推进人体前进的动作。踝外翻肌群在足底放平到足跟抬离过程时收缩,使足部由外侧承重转移到内侧,并诱发跗跖关节旋前扭转。在步态承重反应期(缓冲地面反作用力)踝内翻肌群中的胫骨前肌协助控制后足旋后力量,而胫骨后肌协助控制内侧纵弓的旋后力量。

56.2 负重

足踝损伤后的负重训练主要为闭链负重运动。患者在站立位进行负重训练,若起始状态无法耐受完全负重,可采取双手支撑平衡杆、悬吊式体重支持系统或水中运动的方式,由部分负重、可耐受负重逐渐过渡至完全负重。患者从双足站立开始逐步进展至单足站立,由平坦稳定表面站立进展至不稳定表面站立,进一步进展至完全负重状态下的动态肌力训练和阻力式行走训练。前足及中足的损伤早期可采用足跟着地式行走,并且不可产生推进动作。

足踝损伤后的负重时间与方式应根据损伤部位、类型、程度及手术方式的不同做出选择。对于跟腱断裂修补术后的患者,手术后可立即尝试负重,最迟也应在术后 2 周内开始负重,并在患者耐受范围内逐步增加负重的重量;最晚 8 周后必须完全负重。可采用足跟保护靴等方式防止修补处过早承受压力,拐杖、手杖等也可用于逐步增加负重以减少应力的影响。对于踝关节韧带损伤的患者,应根据损伤部位及韧带受损程度决定负重时机。以最常见的踝关节外侧损伤为例,在Ⅰ级损伤中,韧带损伤轻微,很少或无关节不稳定,故对踝关节疼痛及肿胀进行相应处理后即可进行负重康复训练;Ⅱ级损伤,韧带纤维撕裂,关节中度不稳定,通常需要制动数日后逐渐过渡至负重训练;Ⅲ级损伤,韧带完全断裂,关节严重不稳定,此时需要制动长达数周,然后逐步增加负重训练。踝关节外侧韧带修补术后的患者通常在第 4～6 周开始负重,在石膏固定下由无负重状态逐渐过渡到负重状态;第 6 周后在步行辅助器、加压袜或小支撑物帮助下逐渐实现完全负重。对于踝关节骨折术后患者,负重时间的选择应充分考虑骨折部位及骨折固定是否稳定等。近期研究发现,对于踝关节稳定性骨折固定术后的患者,早期负重可获得更好的关节活动度,缩短住院时间,更早重返工作。Diederik 等对 25 项随机对照试验或队列研究进行荟萃分析,与晚期负重相比,早期负重不增加患者并发症的发生率。另外,对于草皮趾、腱鞘炎、足底筋膜炎等常见足踝损伤,原则上不限制负重,但涉及关节肿胀时需在固定相应关节的前提下进行完全负重。

随着手术固定技术的改进,手术医生对手术更有信心,可以允许患肢早期负重。如距腓前韧带缝合技术的改进,纤维缝线作为"内支撑"显著提升修补后的韧带强度,术后可早期下地不完全负重行走。加速康复(accelerated rehabilitation,AR)理念的传播,也让跟腱修补术后无论是制动还是早期负重的传统观点发生了改变。Mareen 综述了多项随机对照研究,发现跟腱修补术后早期部分负重并没有增加跟腱再断裂的发生率。总之,负重的选择取决于对缝合和固定方法、初始稳定性和其他综合因素的考量。一味保守和贸然激进都不利于康复。另外,对于术后患者的早期负重,应在与手术医生及时、充分沟通的前提下进行。

56.3 关节活动度

踝关节周围损伤及手术后,因损伤本身及制动、疼痛、肿胀等问题,极易造成踝关节各向活动度(range of motion,ROM)减少的现象,主要表现为背伸与跖屈、内翻与外翻 ROM 的丢失。Safran 等认为在踝关节严重创伤后,关节 ROM 的损失往往是其标志性的表现,故踝关节各向 ROM 的恢复是踝关节各类损伤后急需预防和解决的问题。

56.3.1 背伸与跖屈的限制因素与康复策略

(1) 背伸与跖屈的限制因素

踝关节背伸时,距骨在踝穴内向前滚动的同时向后滑动。踝关节后方的小腿三头肌、跟腱及限制距骨向后滑动的后关节囊、外侧的跟腓韧带、内侧的内侧副韧带(三角韧带)胫距纤维会随着背伸角度的增加而变紧绷。

当踝关节跖屈时,距骨在踝穴向前滑动的同时向后滚动。此时所有背伸的肌群、前方关节囊及限制跖屈的侧副韧带(包括距腓前韧带和内侧副韧带的胫舟纤维)都会紧绷。另外,踝前方的伸肌支持带虽不会直接限制踝关节的跖屈活动,但其发生粘连或挛缩会直接影响伸肌腱的滑动,从而影响踝关节的跖屈活动。

外伤后,上述组织因为制动因素发生挛缩,分别限制了踝关节的背伸或跖屈。另外,关节内损伤和操作都可能引起关节内纤维化瘢痕形成而影响踝关节的背伸与跖屈。

(2) 康复策略

容易粘连的软组织需要及早产生足够的相互滑

动,具体处理方法见表56-1。

表56-1 粘连组织的处理

组织	手术后的时间	处理方法
手术切口瘢痕	伤口愈合:术后8周内	手法滑动切口周围软组织;超声治疗
	术后8周后	手法滑动切口瘢痕
伸肌支持带	术后6周内	主动踝背伸、跖屈
	术后6周后	手法滑动趾伸肌腱、踇伸肌腱

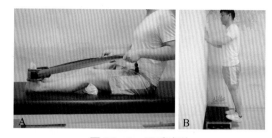

图56-1 跟腱牵伸

A. 坐位跟腱牵伸;B. 负重下跟腱牵伸

挛缩组织需及早得到牵伸。跟腱的牵伸(图56-1)对踝关节背伸活动的恢复尤为重要。

若关节内骨和骨之间的滑动发生障碍,则在骨折和软组织愈合后可进行关节松动术。增加踝背伸可在开链下进行距骨的向后滑动(图56-2A),或闭链下进行胫骨的向前滑动(图56-2B)。另外,不可忽略下胫腓联合处腓骨远端相对胫骨的后向滑动对踝背伸的影响(图56-2C)。

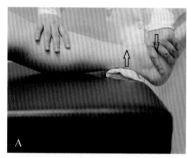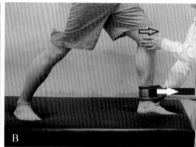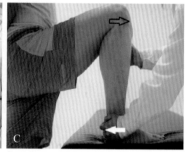

图56-2 增加踝关节背伸活动度的关节松动

A. 距骨向后滑:治疗师向后滑动距骨,胫骨远端下方的沙袋因反作用力向前推胫骨远端(施力方向如箭头所示);B. 胫骨向前滑动:患者做弓箭步,治疗师通过治疗带向前牵拉胫骨远端,完成胫骨向前滑动(施力方向如箭头所示);C. 腓骨的松动:患者做弓箭步时,治疗师向后推腓骨远端(施力方向如箭头所示)

56.3.2 内、外翻的限制因素与康复策略

(1) 内、外翻的限制因素

踝关节的内、外翻是足踝的复合动作,通常认为背伸时相应发生了外翻,而跖屈时则发生了内翻,且内、外翻的主要参与者为距下关节。

踝背伸时,距骨较宽的部分嵌入踝穴,若有外翻的动作,距骨会造成踝穴结构向外撑开,此时远端胫腓联合的韧带和骨间膜会张力升高以阻止过多的动作。与此同时,内侧副韧带因距骨内侧缘向内下方的滑动而变紧绷,限制过多的外翻活动。此外,内侧的胫后肌、趾屈肌也会同时受到牵拉而张力升高,临床上常见因胫后肌、趾屈肌等发生粘连或挛缩而形成外翻受限。

踝跖屈时,关节处于松弛位,距骨后部较窄部分在踝穴内,此时大多数的侧副韧带和全部的跖屈肌肉处于松弛状态,只有外侧的距腓前韧带会在跖屈位有限制关节的内翻活动。

(2) 康复策略

踝关节内、外翻受限的主要因素来自距下关节内、外翻的受限及软组织的粘连和挛缩,因而在关节损伤或术后,及早、安全地活动关节是解决这一问题最有效的方法。在受限发生后,需松动距下关节,使用软组织松动技术及肌肉的主动收缩来解决软组织粘连问题,相关的挛缩则需要手法或支具牵伸。

踝关节周围主要韧带对背伸、跖屈,以及内翻、外翻运动中的作用各有不同,详见表56-2。

表 56-2　韧带对踝关节活动的限制

韧带	跨越关节	限制的运动
内侧副韧带 （胫距纤维）	踝关节	与距骨在踝穴内向后滑动关联的外翻和背伸
内侧副韧带 （胫舟纤维）	踝关节	与距骨在踝穴内向前滑动关联的外翻、跖屈
	距舟关节	外翻、外展
内侧副韧带 （胫跟纤维）	踝关节和距 下关节	外翻
距腓前韧带	踝关节	与距骨在踝穴内向前滑动关联的跖屈、内翻、内收
跟腓韧带	踝关节	与距骨在踝穴内向后滑动关联的背伸、内翻
	距下关节	内翻
距腓后韧带	踝关节	与距骨在踝穴内向后滑动关联的背伸、外展、内翻

56.3.3　第1跖趾关节背伸受限的康复治疗

行走的站立末期（即推进期）足趾离地时，为能完成正常推进及建立步态中的绞盘效应（windlass effect），第1跖趾关节的背伸活动非常重要，40°~50°的背伸才能使足在推进期中发挥有效作用。

足部的一些损伤及术后，如 Lisfranc 损伤等，第1跖趾关节的背伸极易发生受限问题。在不影响损伤部位的稳定性及愈合的情况下，应及早主动活动第1跖趾关节。在发生关节活动受限后，若骨折等问题已经没有影响，则可使用闭链下第1跖趾关节的关节松动训练（图 56-3）以恢复关节足够的背伸角度。

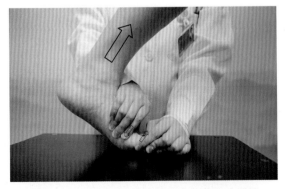

图 56-3　第1跖趾关节的动态关节松动训练

患者足跟蹬离完成第1跖趾关节背伸的同时，治疗师近端手向外推跖骨头，远端手则向内推趾骨基底部（方向如箭头所示）

56.4　肌力训练

踝关节的稳定除了静态性（机械性）稳定还需要由肌肉参与的动态性稳定。肌肉功能对提升足踝的运动表现和预防再次损伤都有重要意义。相比临床常见的踝关节跖屈、背伸肌力训练，踝关节内、外翻肌群与足内在肌肌力的训练还没有受到足够重视。研究表明，内、外翻肌力训练不仅可以改善踝关节的肌力、提高运动功能，对预防踝关节扭伤也有帮助。足内在肌是维持足弓稳定性的重要肌肉，对于预防和治疗跖筋膜炎，足内在肌肌力训练也有一定意义。

56.4.1　内、外翻肌群肌力训练

（1）内、外翻肌力训练的必要性和意义

大量研究表明，踝关节扭伤后内翻和外翻肌群肌力都有下降。急性踝关节扭伤后6周有离心外翻力量下降。单侧踝关节扭伤患者的双侧踝关节外翻力量都较健康人显著降低。若外翻肌力不足，踝关节抵抗内翻及将足摆回到中立的能力大大减少，可能导致内翻扭伤风险增加。如果不及时处理或处理不完善，踝关节扭伤可能会发展为慢性踝关节不稳（chronic ankle instability，CAI）。Hertel 指出关节位置觉异常、肌力不足、平衡功能下降、腓骨肌反应时间延迟、背伸活动度减少是 CAI 的潜在原因。在等速向心和离心条件下，CAI 患者的外翻肌力较健康人显著减弱。在步行周期中的足跟落地和足趾离地期，CAI 患者的腓骨长肌激活较健康人更明显。可能是腓骨肌肌力降低，活动时需诱发更多的肌纤维收缩，导致肌电信号增强。单侧 CAI 患者的内翻肌力也有显著下降。Wilkerson 等发现，在向心等速测试中，单侧 CAI 患者内翻肌力不足较外翻更明显。Joanne 等发现，离心内翻肌力下降大约 12%，而且内翻离心力量较弱可能会导致 CAI。前瞻性研究中，Baumhauer 等发现肌肉力量不均衡的个体发生踝关节扭伤的风险更大。

踝关节的内、外翻肌力训练对于踝关节扭伤后的恢复和预防 CAI 的发生都有重要意义。研究表明，6周向心模式下的内、外翻等速肌力训练不仅可以增强 CAI 患者的肌力，而且还能提高运动功能和本体感觉。

（2）内、外翻肌力训练的主要方法

1）弹力带渐进抗阻训练：是临床上最常用的方法。嘱患者坐在瑜伽垫上，弹力带的一端绑在治疗台上，另一端绑患足的跖骨头上。膝完全伸直，弹力带拉长到静息长度的170%（图56-4）。内翻、外翻两个方向重复10次，训练3～4组，每周3次，持续6周。物理治疗师根据患者情况调整弹力带阻力。

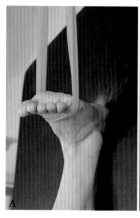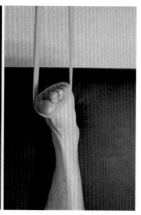

图 56-4　内、外翻肌力训练

A. 向心外翻肌力训练；B. 向心内翻肌力训练

2）等速训练：采用 Biodex 等速系统在向心或离心模式下训练内、外翻力量（图56-5），以120°/s 的速度，重复15次，训练3组，每周3次，持续6周。根据患者情况调整训练速度或训练组数。研究发现，等速训练可以全面提升 CAI 患者的肌力、本体感觉、平衡和运动功能。

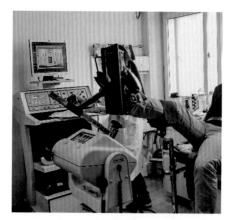

图 56-5　等速肌力训练

56.4.2　足内在肌肌力训练

（1）足内在肌肌力训练的必要性和意义

双足不但具备维持稳定和减轻负荷的作用，还具有弹簧的特性，主要通过足弓变形来储存和释放弹性能量。其中，足弓变形是由足内在肌和足外在肌共同作用的结果。足内在肌肌力不足会导致足弓稳定性下降和下肢力线改变。跖筋膜炎是足部常见的由于足弓过度变形造成的重复使用性损伤。已有研究发现，牵伸治疗跖筋膜炎的疗效有限，而 Huffer 等发现足内在肌肌力不足与跖筋膜炎疼痛存在显著相关性。站立时屈趾肌力量增加减少了行走和跑步时足弓的动态应变，这意味着在行走和跑步时足部吸收负荷和推动身体的机械效率提高。因此，足内在肌肌力训练有利于行走和跑步时足部吸收和传递地面反作用力。此外，损伤或术后足内在肌肌力强化训练不仅可以增加足部肌肉横断面面积和体积，还能使下肢发生有利的生物力学改变，包括：①矢状面内踝关节活动范围增加；②踝关节伸肌力矩和力量增加；③膝关节伸肌力矩和力量增加。

（2）足内在肌肌力训练的主要方法

1）趾屈肌肌力训练：

A. Footgym 法：是趾屈肌肌力训练以小负荷为阻力开始进行循序渐进的肌力强化方案，是患者早期肌力训练的常用方式。嘱患者赤足坐位下进行肌力训练，踝关节处于中立位，然后屈曲足趾以激活趾屈肌，持续收缩10秒（图56-6）。重复10次为1组。根据患者承受能力选择训练组数，每天1次，每周3～4次，持续数周。物理治疗师根据患者的肌力水平和训练目标确定运动强度。

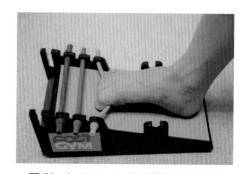

图 56-6　Footgym 法趾屈肌肌力训练

B. 抓弹珠：地板上放置一只碗和 10～20 个弹珠，嘱患者坐位，双足平放于地板，物理治疗师要求患者屈曲足趾一次抓住一个弹珠并放入碗中。重复数次，直至所有弹珠均放入碗中。1 天 1 次，持续数周。根据患者的肌力水平和训练目标，物理治疗师可以通过选择不同大小和重量的弹珠以调节训练难度。

C. 抓毛巾：抓毛巾有助于支撑足弓和维持足踝稳定。患者坐位下，嘱其将一只足平放在毛巾上，足尖指向正前方，确保足尖前面有足够的布料，抬起足趾并屈曲抓住毛巾，向后拖动，期间足跟不移动，始终在同一个位置，至少重复 5 次。为提高运动水平，物理治疗师可以在毛巾的远端放置一定重量的物品（如沙袋）。

2）短足训练（short-foot exercise）：此训练可以强化足内在肌，提高足弓。嘱患者坐位或立位，小腿与地面垂直，踝关节中立位，抬高内侧纵弓来缩短跖骨头和跟骨的距离，足趾保持放松（图 56 - 7）；训练过程中患者的重心位置由跖骨移到跟骨，物理治疗师需要指导患者均匀分布足部 3 个支撑点（第 1 跖骨头、第 5 跖骨头和跟骨）的负荷。每次训练 15 分钟，每天 1 次，每周 3～4 次，持续数周。训练难度可通过转换患者的体位（坐位、立位、半蹲位）来调节。

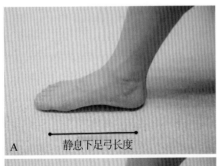

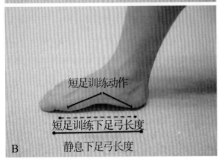

图 56 - 7　短足训练（运动方向如黑色线条夹角所示）

A. 静息状态；B. 短足训练状态

56.5　神经-肌肉控制功能重建

踝关节损伤常伴有关节稳定性问题，以常见的 CAI 为例，患者常主诉打软腿、无力等症状，日常生活能力和运动能力下降，可能存在反复扭伤。部分患者接受韧带重建或修补术恢复了机械性稳定，但 CAI 患者还存在本体感受器受损、神经-肌肉控制能力下降、动态姿势不稳定等功能障碍，手术只是提供了恢复功能的结构基础，并不能解决这些问题。因此踝关节稳定性的重建，不仅依赖于手术解剖重建，还应有神经-肌肉控制功能的重建，主要包括本体感觉、动态关节稳定性、反应性神经-肌肉控制及功能性运动。两项荟萃分析发现，通过训练可有效降低运动员的踝关节扭伤发生率，可改善 CAI 患者的功能。因此，踝关节损伤患者不管有无接受手术，进行神经-肌肉控制训练都有助于改善不稳的症状，预防再次扭伤，最终重返日常活动及运动。

神经-肌肉控制功能的重建遵循从易到难、从静态到动态、从稳定性到反应性、从日常生活到重返运动的顺序。

56.5.1　本体感觉

本体感觉包括对位置的感知和对所处运动状态的感知。本体感受器包括肌梭、腱梭、高尔基（Golgi）体、环层小体（Pacinian 小体）、鲁菲尼（Ruffini）小体等，主要分布于关节囊、韧带及附骨窦内组织，其传入功能是关节运动控制的重要组成部分，可调节机体对外界环境变化的及时反应，并参与高级中枢的感觉整合。临床上常用的评估及训练方式如下。

（1）关节位置觉评估及训练

主要为患足位置的匹配，可在术后可活动范围内进行，包括被动定位被动关节位置再现、被动定位主动关节位置再现、主动定位主动关节位置再现。可由治疗师徒手操作粗略定位，也可使用 Biodex 等速系统进行踝关节位置觉评估，适用于背伸和跖屈和内翻和外翻。

（2）关节运动觉评估及训练

与位置觉评估类似，由患者评估关节的运动与否，可由治疗师徒手操作粗略定位，也可使用 Biodex 等速系统进行。

（3）动、静态平衡评估及训练

可在负重条件下于固定的硬质平面上，借助平衡训练系统及压力中心（center of pressure，COP）检测仪进行，嘱患者在睁眼/闭眼情况下双腿/单腿站立，并进行星移平衡测试（the star excursion balance test，SEBT）。患足站立，健侧足分别进行 8 个方向（前、后、内、外、前内、后内、前外、后外）的尽力伸足，再回到原位（如图 56 - 8）。

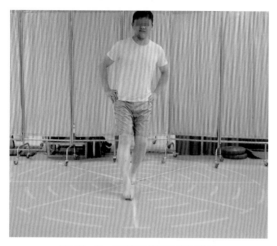

图 56 - 8　星移平衡测试及训练

56.5.2　动态关节稳定性

在静态平衡训练的基础上，可增加动态训练。双足站立于软垫或不稳定平板上，进行重心转移；或患足站立，健侧足使用弹力带做踢腿动作，称为 T-band kicks（图 56 - 9），同时也可增加双上肢抛接球或其他动作。

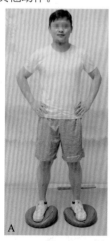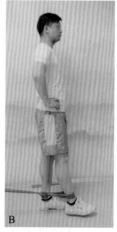

图 56 - 9　动态关节稳定性训练

A. 软垫上动态平衡训练；B. T-band kicks

56.5.3　反应性神经-肌肉控制

（1）定义

反应性神经-肌肉控制是指身体受到意外干扰后，根据动作的需要及感觉的输入而独立做出固定模式的肌肉收缩，以防止身体损伤。反应性神经-肌肉控制不同于静态和动态神经-肌肉控制，是预防损伤的第一反应，反应时间一般在 70～120 毫秒内。Levin Oron 等发现在 CAI 患者中，当遇到意外的不稳定平面时，患者不仅肌肉反应明显慢于正常对照组，而且对髋关节的代偿更多。

（2）训练

对反应性神经-肌肉控制的训练主要是通过各种干扰和快速的超等长（ploymetric）运动来刺激反射通路，以降低反应时间和增强意外着地时的反应水平。

干扰性训练主要针对遇到意外或不稳定平面时患者需要做出最快的动作以防止损伤。要求患者健侧站立于固定平面，患侧站立于一个不稳定平面，由治疗师在侧方保护并给予患者突然、无准备的干扰（图 56 - 10A）；患者进阶可以逐步从双足站立于不稳定平面（图 56 - 10B），再到单足站立于不稳定平面（图 56 - 10C），同时治疗师给予干扰。

超等长训练（plyometric exercise）需要肌肉快速地向心及离心收缩，能够改善肌肉和关节的反应时间。要求患者先在平地完成蹲起跳，然后逐步过渡到往台阶上的跳跃。动作要领：起跳落地后瞬间完成再次跳跃。每组应快速重复 3～9 次，组间休息 90 秒。

56.5.4　功能性运动

功能性运动是患者回归术前功能水平前的准备运动，包括日常生活活动能力、职业生活或竞技运动。这一阶段要减少患者的功能受限和预防再次损伤。关键点在于将训练放到运动中去，将运动模块化后逐个进行训练并观察训练中出现的功能性紊乱或丧失。逐步将模块化的训练串联后进入到完整的竞技性运动。例如篮球运球运动中，将动作分解为先进行纵向的运球，再完成横向运球，随着功能的进步完成环绕"8"字的穿插运球，逐步趋近于真实运动的状态（图 56 - 11）。

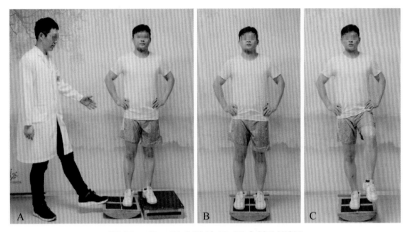

图 56 - 10 反应性神经-肌肉控制训练

A. 健侧站立于固定平面,患侧站立于不稳定平面;B. 双足站立于不稳定平面;C. 单足站立于不稳定平面

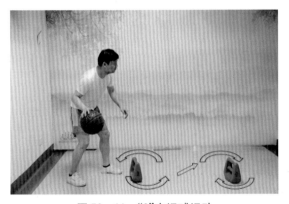

图 56 - 11 "8"字运球运动

56.5.5 重返运动

踝关节运动损伤在运动员或体育爱好者中非常常见。损伤后保守治疗或手术后多种康复因素(如制动、承重、物理治疗)的时间长短往往使重返运动变得不可预测。据文献报道,运动员踝关节扭伤后约有 93.8% 的比例重返运动。不同文献报道,跟腱损伤后患者重返运动的比例差异较大,为 10% ～ 86%。跖跗关节内固定术后的患者约有 80% 能回归术前的运动水平。

目前有针对不同的踝关节运动损伤患者康复后重返运动的相关研究,但仍然缺乏确切的重返运动标准。不同种类及程度的运动损伤重返运动所需的时间不同,以踝关节扭伤为例,Ⅰ级损伤重返运动的时间约为 2 周,Ⅱ级损伤为 2～6 周,Ⅲ级损伤行韧带重建术后约 26 周返回运动。目前重返运动的标准仍然采用损伤后量表的综合评定(包括问卷调查、临床评估及综合评估),以此来评估患者再发运动损伤的风险。

视觉模拟评分(VAS)及美国足踝外科学会评分(AOFAS)的联合评估常被用来作为大部分足踝损伤患者是否可以重返运动的依据。患者仅有轻微的疼痛(VAS 评分)和非常好的足踝功能(达到优秀等级的 AOFAS)才被认为可以重返运动。此外,也有专门的量表用于特定的足踝疾病,如用于评估跟腱功能障碍的 VISA - A 评分。

身体功能表现测试(physical performance test, PPT)可测量运动中所需要的身体素质,如力量、敏捷度。这些素质的恢复程度常被用于判断损伤或术后患者是否可重返运动,其中有较强的证据认为 3dSEBT(3-direction star excursion balance test)能够准确预测踝关节的不稳定,患侧评分低于健侧的 94% 或前向差距＞4 cm 被认为有较大的再损伤风险。单腿跳(one-legged hop)和六边形跳(hexagon hop)也能中等程度地区分健康和不稳定的足踝,对于预测关节的不稳定有部分指导意义。

目前仍然没有踝关节运动损伤后重返运动的统一标准。未来的临床研究应集中在标准需纳入哪些指标及指标的标准值设定,通过这些研究设计出标准化的重返运动判断流程并应用于临床。

(蔡 斌)

本章要点

1. 支撑相初期足踝旋前以缓冲地面反作用力,使足更适应地形;支撑相后期旋后则使足呈现更为刚性的状态,以完成有力地推进。

2. 足踝损伤后,应在组织修复状态允许的条件下及早负重,逐渐恢复负重及负重下的训练。

3. 各向 ROM 丢失是足踝严重损伤的标志,应分析 ROM 受限因素,针对发生粘连和挛缩的组织制定相应康复策略。

4. 踝关节内、外翻肌力的增强对改善踝关节的稳定性,提高运动能力至关重要。足内在肌承担了维持、稳定足弓的重要角色。

5. 重建足踝损伤后的神经-肌肉控制,有助于预防再损伤,最终使患者重返运动。应遵循从易到难、从静态到动态、从稳定性到反应性的原则。

主要参考文献

[1] CHINN L, HERTEL J. Rehabilitation of ankle and foot injuries in athletes[J]. Clin Sports Med, 2010,29 (1):157-167.

[2] FIROOZABADI R, HARNDEN E, KRIEG J C, et al. Immediate weight-bearing after ankle fracture fixation [J]. Adv Orthop, 2015:491976.

[3] GOHARPEY S H, SADEGHI M, MAROUFI N, et al. Comparison of in vertor and evertor muscle strength in patients with chronic functional ankle instability[J]. J Med Sci, 2007,7(4):674-677.

[4] HASHIMOTO T, SAKURABA K. Strength training for the intrinsic flexor muscles of the foot:effects on muscle strength, the foot arch, and dynamic parameters before and after the training[J]. J Phys Ther Sci, 2014,26(3):373-376.

[5] HOOTMAN J M, DICK R, AGEL J. Epidemiology of collegiate injuries for 15 sports:summary and recommendations for injury prevention initiatives[J]. J Athl Train, 2007,42(2):311-319.

[6] HUFFER D, HING W, NEWTON R, et al. Strength training for plantar fasciitis and the intrinsic foot musculature:a systematic review[J]. Phys Ther Sport, 2017,24(8):44-52.

[7] KISNER C, COLBY L A. 运动治疗学:理论基础与实作技巧[M]. 6 版. 杨雅如,译. 新北市:合记图书出版社,2017:850-888.

[8] MAREEN B, SEBASTIAN F B, WOLF M, et al. Accelerated rehabilitation following Achilles tendon repair after acute rupture-development of an evidence-based treatment protocol[J]. Injury, 2014,45(11):1782-1790.

[9] MATTACOLA C G, DWYER M K. Rehabilitation of the ankle after acute sprain or chronic instability[J]. J Athl Train, 2002,6(37):413-429.

[10] MAXEY L, MAGNUSSON J. 骨科术后康复[M]. 3 版. 蔡斌,蔡永裕,主译. 北京:人民卫生出版社,2017,479-526.

[11] MCKEON P O, HERTEL J, BRAMBLE D, et al. The foot core system:a new paradigm for understanding intrinsic foot muscle function[J]. Br J Sports Med, 2015,49(5):290-291.

[12] SAFRAN M R, BENEDETTI R S, BARTOLOZZI A R, et al. Lateral ankle sprains:a comprehensive review [J]. Med Sci Sports Exerc, 1999,8(31):429-437.

[13] SEKIR U, YILDIZ Y, HAZNECI B, et al. Effect of isokinetic training on strength, functionality and proprioception in athletes with functional ankle instability[J]. Knee Surg Sports Traumatol Arthrosc, 2007,15(5):654-664.

[14] SMEEING D P, HOUWERT R M, BRIET J P, et al. Weight-bearing and mobilization in the postoperative care of ankle fractures:a systematic review and meta-analysis of randomized controlled trials and cohort studies[J]. PloS One, 2015,10(2):118-125.

[15] ZÖCH C, FIALKA-MOSER V, QUITTAN M. Rehabilitation of ligamentous ankle injuries:a review of recent studies[J]. Br J Sports Med, 2003,37(4):291-295.

[16] ZHAO X G, TSUJIMOTO T, KIM B, et al. Association of foot structure with the strength of muscles that move the ankle and physical performance [J]. J Foot Ankle Surg, 2018,57(6):1143-1147.

第八篇
运动康复基本技术与原理

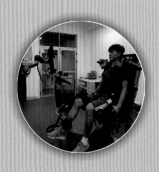

57 肌肉力量

57.1　基本原理

57.1.1　定义、分类及影响因素

（1）定义

肌肉力量（简称肌力）是指在神经系统支配，肌肉、骨骼系统负荷的情况下，肌肉为维持姿势、启动或控制运动而产生一定张力的能力，即肌肉收缩时所能施出的最大力量，以肌肉最大兴奋时所能负荷的重量来表示。

（2）分类

依据肌肉不同的收缩形式产生的力量将肌力分为等长肌力、等张肌力和等速肌力。

1）等长肌力：是指肌肉通过等长收缩所能施加于一个固定不动的物体上的最大力量，又称静力性肌力。等长肌力的大小常用肌肉收缩坚持5秒所承受的最大负荷表示。

2）等张肌力：是指肌肉通过等张收缩以进行关节全范围运动时所能施出的最大力量，又称动力性肌力。

3）等速肌力：是指关节以相对恒定的角速度运动，肌肉在关节整个活动范围内均表现出最大用力程度。观察指标多，通常以绝对峰力矩和相对峰力矩表示。

（3）影响因素

1）解剖学因素：肌肉的生理横断面是指横切所有肌纤维的断面。单位生理横断面所能产生的最大肌力称为绝对肌力。肌肉绝对力量＝肌肉生理横断面×3.6 kg/cm²（比肌力）。

2）生理学因素：在生理范围内肌力与肌肉的初长度紧密相关，最适初长度为静息长度的1.2倍，当肌小节长度为2～2.2 μm 时主动张力最大，因为此时肌动蛋白与肌球蛋白处于最佳重叠状态。

3）力学因素：参与收缩的运动单位的同步性；肌肉收缩产生的实际力矩输出受运动节段杠杆效率的影响，在一定范围内肌肉止点离关节运动轴越远杠杆作用越好。有学者报道，髌骨切除后股四头肌的力臂缩短致伸膝力矩减小约30％。

4）神经学因素：运动单位募集率是指肌肉收缩时同时被激活的运动单位的数量，反映肌肉的募集状态。参与收缩的运动单位数量越多肌力也就越大。肌肉收缩时运动单位募集率主要受中枢神经系统功能状态的影响，当运动神经发出的冲动强度增大或冲动的频率增加时被动员或激活的运动单位也增多。中枢神经系统内，小运动神经元兴奋性高、阈值低、在较低刺激下即可发生放电，而大运动神经元的兴奋性低、阈值高、需较大刺激才能启动放电，此现象称为有序募集。

5）年龄与性别因素：据研究报道，人的肌力在25～30岁时最强，35岁以后每10年递减10%～20%；女性肌力相当于同年龄男性的2/3，尤其以握力和垂直跳的力量最为明显，女性握力只相当于同年龄男性的1/3～1/2，垂直跳力量约为同年龄男性的65%。

6）心理因素：不同心理状态下表现出不同的肌力水平，在暗示、短暂有力口令及有练习欲望时练习者发挥的肌力明显比自主最大收缩力要大。因此，在进行增强肌力训练中应注意适当结合这些心理因素来刺激练习者。

57.1.2 肌无力及原因

（1）定义

肌无力是指一块肌肉或一组肌群产生张力的能力下降或丧失。

（2）原因

1）年龄增加：据研究报道，人的肌力在达到最强后，每年逐渐递减，且下肢肌力下降比上肢要快，一般从下肢近端承重肌肉开始减退；等速肌力中快速收缩力量减退较大。

2）失用性肌肉萎缩：是指在因心、肺疾病住院绝对卧床或骨折固定等状态下由于制动而出现肌肉萎缩，导致肌力下降。实验鼠后肢被固定后，快肌纤维在固定后的16小时即发生失用性改变，慢肌纤维在固定第3天即失重10%，在统计学上有显著性差异。有报道称，人在完全卧床休息状态下肌力每周减少10%～15%，卧床休息3～5周后肌力即可减少50%。

3）神经系统疾病：如脑血管病、脑损伤、脑瘫等中枢神经系统损伤导致肢体的瘫痪。此外，周围神经损伤也是导致肌力下降的常见原因，如臂丛损伤、"鼠标手"、腓总神经损伤等。

4）肌源性疾病：即源于肌肉本身病变而导致的肌肉萎缩，如肌营养不良、多发性肌炎等。进行性肌营养不良与遗传因素有关，主要表现为四肢近端肌肉、躯干肌肉萎缩及力量降低。多发性肌炎是一组以骨骼肌间质性炎症和肌纤维变性为特征的综合征，主要表现为四肢近端肌肉、颈部肌群的肌力下降。

57.2 肌肉力量评估技术

肌力评估是在肌力明显下降或功能活动受到影响时检查相关肌肉或肌群的最大收缩力量。

57.2.1 概述

（1）评估目的

包括：①确定肌力下降的部位与程度；②软组织损伤的鉴别诊断；③协助某些神经-肌肉疾病的损伤定位诊断；④预防肌力失衡引起的损伤和畸形；⑤评价肌力训练的效果。

（2）肌力评估适应证

包括：①骨科伤病，如截肢、骨折、关节炎、手外伤、烧伤等；②原发性肌病，如肌源性功能损害和关节源性肌萎缩；③下运动神经元损伤，如周围神经损伤、多发性神经炎、脊髓损伤等；④握力、背力测试等作为评价体质的一般性指标。

（3）肌力评估禁忌证

包括：①局部炎症、关节腔积液、关节不稳、急性扭伤；②局部剧烈疼痛；③严重的心脏病或高血压。

57.2.2 等长肌力评估技术

（1）徒手测试

临床常用的手法检查及肌力分级法是由Robert Lovett在1912年创立的。徒手肌力检查（manual muscle test，MMT）是一种不借助任何器材，仅靠检查者徒手对受试者进行肌力测定的方法。这种方法简便易行，在临床中得到广泛的应用。后来具体操作有修改，但其原则未变。此方法使受试者的肌肉在一定的姿势下做标准的测试动作，观察其完成动作的能力，由测试者用手施加阻力或助力。

1）肌力评级依据：①外加阻力大小，包括阻力的方向、部位、大小及时机；②重力作用；③有无肌肉或肌腱的收缩。

2）检查步骤：①向患者解释检查的目的和步骤；②确定与被检查肌肉相关的主动关节活动度（active range of motion，AROM）和被动关节活动度（passive range of motion，PROM）；③确定受试的体位，固定受试肢体的近端；④讲解动作，检查前让受试者实际操练体会一次；⑤肌力检查与评级（从主动完成动作开始）；⑥记录检查结果。

3）肌力分级标准：表57-1是较为简便的徒手肌力判定标准，具有简单、快速、方便等特点，但分级较粗略，临床上有些患者会出现不能完成全范围活动的情况。因此，在临床具体应用时可根据患者完成关节活动范围的程度来进一步细化分级标准，以更精确地反映患者的肌力水平（表57-2）。

表 57-1 MMT 分级标准

分级	名称	分 级 标 准
0	零	未触及肌肉收缩
1	微弱	可触及肌肉收缩,但不能引起关节活动
2	差	解除重力影响能完成全关节活动范围的运动
3	可	能抗重力完成全关节活动范围的运动,但不能抗阻力
4	良好	能抗重力及轻度阻力,完成全关节活动范围
5	正常	能抗重力及最大阻力,完成全关节活动范围

表 57-2 MMT 细化分级标准

分级	评 估 标 准
5	能抗阻力做全范围活动,与正常肌肉相同
5−	能抗 5 级相同的阻力,活动范围 50%～100%
4+	活动初、中期能对抗 4 级相同阻力,末期对抗 5 级阻力
4	能对抗轻度阻力全范围活动
4−	能对抗与 4 级相同阻力,活动范围 50%～100%
3+	与 4 一级只是阻力大小的区别
3	能抗重力全范围活动
3−	能抗重力,活动范围 50%～100%
2+	能抗重力,活动范围<50%
2	去除重力全范围活动
2−	去除重力活动范围≥50%
1+	去除重力活动范围<50%
1	可触及肌肉收缩,但不能引起关节运动
0	不能触及肌肉收缩

MMT 分级方法虽然有分级较粗略、评定时带有检查者的主观成分等缺点,但应用方便,可分别测定各组或各个肌肉的肌力,适用于不同肌力的肌肉测试(很多器械测试仅适用于 4 级以上的肌力测定),故广泛应用于临床及康复医学实际工作。

4)MMT 的注意事项:为了使检查结果准确、稳定,具有较好的重复性与可比性,应使操作过程严格规范化,要特别注意以下方面:①采用正确的测试体位,在等长测试时要特别注意使关节处于正确的角度。②检查动作应标准化,方向正确,近端肢体应固定于适当体位,防止出现代偿动作。③阻力因人、因部位而异,重复检查同一块肌肉的最大收缩力量时前后间隔 2 分钟为宜。④检查前做适当的热身,使受试者积极配合,并处于适当的兴奋状态,可做简单的准备活动。⑤规定适当的测试时机,在锻炼后、疲劳时或饱餐后不宜做肌力测试。⑥每次测试都要做左右对比,因为正常肢体的肌力也有生理

性改变。一般认为双侧差异大于 10% 有临床意义。⑦记录时可采用绝对肌力或相对肌力,后者即单位体重肌力。个体间做横向比较时宜用相对肌力。⑧注意禁忌证。肌力检查特别是等长肌力检查时,持续的等长收缩可使血压明显升高。测试时如持续地闭气使劲,可引起 Valsalva 反应,对心脏活动造成不良影响。有明显的心血管疾病者忌用。⑨肌力检查不适用于上运动神经元损害的运动功能评估,如脑卒中后偏瘫。中枢性运动功能障碍的评估应采用 Brunnstrom 法、Fugl-Meyer 法或上田敏法等评定量表。

(2)器械测试

在标准体位下用测力器测定一块肌肉或肌群的等长收缩(isometric contraction)肌力。目前,临床常用握力计和背力计测试上肢前臂和躯干伸肌的等长肌力,作为体质监测的一项评估指标。四肢肌群等长肌力检查可用 microFET 产品(图 57-1)。microFET 设备可用于监测、定位由于伤病造成的肌肉、骨骼损伤处,运用 Hoggan 的精确微处理器测压元件技术与人体功率学原理,提供准确、客观的多重

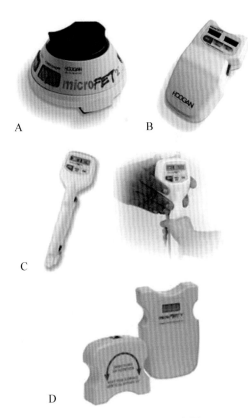

图 57-1 microFET 产品

A. microFET2;B. microFET3;C. microFET4;D. microFET6

面的检测数据,是具备准确性、客观性、可计量性的肌肉与骨骼的医疗监测工具,能帮助医生快速、准确地对肌肉、骨骼进行诊断及评估。

握力和捏力监测设备可以监测出伤病造成的肌肉损伤,提供准确、客观、可计量的结果。microFET4监测设备是目前市场上唯一的集握力和捏力监测为一体的设备(图57-1C)。

57.2.3 等张肌力评估技术

(1)徒手测试

即测定肌肉进行等张收缩(isotonic contraction)使关节做全范围运动时所能克服的最大阻力。完成1次全范围运动的最大阻力,称为1次最大阻力(1 repetition maximum,1 RM);完成10次连续运动时能克服的最大阻力,称为10次最大阻力(10 RM)。测定时对适宜负荷及每次测试负荷的增加量应有所估计,避免多次反复测试引起肌肉疲劳,影响测试结果。运动负荷可用哑铃、沙袋、砝码等可定量的负重练习器进行。此测试方法在体能训练和健身指导中应用较广泛。

1)测定1 RM步骤:见图57-2。

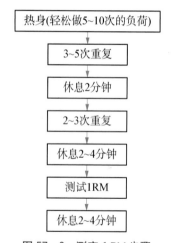

图 57-2 测定 1 RM 步骤

如果不成功,降低负荷再重复测试。负荷变化幅度:上肢0.5~1 kg或2.5%~5%,下肢1.5~2 kg或5%~10%。该测试方法适用于做过抗阻训练的有经验运动员。

2)注意事项:①每次试举间充分休息;②第2次尝试时减小负荷;③理想的情况是在5次测试之内找到1 RM。

(2)器械测试

目前,临床常用无轨迹等张肌力测试系统测试肌肉的等张肌力,如EN-Tree M系统(图57-3)。该设备具有以下特点:①多功能(无轨迹);②配有监控分析软件,能准确测定位置、速度、力量、做功;③测试指标有向心收缩与离心收缩最大输出功率、平均最大输出功率、平均收缩速率、最大力量、疲劳系数等;④可进行健侧、患侧对比,不同个体间对比;⑤每台滑轮预留2 m² 场地即可完成各种训练;⑥细而结实的绳索使滑轮阻力最小化;⑦可以实现高速动作的测试训练。

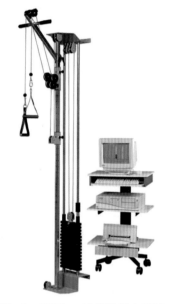

图 57-3 EN-Tree M 等张肌力测试系统

57.2.4 等速肌力评估技术

(1)测试设备

在国内体育科研领域,等速肌力测试系统主要应用于四肢关节和躯干肌力测试。目前使用的品牌包括 CYBEX、KIN-COM、BIODEX、MERAC、ISOMED 等。当今,等速肌力测试系统所涉及的测量范围以六大关节(肩、肘、腕、髋、膝、踝关节)为主,也包括腰背和腹部力量测试,其涉及的运动项目广泛,在体育科研和运动损伤康复训练中应用越来越普遍。

等速运动,又称为可调节抗阻运动、恒定角速度运动,即在预定角速度的前提下,利用一专门装置,根据运动环节的肌力大小变化相应地调节所施加的阻力,使整个关节只能依照预先设定的角速度运动。

运动环节中的肌肉用力只能使肌力增高,增加力矩输出,而不改变角速度的大小。因此,这种使整个运动过程中角速度保持不变的肌肉收缩运动并非为自然的肌肉收缩形式,而是人为地借助器械调节相应阻力,限制收缩速度的一种运动形式。等速运动所具有的恒定角速度、可调节阻力的特点,以及在关节运动中任意一点肌力均可达到最佳效果并始终与装置给予的阻力相适应的优点,在很大程度上为运动系统测试和训练开拓了崭新途径,并且在许多方面明显优于传统的等长或等张肌肉收缩运动。等速仪器所提供的是一种顺应性阻力,即阻力大小可随肌肉收缩张力的大小而变化,类似于等长收缩。因此,等速肌肉收缩兼有等张收缩和等长收缩的某些特点和优点,是一种特殊的肌肉收缩形式。

IsoMed－2000 等速肌力测试系统(图 57-4)由德国 D&R Hemau 公司制造。该系统由控制柜、训练椅、测力计、旋转支臂监视系统及悬吊监视器、关节适配器组成。功能包括肌力测试和训练、关节活动度评定、关节疼痛的测试评定及训练。肌力测试中,分为等长测试、等速测试、本体感觉功能测试。肌力测试时,可同时测试关节运动中主动肌和拮抗肌任意角度肌肉的相对力矩、绝对力矩、力矩曲线、肌肉做功、爆发力、耐力等数据。可应用于骨关节伤病和神经系统疾病的康复评定及训练、偏瘫患者肌力测试及训练、不完全性脊髓损伤患者肌力测试及训练、六大关节-肌肉功能测试和疗效评价、运动员肌力和耐力评价、运动系统伤病评价、运动创伤预防评价、提高肌力及辅助诊断等。

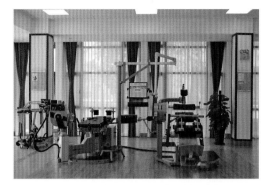

图 57-4　IsoMed－2000 多关节等速测试系统

(2) 测试步骤(以 IsoMed－2000 为例)

1) 信息建立:在 IsoMed－2000 系统中建立受试者信息卡。

2) 测试设定:选择测试模式为向心/向心模式;设置 60°/s 角速度膝关节屈/伸模式;加速度为"非常高",减速度为"柔和"模式。每个受试者单侧膝关节进行一组测试,每组完成 5 次屈伸。

3) 机位基本调试:使机器处于非锁定状态,将座椅椅背上移,椅背倾斜角调至 75°,座垫向前调 12 cm,放下椅背支撑杆,固定在刻度"75"处,椅面仰角为 1°(即上仰约 15°),机头倾斜角 0°,选 3 号适配器和 F 号适配器组合。

4) 受试者体位:受试者背部与椅背贴合,身体坐直,腰部与椅面有一定空隙,膝关节腘窝处与椅面边缘贴合,上身挺直,肩关节固定器限位,手拉身体两侧的扶手,小腿自然下垂,固定躯干及受试侧大腿(图 57-5A)。

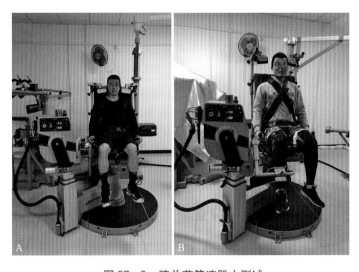

图 57-5　膝关节等速肌力测试

A. 体位;B. 测试

5）确定关节轴心：移动机头旋转角及位置，利用红外线瞄准器使机头与受试侧膝关节屈伸运动轴心对准，安装适配器。

6）开始测试：正式测试开始前，对受试者下肢进行称重，完成重力补偿过程指标的选取，并使受试者在"训练模式"中进行数次屈伸动作，以适应测试。受试者适应后，进行正式测试，测试过程中，使受试者用最大力量完成5次屈伸动作（图57-5B）。

7）数据采集并保存。

（3）指标分析

1）峰力矩（peak torque）：即在肌肉收缩时产生的最大力量输出，反映肌肉收缩最大力量的能力；是肌肉绝对力量，相当于等张测量时的最大力量，其随年龄增大而呈直线下降趋势。同名肌运动速度相同时男性的峰力矩大于女性；体重越重、身高越高，峰力矩越大。可测试任一角度及时间点的峰力矩，如屈膝30°位肌肉产生的力矩，因为该屈膝角度是膝关节稳定的重要位置，因此该力矩对于评价膝关节稳定性有重要意义。Torque @ 0.20sec 是评价肌肉产生力矩能力的指标，Wilk 认为伸膝肌力在伸膝运动开始0.2秒时应该达到最大力矩的80％～90％。

2）相对峰力矩（peak torque/body weight）：即相对于体重的峰力矩，可以更好地描述功能性活动，用来进行个体间比较。

3）峰力矩产生的角度（angle of peak torque）：即最大力矩出现的角度。相同速度及相同活动产生峰力矩角度相同，一般在 ROM 中间出现最大的长度-张力关系点。

4）到达峰力矩的时间（time to peak torque）：即肌肉从开始收缩到产生最大力矩所需的时间，反映肌肉快速产生力矩的能力。

5）左右侧差异（deficit）：左右侧肌力差异在±10％为正常参考范围；负值说明患侧肌力大于健侧。

6）变异系数（coefficient of variance）：即均值与样本均数的比值，反映测量观察值离中心值之间的距离，反映离散趋势。变异系数代表测试数据的可重复性，变异系数增大可能是由于一些潜在因素造成的，如疼痛、恐惧心理、缺乏正确指导、测试时未尽全力。正常情况下大肌肉变异系数≤15％，小肌肉变异系数≤20％。如果变异系数过大，则应重新测试。

7）总做功（total work）：即整个测试过程中的总做功。与峰力矩相比，总做功能更好地显示肌群

功能，这是由于在整个 ROM 中力矩必须保持恒定，与 ROM 中任何一点的力矩相反。

8）平均功率（average power）：是单位时间内所做功，即总做功与时间的比值，代表肌肉快速产生力量的能力。向心收缩时，运动速度达到一定水平后平均功率不再增加反而下降；离心收缩时随运动速度加快而增加。

9）疲劳系数（work fatigue）：即前1/3做功减后1/3做功，与前1/3做功的比率，是评价运动性疲劳的指标，也可作为评价肌肉耐力的参考指标。

10）主动肌/拮抗肌比率（agonist/antagonist ratio）：该指标在不同关节、不同肌群和不同角速度时有差异，膝关节慢速时腘绳肌/股四头肌即屈伸比为61.4％～74.4％，比值随速度加快而增大。

IsoMed-2000 测试数据报告见图57-6。

Institute		TestSystem	
		IsoMed 2000	
		Manufacturer D&R FERSTL GmbH Sport- und Medizintechnik	
Left / Right Comparison			
Patient : HUANGXIAOYU Date Birth : 1988-5-2 Ident. No. : Weight : 0 kg Sex : Diagnosis :		Date : 29.11.2018 Treatment : Isokinetic M1 con. M2 con. Injured Joint : Body Side : Doctor : Gravity Compen. : Yes Therapist : Speed (T1) : /60°/60°/Sec. Flex/Ext Speed (T1) : /60°/60°/Sec. Flex/Ext Time : 15:00		
Insurer : Doctor :			
Movement: Knee Flexion/Extension		Right (T1) Date : 29.11.2018 Time : 14:49 Set : 1 Cal.Set : 1	Left (T2) Date : 29.11.2018 Time : 14:55 Set : 1 Cal.Set : 1	T1/T2 % (T2/T1) %
Peak Torque at angle: Peak Work	Flex (Rep): Flex (Rep):	45 Nm (2) + 42 ° 48 J (2)	43 Nm (1) + 49 ° 52 J (1)	103.4 (96.7) % 92.3 (108.3) %
Peak Torque at angle: Peak Work	Ext (Rep): Ext (Rep):	109 Nm (1) + 52 ° 103 J (2)	100 Nm (1) + 58 ° 90 J (1)	108.1 (92.5) % 114.4 (87.4) %
Peak torque of the average curve Peak torque of the average curve	Flex Ext	42 Nm 98 Nm	42 Nm 93 Nm	101.4 (98.6) % 105.8 (94.5) %
Peak Work Peak Work	Flex/Ext (Ext /Flex): Flex/Ext (Ext /Flex):	41.9 (238.9) % 46.4 (215.6) %	43.8 (228.4) % 58.3 (171.4) %	95.7 (104.5) % 79.6 (125.6) %
Peak Torque Peak Torque	Flex /weight: Ext /weight:	---- Nm/kg ---- Nm/kg	---- Nm/kg ---- Nm/kg	103.4 (96.7) % 108.1 (92.5) %
Peak Work Peak Work	Flex /weight: Ext /weight:	---- J/kg ---- J/kg	---- J/kg ---- J/kg	91.4 (109.4) % 115.0 (87.0) %
average work average work	Flex Ext	48.1 J 92.2 J	48.1 J 82.5 J	100.0 (105.9) % 111.8 (89.4) %
Total Work Total Work	Flex: Ext:	228 J 462 J	241 J 412 J	94.4 (105.9) % 112.0 (89.3) %
Peak Power Peak Power	Flex (Rep): Ext (Rep):	33 W (2) 67 W (2)	34 W (2) 64 W (1)	95.7 (104.5) % 104.7 (95.6) %
Average Power Average Power	Flex: Ext:	28 W 60 W	30 W 55 W	95.0 (105.3) % 108.1 (92.5) %
End of Motion 1: End of Motion 2:	(Range Motio)	+ 10 ° (77 °) + 87 °	+ 11 ° (76 °) + 87 °	101.3 (98.7) %
Number of repetions of the set: Calculated repetitions of the set:		5 Rep. 1 - 5	5 Rep. 1 - 5	

图 57-6 IsoMed-2000 测试数据报告

（4）临床应用

1）等速肌力测试的优点：

A. 测量的准确性和可重复性高：等速肌力测试不是简单的肌力测试，而是测试肌肉综合的功能表现，可以提供多项评价指标。目前，其他肌力测试方法都不能提供如此全面和客观的测试结论。此外，可以单独测量各肌群情况，避免因强壮肌群对弱小肌群的代偿而出现的误差。

B. 测试的安全性：因等速肌力测试提供的是顺应性阻力，可以随着患者因疼痛或肢体不适而调节阻力，使被测试肢体不易受伤。顺应性阻力可以在全活动范围内提供最大阻力，即被测试肌群可以在全活动范围内发挥最大潜能进行练习，肌力在全活动范围内均处于最大状态。

C. 科学指导康复训练：等速肌力测试指标与肢体功能存在明显的正相关性，如股四头肌峰力矩与功能存在明显的正相关性，肢体加速与减速能力及功能测试与主观功能水平存在着显著的正相关性，可以科学地告诉我们何时真正适合开始功能练习。等速肌力测试可以提供较为准确的肌肉功能评价方面的定量指标及对设计合理的、有针对性的康复方案有指导意义，真正做到"循证实践"（evidence-based practice），避免"经验主义"的康复训练。

2）等速肌力测试的缺点：①测试局限于某一组肌群；②测试主要采用非负重条件下的开链练习姿势。

白玉龙等应用等速肌力测试系统对前交叉韧带（ACL）损伤后患者股四头肌和腘绳肌力量进行评价，结果表明患侧股四头肌和腘绳肌的峰力矩较健侧明显降低，因此建议 ACL 损伤后应加强患侧膝关节周围肌肉的力量训练，以增强关节稳定性，预防或延迟膝关节骨关节炎的发生。有研究评价了自体骨-髌腱-骨移植 ACL 重建术后的膝关节屈、伸肌的等速肌力，经过康复治疗后患侧股四头肌和腘绳肌的肌力可恢复至健侧的 80%～90%。刘晓鹏等应用 Biodex 等速系统Ⅲ等速肌力测试系统测试 ACL 断裂后患膝屈、伸肌肌力，结果表明患侧峰力矩、峰力矩/体重比（%）、总功、平均峰力矩 4 项检测指标在角速度为 60°/s 和 120°/s 时较健侧均显著降低，其中伸肌较屈肌降低更为显著，尤以 60°/s 时为突出。周谋望等运用等张肌力测定系统对 ACL 断裂患者及重建术后患者进行膝关节屈、伸肌的肌力测试，结果显示 ACL 断裂后患侧膝关节伸肌及屈肌最大输出功率、最大收缩速率、最大力量均较健侧有显著下降，而疲劳系数无显著变化。Gibson 测试了慢性 ACL 损伤患者膝关节屈、伸肌的等速肌力，发现：患侧与健侧下肢相比，股四头肌和腘绳肌峰力矩值显著下降；患侧的离心腘绳肌/离心股四头肌比率、向心腘绳肌/离心股四头肌比率均显著大于健侧下肢；但患侧和健侧的离心腘绳肌/向心股四头肌比率

相似。该发现表明，ACL 损伤后股四头肌的离心性肌力比向心性肌力受到更大的影响。

Eitzen 等的研究表明，ACL 损伤后等速力量评价应用特殊角度力矩值的曲线比传统应用峰力矩更能反映患者功能水平，因为 ACL 损伤后股四头肌力量下降在屈膝＜45°范围内更严重。Hamstring/Quadriceps 比率（H/Q，屈/伸比）的改变能够用于指导 ACL 损伤和手术后的康复，为提高 ACL 损伤后膝关节的稳定性提供理论依据。恢复或改变 ACL 损伤及韧带重建人群的 H/Q 比率，对运动员恢复高水平的运动能力和预防再损伤具有重要意义。近些年有学者提出了 H/Q 功能比率，即动态肌力控制比率（dynamic control ratio，DCR）的概念，建议计算 H/Q 比率时，用膝关节动态运动中各个不同角度对应的离心腘绳肌肌力/向心股四头肌肌力比率来代表伸膝功能，向心腘绳肌肌力/离心股四头肌肌力比率代表屈膝功能，因为在动态运动过程中，当主动肌处于向心性收缩时拮抗肌为离心性收缩。这种 H/Q 比率符合实际运动中的膝关节功能，更能反映膝关节屈肌和伸肌的协同收缩模式。ACL 损伤患者术前与术后的 DCR 尚无正常值标准。

57.3 肌肉力量康复技术

肌力训练是临床骨科和运动医学常用的基本治疗技术之一，临床应用时在正确评估患者肌力后选择合适的训练手段，遵循因人而异、循序渐进、持之以恒、密切观察等原则，正确指导患者进行肌力训练，恢复基础体能。

57.3.1 理论基础

（1）肌力训练生理学原则

1）超负荷原则：超负荷并非指超过本人的最大负荷能力，而是指这种阻抗负荷应超过平时所遇到的负荷阻力。这种较平常为大的阻力，可以募集更多运动单位，刺激肌肉产生相应的生理学适应，从而导致肌力增加。

要考虑项目的特点及训练目的。最小负荷强度为本人最大肌力 2/3 的负荷，为 15 RM 左右。通常低于最大负荷 80% 的力量练习对提高最大肌力的作用不明显。

2）渐增阻力原则：①训练早期或力量较弱者负

荷到 10 RM，训练到 15 RM；负荷到 15 RM，训练到 20 RM。②一般性力量训练者负荷到 8 RM，训练到 12 RM。③发展绝对力量者负荷到 1 RM，训练到 5 RM。④静力训练者负荷到 5 秒，训练到 10 秒。

3）合理顺序原则：即先大后小，先练大肌群、后练小肌群。小肌群比大肌群更容易疲劳，从而影响大肌群的训练效果。目的在于延迟疲劳的发生，促进肌群之间的相互良性作用。

4）特殊适应原则（specific adaptation to imposed demands，SAID）：①部位专门性，为生化适应机制，有利于肌糖原充填。②动作专门性，为神经控制协调机制，有利于主动肌与被动肌的协调发展。进行负重抗阻练习时，应包含直接用来完成动作的肌肉群，并尽可能地模拟其实际的动作结构及动作的节奏与速度。因为，不同的专项练习对身体各肌群的要求不同。

5）合理间隔原则：应根据运动员的训练水平、运动习惯及体质等因素区别对待。研究表明，初次参加运动训练者隔天训练的效果比每天训练效果好。每天进行力量训练的初训练者训练 10 次以后，力量可以提高 47%；而以同样的训练负荷进行隔天训练的受试者，经过 10 次训练后，力量提高 77.6%。

（2）肌力训练选择原则

肌力训练选择原则见表 57-3。

表 57-3 肌力训练选择原则

肌 力	训练方法	目 标
0～Ⅰ级	功能性电刺激 主动静力性运动	诱发主动肌收缩 预防肌肉萎缩
Ⅱ～Ⅲ级	助力运动，辅助运动 促使肌力达到Ⅲ级	保持关节活动度 预防挛缩和粘连 促进运动神经功能恢复
Ⅲ级	主动抗部分重力运动 主动抗轻微阻力运动	产生功能性关节主动活动 促使肌力达到Ⅳ级
Ⅳ～Ⅴ级	抗阻运动，等速运动	促使肌力和耐力恢复正常 提高心肺功能和耐力

在选择肌力训练方法时要考虑到安全性、有效性、经济实用性等原则。当患者肌力水平有所提高时则需要修改训练计划和练习方法，不断增加练习难度。可参考表 57-4 中列出的因素及进展方式。

表 57-4 增强肌力训练程序因素及进展方式

因 素	进 展 方 式
强度（负荷大小）	亚极量至极量（或接近极量） 小负荷至大负荷
身体位置（不负重至负重）	取决于病理及残损程度、限制负重（疼痛、肿胀、不稳定）和康复程序目标
重复次数及组数	由少至多
频率	取决于练习强度和组数次数
肌肉收缩类型	静态至动态；向心性至离心性
关节活动度	小幅度至大幅度；稳定活动部分至不稳定活动部分
运动面	单面至多面
运动速度	慢速至快速
神经-肌肉控制	近端至远端
功能活动模式	简单至复杂；单关节至多关节；近端控制至远端控制

（3）增强肌力技术注意事项

1）取便于运动的姿势和体位。

2）阻力的施加及调整是关键。①部位：施加在需要增强肌力的肌肉远端附着部位；②方向：与运动肢体成直角；③强度：平稳，忌跳动性；④保持稳定：避免出现代偿运动；⑤掌握运动量：以训练后第 2 天不感到疲劳和疼痛为宜；⑥言语刺激：有力、清晰、简洁的口令可以鼓励患者，提高积极性。

3）出现下列情况应降低阻力：患者不能全范围活动关节；施加阻力的部位疼痛；肌肉出现震颤；出现代偿运动。

4）合理选择训练方法：依据评估结果选择。

5）合理调整运动强度：包括运动强度和运动量。

6）无痛训练：避免引起或加重损伤。

7）避免过度训练：避免运动当时疼痛或次日晨加重酸痛。

8）充分进行准备活动和放松活动。

9）注意心血管反应：高血压、冠心病等患者禁忌过分用力的等长练习。

（4）力量训练一般要求

1）做好准备活动和伸展练习。

2）身体姿势：一般双脚间距大于肩宽，保持平衡。

3）呼吸方式：不要憋气，口鼻同时呼吸，用力时呼气，在最用力的部分短暂屏气，练习完成时吸气。

4）不因体重增加而烦恼。

5）不过多改变饮食习惯。

6）不可单独训练，需要结伴训练、互相保护。

7）尽量采用必要的保护用具和安全器材。

8）注意采用正确的练习动作和身体姿势。

9）负重力量练习时尽量避免采用身体猛烈振动和扭转的练习动作。

10）量力而行，避免诱发旧伤。

（5）**运动员力量训练提示**

1）在力量训练中应该重视发展肌肉的专门收缩特性，结合必要的肌肉灵活性和伸展性练习。

2）建议年轻运动员以多种多样的中等强度、较多组数、每组 8～10 次重复的一般力量训练作为基础。

3）女运动员力量训练的负荷量和强度增加应该循序渐进。

4）年轻运动员应该注意发展能够稳定骨盆上部脊柱肌群（腹肌和背肌）和脊柱旋转的肌肉。

5）最大力量训练时注意损伤的危险性（主动肌和拮抗肌力量不平衡、准备活动不充分或过度疲劳）。

6）肌肉疲劳或最大力量练习后不宜进行被动的动力性练习。

7）当参与练习的肌肉感到刺痛时立刻停止练习。

8）深蹲练习时应穿插采用坐姿势蹬腿、伸膝、滑动下蹲等练习，防止损伤半月板和韧带，同时注意发展拮抗肌力量。

9）不满 16 岁的运动员在练习中不应采用肩部负重的练习，以防影响脊柱生长发育。

10）肩部承受负荷时必须保持脊柱正直。

11）所有施加的阻力必须与专项技术紧密相关。

57.3.2 肌肉力量康复技术

（1）**电刺激技术**

1）常用设备：神经-肌肉电刺激（neuromuscular electric stimulation，NMES）是利用低频脉冲电流刺激相应的神经或肌肉，通过被动引起肌肉收缩来提高肌肉功能或治疗神经-肌肉系统疾病和损伤的一种治疗方法。国外主要应用于中枢神经和周围神经系统损伤疾病的临床治疗，并成为临床上一种比较成熟的物理治疗技术。NMES 主要包括两种形式：经皮电神经刺激（transcutaneous electrical nerve stimulation，TENS）和功能性电刺激（functional electrical stimulation，FES）。近年来，国内也开始将 NMES 应用于临床和基础研究，但与欧美发达国家相比仍有较大的差距。广义来说，只要能够刺激神经-肌肉引起肌肉收缩的电刺激都可以称之为 NMES。2007 年，Sheffler 和 Chae 定义的 NMES 是指采用低频电流刺激结构完整的下运动神经元，激活或引起相应的肌肉收缩并提高肌肉功能或治疗神经-肌肉疾病的一种治疗方法。

目前多采用 TENS 和 FES，此类 NMES 的特点是治疗时无需患者的主动参与，由治疗者设定好治疗参数，将治疗电极放置在相应肌肉表面后即可以进行电刺激治疗。通常来说，非肌电反馈式 NMES 仪器体积较小，一般为便携式（图 57-7），操作简

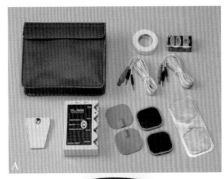

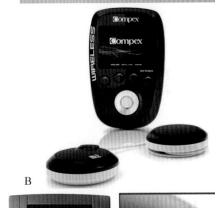

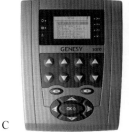
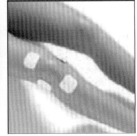

图 57-7　常用便携式电刺激仪

A. TENS120Z；B. Compex 无线电刺激仪；C. GLOBUS 全模式多功能肌肉电刺激仪

便,非常适合在社区和家庭使用。但患者不能主动参与肌肉收缩是其缺点。FES在治疗时能产生与刺激器官和肌肉相似的功能(如吞咽、行走、抓握等),在国外相关的研究和应用发展速度很快,有较为广阔的临床应用前景。

2)临床应用:目前,临床上关于NMES的研究主要集中在脑损伤后引起的肢体瘫痪、吞咽障碍、构音障碍、大小便失禁等康复治疗,也包括应用于治疗周围神经损伤后的康复。大量的临床研究证明,NMES可以显著提高偏瘫患者的肢体功能,恢复患者的日常生活自理能力,大大降低偏瘫的残疾发生率,但关于NMES对偏瘫康复的神经生理学机制尚缺少相应的基础研究。尽管目前结合脑功能显像将中枢神经损伤康复的神经生理学机制研究推上了一个新台阶,但对于NMES促进偏瘫肢体功能恢复及脑功能重组的机制仍未完全明了,尚待深入研究。随着NMES治疗技术的发展和专业人士的重视,在国内,神经内、外科和骨科、康复科越来越多地将其应用于临床康复治疗。

骨关节术后早期可应用电刺激预防肌肉萎缩,图57-8示Compex无线电刺激仪在ACL重建术后早期结合Shuttle蹬腿肌强化股四头肌力量。

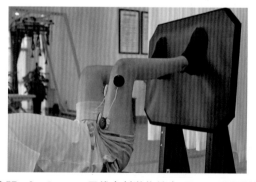

图57-8 Compex无线电刺激仪结合Shuttle蹬腿训练

郑光新等将NMES应用于全膝置换术后股四头肌力量康复训练,结果表明NMES有助于早期改善伸膝装置的功能。Feil等比较了两种不同的NMES作用于ACL重建后患者股四头肌对膝关节功能康复的效果,结果表明:在伸膝肌等速力量、单足跳等功能活动方面NMES组较对照组效果显著,NMES结合康复训练可以加快ACL重建术后膝关节的功能恢复。Fitzgerald等研究发现,ACL重建术后在传统康复训练基础上增加12周的股四头

肌NMES治疗后股四头肌等速肌力力矩明显较传统康复程序组要好。临床上也有研究比较了神经-肌肉训练和传统力量训练对ACL重建术后前6个月膝关节功能的影响,结果除了在临床膝关节评分(clinical knee score,CKS)和视觉模拟评分法(VAS)方面神经-肌肉训练组较传统力量训练组效果显著外,在平衡功能、本体感觉和肌力等方面没有差异性。许多因素可以影响NMES的临床疗效,如刺激频率、部位和强度等。因此,治疗前要基于全面评定来设定好治疗仪器的刺激程序和参数。一般认为,NMES频率应设定在$10\sim50\,Hz$范围内,上肢理想的刺激频率为$12\sim16\,Hz$,下肢理想的刺激频率为$18\sim25\,Hz$。增加刺激频率是通过增加每个运动单位的力矩输出,而不是通过募集更多的运动单位来实现。调节刺激频率的机制是通过改变肌质网内Ca^{2+}结合的释放和重吸收来调整肌肉收缩强度。刺激频率较大时,肌质网Ca^{2+}结合重吸收达最高水平,横桥摆动周期较快,使得肌纤维产生最大力矩,此时肌力将不再增大。过大的刺激频率、长时间的刺激会导致肌肉疲劳和肌力降低,应缓慢、逐步地增加刺激强度,直至受刺激肌肉达到满意的收缩效果。过大的刺激强度会兴奋电极附近的支配拮抗肌的神经纤维,反而降低肌肉收缩的效果,并且容易导致肌肉疲劳。在设定NMES强度参数时需要考虑刺激部位的皮脂厚度,皮脂薄的皮肤由于电阻较小而不能承受高强度电刺激。与此同时,不能忽略NMES的不良反应。Jubeau等认为,NMES诱发的肌肉收缩使肌力损失较大,会显著增加血清生长激素和乳酸浓度,明显提高血液中磷酸肌酸激酶的活性,引起患者明显的肌肉酸痛感。因此要掌握好刺激强度和持续时间,不适当的刺激会导致神经-肌肉损害,反而对治疗和肌肉功能恢复不利。关于刺激时机,Asensio-Pinilla等认为电刺激仅在神经再生的起始阶段发挥作用,神经生长开始后作用即变小,甚至消失。但Shen等认为,神经再生开始后电刺激对神经再生仍有促进作用,经检测损伤部位电生理、形态学及神经功能指标均呈明显上升趋势。因此,临床上需要进一步证实NMES的时机。目前,对于失神经支配肌肉的刺激,康复医学界普遍认为应当在失神经后立即进行,以最大程度恢复其运动功能,防止肌肉萎缩。

陈建等研究表明,自体腘绳肌重建ACL术后早期应用NMES可以有效地预防术后腘绳肌力量下

降及电机械延迟的延长。在体育界,部分从事运动训练的研究人员将电刺激应用于竞技运动员的力量训练研究实践中。王丽等在《电刺激影响力量增长与退化的轨迹》一文中将电刺激应用于在校大学生力量训练实践中。他们将 30 名在校男性大学生随机分成传统力量训练组、电刺激训练组、传统力量结合电刺激训练组。传统力量训练组训练方案:第 1 次练习直立杠铃弯举和哑铃交替弯举,两项交替进行,3 次/周;第 2 次为斜托杠铃弯举和斜托哑铃弯举;第 3 次为俯卧上斜弯举和哑铃集中弯举(5 组/次,2 项/组,5～8 次/项,间歇 3～5 分/项)。电刺激组训练方案:3 次/周,3 组/次,20 次/组,4～12 秒/次,间歇 15～30 秒。传统力量结合电刺激组训练方案:传统力量训练和电刺激方案组合,避免同一天进行。训练结果表明,传统力量结合电刺激组效果最好,其次为传统力量组,最后是电刺激组。训练结束第 1 周出现超量恢复,第 2 周电刺激组显著退化,第 4 周传统力量训练组显著退化,第 6 周传统力量训练结合电刺激组显著退化,肘关节屈肌和伸肌在力量增加和退化轨迹方面具有相同效应。宋雅伟等用等速同步电刺激分析正常人上肢肌力,结果表明:同步肌肉电刺激增强肌肉最大力量效果较好,但随着关节运动角速度的增大,效果会下降,提高肌肉的做功效率在一定角速度下能够维持肘关节屈伸肌力平衡。吕乙林等研究了电刺激力量训练与杠铃训练对下肢爆发力的影响,实验研究表明:电刺激肌力训练能在短期内有效地提高运动环节的爆发力,电刺激训练在提高肌力方面优于杠铃训练。电刺激力量训练方法与大阻力训练是目前较为理想发展快肌纤维力量的手段与方法,正常情况下人体随意运动时先兴奋慢肌,再兴奋快肌;电刺激训练则正好相反,先兴奋快肌而后兴奋慢肌。因此,应重视电刺激方法在速度力量类运动项目中的应用。

(2) 助力运动

指借助外力辅助和患者主动肌肉收缩完成的肢体活动。外力包括器械(如滑轮和重量)、健侧肢体或他人帮助。助力运动常是电刺激向主动运动过渡的中间形式,适用于肌力 1～2 级患者的功能训练或生活活动能力的代偿性活动。强调患者最大程度用力,仅给予最低限度助力。

1) 徒手助力主动运动:当肌力为 1～2 级时,治疗师帮助患者进行主动运动。例如:腘绳肌肌力 2

级患者取俯卧位,治疗师站在训练一侧肢体旁,一手固定于患者大腿后部,让其主动屈曲膝关节,另一手握其踝关节辅助用力,当屈膝达 90°时,重力作用可促进屈曲。患者也可取侧卧位,治疗一侧肢体在下,主动屈曲膝关节,治疗师一手托住患者上方下肢,另一手在患者下方小腿前稍加辅助力量。随着肌力的改善,可减少助力的大小。

2) 悬吊助力主动运动:利用绳索、挂钩、滑轮等简单装置,将运动的肢体悬吊起来,以减轻肢体的自身重量,然后在水平面上进行肢体运动训练。训练时可利用变化体位或滑轮的位置设计训练方法。悬吊训练的固定方法可以分为两种:一种为垂直固定,固定点位于肢体重心的上方,用于支持肢体,在较小范围内活动;另一种是轴向固定,固定点位于关节的上方,使肢体易于活动。例如:训练髂腰肌肌力时,患者侧卧,患肢在上,分别在膝关节及踝关节垂直上方放置挂钩,吊带固定于膝关节及踝关节,用绳索悬吊,患者主动屈髋,这是垂直悬吊(图 57 - 9)。若选用轴向固定方法,挂钩在垂直于髋关节股骨大转子的上方,患者体位、吊带位置及训练方法同前。随着肌力改善还可以通过调整挂钩位置和改变运动面的倾斜度来增加训练难度。

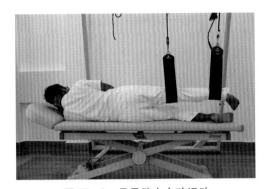

图 57 - 9 悬吊助力主动运动

3) 滑板助力主动运动:滑板可减少肢体运动时的摩擦力,肢体在滑板上主动滑动可达到训练目的。如肱三头肌肌力为 1～2 级时,患者坐位,滑板置于治疗床上,治疗上肢放于滑板上,通过主动伸肘动作进行训练,也可同时轻拍或轻叩肱三头肌肌腹。随着肌力改善,可通过增加滑板的倾斜度来增加治疗难度。

(3) 主动运动

主动运动是指通过患者主动收缩肌肉完成运

动。训练时选择正确的体位和姿势,将肢体置于抗重力体位,防止代偿动作,对运动的速度、次数及间歇予以适当的指导。常见的主动运动形式为徒手体操练习(图57-10)。

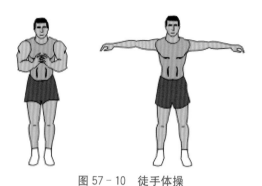

图 57-10　徒手体操

（4）抗阻运动

抗阻运动是指患者主动进行对抗阻力的活动。

阻力可来自自身体重、器械或他人,以提高肌力和肌肉耐力。适用于肌力 4～5 级的患者。

1）常用器械:

A. 徒手抗阻运动:徒手完成抵抗自身体重的练习,如俯卧撑(图57-11)、仰卧起坐等。

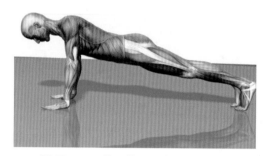

图 57-11　徒手抗阻运动——俯卧撑

B. 重物抗阻运动:手持重物抗阻运动,如持哑铃、杠铃、沙袋等(图57-12)。

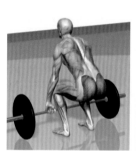
杠铃负重

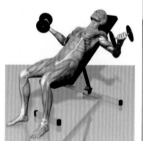
哑铃负重

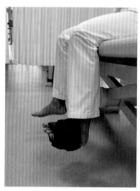
沙袋负重

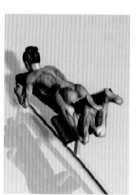
器械负重

图 57-12　重物抗阻运动

C. 弹力带抗阻运动:见图57-13。

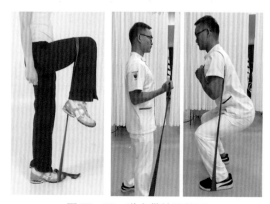

图 57-13　弹力带抗阻练习

2）抗阻运动形式:

A. 等长抗阻运动:等长收缩训练是增强肌力最有效的方法之一,肌肉收缩时无可见的肌肉缩短或关节运动,虽然肌肉未做功(功＝力×距离),但肌肉能产生相当大的张力,因此能增加力量。如骨折手术后石膏制动的早期训练中,为避免给损伤部位造成不良影响,可选用这种方法进行肌力增强训练。具体方法为:指导患者全力收缩肌肉并维持 5～10 秒,重复 3 次,中间休息 2～3 分钟,每天训练 1 次。为增加关节活动全范围内的肌力,需把关节置于不同角度分别训练。

短暂等长最大收缩训练（brief isometric maximal exercise，BIME）：由 Rose 及其同事提出，以某肌群目前能维持 5 秒的最大负荷重量等长收缩训练 1 次；每天增加 0.6 kg，重复 5 次左右，不断增加直到最大负荷。作用原理：肌肉等长收缩时血液暂时被阻断，但能量代谢仍在进行，以无氧代谢为主，产生较多的乳酸等酸性物质，当肌肉松弛时使较多的微细血管扩张，从而使肌肉获得更多的能源，有利于肌力的恢复和增长。但强烈收缩的时间不宜长于 6～10 秒（视具体肌肉而定），否则肌肉将因血流阻断过长而受损。对于病损肌肉更应慎重，一般不宜长于 5～6 秒。

短暂重复等长最大收缩训练（brief repetition isometric maximal exercise，BRIME）：是由 Liberson 等提出，与 BIME 的不同点在于不是等长收缩 1 次，而是每天重复收缩 6～20 次，每次持续 5～6 秒，每次间隔至少 20 秒。试验证明这种训练方法更优于BIME。一些学者认为：①由于肌力与肌电积分图之间存在线性关系，实验证明 PRE 时肌电积分图幅度只相当于 BRIME 时的 25%，故认为 BRIME 效果较佳，是 BRIME 时肌肉的神经支配程度和肌肉的激活程度比其他方法高的缘故；②肌肉在静息长度下比缩短时效率更高的事实已经被人们发现一个世纪之久，而等长收缩正是肌肉在这种长度上的收缩，因而效率较高；③BRIME 中的重复收缩符合增强肌力应遵从训练次数宜多的原则。

B. 超长收缩力量训练法：由美国田径教练 Fred Wilt 于 20 世纪 70 年代提出，又称弹性力量训练法或反射性力量训练法。它是利用肌肉的弹性、收缩性及牵张反射性，引起神经系统反射性地产生更强烈的兴奋冲动，从而动员更多的运动单位参加收缩以产生更大的肌肉收缩力。

超等长收缩力量训练法是迄今为止最好的发展爆发力、提高肌肉反应速度的方法之一。增强性练习是一种试图将肌肉收缩的速度和力量结合起来的训练方式，欧洲和苏联时期早已开始应用，而且创造了优异的成绩。在超等长收缩中，肌梭受到快速牵拉的刺激，引起反射性肌肉活动，从而动员更多的运动单位参与收缩，增加了主动肌的收缩作用，从而增加了肌肉收缩力。

跳箱练习是最典型的超长收缩力量训练方法（图 57-14），它对于提高球类项目、田径跳跃项目的弹跳力具有独特的训练价值。

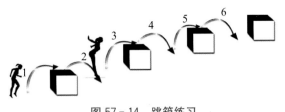

图 57-14　跳箱练习

优点：①可以更强烈地刺激肌肉，使肌张力能产生更高的峰值，有助于提高肌肉的抗拉力水平；②明显提高肌肉的收缩速度，对于提高爆发力水平的训练价值最大；③对提高肌肉在被迫退让阶段收缩时的抗拉力和转入缩短阶段的收缩力都有显著影响。缺点：若动作不当极易导致肌肉拉伤，肌力较弱者或少年儿童不能频繁使用，否则会发生伤害。

C. 等张抗阻运动：利用徒手、哑铃、沙袋、滑轮、弹簧、重物、摩擦力等作为运动的阻力，施加阻力的大小、部位及时间应根据患者的肌力大小、运动部位进行调节。进行抗阻运动时需考虑以下几个因素：

a. 练习强度（intensity，I）：练习强度必须满足于训练目标（表 57-5）。最初应以小负荷让练习者体会正确的练习方式和技巧，给予合适的阻力时练习者可以完成可控制的、平稳的、无颤抖的动作，而当练习者出现疼痛，不能完成全范围、出现代偿动作时则需要调整身体姿势、固定好，或降低阻力大小。

表 57-5　不同负荷强度特点

1 RM(%)	每组重复次数	能量供应
>95	1	ATP/CP
80～95	2～5	ATP/CP
65～80	6～10	ATP/CP/LA
50～65	8～15	ATP/CP/LA
30～50	15～60	LA/Aerobic

ATP：三磷酸腺苷；CP：磷酸肌酸；LA：乳酸；Aerobic：有氧

b. 最大负荷百分比（percent，P）：力量大小用 RM 表示，可以个体化找到每个人的最佳练习重量。RM 值的选择应该考虑多方面的因素，包括个体化、训练水平、训练年限、项目因素等。不同体育运动项目的 RM 不同。运动生理学研究提示：1～3 RM 的负荷能使肌纤维增粗，发展力量及速度，适合举重及投掷等运动；6～8 RM 的负荷能使肌纤维增粗，力量速度提高，但耐力增加不明显，适合对抗性项目及速度耐力项目如短跑、跳跃等;8～12 RM 的负荷效果是肌纤维增粗不明显,力量速度、耐力均有所增加,适合中跑项目;12～15 RM 的负荷强调发展速度,肌肉的增大不明显,但能有效提高肌力、速度和耐力,这一负荷适用于 400 m、800 m 运动员发展力量;30 RM 的负荷使肌肉毛细血管数量增多,提高耐久力,但对力量及速度提高不明显,适合耐力项目。

c. 间隔时间(interval, I):即每两组力量训练的时间间隔。没有固定的模式,一般以肌肉完全恢复为度。组间隔应视负荷大小、训练水平及运动员的身体状况而定。一般在 80 秒至 5 分钟内选择。

d. 重复次数(repetition, R):中等力量练习时,经典的方案是分为 4 组,每组为 10 RM×10。优点:体现了力量训练的循序渐进原则。

e. 完成练习的时间(time, T):完成力量训练的速度快慢对骨骼肌纤维类型的变化及线粒体的影响有所不同。一次练习的时间应控制在 5～15 秒内完成。耐力性项目由于 RM 值较高,重量轻,可适当延长至 20～50 秒内完成。

f. 组数(set, S):一般在 3～6 组之间。

g. 合理的训练频率(frequency, F):力量训练的时间间隔多长才能保证已获得的力量不消退并使力量得以有效地提高,是人们关心的问题。应根据

运动员的训练水平、运动习惯及体质等区别对待。

抗器械阻力运动时,常选择渐进性抗阻训练(progressive resistance exercise, PRE)。它是有效的等张运动,训练前先测定需要训练的肌肉或肌群通过规定范围对抗最大阻力完成 10 次动作的最大重量(只能完成 10 次,做第 11 次时已无力完成),这个量即为 10 RM,以该极限量为基准,分 3 组训练。第 1 组采用 50%的 10 RM 重量,重复进行 10 次锻炼;第 2 组采用 75%的 10 RM 重量,重复练习 10 次;第 3 组采用 100%的 10 RM 重量,重复练习 10 次。也有将上述训练分为 4 组,分别以 10 RM 的 25%、50%、75%和 100%重量训练,每组重复练习 10 次。每组训练之间可休息 1 分钟,每天只进行 1 次训练。其中前几组可作为最后一组的准备活动。每周重新测定一次 10 RM,作为下周训练的基准。PRE 的特点有:①负荷量逐渐增加。运动生理学的研究证实,在最大负荷量已经决定的情况下,从小量开始相当于训练有个“热身”过程,较为合理;反之,一开始即用最大量,容易引起肌肉损伤,故 PRE 中采用从小量开始的方法。②大负荷、少重复。实验和观察证明小负荷、多重复的方法只能训练耐力,而大负荷、少重复的方法才能训练肌力,因此在 PRE 中,采用大负荷、少重复方法(表 57 - 6)。

表 57 - 6　最大力量训练方法示例

训练方法要素		金字塔训练法	健美训练法	最大力量训练法	次最大力量训练法
训练目标		发展肌肉横断面	发展肌肉横断面	改善神经支配	改善神经支配
收缩方式		向心	向心	向心/爆发式	向心/爆发式
强度	速度	中速连贯	中/慢速连贯	快速	快速
	重量(%)	70～80～90～95～100	60～80	100	85～90～95
负荷量	次数(次)	10～8～5～3～1	25～15	1～2	5～3～3
	组数(组)	3～5	5～12	3～5	3～5
密度	每次间隔(秒)	2～5	2～5	5～10	5～10
	每组间隔(分钟)	≥2	≥2	≥3	≥3

D. 等速运动:等速练习是一种动力性练习,可以预设肢体运动角速度且保持恒定不变。等速训练仪动力头不仅可以提供向心性、离心性测试与练习,还可提供多角度等长练习、被动关节活动度训练及本体感觉训练等。等速练习也称为顺应性阻力练习,即理论上动力头提供的阻力是随着练习者的用力程度而自动调节,最终使练习者保持恒定的预定角速度运动,从而可以全面锻炼Ⅰ、Ⅱa、Ⅱb型肌纤

维。等速运动是一种简便有效增强肌力的训练方法。

a. 等速力量练习的特点:①恒定速度,即肌肉缩短或拉长的速度是按预设的角速度,保持恒定通过关节活动范围。等速练习提供 0°～500°/s 的角速度范围,通常将其划分为慢速(30°～60°/s)、中速(60°～180°/s)和快速(180°～360°/s),或>360°/s(类似于正常人体功能运动的速度)。行走时下肢运

动的平均角速度为 230°～240°/s,离心练习选择慢速较好,从 60°～120°/s 开始。②募集肌纤维类型,等速练习募集Ⅰ、Ⅱ型肌纤维取决于练习时用力程度。③等速练习针对性,等速练习关键部分是速度,哪种模式、哪种速度对增强肌力更有效,还有待进一步研究。④关节压力,快速向心练习时力矩输出减少,对关节的压力也较慢速练习时要小。⑤肌肉疲劳的适应性,等速练习时克服的阻力与动力头施加到附件臂上的力量相等,当肌肉疲劳时练习者仍然可以完成剩下的重复次数。⑥在等速练习时如果练习者在运动弧的某一部分出现短暂疼痛,练习者可以减少用力程度通过这一疼痛部分,如果练习者突然出现疼痛而需要停止阻力运动时可以按应急(comfort stop)键。⑦肌肉共同激活,在肢体快速交替运动时主动肌与拮抗肌共同激活。有研究表明,在伸膝肌快速向心练习时,屈膝肌离心收缩且在接近伸膝末端产生张力开始使伸膝减速。这种主动肌与拮抗肌共同激活对关节的动态稳定性起关键作用,新近等速动力头设计的下肢闭链练习可以提供不同程度的下肢负重练习,从而促进下肢肌肉共同激活。

b. 等速力量练习的缺点:①因阻力可能容易变动,患者可能不是在最大的强度下工作;②除非有特殊的量具或记录器,否则难以看出肌力的收益;③仪器贵,且占空间;④不能在家应用;⑤调整供各肌群用的训练程序较费时;⑥屏气用力亦可加大心血管负荷;⑦对工作人员亦需花时间培训。

c. 等速力量练习时需考虑以下因素:①练习速度的选择。为使练习者安全有效地增强肌力,提倡"速度范围康复"(velocity spectrum rehabilitation),应根据预期的功能活动的速度要求来选择合适的练习速度或根据测试结果发现被测试者在哪一速度下肌力不足来选择练习速度,通常选择中速到快速,且向心性练习速度较离心性练习速度要快。②等速练习开始与进展。等速练习开始于康复后期患者可以主动完成全范围活动且无疼痛时;开始练习时应以小范围为主,以避免出现疼痛或不稳定的活动,以后逐渐过渡到全范围活动;练习速度由慢、中速过渡到快速;患者在离心性收缩练习之前必须能够完成最大向心性收缩练习,因向心性收缩练习易于学习和控制,而离心性收缩练习时阻力臂活动速度是由机械动力头控制;③选择正确固定体位。基本原则是保证关节的安全,除被测关节的近端需要固定外,腰

部和躯干部也需很好地被固定以避免代偿运动。具体训练固定体位可参考等速测试训练仪操作手册。④交替训练与单独练习。等速训练可以交替往返练习主动肌和拮抗肌的向心性收缩,也可以主动肌向心性练习后紧随主动肌离心性练习,即一次仅练习1组肌群,此种肌肉收缩形式在日常功能活动中经常出现;交替训练与单独练习各有优点。

d. 等速力量练习的局限性:从实用性方面来讲,等速练习需要患者到拥有等速测试训练仪的专业机构中进行康复训练程序;此外,在固定附件时必须由治疗师完成且在练习过程中通常要监护患者。因此,等速力量练习是相对费用高、周期长的康复程序。尽管等速力量练习提供了不同的练习速度,但日常真实活动和体育活动中关节运动速度往往超过仪器的最大速度设置。虽然有以上局限性,但向心性和离心性等速练习仍然是增强功能活动的有效方法。

(陈　建)

本章要点

1. 了解影响肌力的因素是正确指导肌力测试和康复治疗与训练的理论基础。

2. 分析肌力下降的原因是临床选择力量康复训练适应证的前提。

3. 熟练操作等长肌力和等张肌力测试是临床循证实践指导肌力训练的依据。

4. 等速肌力测试及数据解读既可科学评估康复疗效,也是临床研究的重要数据来源,必须严谨、规范地操作。

5. 遵循肌力训练的生理学原则,可以收到"事半功倍"的康复训练效果。

6. 增强肌力的技术方法和手段众多,训练负荷的专项化、个性化是制订训练方案的核心。

主要参考文献

[1] 王丽,梁潇. 电刺激影响力量增长与退化的轨迹[J]. 武汉体育学院学报,2013,47(10):59-61.

[2] 刘晓鹏,安华,于长隆. 应用等速肌力测试评价膝前交叉韧带断裂重建术后康复的效果[J]. 中国运动医学杂志,2008,27(3):286-289.

[3] 陈建,周敬滨,解强,等. 神经肌肉电刺激对前交叉韧带

重建术后腘绳肌功能的影响[J]. 中国运动医学杂志，2016,35(8)：750 − 753.

［4］郑光新,黄迅悟,赵晓鸥,等. 神经肌肉电刺激股四头肌对全膝关节置换术后功能康复的影响[J]. 中国康复医学杂志,2011,26(12)：1126 − 1130.

［5］高凯,王予彬,王惠芳. 前交叉韧带损伤与重建术后的等速肌力评价[J]. 中国康复医学杂志,2006,21(5)：467 − 469.

［6］EITZEN I，EITZEN T J，HOLM I，et al. Anterior cruciate ligament-deficient potential copers and noncopers reveal different isokinetic quadriceps strength profiles in the early stage after injury［J］. Am J Sports Med，2010,38,(3)：586 − 593.

［7］FEIL S，NEWELL J，MINOGUE C，et al. The effectiveness of supplementing a standard rehabilitation program with superimposed neuromuscular electrical stimulation after anterior cruciate ligament reconstruction：a prospective, randomized, single-blind study［J］. Am J Sports Med，2011,39(6)：1238 − 1247.

58 关节活动度

58.1 影响关节活动度的因素

运动损伤后最常见的功能障碍就是关节活动度（ROM）的丢失，多数患者经过积极干预，可以获得功能性 ROM，甚至全关节 ROM。影响 ROM 的因素有很多，通常分为关节内因素和关节外因素；而影响 ROM 恢复进程的因素也很多。一旦发生关节粘连、挛缩，正确、及时、科学的干预策略对快速恢复 ROM 非常重要。医源性干预措施与关节损伤或手术本身造成的病理变化共同影响 ROM。

58.1.1 关节内因素

运动医学涉及的损伤多为韧带、关节囊、软骨等关节附属结构的损伤。这些组织损伤修复过程中因为炎性机制可形成纤维化及粘连。关节镜手术在关节面也会形成创伤，如骨隧道入口、马赛克植入口等会形成瘢痕组织。以上因素造成的粘连会因为术后制动而加重。除了关节内粘连，这些附属结构也会产生纤维化挛缩，常见关节囊和韧带的挛缩。肩袖修补术后通常需要佩戴肩外展支具制动 4～6 周，制动本身会造成组织发生挛缩，不当的内旋位制动如颈腕吊带胸前悬吊，会加重肩关节内旋挛缩。膝关节后方关节囊的挛缩也会对伸膝恢复造成严重影响。

58.1.2 关节外因素

关节外结构从皮肤、皮下脂肪、肌肉、肌腱到骨膜各层之间都会因为创伤和手术切口发生粘连，术后制动同样加重了关节外粘连。最常见的是跟腱断裂修补术后长时间制动引起的跟腱挛缩及与跟腱切口软组织粘连，造成严重的踝关节跖屈挛缩。越来越多的临床研究关注术后早期加速康复（accelerated rehabilitation，AR），减少制动甚至不制动，以加速恢复 ROM。

58.1.3 医源性因素

除了上述术后制动环节，手术时机和术前康复也会影响术后 ROM。以前交叉韧带重建术（anterior cruciate ligament reconstruction，ACLR）为例，急性期重建术后发生关节粘连的风险成倍增加。Harner 于 1992 年报道急性期重建术后关节粘连发生率为 37%，而慢性期（>3 周）仅为 5%。ACLR 术前康复目标之一就是获得全部 ROM。很多医生忽略术前康复，如果术前存在屈膝挛缩，术后伸膝训练则会非常困难。对于粘连的关节，临床常见的暴力牵伸会造成一部分患者关节肿痛、再粘连，甚至医源性损伤，严重影响 ROM 恢复。另一方面，对于晚期、难治性关节粘连只进行保守治疗疗效欠佳,通常需要麻醉下手法松解术、姆瓦技术(程序化麻醉下手法松解术)和关节镜下松解术,以促进ROM恢复的进程。医源性因素还包括术后感染、手术技术本身造成的韧带过紧等。

了解了上述影响ROM的因素,应提倡早期干预和尽量缩短制动时间以预防关节粘连;另一方面对已经形成的关节粘连,针对关节内、外的粘连与挛缩程度,根据不同的病程采取相应治疗策略,以尽早恢复ROM。

58.2　增加关节活动度的方法与技术

增加ROM的方法与技术分为术后早期预防关节粘连的ROM技术与关节粘连形成后的治疗技术。前者包括被动ROM(passive ROM,PROM)练习、主动-辅助ROM(active-assisted ROM,AAROM)练习和主动ROM(active ROM,AROM)练习;后者主要包括软组织松动技术、关节松动技术与支具牵伸技术。

58.2.1　早期关节活动度练习与运动医学加速康复

运动损伤无论是韧带还是肌腱,修补或重建术后早期都需要保护期。传统的康复程序中术后都有一段时间的制动,制动有利于组织初期的愈合,但同时也增加了术后关节粘连的发生率。关节粘连是关节镜术后的严重并发症,而早期ROM练习是最有效的预防手段。随着手术技术的改进,组织固定更可靠;随着康复理念的更新,越来越多的临床实践支持术后早期开始ROM练习。近些年AR成为运动医学的新趋势。AR指术后尽快恢复ROM、肌力和本体感觉,更快且安全地重返运动。早期ROM练习是AR的重要环节之一,目前越来越多地应用在运动医学领域肩、膝、踝等各个关节的康复流程中。

(1)肩关节AR

2018年美国骨科手术数据库资料显示,肩关节镜术后关节粘连的发生率为2.2%。早期PROM练习是减少肩袖修补术后关节僵硬的有效手段。传统肩袖修补术后需要制动6周左右。6项随机对照研究对比了早期ROM练习(3周内进行肩关节被动牵伸练习)和延迟ROM练习,其荟萃分析结果提示早期ROM练习有利于患者更快地恢复,但同时会对巨大撕裂肩袖修补的愈合产生不良影响,可能增加再撕裂风险。同样,肩关节盂唇修补后传统上也需要制动6周。Jo等于2016年报道了34名职业橄榄球运动员行关节镜下Bankart修补术后第2天开始安全范围的AROM练习,术后5周恢复全角度上举,最终11周重返运动。该研究平均随访19个月,只有3例(9%)发生再脱位,与传统康复方案相比再脱位发生率没有增加。

(2)膝关节AR

ACLR术后关节粘连的发生率为2%~5%,早期ROM练习对降低粘连并发症具有重要意义,而术后制动则会大大增加粘连的发生率。在美国,早期ROM练习早已经是ACL自体韧带重建术后康复的常规。美国Delaware大学1996发表了规范的康复指南,明确了术后1周膝关节主、被动ROM要达到0°~90°,这个规范一直广泛地应用于临床。对于运动员来说,半月板缝合术后要重返运动,在限制ROM这个环节上,已经从传统的术后制动1~6周发展至AR方案的不限制ROM。

(3)踝关节AR

以跟腱修补术后康复为例,传统的6周踝关节跖屈位石膏固定带来严重跟腱挛缩和高发的跟腱再断裂风险,而AR却能降低此类风险。2014年的荟萃分析纳入了12个随机对照研究,结果发现更激进的康复方案并没有增加跟腱再断裂的发生率。其中的4项研究对比了早期活动与制动,5项研究对比了早期部分负重与不负重,余下的3项研究比较了早期活动结合早期负重与制动。其中早期ROM练习包括术后2周进行关节控制性活动、充分跖屈和限制在0°背伸位。

国外的AR值得我们学习与借鉴。在国内,能否早期ROM练习依赖于:手术医生与康复团队的无缝对接:手术医生与康复师的良好沟通;同时也要视损伤类型和手术缝合固定的可靠情况而定;患者的依从性也很重要。

58.2.2　关节活动度练习方法

运动损伤后关节镜下手术常见的并发症是关节粘连。预防关节粘连的最重要的措施是在安全的前提下,早期进行ROM练习。早期活动对控制瘢痕组织有帮助,可以防止瘢痕挛缩,阻断并预防粘连,避免术后关节功能障碍的发生。术后治疗师应与手术医生沟通,确定安全的ROM及练习的方式和频次。

关节 ROM 训练形式主要分为 PROM 训练、AAROM 训练和 AROM 训练。

（1）PROM 训练

PROM 训练是由外部力量使肢体在不受限的关节活动范围内运动，但没有自主性肌肉收缩。外部力量可以是重力、机器、医生及家属等，如术后常用的持续被动训练（continuous passive motion，CPM）仪器，也有助于训练。被动运动适用于肌腱修补术后早期的患者进行 ROM 练习。组织愈合的过程中，早期肌腱缝合处要避免肌肉主动收缩产生的张力，但如果采取严格制动又会带来粘连的副作用，所以早期适合 PROM。同时，PROM 训练需要考虑一个安全的 ROM，过度被动牵伸对肌腱缝合也会产生不利的影响。被动运动过程中疼痛是判断组织受到伤害性牵拉的重要信号，被动运动以患肢无痛为宜。另外，早期 PROM 训练多数要配合佩戴保护性支具。以肩袖修补术后为例，大多数学者认为术后肩关节应早期佩戴外展支具 4～6 周，期间每天在肩胛骨平面做安全 ROM（由手术医生决定）内的被动外展，同时避免过度的肩关节内收和内旋动作。

（2）AAROM 训练

AAROM 训练是以徒手或机械提供外力，协助需要帮助的自主收缩肌肉以完成运动，适合损伤或术后中期患者。随着肌腱损伤修复由增殖期（术后 1～6 周）进入重塑期（术后 7 周），腱-骨间的愈合强度逐渐增加，低水平肌力的应用有助于胶原基质内的纤维定向并能提高修复后肌腱的抗拉强度。这个时期最适合 AAROM 训练，并逐渐过渡到 AROM。例如肩袖修补术后 6 周，健侧肢体使用滑轮和体操棒协助患侧肩关节完成理想范围内的助力运动。术后 7 周，ROM 训练可逐步过渡至完全抗重力训练。这期间依然要进行 PROM 训练，这对获得最大 ROM 至关重要。

（3）AROM 训练

当组织愈合的强度足够对抗日常动作过程中的张力时，可鼓励患者多主动运动，维持已经获得的 ROM。主动运动的好处除了使肢体在不受限的关节活动范围内运动，还可以增加瘢痕组织的破裂和吸收，松解筋膜，促进组织愈合，预防血栓形成，增加神经-肌肉控制能力。

总之，术后 ROM 的练习应该遵循组织修复的规律，根据肌腱撕裂程度、术中固定牢靠与否等综合因素考量，康复全程中康复师与手术医生沟通，决定患者不同阶段的 ROM 训练方式与强度。

58.2.3 增加关节活动度的手法技术

（1）关节松动术

关节松动术（joint mobilization）是指运用关节生理运动（physiological movement，PM）或附属运动（accessory movement，AM），选择不同幅度和速度的振动或者牵伸松动手法，达到改善 ROM 和（或）减轻关节疼痛的一种被动手法治疗技术。

1）关节松动术改善 ROM 的原理：描述动作的运动学术语包括 PM 和 AM。PM 描述的是关节外骨的运动学（osteokinematics，OK），包括屈、伸、内收、外展、旋转。PM 由肌肉主动收缩完成」。AM 描述的是关节内的关节面运动学（arthrokinematics，AK）。PM 时关节内关节面之间发生的相互运动，包括滑动、滚动、旋转。AM 伴随 PM 发生，不能由肌肉收缩完成。例如，当肩关节上举时肱骨头相对肩胛盂做向下滑动；膝关节屈膝过程中胫骨平台相对股骨髁向后滑动。

关节因疼痛、僵硬而限制活动时，其 PM 和 AM 均受到限制。在改善 PM 之前，先改善 AM，后者的改善又可以促进 PM 的改善。关节松动术的作用包括：①直接牵拉关节周围的软组织，增加软组织的黏弹性与长度，恢复关节 AM，改善关节的 PM 范围；②可以改善因疼痛引起的关节运动受限；③减少关节内压力，促进关节液的流动，增加关节软骨与关节盘无血管区的营养，缓解疼痛；④关节松动的神经效应可以抑制脊髓和脑干致痛物质的释放，提高痛阈，缓解因疼痛引起的保护性肌肉紧张及痉挛。

2）治疗技术：常用技术包括分离牵引与滑动技术。如增加肩关节外展（图 58-1）与改善膝关节屈曲（图 58-2）的技术动作。

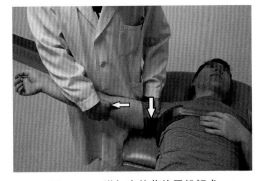

图 58-1　增加肩关节外展松解术

治疗师右手做肱骨长轴牵引（小箭头），左手做肱骨头相对肩胛盂向下滑动以改善肩关节外展（大箭头）

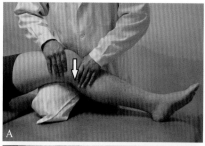

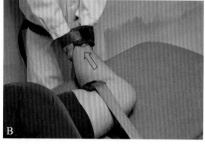

图 58-2　改善屈膝功能松解术

A. 胫骨向后滑动（白箭头）；B. 利用松动带做膝关节分离牵引（透明箭头）

3）临床应用：

A. 适应证：关节松动术适用于任何因力学因素（非神经性）引起的关节功能障碍，包括关节疼痛、肌肉紧张及痉挛、可逆性关节活动降低、进行性关节活动受限、功能性关节制动继发的关节囊韧带挛缩或者粘连等。

B. 禁忌证：①ROM过大，关节不稳；②外伤或疾病引起的关节肿胀（渗出增加阶段）；③类风湿关节炎急性期和强直性脊柱炎；④肿瘤累及治疗关节；⑤治疗部位骨折未愈合；⑥严重的骨质疏松；⑦关节面形态异常或者术后改变；⑧中枢神经系统症状和椎动脉血液供应不足；⑨神经根性压迫和炎症阶段。

（2）软组织松动术

针对软组织之间粘连或者瘢痕造成的疼痛或者关节活动受限，使用一定的徒手操作手法，恢复正常软组织弹性和相互运动能力的技术被称为软组织松动术。

1）软组织松动术改善ROM原理：软组织包含所有与运动系统相关的骨与关节周围的结构，包括皮肤、皮下结缔组织、浅层及深层筋膜，以及之间的肌肉。肌肉主动收缩构成运动系统的驱动力，其他软组织如同骨与关节一样主要是被动结构，它们在肌肉收缩时被动移动，与关节的活动保持一致而且

活动范围较大。

软组织的这种被动运动主要有两种形式。一种是延展。这种形式在体表就显而易见，如皮肤。关节在运动时关节伸侧的皮肤被拉伸，所以活动范围很大的关节伸侧的皮肤往往比较松弛；肘关节后侧的皮肤褶皱，屈肘时这些皮肤褶皱被动拉伸平整。另外，在体表下不易被发现的组织延展，如关节周围的关节囊或者韧带，肘关节从伸直到屈曲，内侧肱尺韧带被拉长1倍。另一种形式是一层软组织层与下一层的软组织相对移动。无论肢体主动还是被动运动，一层软组织与周围组织都能自由无摩擦、无阻碍地移动，尤其是相对于骨骼表面。

软组织的这类复杂运动是人体动力系统正常功能的重要部分。当软组织因为慢性炎症反应造成局部粘连或者因为外伤形成瘢痕，瘢痕能够穿透软组织的所有层面从皮肤到骨，软组织被拉伸和相对移动的功能受阻，产生疼痛和关节活动受限。有些关节功能障碍甚至可能发生在远离瘢痕的部位。软组织松动术旨在松解局部粘连或者牵伸瘢痕，恢复关节活动所需要的软组织拉伸度及其相互之间的活动。

2）治疗技术：治疗师通过触诊或者活动关节评估感受瘢痕或者软组织之间的滑动、延展，当发现有阻力感或者软组织之间粘连时，用手指在粘连部位按压、推动松解，对腱鞘和肌腱部位做横向按摩，从而产生一种剪切力，通过将组织彼此分离来解除粘连。常用技术有软组织剥离（图58-3）、筋膜牵伸（图58-4）等。

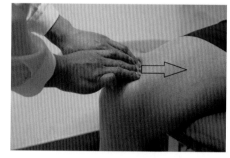

图 58-3　软组织剥离技术

沿箭头方向松解髌上囊粘连，改善屈膝活动度

3）临床应用：

A. 适应证：因软组织局部粘连或者瘢痕导致的

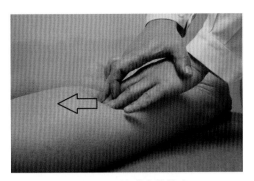

图 58 - 4 筋膜牵伸技术

沿箭头方向纵向分离小腿三头肌肌束,缓解疼痛

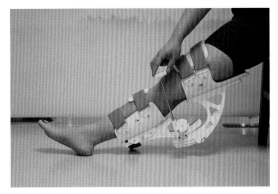

图 58 - 5 静态牵伸支具用于增加伸膝

局部或者放射性疼痛、关节活动受限。例如,跟腱断裂修补术后患者石膏固定,拆除石膏后踝关节背伸受限,治疗师针对手术瘢痕做牵伸滑动,恢复瘢痕下软组织相互滑动,对缝合的跟腱做横向按摩,改善跟腱在术后的粘连,恢复其弹性,从而改善踝关节 ROM。

B. 禁忌证:①急性静脉炎、血栓性静脉炎或血栓形成部位;②皮肤、骨表面或其他软组织有急性炎症;③皮肤溃疡或有开放的伤口;④软组织局部钙化;⑤感染性关节炎。

58.2.4 牵伸支具的应用

关节周围的软组织(如肌肉、肌腱和韧带等)在固定、创伤后常发生缩短,因软组织存在黏弹性,通过牵伸支具对挛缩的软组织进行牵伸可增加组织的长度及延展性,从而增加 ROM。根据生物力学作用机制不同,牵伸支具分为静态和动态两类。静态牵伸基于应力松弛原理对挛缩的组织进行牵伸,而动态牵伸则是基于软组织的蠕变原理以达到牵伸挛缩组织的目的。

(1)静态支具

1994 年 Bonutti 研发出静态进展性牵伸(static progressive stretch,SPS)支具(图 58 - 5),目前 SPS 支具较多应用于肘关节、膝关节僵硬。Chen 等总结了静态牵伸支具的使用方法,将肘关节固定在特定的位置,并在前臂施加定时增量的扭矩以牵伸挛缩的软组织,以长时间可耐受强度,每天至少佩戴 1.5 小时。具体方法为:将肘关节固定于适当位置后维持 5 分钟,通过转动旋钮适度增加关节角度,再维持 5 分钟,如此反复,通常一次治疗 30 分钟,每天 3 次。Ibrahim 报道了物理治疗联合肩关节 SPS 支具治疗粘连性关节囊炎的远期效果优于单纯物理治疗。

(2)动态支具

动态牵伸支具相比 SPS 支具历史更悠久,在美国已经有超过 60 年的应用历史,但在中国只是刚刚开始。动态支具(图 58 - 6)通过力量可调节装置(如弹簧)对僵硬的关节施加持续的、低负荷力量,从而达到牵伸效果。相比静态支具,其佩戴时间更长,一般建议每天持续佩戴时间至少 8 小时。

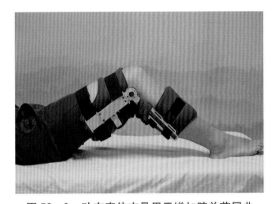

图 58 - 6 动态牵伸支具用于增加膝关节屈曲

两种支具如何选择,目前尚有争论。从设计上看静态支具可以双向牵伸,改善两个方向的挛缩,但动态支具只能改善一个方向。另外,动态支具长时间佩戴容易引起抗拮肌痉挛,依从性会不如静态支具。从临床效果来看,对于创伤性肘关节粘连,两种支具均有效。一项随机对照试验(RCT)指出,肘关节僵硬通过动态或静态支具均可以在 6~12 个月内改善,长时间佩戴肘关节支具才能达到预期的临床效果,对患者依从性要求较高。Veltamn 认为对于创伤性肘关节僵硬患者而言,无论选择哪种支具,关键是佩戴时间要持续超过 12 个月或临床上患者肘

关节 ROM 不再改善,支具的选择主要由患者和医生的决定。但 Sodhi 总结了近期动态、静态支具在肩、肘、膝的应用后,发现 SPS 支具使用效率是动态牵伸支具的 5 倍,且有更高的成功率,因而推荐使用 SPS 支具。

（蔡 斌）

本章要点

1. 运动损伤后 ROM 丢失的因素包括关节内因素、关节外因素、医源性因素等。

2. 增加 ROM 的方法与技术分为术后早期预防关节粘连的 ROM 技术和关节粘连形成后的治疗技术,前者包括 PROM 练习、AAROM 练习、AROM 练习,后者主要包括软组织松动技术、关节松动技术和支具牵伸技术。

3. 早期 ROM 练习是加速康复的重要环节之一,目前越来越多地应用在肩袖修补术后、ACL 重建术后、跟腱修补术后的加速康复中。

4. 术后 ROM 的练习应该遵循组织修复的规律,根据肌腱撕裂程度、术中固定牢靠等综合因素考量,康复全程中康复师与手术医生沟通,决定患者不同阶段的 ROM 训练方式与强度。

5. 关节松动术运用关节 PM 或 AM,选择不同幅度和速度的振动或者牵伸松动手法,达到改善关节 ROM 和(或)减轻关节疼痛的目的。

6. 软组织松动术针对软组织之间粘连、瘢痕造成的疼痛或者关节活动受限,使用一定的徒手操作手法,恢复正常软组织弹性和相互运动能力。

7. 牵伸支具对挛缩的软组织进行牵伸可增加组织的长度及延展性,从而增加 ROM。根据生物力学作用机制不同,牵伸支具分为静态和动态两类。关节挛缩经两种支具处理均可以有效增加 ROM,如何选择,目前尚有争论。

主要参考文献

[1] 姜鑫,蔡斌,王留根,等.程序化麻醉下手法松解术治疗膝关节粘连 20 例临床报告[J].中国康复,2018,33(5):44-46.

[2] CHANG K V, HUNG C Y, HAN D S, et al. Early versus delayed passive range of motion exercise for arthroscopic rotator cuff repair: a meta-analysis of randomized controlled trials [J]. Am J Sports Med, 2014,43(5):1265-1273.

[3] CHEN B, LIN J, LIU L, et al. Static progressive orthoses for elbow contracture: a systematic review [J]. J Healthc Eng, 2017,9(7):65-71.

[4] DAJAH A, BWEIR S. Soft tissue mobilization and PNF improve range of motion and minimize pain level in shoulder impingement [J]. J Phys Ther Sci, 2014,26(11):1803-1805.

[5] DAVID M, ANDY W, KAREN S, et al. Arthrofibrosis of the knee [J]. J Am Acad Orthop Surg, 2007,15(11):682-687.

[6] DOUGLAS A, LOGERSTEDT D S, AIRELLE H G, et al. Current concepts for anterior cruciate ligament reconstruction: a criterion-based rehabilitation progression [J]. J Orthop Sports Phys Ther, 2012,42(7):601-614.

[7] FITZ W, SHUKLA P, LI L, et al. Early regain of function and proprioceptive improvement following knee arthroplasty [J]. Arch Bone Jt Surg, 2018,6(6):523-531.

[8] GIBSON J, KERSS J, MORGAN C, et al. Accelerated rehabilitation after arthroscopic bankart repair in professional footballers [J]. Shoulder Elbow, 2016,8(4):279-286.

[9] GODGES J J, MATTSON BELL M THORPE D, et al. The immediate effects of soft tissue mobilization with proprioceptive neuromuscular facilitation on glenohumeral external rotation and overhead reach [J]. J Orthop Sports Phys Ther, 2003,33(12):713-718.

[10] IBRAHIM M, DONATELLI R, HELLMAN M, et al. Efficacy of a static progressive stretch device as an adjunct to physical therapy in treating adhesive capsulitis of the shoulder: a prospective, randomized study [J]. Physiother, 2014,100(3):228-234.

[11] KIM D H, LEE J J, SUNG HYUN YOU J. Effects of instrument-assisted soft tissue mobilization technique on strength, knee joint passive stiffness, and pain threshold in hamstring shortness [J]. J Back Musculoskelet Rehabil, 2018,31(6):1169-1176.

[12] KISNER C, COLBY L A. 运动治疗学——理论基础与实作技巧[M].5 版.徐中盈,简盟明,陈韵茹,等译.台湾新北市:合记图书出版社,2009:43-45.

[13] KOZLOWSKI E J, BARCIA A M, TOKISH J M. Meniscus repair: the role of accelerated rehabilitation in return to sport [J]. Sports Med Arthrosc Rev, 2012,20(2):121-126.

[14] LINDENHOVIUS A L, DOORNBERG J N, BROUW-ER K M, et al. A prospective randomized controlled trial of dynamic versus static progressive elbow splinting for posttraumatic elbow stiffness [J]. J Bone Joint Surg Am, 2012,94(8): 694 - 700.

[15] MAXEY L, MAGNUSSON J. 骨科术后康复[M]. 3 版. 蔡斌,蔡永裕,主译. 北京:人民卫生出版社,2017: 74 - 76.

[16] MAREEN B, BAUMBACH S F, WOLF M, et al. Accelerated rehabilitation following achilles tendon repair after acute rupture-development of an evidence-based treatment protocol [J]. Injury, 2014,45(11): 1782 - 1790.

[17] NIKOLAIDOU O, MIGKOU S, KARAMPALIS C. Rehabilitation after rotator cuff repair [J]. Open Orthop J, 2017,11(suppl-1, M9): 154 - 162.

[18] SANDERS T L, KREMERS H M, BRYAN A J, et al. Procedural intervention for arthrofibrosis after ACL reconstruction: trends over two decades [J]. Knee Surg Sports Traumatol Arthrosc, 2017,25(2): 532 - 537.

[19] SHIN J J, POPCHAK A J, MUSAHL V, et al. Complications after arthroscopic shoulder surgery: a review of the American board of orthopaedic surgery database [J]. JAAOS Global Res Rev, 2018,2(5): 126 - 129.

[20] SODHI N, YAO B, KHLOPAS A, et al. A case for the brace: a critical, comprehensive, and up-to-date review of static progressive stretch, dynamic, and turnbuckle braces for the management of elbow, knee, and shoulder pathology [J]. Surg Technol Int, 2017,6 (31): 303 - 318.

[21] VELTMAN E S, DOORNBERG J N, EYGENDAAL D, et al. Static progressive versus dynamic splinting for posttraumatic elbow stiffness: a systematic review of 232 patients [J]. Arch Orthop Trauma Surg, 2015,135 (5): 613 - 617.

负重与部分负重

59.1 负重与部分负重的原理与目的

负重与部分负重的原理是负重可以刺激骨折模式中的成骨细胞活动及在负重条件下的结构固定。

负重与部分负重能够有效减轻骨质疏松的风险，促进患肢血液循环，降低静脉血栓形成，促进关节功能早期恢复，让患者重拾信心并回归正常生活。

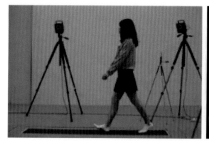
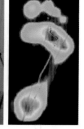

图 59-1 足底压力测评系统

59.2 负重与部分负重的评估方法

常用足底压力测量仪来测量人体的负重。基于生物力学原理，足底压力测评系统可以测量静态和动态足底受力状况，并记录所有用来分析脚步动作的相关数据，通过图形、视频直观地表现足底状态，为足部研究与后续康复治疗提供量化的科学依据及三维图像依据等（图59-1）。

反重力跑步机（图59-2）的发明源自美国航空航天局的最新航空技术，使用气压平缓地举起健身者。该跑步机基于一个充气垫可使健身者减轻体

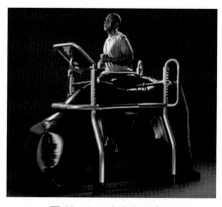

图 59-2 反重力跑步机

重,从而避免体能锻炼时出现受伤。

反重力健身能够减少过度使用的关节承受的重量,允许肥胖人群在无较高受伤风险的情况下进行健身,燃烧身体的脂肪。年龄较大的成年人可进行减少骨关节压力的体能锻炼。

59.3 负重与部分负重在疾病方面的应用与危害

59.3.1 负重与部分负重在疾病方面的应用

（1）骨折术后

骨折术后根据 X 线片上骨折愈合的情况决定负重量。

1）上肢:锁骨骨折术后 2 周,吊带停止使用,开始一系列的运动训练。术后 6 周开始加强。大多数患者可于术后 3 个月恢复无限制活动。

肘关节的运动可能会延迟到术后 1～2 周。一般来说,允许所有骨折立即承受"咖啡杯"的重量。桡骨远端骨折应避免术后 2 周以上的腕关节固定,应采用早期的渐进式活动范围。

腕关节骨折术后立即开始活动,3～5 天之内开始腕关节和手指的活动;2 周后加强,开始腕、前臂被动活动和等长收缩训练,有助于更早的恢复。

2）下肢:髋关节骨折如股骨颈骨折术后患者一清醒即可部分负重,髓内钉手术后比钢板内固定术后更稳定,更需要早期负重,以促进骨折断端修复,有利于提高骨密度;年轻人股骨颈骨折一般由高能量创伤所致,多伴有粉碎性骨折和关节不稳,这种骨折的钢板固定有较高的失败风险,因此医生建议大多数年轻人髋部骨折内部固定术后限制负重,直到术后第 6～12 周。

股骨干骨折髓内钉术后即刻负重是安全有效的,钢板内固定在股骨骨折尤其是远端关节内受累或假体周围骨折的治疗中仍然发挥着重要作用。文献中关于所有负重时间的证据有限。一般情况下,采用钢板内固定治疗股骨远端关节周围骨折,建议术后 6～12 周采用保护负重治疗。

髋关节置换术后第 2 天即可部分负重。手术入路的禁忌动作:髋关节内收不超过中线,外展不超过 90°,屈髋不超过 90°。

股骨髁部骨折术后第 4～6 周开始挂拐部分负

重行走,根据骨折愈合情况,可下地扶物锻炼下蹲活动,随后逐渐弃拐负重行走。对于横断稳定的髌骨骨折,1 周后扶拐下地开始行走训练;术后第 10～12 天开始在床旁双足站立,过渡到患肢单足站立;第 3 周后训练缓慢下蹲后站起。胫骨平台骨折患者患肢肿胀消退后即可在双拐的帮助下患肢不负重行走;为了防止负重使关节面塌陷,所有骨折类型患者必须严格保持 6～8 周患肢不负重;一般骨折 6～8 周后,在双拐的帮助下,患肢可逐渐负重 50%;术后 12～14 周可全负重。

踝部骨折如果内固定比较稳定,在不引起疼痛的前提下,在第 4 周时患足可部分负重。不稳定性踝部骨折术后早期负重锻炼,患者踝部肿胀程度可明显减轻。

（2）韧带软组织损伤后的负重与部分负重

对关节镜下膝关节 ACL 重建术后患者采用不同时间窗开始下床负重康复训练,结果发现首次下床负重训练比较理想的时间窗是术后第 5 天,有利于提高膝关节屈伸活动度,促进膝关节功能康复。

通常膝关节软骨损伤术后 6 周纤维软骨开始填充关节缺损,同时开始渐进性负重。半月板损伤术后 1～2 天开始负重训练。

膝关节内侧副韧带损伤术后第 1 天开始踝泵及股四头肌、腘绳肌等长练习;术后第 2 天可扶拐下地;术后第 4 周如患足可站立,则可单拐行走;术后第 6 周,脱拐行走。

（3）脊柱疾病的负重与部分负重

脊柱骨折术后第 3 天开始进行腰背肌锻炼,一般 4～5 天即可下地轻微活动。

59.3.2 负重与部分负重不适当的危害

生物型全髋关节置换术后限制负重 6 周即可导致患侧关节周围肌肉萎缩、骨密度丢失,从而影响患者髋关节功能恢复。下肢骨折患者若下地过早易造成钢板、髓内钉断裂、畸形愈合、愈合不良等问题,下地过晚则可能造成骨折延迟愈合,甚至骨骼脱钙而骨痂形成不良或假关节形成。因此下地时机最好是在已有骨痂形成、骨折局部疼痛消失、肿胀消除、软组织已修复、骨折端已初步稳定时,一般术后第 6～7 周为最佳。脊柱骨折同样有负重、活动过早或过多而导致内固定钉断裂的问题,容易引起骨质疏松。

59.4 负重与部分负重中拐杖的使用

59.4.1 部分负重患者拐杖的使用

（1）安装调试及注意事项

患者站直,手臂放在身体两侧,拐杖柄应于内侧对齐手腕。调整拐杖的高度,以便在拐杖顶部和腋窝之间有 2.5～5 cm 的空间,否则可能导致神经损伤。在医生指导之前,患者走路和站立时都要使用拐杖,其身体的重量应该通过其手向下推拐杖的手柄来承担。永远不要依靠拐杖。两根拐杖都要用,只用一根拐杖可能会导致背部问题,将体重均匀地放在两根拐杖上。

慢慢地,小心地走,开始的时候需有人陪同,直到患者感觉稳定下来。清除地板上松散的地毯或其他小物件,以减低患者绊倒的风险。穿合适的低跟鞋,不要穿拖鞋或高跟鞋。使用拐杖时,不要穿长及地面的长袍。避免地面湿滑。检查地面上是否有可能导致拐杖滑出的物体。每天检查拐杖是否有裂缝和(或)螺丝松动。更换磨损触角和不安全部件。不使用拐杖时,把拐杖倒过来放置,这样拐杖不容易倒。

（2）走

1）最快、最少支持地走:①在每只脚外侧 2.5～5 cm 处准备好拐杖;②将一条腿和另一根拐杖向前移动 15～30 cm(如右拐杖和左腿);③用剩下的腿和拐杖重复前面的步骤。

2）更慢、更多支持地走:①把拐杖放在每只脚外侧 2.5～5 cm、前面 15～30 cm 处。②将受伤的腿向前迈 1 步,以迎接拐杖。③将非受伤的腿向前迈 1 步,站在受伤的腿和拐杖前面。④如果觉得舒服,可以结合前两步,非受伤的腿与两根拐杖同时向前。

3）最慢、最多支持地走:①把拐杖放在每只脚外侧 2.5～5 cm、前面 15～30 cm 处;②将受伤的腿向前迈 1 步,以迎接拐杖;③将非受伤的腿向前迈 1 步,以迎接拐杖和受伤的腿;④如果觉得舒服,可以结合前两步,非受伤的腿与两根拐杖同时向前。

（3）站起来

①把椅子往前挪一点;②用一只手握住两根拐杖,放在受伤腿的一侧;③双脚平放在地上,另一只手放在椅子的扶手上;④臀部向前倾,收紧核心肌肉,然后双手向下推双腿才能站立;⑤一旦站稳了,在每只手臂下放置一根拐杖。

（4）坐下来

①把自己的位置调整好,使腿的后部接触到椅子;②用一只手握住两根拐杖,放在受伤腿的一侧;③用空手向后伸,直到感觉到椅子的扶手(或座位);④慢慢地坐到椅子上。

（5）上升

①站在打算上升的高度附近;②抬起非受伤的腿;③带上受伤的腿和拐杖。如果向上走多步,重复这个模式,直到到达目的地。如果有扶手可以使用,抓住扶手对面身体一侧的拐杖,用另一只手抓住扶手;抬起非受伤的腿,然后抬起受伤的腿,同时挂着拐杖。

（6）向下

①站在要向下的位置的边缘;②把拐杖放到下面的台阶上;③先放下受伤的腿,然后放下非受伤的腿。如果向下走多步,重复这个模式,直到到达底部。

59.4.2 脚趾接触负重患者拐杖的使用

（1）安装调试及注意事项

同 59.4.1(1)小节。

（2）走

①把拐杖放在每只脚外侧 2.5～5 cm、前面 15～30 cm 处的地方。②用手向下推过拐杖柄,用非受伤的腿向前跳,使其落在两根拐杖的中间。③一旦非受伤的腿和拐杖稳定了,可以将受伤的腿的脚趾放在地上。小心不要放任何超过这条腿的重量。

（3）站起来

①把椅子往前挪一点。②用一只手握住两根拐杖,放在受伤腿的一侧。③保持受伤的腿一直在面前的空中,非受伤的腿的脚平放在地上,另一只手放在椅子扶手上或座位上。④臀部向前倾,收紧核心肌肉,然后双手向下推以便站立。⑤一旦站稳了,在每只手臂下放置一根拐杖。⑥站立后,如有需要,可将受伤腿的脚趾放在地上。

（4）坐下来

①把自己的位置调整好,使腿的后部接触到椅子。②用一只手握住两根拐杖,放在受伤腿的一侧。③空手向后伸,直到感觉到椅子的扶手或座位。④受伤的腿抬到空中,慢慢地把自己放低到椅子上。⑤一旦坐好,如果需要的话,可以将受伤的腿的脚趾放在地上。

（5）上升

①站在打算上升位置附近。②把受伤的腿举到身后的空中。③用手向下推拐杖的把手，带着非受伤的腿跳上台阶。④把重量转移到非受伤的腿上，然后把两根拐杖举起来。⑤如果需要，可以将手术、受伤腿的脚趾放在地上。如果有扶手可用，将拐杖放在扶手对面的身体一侧，用另一只手抓住扶手，抬起非受伤的腿，然后举起拐杖。

（6）向下

①站在要向下位置附近；②把受伤的腿举到前面；③把拐杖放到下面的台阶上；④用手向下推拐杖手柄，把非受伤的腿拿下来，接替拐杖；⑤如果需要的话，可以将手术、受伤腿的脚趾放在地上；⑥如果向下走多步，重复这个模式，直到到达底部。

59.4.3 非负重患者拐杖的使用

（1）安装调试及注意事项

同 59.4.1（1）小节。

（2）走

①受伤的腿应该一直离开地面。可以弯曲膝盖，使足在身后的空中。如果戴着支架的话，保持膝盖伸直，臀部向前弯曲。②把拐杖放在每条腿外侧 2.5～5 cm、前面 15～30 cm 处。③用手向下推拐杖柄，用非受伤的腿向前跳，使其落在两根拐杖的中间。

（3）站起来

①把椅子往前挪一点。②用一只手握住两根拐杖，放在受伤腿的一侧。③保持受伤的腿一直在前面的空中，把受伤的腿的脚平放在地上，把空着的手放在椅子的扶手上。④臀部向前倾，收紧核心肌肉，然后双手向下推以便站立。⑤一旦站稳了，在每只手臂下放置一根拐杖。⑥当站立时，外科手术、受伤的腿要举到空中。

（4）坐下来

①把自己的位置调整好，使腿的后部接触到椅子。②用一只手握住两根拐杖，放在受伤腿的一侧。③用空手向后伸，直到感觉到椅子的扶手或座位。④慢慢地坐到椅子上，同时保持受伤的腿举在空中。

（5）上升

①站在打算上升位置附近。②把受伤的腿举到身后的空中。③用手推拐杖把手，用非受伤的腿跳上台阶。④把重量转移到非受伤的腿上，然后把两根拐杖举起来。⑤如果向上走多步，重复这个模式，

直到到达目的地。⑥如果有扶手可用，将拐杖放在扶手对面的身体一侧，用另一只手抓住扶手，抬起非手术、非受伤的腿，然后举起拐杖，保持受伤的腿一直在空中。

（6）向下

①站在要向下位置的边缘。②把受伤的腿举到前面。③把拐杖放到下面的台阶上。④用手向下推拐杖的把手，带着没有受伤的腿向下跳着去接杖。⑤如果向下走多步，重复这个模式，直到到达底部。

59.4.4 体重承受耐受患者拐杖的使用

同 59.4.1 小节。

（张　静　李少迪）

本章要点

1. 提高负重能力的基本原理是，负重可以刺激骨折模式中的成骨细胞活动，以及在负重条件下的固定结构。

2. 负重与部分负重的评估常用到足底压力测量仪。基于生物力学原理，足底压力测评系统可以测量静态和动态足底受力情况。

3. 骨折术后的负重与部分负重，根据 X 线片骨折愈合的情况决定负重量。

4. 部分负重患者拐杖使用前必须安装调试好，走、站、坐的时候要注意患腿与健腿的放置。

主要参考文献

［1］沈超,付备刚,傅跃龙,等. 不稳定性踝部骨折的手术治疗分析［J］.实用骨科杂志,2013,19(9)：796 - 799.

［2］周欣,韦民,王伟. 步态分析技术评估人工踝关节置换前后踝关节功能的改善程度［J］. 中国组织工程研究,2012,35：6530 - 6534.

［3］BOHANNON R W, WATERS G, COOPER J. Perception of unilateral lower-extremity weightbearing during bilateral upright stance ［J］. Percept Mot Skills,1989,69(3)：875 - 880.

［4］BUCKLEY R, TOUGH S, MCCORMACK R, et al. Operative compared with nonoperative treatment of displaced intra-articular calcaneal fractures：a prospective, randomized, controlled multicenter trial ［J］. J Bone Joint Surg Am, 2002,84(10)：1733 - 1744.

［5］DABKE H V, GUPTA S K, HOLT C A, et al. How

accurate is partial weightbearing [J]. Clin Orthop Relat Res, 2004,421: 282 - 286.

[6] HOZACK W J, ROTHMAN R H, BOOTH R J, et al. Cemented versus cementless total hip arthroplasty. A comparative study of equivalent patient populations [J]. Clin Orthop Relat Res, 1993,289: 161 - 165.

[7] HURKMANS H L P, BUSSMANN J B J, BENDA E, et al. Techniques for measuring weight bearing during standing and walking [J]. Clin Biomech, 2003,18(7): 576 - 89.

[8] HYER C F, ATWAY S, BERLET G C, et al. Early weight bearing of calcaneal fractures fixated with locked plates: a radiographic review [J]. Foot Ankle Spec, 2010,3(6): 320 - 323.

[9] KLEIN P, SCHELL H, STREITPARTH F, et al. The initial phase of fracture healing is specifically sensitive to mechanical conditions [J]. J Orthop Res, 2003,21(4): 662 - 669.

[10] MARTIN R B, BURR D B, SHARKEY N A. Skeletal tissue mechanics [M]. New York: Springer, 1998.

[11] PERREN S M. Evolution of the internal fixation of long bone fractures: the scientific basis of biological internal fixation: choosing a new balance between stability and biology [J]. J Bone Joint Surg (Br), 2002,84(B):

1093 - 1110.

[12] PERREN S M. Physical and biological aspects of fracture healing with special reference to internal fixation [J]. Clin Orthop, 1979,138: 175 - 196.

[13] RADL R, AIGNER C, HUNGERFORD M, et al. Proximal femoral bone loss and increased rate of fracture with a proximally hydroxyapatite-coated femoral component [J]. J Bone Joint Surg Br, 2000,82(8): 1151 - 1155.

[14] TVEIT M, KARRHOLM J. Low effectiveness of prescribed partial weight bearing. Continuous recording of vertical loads using a newpressure-sensitive insole [J]. J Rehabil Med, 2001,33(1): 42 - 46.

[15] VASARHELYI A, BAUMERT T, FRITSCH C, et al. Partial weight bearing after surgery for fractures of the lower extremity — is it achievable [J]? Gait Posture, 2006,23(1): 99 - 105.

[16] WARREN C G, LEHMANN J F. Training procedures and biofeedback methods to achieve controlled partial weight bearing-assessment [J]. Arch Phys Med Rehabil, 1975,56(10): 449 - 455.

[17] ZHAO F, ZHOU Z L, YAN Y, et al. Effect of fixation on neovascularization during bone healing [J]. Med Eng Phys, 2014,36(11): 1436 - 1442.

60　本体感觉训练

60.1　基本原理

60.1.1　定义

1557 年,意大利学者 Julius Caesar 第 1 次提出"位置-运动觉"的概念,此后许多学者对此进行了深入研究。1906 年,Sherington 提出了"本体感觉"(proprioception)的概念,学者们认为本体感觉与关节的位置和运动有关。本体感觉又称为深感觉,是指来自肌肉、肌腱、关节和韧带组织的深部位置觉、运动觉和负重觉。

60.1.2　本体感受器

当人体肌肉的张力、压力或关节位置发生变化时,本体感受器将这些变化的刺激信号转化为神经冲动传入大脑皮质躯体运动中枢,从而调节骨骼肌的运动,使人感受到身体在空间的位置、姿势和运动的变化等。位于骨骼肌的本体感受器包括肌梭(muscle spindle)和腱梭(tendon spindle)。肌梭是位于肌肉中的一种梭形感受器,位于肌纤维之间并

与肌纤维平行排列。肌梭能感受肌肉长度的改变,当肌肉被牵拉、长度发生变化时,肌梭内的感觉神经末梢接受相应刺激从而被激活,刺激信号由传入神经纤维传至中枢后,将会引起被牵拉的肌肉收缩。腱梭也称为腱器、高尔基腱器官,主要分布在肌腱胶原纤维之间并且与梭外肌纤维呈串联状态,能感受肌肉的张力。当肌肉受到外部或内部压力使肌肉收缩张力增大时,腱梭会受到刺激信号而被激活,传入神经纤维将神经冲动传至中枢神经系统,最后使该肌肉舒张。位于关节囊、韧带和骨膜等结缔组织中的本体感受器有鲁菲尼末梢(Ruffini endings,RE)、环层小体(Pacinian corpuscles,PC)、类高尔基器末梢(Golgi tendon organ like endings,GTOE)、游离神经末梢(free nerve endings,FNE)4 类。RE 属于慢适应、低阈值的牵张感受器,可感知关节的静态位置,内部压力,以及运动时角度、速度和角速度的变化。PC 具有快适应、低阈值的特点,其作用是产生和传递关节的运动觉,并感知关节位置变化。GTOE 是慢适应、高阈值感受器,在关节静止和运动时作用不大,而在关节运动至极限位置或者关节受到极大外力作用时可敏感地感知韧带张力。FNE

是一种无鞘神经末梢,其作用是感知关节炎症和疼痛刺激,并具有高阈值特点。

60.1.3 分级

本体感觉可分为3个等级:Ⅰ级为肌肉、肌腱、韧带及关节的位置觉、运动觉、震动觉和负重觉,由条件反射运动模式进行管理,是最低级的管理;Ⅱ级为前庭的平衡感觉和小脑的运动协调感觉,由前庭和小脑进行管理,属于中级管理;Ⅲ级为大脑皮质综合运动感觉,通过视觉反馈的中枢神经系统管理,属于高级管理。

60.1.4 传导通路

本体感觉传导通路除了传导位置觉、运动觉和负重觉等深感觉外,还传导皮肤的精细或辨别性触觉,如辨别两点间的距离和物体纹理粗细等。本体感觉传导通路包括意识性本体感觉传导通路和非意识性本体感觉传导通路。

(1)意识性本体感觉传导通路

意识性本体感觉传导通路为传入大脑皮质的本体感觉,产生位置觉、运动觉、振动觉和精细或辨别性触觉等意识性感觉。意识性本体感觉传导通路由3级神经元组成(图60-1)。第1级神经元的胞体在脊神经节内,其周围突分布于肌肉、肌腱、关节和韧带的本体感受器和皮肤的精细触觉感受器;中枢突经脊神经后根的内侧部进入脊髓后索上升,分为长的升支和短的降支。来自第4胸节以下的升支走在后索的内侧部,形成薄束;来自第4胸节以上的升支行于后索的外侧部,形成楔束。两束上行,分别止于延髓的薄束核和楔束核。第2级神经元的胞体是延髓的薄束核和楔束核,由此二核发出的纤维向前绕过中央灰质的腹侧,交叉至对侧,称内侧丘系交叉。交叉后的纤维呈前后排列行于延髓中线两侧、锥体束的背方,再转折向上,称内侧丘系。内侧丘系在脑桥居被盖的前缘,在中脑被盖则居红核的外侧,最后止于背侧丘脑的腹后外侧核。第3级神经元的胞体在丘脑腹后外侧核,发出纤维经内囊后肢,主要投射至中央后回的中、上部和中央旁小叶后部,部分纤维投射至中央前回。

意识性本体感觉传导通路如果在不同部位(脊髓或脑干)损伤,则本体觉和辨别觉的信息就不能向上传入大脑皮质,导致患者不借助视觉(如闭眼或者黑夜)就难以确定自身相应部位各关节的位置和运

肌肉、肌腱、关节等深感觉感受器
↓ 脊神经
脊神经节(第1级神经元的胞体)
↓ 薄束|楔束
薄束核、楔束核(第2级神经元的胞体)
↓ 内侧丘系交叉
内侧丘系
↓
背侧丘脑(第3级神经元的胞体)
↓
丘脑皮质束
↓ 内囊后肢
中央后回中、上部和中央旁小叶后部

图60-1 意识性本体感觉传导通路

动状况,发生站立不稳、行动不协调及不能辨别所触摸物体的性状和两点间的距离等症状。

(2)非意识性本体感觉传导通路

非意识性本体感觉传导通路是反射通路的上行部分,为传入小脑的本体感觉,不产生意识性感觉,而形成调节骨骼肌运动平衡和肌张力反射的传导通路,以维持身体的平衡和姿势。非意识性本体感觉传导通路由2级神经元组成。第1级神经元为脊神经节细胞,其周围突分布于肌肉、肌腱、关节和韧带的本体感受器,中枢突经脊神经后根的内侧部进入脊髓,终止于$C_8 \sim L_2$的胸核和腰骶膨大第Ⅴ~Ⅶ层外侧部。由胸核发出的二级纤维在同侧侧索组成脊髓小脑后束,向上经小脑下脚进入旧小脑皮质;由腰骶膨大第Ⅴ~Ⅶ层外侧部发出的第2级纤维组成对侧和同侧的脊髓小脑前束,经小脑上脚止于旧小脑皮质。以上第2级神经元传导躯干(除颈部外)和下肢的本体感觉。传导上肢和颈部的本体感觉的第2级神经元胞体在颈膨大部第Ⅵ、Ⅶ层和延髓的楔束副核,这两处神经元发出的第2级纤维也经小脑下脚进入归小脑皮质。

60.1.5 本体感觉与平衡功能

人体在中枢神经系统的控制下,通过感觉系统和运动系统的参与、相互作用和合作,来保持正常生理体位,在随意运动中调整姿势和安全有效地对外来干扰做出反应,这样才能完成日常生活和工作中的各种活动。感觉系统包括躯体感觉、视觉和前庭

觉。躯体感觉包括皮肤感觉（触、压觉）和本体感觉。本体感觉在维持人体平衡过程中扮演着重要的角色。在维持身体平衡和保持身体姿势的过程中，与支持面相接触的皮肤触、压觉感受器向大脑皮质传递有关体重的分布情况和身体重心的位置，而分布于肌肉、肌腱和关节等组织中的本体感受器向大脑皮质输入随支持面变化（如面积、硬度、稳定性和表面平整度等）而出现的有关身体各部位的空间位置和运动方向的信息。人体站立在固定的支持面上时，在足底皮肤的触、压觉和踝关节的本体感觉输入正常的情况下，人体能保持身体的姿势，此时本体感觉起主导作用，即使闭目站立时，身体重心的摇摆亦无明显增加。当足底皮肤的触、压觉和踝关节等的本体感觉输入异常的情况下，人体就失去了感受支持面情况的能力，则姿势的稳定性受到严重的影响，此时本体感觉起不到主导作用，而是视觉系统发挥重要的作用，若闭目站立时，身体会摇晃、倾斜，甚至摔倒。视觉系统通过颈部肌肉收缩使头部保持向上直立位和水平视线来使身体保持或者恢复到直立位，从而获得新的平衡。如果去除视觉输入，如闭眼站立时姿势的稳定性将较睁眼站立时下降。当躯体感觉和视觉输入正常时，前庭觉在维持人体平衡中作用很小。但当躯体感觉和视觉输入不存在或者出现错误时，前庭系统的感觉输入在维持平衡中才变得至关重要。

60.2　评估技术

　　本体感觉评估即为深感觉评估，是评估肌肉、肌腱、关节和韧带等深部组织的感觉，包括位置觉、运动觉和震动觉等评估。被检查者位置觉正常，则能说出肢体所放的位置或用对侧相应的肢体模仿；被检查者运动觉正常，则能说出肢体被动运动的方向；被检查者震动觉正常，则有共鸣性震动感。本体感觉在运动医学、康复医学和矫形医学等领域中具有重要的意义，因此本体感觉评估在医学研究中越来越受到重视，同时也不断地演变。但如何全面有效地量化评估本体感觉一直是医学领域的难题之一。目前常用的评估技术包括角度重建测试法、阈值测试法、视觉模型测试法、体感诱发电位测试法和平衡能力测试法等。

60.2.1　角度重建测试法

　　角度重建测试法又称为关节位置重现法，主要是对关节位置觉的测定，是本体感觉通用的测试方法，由 Barrett 于 1991 年提出。该方法简单、易操作、实用性强，要求受试者戴上眼罩，在去除视觉信息输入的情况下，测试受试者感知关节角度的变化后重新回到特定关节角度的能力。该测试方法分为闭链角度重建和开链角度重建。前者包括主动-主动闭链角度重建，后者包括主动-主动、被动-被动、被动-主动开链角度重建。闭链角度重建测试法是固定受试者肢体的远端（如测试下肢闭链角度重建，受试者足底固定），主动伸髋、伸膝至预设的角度，停留 3 秒，让受试者感知关节的位置，然后回到原来位置休息 10 秒，再次伸髋、伸膝，依靠躯体感觉中的本体感觉重新回到预设角度。测量感知的位置与预设的位置并进行比较。开链角度重建测试法是预先让受试者的关节被动或者主动定于某一屈曲角度，停留 3 秒，让受试者感知关节的位置，然后回到原来位置休息 10 秒，再让受试者通过被动运动或者主动运动回到预先设定的角度，最后对角度的重建精确度进行测量。

60.2.2　阈值测试法

　　阈值测试法主要是对关节运动觉进行测定。该方法是利用自动仪器（如等速装置等）提供缓慢而持续的关节被动运动，测量关节能够感知到的被动运动的角度阈值，即测量运动起始时的关节角度与受试者能够觉察到运动时的关节角度。比较两种角度的差异，以此判断关节本体感觉的精确度。这是国际上比较公认的测量本体感觉的方法，但存在争议。一些学者认为采用较快的角速度感知能力更强，而另一些学者认为采用较慢的角速度感知能力更强。绝大多数的学者更倾向于后者。

60.2.3　视觉模型测试法

　　要求受试者通过观察关节模型的角度，经被动或主动运动在自身的关节上重现此角度，然后计算受试者关节角度与模型角度的差异，以此判断其本体感觉的精确度。

60.2.4　体感诱发电位测试法

　　通过对关节局部施加机械性刺激或电刺激，测定大脑皮质和肌电图的电位变化。这种测量方法可通过肌肉收缩潜伏期来测定。通过测试本体感觉的反射回路，反映其传出活动、肌张力的调节能力以及肌肉反射性收缩能力。一般可分为外力扰动和直接刺激靶细胞两种。前者应用比较广泛，通过测定肌肉反应时间来评定本体感觉水平。

60.2.5　平衡能力测试法

本体感觉的平衡能力可以调节身体完成精细化的动作。平衡测试有静态平衡测试和动态平衡测试。静态平衡测试包括睁眼单腿站立重心偏移程度测试和闭眼单腿站立时间测试，动态平衡测试一般采用星偏移平衡测试(图60-2)。

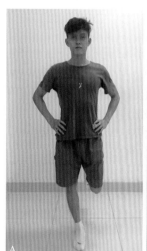
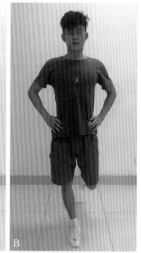
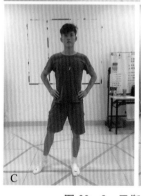
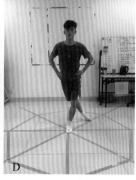

图60-2　平衡能力测试方法

A. 睁眼单腿站立；B. 闭眼单腿站立；C、D. 星偏移

60.3　康复技术

中枢神经系统病变、运动损伤、骨关节手术和制

动等都会导致本体感觉功能的下降甚至紊乱，从而影响人体的静态平衡和动态平衡，导致日常生活质量和工作中的各种活动能力下降。一旦发现本体感觉下降或者紊乱，必须给予实施本体感觉康复技术，以恢复本体感觉，促进人体平衡的重建。

60.3.1　本体感觉神经-肌肉促进技术

本体感觉神经-肌肉促进(proprioceptive neuromuscular facilitation，PNF)是由神经、肌肉和本体感觉(深触觉、视觉、听觉及运动觉等)共同参与，通过利用牵张、牵引、关节挤压和施加阻力等技术对本体感受器进行刺激，促进相关神经-肌肉的反应，从而改善运动控制，调节人体的平衡，提高运动能力。因此PNF技术是现代康复治疗中促进神经-肌肉功能恢复、提高运动能力的一种重要、有效的康复技术。

（1）常用器械

PNF技术是操作者通过对患者的运动系统进行牵张、牵引、挤压关节和(或)施加阻力等，刺激患者本体感受器，促进相关神经-肌肉反应的过程。PNF技术所需的器材包括治疗床、按摩床或者瑜伽垫等。

（2）临床应用

中枢神经损伤、周围神经损伤、骨科损伤性疾病、骨关节手术、运动创伤和关节炎所致的功能障碍等都可使用PNF技术，促进本体感觉，从而提高平衡能力。但对于各种原因所致的关节不稳、关节内未完全痊愈的骨折、急性关节炎或外伤所致的肿胀、骨关节结核和肿瘤，以及婴幼儿、意识障碍和听力障碍者等不适合应用PNF技术。

60.3.2　平衡仪训练技术

平衡能力是人体维持站立、行走和协调地完成各种动作的重要生理功能。目前在康复治疗技术中使用平衡仪对患者的视觉系统、本体感觉系统和前庭系统进行训练，同时配合运动系统训练，提高人体的姿势稳定性，最主要的是提高重心控制能力，包括坐位姿势、站立位姿势和活动过程中的重心控制。

（1）常用器械

平衡仪(balance performance monitor，BMP)系统包括一台平衡仪和一台电脑，其中平衡仪包括支架显示屏和足踏板等，足踏板分为成人坐位型、站立型和小儿坐位型、站立型4种，可以分别测试和训练成人与儿童的坐位和站立位的平衡功能。根据测试或训练目的的不同,选择不同的足踏板,将平衡仪与电脑连接后进行自测。受试者将双足按照要求放在足踏板规定的位置上,根据不同的目的,测试或训练受试者坐位或站立位行走时的平衡功能,所得的数据存于电脑,便于比较和统计分析。平衡仪有 Dr-wolff、Sunlight、NeuroCom 和 Hur-labs 等品牌。

（2）临床应用

平衡仪既可以用于平衡测试,也可以用于平衡训练。平衡训练包括站立位平衡训练和坐位平衡训练。

1）站立位平衡训练:保持中线平衡、侧重重心变换、行走站立、单边直立、前倾、从坐到站等练习。适用于膝、踝关节手术或固定后,关节置换术后,膝或踝关节活动范围受限等。

2）坐位平衡训练:保持中线平衡,进行坐姿侧位移动、由坐到站、骨盆倾斜、侧位移动等练习。适用于神经系统病变、站立困难者。

60.3.3 等速训练技术

等速运动最初由 Hislop 和 Perrine 等在 20 世纪 60 年代末提出。等速运动又称为恒定速度运动,是运用专门的设备使整个运动过程中保持预先设定的运动速度,但阻力随着受试者施力的大小而改变,从而出现肌张力变化的一种力矩输出增加的运动形式。由于等速装置对肌力评定和训练的效度和信度较高,为科研和临床应用提供了新思路和新途径,在康复医学和运动医学领域的应用日益增长。

（1）常用仪器

等速训练技术需要特殊的装置——等速装置才能完成。等速装置通常由主机、控制计算机和打印机等一些附属配件组成。等速装置有 Cybex、Kin-Com、Biodex、Lido、Ariel、Physio-Tek 和 Techno-Cyn 等品牌。

（2）临床应用

等速装置既可用于测试,也可用于训练。等速训练技术包括本体感觉训练和等速肌力训练。

1）测试:骨外科手术术后或运动系统伤病的康复功能评定目前集中于大关节尤其是膝关节和肩关节。随着等速装置附件的进一步发明和完善,腰背部的评定将成为研究的热点。

2）训练:等速装置用于等速肌力训练,可分为向心、离心及短弧 3 种不同方式的训练。根据肌力恢复的程度,选择不同的训练模式和不同的训练角速度。等速向心肌力训练包括慢速（1°～60°/s）、中速（60°～180°/s）、快速（180°～300°/s）和功能性运动角速度（300°～1 000°/s）。慢速、中速和快速训练主要用于运动系统伤病和骨外科手术术后的早期和中期,以训练肌力为主;功能性运动角速度主要用于运动系统伤病和骨外科手术术后的后期,以恢复日常活动能力和运动专项能力为主。等速离心肌力训练包括向心收缩/离心收缩和离心收缩/向心收缩两种方式,在临床上根据具体情况选用。等速短弧肌力训练适用于运动损伤后或骨外科手术术后关节活动度受限或关节活动度不能超过设定值的疼痛患者。在训练时,选择合适的角速度和限定的活动范围进行。等速装置也可用于本体感觉训练（图 60-3）。等速装置提供缓慢而持续的在预定活动范围内的关节被动运动,增加关节位置觉和运动觉。一般运动损伤早期或骨外科手术术后早期在无痛的关节活动范围内使用慢速度,随着恢复的进展,逐步增加角速度,从慢速逐步向快速甚至功能性运动角速度进展。

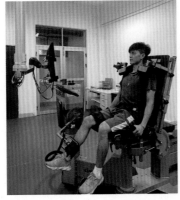
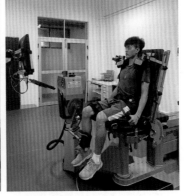

图 60-3　前交叉韧带重建术后膝关节本体感觉训练

60.3.4　功能小器械训练技术

运动损伤或骨外科手术术后本体感觉的康复可借助功能小器械进行,常见的有平衡板、平衡垫和泡沫轴等。功能小器械有价格便宜、居家可练和便于携带等特点。

（1）常用器械

1）平衡板（图60-4）：通常由硬木或聚酯塑料制成,分为360°和180°两种。

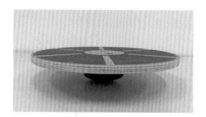

图60-4　360°平衡板

2）平衡垫：又称为平衡盘（图60-5）,由聚酯塑料制成,直径在15～75 cm之间,内部为空心结构,需要充气使用,表面有光滑和颗粒（按摩点）两种。主要有盘状、椭圆形和半圆形等形状。

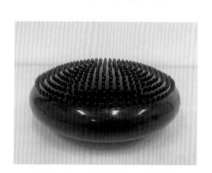

图60-5　直径30 cm平衡垫

3）泡沫轴：由聚酯塑料制成,圆柱形和半圆柱形为常见形状,一般有45、60、90和120 cm等规格。

（2）临床应用

功能小器械训练本体感觉是为患者提供不平衡的平面,使患者在不平衡状态下进行训练。当身体处于不稳定的状态时,就会对相应的肌肉和神经进行刺激,从而增强本体感觉,提高身体的平衡稳定能力。下肢骨关节手术或固定后,关节置换术后的中后期,逐步可以进阶到使用功能小器械训练本体感觉,提高关节的位置觉、运动觉,以及身体的负重觉。

训练时遵循小负荷、多次数、循序渐进的原则：支撑面由大到小、重心由低到高、从睁眼到闭眼、从静态平衡到动态平衡,逐渐增加训练的复杂性。分为静态平衡训练、自动态平衡训练（图60-6）和其他动态平衡训练3种模式。Ha等学者用功能小器械提供不稳定的平面,对踝关节功能性不稳的受试者进行踝关节的强化训练,结果显示这是一种增强本体感觉的有效治疗方法。

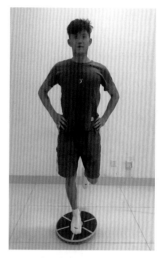

图60-6　360°平衡板踝关节自动态平衡训练

（罗　平）

本章要点

1. 本体感觉又称为深感觉,是指来自肌腱、关节和韧带组织深部的位置觉、运动觉和负重觉,包括3级：Ⅰ级是低级管理,Ⅱ级是中级管理,Ⅲ级是高级管理。

2. 本体感受器包括位于骨骼肌的感受器（肌梭和腱梭）和位于关节囊、韧带和骨膜等结缔组织中的感受器（鲁菲尼末梢、环层小体、类高尔基器末梢和游离神经末梢）。

3. 意识性本体感觉传导通路产生位置觉、运动觉、振动觉和精细或辨别性触觉等意识性感觉。

4. 本体感觉在维持人体平衡过程中扮演着重要的角色。

5. 角度重建测试法是对关节位置觉的测定,阈值测试法是对关节运动觉的测定。

6. 本体感觉神经-肌肉促进是由神经、肌肉和本体感觉(深触觉、视觉、听觉及运动感觉等)共同参与,通过利用牵张、牵引、关节挤压和施加阻力等技术对本体感受器进行刺激,促进相关神经-肌肉的反应,从而改善运动控制,促进人体的平衡,提高运动能力。

7. 平衡仪训练可提高人体本体感觉,包括站立位平衡训练和坐位平衡训练。

8. 等速装置提供缓慢而持续的在预定活动范围内的关节被动运动,增加关节位置觉和运动觉,从而提高本体感觉训练效果。

主要参考文献

[1] 王庭槐. 生理学 [M]. 9 版. 北京:人民卫生出版社,2018:256－333.

[2] AUGUSTINE J R. Human neuroanatomy [M]. San Diego:Academic Press,2008.

[3] BARRETT D S. Proprioception and function after anterior cruciate reconstruction [J]. J Bone Joint Surg Br,1991,73:833－837.

[4] HA S Y,HAN J H,SUNG Y H. Effects of ankle strengthening exercise program on an unstable supporting surface on proprioception and balance in adults with functional ankle instability [J]. J Exerc Rehabil,2018,14(2):301－305.

[5] OH H T,HWANGBO G. The effects of proprioception exercise with and without visual feedback on,the pain and balance in patients after total knee arthroplasty [J]. J Phys Ther Sci,2018,30(1):124－126.

[6] PROSKE U,GANDEVIA S C. The kinaesthetic senses [J]. J Physiol,2009,587:4139－4146.

[7] SMITH R. "The sixth sense":towards a history of muscular sensation [J]. Gesnerus,2011,68(2):218－271.

[8] TUTHILL J C,AZIM E. Proprioception [J]. Current Biol,2018,28(5):R194－R203.

[9] WEISS C,TSAKIRIS M,HAGGARD P,et al. Agency in the sensorimotor system and its relation to explicit action awareness [J]. Neuropsychologia,2014,52:82－92.

61 重返运动训练

当损伤发生后,要想恢复正常生活功能,甚至是重返运动,需要有计划、有原则地拟定整个康复方案。依据损伤部位与程度、保守或手术治疗、个体身体素质差异、运动项目特性等不同,可能会有完全不同的康复训练内容,必须有针对性地量身定制。本章将对训练原则、评估标准、设计过程加以说明,最后再以实际案例回顾所提示的内容。

61.1　重返运动的训练原则

(1) 符合生物力学

所受的损伤无论是进行保守治疗还是手术治疗,都应该遵循生物组织的恢复愈合规律来拟定康复过程中不同阶段的训练内容。无论是接受重建治疗还是仅接受保守治疗,前交叉韧带(ACL)断裂的结构性康复都是相似的。一般来说,康复计划包括冷疗、重力辅助运动或持续被动运动、保护性支撑、电刺激神经-肌肉,以及旨在加强平衡、本体感觉和减轻肌肉萎缩的运动(即等长运动、等张运动和等速运动)。无论是作为最终治疗还是外科干预的一部分,通常都采用由急性期、恢复期、功能重建期、

重返运动及预防再发组成的阶段进行康复训练程序。

(2) 尽早启动

经过短暂的急性期之后应尽快启动康复训练,无论保守治疗还是术后康复,甚至应该往前推进到术前的康复训练。越早开始就越可以减少损伤所产生的不良影响,如肌力下降、肌肉萎缩、关节僵硬等。例如对于前交叉韧带重建术(ACLR)有大量研究表明,与延迟重建(损伤后第8～21天)相比,早期(损伤后第0～7天)ACLR后,股四头肌的力量在多个时间间隔内降低,并且终末端的膝关节伸展角度明显减少,这突出了术前康复使用的增长趋势。术前康复应侧重于保持股四头肌力量和膝关节活动范围,因为这2个参数的缺陷都与较差的功能结果有关。

(3) 循序渐进

康复训练过程中必须依照循序渐进原则,无论是时间、强度或是组数,可以每天增加10%递增,同时观察反应。如果损伤部位的疼痛指数(VAS)超过5分,肿胀、皮温升高等反应超过24小时,除了要将症状改善之外,训练的强度先暂停增加,甚至应该减轻,待症状消除后再继续训练。

（4）专业人士指导

当损伤发生后，无论是采取保守治疗还是手术治疗，早期的康复训练应交由专业康复治疗师来进行指导。康复治疗师与骨科或运动医学科医生充分沟通后拟定以运动医学专业为基础的康复训练计划，并且在康复训练过程中不断评估和给医生反馈进度，确保整个康复训练过程的方向正确，这样才能有效把握患者整个康复的有效时间，尽早开始、有效治疗、避免风险，直到达到所预期的运动功能。

（5）多方参与

整个康复训练过程从一开始应该多方共同参与，患者本人、临床医生、康复治疗师、运动项目的教练、运动营养师、运动心理师等多角色需要共同协作。回归运动的成功对不同的人来说意味着不同的事情，它取决于环境和结果。对运动员来说，成功的定义是在尽可能短的时间内（以目标为中心）恢复到持续参与竞技体育运动的状态。对教练来说，成功可能与运动员在重返运动后的运动表现和成绩相关。对临床医生来说，成功的定义则可能是预防新的（或复发的）相关损伤。多方参与的决策团队必须协作决定如何在患者受伤后尽快个体化定义成功。

（6）持续评估

每天应该对于前一天的训练进行评估，内容至少包括：有无出现不良反应及是否达到预设目标，再依此作为当天训练的依据。另外，应该在重返运动的目标日期前设置数个时间节点，作为进度的评价标准，以客观调整训练进程。例如，一个康复方案可能分成 4～5 个阶段，当达到特定的功能要求和临床结果目标时，允许从当前阶段过渡到下一个阶段。肌力、稳定性、平衡能力、肢体力量、对称性、敏捷性等都可以作为客观评估的内容和目标。每个阶段的时间范围取决于手术和个体对治疗的反应。

（7）保护措施

在康复训练过程中应该给予相对应的保护，如训练场地的选择、训练时的服装鞋具、阶段性所需的护具支持、贴扎技术给予辅助等，以降低再次损伤的风险。例如，在膝关节 ACLR 后的早期需要佩戴膝关节铰链支具以限制角度，保护重建的移植物，这类支具可以调节，以便于控制渐进角度。在接下来的康复程序中，使用功能性支具提供机械性稳定支持，限制膝关节胫骨的前移、过伸或旋转等。并且逐渐过渡到软性护具，用以预防损伤或减少损伤的严重程度。合适的外部装备也有助于运动损伤的预防，例如

棒球运动、美式足球等运动需要有合适的头盔，足球运动需要合适的护腿板和运动鞋等。在踝关节的损伤预防中，贴扎的应用能有效预防踝关节的损伤。

（8）分析运动项目特性，针对性设计"个体化"康复计划

最新的重返运动国际专家共识提出运动损伤的康复进阶是从重返参与或训练，到重返运动，再到重返运动表现。根据风险和风险承受能力的策略评估（the strategic assessment of risk and risk tolerance, StARRT）框架，每一个阶段都需要识别康复的风险，安全有效地进阶；在重返运动的阶段，需要识别患者从事的体育活动类型、在场上的位置、竞技水平、运动类型的保护装备、是否是优势侧、心理状况等。因此需要在开始拟定康复训练方案内容时，应该就所预期从事的运动项目进行分析，才能将这些特性融入训练计划的内容设计中，例如该运动项目是单人/双人/团队、有无身体对抗、负重/非负重、爆发力/耐力、需不需要反复跳跃等，对应不同的运动项目目标，康复训练内容应该个性化量身定制。

（9）足以应付运动项目的需要

依据预期要从事的运动项目设计整个康复训练的内容和强度，内容必须兼备该运动的各方面能力，如平衡能力、敏捷性、协调性等；强度必须最终高于该运动所需，如最大肌力、爆发力、耐力等。例如高山滑雪运动，在下山时，滑雪者必须在高速下抵抗大的离心力，而膝盖的姿势会使 ACL 处于受伤的危险中。进行 ACLR 的滑雪者同一膝关节的再损伤率较高。因此，一个结合 ACLR 康复证据和科学滑雪的康复计划，对运动员重返高山滑雪必不可少。与为田径运动员设计的康复计划内容有所不同，滑雪运动员的康复计划必须重点放在更多的离心控制和闭链负重能力和耐力上。

61.2　重返运动的评估标准

61.2.1　关节活动度的评估

损伤部位的全范围关节活动度与健侧相比较无差异，并且在全范围内不产生疼痛与其他症状，活动度的终端角度感觉正常。对于关节活动度的评估不仅限于损伤所累及的关节，还应该延伸至邻近关联关节。

61.2.2 肌力的评估

肌力是重返运动和避免再次损伤最重要的因素，因此对患侧的肌力要求是和健侧的差异在 10% 以内，其中包括了最大肌力、爆发力及耐力各方面表现。如果以等速作为测试评估工具，以下肢为例，由于膝关节的损伤占较大的比例，因此对于腘绳肌与股四头肌的肌力比值会进行另外的要求，即所谓的屈/伸肌力比值（H/Q ratio）非运动员达 60% ~ 70%，而运动员达 80% 以上。

61.2.3 运动心理评估

无论是职业运动员还是运动爱好者，受伤后容易产生心理影响，例如担心患处再次受伤或是运动中避免使用患侧。因此，除了身体功能的恢复之外，也要关注心理状态，尤其是职业运动员，因为训练和比赛的强度大、任务重，心理的评估与调适更为重要。运动心理学是一门专业，专业运动心理咨询人员也是运动康复团队中重要的一员，所以建议请他们进行一对一咨询，或是借由各种评定量表进行评估，例如运动自信心评定量表、赛前情绪量表、竞技动机量表等。

61.2.4 功能性动作评估筛查

功能性动作评估筛查（functional movement screen，FMS）由 Gray Cook 和 Lee Burton 在 1997 年提出，通过 7 个简单的动作加上 3 个排除筛查，主要针对受试者的动作模式进行评价与分析（图 61-1）。由于其简单和便于操作，迅速在美国乃至国际上得到关注及应用。FMS 并非全能也不是临床查体试验，Gray Cook 和 Lee Burton 曾说过，FMS 不是诊断工具，它只是为了筛出疼痛、动作模式中所表现出来的功能障碍和不对称这 3 种情况。但对于重返运动前的康复训练，FMS 可以作为一个整体性评价筛查工具，也是目前被认可的筛查系统之一。

在进行 FMS 时，应该严格按照评分标准与要求，根据测试动作中的灵活性、稳定性、柔韧性、对称性、平衡性等组成元素给予评分记录，这些往往是传统医学检查中较难发现的问题，但却与运动表现甚至运动损伤有着重要的关联。

在康复过程中的几个时间节点进行 FMS，除了依据结果发现训练中仍短缺不足之处，还可以同时对训练内容进行微调，发挥恢复正确动作模式的作

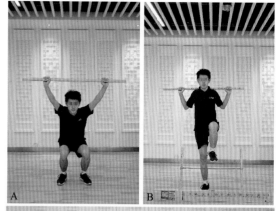
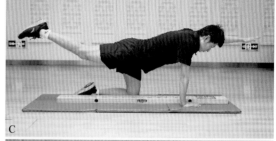
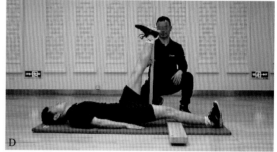

图61-1 功能性动作评估筛查(FMS)
A. 举横杆过头深蹲测试；B. 单腿跨越栏架测试；C. 躯干旋转稳定性测试；D. 直腿主动上抬测试

用，为重返运动做好准备，并且降低再次损伤的风险。

61.2.5 Y 平衡测试

Y 平衡测试（Y-balance test，YBT）是一种综合功能性测试，起源于美国，是由星形偏移平衡测试（star excursion balance test，SEBT）发展修订而来。原本 SEBT 的测试内容是单脚支撑状态下身体在 8 个方向的运动能力，而 YBT 则是在 SEBT 8 个方向的基础上，修改为前方、后内方、后外方 3 个方向，并加入上肢的测试（图 61-2）。目前 YBT 普遍被国外各大康复/体能训练机构所采用，借此反映受测者上肢或下肢的稳定能力和左右两侧的平衡问题。

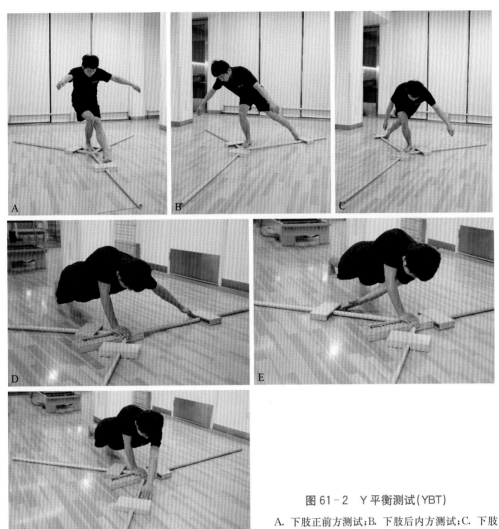

图 61-2 Y 平衡测试（YBT）

　　A. 下肢正前方测试；B. 下肢后内方测试；C. 下肢后外方测试；D. 上肢内侧方测试；E. 上肢后外方测试；F. 上肢前外方测试

　　YBT 测试的不仅是平衡能力的表现，以经常下肢为例，还测试包括动态稳定性，核心能力，本体感觉，髋、膝、踝关节的联动协调性，神经-肌肉控制能力等全面性表现。除了分别在 3 个方向测试平衡稳定能力，YBT 也测试左右侧的对称性以发现在运动中是否存在错误的代偿模式，进而加以干预纠正，以降低运动损伤的风险。

61.2.6 功能性跳跃测试

　　跳跃能力在许多运动项目中占有重要的比例，与运动表现有关，不少的运动损伤是发生在跃起与落地时，因此在准备重返运动的康复训练过程中，针对跳跃动作的功能性评估十分重要。单腿功能性跳跃测试（functional hop testing）目前广泛应用于美国各大职业球类运动队及高校运动队，通过测试单侧下肢不同的跳跃模式（一次跳、连续三次跳、交叉跳、完成 6 m 跳跃时间）来评估下肢肌肉力量、爆发力、变向与动态控制能力等与下肢跳跃相关的能力（图 61-3），进而对下肢损伤风险进行筛查，同时还可以评估下肢运动损伤后的恢复情况。有研究表明，完成 6 m 跳跃时间测试是目前证据最强的独立测试，可用于 ACL 损伤后早期判断膝关节的动态稳定性，也可用于从膝关节动态稳定性较好的运动人群中筛查出能恢复高水平运动的人员。因为实用、高效的特性，功能性跳跃测试是目前国际上用来评估运动损伤风险的标准测试系统之一。

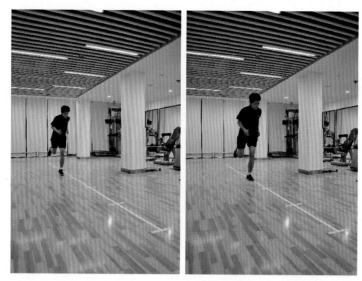

图 61-3　功能性跳跃测试

61.3　从发生损伤到重返运动的过程

61.3.1　从发生损伤到重返运动的 4 个阶段

从发生损伤到重返运动，无论是进行保守治疗还是手术治疗，都应该依照先后顺序划分为 4 个阶段，即控制症状、体能恢复、功能训练和预防复发。这 4 个阶段并非完全独立存在，而是在整个康复过程中互有交叠，例如第 1 阶段控制症状可能持续到第 2 阶段体能恢复，而在体能恢复阶段的后期也已经同时开始了第 3 阶段的功能训练。

为了达到重返运动的目标，预防复发或再次损伤，在体能恢复与功能训练这 2 个阶段应该将训练内容依序递进安排，首先体能恢复训练应该包括核心稳定性、肢体稳定性、柔韧性和基本动作模式等；然后进展至运动功能训练，包括力量、速度、灵敏性和耐力等；最后依据预从事的运动项目的特性进行专项运动功能的训练，最终达到该项运动所需的强度与动作要求，以自身的能力预防复发。

61.3.2　重返运动的概念与原则

国际运动物理治疗协会第 1 届重返运动专家共识会议提出，重返运动的定义是运动员的康复目标在于重返运动及参与水平。重返运动是一个过程，应该以第 1 阶段"损伤发生后的控制症状"开始算起，先定下最终的目标及目标截止时间，然后将整个

过程拆分成多个阶段(以周计算)，再将每个阶段继续分解为更细的小阶段(以天计算)。在整个重返运动过程中设定几个时间节点进行评估与测试，每阶段都经过临床及体能测试才能进阶，并且以每次的测试结果及反应当作进阶的微调指标，如此不断反复向前推进，确保能在当初所设定的截止时间完成最终目标。所以重返运动的决定需要尽早启动，需要医生、康复治疗师、运动员与教练等多方人员一起商定重返运动计划，在医生允许的情况下，循序渐进地进阶，从返回生活开始，到返回训练，再到重返比赛。在整个重返运动的过程中应用生物-心理-社会模型，不仅要关注运动员生理上的恢复，也要关注组织受伤及恢复的平衡，更要关注运动员的心理状态。

61.3.3　正确的热身活动与恢复活动的重要性

在从事运动活动或训练时，前面的热身和之后的恢复是非常重要的，必须充足并且每次坚持执行。热身活动通常以活动后使体温上升 1℃ 作为标准，在现场如未能实际测量体温则以轻微出汗作为标准。无论是传统使用的静态牵伸还是目前更为主流的动态牵伸，都是热身活动和恢复活动中的重要组成部分。此处所做的牵伸与临床上以促进关节活动度或柔韧性的牵伸不同，前者是在既有的柔韧性范围内活动，为运动训练做足准备，因此所做的牵伸不应该有产生疼痛的感觉。

常见的错误热身方法应该避免，如：①头部环转；②颈部过度后仰、后伸；③膝关节环转；④双膝

754

伸直且双手抱头的仰卧起坐；⑤双腿同时直腿抬高；⑥牵拉腘绳肌时对侧腿内旋；⑦牵拉腘绳肌时置于过高位置；⑧手倒立动作；⑨蛙跳/鸭步走；⑩弹震拉伸。

头部、膝部和腹部正确及错误的热身方法见图61-4～图61-6。

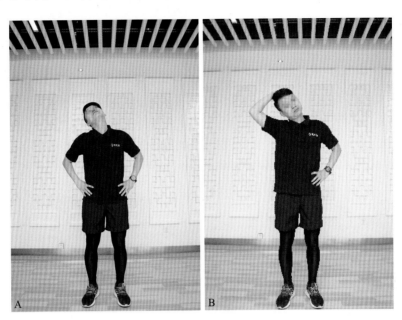

图61-4　颈肩部热身动作

A. 错误：头部环转；B. 正确：颈肩牵拉

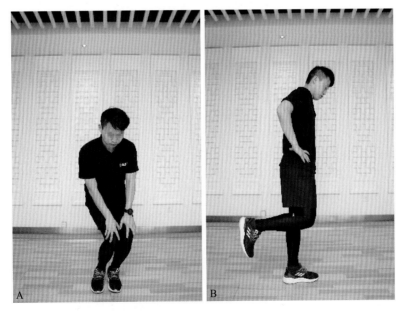

图61-5　膝关节热身动作

A. 错误：膝关节环转；B. 正确：膝关节屈伸

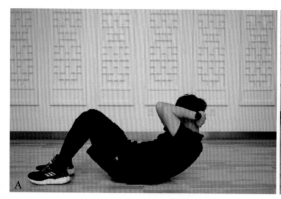 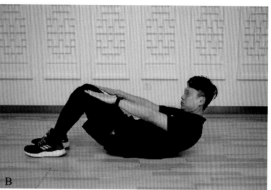

图 61-6　腹部热身动作

A. 错误：抱头仰卧起坐；B. 正确：卷腹热身

61.4　职业运动员重返运动的案例

本节以一名职业运动员重返运动的真实案例来进行上述关于训练原则、评估标准与内容设计等方面的实践过程。

职业篮球运动员，男性，29 岁。比赛中左膝受伤，诊断为左膝内侧副韧带、内侧半月板损伤，10 天后进行左膝内侧副韧带修补＋内侧半月板缝合手术，术后 7 天开始进行康复训练。依据康复首诊各项检查结果，与手术医生充分沟通后，遵循重返运动原则共同制订了为期 10 周的康复训练方案，并且向运动员本人、教练、队医等参与者说明方案内容及目标。训练计划分为 3 个阶段，在每个阶段设定时间节点及进阶目标。

第 1 阶段（第 1~4 周）：保护训练期。主要内容包括：术后症状的控制（肿胀、疼痛、髌骨粘连等），失活肌肉的激活（股四头肌，尤其是侧重股内侧肌、腘绳肌、臀中肌等），支具与拐杖的调整，陪同随访复查，与手术医生进行更多的沟通及讨论，依建议微调康复方案的训练内容。同时针对与手术非直接相关的部位进行训练，包括健侧下肢、上肢、核心区、心肺功能等。

第 2 阶段（第 5~8 周）：强化训练期。主要内容包括：术后症状持续控制，各相关肌力的强化（股四头肌、腘绳肌、股内收肌、臀大肌、臀中肌、小腿后群等），关节活动度达到全范围角度，去除支具，跑步训练、跳跃训练、平衡能力训练、关节控制能力训练、心肺功能训练等强化训练。

第 3 阶段（第 9~10 周）：结合专项期。主要内容包括：双下肢肌力同时强化，在康复训练中结合篮球专项动作的需要进行各项重返运动的功能性评估测试（FMS、YBT、功能性跳跃测试等）。

在整个康复训练过程中，每周完成进度小结，包括训练内容、与上周的对比、各项指标的测量结果、时间节点目标完成情况等，交予参与团队的每位成员；在整个 10 周的训练计划结束时，召开与运动队的衔接会议，参与团队一起讨论后续训练和各种注意事项，完成运动员顺利重返运动的康复训练任务与目标。

致谢：本章引述了部分香港理工大学李志端（Raymond Che Tin Li）博士的观点，在此致以诚挚谢意。

（林轩弘）

本章要点

1. 当运动损伤发生后，想要恢复正常生活功能，甚至是重返运动，必须要有计划、有原则地拟定整个康复方案。

2. 依据损伤部位与程度、保守或手术治疗、个体身体素质差异、运动项目特性等不同因素，可能会有完全不同的康复训练内容，应该遵循重返运动的训练原则，有针对性地量身定制康复训练方案。

3. 在整个康复过程中，应该不断进行评估，根据评估结果对方案内容进行微调，以确保可以依照康复计划规定的时间达到预设的恢复目标，因此必须掌握重返运动的评估标准。

4. 通过案例的方式可以更清晰、生动地说明康复训练的原则、康复过程与内容的设计、重返运动评估标准的实际应用。

主要参考文献

[1] ARDERN C L, GLASGOW P, SCHNEIDERS A, et al. 2016 Consensus statement on return to sport from the First World Congress in Sports Physical Therapy [J]. Br J Sports Med, 2016,50(14):853 - 864.

[2] BLANCH P, GABBETT T J. Has the athlete trained enough to return to play safely? The acute:chronic workload ratio permits clinicians to quantify a player's risk of subsequent injury [J]. Br J Sports Med, 2016, 50:471 - 475.

[3] COOK G, BURTON L, KIESEL K, et al. Movement:functional movement systems screening, assessment, and corrective strategies [M]. Aptos, CA:On Target Publications, 2010.

[4] DHILLON H, DHILLLON S, DHILLON M S. Current concepts in sports injury rehabilitation [J]. Indian J Orthop, 2017,51:529 - 536.

[5] DORREL B, LONG T, SHAFFER S, et al. The Functional movement screen as a predictor of injury in National Collegiate Athletic Association Division Ⅱ Athletes [J]. J Athl Train, 2018,53(1):29 - 34.

[6] DORREL B S, LONG T, SHAFFER S, et al. Evaluation of the functional movement screen as an injury prediction tool among active adult populations:a systematic review and meta-analysis [J]. Sports Health, 2015,7(6):532 - 537.

[7] LI R C, MAFFULLI N, HSU Y C, et al. Isokinetic strength of the quadriceps and hamstrings and functional ability of anterior cruciate deficient knees in recreational athletes [J]. Br J Sports Med, 1996,30(2):161 - 164.

[8] LOGERSTEDT D, GRINDEM H, LYNCH A, et al. Single-Legged Hop Tests as predictors of self-reported knee function after anterior cruciate ligament reconstruction [J]. Am J Sports Med, 2012,40(10):2348 - 2356.

[9] LOSCIALE J M, ZDEB R M, LEDBETTER L, et al. The association between passing return-to-sport criteria and second anterior cruciate ligament injury risk:a systematic review with meta-analysis [J]. J Orthop Sports Phys Ther, 2018:1 - 52.

[10] LYNCH A D, LOGERSTEDT D S, GRINDEM H, et al. Consensus criteria for defining "successful outcome" after ACL injury and reconstruction:a delaware-oslo ACL cohort investigation [J]. Br J Sports Med, 2013, 49(5):335 - 342.

[11] MITHOEFER K, HAMBLY K, LOGERSTEDT D, et al. Current concepts for rehabilitation and return to sport after knee articular cartilage repair in the athlete [J]. J Orthop Sports Physic Ther, 2012,42(3):254 - 273.

[12] MORAN R W, SCHNEIDERS A G, MASON J, et al. Do functional movement screen (FMS) composite scores predict subsequent injury? A systematic review with meta-analysis [J]. Br J Sports Med, 2017, 51(23):1661 - 1669.

[13] MYER G D, FORD K R, BRENT J L, et al. Differential neuromuscular training effects on ACL injury risk factors in "high-risk" versus "low-risk" athletes [J]. BMC Musculoskelet Disord, 2007, 8(1):39.

[14] PATERNO M V, FLYNN K, THOMAS S, et al. Self-reported fear predicts functional performance and second ACL injury after ACL reconstruction and return to sport:a pilot study [J]. Sports Health, 2017,10(3):228 - 233.

[15] PRENTICE W E. Essentials of athletic injury management [M]. Boston:McGraw-Hill, 2012.

[16] RAINES B T, NACLERIO E, SHERMAN S L. Management of anterior cruciate ligament injury. What's in and what's out[J]? Indian J Orthop, 2017,51:563 - 575.

[17] SHAFFER S W, TEYHEN D S, LORENSON C L, et al. Y-balance test:a reliability study involving multiple raters [J]. Milit Med, 2013,178(11):1264 - 1270.

[18] SHULTZ R, ANDERSON S C, MATHESON G O, et al. Test-retest and interrater reliability of the functional movement screen [J]. J Athl Train, 2013,48(3):331 - 336.

[19] SILBERNAGEL K G, THOMEÉ R, ERIKSSON B I, et al. Continued sports activity, using a pain-monitoring model, during rehabilitation in patients with achilles tendinopathy [J]. Am J Sports Med, 2007, 35(6):897 - 906.

[20] WELLING W, BENJAMINSE A, SEIL R, et al. Altered movement during single leg hop test after ACL reconstruction:implications to incorporate 2-D video movement analysis for hop tests [J]. Knee Surg Sports Traumat, Arthrosc, 2018,26(10):3012 - 3019.

功能评价指标

62.1 康复评定的原则与目的

62.1.1 康复评定的原则

（1）选择信度、效度高的评定工具

可以通过查阅文献了解某种评定工具的信度、效度水平，由专人实施康复评定。

（2）根据实际情况选择评定方法

进行功能评定时，首先根据本单位的条件选择评定方法，可通过了解患者的具体病情、与患者交谈、观察患者，以及采用量表与仪器测量来获得临床资料。如肌张力评定，可以用改良的 Ashworth 分级量表和肌张力专用测量仪器评定等。

（3）根据评定目的选择评定工具

通过对功能障碍的范围、程度、性质及治疗方向的判断，选择简单、量化、精确度和灵敏度高、特异性强的评定方法。例如，对髌骨骨折患者的步态进行评定时，可采用观察法，仅数分钟便可看出患者在步态中存在的主要问题，但若要准确判断功能障碍的程度，则需要采用生物力学分析法。

（4）评定与训练方法要一致

评定方法与训练方法密切相关，通过评定可以准确判定障碍的程度与范围，更有利于制定出有效的治疗方法，例如使用 Bobath 训练方法进行训练而采用 Brunnstrom 评定方法进行评定，可能会导致康复评定与训练失去联系。

（5）根据障碍的诊断选择特定的评定内容

小儿的康复与老人的康复、骨关节损伤影响步态与偏瘫患者影响步态、中心性瘫痪与周围性瘫痪等各有不同的特点，应根据各自诊断特点选择特定的评定方法。

（6）评定所用时间要合理

评定时间过长，患者可能难以耐受或出现烦躁。故要营造良好的评定环境，加强医患的密切合作。

62.1.2 康复评定的目的

（1）发现和确定障碍的层面、种类和程度

通过评定，可以确定患者存在的主要问题及障碍的层面、程度和种类，确定患者的实际生活能力，制定康复治疗目标。如部位、性质或功能等对患者个人生活和社会生活的影响；需要进行何种康复治疗，达到什么目标，找出影响患者康复的各种环境因素。

（2）寻找和确定障碍发生的原因

通过评定，判断损伤与障碍之间的关系，寻找和确定阻碍患者功能康复的原因，以便制定合理的康复目标和有效的康复治疗方法。

（3）确定康复治疗项目

通过对患者障碍的康复评定及患者现存的状

态,针对性地选择药物、运动疗法、作业疗法和物理治疗等。

（4）指导制订康复治疗计划

1）指导设定康复目标：针对障碍的程度、类型等进行准确的康复评定后,首先设定康复目标,可分为远期目标和近期目标。若康复评定结果不准确,不仅会影响康复医生制定康复目标的正确性,而且会使患者对治疗预期发生误判。

2）指导制订康复治疗计划：根据准确的康复评定结果,遵照设定的康复目标,不同种类或程度的障碍应选择不同的治疗方法。

（5）判定康复疗效

多数障碍是不可逆的,其功能只能得到改善,而不能完全恢复正常。经过上一阶段的治疗后,通过与上一次评定的结果和正常值的比较来判断此阶段康复的疗效,以确定下一阶段是继续还是修订治疗方案。

（6）判断预后

由于障碍的层面、程度和种类不同,患者的自身情况不同,康复的进程和结局也不同。通过对患者功能的全面评估,对患者的康复效果进行预测,可以给患者及家属必要的心理准备,要让患者及家属知道哪些功能障碍通过康复治疗可以改善或恢复而哪些不能改善或恢复,同时作为制订康复治疗计划的依据。

（7）预防障碍的发生和发展

通过定期的康复评定,对功能障碍或尚不明显的功能障碍及时采取干预措施,可以最大限度地减少或阻止功能障碍的发生和发展。

（8）评估投资-效益比

能够在最短的时间里、用最低的成本达到最佳的治疗效果（即康复目标）是评估或衡量康复医疗机构医疗质量与效率的一个重要手段。从社会角度看,建立康复医院、康复科等的目的一方面是为了提高人民的健康和生活质量,另一方面是为了减少社会支出、增加生产效益。如现代化的助行设备与老式的假肢相比,其投资效益较差,故难以推广应用。

（9）为残疾的等级划分提供依据

在治疗后临床状态稳定时,通过对患者现在的功能障碍、日常生活、工作、学习和社交能力进行评定,可以为判定康复疗效、判断预后、残疾等级的划分提供依据。

62.2　康复评定的实施方法与评价内容

62.2.1　康复评定的实施方法

（1）观察法

观察法是观察者凭借感觉器官或其他辅助工具,对患者进行有目的、有计划考察的一种方法。观察过程一般不被患者知晓,保持了被观察者表现的自然性而不附加人为的影响,方法简便。

（2）调查法

调查法是以提出问题的形式收集被检查者的有关资料的一种方法。其优点是能在较短时间内获得大量的有关被调查者的第一手资料,包括问卷法和调查法。问卷法以书面的形式收集资料,是评定中常用的一种方法。

（3）量表法

量表法是用标准化的量表对患者的功能进行测定,康复评定中常用的是等级量表法和总结量表法。

1）等级量表法（ordinal scale）：是将功能按某种标准排序,故又称顺序量表。评定中常采用数字或字母进行分级。

2）总结量表法（summary or additive scale）：又称累加性量表,其内容是由一系列技能或功能活动组成。例如 Barthel 量表是用来评定日常生活活动能力的,以患者日常实际表现作为依据,0～20 分为极严重功能障,20～45 分为严重功能障碍,50～70分为中度功能障碍,75～95 分为轻度功能障碍,100分为日常生活活动能够自理。

（4）仪器测量法

仪器测量法指借助各种仪器对被检查者的某一生物或功能性变量进行客观的直接测量而获得绝对的量化数据的方法。

（5）视觉模拟法

视觉模拟法（VAS）是通过一条有刻度的直线来评定某种障碍或症状的一种方法。直线的两端为某种障碍或症状的两个极端表现。

62.2.2　康复功能评价指标的主要内容

（1）关节活动度

1）定义：关节活动度（ROM）或关节活动范围是指关节运动时所通过的运动弧或转动的角度。

ROM 范围分为全范围、外侧范围、中间范围和内侧范围。ROM 的测定是评定患者肌肉、骨骼、神经损伤的基本步骤,是评定关节运动功能损害的范围与程度的主要指标之一。

2) 分类:分为主动关节活动度(AROM)和被动关节活动度(PROM)。AROM 指关节运动是通过人体主动随意运动而产生。PROM 是由外力产生,无肌肉的随意运动。

3) 测量目的:确定是否有关节活动受限,发现关节活动受限的原因;确定关节活动受限的程度;确定适宜的治疗目标,为选择适当的治疗方法提供客观依据;连续测量观察关节活动范围的进展情况,以评价康复治疗的效果;为患者及治疗师提供康复动力。

4) 影响 ROM 的生理因素:①构成关节的两个关节面的弧度差。弧度差实际上反映的是两个关节面边缘相互阻挡的情况,两个关节面的弧度差越大,该 ROM 也越大。②关节周围软组织的性质,如关节囊的厚薄、松紧,关节韧带的强弱及多少。③主动肌和拮抗肌的力量,主动肌的收缩力量和拮抗肌的伸展力量越大,ROM 也越大。

5) 影响 ROM 的病理因素:①关节内异常,如关节内积液、关节软骨损伤、类风湿关节炎、骨关节炎等关节本身的疾病。②关节外异常,如关节周围软组织损伤及粘连、瘢痕挛缩、骨折、肌肉痉挛、神经损伤等。

6) 评价和测量方法:各关节 ROM 和肌力测量项目见表 62-1～表 62-7。

表 62-1 肩关节的 ROM 和肌力测量

项 目		左	右
ROM			
伸展	AROM		
	PROM		
屈曲	AROM		
	PROM		
外展	AROM		
	PROM		
内收	AROM		
	PROM		
外旋(ABER 位/体侧位)	AROM		
	PROM		
内旋(ABER 位/体侧位)	AROM		
	PROM		

续 表

项 目		左	右
肌力			
伸展肌力			
屈曲肌力			
外展肌力			
内收肌力			
外旋肌力			
内旋肌力			

表 62-2 肘关节的 ROM 和肌力测量

项 目			左	右
ROM				
屈曲		AROM		
		PROM		
伸展		AROM		
		PROM		
屈肘位	旋前	AROM		
		PROM		
	旋后	AROM		
		PROM		
提携角	外翻	AROM		
		PROM		
	内翻	AROM		
		PROM		
肘关节周径				
肌力				
伸展肌力				
屈曲肌力				
旋前肌力				
旋后肌力				

表 62-3 腕关节的 ROM 和肌力的测量

项 目			左	右
掌屈		AROM		
		PROM		
背伸		AROM		
		PROM		
屈肘位	尺偏	AROM		
		PROM		
	桡偏	AROM		
		PROM		
腕关节周径				
手的握力				
手指的对指/侧捏				

表 62-4 髋关节的 ROM 和肌力测量

项 目		左	右
ROM			
伸展	AROM		
	PROM		
屈曲	AROM		
	PROM		
外展	AROM		
	PROM		
内收	AROM		
	PROM		
外旋	AROM		
	PROM		
内旋	AROM		
	PROM		
肌力			
伸展肌力			
屈曲肌力			
外展肌力			
内收肌力			
外旋肌力			
内旋肌力			

表 62-5 膝关节的 ROM 和肌力测量

项 目		左	右
ROM			
伸展	AROM		
	PROM		
屈曲	AROM		
	PROM		

项 目		左	右
髌周围度	髌上 5 cm 围度		
	髌下 5 cm 围度		
	髌中围度		
肌力			
伸展肌力			
屈曲肌力			

表 62-6 踝关节的 ROM 和肌力测量

项 目		左	右
ROM			
跖屈	AROM		
	PROM		
背伸	AROM		
	PROM		
内收	AROM		
	PROM		
外展	AROM		
	PROM		
旋前	AROM		
	PROM		
旋后	AROM		
	PROM		
肌力			
跖屈肌力			
背伸肌力			
旋前肌力			
旋后肌力			

表 62-7 各关节 ROM 的测量方法

关节	运动	受检体位	测角计轴心	测角计固定臂	测角计移动臂	正常值
肩	屈、伸	坐/立	肩峰	与腋中线平行	与肱骨纵轴平行	屈 0°~180°，伸 0°~50°
	外展	坐/立	肩峰	与身体中线平行	与肱骨纵轴平行	0°~180°
	内、外旋*	仰卧，肩外展 90°，屈肘 90°	鹰嘴	与腋中线平行	与前臂纵轴平行	各 0°~90°
肘	屈、伸	仰卧/坐/立	肱骨外上髁	与肱骨纵轴平行	与桡骨纵轴平行	0°~150°
腕	屈、伸	坐/站	尺骨茎突	与前臂纵轴平行	与第 2 掌骨纵轴平行	屈 0°~90°，伸 0°~70°
	尺、桡侧偏移	坐	腕背侧中点	前臂背侧中线	第 3 掌骨纵轴	桡偏 0°~25°，尺偏 0°~30°
髋	屈	仰卧/侧卧	股骨大转子	与身体纵轴平行	与股骨纵轴平行	0°~125°
	伸	侧卧	股骨大转子	与身体纵轴平行	与股骨纵轴平行	0°~15°
	内收、外展	仰卧	髂前上棘	左、右髂前上棘的垂直线	髂前上棘至髌骨中心的连线	各 0°~45°

续　表

关节	运动	受检体位	测角计轴心	测角计固定臂	测角计移动臂	正常值
膝	屈、伸	俯卧/侧卧/坐在边缘	股骨外踝	与股骨纵轴平行	与胫骨纵轴平行	屈0°～150°，伸0°
踝	背伸、跖屈	仰卧	腓骨纵轴线与足外缘交叉处	与腓骨纵轴平行	与第5跖骨纵轴平行	背伸0°～20°，跖屈0°～45°
	内、外翻	俯卧	踝后方两踝中点	小腿后纵轴	轴心与足踝连线	内翻0°～35°，外翻0°～25°

＊对比双侧肩关节内、外旋角度最普通的观察方法：背手，观察大拇指到脊柱的哪个层面

（2）肌力

1）定义：肌力是指肌肉收缩时所能产生的最大力量。

2）影响肌力的因素：①肌肉的横断面积。肌力的大小与肌肉的横断面积成正比，肌肉的生理横断面越大，肌肉收缩时产生的力量也越大。②肌纤维类型。肌肉力量的大小取决于不同类型肌纤维在肌肉中所占的比例。骨骼肌纤维可分为白肌纤维（快肌纤维）、红肌纤维（慢肌纤维）和中间肌纤维。肌力的大小主要由肌肉中白肌纤维的数量决定。③肌肉的初长度，指收缩前的长度，当肌肉被牵拉至静息长度的1.2倍时肌力最大。④运动单位募集，指运动时运动神经元动员其所支配的肌肉纤维兴奋和收缩的过程。运动单位募集与肌力成正比，即运动单位募集得越多肌力越大。⑤肌肉收缩类型。不同的肌肉收缩形式产生不同的力量，其中离心性收缩产生的肌力最大，其次为等长收缩，最小的为向心性收缩。⑥杠杆效率。肌肉的收缩力量受运动节段杠杆效率的影响。⑦性别与年龄。肌力约在20岁时达到巅峰，之后逐渐下降，下肢较上肢下降得快，55岁以后衰退速度加快。男性的肌肉力量较女性强。

第57章"肌肉力量"的表57-1所示是较为简便的徒手肌力判定标准，具有简单、快速、方便等应用特点，但分级较粗略，临床上有些患者会出现不能完成全范围活动的情况。因此，在临床具体应用时可根据患者完成关节活动范围的程度来进一步细化分级标准，以更敏感，精确地反映患者的肌肉力量水平（见表57-2）。

（3）肌张力

1）定义：肌张力是指肌肉组织在静息状态下保持紧张状态的一种能力，表现为肌肉组织微小而持续不断地收缩，临床变现为肌肉被动拉长或牵伸时所受到的阻力。

2）异常肌张力：指肌张力增高、肌张力降低和肌张力障碍。

肌张力增高（hypertonia）是指肌张力高于正常静息水平。临床上常见的是痉挛和强直。痉挛常由上运动神经元损伤所致。广泛接受的痉挛定义是：一种由牵张反射高兴奋性所致的、以速度依赖的紧张性牵张反射增强、腱反射亢进为特征的运动障碍。上肢易累及的肌群为屈肌群，下肢易累及的肌群为伸肌群。强直亦称僵硬，是一种主动肌和拮抗肌阻力一致性增加，使得身体相应部位活动不便和固定不动的现象，常为椎体外系损害所致，帕金森病是强直最常见的病因，可表现为齿轮样强直或铅管样强直。

肌张力低下是指肌张力低于正常静息水平。常见为肌张力弛缓，可为小脑或锥体束的上运动神经元损害所致，表现为肌张力降低或缺乏，被动运动时的阻力消失、牵张反射衰退、肢体关节频繁的过度伸展而易于移位等现象。

3）肌张力的常用功能评定方法：

A. 肌张力手法检查：被动运动检查可发现肌肉对牵张刺激的反应，通过检查感觉肌肉的抵抗，为最常见的方法。可依据表62-8来评定分级。

表62-8　肌张力改良的Ashworth分级评定

分级	评价标准
0级	无肌张力增加
1级	肌张力略增加，受累部分被动屈、伸活动时，在关节活动末期出现突然卡住，然后呈最小的阻力或释放
1+级	肌张力轻度增加，表现为被动屈、伸活动时，在ROM后50％范围内出现突然卡住，然后均呈现最小的阻力

续 表

分级	评价标准
2级	肌张力较明显增加,通过关节活动范围的大部分时肌张力均较明显的增加,但受累部分仍能较容易被移动
3级	肌张力严重增高,被动活动困难
4级	强直,受累部分被动屈、伸时呈现强直状态,不能活动

B. 摆动检查:以一个关节为中心,主动肌和拮抗肌交互快速收缩,快速摆动,观察其摆动幅度的大小。肌张力降低时,摆动幅度增大,反之摆动幅度减小。

C. 仪器检查:仪器法评定肌张力和痉挛的技术包括生物力学技术和电生理技术。后者是采用表面肌电图记录主动肌与拮抗肌同时收缩时的重合幅度观察痉挛的一种评定方法。20 世纪末发展起来的新技术是肌张力专用测量仪器,其操作简单,能快速、敏感地测量和量化肌张力、肌力及痉挛的严重程度。

(4)疼痛

1) VAS:在纸上划一条 10 cm 长的横线,横线的一端为 0,表示无痛;另一端为 10,表示剧痛;中间部分表示不同程度的疼痛。让患者根据自我感觉在横线上划一记号,表示疼痛的程度。

2) McGill 疼痛问卷(MPQ)和简化 McGill 疼痛问卷(SF-MPQ)。

(5)肿胀

1) 测量围度,对比健、患侧:两侧肢体取相应的同一水平测量,测量肿胀时取最肿处,测量肌萎缩时取肌腹部。如下肢常在髌上 10～15 cm 处测量大腿周径,在小腿最粗处测量小腿周径等。通过肢体周径的测量,可了解其肿胀程度或有无肌肉萎缩等。此方法在评定过程中经常使用。

2) 体积法。

(6)日常生活活动能力

1) 定义:日常生活活动(activities of daily-living, ADL)是指个人为了满足日常生活的需要每天所进行的必要活动,包括进食、梳妆、洗漱、洗澡、如厕、穿衣等,功能性移动包括翻身、从床上坐起、转移、行走、驱动轮椅、上下楼梯等。ADL 分为基础性日常生活活动(basic activity of daily living, BADL)和工具性日常生活活动(instrumental activity of daily living, IADL)。

2) ADL 评定方法:常用的有提问法、观察法及量表法。

A. 提问法:通过提问的方式来收集资料进行评价。包括口头提问和问卷提问两种;可以面对面提问,也可以在电话中进行或邮寄问卷。

B. 观察法:指检查者通过直接观察患者日常生活活动实际的完成情况。在评定的过程中应当考虑环境因素的影响,使结果更准确。该方法能够使治疗师看到患者每一个活动的实际表现,而且能够弥补提问法中存在的主观性强、可能与实际表现不符的缺陷。

C. 量表评定法:特点为标准化设计,统一的内容,统一的评价标准。量表经过信度、效度及灵敏度检验,是评定治疗前后的康复进展、判断疗效等常用的方法。常用 Barthel 指数评定和功能独立性测量(functional independence measurement, FIM)。

a. Barthel 指数评定:用来评定患者日常活动能力,是康复医学的特色及常用量表之一,可在治疗前、中、后对患者进行评价,以患者日常实际表现作为依据,而不以患者可能具有的能力为准(表 62-9)。

表 62-9 Barthel 指数评定

项 目	评分标准
1. 大便	0=失禁或昏迷 5=偶尔失禁(每星期<1 次) 10=能控制
2. 小便	0=失禁或昏迷或需由他人导尿 5=偶尔失禁(每日<1 次,每星期>1 次) 10=控制
3. 修饰	0=需帮助 5=独立洗脸、梳头、刷牙、剃须
4. 如厕	0=依赖别人 5=需部分帮助 10=自理
5. 吃饭	0=依赖 5=需部分帮助(切面包、抹黄油、夹菜) 10=全面自理
6. 转移(床椅)	0=完全依赖别人,不能坐 5=需大量帮助(2 人),能坐 10=需少量帮助(1 人)或指导 15=自理
7. 活动(步行)(在病房及其周围,不包括走远路)	0=不能动 5=在轮椅上独立行动 10=需 1 人帮助步行(体力或语言指导) 15=独立步行(可用辅助器)

续 表

项目	评分标准
8. 穿衣	0=依赖 5=需一半帮助 10=自理(系开纽扣、关开拉锁和穿鞋等)
9. 上楼梯(上下一段楼梯,用手杖也算独立)	0=不能 5=需帮助(体力或语言指导) 10=自理
10. 洗澡	0=依赖 5=自理
总分*	
ADL缺陷程度	

* 0~20分:极严重功能缺陷;25~45分:严重功能缺陷;50~70分:中度功能缺陷;75~95分:轻度功能缺陷;100分:ADL自理

b. FIM:最高分为126分(运动功能评分91分,认知功能评分35分),最低分18分。FIM评定内容见表62-10。

表62-10 FIM评定内容

类别		评定内容
运动功能	自理能力	进食
		梳洗修饰
		洗澡
		穿裤子
		穿上衣
		上厕所
	括约肌控制	膀胱管理
		直肠管理
	转移	床、椅、轮椅间
		如厕
		盆浴或淋浴
	行走	步行/轮椅
		上下楼梯
认知功能	交流	理解
		表达
	社会认知	社会交往
		解决问题
		记忆

126分:完全独立;108~125分:基本独立;90~107分:有条件的独立或极轻度依赖;72~89分:轻度依赖;54~71分:中度依赖;36~53分:重度依赖;19~35分:极重度依赖;18分:完全依赖

功能水平和评分标准如下:

● 独立:活动中不需他人帮助。

完全独立(7分):构成活动的所有作业均能规范、完全地完成,不需修改和辅助设备或用品,并在规定时间内完成。

有条件的独立(6分):具有下列1项或几项,活动中需要辅助设备(假肢、支具、辅助具);活动需要比正常长的时间;或需要安全方面的考虑。

● 依赖:为了进行活动,患者需要另一个人予以监护或身体的接触性帮助,或者不进行活动。

有条件的依赖:患者付出50%或更多的努力,其所需的辅助水平如下:

监护和准备(5分):患者所需的帮助只限于备用、提示或劝告,帮助者和患者之间没有身体的接触或帮助者仅需要帮助准备必需用品;或帮助戴上矫形器。

少量身体接触的帮助(4分):患者所需的帮助只限于轻度接触,自己能付出75%或以上的努力。

中度身体接触的帮助(3分):患者需要中度的帮助,自己能付出50%~75%的努力。

● 完全依赖:患者需要50%以上的帮助或完全依赖他人,否则活动就不能进行。

大量身体接触的帮助(2分):患者付出的努力小于50%,但大于25%。

完全依赖(1分):患者付出的努力小于25%。

(7) 平衡功能

1) 定义:平衡功能是指在不同的环境和情况下维持身体直立姿势的能力,即当人体重心垂线偏离稳定的支撑面时,能立即通过主动或反射性的活动使重心垂线返回到稳定的支撑面内的能力。

2) 平衡功能的分类:分为静态平衡、动态平衡和反应性平衡3种。①静态平衡是指身体不动时,维持身体于某种姿势的能力,如坐、站、单腿站立、站在平衡木上不动等。②动态平衡是指运动过程中调整和控制身体姿势稳定性的能力。反映了人体随意运动控制的水平,如坐或站着进行各种作业活动等。③反应性平衡是指当身体受到外力干扰而失去平衡时,人体做出保护性调整反应以维持或建立新的平衡,如保护性伸展反应、跨步反应等。

3) 平衡功能的常用评定方法:

A. 定性评定:①生物力学因素的评定。对于确定有功能障碍的患者,判断姿势控制障碍是否因肌肉-骨骼系统结构不良或功能损伤所致。疼痛、关节活动受限、肌力减弱、肌张力低下均可导致平衡功能障碍。②姿势控制的运动因素的评定。正常人在身体重心受到外界干扰时会采用踝关节对策、髋关节对策和跨步对策来抵抗干扰并维持平衡。③平衡反应是指当身体重心或支撑面发生变化时，为了维持平衡所做出的应对反应，是人体为恢复被破坏的平衡做出的保护性反应。检查者破坏患者保持的一种稳定状态，来观察患者的反应。

B. 量表评定：以下介绍两种量表，即 Berg 平衡量表和 Tinetti 平衡功能评定。

a. Berg 平衡量表（表 62-11）。

表 62-11 Berg 平衡量表

项 目	分值
1. 由坐到站指令：尽量不用手支撑站起来	
不用手支撑站起来，且保持稳定	4
能用手支撑站起来，且保持稳定	3
尝试几次后，能用手支撑站起来	2
站起来或稳定需要他人少量帮助	1
站起来需要他人中等或大量帮助	0
2. 独立站立指令：请独立站立 2 分钟	
能安全地独立站立 2 分钟	4
在监护下能站立 2 分钟	3
能独立站立 30 秒	2
尝试几次才能独立站立 30 秒	1
不能独立站立 30 秒	0
如果患者能安全地独立站立 2 分钟，那么"独立坐"项得满分，直接进入第 4 项	
3. 独立坐指令：两手抱胸坐 2 分钟（背部无支持，脚可踩在地上或矮凳上）	
能安全无协助地坐 2 分钟	4
在监护下能坐 2 分钟	3
能独立坐 30 秒	2
能独立坐 10 秒	1
需支撑才能坐 10 秒	0
4. 由站到坐指令：请坐下	
需要很少帮助（手支撑）就能安全坐下	4
需要用手控制才能缓慢坐下	3
腿的背面需靠着椅子来控制坐下	2
能独立坐下但下降过程无控制	1
需要他人帮助才能坐下	0
5. 床→椅转移指令：床→椅转移	
能安全转移，很少用手	4
能安全转移，需手支撑	3
口头提示或监督下能转移	2
需 1 人帮助转移	1
需 2 人帮助转移或监督	0
6. 闭眼站立指令：闭眼站立 10 秒	
能安全地闭眼站立 10 秒	4
监督下闭眼站立 10 秒	3
闭眼站立 3 秒	2
不能闭眼站立 3 秒但能安全地站立	1

续 表

项 目	分值
需他人帮助防止摔倒	0
7. 双足并拢站立指令：无支撑下双足并拢站立	
能双足并拢并安全地站立 1 分钟	4
监督下能双足并拢并安全地站立 1 分钟	3
能双足并拢但不能保持 30 秒	2
需帮助并拢双足，能保持 15 秒	1
需帮助并拢双足，不能保持 15 秒	0
8. 站立位上肢前伸指令：抬起上肢成 90°，伸开手指尽可能向前（上肢成 90°时，医生将直尺置于手指末端，手指不能触及尺子，患者前倾最大值时手指向前伸的距离。尽量双手前伸，避免身体旋转）	
能安全地向前伸 25 cm	4
能向前伸 12 cm	3
能向前伸 5 cm	2
监督下能向前伸	1
需外部支持/向前伸时失去平衡	0
9. 站立位从地上拾物指令：站立位拾起脚前面的拖鞋/物品	
能安全、容易地拾起拖鞋	4
监督下能拾起拖鞋	3
不能拾起拖鞋但距离物品 2～5 cm 能独立保持平衡	2
不能拾起拖鞋，尝试时需监督	1
不能尝试或需帮助以防止失去平衡或摔倒	0
10. 转身向后看指令：左转看身后，再右转看身后（医生在患者背后直接观察，鼓励患者转身）	
能从左右两边向后看，重心转移较好	4
能从一边向后看，另一边重心转移较少	3
只能从一边向后看，但平衡较好	2
转身时需监督	1
需帮助防止重心不稳或摔倒	0
11. 转身一周指令：顺时针转身一周，暂停，再逆时针转身一周	
安全转身一周用时≤4 秒	4
只能一个方向转身一周用时≤4 秒	3
能安全地转身一周但较缓慢	2
需要密切监督或口头提示	1
需要帮助	0
12. 双足交替踏指令：无支撑下双足交替踏台阶（或矮凳）4 次	
能安全独立地交替踏 4 次，用时≤20 秒	4
能独立地交替踏 4 次，用时>20 秒	3
监督下（不需帮助）双足交替踏 2 次	2
需少量帮助，能双足交替踏>1 次	1
需帮助尝试，防止摔倒	0

<table>
<tr><td colspan="2" align="right">续 表</td></tr>
<tr><td>项　　目</td><td>分值</td></tr>
<tr><td>13. 双足前后站指令：（示范）一只脚向前迈
　　步。如果不能直接向前迈步，尽量向前迈
　　远点，前脚的脚跟在后脚的脚趾前，步长需
　　超过脚长，步宽需约等于患者的正常步宽</td><td></td></tr>
<tr><td>　　　能独立向前或向后一步并保持 30 秒</td><td>4</td></tr>
<tr><td>　　　能独立向前一步并保持 30 秒</td><td>3</td></tr>
<tr><td>　　　能迈一小步保持 30 秒以上</td><td>2</td></tr>
<tr><td>　　　迈步时需帮助但能保持 15 秒</td><td>1</td></tr>
<tr><td>　　　在迈步或站立时失去平衡</td><td>0</td></tr>
<tr><td>14. 单腿站立指令：无支撑下单脚站尽可能长
　　时间</td><td></td></tr>
<tr><td>　　　单腿独立站立＞10 秒</td><td>4</td></tr>
<tr><td>　　　单腿独立站立 5～10 秒</td><td>3</td></tr>
<tr><td>　　　单腿独立站立≥3 秒</td><td>2</td></tr>
<tr><td>　　　能抬起脚独立站立但不能保持 3 秒</td><td>1</td></tr>
<tr><td>　　　不能尝试或需帮助防止摔倒</td><td>0</td></tr>
</table>

总分＜40 分：有摔倒的风险；0～20 分：限制于轮椅；21～40 分：辅助下步行；41～56 分：完全独立

　　b. Tinetti 平衡功能评定：包括平衡和步态测试两部分，满分 28 分。其中平衡测试（表 62-12）有 9 个项目，满分 16 分；步态测试共有 8 个项目，满分 12 分。Tinetti 量表测试一般要 15 分钟，如果得分＜24 分，表示有平衡功能障碍；如果＜15 分，表示有跌倒的风险。

表 62-12　Tinetti 平衡量表

<table>
<tr><td>项　　目</td><td>分值</td></tr>
<tr><td colspan="2">平衡测试</td></tr>
<tr><td>1. 坐位平衡</td><td></td></tr>
<tr><td>　　借助于上肢的帮助，或不是圆滑的动作</td><td>0</td></tr>
<tr><td>　　稳定，安全</td><td>1</td></tr>
<tr><td>2. 站起</td><td></td></tr>
<tr><td>　　在没有帮助的情况下不能站起来</td><td>0</td></tr>
<tr><td>　　使用上肢帮助下能够站起来</td><td>1</td></tr>
<tr><td>　　不借助于上肢的帮助就能够站起来</td><td>2</td></tr>
<tr><td>3. 站起的尝试</td><td></td></tr>
<tr><td>　　在没有帮助的情况下不能站起来</td><td>0</td></tr>
<tr><td>　　尝试的次数＞1 次，可以站起来</td><td>1</td></tr>
<tr><td>　　尝试 1 次就可以站起来</td><td>2</td></tr>
<tr><td>4. 瞬间的站立平衡（前 5 秒）</td><td></td></tr>
<tr><td>　　不稳定（摇晃、移动了脚、躯干摇摆）</td><td>0</td></tr>
<tr><td>　　稳定，但借助于助行器或其他帮助</td><td>1</td></tr>
<tr><td>　　稳定，不借助于步行器或其他工具帮助</td><td>2</td></tr>
<tr><td>5. 站立平衡</td><td></td></tr>
<tr><td>　　不稳定</td><td>0</td></tr>
<tr><td>　　稳定，但步距宽，需借助支撑物</td><td>1</td></tr>
</table>

<table>
<tr><td colspan="2" align="right">续 表</td></tr>
<tr><td>项　　目</td><td>分值</td></tr>
<tr><td>　　窄步距站立，无须支持</td><td>2</td></tr>
<tr><td>6. 用肘轻推</td><td></td></tr>
<tr><td>　　开始跌倒</td><td>0</td></tr>
<tr><td>　　摇晃、抓</td><td>1</td></tr>
<tr><td>　　稳定</td><td>2</td></tr>
<tr><td>7. 闭眼</td><td></td></tr>
<tr><td>　　不稳定</td><td>0</td></tr>
<tr><td>　　稳定</td><td>1</td></tr>
<tr><td>8. 转 360°</td><td></td></tr>
<tr><td>　　脚步不连续</td><td>0</td></tr>
<tr><td>　　脚步连续</td><td>1</td></tr>
<tr><td>9. 坐下</td><td></td></tr>
<tr><td>　　不安全（无控制地落入座椅或误判距离而
　　　不能准确定位坐下）</td><td>0</td></tr>
<tr><td>　　需要借助双上肢或动作不连贯</td><td>1</td></tr>
<tr><td>　　安全，动作连贯</td><td>2</td></tr>
<tr><td colspan="2">步态测试</td></tr>
<tr><td>1. 起步</td><td></td></tr>
<tr><td>　　有迟疑，或须尝试多次方能启动</td><td>0</td></tr>
<tr><td>　　正常启动</td><td>1</td></tr>
<tr><td>2. 抬足高度</td><td></td></tr>
<tr><td>　　a. 左足跨步</td><td></td></tr>
<tr><td>　　足拖地，或抬高大于 1～2 英寸*</td><td>0</td></tr>
<tr><td>　　足完全离地，但不超过 1～2 英寸</td><td>1</td></tr>
<tr><td>　　b. 右足跨步</td><td></td></tr>
<tr><td>　　足拖地，或抬高大于 1～2 英寸</td><td>0</td></tr>
<tr><td>　　足完全离地，但不超过 1～2 英寸</td><td>1</td></tr>
<tr><td>3. 步长</td><td></td></tr>
<tr><td>　　a. 左足跨步</td><td></td></tr>
<tr><td>　　跨步的足未超过站立的对侧足</td><td>0</td></tr>
<tr><td>　　有超过站立的对侧足</td><td>1</td></tr>
<tr><td>　　b. 右足跨步</td><td></td></tr>
<tr><td>　　跨步的足未超过站立的对侧足</td><td>0</td></tr>
<tr><td>　　有超过站立的对侧足</td><td>1</td></tr>
<tr><td>4. 步态对称性</td><td></td></tr>
<tr><td>　　两足步长不等</td><td>0</td></tr>
<tr><td>　　两足步长相等</td><td>1</td></tr>
<tr><td>5. 步伐连续性</td><td></td></tr>
<tr><td>　　步伐与步伐之间不连续或中断</td><td>0</td></tr>
<tr><td>　　步伐连续</td><td>1</td></tr>
<tr><td>6. 走路路径（行走大约 3 m 长）</td><td></td></tr>
<tr><td>　　明显偏移到某一边</td><td>0</td></tr>
<tr><td>　　轻微/中度偏移或使用步行辅具</td><td>1</td></tr>
<tr><td>　　走直线，且不需辅具</td><td>2</td></tr>
<tr><td>7. 躯干稳定</td><td></td></tr>
<tr><td>　　身体有明显摇晃或需使用步行辅具</td><td>0</td></tr>
<tr><td>　　身体不晃，但需屈膝或有背痛或张开双臂
　　　以维持平衡</td><td>1</td></tr>
</table>

续 表

项 目	分值
身体不晃,无屈膝,不需张开双臂或使用辅具	2
8. 步宽(足跟距离)	
足跟分开(步宽大)	0
走路时两足跟几乎靠在一起	1

* 1 英寸＝2.54 cm

（8）感觉功能

感觉分为躯体感觉、内脏感觉和特殊感觉,其中躯体感觉是康复评定中最重要的部分。感觉检查由两部分组成,即给予刺激和观察患者对刺激的反应。

1）浅感觉检查：①触觉。VonFrey 试验：使用 Semmes-Weins-tein 尼龙单丝,根据不同号的尼龙单丝对皮肤的压力不同,测定皮肤触觉敏感度。②痛觉。用针尖和针头刺皮肤而测知。③温度觉。用盛有热水（40～45℃）及冷水（5～10℃）的试管,在闭目的情况下冷热交替接触患者的皮肤,与皮肤接触面积不要过大,接触时间以 2～3 秒为宜,注意两侧对称部位的比较。

2）深感觉检查：①位置觉（position sensation）。嘱患者闭目,检查者将其肢体摆放成某种姿势,让患者说出所放的位置或用对侧相应肢体模仿。②运动觉（motor sensation）。检查者轻捏患者的手指或足趾两侧,上下移动 5°左右,让患者说出肢体被动运动的方向（向上或向下）,幅度由小到大,以了解其减退的程度。③震动觉（vibration）。将震动着的音叉（128Hz）放置在患者肢体的骨隆起处（如内外踝、腕关节、髋骨、锁骨、桡骨等）的皮肤上,让患者回答有无震动的感觉,检查时要上、下、左、右对比。④两点辨别觉。嘱患者闭目,用分开的双脚规刺激皮肤,如患者有两点感觉,再将两脚规距离缩短,直到患者感觉为一点为止。身体各部对两点辨别感觉灵敏度不同,以舌尖、鼻端、手指的灵敏度最高,四肢近端和躯干最差。

（9）心理评定

通过与患者交谈并观察,及时了解患者的心理状态,可以运用抑郁体验问卷（DEQ）、医院焦虑抑郁量表（HAD）、汉密尔顿焦虑量表（HAMA）、焦虑自评量表（SAS）来评估患者的心理状况。

62.3　康复评定的注意事项

康复评定的注意事项：①选择标准化的评定方法进行严格评定；②评定前要与患者及家属有良好的沟通,得到他们的配合,以便获取更多的准确资料；③避免滥用检查,评定时间不宜过长,以免引起患者疲劳；④检查应从筛查开始,如有必要,应在筛查的基础上进行深入的详查；⑤为了提高测量的信度,首次和再次测量的时间、地点、测量者及测量的工具应保持一致；⑥正确记录评定结果。

（张　静　李少迪）

本章要点

1. 康复评定的原则：选择信度、效度高的评定工具；根据实际情况选择具体评定方法；根据评定目的不同选择不同评定工具；评定与训练方法要一致；根据功能障碍的诊断选择特定的评定内容；考虑时间因素,评定所用时间要合理。

2. 康复评定的目的：发现和确定功能障碍的层面、种类和程度；寻找和确定障碍发生的原因；确定康复治疗项目；指导制订康复治疗计划；判定康复疗效；判断预后；预防功能障碍的发生和发展；评估投资-效益比；为残疾的等级划分提供依据。

3. 康复评定的实施方法：观察法、调查法、量表法、仪器测量法和视觉模拟尺法。

4. 康复功能评价指标的主要内容：ROM、肌力、肌张力、疼痛、肿胀、日常生活活动能力。

5. 测量关节活动度时应注意各种影响因素和测量过程中患者的感受。

6. 肌张力的常用功能评定方法：肌张力手法检查,被动运动检查可发现肌肉对牵张刺激的反应,通过检查过程中检查者感觉肌肉的抵抗,为最常见的方法。使用改良的 Ashworth 分级评定表。

7. 日常生活活动能力常用的评定方法包括提问法、观察法及量表评定。

8. 康复评定要选择标准化的评定方法进行严格评定,避免滥用检查,首次和再次测量的时间、地点、测量者及测量的工具应保持一致,正确记录评定结果。

主要参考文献

［1］纪树荣. 运动疗法技术学［M］. 北京：华夏出版社，2011.

［2］吴毅，胡永善，李放，等. 骨关节炎的功能评定与康复治疗［J］. 中国康复医学杂志，2002，17(6)：361-363.

［3］陈惠君，邹子奇. 平衡训练对恢复步行能力的影响［A］//中国康复医学会脑血管病专业委员会. 继往开来与时俱进——2003年康复医学发展论坛暨庆祝中国康复医学会成立20周年学术大会论文集［C］. 长沙：［s. n.］，2003：71-73.

［4］恽晓平. 康复疗法评定学［M］. 北京：华夏出版社，2014.

［5］郭铁成，卫小梅，陈小红. 改良 Ashworth 量表用于痉挛评定的信度研究［J］. 中国康复医学杂志，2008，23(10)：906-909.

［6］燕铁斌，金冬梅. 平衡功能的评定及平衡功能训练［J］. 中华物理医学与康复杂志，2007，29(11)：787-789.

［7］DELISA J A. 康复医学——理论与实践［M］. 南登崑，郭正成，主译. 西安：世界图书出版公司，2004.

附录 A　常用肩关节功能评分

一、基于患者的主观评分系统

（一）ASES 评分

美国肩、肘关节外科医师学会（the American Shoulder and Elbow Surgeons，ASES）评分历史上曾有过 2 个版本。ASES 早期评分方法是基于患者和医生主、客观综合评价，现在采用基于患者的主观评分，包括疼痛（占 50%）和生活功能（占 50%）（附录表 A－1），满分 100 分，分数越高表示肩关节功能越好。疼痛量表采用视觉模拟评分（VAS）的方式评价；生活功能量表概括了 10 个日常生活中的活动项目，包括穿衣服、梳头、如厕等。

附录表 A－1　ASES 评分

Ⅰ. 疼痛
你今天疼痛情况如何？（请在线上画出）

0 ————————————————————— 10
不痛　　　　　　　　　　　　　　　　极痛

Ⅱ. 功能活动*	
1）穿外套	6）用患手够到高架子
2）睡觉时侧向疼痛一侧	7）在肩关节平面提起 4.5 kg 左右的物体
3）摸背	8）用患手扔球过头顶
4）如厕	9）正常工作不受影响
5）梳头	10）正常运动不受影响

* 根据每项实际情况回答，不能完成为 0 分，比较困难为 1 分，有点困难为 2 分，没有困难为 3 分。各项累加得总分

（二）SPADI 评分

肩关节疼痛和功能障碍指数（shoulder pain and disability index，SPADI）是主观问卷式评分系统，由患者自己完成。分为疼痛（5 个问题）和功能活动（8 个问题）两部分（附录表 A－2），每个问题均采用 10 分的 VAS 方式评分。13 个问题得分相加为总分，满分 100 分，分数越高表示肩关节功能越差，0 分为正常。

附录表 A－2　SPADI 评分

Ⅰ. 疼痛

0 ————————————————————— 10
不痛　　　　　　　　　　　　　　　　极痛

1）疼痛程度如何	4）可否用患手摸后背
2）可否侧向患侧睡觉	5）可否用患手推东西
3）可否用患手拿高处架子上的东西	

Ⅱ. 功能活动

0 ————————————————————— 10
没有困难　　　　　无法完成，需要帮助

1）洗头	5）穿裤子
2）洗背部	6）用患手把东西放在高处的架子上
3）穿套衫	7）提起 4.5 kg 左右的物体
4）穿开衫、系纽扣	8）从后裤袋里掏东西

(三) OSS 评分

牛津大学肩关节评分(Oxford shoulder score, OSS),是由 12 个问题组成的问卷系统,包括疼痛(4 题)和功能活动(8 题)的内容(附录表 A-3)。每个问题有 5 个备选答案,情况最好记为 1 分,最差记为 5 分,相加得总分。总分 12~60 分,分数越高表示肩关节功能越差。

附录表 A-3　OSS 评分

Ⅰ. 最近 4 周内,你感受到的最剧烈肩关节疼痛强度是
1) 无
2) 轻微
3) 中等
4) 严重
5) 无法忍受

Ⅱ. 最近 4 周内,你的肩关节是否影响你完成穿衣服的动作
1) 完全无影响
2) 稍有影响
3) 中等影响
4) 较大困难
5) 无法完成

Ⅲ. 最近 4 周内,你的肩关节是否影响你进出小轿车或搭乘公共交通工具
1) 完全无影响
2) 有些问题
3) 中等影响
4) 较大困难
5) 无法完成

Ⅳ. 最近 4 周内,你的肩关节是否影响你用餐具进餐
1) 完全无影响
2) 有些问题
3) 中等影响
4) 较大困难
5) 无法完成

Ⅴ. 最近 4 周内,你能否自己完成打扫房间的工作
1) 没有问题
2) 有些问题
3) 中等影响
4) 较大困难
5) 无法完成

Ⅵ. 最近 4 周内,你能否用手端着盛有食物的托盘穿过一个房间
1) 没有问题
2) 有些问题
3) 中等影响
4) 较大困难
5) 无法完成

Ⅶ. 最近 4 周内,你能否用患侧上肢梳头
1) 没有问题
2) 有些问题
3) 中等影响
4) 较大困难
5) 无法完成

Ⅷ. 最近 4 周内,你感受到的肩关节疼痛平均强度是
1) 无
2) 轻微
3) 中等
4) 严重
5) 无法忍受

Ⅸ. 最近 4 周内,你能否用患侧上肢将衣服挂在衣架上并挂进衣柜
1) 没有问题
2) 有些问题
3) 中等影响
4) 较大困难
5) 无法完成

Ⅹ. 最近 4 周内,你能否用双侧上肢洗澡并用毛巾擦干
1) 没有问题
2) 有些问题
3) 中等影响
4) 较大困难
5) 无法完成

Ⅺ. 最近 4 周内,你进行日常工作(包括家务)时感到的肩关节疼痛强度是
1) 无
2) 轻微
3) 中等
4) 严重
5) 无法忍受

Ⅻ. 最近 4 周内,你在夜间睡眠时感到肩关节痛的次数是
1) 无
2) 只有 1~2 次
3) 少于一半夜晚
4) 大部分夜晚都有
5) 每晚都有

二、基于医患双方的主、客观评分系统

(一) Constant-Murley 评分

Constant-Murley 评分系统(CMS)是 Constant 和 Murley 在 1987 年提出的一种全面的肩关节功能评分系统(附录表 A-4)。满分 100 分,由疼痛(15 分)、功能活动(20 分)、肩关节活动度(40 分)及肌力(25 分)4 个子项组成。分数越高表示肩关节功能越好。

附录表 A-4　Constant-Murley 评分

项　　目	评分
Ⅰ. 疼痛(15 分,选择对应的一项)	
1) 无疼痛	15 分
2) 轻微疼痛	10 分
3) 中度疼痛	5 分
4) 严重疼痛	0 分
Ⅱ. 功能活动(20 分)	
1) 活动水平(10 分,能完成的得相应分数,不能完成得 0 分,各项累加)	
a) 能正常工作	4 分
b) 完全正常娱乐和运动	4 分
c) 正常睡觉	2 分
2) 活动可达位置(10 分,根据患手可达到的平面作答,得到相应得分)	
a) 可触及腰部	2 分
b) 可触及胸骨剑突	4 分
c) 可触及颈部	6 分
d) 可达到头	8 分
e) 可超过头顶	10 分
Ⅲ. 肩关节活动度(40 分,根据实测角度得相应分数)	
1) 前屈活动度	
$0°\sim30°$	0 分
$31°\sim60°$	2 分
$61°\sim90°$	4 分
$91°\sim120°$	6 分
$121°\sim150°$	8 分
$151°\sim180°$	10 分
2) 外展活动度	
$0°\sim30°$	0 分
$31°\sim60°$	2 分
$61°\sim90°$	4 分
$91°\sim120°$	6 分
$121°\sim150°$	8 分
$151°\sim180°$	10 分
3) 外旋活动度(根据完成的每项得分,得分累加)	
手放在头后肘关节向前	2 分
手放在头后肘关节向后	2 分
手放在头顶肘关节向前	2 分
手放在头顶肘关节向后	2 分
超过头顶完全自由活动	2 分
4) 内旋活动度	
手背触及大腿外侧	0 分
手背触及臀部	2 分
手背触及骶髂关节处	4 分
手背触及 L_3 水平	6 分
手背触及 T_{12} 水平	8 分
手背触及肩胛间区	10 分
Ⅳ. 肌力(25 分,以外展肩关节最大至 90°时所能提起多少磅重的物体为得分)	
正常:能提起≥25 lb(11.35 kg)重的物体	25 分
最小:能提起<1 lb(0.454 kg)重的物体	0 分

(二) UCLA 评分

美国加州大学洛杉矶分校（the University of California at Los Angeles，UCLA）肩关节评分系统为 35 分制，包括疼痛（10 分）、功能活动（10 分）、前屈活动度（5 分）、前屈肌力（5 分）和患者满意度（5 分）（附录表 A-5），分数越高表示肩关节情况越好。其中疼痛、功能活动及满意度由患者主观评价，前屈活动度和肌力由医生体检来客观评价。

附录表 A-5　UCLA 评分

项　　目	评分
Ⅰ. 疼痛（10 分）	
1）持续且不能耐受，常服强镇痛药	1 分
2）持续但能耐受，偶尔服用强镇痛药	2 分
3）休息时不痛，轻活动疼痛，偶尔服用非甾体抗炎药	4 分
4）仅剧烈活动或者特殊活动时疼痛，偶尔服用非甾体抗炎药	6 分
5）偶尔有轻微疼痛	8 分
6）不痛	10 分
Ⅱ. 功能活动（10 分）	
1）患侧肢体不能活动	1 分
2）仅可轻微活动	2 分
3）可从事轻体力家务劳动，或者多数日常生活活动	4 分
4）可从事多数家务劳动、购物及驾驶等； 可梳头、穿脱衣服及系胸罩（女性）	6 分
5）仅轻微受限；可从事肩以上水平工作	8 分
6）正常活动	10 分
Ⅲ. 前屈活动度（5 分）	
>150°	5 分
121°~150°	4 分
91°~120°	3 分
46°~90°	2 分
30°~45°	1 分
<30°	0 分
Ⅳ. 前屈肌力测定（5 分）	
1）5 级（正常）	5 分
2）4 级（好，部分抗阻）	4 分
3）3 级（一般，抗重力）	3 分
4）2 级（差，可活动）	2 分
5）1 级（有肌肉收缩）	1 分
6）0 级（无肌肉收缩）	0 分
Ⅴ. 患者满意度（5）	
1）满意，感觉良好	5 分
2）不满意，有恶化	0 分

(三) FUSS 评分

复旦大学肩关节评分（Fudan University shoulder score，FUSS）是由复旦大学附属华山医院运动医学科陈世益团队在 2007 年提出并使用，2013 该方法在《关节镜》（*Arthroscopy*）杂志发表。FUSS 用于评价肩关节整体功能情况，总分 100 分，分数越高表示肩关节功能越好。评分包括 4 个部分：疼痛（20 分），功能活动（27 分），关节活动度和肌力（32 分），医患满意度评价（21 分）（附录表 A-6）。评价由医生和患者共同完成。

附录表 A-6　FUSS 评分

Ⅰ. 疼痛及夜间痛(20 分,得分以 10 减去实际分数)

1) 0 _____ 10
   不痛　　　　　　　　　　　　　　　　　极痛
2) 0 _____ 10
   没有夜间痛　　　　　　　　　　夜间痛无法入睡

Ⅱ. 功能活动(27 分,能完成一项得 3 分,每项累加)

1) 患肢帮助穿裤子,系腰带或皮带
2) 如厕后患肢料理个人卫生,男士可以掏后裤袋
3) 洗澡时做搓背动作
4) 患肢拿杯子喝水,拿碗筷吃饭,刷牙、洗脸
5) 患肢辅助穿外衣、套衫
6) 侧向患肢侧睡觉
7) 洗澡时用患肢洗对侧身体
8) 用患肢洗头、梳头
9) 患肢超过头顶的位置拿东西

Ⅲ. 关节活动度和肌力(32 分)

1) 前屈活动度
$0°\sim30°$	0 分
$31°\sim60°$	1 分
$61°\sim90°$	2 分
$91°\sim120°$	3 分
$121°\sim150°$	4 分
$151°\sim180°$	5 分

2) 外展活动度
$0°\sim30°$	0 分
$31°\sim60°$	1 分
$61°\sim90°$	2 分
$91°\sim120°$	3 分
$121°\sim150°$	4 分
$151°\sim180°$	5 分

3) 外旋活动度
$0°\sim29°$	0 分
$30°\sim59°$	1 分
$60°\sim79°$	3 分
$>80°$	5 分

4) 内旋活动度
手背触及臀以下,大腿外侧	0 分
手背触及臀部	1 分
手背触及骶髂关节	2 分
手背触及 L_3 水平	3 分
手背触及 T_{12} 水平	4 分
手背触及肩胛间区	5 分

Ⅳ. 医患满意度(21 分,医患双方分别在自己的垂直相交 VAS 线上评出满意度,最后用满意度表盖上得出分数)

非常满意

医生

不满意　　　患者　　非常满意

举例:

非常满意

7	9	11	13	15	17	19	21
6	8	10	12	14	16	18	20
5	7	9	11	13	15	17	19
4	6	8	10	12	14	16	18
3	5	7	9	11	13	15	17
2	4	6	8	10	12	14	16
1	3	5	7	9	11	13	15
0	2	4	6	8	10	12	14

医生

不满意　　　　　患者　　　非常满意

三、用于评价肩关节不稳的特殊评分系统

(一) Rowe 评分

1978 年 Rowe 通过对 Bankart 损伤修复后长期调查研究,制定了一个用于评价 Bankart 损伤后修复的肩关节评分表,被称为 Rowe 评分(附录表 A-7),100 分制,主要用于评价肩关节不稳,评分越高表示肩关节功能越好。由于大部分肩关节不稳患者的疼痛情况及关节活动度相对正常,评分重点放在了关节不稳上,所以 Rowe 评分中肩关节稳定性占 50 分,而关节活动度和功能活动分别占 20 分和 30 分。肩关节稳定性和活动度由医生体检客观评价,功能活动由患者主观评定。

附录表 A-7 Rowe 评分

项　目	评分
Ⅰ. 稳定性(50 分)	
1) 无复发脱位、半脱位或者恐惧感	50 分
2) 手臂活动到某一位置时有恐惧感	30 分
3) 有复发性半脱位(无须手法复位)	10 分
4) 有复发性脱位	0 分
Ⅱ. 功能活动(30 分)	
1) 可完成正常工作和运动,手臂过顶活动无任何受限,肩关节可以正常提重物,游泳和打网球等时无任何不适	30 分
2) 日常工作和运动轻度受影响,但是肩部强壮,仅有较小不适感	25 分
3) 在做上肢过顶工作和提重物时有中度受限。无法做投掷动作,游泳和网球运动困难,无法完成。有中度不适伴疼痛	10 分
4) 有非常明显的活动受限。不能完成上肢过顶工作和提重物。无法投掷及进行网球和游泳运动。有慢性不适感	0 分
Ⅲ. 关节活动度(20 分)	
1) 100%的正常外旋、内旋和上举	20 分
2) 外旋、内旋和上举均达正常 75%	15 分
3) 正常外旋 50%,内旋和上举达正常 75%	5 分
4) 内旋和上举达正常 50%,无法外旋	0 分

(二) OSIS 评分

牛津大学肩关节不稳评分(Oxford shoulder instability score,OSIS),采用问卷形式,从疼痛、功能活动及自我感觉等方面评价(附录表 A-8)。并按照时间从最近 6 个月(1 题)、最近 3 个月(2~7 题)和最近 4 周(8~12 题)来分类。每个问题有 5 个备选答案,情况最好记为 1 分,最差记为 5 分,总分 12~60 分,分数越高表示肩关节功能越差。

附录表 A-8 OSIS 评分

Ⅰ. 近 6 个月内,你经历的肩关节滑脱(或完全脱位)次数	
1) 完全没有	4) 每周 1~2 次
2) 总共 1~2 次	5) 每周超过 2 次
3) 每月 1~2 次	
Ⅱ. 近 3 个月内,肩关节问题是否影响你穿衣	
1) 无影响	4) 非常困难
2) 轻微影响	5) 无法完成
3) 中等程度影响	
Ⅲ. 近 3 个月内,你感受到的最剧烈肩关节疼痛程度	
1) 无	4) 严重疼痛
2) 轻微疼痛	5) 无法忍受的疼痛
3) 中等疼痛	
Ⅳ. 近 3 个月内,肩关节问题是否影响你工作(包括上学及家务)	
1) 无影响	4) 显著影响
2) 轻微影响	5) 彻底影响
3) 中等程度影响	

Ⅴ. 近 3 个月内，你是否因害怕发生肩关节脱位而避免进行某项活动

1）无
2）很少
3）有时

4）经常，或避免的活动不止一种
5）每天都有，或避免了相当多活动

Ⅵ. 近 3 个月内，肩关节问题是否曾使你无法从事某项重要活动

1）无
2）很少
3）有时

4）经常，或不止一种活动
5）每天都有，或相当多活动

Ⅶ. 近 3 个月内，肩关节问题对你社交活动（包括性生活）的影响

1）无
2）很少
3）有时

4）较频繁
5）每天

Ⅷ. 近 4 周内，肩关节问题对你从事竞技体育或业余锻炼的影响

1）无
2）稍有影响/很少
3）有时

4）大部分时间有影响
5）每天

Ⅸ. 近 4 周内，你想起自己肩关节问题的频繁程度

1）从不，或只在有人问起时想到
2）偶尔
3）有时

4）大部分时间
5）每天

Ⅹ. 近 4 周内，肩关节问题对你抬举重物的影响

1）无
2）偶尔
3）有时

4）大部分时间
5）每天

Ⅺ. 最近 4 周内，你平日感到的肩关节疼痛强度

1）无
2）轻微疼痛
3）中等疼痛

4）严重疼痛
5）无法忍受的疼痛

Ⅻ. 最近 4 周内，你是否曾因肩关节问题在睡觉时避免患侧卧位

1）无
2）1～2 个夜晚
3）不到一半夜晚

4）大多数夜晚
5）每晚

（三）WOSI 评分

　　西安大略肩关节不稳指数（the Western Ontario shoulder instability index，WOSI），采用患者自评的问卷方式，共由 21 个问题组成，分 4 个部分，包括躯体症状、工作娱乐、生活方式、情绪满意度（附录表 A - 9）。每题均采用 VAS 的方式。每题 100 分，分数相加得总分，总分达 2 100 分。分数越高表示肩关节功能越差，0 分为正常。

附录表 A - 9　WOSI 评分

Ⅰ.（量表 A）躯体症状

以下问题是关于肩关节问题引起的症状。请在每个问题下的横线上做标记以表明你感受到的症状强烈程度。

1）你在上肢过头顶活动时感到的肩关节疼痛强度

0＿＿＿＿＿＿＿＿＿＿＿＿＿＿＿＿＿＿＿＿100
无痛　　　　　　　　　　　　　　　剧痛

2）你平时感到的肩关节疼痛强度

0＿＿＿＿＿＿＿＿＿＿＿＿＿＿＿＿＿＿＿＿100
无痛　　　　　　　　　　　　　　　剧痛

3）你平时感到的肩关节无力程度

0 _____ 100

无痛　　　　　　　　　　　剧痛

4）你平时感到的肩关节疲劳程度

0 _____ 100

无　　　　　　　　　　　极疲劳

5）你平时感到的肩关节弹响/卡顿强度

0 _____ 100

无　　　　　　　　　　　极明显

6）你平时感到的肩关节僵硬感

0 _____ 100

无　　　　　　　　　　　极僵硬

7）你平时因为肩关节病变而感到的颈部肌肉不适

0 _____ 100

无　　　　　　　　　　　极不适

8）你平时感到的肩关节不稳/松弛感

0 _____ 100

无　　　　　　　　　　　极不稳

9）你需要其他肌肉替代肩关节完成的动作比例

0 _____ 100

无　　　　　　　　　　所有动作

10）你的肩关节活动受限程度

0 _____ 100

无　　　　　　　　　　　极限制

Ⅱ.（量表 B）竞技体育/业余锻炼/工作

以下问题是关于最近 1 周内肩关节病变对你日常工作、体育活动或业余锻炼造成的影响。请在每个问题下的横线上做标记以表明影响的严重程度。

11）肩关节对你进行竞技体育或业余锻炼造成的限制

0 _____ 100

无　　　　　　　　　　　极限制

12）肩关节对你进行竞技体育或工作中必要动作的影响（以最严重影响为准）

0 _____ 100

无　　　　　　　　　　　极影响

13）你在活动中感到要"保护肩关节"的频繁程度

0 _____ 100

无　　　　　　　　　　每时每刻

14）你将重物举到肩关节水平以上的困难程度

0 _____ 100

无　　　　　　　　　　　极困难

Ⅲ.（量表 C）生活方式

以下问题是关于肩关节病变对你生活的影响。请在每个问题下的横线上做标记以表明影响的严重程度。

15）你对摔倒时肩关节受伤的恐惧程度

0 _____ 100

无　　　　　　　　　　　极恐惧

16）你为了保持理想体型而进行相应强度锻炼的困难程度

0 _____ 100

无　　　　　　　　　　　极困难

17）你完成和家人、朋友嬉戏打闹动作的困难程度

0 _____ 100

无　　　　　　　　　　　极困难

18）肩关节病变对你睡眠的影响

0 _____ 100

无　　　　　　　　　　极难入睡

Ⅳ.（量表 D）情绪满意度

以下问题是关于最近 1 周内肩关节病变对你情绪的影响。请在每个问题下的横线上做标记以表明影响的严重程度。

19）你想到自己肩关节的频繁程度

0 —————————————————— 100

无　　　　　　　　　　　　　　极频繁

20）你对肩关节问题继续加重的担忧程度

0 —————————————————— 100

无　　　　　　　　　　　　　　极担忧

21）肩关节问题所致的挫败感

0 —————————————————— 100

无　　　　　　　　　　　　　　极挫败

四、用于制定手术方案的肩关节评分

肩关节不稳严重指数（the instability severity index score，ISIS)是由欧洲制定的一种特殊的用于指导肩关节不稳患者是否要行 Latarjet 手术的评分

（附录表 A - 10）。该评分根据患者的年龄、运动水平、肩关节松弛度、关节盂及肱骨头骨缺损情况由医生来评价。总共 6 个问题，每题相加得总分，总共 10 分。当评分≤6 分时，适用关节镜下盂唇修复手术（Bankart 修复）；当评分＞6 分时，适用 Laterjet 手术。该评分仅用于指导手术，无功能描述意义。

附录表 A - 10　ISIS 评分

影响因素	评分	影响因素	评分
1. 年龄		4. 肩关节松弛度	
≤20 岁	2	肩关节过度松弛	1
＞20 岁	0	正常松弛度	0
2. 运动水平		5. 前后位 X 线片上 Hill - Sachs 损伤程度	
竞技性运动	2	外旋位可见	2
休闲运动或者不参加运动	0	外旋位不可见	0
3. 运动类型		6. 前后位 X 线片上肱骨头骨缺损情况	
对抗性上肢过顶运动	1	有缺损形态	2
其他运动	0	无缺损	0

（戈允申）

附录 B 常用肘、腕关节功能评分

一、DASH 评分

上肢功能障碍(the disabilities of the arm，shoulder and hand，DASH)评分见附录表 B-1。

附录表 B-1 DASH 评分

医师：　　　患者：

这份问卷主要是请患者根据过去 1 周的上肢症状对工作、生活的影响程度，认真回答下列问题。

编号	项目	评分				
		没有困难	轻度困难	中度困难	非常困难	不能
1	打开紧或新的罐子	1	2	3	4	5
2	书写	1	2	3	4	5
3	转动钥匙	1	2	3	4	5
4	做饭	1	2	3	4	5
5	推开一扇重门	1	2	3	4	5
6	将物体放在头顶上方的架子上	1	2	3	4	5
7	做粗重家务(如擦地板)	1	2	3	4	5
8	做园艺工作	1	2	3	4	5
9	铺床	1	2	3	4	5
10	携带购物袋或公文包	1	2	3	4	5
11	携带重物(>4.5 kg)	1	2	3	4	5
12	更换天花板灯泡	1	2	3	4	5
13	洗头或吹干头发	1	2	3	4	5
14	洗澡时擦后背	1	2	3	4	5
15	穿套头衫	1	2	3	4	5
16	用刀具切食物	1	2	3	4	5
17	需要轻微用力的休闲活动(如打牌或编织)	1	2	3	4	5
18	需要稍用力的体育活动(如打高尔夫球、网球，锤击等)	1	2	3	4	5
19	需要灵活伸展的体育活动(如玩飞盘、打羽毛球等)	1	2	3	4	5
20	乘坐交通工具	1	2	3	4	5
21	性生活	1	2	3	4	5
		没有影响	轻度影响	中度影响	颇有影响	严重影响
22	过去 1 周，你的手臂、肩膀或手部问题在多大程度上干扰了你与家人、朋友、邻居或团体的正常社交活动	1	2	3	4	5

编号	项 目	评 分				
		不受限制	轻度限制	中度限制	重度限制	不能完成
23	在过去 1 周内,你的手臂、肩膀或手部问题是否限制了你的工作或其他日常活动	1	2	3	4	5
		无	轻度	中度	重度	极其严重
以下请评估你上周症状的严重程度						
24	手臂、肩膀或手部疼痛	1	2	3	4	5
25	进行任何特定活动时,手臂、肩膀或手部疼痛	1	2	3	4	5
26	手臂、肩膀或手部刺痛	1	2	3	4	5
27	手臂、肩膀或手部乏力	1	2	3	4	5
28	手臂、肩膀或手部僵硬	1	2	3	4	5
		没有影响	轻度影响	中度影响	重度影响	严重影响
29	在过去的 1 周里,手臂、肩膀或手部疼痛对睡眠的影响	1	2	3	4	5
		极不同意	不同意	没意见	同意	非常同意
30	你是否因为手臂、肩膀或手部问题,感觉自己不太能干、缺乏自信或需要帮助	1	2	3	4	5

如患者拒绝回答问题,该问卷作废。问卷得分计算:DASH 评分=[问卷得分总和/问卷完成项目数-1]×25

二、Mayo 肘关节功能评分

Mayo 肘关节功能评分见附录表 B-2。

附录表 B-2 Mayo 肘关节功能评分

医师: 患者:

请根据你前 4 周的情况回答下列问题。

项 目	评 分
1. 疼痛(45 分)	
无	45
轻微或偶尔疼痛	30
中度疼痛,需要服止痛药,活动受限	15
严重疼痛,失去活动能力	0
2. 活动范围(20 分)	
>100°	20
50°～100°	15
<50°	5
3. 稳定性(10 分)	
稳定(无明显内外翻松弛)	10
中度稳定(<10°内外翻松弛)	5
明显不稳定(≥10°内外翻松弛)	0
4. 日常生活功能(25 分)	
梳头	5
吃饭	5

续 表

项 目	评 分
清洗会阴	5
穿衣	5
穿鞋	5
总分	100

优：90～100 分；良：75～89 分；一般：60～74 分；差：<60 分

三、Mayo 腕关节功能评分

Mayo 腕关节功能评分见附录表 B-3。

附录表 B-3　Mayo 腕关节功能评分

医师：　　　　患者：

请根据你前 4 周的情况回答下列问题。

项 目	评 分
1. 疼痛	
无	25
轻度或偶尔疼痛	20
中度疼痛但可忍受	15
剧烈疼痛,不可忍受	0
2. 功能	
正常工作	25
工作略受限制	20
工作严重受限制	15
因疼痛无法工作	0
3. 活动范围(与健侧比较,为健侧的%)	
100%	25
75%～99%	20
50%～74%	10
25%～49%	5
0%～24%	0
4. 握力(与健侧比较,为健侧的%)	
90%～100%	25
75%～89%	20
50%～74%	10
25%～49%	5
0%～24%	0

优：90～100 分；良：80～90 分；一般：65～79 分；差：<65 分

（李　宏）

附录 C 常用髋关节功能评分

一、HOOS 评分

髋关节功能障碍和骨关节炎结果评分（hip disability and osteoarthritis outcome score，HOOS）是在膝关节损伤与骨关节炎结果评分（KOOS）的基础上进行的相应改编，旨在评估与髋关节相应的症状和功能限制（附录表 C-1）。HOOS 主要由 40 个项目组成，评估了 5 个独立的患者相关维度：疼痛（10 项）；症状和僵硬（5 项）、日常生活（17 项）、运动和娱乐功能（4 项）及髋关节相关生活质量（4 项）。所有项目包括 5 个选项，得分从 0 到 4 分，分数越高表示髋关节功能越差。

附录表 C-1 HOOS 评分

填表日期：＿＿＿＿年＿＿月＿＿日　　　　　　　　　　　　出生日期：＿＿＿＿年＿＿月＿＿日

姓名：＿＿＿＿＿＿＿

说明：此调查主要针对的是你对髋关节的评价。这些信息将帮助我们了解你髋关节的情况，以及你能参与到哪些日常活动。通过勾选适当的选项回答每一个问题，每个问题只能选取一个选项。如果你不确定如何回答某个问题，请给出最接近的答案。

症状（symptoms）

以下问题主要针对过去 1 周你髋关节的症状。

S1. 你是否感觉到髋关节有摩擦感，能听到髋关节有异常的响声吗
　　A. 从来没有　　　　B. 极少　　　　C. 偶尔　　　　D. 经常　　　　E. 一直

S2. 把腿分开
　　A. 不困难　　　　B. 有点　　　　C. 一般　　　　D. 困难　　　　E. 很难

S3. 走路时迈大步
　　A. 不困难　　　　B. 有点　　　　C. 一般　　　　D. 困难　　　　E. 很难

僵硬（stiffness）

以下问题涉及你在过去 1 周髋关节的僵硬程度。僵硬是你在活动你髋关节时，髋关节活动受到限制或活动被迫缓慢的感觉。

S4. 早上刚醒来时，你的髋关节僵硬有多严重
　　A. 从来没有　　　　B. 轻微　　　　C. 中等　　　　D. 严重　　　　E. 很严重

S5. 在一天的晚些时候坐着、躺着或休息后，你的髋关节僵硬有多严重
　　A. 从来没有　　　　B. 轻微　　　　C. 中等　　　　D. 严重　　　　E. 很严重

疼痛（pain）

P1. 你的髋关节疼痛频率
　　A. 从来没有　　　　B. 每个月　　　　C. 每周　　　　D. 每天　　　　E. 一直
　　在接下来的问题中，请你回顾上周经历的髋关节疼痛程度。

P2. 完全伸直髋关节
　　A. 从来没有　　　　B. 轻微　　　　C. 中等　　　　D. 严重　　　　E. 很严重

P3. 完全屈曲髋关节
　　A. 从来没有　　　　B. 轻微　　　　C. 中等　　　　D. 严重　　　　E. 很严重

P4. 在平地上行走
　　A. 从来没有　　　　B. 轻微　　　　C. 中等　　　　D. 严重　　　　E. 很严重

P5. 上下楼梯
　　A. 从来没有　　　　B. 轻微　　　　C. 中等　　　　D. 严重　　　　E. 很严重

P6. 晚上躺在床上
　　A. 从来没有　　　　B. 轻微　　　　C. 中等　　　　D. 严重　　　　E. 很严重

P7. 坐或者平躺
　　A. 从来没有　　　　B. 轻微　　　　C. 中等　　　　D. 严重　　　　E. 很严重

P8. 挺直身体
　　A. 从来没有　　　　B. 轻微　　　　　C. 中等　　　　　D. 严重　　　　　E. 很严重
P9. 在坚硬的路面上行走(沥青、混凝土地面等)
　　A. 从来没有　　　　B. 轻微　　　　　C. 中等　　　　　D. 严重　　　　　E. 很严重
P10. 在不平的路面上行走
　　A. 从来没有　　　　B. 轻微　　　　　C. 中等　　　　　D. 严重　　　　　E. 很严重

功能——日常生活(function, daily living)
以下问题与你的身体功能有关。这指的是你活动和照顾自己的能力,对于以下每项活动,请回顾你在过去1周中是否因为髋关节问题而受到限制。

A1. 下楼梯
　　A. 从来没有　　　　B. 轻微　　　　　C. 中等　　　　　D. 严重　　　　　E. 很严重
A2. 上楼梯
　　A. 从来没有　　　　B. 轻微　　　　　C. 中等　　　　　D. 严重　　　　　E. 很严重
A3. 从坐到站立
　　A. 从来没有　　　　B. 轻微　　　　　C. 中等　　　　　D. 严重　　　　　E. 很严重
A4. 站立
　　A. 从来没有　　　　B. 轻微　　　　　C. 中等　　　　　D. 严重　　　　　E. 很严重
A5. 弯腰拾物
　　A. 从来没有　　　　B. 轻微　　　　　C. 中等　　　　　D. 严重　　　　　E. 很严重
A6. 在平地上行走
　　A. 从来没有　　　　B. 轻微　　　　　C. 中等　　　　　D. 严重　　　　　E. 很严重
A7. 上下车
　　A. 从来没有　　　　B. 轻微　　　　　C. 中等　　　　　D. 严重　　　　　E. 很严重
A8. 逛街
　　A. 从来没有　　　　B. 轻微　　　　　C. 中等　　　　　D. 严重　　　　　E. 很严重
A9. 穿上袜子/丝袜
　　A. 从来没有　　　　B. 轻微　　　　　C. 中等　　　　　D. 严重　　　　　E. 很严重
A10. 起床
　　A. 从来没有　　　　B. 轻微　　　　　C. 中等　　　　　D. 严重　　　　　E. 很严重
A11. 脱下袜子/丝袜
　　A. 从来没有　　　　B. 轻微　　　　　C. 中等　　　　　D. 严重　　　　　E. 很严重
A12. 躺在床上(翻身,保持臀部姿势)
　　A. 从来没有　　　　B. 轻微　　　　　C. 中等　　　　　D. 严重　　　　　E. 很严重
A13. 进出浴缸
　　A. 从来没有　　　　B. 轻微　　　　　C. 中等　　　　　D. 严重　　　　　E. 很严重
A14. 坐立
　　A. 从来没有　　　　B. 轻微　　　　　C. 中等　　　　　D. 严重　　　　　E. 很严重
A15. 上马桶
　　A. 从来没有　　　　B. 轻微　　　　　C. 中等　　　　　D. 严重　　　　　E. 很严重
A16. 繁重的家务(搬运重型箱子、擦洗地板等)
　　A. 从来没有　　　　B. 轻微　　　　　C. 中等　　　　　D. 严重　　　　　E. 很严重
A17. 轻家务(烹饪、除尘等)
　　A. 从来没有　　　　B. 轻微　　　　　C. 中等　　　　　D. 严重　　　　　E. 很严重

功能——体育和娱乐活动(function, sports and recreational activities)
以下问题涉及你在更高层次上活动时的身体功能。在回答这些问题时,请回顾你在过去1周中因为髋关节问题而经历的困难。

SP1. 深蹲
　　A. 从来没有　　　　B. 轻微　　　　　C. 中等　　　　　D. 严重　　　　　E. 很严重
SP2. 跑步
　　A. 从来没有　　　　B. 轻微　　　　　C. 中等　　　　　D. 严重　　　　　E. 很严重
SP3. 受力下肢旋转或者轴移活动
　　A. 从来没有　　　　B. 轻微　　　　　C. 中等　　　　　D. 严重　　　　　E. 很严重
SP4. 在不平的路面上行走
　　A. 从来没有　　　　B. 轻微　　　　　C. 中等　　　　　D. 严重　　　　　E. 很严重

续 表

SP5. 生活质量(quality of life)
Q1. 你什么时候会担心你髋关节的问题
    A. 从来没有   B. 每个月   C. 每周   D. 每天   E. 一直
Q2. 你是否调整了你的生活方式,以避免损害你的髋关节
    A. 一点都不   B. 一点点   C. 中等   D. 严重   E. 完全
Q3. 你对髋关节缺乏信心有多困扰
    A. 一点都不   B. 一点点   C. 中等   D. 严重   E. 完全
Q4. 一般来说,你的髋关节问题对你有多大的影响
    A. 一点都不   B. 一点点   C. 中等   D. 严重   E. 完全

二、HOS 评分

髋关节结果评分(hip outcome score,HOS)的制定,更多是为了评估髋关节镜手术的治疗效果,尤其是髋关节盂唇损伤的患者(附录表 C-2)。HOS评分主要包括两大部分:日常生活和运动指标,所有项目包括 5 个选项,得分从 4~0 分,分数越高表示髋关节功能越好。

附录表 C-2 HOS 评分

填表日期:_____年____月____日   出生日期:_____年____月____日
姓名:_____
说明:此调查主要针对的是你对髋关节的评价。这些信息将帮助我们了解你髋关节的情况,以及你能参与哪些日常活动。通过勾选适当的选项回答每一个问题,每个问题只能选取一个选项。如果你不确定如何回答某个问题,请给出最接近的答案。

日常生活(activities of daily living,ADL)

1. 目前能否站立 15 分钟以上
    A. 不能   B. 极度困难   C. 中等困难   D. 有些困难   E. 无困难
2. 目前能否坐入普通汽车而且顺利下车
    A. 不能   B. 极度困难   C. 中等困难   D. 有些困难   E. 无困难
3. 目前能否穿上袜子和鞋子
    A. 不能   B. 极度困难   C. 中等困难   D. 有些困难   E. 无困难
4. 目前能否走上陡峭的山坡
    A. 不能   B. 极度困难   C. 中等困难   D. 有些困难   E. 无困难
5. 目前能否从陡峭的山坡上走下来
    A. 不能   B. 极度困难   C. 中等困难   D. 有些困难   E. 无困难
6. 目前能否一步跨上 2~3 级楼梯
    A. 不能   B. 极度困难   C. 中等困难   D. 有些困难   E. 无困难
7. 目前能否一步走下 2~3 级楼梯
    A. 不能   B. 极度困难   C. 中等困难   D. 有些困难   E. 无困难
8. 目前能否上下路缘石(马路两侧高出来的护路方砖)
    A. 不能   B. 极度困难   C. 中等困难   D. 有些困难   E. 无困难
9. 目前能否深蹲
    A. 不能   B. 极度困难   C. 中等困难   D. 有些困难   E. 无困难
10. 目前能否进出浴室
    A. 不能   B. 极度困难   C. 中等困难   D. 有些困难   E. 无困难
11. 目前能否坐 15 分钟以上
    A. 不能   B. 极度困难   C. 中等困难   D. 有些困难   E. 无困难
12. 目前能否行走 1~2 步
    A. 不能   B. 极度困难   C. 中等困难   D. 有些困难   E. 无困难
13. 目前能否行走 5~10 分钟
    A. 不能   B. 极度困难   C. 中等困难   D. 有些困难   E. 无困难
14. 目前能否步行 15 分钟以上
    A. 不能   B. 极度困难   C. 中等困难   D. 有些困难   E. 无困难
15. 目前能否在患侧单腿着力时旋转身体
    A. 不能   B. 极度困难   C. 中等困难   D. 有些困难   E. 无困难

续　表

16. 目前能否在床上翻身
    A. 不能　　　　　　　B. 极度困难　　　　　C. 中等困难　　　　　　D. 有些困难　　　　　E. 无困难

17. 目前能否进行轻到中度的工作(站立和行走)
    A. 不能　　　　　　　B. 极度困难　　　　　C. 中等困难　　　　　　D. 有些困难　　　　　E. 无困难

18. 目前能否进行重体力工作(推拉重物、攀爬、搬运)
    A. 不能　　　　　　　B. 极度困难　　　　　C. 中等困难　　　　　　D. 有些困难　　　　　E. 无困难

19. 目前能否参加娱乐活动(户外运动、聚会等)
    A. 不能　　　　　　　B. 极度困难　　　　　C. 中等困难　　　　　　D. 有些困难　　　　　E. 无困难

运动指标(sports)

20. 目前能否跑步 1600 m
    A. 不能　　　　　　　B. 极度困难　　　　　C. 中等困难　　　　　　D. 有些困难　　　　　E. 无困难

21. 目前能否跳跃
    A. 不能　　　　　　　B. 极度困难　　　　　C. 中等困难　　　　　　D. 有些困难　　　　　E. 无困难

22. 目前能否单腿悬空,像钟摆一样摆动
    A. 不能　　　　　　　B. 极度困难　　　　　C. 中等困难　　　　　　D. 有些困难　　　　　E. 无困难

23. 目前能否跺脚
    A. 不能　　　　　　　B. 极度困难　　　　　C. 中等困难　　　　　　D. 有些困难　　　　　E. 无困难

24. 目前能否快速起跑和急停
    A. 不能　　　　　　　B. 极度困难　　　　　C. 中等困难　　　　　　D. 有些困难　　　　　E. 无困难

25. 目前能否横向移动(像螃蟹一样走路)
    A. 不能　　　　　　　B. 极度困难　　　　　C. 中等困难　　　　　　D. 有些困难　　　　　E. 无困难

26. 目前能否进行快速行走等低运动量活动
    A. 不能　　　　　　　B. 极度困难　　　　　C. 中等困难　　　　　　D. 有些困难　　　　　E. 无困难

27. 目前能否进行日常的体育运动和健身
    A. 不能　　　　　　　B. 极度困难　　　　　C. 中等困难　　　　　　D. 有些困难　　　　　E. 无困难

28. 目前能否进行所有体育运动而且运动多久都可以
    A. 不能　　　　　　　B. 极度困难　　　　　C. 中等困难　　　　　　D. 有些困难　　　　　E. 无困难

(吴　阳)

附录 D 常用膝关节功能评分

一、2000 IKDC 膝关节功能主观评价

20 世纪 80 年代,随着膝关节手术新技术的相继报道,疗效评价越发受到临床医生的广泛关注。1987 年,为编制一套能够全世界通用的膝关节评价标准,一个名为"国际膝关节文献委员会(International Documentation Committee Score,IKDC)"的学术组织应运而生。IKDC 最初成果为"IKDC 膝关节评分表",在规范膝关节运动和功能术语的基础上对患者主观感受和客观体检结果进行系统评估。"IKDC 膝关节评分表"于 1993 年由瑞士医生 F. Hefti 和 W. Müller 等首先报道,并在 1994 年由 A. F. Anderson 等完成修订。1997 年,一群来自美国骨科运动医学学会(AOSSM),欧洲运动创伤、膝关节外科和关节镜学会(ESSKA),亚太骨科运动医学学会(APOSSM)的骨科运动医学专家,包括 W. Müeller、P. Neyret、K. Chan、M. Kurosaka、A. Anderson、J. Bergfeld 等开始对"IKDC 膝关节评分表"做进一步的完善和修订,目的是使其具备更加广泛的适用性,包括对前交叉韧带、后交叉韧带及髌股关节的评价。最终完成的"2000 IKDC 膝关节评价标准"的评价工具主要包括"患者主观问卷"和"膝关节查体表格"两部分。自推广以来,"2000 IKDC 膝关节评价标准"在全世界范围得到了广泛应用,实现了其设计者的初衷。

2000 IKDC 膝关节功能主观评价表包括 10 项内容,可分为关节症状、体育活动和关节功能。问卷纸面满分分值为 87 分,完成后需要转换为百分制(计算公式:问卷纸面得分 $\div 87 \times 100$)。2000 IKDC 膝关节体格检查表包括 7 个部分内容:关节积液、被动活动缺失、韧带查体、关节间室检查、供区病变、X 线摄片所见和功能测试。每个部分根据检查结果划分为 4 个等级,分为 A 级(正常)、B 级(接近正常)、C 级(异常)、D 级(严重异常)。需要指出的是,仅"关节积液、被动活动度缺失、韧带体检"3 项内容被纳入最终评价结果。详见附录表 D-1 和附录表 D-2。

附录表 D-1 2000 IKDC 膝关节功能主观评价表

关节症状

1. 在不引起膝关节明显疼痛的情况下,你能从事的最大强度的活动是
   4□非常剧烈的活动,如在篮球和足球运动中的跳跃和急转
   3□剧烈活动,如重体力工作、溜冰或打网球
   2□中等强度活动,如中等强度的体力工作、跑步或慢跑
   1□轻度强度活动,如散步、做家务和园艺
   0□由于膝关节疼痛不能做上述任何活动

2. 在过去的 4 周内或从你受伤开始,疼痛发作的频率为

	10	9	8	7	6	5	4	3	2	1	0	24 小时
无发作	□	□	□	□	□	□	□	□	□	□	□	持续疼痛

3. 如果有疼痛,严重程度为

	10	9	8	7	6	5	4	3	2	1	0	曾经历或者自认
无疼痛	□	□	□	□	□	□	□	□	□	□	□	为的最剧烈疼痛

4. 在过去的 4 周内或从你受伤开始,膝关节僵硬或肿胀的程度为
   4□没有 3□轻微 2□中度 1□重度 0□非常严重

5. 在不引起膝关节明显肿胀的情况下,你能从事的最大强度的活动是

　　4□非常剧烈的活动,如在篮球和足球运动中跳跃和急转

　　3□剧烈活动,如重体力工作、溜冰或打网球

　　2□中等强度活动,如中等强度的体力工作、跑步或慢跑

　　1□轻度强度活动,如散步、做家务和园艺

　　0□由于膝关节肿胀不能做上述任何活动

6. 在过去的 4 周内或从你受伤开始,膝关节是否有交锁

　　0□有　　　　　　　1□没有

7. 在不引起膝关节明显打软腿的情况下,你能从事的最大限度的活动是

　　4□非常剧烈的活动,如在篮球和足球运动中跳跃和急转

　　3□剧烈活动,如重体力工作、溜冰或打网球

　　2□中等强度活动,如中等强度的体力工作、跑步或慢跑

　　1□轻度程度活动,如散步、做家务和园艺

　　0□由于膝关节打软腿不能做上述任何活动运动活动

体育活动

8. 你能有规律地参加最大强度的活动是

　　4□非常剧烈的活动,如在篮球和足球运动中跳跃和急转

　　3□剧烈活动,如重体力工作、溜冰或打网球

　　2□中等强度活动,如中等强度的体力工作、跑步或慢跑

　　1□轻度强度活动,如散步、做家务和园艺

　　0□由于膝关节不能做上述任何活动

9. 膝关节病痛对以下活动功能的影响

	没有困难	轻度困难	中度困难	非常困难	不能做
a. 上楼梯	4□	3□	2□	1□	0□
b. 下楼梯	4□	3□	2□	1□	0□
c. 膝关节向前跪地	4□	3□	2□	1□	0□
d. 下蹲	4□	3□	2□	1□	0□
e. 盘腿坐下	4□	3□	2□	1□	0□
f. 自椅上站起	4□	3□	2□	1□	0□
g. 直线前跑	4□	3□	2□	1□	0□
h. 患肢跳起和着地	4□	3□	2□	1□	0□
i. 迅速起跑和停止	4□	3□	2□	1□	0□

关节功能

10. 用 0～10 分来评定膝关节的功能(10 分指正常,有极好的功能;0 分指不能做任何的日常活动,包括运动)

　　a. 受伤前膝关节的功能:

不能做　　　0　　1　　2　　3　　4　　5　　6　　7　　8　　9　　10　　日常活动

日常活动　　□　　□　　□　　□　　□　　□　　□　　□　　□　　□　　□　　不受限制

　　b. 目前膝关节的功能:

不能做　　　0　　1　　2　　3　　4　　5　　6　　7　　8　　9　　10　　日常活动

日常活动　　□　　□　　□　　□　　□　　□　　□　　□　　□　　□　　□　　不受限制

10a 不计入总分,其余 10 项问题得分相加为纸面得分

附录表 D-2　2000 IKDC 膝关节体格检查表

各组检查	4 个等级				各组评级 *			
	A 级（正常）	B 级（接近正常）	C 级（异常）	D 级（严重异常）	A 级	B 级	C 级	D 级
1. 关节积液	无	轻度	中度	重度				
2. 被动活动度缺失								
伸膝受限	<3°	3°～5°	6°～10°	>10°				
屈膝受限	0～5°	6°～15°	16°～25°	>25°				
3. 韧带体检（手动、器具、X 线检查）								
Lachman 试验（屈膝 25°）(134N)	−1～2 mm	3～5 mm	6～10 mm	>10 mm				
Lachman 试验（屈膝 25°）手动最大力量　前方终点	−1～2 mm（硬止点）	3～5 mm	6～10 mm（软止点）	>10 mm				
完全前方位移（屈膝 25°）	0～2 mm	3～5 mm	6～10 mm	>10 mm				
完全前方位移（屈膝 70°）	0～2 mm	3～5 mm	6～10 mm	>10 mm				
后抽屉试验（屈膝 70°）	0～2 mm	3～5 mm	6～10 mm	>10 mm				
关节内侧开口（屈膝 20°）	0～2 mm	3～5 mm	6～10 mm	>10 mm				
关节外侧开口（屈膝 20°）	0～2 mm	3～5 mm	6～10 mm	>10 mm				
外旋试验（拨号试验；俯卧位、屈膝 30°）	<5°	6°～10°	11°～19°	>20°				
外旋试验（拨号试验；俯卧位、屈膝 90°）	<5°	6°～10°	11°～19°	>20°				
轴移试验	无	+（滑动）	++（跳动）	+++（卡住）				
反轴移试验	无	+（滑动）	++（跳动）	+++（卡住）				
最终评级 **								

* 各组评级：评级结果由该组中最低评级决定；** 最终评级：由各组评级中的最低评级决定

二、Lysholm 膝关节评分

　　Lysholm 膝关节评分量表（Lysholm knee scoring scale，LKSS）由瑞典林雪平大学医院 J. Lysholm 和 J. Gillquist 医生于 1982 年首先提出，1985 年由 Y. Tegner 和 J. Lysholm 医生修订后成为患者主观问卷。其在 Larson 评分系统的基础上进行了重要改进，除对系统分数权重进行重新分配外，额外引入了"打软腿""关节不稳""关节交锁"等概念，并删去"肌肉萎缩"。问卷重点聚焦于日常症状和运动能力的相关症状，为百分制。其评价内容包括跛行、挂拐、关节交锁、关节不稳、疼痛、肿胀、上楼梯、下蹲等 8 个项目。问卷特点是内容简洁，简单易行。详见附录表 D-3。

附录表 D-3　Lysholm 膝关节评分

项　　目	评　分
1. 跛行（5 分）	
无	5
轻微或偶尔	3
持续严重	0
2. 负重（5 分）	
无	5
需用手杖或拐杖	2
不能负重	0
3. 交锁（15 分）	
无	15
有卡的感觉但无交锁	10
有交锁	
偶尔	6
经常	2

续　表

项　　目	评　分
检查中关节发生交锁	0
4. 关节不稳(25分)	
从不打软腿	25
体育运动或其他剧烈活动中罕有不稳	20
体育运动或剧烈活动中时有不稳	15
日常生活活动中偶有发生	10
日常生活活动中经常发生	5
每步均不稳	0
5. 疼痛(25分)	
无	25
剧烈活动中有时轻微疼痛	20
剧烈活动中显著疼痛	15
走2 km或以上显著疼痛	10
走2 km以内显著疼痛	5
持续疼痛	0
6. 肿胀(10分)	
无	10
剧烈活动时发生	6
日常活动时发生	2
持续	0
7. 爬楼梯(10分)	
没有问题	10
稍有问题	6
一次一级台阶	2
不能	0
8. 下蹲(5分)	
没有问题	5
稍有影响	4
不能超过90°	2
不能	0
评分:	

上述8项问题选择对应分值,各项分值相加即为问卷总分

三、Tegner 膝关节运动评分

1985年,Y. Tegner 和 J. Lysholm 医生提出将 Tegner 活动评分(Tegner activity score,TAS)用作 LKSS 的补充性功能评分。根据受试者日常生活、工作负荷及运动类型和能力将运动水平由低到高分为11个等级,最低级为0级(由于膝关节问题而病退或残弱人员),最高级为10级(国际级橄榄球和足球运动员)。详见附录表 D-4。

附录表 D-4　Tegner 膝关节运动评分

请根据你目前的膝关节情况选择你所能进行的最大强度运动。

分值	评　分　标　准
10	竞赛运动：足球,国家级或运动级
9	竞赛运动：足球,低级别;冰球;角力;体操
8	竞赛运动：曲棍球;回力球或者羽毛球;田径运动(跳跃类等);高山跳跃滑雪
7	竞赛运动：网球;田径运动(跑类);摩托车越野赛;手球或篮球
	娱乐性运动：足球;曲棍球或冰球;回力球(壁球);田径(跳跃);越野
	娱乐或竞赛性：越野识图赛
6	娱乐性活动：网球或羽毛球;手球或篮球;高山跳跃滑雪;跑步(至少每周5次)

续　表

分值	评 分 标 准
5	工作：重体力劳动(如建筑工人、林业工人) 竞赛运动：自行车、越野滑雪 娱乐性活动：跑步(不平地面,每周 2 次以上)
4	工作：中体力劳动(如货车司机、清洁工) 娱乐性活动：自行车、越野滑雪、跑步(平整地面,每周 2 次以上)
3	工作：轻体力劳动(护理人员) 竞赛或娱乐性活动：游泳 娱乐性活动：不平整林区步行
2	工作：轻体力劳动 娱乐性活动：不平整地面行走
1	工作：秘书 娱乐性活动：在平整地面行走
0	因膝部问题而病退或残弱人员

评分：

请患者根据自己现在的情况选择最大限度所能进行的运动

四、KOOS 评分

膝关节损伤与骨关节炎结果评分(knee injury and osteoarthritis outcome score，KOOS)在一定程度上借鉴了西安大略与麦克马斯特大学(the Western Ontario and McMaster Universities，WOMU)骨关节炎指数评分。1998 年,瑞典隆德大学物理治疗师 E. M. Roos 等完成量表设计,用于评价膝关节损伤后的治疗效果。适用范围包括半月板、软骨和韧带损伤等疾病。评分包括 5 个部分,分别为：症状(包括僵硬)、疼痛、日常生活能力、体育及娱乐能力和膝关节相关生活质量。KOOS 量表包含的选项较多,共计 42 个问题,因每个问题有 5 个选项,分别对应 0~4 分。5 个部分对应的纸面满分分值依次为 36 分(疼痛)、28 分(症状)、68 分(日常生活能力)、20 分(体育及娱乐能力)和 16 分(膝关节相关生活质量)。待各部分完成后,研究者需对最终结果进行百分值转换。百分制转换方式,疼痛得分：问卷纸面得分÷36×100；症状得分：问卷纸面得分÷28×100；日常生活能力得分：问卷纸面得分÷68×100；体育及娱乐能力得分：问卷纸面得分÷20×100；膝关节相关生活质量得分：问卷纸面得分÷16×100。因此,虽然 KOOS 评估范围较为全面,但无论是对患者还是对研究者,其均为一个较为耗时的评价工具。详见附录表 D-5。

附录表 D-5　KOOS 评分

项　目	评分
症状	
请回想一下你上周膝关节的症状,然后回答以下问题。	
S1. 你的膝关节有肿胀吗	
没有	4 分
很少有	3 分
有时有	2 分
经常有	1 分
总是有	0 分
S2. 在活动你的膝关节时,你有没有感到摩擦,听到咯嚓声或是其他声音	
没有	4 分
很少有	3 分
有时有	2 分
经常有	1 分
总是有	0 分

续　表

项　　目	评分
S3. 在活动你的膝关节时,有被卡住或锁住的感觉吗	
没有	4分
很少有	3分
有时有	2分
经常有	1分
总是有	0分
S4. 你能够完全伸直你的膝关节吗	
总是能	4分
经常能	3分
有时能	2分
很少能	1分
从不能	0分
S5. 你能够完全弯曲你的膝关节吗	
总是能	4分
经常能	3分
有时能	2分
很少能	1分
从不能	0分

僵硬

以下问题是关于上周你所感受到的膝关节僵硬程度。僵硬是指在活动膝关节的时候,你感受到行动受到限制或者缓慢。

S6. 早晨当你醒来的时候,你的膝关节僵硬有多严重	
没有	4分
轻微的	3分
中等的	2分
严重的	1分
非常严重的	0分
S7. 在一天当中的晚些时候,当你坐下、躺下或休息时,你的膝关节僵硬有多严重	
没有	4分
轻微的	3分
中等的	2分
严重的	1分
非常严重的	0分

疼痛

P1. 你经常会感觉到膝关节疼痛吗?	
没有	4分
每个月	3分
每个星期	2分
每天	1分
总是	0分
上周,在以下活动中,你膝关节的疼痛达到何种程度?	
P2. 扭动或以膝关节为中心转动	
没有	4分
轻微的	3分
中等的	2分
严重的	1分
非常严重的	0分
P3. 完全伸直膝关节	
没有	4分
轻微的	3分
中等的	2分
严重的	1分
非常严重的	0分
P4. 完全弯曲膝关节	
没有	4分
轻微的	3分

续　表

项　　目	评分
中等的	2分
严重的	1分
非常严重的	0分
P5. 在平坦的路面上行走	
没有	4分
轻微的	3分
中等的	2分
严重的	1分
非常严重的	0分
P6. 上下楼梯	
没有	4分
轻微的	3分
中等的	2分
严重的	1分
非常严重的	0分
P7. 晚上在床上的时候	
没有	4分
轻微的	3分
中等的	2分
严重的	1分
非常严重的	0分
P8. 坐着或躺着	
没有	4分
轻微的	3分
中等的	2分
严重的	1分
非常严重的	0分
P9. 站直	
没有	4分
轻微的	3分
中等的	2分
严重的	1分
非常严重的	0分

功能——日常生活

以下问题是关于你身体功能的。这些是指你行动和照顾自己的能力。对以下的每项活动,请指出在上周你因为你的膝关节问题而感受到的困难程度。

A1. 下楼梯	
没有困难	4分
轻度困难	3分
中度困难	2分
重度困难	1分
极度困难	0分
A2. 上楼梯	
没有困难	4分
轻度困难	3分
中度困难	2分
重度困难	1分
极度困难	0分
A3. 从坐的姿势起身	
没有困难	4分
轻度困难	3分
中度困难	2分
重度困难	1分
极度困难	0分
A4. 站着	
没有困难	4分

项 目	评分
轻度困难	3分
中度困难	2分
重度困难	1分
极度困难	0分
A5. 弯向地面或捡起东西	
没有困难	4分
轻度困难	3分
中度困难	2分
重度困难	1分
极度困难	0分
A6. 在平坦的路面上行走	
没有困难	4分
轻度困难	3分
中度困难	2分
重度困难	1分
极度困难	0分
A7. 进或出轿车	
没有困难	4分
轻度困难	3分
中度困难	2分
重度困难	1分
极度困难	0分
A8. 上街购物	
没有困难	4分
轻度困难	3分
中度困难	2分
重度困难	1分
极度困难	0分
A9. 穿短袜或长袜	
没有困难	4分
轻度困难	3分
中度困难	2分
重度困难	1分
极度困难	0分
A10. 起床	
没有困难	4分
轻度困难	3分
中度困难	2分
重度困难	1分
极度困难	0分
A11. 脱去短袜或长袜	
没有困难	4分
轻度困难	3分
中度困难	2分
重度困难	1分
极度困难	0分
A12. 躺在床上(翻身,保持膝关节位置)	
没有困难	4分
轻度困难	3分
中度困难	2分
重度困难	1分
极度困难	0分
A13. 洗澡	
没有困难	4分
轻度困难	3分
中度困难	2分

项　　目	评分
重度困难	1分
极度困难	0分
A14. 坐着	
没有困难	4分
轻度困难	3分
中度困难	2分
重度困难	1分
极度困难	0分
A15. 上厕所	
没有困难	4分
轻度困难	3分
中度困难	2分
重度困难	1分
极度困难	0分
A16. 做重体力家务(搬很重的箱子、擦地板等)	
没有困难	4分
轻度困难	3分
中度困难	2分
重度困难	1分
极度困难	0分
A17. 做轻体力家务(做饭、除尘等)	
没有困难	4分
轻度困难	3分
中度困难	2分
重度困难	1分
极度困难	0分

功能——体育及娱乐活动

以下问题是关于你身体处在较高活动水平时的功能。请根据上周你因为膝关节的问题而感受到的困难程度来回答这些问题。

项目	评分
SP1. 蹲着	
没有困难	4分
轻度困难	3分
中度困难	2分
重度困难	1分
极度困难	0分
SP2. 跑步	
没有困难	4分
轻度困难	3分
中度困难	2分
重度困难	1分
极度困难	0分
SP3. 跳跃	
没有困难	4分
轻度困难	3分
中度困难	2分
重度困难	1分
极度困难	0分
SP4. 扭动或以膝关节为中心转动	
没有困难	4分
轻度困难	3分
中度困难	2分
重度困难	1分
极度困难	0分
SP5. 跪下	
没有困难	4分
轻度困难	3分

续 表

项 目	评分
中度困难	2分
重度困难	1分
极度困难	0分
膝关节相关生活质量	
Q1. 你会经常意识到你的膝关节问题吗	
从不	4分
每月	3分
每周	2分
每天	1分
一直	0分
Q2. 为了避免可能损伤膝关节的活动,你调整过你的生活方式吗	
从没有	4分
稍许有	3分
较大调整	2分
很大调整	1分
完全改了	0分
Q3. 你因为对自己的膝关节缺乏信心而受到的困扰程度有多大	
没有	4分
轻度	3分
中度	2分
重度	1分
极度	0分
Q4. 总的来说,你的膝关节会给你带来多大的困难	
没有困难	4分
轻度困难	3分
中度困难	2分
重度困难	1分
极度困难	0分
评分:	

五、马克思活动评级量表

马克思活动评级量表(Marx activity rating scale,MARS)由纽约特种外科医院 R. G. Marx 医生于 2001 年设计并发表。该量表用于评价过去 1 年中受试者在最健康和最活跃状态下的膝关节多种功能活动,评分越高表示膝关节功能活动越强。问卷评价 4 项功能活动均与膝关节高级功能相关,分别是跑步(running)、切步(cutting)、减速(decelerating)和关节旋转(pivoting)。每项评价结果按活动频率由低到高分为 5 个等级,从最低级 0 级(少于每月 1 次)至最高级 4 级(每周≥4 次)。问卷满分 16 分。详见附录表 D-6。

附录表 D-6 马克思活动评级量表

项 目	<1次/月 (0分)	1次/月 (1分)	1次/周 (2分)	2～3次/周 (3分)	≥4次/周 (4分)
跑步:边跑边运动或慢跑					
切步:跑步中变向					
减速:跑步中迅速停止					
关节旋转:运动时足部固定、身体转向(滑水、滑冰、踢球、击球等)					
评分:					

上述 4 项选择对应分值,4 项分值相加即为总分。该问卷最高分 16 分,最低分 0 分

(陈天午 陈 晨)

附录 E 常用踝关节功能评分

一、AOFAS 踝-后足评分

美国足踝外科学会(American orthopedic foot and ankle society,AOFAS)踝-后足评分见附录表 E-1。

附录表 E-1 AOFAS 踝-后足评分

评 分 项 目		分值
疼痛(40 分)		
疼痛严重程度(40 分)	无痛	40
	轻度疼痛,偶尔出现	30
	中度疼痛,经常出现	20
	重度疼痛,持续存在	0
功能(50 分)		
活动受限,需要支撑(10 分)	不受限,无须支撑	10
	日常活动不受限,娱乐活动受限,无须支撑	7
	日常及娱乐活动均受限,需用手杖	4
	日常及娱乐活动严重受限,需用助行器、拐杖、轮椅或支具	0
最大走行距离(5 分)	>600 m	5
	401~600 m	4
	100~400 m	2
	<100 m	0
行走路面(5 分)	任何路面均无困难	5
	上下楼梯(坡)和走不平路面有些困难	3
	上下楼梯(坡)和走不平路面有严重困难	0
步态异常(8 分)	无或轻度	8
	明显	4
	非常明显	0
矢状面活动度(跖曲加背伸)(8 分)	正常或轻度受限(≥30°)	8
	中度受限(15°~29°)	4
	严重受限(<15°)	0
后足活动度(内外翻)(6 分)	正常或轻度受限(正常的 75%~100%)	6
	中度受限(正常的 25%~74%)	3
	严重受限(<正常的 25%)	0
踝-后足的稳定性(前后,内外翻)(8 分)	稳定	8
	明显不稳定	0
力线(10 分)		
对线情况(10 分)	良好,足跟触地行走,踝-后足力线良好	10
	中等,足跟触地行走,踝-后足力线有一定程度异常,无症状	5
	差,不能足跟触地行走,踝-后足力线严重异常,有症状	0

优:90~100 分;良:75~89 分;一般:50~74 分;差<50 分

二、Karlsson 踝关节功能评分

Karlsson 踝关节功能评分(Karlsson ankle function score，KAFS)见附录表 E-2。

表-附录 E-2　KAFS 评分

项　　目	评分标准	分　　值
1. 打软腿,不稳的感觉(25 分)	无	25
	锻炼时每年 1 次或 2 次	20
	走在不平路面时发生	10
	走在平路面时发生	5
	持续(严重),需使用护踝	0
2. 疼痛(20 分)	无	20
	锻炼时出现	15
	走在不平路面时出现	10
	走在平坦路面时出现	5
	持续(严重)	0
3. 肿胀(10 分)	无	10
	锻炼后	5
	持续(严重)	0
4. 麻木(5 分)	无	5
	轻度(早晨或锻炼后)	2
	持续(严重)	0
5. 工作、日常体育娱乐活动(15 分)	与损伤前一样	15
	工作能力一样,体育活动减少,娱乐休闲活动如前	10
	工作能力受影响,不能运动,娱乐休闲活动正常	5
	工作能力严重受影响,娱乐休闲活动减少	0
6. 上下楼梯(10 分)	正常	10
	受影响(不稳)	5
	不能	0
7. 跑步(10 分)	正常	10
	受影响	5
	不能	0
8. 支具(5 分)	不需要	5
	锻炼时需要护具	2
	日常活动需要护具	0

评分:

优:85～100 分;良:75～85 分;一般:60～75 分;差:<60 分

三、足踝疗效评分

足踝疗效评分(foot and ankle outcome score，FAOS)见附录表 E-3。

附录表 E-3 FAOS 评分

项 目	评 分				
1. 疼痛					
经常感到足踝部疼痛	0	1	2	3	4
以足/踝部为支点做旋转动作	0	1	2	3	4
完全绷直足踝部	0	1	2	3	4
完全屈曲足踝部	0	1	2	3	4
在平地上行走	0	1	2	3	4
上下楼梯	0	1	2	3	4
睡觉时	0	1	2	3	4
晨起时	0	1	2	3	4
坐起或躺下时	0	1	2	3	4
站立时	0	1	2	3	4
2. 症状					
足踝出汗	0	1	2	3	4
足踝部活动时有摩擦感或有弹响	0	1	2	3	4
足踝部活动时有僵硬	0	1	2	3	4
无法完全绷直足踝部	0	1	2	3	4
无法完全屈曲足踝部	0	1	2	3	4
晨起时足踝部僵硬	0	1	2	3	4
坐、躺、休息后足踝部僵硬	0	1	2	3	4
3. 日常活动受影响程度					
下楼梯	0	1	2	3	4
上楼梯	0	1	2	3	4
起立	0	1	2	3	4
笔直站立	0	1	2	3	4
弯腰拾物	0	1	2	3	4
平地行走	0	1	2	3	4
上下车	0	1	2	3	4
购物	0	1	2	3	4
穿袜子	0	1	2	3	4
从床上起来	0	1	2	3	4
脱袜子	0	1	2	3	4
躺下	0	1	2	3	4
洗澡	0	1	2	3	4
坐立	0	1	2	3	4
进、出卫生间	0	1	2	3	4
进行较重的家务劳动	0	1	2	3	4
进行较轻的家务劳动	0	1	2	3	4
4. 运动能力受限程度					
跑步	0	1	2	3	4
蹲坐	0	1	2	3	4
跳跃	0	1	2	3	4
以患侧足/踝为支点旋转	0	1	2	3	4
跪地	0	1	2	3	4

续 表

项 目	评 分				
5. 生活质量受影响程度					
在意自己足踝问题的程度	0	1	2	3	4
是否会改变生活习惯来避免一些可能加重足踝部损伤的活动	0	1	2	3	4
是否对自己的足踝部康复失去信心	0	1	2	3	4
总体上足踝部疾病对自己产生的影响	0	1	2	3	4

0：无；1：轻度；2：中度；3：严重；4：非常严重。总分为各项相加所得分

四、足踝能力测试量表

足踝能力测试(foot and ankle ability measure，FAAM)量表见附录表 E-4。

附录表 E-4 FAAM 量表

项 目	评分标准					
	无困难	轻度困难	中度困难	非常困难	无法完成	N/A
站立						
平地行走						
赤脚平地行走						
上山						
下山						
上楼梯						
下楼梯						
不平地面上行走						
上下台阶						
下蹲						
足尖点地起立						
开始行走						
行走 5 分钟						
行走 10 分钟						
行走 15 分钟						
做家务						
日常活动						
生活自理						
轻至中度工作(站立、行走)						
重度工作(推、拉、爬山、搬重物)						
休闲娱乐活动						

无困难：4 分；轻度困难：3 分；中度困难 2 分；非常困难 1 分；无法完成：0 分。总分为各项相加所得分。N/A：不适用

五、Cumberland 踝关节不稳定量表

Cumberland 踝关节不稳定量表(the Cumberland ankle instability tool，CAIT)见附录表 E-5。

附录表 E-5 CAIT 量表

项　目	评分
1. 踝关节疼痛	
从无	5
运动时	4
奔跑于不平地面时	3
奔跑于平整地面时	2
行走于不平地面时	1
行走于平整地面时	0
2. 自觉踝关节不稳定	
从无	4
运动时偶发（并非每次运动）	3
运动时常发（几乎每次运动）	2
日常活动时偶发	1
日常活动时常发	0
3. 急转弯时自觉踝关节不稳定	
从无	3
跑步时偶发	2
跑步时常发	1
行走时	0
4. 下楼时自觉踝关节不稳定	
从无	3
快速下楼时	2
偶然	1
常常	0
5. 单腿站立时自觉踝关节不稳定	
从无	2
足尖着地站立时	1
全脚掌支撑站立时	0
6. 在如下情况时自觉踝关节不稳定	
从无	3
单腿跳来跳去时	2
原地单腿跳时	1
双腿起跳时	0
7. 在如下情况时自觉踝关节不稳定	
从无	4
奔跑于不平地面时	3
慢跑于不平地面时	2
行走于不平地面时	1
行走于平整地面时	0
8. 将要发生踝关节扭伤时，可以控制	
立即	3
经常	2
有时	1

续 表

项　目	评分
无法控制	0
从未扭伤过	3
9. 在典型的踝关节扭伤后,是否能恢复正常	
几乎立刻	3
不超过 1 天	2
1～2 天内	1
超过 2 天	0
从未扭伤过	3

总分为各项相加所得分

六、足部功能指数

足部功能指数(foot function index,FFI)见附录表 E-6。

附录表 E-6　FFI 评分

类　别	项　目	评分*
疼痛评分	晨起后第 1 步行走时的疼痛程度	
	赤足站立时的疼痛程度	
	赤脚行走时的疼痛程度	
	穿鞋站立时的疼痛程度	
	穿鞋行走时的疼痛程度	
	穿戴支具站立时的疼痛程度	
	穿戴支具行走时的疼痛程度	
	晚上时的疼痛程度	
	疼痛最厉害时的严重程度	
功能评分	室内行走困难程度	
	户外行走困难程度	
	行走 4 个街区困难程度	
	上楼梯困难程度	
	下楼梯困难程度	
	从椅子上起来困难程度	
	足尖点地困难程度	
	跨过台阶困难程度	
	跑步或快走困难程度	
活动受限程度	由于足踝疾病整日待在室内	
	由于足踝疾病整日卧床	
	需要在室内使用辅助设备(如手杖、助行器、腋杖)	
	需要在户外使用辅助设备	
	体育锻炼受限程度	

* 每项均为 0～10 分,0 分为无,10 分为最严重。总分为各项相加所得分

七、维多利亚运动研究所跟腱评估问卷

维多利亚运动研究所跟腱评估问卷(Victorian institute of sports assessment achilles questionnaire, VISA-A)见附录表 E-7。

附录表 E-7　VISA-A 评分

1. 晨起时跟腱区域会僵硬多久

100 分钟 ☐☐☐☐☐☐☐☐☐☐☐ 0 分钟

　　　 0　1　2　3　4　5　6　7　8　9　10

分数 ☐

2. 白天行走时牵拉跟腱(膝关节伸直)是否会诱发疼痛

严重疼痛 ☐☐☐☐☐☐☐☐☐☐☐ 无疼痛

　　　 0　1　2　3　4　5　6　7　8　9　10

分数 ☐

3. 平地上行走 30 分钟后,在接下来的 2 小时内是否会诱发疼痛
(如果由于疼痛不能行走 30 分钟,此题得分为 0 分)

严重疼痛 ☐☐☐☐☐☐☐☐☐☐☐ 无疼痛

　　　 0　1　2　3　4　5　6　7　8　9　10

分数 ☐

4. 下楼梯时是否会诱发疼痛(以正常步态下楼梯)

严重疼痛 ☐☐☐☐☐☐☐☐☐☐☐ 无疼痛

　　　 0　1　2　3　4　5　6　7　8　9　10

分数 ☐

5. 在平地上做 10 次单腿足跟提起后是否会诱发疼痛

严重疼痛 ☐☐☐☐☐☐☐☐☐☐☐ 无疼痛

　　　 0　1　2　3　4　5　6　7　8　9　10

分数 ☐

6. 可以在无痛的情况下做几次单腿足跟提起的动作

0 ☐☐☐☐☐☐☐☐☐☐☐ 10

　　　 0　1　2　3　4　5　6　7　8　9　10

分数 ☐

7. 现在是否能进行体育活动

　0 ☐ 一点也不行

　4 ☐ 中度训练和(或)中度比赛

　7 ☐ 完全训练和(或)比赛,但症状发作时不能达到完全运动水平

　10 ☐ 症状发作时也能达到完全运动水平

分数 ☐

8. 完成下列 A、B、C 中的一项评分
　◆ 如果在进行需要跟腱负荷的运动时没有疼痛,请完成 A 项评分
　◆ 如果在进行需要跟腱负荷的运动时有疼痛,但不影响完成运动,请完成 B 项评分
　◆ 如果在进行需要跟腱负荷的运动时有疼痛,并且无法完成运动,请完成 C 项评分

续　表

A. 如果在进行需要跟腱负荷的运动时没有疼痛,能够坚持多久

无法完成	1～10 分钟	11～20 分钟	21～30 分钟	>30 分钟
□	□	□	□	□
0	4	10	14	20

分数 □

B. 如果在进行需要跟腱负荷的运动时有疼痛,但不影响完成运动,能够坚持多久

无法完成	1～10 分钟	11～20 分钟	21～30 分钟	>30 分钟
□	□	□	□	□
0	4	10	14	20

分数 □

C. 如果在进行需要跟腱负荷的运动时有疼痛,并且无法完成运动,能够坚持多久

无法完成	1～10 分钟	11～20 分钟	21～30 分钟	>30 分钟
□	□	□	□	□
0	4	10	14	20

分数 □

总分(/100) □ %

总分为各项相加所得分

(李宏云)

图书在版编目(CIP)数据

现代骨科运动医学/陈世益,冯华主编. —上海:复旦大学出版社,2020.10 (2021.7 重印)
ISBN 978-7-309-14936-4

Ⅰ.①现… Ⅱ.①陈… ②冯… Ⅲ.①骨科学-运动医学-研究 Ⅳ.①R68

中国版本图书馆 CIP 数据核字(2020)第 041542 号

本书出版由国家出版基金、上海科技专著出版资金资助

现代骨科运动医学

陈世益 冯 华 主编
出 品 人/严 峰
责任编辑/肖 芬

复旦大学出版社有限公司出版发行
上海市国权路 579 号 邮编:200433
网址:fupnet@ fudanpress.com http://www.fudanpress.com
门市零售:86-21-65102580 团体订购:86-21-65104505
出版部电话:86-21-65642845
上海盛通时代印刷有限公司

开本 787×1092 1/16 印张 52 字数 1646 千
2021 年 7 月第 1 版第 3 次印刷

ISBN 978-7-309-14936-4/R·1801
定价:600.00 元

如有印装质量问题,请向复旦大学出版社有限公司出版部调换。
版权所有 侵权必究